T0135511

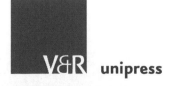

Pflegewissenschaft und Pflegebildung

Band 15

Herausgegeben von
Prof. Dr. Hartmut Remmers

Havva Mazı

Bewältigung chronischer Krankheit im Migrationskontext

Eine Studie zu türkeistämmigen muslimischen Schlaganfallpatienten

V&R unipress

Universitätsverlag Osnabrück

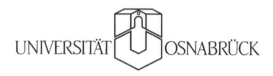

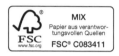

Bibliografische Information der Deutschen Nationalbibliothek
Die Deutsche Nationalbibliothek verzeichnet diese Publikation in der Deutschen
Nationalbibliografie; detaillierte bibliografische Daten sind im Internet über
http://dnb.d-nb.de abrufbar.

**Veröffentlichungen des Universitätsverlags Osnabrück
erscheinen im Verlag V&R unipress GmbH.**

Die vorliegende Arbeit wurde im Jahr 2019 vom Fachbereich Humanwissenschaften der Universität
Osnabrück mit dem Titel »Bewältigung chronischer Krankheit im Migrationskontext am Beispiel
von türkeistämmigen muslimischen Schlaganfallpatienten« als Dissertation angenommen. Sie
wurde für die Veröffentlichung geringfügig überarbeitet.

Druck und Bindung: CPI books GmbH, Birkstraße 10, D-25917 Leck
Printed in the EU.

Vandenhoeck & Ruprecht Verlage | **www.vandenhoeck-ruprecht-verlage.com**

ISSN 2198-6193
ISBN 978-3-8471-1042-2

für
Raci, Safa und Yunus

Inhalt

Vorwort   13

Danksagung   19

1 Einleitung   21
  1.1 Strukturelle Ausgangslage   21
  1.2 Barrieren bei der gesundheitlichen Versorgung von Menschen
      mit Migrationshintergrund   26
  1.3 Defizite des deutschen Gesundheits- und Versorgungssystems im
      Hinblick auf die Versorgung chronisch Erkrankter   28
  1.4 Besonderheiten der Bewältigungserfordernisse chronischer
      Krankheiten   29
  1.5 Der Schlaganfall als chronische Krankheit   31
  1.6 Zielsetzung und Aufbau der Arbeit   33

I Theoretischer Teil

2 Forschungsstand zur gesundheitlichen Versorgung von Menschen
  mit Migrationshintergrund   41

3 Theorien der transkulturellen Pflege   53
  3.1 Zum Kulturbegriff   53
  3.2 Theoretische Grundlagen der transkulturellen Pflege   55
  3.3 Theorien der transkulturellen Pflege   57
      3.3.1 Das Sunrise-Modell von Leininger   58
      3.3.2 Das Transkulturelle Assessment-Modell von Giger und
            Davidhizar   60
      3.3.3 Das Purnell-Modell   61
      3.3.4 Das Modell von Campinha-Bacote   62
      3.3.5 3D Puzzle-Modell   64

3.3.6 Das Konzept der transkulturellen Kompetenz   66
3.3.7 Das Konzept der leiblichen Kommunikation im
        transkulturellen Kontext   68
3.3.8 Das Modell der systemischen Individualpflege   70
3.4 Zusammenfassende Betrachtung der theoretischen Ansätze   . . .   72

4 Theorien der Bewältigung   79
   4.1 Zum Begriff der Bewältigung   79
   4.2 Ziele und Fragestellungen der Bewältigungsforschung   80
   4.3 Historische Entwicklungslinien der Bewältigungsforschung   82
   4.4 Theorien der Bewältigung   83
        4.4.1 Coping Konzept von Lazarus und Folkman   84
        4.4.2 Salutogenese   87
        4.4.3 Posttraumatisches Wachstum   88
        4.4.4 Resilienz   89
   4.5 Theoretische Konzepte und Modelle zur Untersuchung der
        Bewältigung chronischer Krankheiten in der Familie   91
        4.5.1 Familienstresstheorie   92
        4.5.2 Das Modell der familialen Resilienz   93
        4.5.3 Das Trajektkonzept   97
        4.5.4 Das Rahmenkonzept: »Themen einer resilienzorientierten
                Theorie der ›Bewältigung‹ chronischer Krankheiten«   98

II Empirischer Teil

5 Methodische Vorgehensweise   103
   5.1 Fragestellungen   103
   5.2 Forschungsdesign: Fallrekonstruktive Familienforschung   104
   5.3 Datenerhebung und Auswahl der Fälle   106
   5.4 Aufbereitung und Auswertung des Datenmaterials   113

6 Globalanalyse und Typenbildung   119
   6.1 Typ I: Religiös-konservative Einstellung und geschlossene
        Familiengrenzen   121
        6.1.1 Familie Aydemir   121
        6.1.2 Familie Erol   124
        6.1.3 Familie Kaya   128
        6.1.4 Zusammenfassung der Merkmale   131
   6.2 Typ II: Religiös-konservative Einstellung und offene
        Familiengrenzen   133
        6.2.1 Familie Tuna   133

6.2.2 Familie Toprak 135
6.2.3 Familie Bulut 140
6.2.4 Zusammenfassung der Merkmale 147
6.3 Typ III: Liberale Einstellung und offene Familiengrenzen 148
6.3.1 Familie Polat 148
6.3.2 Familie Erdem 151
6.3.3 Familie Tekin 155
6.3.4 Zusammenfassung der Merkmale 159
6.4 Typ IV: Kollektiv-liberale Einstellung und offene
Familiengrenzen 160
6.4.1 Familie Engin 160
6.4.2 Zusammenfassung der Merkmale 164

7 Fallrekonstruktionen 167
7.1 Typ I – Religiös-konservative Einstellung und geschlossene
Familiengrenzen: Familie Aydemir 167
7.1.1 Interviewsituation 167
7.1.2 Analyse der Anfangssequenz des familiengeschichtlichen
Gespräches 170
7.1.3 Familienbiografie 176
7.1.4 Stellung der einzelnen Familienmitglieder in der Familie . . 190
7.1.5 Entwicklung der Fallstrukturhypothese 206
7.1.5.1 Familiengrenzen 206
7.1.5.2 Organisation der Familie 210
7.1.5.3 Kommunikationsprozesse 211
7.1.5.4 Überzeugungen der Familie 212
7.1.5.5 Fallstrukturhypothese 214
7.1.6 Bewältigung chronischer Krankheit in der Familie 214
7.1.6.1 Krankheitsverständnis 214
7.1.6.2 Krankheitserleben der Familienangehörigen 217
7.1.6.3 Versorgungsgestaltung 219
7.1.6.4 Umgang mit dem Versorgungswesen 226
7.1.6.5 Umgang des Erkrankten mit der Krankheit 229
7.2 Typ II – Religiös-konservative Einstellung und offene
Familiengrenzen: Familie Tuna 232
7.2.1 Interviewsituation 232
7.2.2 Analyse der Anfangssequenz des familiengeschichtlichen
Gespräches 233
7.2.3 Familienbiografie 244
7.2.4 Stellung der einzelnen Familienmitglieder in der Familie . . 253
7.2.5 Entwicklung der Fallstrukturhypothese 255

      7.2.5.1 Familiengrenzen 255
      7.2.5.2 Organisation der Familie 257
      7.2.5.3 Kommunikationsprozesse 259
      7.2.5.4 Überzeugungen der Familie 261
      7.2.5.5 Fallstrukturhypothese 263
   7.2.6 Bewältigung chronischer Krankheit in der Familie 264
      7.2.6.1 Krankheitsverständnis 264
      7.2.6.2 Krankheitserleben der Familienangehörigen 268
      7.2.6.3 Versorgungsgestaltung 269
      7.2.6.4 Umgang mit dem Versorgungswesen 275
      7.2.6.5 Umgang der Erkrankten mit der Krankheit 278
7.3 Typ III – Liberale Einstellung und offene Familiengrenzen:
   Familie Polat 279
   7.3.1 Interviewsituation 279
   7.3.2 Analyse der Anfangssequenz des familiengeschichtlichen
      Gespräches 280
   7.3.3 Familienbiografie 294
   7.3.4 Stellung der einzelnen Familienmitglieder in der Familie . . 308
   7.3.5 Entwicklung der Fallstrukturhypothese 317
      7.3.5.1 Familiengrenzen 317
      7.3.5.2 Organisation der Familie 321
      7.3.5.3 Kommunikationsprozesse 322
      7.3.5.4 Überzeugungen der Familie 323
      7.3.5.5 Fallstrukturhypothese 329
   7.3.6 Bewältigung chronischer Krankheit in der Familie 330
      7.3.6.1 Krankheitsverständnis 330
      7.3.6.2 Krankheitserleben der Familienangehörigen 332
      7.3.6.3 Versorgungsgestaltung 333
      7.3.6.4 Umgang mit dem Versorgungswesen 338
      7.3.6.5 Umgang des Erkrankten mit der Krankheit 341
7.4 Typ IV – Kollektiv-liberale Einstellung und offene
   Familiengrenzen: Familie Engin 343
   7.4.1 Interviewsituation 344
   7.4.2 Analyse der Anfangssequenz des familiengeschichtlichen
      Gespräches 346
   7.4.3 Familienbiografie 354
   7.4.4 Stellung der einzelnen Familienmitglieder in der Familie . . 363
   7.4.5 Entwicklung der Fallstrukturhypothese 372
      7.4.5.1 Familiengrenzen 372
      7.4.5.2 Organisation der Familie 375
      7.4.5.3 Kommunikationsprozesse 378

7.4.5.4 Überzeugungen der Familie 380

7.4.5.5 Fallstrukturhypothese 382

7.4.6 Bewältigung chronischer Krankheit in der Familie 383

7.4.6.1 Krankheitsverständnis 383

7.4.6.2 Krankheitserleben der Familienangehörigen 385

7.4.6.3 Versorgungsgestaltung 390

7.4.6.4 Umgang mit dem Versorgungswesen 399

7.4.6.5 Umgang des Erkrankten mit der Krankheit 401

8 Kontrastierung der Typologien 403

8.1 Zusammenfassende Darstellung der rekonstruierten Fälle . . . 404

8.2 Kontrastierung der Typologien anhand der rekonstruierten Fälle . 413

8.2.1 Schlaganfallereignis als Krise und Reaktionen der Familien . 413

8.2.2 Krankheitserleben in den Familien 419

8.2.3 Versorgungsgestaltung und Nutzung des
Versorgungswesens 422

9 Darstellung der Ergebnisse 427

9.1 Bedeutung einer chronischen Krankheit für Erkrankte und ihr
Umgang mit der Krankheit 427

9.2 Auswirkungen chronischer Krankheit auf das Familienleben . . . 431

9.3 Herausforderungen für die Angehörigen bei der Bewältigung
einer chronischen Krankheit 434

9.4 Ressourcen der Familien bei der Bewältigung chronischer
Krankheiten 439

10 Diskussion der Ergebnisse 453

11 Schlussfolgerungen 467

12 Reflexion des Forschungsprozesses und Limitationen der Arbeit . . . 477

13 Literatur 483

Vorwort

Mit diesem von Frau Havva Mazı vorgelegten neuen Band der Schriftenreihe weitet sich der wissenschaftliche Blick auf eine uns immer noch wenig vertraute soziale Welt. Es sind türkeistämmige Familien, die ihren an den Folgen eines Schlaganfalls leidenden Angehörigen in unterschiedlicher Weise Unterstützung und Hilfe leisten. Es handelt sich um familiale Pflege im Migrationskontext, der in der einen oder anderen Weise Fremdheitsphänomene birgt. Was aber hat es mit Phänomenen der Fremdheit überhaupt auf sich?

Die Erfahrung von Fremdheit geht sehr häufig mit Verunsicherungen bisher als selbstverständlich erachteter Alltagsorientierungen, Gewissheiten und Gewohnheiten einher. Allerdings wohnt der Erfahrung von Fremdheit auch ein besonderes Anregungspotenzial der Entfaltung von Fantasie, auch von Selbstreflexion inne. So haben sich etwa Repräsentanten der europäischen Aufklärung von zahlreichen Berichten aus der Fremde inspirieren lassen in ihrer Kritik seinerzeit unhaltbarer, vielerlei menschliche Leiden verursachender Zustände. Erinnert sei allein an Diderots berühmten Nachtrag zu ›Bougainvilles Reise‹, die ihm, gewiss nicht ohne Überspitzungen, als Folie einer Anklage sittlicher Verderbnis, der Qualen einer als »Maschine« erstarrten Gesellschaft galt. Fremdheitserfahrungen werden also bereits hier als Agens einer seither etablierten europäischen Tradition der Kulturkritik verarbeitet.

Wissenschaftsgeschichtlich gewendet, haben Entdeckungen des Neuen und damit befremdlich Wirkenden, also alles dessen, was mit bisherigen Selbstverständlichkeiten, Regeln, Gesetzmäßigkeiten oder auch ›Paradigmen‹ (Thomas Kuhn) einer Forschungsgemeinschaft unvereinbar schien, als Auslöser wissenschaftlicher Neugier gewirkt. Ihre kulturbildenden Effekte zeigen sich überdies in perspektivischen Erweiterungen des Blicks auf das Leben als ›Überraschungsfeld‹. Diese Einsichten zuspitzend, könnte man sogar behaupten, dass Migrationsgesellschaften ein Potenzial der Selbsterkenntnis in der Weise entbinden, dass durch (wechselseitige) Fremdheitserfahrungen ausgelöste Irritationen und Verunsicherungen zum Anlass einer (Selbst-)Distanzierung genommen werden, die es erlaubt, bislang in herkömmlichen Lebenszusammenhängen Verborgenes oder auch Verdecktes zu erschließen und anzueignen. Dabei ist nicht ausgeschlossen, dass normative Anschauungen und Definitionen dessen, was bislang als gültiger, gemeinsam eingelebter und geteilter Erwartungshorizont der gesellschaftlichen Alltagspraxis galt, in Frage gestellt werden. Wenn Erfahrungen der Fremdheit ein Selbstaufklärungspotenzial in sich bergen, so sind damit Lernprozesse gemeint, die sich einstellen, wenn Menschen sich dazu veranlasst sehen, sich selbst und ihre Umgebung mit anderen Augen zu betrachten.

So jedenfalls ist es uns auch in unseren regelmäßigen Forschungskolloquien an der Universität Osnabrück ergangen, wenn Frau Havva Mazı wiederkehrend neuere Ergebnisse ihrer Untersuchungen vorstellte. Und ich möchte nicht ausschließen, dass auch sie selbst als klinisch erfahrene türkeistämmige Gesundheitswissenschaftlerin trotz hoher Vertrautheit mit ihrem Forschungsfeld manche irritierenden Entdeckungen hat machen können. Denn die von ihr untersuchten türkeistämmigen Familien mit einem unter einer Schlaganfallerkrankung leidenden Angehörigen nach Aufenthalt in einer Rehabilitationsklinik stellen keine monolithische, geschweige denn homogene Gruppe dar.

Man mache sich klar: Der türkeistämmige Anteil der Bevölkerung Deutschlands betrug im Jahr 2015 etwa 2,9 Mio. Personen. Auch dieser Bevölkerungsteil altert mit zunehmender Pflegebedürftigkeit, wobei jedoch die Alterung dieser Gruppe etwa 10 Jahre früher einsetzt als bei der einheimischen Bevölkerung. Hinzu kommt, dass ihre soziale Lage schlechter ist, ihre Bildungsabschlüsse niedriger sind, obgleich sich hier tendenzielle Anstiege verzeichnen lassen, und die sprachlichen Verständigungsmöglichkeiten zumindest der älteren Generation eingeschränkter sind. Als bedeutsam gelten die zu einem beachtlichen Grad niedrigeren Gesundheitskompetenzen, die auch zu einer Erschwernis beim Zugang zu Gesundheitseinrichtungen führen. Besonders beachtet werden sollte, dass personelle und familiäre Ressourcen Einfluss auf die Gesundheit und das Bewältigungsverhalten erkrankter und pflegebedürftiger Personen haben. Das Unterstützungsverhalten des familialen Umfeldes spielt also eine erhebliche Rolle.

Nun hat die psychologische Coping-Forschung zeigen können, dass religiöse Einstellungen und Traditionen zumindest eine moderierende Funktion im individuellen sowie sozialen Umgang mit krankheitsbedingten Belastungen haben. Es scheint daher bedeutsam zu sein, den kulturell geprägten Infrastrukturen unterstützender Familiensysteme als Versorgungssysteme größere Aufmerksamkeit zu schenken. Dies gilt zum einen deshalb, um ein besseres Verständnis sozial und kulturell variierender Voraussetzungen des Krankheitsbewältigungsverhaltens im türkischstämmigen Familienkontext zu gewinnen; zum anderen deshalb, weil erst unter diesen Bedingungen wissenschaftlicher Aufklärung eine gezielte professionelle Beratung und Versorgungsgestaltung für betroffene Personen, ihre Angehörigen und ihr weiteres soziales Umfeld möglich ist.

Vor diesem Hintergrund verfolgt die Studie von Frau Mazı zwei übergeordnete Ziele: »Analyse des Krankheitserlebens und des Umgangs mit einer chronischen Krankheit seitens türkeistämmiger muslimischer Patienten und Angehöriger; Analyse der zur Verfügung stehenden Ressourcen und der Unterstützungserfordernisse von türkeistämmigen muslimischen Schlaganfallpatienten und ihren Angehörigen bei der Bewältigung einer chronischen Erkrankung.«

Es ist das besondere Verdienst dieser qualitativ tief bohrenden und sehr differenziert vorgehenden Untersuchung, welche methodisch an die ressourcenorientierte fallrekonstruktive Familienforschung von Hildenbrand (1999) anknüpft, dass sie sich auf theoretisch weit verzweigte Ansätze sowohl der »transkulturellen Pflege« als auch einer »resilienzorientierten ›Bewältigung‹ chronischer Krankheiten« stützt. Vor diesem Hintergrund kann Frau Mazı, jeweils fallbezogen, bestimmte soziale und kulturelle Infrastrukturen eines Familiensystems erschließen, welches nicht nur unterstützende, sondern möglicherweise auch, gemäß dem Modell familialer Resilienz, protektive Funktionen zu leisten vermag.

Die Befunde sind bemerkenswert: Unterschiedliche Bewältigungsformen sind in einem engen Zusammenhang mit strukturell variierenden familialen Kontexten sowie Grundeinstellungen zu sehen. Stärker noch überrascht, dass gewisse typologische Merkmale einer Familie, für sich betrachtet, keineswegs die Organisationsform und Stabilität familialer Unterstützung und Pflege vorhersagen lassen. Skepsis gegenüber migrationsspezifischen Versorgungskonzepten in Pflege und Rehabilitation ist dann geboten, wenn religiöse oder kulturelle Voraussetzungen eines familialen Versorgungssystems überakzentuiert werden. ›Kultursensible‹ Ansprüche laufen Gefahr, die erkrankte Person ebenso wie ihre Familienangehörigen in einer bloß passiven Rolle wahrzunehmen und dabei ihre Partizipationsbedürftigkeit und -fähigkeit (als ein Agens von Krankheitsbewältigung) zu übersehen. Auf typologisierende Weise kann dagegen Frau Mazı zeigen, in welchem Maße Krankheitserleben und Krankheitsbewältigung einem von Fall zu Fall variierenden *Muster* gleichen; einem Muster, das durch bestimmte Binnenstrukturen der Familie, durch Umorganisation ihrer Interaktions- und Versorgungsformen, durch ihr Nutzungsverhalten und gewiss auch durch sinnstiftende Orientierungssysteme geprägt wird.

Daraus ergeben sich in meinen Augen überraschende Schlussfolgerungen: Sensibilität für Migrationsspezifika ist nur sehr bedingt ein Ausweis von Professionalität gesundheitsberuflichen Handelns. Jenseits der Fixierung auf kulturelle Besonderheiten scheint es darauf anzukommen, jene besagten *Muster* in Abhängigkeit von komplexen persönlichen und familialen Lebensbedingungen und Lebensformen, die eine gewisse Plastizität und biografische Historizität aufweisen, von Fall zu Fall zu erkennen und zu berücksichtigen. Darin scheint mir ein bedeutsames transkulturelles Ergebnis der Arbeit von Frau Mazı zu bestehen. Unterstrichen wird damit ein Desiderat der Professionsforschung. So sind in den Augen Manfred Hülsken-Gieslers auf dem Wege typisierenden Verstehens von Einzelfällen gewonnene Aussagen in idealtypische Problemlösungsstrategien zu überführen und diese der pflegeberuflichen Praxis zur Verfügung zu stellen.

Dabei ist die Erfahrung von Fremdheit – um noch einmal an unsere Eingangsüberlegungen anzuschließen – keineswegs auf Migrationskontexte beruflichen Handelns zu beschränken. Auch im Kontext unserer Lebenswelt, die durch ein breites Set an soziale Integration und Sicherheit stiftenden Hintergrundüberzeugungen charakterisiert ist, fungieren intakte kommunikative Infrastrukturen gewissermaßen als Basis einer kooperativen Aushandlung von Situationsdefinitionen zwischen Personen, die sich in vielen Fällen wenig vertraut, dagegen eher fremd sein können. Lebensweltlich fundierten Verständigungsprozessen ist gewissermaßen die Vernunft eines interpretatorischen Umgangs mit Ungewohntem, Überraschendem inhärent. Nicht anders lassen sich nicht-instrumentalistische Lernprozesse im Sinne eines erweiterten Weltverständnisses begründen.

Wenn gegenwärtig Kultur, einem nicht-essentialistischen Verständnis gemäß, mehr und mehr als ein Prozess der Verflüssigung relativ starrer Codierungen begriffen wird, dann eröffnet sich damit erst eine Perspektive des Transkulturellen im Sinne einer Suche nach einem gemeinsamen Deutungsverständnis bei gleichzeitiger Anerkennung eines möglicherweise unauflöslichen Restes an Divergenz. Darüber belehrt uns zum einen eine jüngste Publikation zur Lehre Gottes im Koran im historisch-kritischen Vergleich mit der biblischen Lehre, welche dabei charakteristische Revisionen erfuhr mit dem Ergebnis einer neuen, in sich geschlossenen Verhaltensorientierung in einer unvergleichlich poetischen Sprache.[1] Freilich lassen sich Divergenzen, schon der Logik nach, einzig durch die Bezeichnung eines Identischen markieren.

Über das Transkulturelle haben des Weiteren mich persönlich jene mystischen Betrachtungen des Maulana Dschelaladdin Rumi (1207–73) belehrt, die sich als lockere Kommentare des Korans verstehen, deren Reiz zugleich aus ihrer alltagspraktischen Nähe resultiert.[2] Allein in den Ausführungen seiner ersten Rede zum menschlichen »Unterscheidungsvermögen«, das sich nur mehr unter Bedingungen freundschaftlicher Vertrauensverhältnisse zu bilden vermag, wird die Nähe zur großen literarischen Tradition der Maximenlehre unterhalb einer

---

1 Jack Milles: Gott im Koran (Orig.-Ausgabe: *God in the Qur'an*, 2018). Hanser: München 2019.
2 Maulana Dschelaladdin Rumi: Von Allem und vom Einen. Aus dem Persischen und Arabischen übersetzt von Annemarie Schimmel. 6. Aufl., Dietrichs: München 2008.

theologisch oder philosophisch artikulierten Moral erkennbar. – Frau Mazı
möchte ich ausdrücklich für die Anregung zu dieser Lektüre danken, die mir
zeigt, dass Wissenschaft und Forschung ein intellektuelles Unternehmen auf
Gegenseitigkeit sind.

Osnabrück, im August 2019   Hartmut Remmers

Danksagung

Diese Arbeit konnte nur mit Unterstützung von einigen Personen zustande kommen, bei denen ich mich an dieser Stelle bedanken möchte.

An erster Stelle bedanke ich mich bei den Familien, die an dieser Studie teilgenommen haben. Sie haben mir ihr Vertrauen entgegengebracht, die Türen zu ihrem Zuhause geöffnet und ihre Lebensgeschichten mit mir geteilt. Einige von diesen Menschen sind leider nicht mehr unter uns. Sie mögen in Frieden ruhen.

Mein besonderer Dank gilt meinem Doktorvater Herrn Prof. Dr. Hartmut Remmers für seine Unterstützung und langjährige Begleitung meiner Arbeit. Seine wertvollen Hinweise und Anmerkungen habe ich immer als Bereicherung empfunden. Außerdem bedanke ich mich herzlichst für seinen Einsatz bei der Veröffentlichung meiner Arbeit und seine großzügige finanzielle Unterstützung für den Druckkostenzuschuss.

Bei Frau Prof. Dr. Katja Makowsky bedanke ich mich für die Zweitbegutachtung und ihre Ratschläge in der letzten Phase meines Promotionsstudiums. Frau Prof. Dr. Christa Büker danke ich für ihre Unterstützung mit Wort und Tat. Seit meinem Masterstudium stand sie mir immer zur Seite und ermutigte mich zu einem Promotionsstudium.

Den Neuropsychologinnen Frau Gabriele Kroll und Frau Dr. Beate Rieger danke ich für die zahlreichen Gespräche und Diskussionen.

Bei meiner Familie möchte ich mich herzlichst bedanken. Ohne sie wäre es mir gar nicht möglich gewesen, einem Promotionsstudium nachzugehen und schließlich diese Arbeit anzufertigen. Vor allem ohne meinen Mann, Atıf Raci Mazı, der mich seit 30 Jahren auf meinem Weg unermüdlich begleitet. Auch bei meinen Kindern Safa und Yunus bedanke ich mich ganz herzlich. Während meines Promotionsstudiums haben sie mich nicht nur durch ihr Verständnis, sondern auch durch fachliche Diskussionen und konstruktive Kritiken unterstützt. Besonders Safa bin ich für die zahlreichen Gespräche auch auf intellektueller Ebene und seine sprachliche Unterstützung zu großem Dank verpflichtet.

1   Einleitung

1.1   Strukturelle Ausgangslage

Im Jahr 2015 betrug die Zahl der Personen mit Migrationshintergrund[1] in Deutschland 17,1 Millionen. Dies sind 723.000 Personen mehr als im Vorjahr und entspricht einem Anstieg des Anteils der Bevölkerung mit Migrationshintergrund von 20,3 % auf 21 %. Mit einem Anteil von 16,7 % stammen die meisten Personen mit Migrationshintergrund aus der Türkei (vgl. Statistisches Bundesamt 2017, S. 7). Im Jahr 2015 lebten in Deutschland zwischen 4,4 und 4,7 Millionen Muslime[2]. Bei einer Gesamtbevölkerung in Deutschland von 82,2 Millionen macht der Anteil der Muslime im Jahr 2015 zwischen 5,4 % und 5,7 % aus. Die in Deutschland lebenden Muslime kommen aus unterschiedlichen Weltregionen und stellen eine heterogene Gruppe dar. 2,3 Millionen Muslime stammen aus der Türkei und bilden mit einem Anteil von 50,6 % aller Muslime die mit Abstand größte Gruppe innerhalb der muslimischen Bevölkerung in Deutschland (vgl. Stichs 2016, S. 29). Da türkeistämmige Muslime den größten Teil innerhalb der muslimischen Migranten bilden, werden in den folgenden Ausführungen die Erkenntnisse und Forschungsergebnisse - soweit vorhanden - über diese Migrantengruppe hervorgehoben.

Die gesundheitliche Situation und Pflegebedürftigkeit von Migranten in Deutschland
Viele Migranten türkischer Herkunft sind infolge der staatlichen Anwerbungsprozesse nach Deutschland ausgewandert. Obwohl sie ihren Aufenthalt nur für einen bestimmten Zeitraum geplant hatten, ist eine Rückkehr aus unter-

---

1 Der Begriff »Migrationshintergrund« meint »Personen, die nach 1949 auf das heutige Gebiet der Bundesrepublik Deutschland zugezogen sind sowie alle in Deutschland geborenen Ausländerinnen und Ausländer und alle in Deutschland als Deutsche Geborene mit zumindest einem Elternteil, der zugezogen ist oder der als Ausländerin bzw. Ausländer in Deutschland geboren wurde« (Statistisches Bundesamt 2013, S. 64).
2 Zur besseren Lesbarkeit wird im weiteren Verlauf der Arbeit ausschließlich die männliche Form als allgemeine Bezeichnung für beide Geschlechter benutzt.

schiedlichen Gründen immer wieder verschoben worden. Durch den Familienzuzug haben sich viele Migranten in Deutschland niedergelassen (vgl. Tüsün 2002, S. 91). Angeworbene Arbeitsmigranten wurden vor ihrer Einreise durch medizinische Untersuchungen auf ihre Belastbarkeit im Hinblick auf die für sie vorgesehene Tätigkeit geprüft (vgl. ebd., S. 90; vgl. Reeg 1984, S. 158 f.). Aufgrund dieser Selektion waren die Arbeitsmigranten anfangs sogar in einem besseren gesundheitlichen Zustand als die vergleichbare einheimische Bevölkerung im Aufnahmeland. Sie wurden häufig ungünstigen, zum Teil gesundheitsschädigenden Arbeitsbedingungen und psychosozialen und finanziellen Belastungen ausgesetzt. Bereits in den 80er Jahren wird berichtet, dass die sogenannte erste Generation der Arbeitsmigranten vorgealtert ist (vgl. Leyer 1988, S. 102). Mitte der 2000er wurde ein früheres und häufigeres Auftreten chronischer und geriatrischer Krankheiten bei diesen Personen im Vergleich zu älteren Deutschen prognostiziert (vgl. Glodny / Razum 2008, S. 140; vgl. Dietzel-Papakyriakou / Olbermann 2005, S. 310). Parallel dazu wurde auf die Notwendigkeit von speziellen Versorgungskonzepten für Migranten hingewiesen, um der demographischen und gesundheitlichen Entwicklung in dieser Bevölkerungsgruppe zu entgegnen (vgl. Dietzel-Papakyriakou / Olbermann 2005; vgl. Görres / Hasseler 2008, S. 182; vgl. Mazı 2013).

In der Pflegestatistik wird ein Migrationshintergrund nicht als Merkmal erfasst. Daher liegen über die Zahl der pflegebedürftigen Personen mit Migrationshintergrund nur Schätzungen vor. Ausgehend von dem gleichen Anteil der Pflegebedürftigen wie bei dem generellen Verhältnis zwischen den Einheimischen und der Migrantenbevölkerung schätzen Tezcan- Güntekin et al. (2015, S. 9) anhand der Daten des Mikrozensus von 2009 und der Pflegestatistik, dass es etwa 200.000 Pflegebedürftige mit Migrationshintergrund gibt. Dies entspricht 8,6 % aller Pflegebedürftigen in Deutschland. Weiterhin prognostizieren die Autoren, dass sich die Zahl der Pflegebedürftigen mit Migrationshintergrund bis zum Jahr 2030 verdoppeln wird (vgl. ebd., S. 4). Da im hohen Alter auch das Risiko einer Pflegebedürftigkeit steigt, bestätigen Schimany et al. (2012, S. 111) dies mit ihrer Prognose, dass bis in die 2030er Jahre ein Anstieg des Anteils älterer Personen mit Migrationshintergrund von 8 % auf 15 % erwartet wird. Entsprechend der oben genannten Prognose tritt die Pflegebedürftigkeit bei diesen Migranten mit 62,1 Jahren etwa zehn Jahre früher als bei Einheimischen ein (vgl. Tezcan-Güntekin et al. 2015, S. 9), was auf höhere gesundheitliche Belastungen im Alter und schlechtere Lebens- und Arbeitsbedingungen zurückgeführt werden kann (vgl. Robert Koch Institut 2015, S. 181).

Die oben genannten Schätzungen basieren auf den vergebenen Pflegestufen bei den Antragstellern. Hier stellt sich die Frage, ob die vermuteten Verteilungen verlässlich sind und die reale Pflegebedürftigkeit bei Personen aus der Migrantenbevölkerung widergespiegelt wird. So stellen Okken et al. (2008) fest,

dass Antragsteller mit türkischem Migrationshintergrund »seltener als pflege-
bedürftig eingestuft werden als die der nicht türkischen« (Okken et al. 2008,
S. 416). Vergleichbare Ergebnisse liefert eine von Okken (2007) durchgeführte
Untersuchung, die besagt, dass bei türkischen Fällen vergleichsweise niedrigere
Pflegestufen vergeben werden und ihnen häufiger die niedrigste Pflegestufe
(Pflegestufe I) zugewiesen wird als nicht türkischen Antragstellern (vgl. Okken
et al. 2008, S. 416). Dies lässt Zweifel aufkommen, ob Begutachtungsverfahren
bei türkischen und nicht türkischen Fällen auf die gleiche Weise verlaufen (vgl.
ebd., S. 418).

Soziale Lage von Migranten
Die Lebensqualität und die Chancengleichheit von Bevölkerungsgruppen werden im erheblichen Maß durch ihre soziale Lage bestimmt (vgl. Beauftragte der
Bundesregierung für Migration, Flüchtlinge und Integration 2016, S. 28). Die
soziale Lage geht mit der Kompetenz, die Gesundheitsangebote rechtzeitig und
effektiv zu nutzen, einher und ist besonders für Menschen aus randständigen
Milieus von hoher Bedeutung. Informationsdefizite über Versorgungsmöglichkeiten und unzureichende Handlungskompetenzen vergrößern die gesundheitliche Ungleichheit (vgl. Bauer et al. 2005, S. 187; vgl. Mazı 2013). Einkommen und Bildung als Indikatoren für die soziale Lage haben eine große
Bedeutung für die Gesundheit. Zugang zu den meisten Bedarfs- und Ge-
brauchsgütern und die Möglichkeiten zur Vorsorge und der sozialen Absiche-
rung hängen eng mit dem Einkommen zusammen. Außerdem beeinflusst das
Einkommen die gesundheitsbezogene Lebensqualität, das psychosoziale
Wohlbefinden, die soziokulturelle Integration und Teilhabe (vgl. Lampert et
al. 2016, S. 302).

Seit langem ist die Tatsache bekannt, dass Migranten sich häufig in einer
schlechteren sozialen Lage als die Mehrheit der Bevölkerung in der Aufnahmegesellschaft befinden. Ihre soziale Benachteiligung lässt sich insbesondere an den
Haushaltseinkommen, den Bildungsabschlüssen und der Arbeitslosenquote erkennen (vgl. Spallek / Razum 2008, S. 274). Thum et al. (2015, S. 7) stellen deutliche Unterschiede zwischen Personen mit und ohne Migrationshintergrund bezüglich ihrer Stellung auf dem Arbeitsmarkt fest. Personen mit Migrationshintergrund sind häufiger in geringfügigen Beschäftigungsverhältnissen tätig und ihr
Arbeitseinkommen fällt im Durchschnitt geringer aus. Außerdem sind sie in
höherem Maß durch eine Arbeitslosigkeit gefährdet, was vor allem auf ihr im
Durchschnitt niedrigeres Qualifikationsniveau zurückzuführen ist.

Die Daten des Mikrozensus zu den Schulabschlüssen junger Menschen im
Alter zwischen 15 und unter 20 Jahren mit und ohne Migrationshintergrund
weisen darauf hin, dass die Anzahl der Personen mit Migrationshintergrund, die
einen mittleren beziehungsweise höheren Abschluss erreicht haben, beispiels-

weise die Fachhochschulreife oder das Abitur, im Vergleich zu früheren Jahren gestiegen ist. Trotz dieser positiven Entwicklung bestehen weiterhin deutliche Unterschiede zwischen den Abschlussarten in beiden Gruppen (vgl. Beauftragte der Bundesregierung für Migration, Flüchtlinge und Integration 2016, S. 109 f.). Der Anteil bei Personen mit Migrationshintergrund ohne einen allgemeinen Schulabschluss liegt bei 13,3 %, ohne berufsqualifizierenden Abschluss bei 38,3 %. Der Anteil bei Personen ohne Migrationshintergrund ohne einen allgemeinen Schulabschluss liegt bei 1,7 %, ohne berufsqualifizierenden Abschluss bei 14,1 % (vgl. Statistisches Bundesamt 2017, S. 7). Nicht nur zwischen der Einkommenssituation, den Arbeitsbedingungen und den formalen Bildungsabschlüssen bestehen Zusammenhänge. Bildung besitzt außerdem einen hohen Stellenwert in Bezug auf das Wissen und die Handlungskompetenzen, »die eine gesundheitsförderliche Lebensweise und den Umgang mit Belastungen und Gesundheitsproblemen unterstützen« (Lampert et al. 2016, S. 304). In diesem Zusammenhang spielt die Gesundheitskompetenz, die sogenannte Health Literacy, eine entscheidende Rolle bei der »Befähigung von Bürgern, Patienten und Nutzern dazu, sich für ihre Gesundheit zu engagieren und bei Gesundheitsbeeinträchtigungen oder Krankheit aktiv an der Wiedererlangung gesundheitlichen Wohlbefindens mitzuwirken [...]« (Schaeffer et al. 2017, S. 129). Die Ergebnisse einer repräsentativen Querschnittsstudie in Deutschland weisen darauf hin, dass 17,5 % der Menschen mit Migrationshintergrund ein inadäquates Health-Literacy-Niveau besitzen. Der Anteil mit einem problematischen Health-Literacy-Niveau liegt bei diesen Menschen mit 53 % zu 43,8 % deutlich höher als bei Menschen ohne Migrationshintergrund. Besonders die Prävention und die Gesundheitsförderung stellen für sie schwer zu bewältigende Anforderungen dar (vgl. Schaeffer et al. 2017, S. 137). Sowohl Jugendliche (24,9 % zu 12,8 %) als auch ältere Menschen mit Migrationshintergrund (36,2 % zu 17,6 %) weisen eine etwa doppelt so häufig inadäquate Gesundheitskompetenz auf als die jeweils gleiche Alterskohorte ohne Migrationshintergrund (vgl. Quenzel et al. 2017, S. 159 f.).

Außerdem ist ein niedriges Bildungsniveau von Migranten als ein weiterer Störfaktor in der Interaktion mit Mitarbeitern des Gesundheits- und Versorgungswesens zu betrachten, die bereits durch Fremdheitsgefühle, kulturelle Unterschiede sowie Sprach- und Kommunikationsbarrieren belastet ist. Dies zeigt sich insbesondere in medizinischen Aufklärungssituationen. Solche Gespräche setzen in der Regel bestimmte Kenntnisse über Körpervorgänge voraus und es ist für sie besonders schwierig, ihrem Gesprächspartner zu folgen und vermittelte Informationen aufzunehmen (vgl. David et al. 2000, S. 79; vgl. Klanke / Mazı 2006). Es ist davon auszugehen, dass ein niedriges Bildungsniveau oder Analphabetismus – insbesondere bei türkeistämmigen älteren Migranten aus der sogenannten Gastarbeitergeneration – auf die damaligen Anwerbebedingungen zurückzuführen ist, nach denen Arbeitgeber ungelernte Arbeiter verlangten. Dementsprechend stammen viele Arbeitsmigranten aus den ländlichen und infrastrukturell unterentwickelten Regionen der Türkei, in denen keine oder nur geringe Möglichkeiten für einen Schulbesuch bestanden (vgl. Koptagel-Ilal 1988, S. 168; vgl. Klanke / Mazı 2006).

Als ein wichtiger Hinweis auf die soziale Lage gilt der Indikator der relativen Armutsgefährdung. Nach den Daten vom Mikrozensus 2015 liegt die Armutsrisikoquote bei Personen mit Migrationshintergrund bei 27,7 %. Damit ist sie mehr als doppelt so hoch wie bei Personen ohne Migrationshintergrund (vgl. Beauftragte der Bundesregierung für Migration, Flüchtlinge und Integration 2016, S. 28). Die Gefahr einer Armut ist bei den Eingewanderten unterschiedlich stark ausgeprägt: »Besonders von Armutsrisiken betroffen sind Personen, die im mittleren bis späten Erwachsenenalter nach Deutschland gekommen sind, eine geringe Aufenthaltsdauer haben, geringe deutsche Sprachkenntnisse haben, aus den ehemaligen sogenannten ›Gastarbeiterländern‹ oder Drittstaaten außerhalb der EU kommen und/oder keinen deutschen Berufsabschluss haben« (Giesecke et al. 2017, S. 41). Nach den Daten des SOEP aus dem Jahr 2013 waren türkeistämmige Migranten mit einer Quote von 36 % am stärksten durch Armut gefährdet. Diese Personen verfügten auch innerhalb der Migrantenbevölkerung über die geringsten finanziellen Ressourcen. Trotz ihres im Durchschnitt niedrigeren Einkommens mussten Personen mit Migrationshintergrund mehr Miete pro Quadratmeter Wohnfläche bezahlen im Vergleich zu Personen ohne Migrationshintergrund. Allerdings stand Personen in Migrationshaushalten deutlich weniger Wohnfläche zu. Dies könnte dadurch erklärt werden, dass Migranten eher in größeren Städten leben, was ihren Zugang zu preiswerten und geeigneten Wohnungen erschwert. Dabei ist die Rolle ihrer Diskriminierung auf dem Wohnungsmarkt nicht auszuschließen (vgl. Tucci 2016, S. 237).

Neben diesen Indikatoren zur sozialen Lage haben auch personelle und familiäre Ressourcen Einfluss auf die Gesundheit (vgl. Schenk et al. 2008). Intensivere Beziehungen zu der ethnischen Community von Migranten, beispielsweise mit türkischem Migrationshintergrund, können als Identitätsanker dienen. Wird so die psychische Stabilisierung gefördert, kann das die Gesundheit positiv beeinflussen (vgl. Schenk 2007, S. 93). Als Beispiel kann die hohe Bereitschaft zur gegenseitigen Hilfestellung innerhalb der türkischstämmigen Migranten angeführt werden (vgl. White 1997; zitiert nach Razum / Spallek 2012, S. 180). Auch die stärkere familiale Solidarität gilt als wichtige Ressource für Menschen aus der Migrantenbevölkerung. Die Ergebnisse einer vergleichenden Studie weisen auf das stärker ausgeprägte familiale Solidaritätspotenzial bei türkischstämmigen Migranten im Vergleich zu Deutschen hin, die unabhängig von sozialstrukturellen Merkmalen auch »in der nachfolgenden Generation und über alle Altersgruppen hinweg bestehen« (Carnein / Baykara-Krumme 2013, S. 29).

1.2   Barrieren bei der gesundheitlichen Versorgung von Menschen mit Migrationshintergrund

Neben den oben genannten Indikatoren zur sozialen Lage sind auch andere Faktoren für die Behandlung und Versorgung von Menschen mit Migrationshintergrund von besonderer Bedeutung. Die einschlägige Literatur weist darauf hin, dass es bei der gesundheitlichen Versorgung dieser Bevölkerungsgruppe zahlreiche Hindernisse gibt (z. B. Kielhorn 1996; Ilkilic 2002; Zimmermann 2000; Ete 2000; vgl. Klanke / Mazı 2006). Dabei spielen zum einen Sprach- und Kommunikationsschwierigkeiten, ein niedriges Bildungsniveau und ein durch eine andere Kultur geprägtes Krankheitsverständnis eine Rolle, zum anderen aber auch eine durch die Religion geprägte Lebensweise, migrationsspezifische Besonderheiten und die Unwissenheit über die Struktur der gesundheitlichen beziehungsweise sozialen Dienstleistungen (vgl. Razum et al. 2004, S. 2886). Die grundsätzlichen Defizite des deutschen Gesundheitswesens erschweren die gesundheitliche Versorgung von Menschen aus der Migrationsbevölkerung zusätzlich. Bei all dem darf nicht unberücksichtigt bleiben, dass das Fehlen eines sensiblen Versorgungsverständnisses für migrationsspezifische Gegebenheiten sowohl innerhalb der Struktur von Dienstleistungen als auch bei deren Mitarbeitern selbst zu Problemen im Umgang miteinander beiträgt (vgl. Mazı 2013, S. 269).

Sprach- und Kommunikationsschwierigkeiten bilden besonders für ältere türkeistämmige Migranten die größte Barriere: Sowohl im Hinblick auf Leistungen des Gesundheits- und Versorgungswesens als auch während ihrer Behandlung. Ihre Deutschkenntnisse reichen oft nicht aus, um sich mit dem Personal des Gesundheits- und Versorgungswesens zu verständigen. Früher wurden Sprach- und Kommunikationsschwierigkeiten eher im Zusammenhang mit der Patientenaufklärung, beispielsweise vor medizinischen Eingriffen bei Menschen mit Migrationshintergrund, thematisiert. Dort wurden eventuelle negative Folgen sowohl für Patienten als auch für behandelnden Ärzte betont (vgl. Kranich 2001, S. 33). Dabei haben die fehlenden Regelungen im deutschen Gesundheitswesen für das Hinzuziehen eines Dolmetschers und der darauffolgende Umgang mit dieser Problematik in deutschen Gesundheitseinrichtungen besondere Aufmerksamkeit erfahren. Die häufig ergriffene Maßnahme, Angehörige, das Krankenhauspersonal (besonders die Reinigungskräfte) oder auch andere fremde Personen als Sprachmittler einzusetzen, wurde aufgrund der Fragen hinsichtlich der Schweigepflicht und der Übersetzungsqualität als unangemessene Vorgehensweise betrachtet und stark kritisiert (vgl. Borde et al. 2000, S. 139f.; vgl. Klanke / Mazı 2006; vgl. Mazı 2013). Die Ergebnisse jüngerer Forschungen legen nahe, dass unzureichende Sprachkenntnisse von Migranten auch in anderen Bereichen der gesundheitlichen Versorgung, wie zum Beispiel im Bereich der Gesundheitskompetenz (vgl. Ganahl et al. 2017, S. 216), der Begutachtung zur Einschätzung der Pflegebedürftigkeit (vgl. Glodny / Yilmaz-Aslan 2014, S. 252), den Diagnoseverfahren – besonders bei Demenz (vgl. Seven et al. 2015, S. 57) – und der Rehabilitation (vgl. Brzoska et al. 2016, S. 6) bedeutende Hindernisse darstellen.

Eine gelungene Kommunikation zwischen türkeistämmigen Migranten und dem Gesundheitspersonal kann auch durch unterschiedliche Gesundheits- und Krankheitskonzepte beeinträchtigt werden. Die Krankheit und ihre Wahrnehmung ist nicht von dem Erkrankten isoliert zu betrachten, sondern mit vielen im Kulturkreis vorgegebenen Faktoren verbunden (vgl. Lux 1999, S. 18). Daher spiegeln sich oft eigene kulturspezifische Wahrnehmungen in Beschwerdeschilderungen von Migranten wider. Dies könnte die mit diesen Besonderheiten nicht vertrauten Mediziner verunsichern und zu Interaktionsproblemen in der Arzt-Patienten-Beziehung führen (vgl. Theilen 1985, S. 296; vgl. Ete 1995, S. 211; vgl. Brucks et al. 1987, S. 98; vgl. Klanke / Mazı 2006; vgl. Mazı 2013).

Außerdem können das spezifische Verständnis der islamischen Religion und darauf basierende Praktiken und Handlungen zu Schwierigkeiten in der Interaktion zwischen dem Personal des Gesundheits- und Sozialwesens und Personen mit türkischem Migrationshintergrund führen (vgl. Rüschoff 1992). Der Islam als Religion beeinflusst alle Bereiche und Ebenen des menschlichen Lebens und »beansprucht [...] auch die sogenannten profanen Bereiche, religiös zu bestimmen« (Khoury 1976, S. 41; vgl. Koran 16:89; vgl. Klanke / Mazı 2006). In diesem Sinne bedeutet Religion, dass ein praktizierender Muslim sich für eine ganz bestimmte Lebensweise entschieden hat (vgl. Zaidan 1999, S. 29). Religiöse Rituale, Gebote und Verbote oder andere religiös geprägte Praktiken, beispielsweise Ess- und Waschgewohnheiten, nehmen Einfluss auf die Tagesstruktur eines praktizierenden Muslims und sind wichtige Aspekte für eine optimale Versorgungsgestaltung (vgl. Klanke / Mazı 2006).

Die Auffassung der Religion hat für einen praktizierenden Muslim auch im Hinblick auf seine Einstellung zu den Themen Gesundheit, Krankheit, Heilung (vgl. Ilkilic 2005, S. 39; vgl. Mazı 2013, S. 271), Geburt, Sterben, Tod und schließlich auch die Bewältigung der Lebensschwierigkeiten folgenreiche Auswirkungen. Diese reichen von der Organisation und der Gestaltung der pflegerischen Versorgung (vgl. Koran 17:23, 24) über die Entscheidungsfindung bei der Therapie bis hin zu Fragen am Lebensende. Mitarbeiter des Gesundheits- und Versorgungssystems müssen die ethische Relevanz kulturell und religiös geprägter Entscheidungs- und Handlungsformen als kulturelle Praxis akzeptieren (vgl. Ilkilic et al. 2010, S. 51). Gleichzeitig müssen sie diesen bei der Gestaltung der Palliativversorgung einen genauso hohen Stellenwert wie den kulturellen und religiösen Sterberitualen einräumen.

1.3 Defizite des deutschen Gesundheits- und Versorgungssystems im Hinblick auf die Versorgung chronisch Erkrankter

Die Defizite des deutschen Gesundheitssystems werden seit langer Zeit diskutiert. Auf der Meso- und der Makroebene des Gesundheitssystems wird kritisiert, dass der Nutzer in der Krankenversorgung unzureichende Mitwirkungsmöglichkeiten besitzt. Die Abschottung der Versorgungssektoren auf der Makroebene drückt sich auf der Mikroebene durch eine unzureichende Kooperation der Mitarbeiter des Gesundheitssystems untereinander aus. Eingeschränkte Mitwirkungsmöglichkeiten der Nutzer auf der Meso- und der Makroebene spiegeln sich in der Versorgungssituation durch die Expertendominanz und den Objektstatus des Patienten wider (vgl. Gerlinger 2009, S. 22). Folglich orientieren sich die Mitarbeiter des Gesundheits- und Versorgungssystems nicht an den Bedürfnissen des einzelnen Patienten und denen mangelt es bei der Krankheitsbewältigung an persönlicher Zuwendung (S. 22; vgl. Hurrelmann 2001, S. 45; vgl. Mazı 2013, S. 272).

Zudem ist das Versorgungssystem eher auf Akuterkrankungen ausgerichtet; daher mangelt es an langfristig ausgerichteten und umfassenden Behandlungs- und Versorgungskonzepten (vgl. Schaeffer 2004, S. 28). Die Versorgungspraxis konzentriert sich eher auf die mit chronischer Krankheit verbundenen somatischen Prozesse, was dazu führt, dass die subjektiven Bewältigungserfordernisse, die sich dem Erkrankten und seinem sozialen Umfeld stellen, weitgehend ausgeblendet werden (vgl. ebd., S. 29; vgl. Müller-Mundt 2005, S. 12).

Auch die Tatsache, dass der Versorgungsprozess fast ausnahmslos auf die erkrankte Person ausgerichtet ist, die Angehörigen daher nicht in den Behandlungsprozess einbezogen werden, führt dazu, dass die Möglichkeiten der Prävention von Belastungsfolgen im familialen Kontext nicht genutzt werden können (vgl. Remmers 2008, S. 38). Die Ergebnisse einer Studie über die Bedürfnisse von Patientenangehörigen während der stationären Behandlung chronisch Erkrankter verdeutlichen, dass diese in der Versorgungssituation nicht genügend beachtet werden. Die Unterstützungsangebote des Pflegepersonals orientieren sich nicht an den realen Bedürfnissen der Angehörigen, sondern an den persönlichen Einschätzungen des Pflegepersonals, die im Hinblick auf die tatsächlichen Bedürfnisse der Angehörigen deutliche Unterschiede aufweisen (vgl. Pinkert et al. 2013, S. 85). Die genannten Schwachstellen stehen einer integrierten und kontinuierlichen Versorgung entgegen und erschweren eine adäquate Nutzung der Hilfs- und Versorgungsangebote. Auch die unzureichende Patienten- und Nutzerorientierung führt dazu, dass Themen wie die Gesundheitssicherung oder die Patienteninformation, -beratung und -schulung nur einen geringen Stellenwert in der Versorgungspraxis einnehmen (vgl. Schaeffer 2004, S. 29).

1.4 Besonderheiten der Bewältigungserfordernisse chronischer Krankheiten

Chronische Krankheiten dringen in das Leben des Betroffenen und seiner Familie ein (vgl. Corbin / Strauss 2004, S. 52) und lösen unterschiedliche Belastungen aus, die von Betroffenen als eine Bedrohung erlebt werden. Diese reichen von der Bedrohung des Wohlbefindens, des emotionalen Gleichgewichts, der Erfüllung vertrauter Rollen und Aktivitäten, der körperlichen Integrität, des Selbstkonzeptes, der Zukunftspläne und aufgrund der Anpassungserfordernisse an eine neue physische oder soziale Umgebung bis hin zur Lebensbedrohung auch Todesangst (vgl. Cohen und Lazarus 1979, S. 229; zitiert nach Broda 1987, S. 11 f.). Die Reaktion auf durch die Bedrohung einer chronischen Krankheit oder Behinderung hervorgerufenen Belastungen hängt von der Wahrnehmung der Auswirkungen auf die unterschiedlichen Bereiche des Lebens als auch von den individuellen Fähigkeiten zur Bewältigung ab (vgl. Falvo 2005, S. 4).

Der Ausbruch einer chronischen Krankheit bedeutet für Betroffene oftmals einen Lebenseinschnitt in ihre Biografie (vgl. Corbin / Strauss 2004, S. 66). Die Entwicklung und Manifestation einer chronischen Krankheit bedeuten für Betroffene eine Art von biografischem Bruch und sie sind gezwungen, ihre auf die Zukunft gerichteten Erwartungen und Pläne zu überprüfen und gegebenenfalls zu ändern (vgl. Bury 2009, S. 77). Dies erfordert die Re- beziehungsweise Neustrukturierung der Biografie und schließt auch die dazu notwendige Interpretation und Revisionsarbeit ein (Schaeffer 2004, S. 23).

Chronische Krankheiten lösen auch im Alltagsleben Veränderungen aus. Sie sind folgenreich für Kranke und das soziale Gefüge, in dem sie leben (Schaeffer 2004, S. 23). Sie fordern von Kranken und von ihrem sozialen Umfeld das Bewältigen von Aufgaben, die sich nicht nur auf das Therapiemanagement beschränken (vgl. Müller-Mundt 2005, S. 12). In ihrer Studie über Patienten mit Multipler Sklerose kommt Hellige (2002, S. 260) zu dem Ergebnis, dass das Erleben und die Integration der Krankheit in das Leben für die Betroffenen einen ständigen Balanceakt bedeuten. Dies erfordert eine ständige Selbst- und Körperanpassung, eine sukzessive Kompensation der verlorenen Fähigkeiten und eine Anpassung der sozialen Kontakte sowie eine Aktivierung der Selbstsorge (vgl. ebd.).

Während chronisch Kranke bemüht sind, sich dem durch die Krankheit gestörten Leben anzupassen, weitere negative Auswirkungen zu verhindern und es gegebenenfalls neu zu gestalten, ist die Qualität ihres Lebens durch vielfältige Faktoren beeinträchtigt. Zum Beispiel durch Angst und Unsicherheit, negative Reaktionen der Umwelt, aber auch Probleme, die durch die Therapien als Nebenwirkungen hervorgerufen werden können. Um die Krankheit unter Kontrolle zu halten und um ihren weiteren negativen Folgen vorzubeugen, beziehungsweise um sie möglichst gering zu halten, müssen sie sich oft auch einer Dauerbehandlung unterziehen. Dies bedeutet für sie die regelmäßige Einnahme von vielen und unterschiedlichen Medikamenten und häufige Kontrolluntersuchungen, die von den Betroffenen große körperliche Anstrengungen erfordern und gleichzeitig für sie eine emotionale Belastung und eine Einschränkung ihrer Lebensführung darstellen (vgl. Seidl et al. 2005, S. 87).

Als eine weitere Besonderheit der Bewältigungserfordernisse einer chronischen Krankheit ist deren Dauerhaftigkeit zu sehen. Da die Krankheit meist nicht geheilt werden kann, sind die Gesundheitsstörungen keine vorübergehenden Abweichungen von der Normalität und die Krankheit ist kein vorübergehender sozialer Status, sondern ein Dauerzustand (vgl. Faltermaier 2017, S. 275 f.). So schränkt die chronische Krankheit nicht nur die körperliche und psychische Handlungs- und Funktionsfähigkeit des Erkrankten ein, sie belastet ihn meist das ganze Leben. Für den kranken Menschen bedeutet dies, auf eine dauerhafte Unterstützung und Hilfe von Mitarbeitern des Gesundheits- und Versorgungswesens und Angehörigen angewiesen zu sein (vgl. Hurrelmann 2000, S. 90). Daraus resultiert die Bewältigungsaufgabe der Versorgungsnutzung. Auch wenn die Notwendigkeit der Versorgungsnutzung im Krankheitsverlauf je nach Phase variiert, erfordern chronische Krankheiten immer die Nutzung des Versorgungswesens. Eine dauerhafte medizinische Behandlung erfordert oftmals Untersuchungen durch mehrere Ärzte oder wiederholte Krankenhausaufenthalte. Für die Behandlung benötigt der Betroffene nicht selten auch eine Rehabilitation und psychosoziale Hilfe. Möglicherweise müssen auch finanzielle und rechtliche Probleme gelöst werden. Im Falle einer Pflegebedürftigkeit muss eventuell ein ambulanter Pflegedienst eingeschaltet werden (vgl. Schaeffer 2004, S. 27).

Mit der Zunahme der Komplexität und der Vielschichtigkeit des Krankheitsgeschehens werden auch die Aufgaben auf der Ebene des Nutzungshandelns immer vielschichtiger und komplexer. Die Bewältigung dieser Aufgaben fordert von chronisch Erkrankten, dass sie sich mit einer Vielzahl an unterschiedlichen Diensten und Akteuren auseinandersetzen und zwischen unterschiedlichen Teilbereichen des Versorgungswesens und der Versorgungsarten hin- und herwechseln. Im Verlauf der Krankheit müssen sie zwangsläufig verschiedene Rollen einnehmen, unter anderem die des Nutzers, die des Patienten, manchmal die des Klienten, unter Umständen auch die des Kunden (vgl. Schaeffer 2004, S. 28).

Entsprechend den Anforderungen, denen sich chronisch Erkrankte stellen müssen, weisen die Bewältigungserfordernisse einer chronischen Krankheit vielfältige Besonderheiten auf, worauf die Unterstützungsangebote des Gesundheits- und Versorgungswesens abgestimmt werden müssen. Die Ergebnisse einer von Holtgräwe und Pinkert (2011, S. 146 ff.) durchgeführten Studie über Belastungen und Bedürfnisse von Brustkrebspatientinnen während der chirurgischen Primärtherapie weisen darauf hin, dass psychische Folgen der Krankheit die betroffenen Frauen mehr belasten als körperliche Beschwerden infolge der Operation. Die emotionale Verarbeitung der Diagnose und die Bewältigung der Zukunftsängste stehen für sie im Vordergrund. Entsprechend ihren Belastungen erwarten sie von den Pflegenden vor allem einen fürsorglichen und wertschätzenden Umgang sowie Unterstützung in dieser schwierigen Zeit. In erster Linie erwarten sie von den Pflegenden als Mensch und Individuum Beachtung zu finden und »sich ganz persönlich« angesprochen zu fühlen (vgl. ebd., S. 147). Dies impliziert auch den Wunsch, nicht auf ihre Krankheit reduziert zu werden. Royer (1998) stellt fest, dass nicht alle Bewältigungsstrategien von chronisch Kranken darauf abzielen, den Umgang mit Krankheitserscheinungen und medizinischen Behandlungsprozessen zu lernen. Im Gegenteil: Viele Strategien werden von chronisch Erkrankten eingesetzt, damit sie und ihr Umfeld die Realität, dass sie mit der Krankheit und der medizinischen Behandlung leben müssen, soweit wie möglich vergessen können. Royer konzeptualisiert diese speziellen Strategien als Bemühungen zur Normalisierung (vgl. ebd., S. 99). Es ist daher wichtig für die Pflegenden, sich dieser Bemühungen ihrer Patienten bewusst zu werden, um eine Autonomie bewahrende Pflege zu gewährleisten, die sich auf das Leben der einzelnen Person ausrichtet und nicht auf die Krankheit und deren Folgen (vgl. Grypdonck 2005, S. 21).

1.5 Der Schlaganfall als chronische Krankheit

Als die zweithäufigste Todesursache und die Hauptursache von Behinderungen im Erwachsenenalter zählt der Schlaganfall zu den wichtigsten zerebrovaskulären Krankheiten. Nach den Daten des Erlanger Schlaganfallregisters treten in Deutschland jährlich etwa 200.000 erstmalige und etwa 70.000 wiederholte Schlaganfälle auf (vgl. Robert Koch Institut 2015, S. 43 f.). Als Schlaganfall werden verschiedene Erkrankungen bezeichnet, »deren zentrales Merkmal eine plötzlich auftretende Schädigung von Hirnarealen ist, die infolge eines Gefäßverschlusses (ischämischer Schlaganfall) oder durch eine Hirnblutung (hämorrhagischer Schlaganfall) entsteht« (ebd., S. 44). Die Erkrankung zeigt sich durch das plötzliche Auftreten neurologischer Symptome, beispielsweise Lähmungen, Missempfindungen, Sprach-, Seh- und Gleichgewichtsstörungen, Bewusstlosigkeit und starken Kopfschmerzen (vgl. ebd.).

Für chronische Krankheiten existieren keine einheitlichen Definitionen. Unter einer chronischen Krankheit wird jedoch häufig »sowohl ein sich langsam entwickelnder Krankheitsverlauf als auch ein lang andauerndes, das heißt für mindestens ein Jahr bestehendes Krankheitsgeschehen« (Hintzpeter et al. 2011, S. 3) verstanden. Wie die Bezeichnung bereits verdeutlicht, zeigt sich der Schlaganfall als eine Krankheit, die durch ihr plötzliches Auftreten gekennzeichnet ist. Da die Krankheit ein Anfall ist und schlagartig auftritt, dauert das Krankheitsgeschehen selbst daher nicht ein Jahr. Die Folgen der Krankheit dauern und begleiten die Betroffenen jedoch oft über mehrere Jahre hinweg und sind manchmal sogar lebenslang vorhanden. Nach einem Schlaganfall, der sich als ein lebensbedrohliches Ereignis darstellt, muss der Betroffene oft über einen längeren Zeitraum mit hohem Rezidivrisiko und unsicherer Prognose im Hinblick auf eine Besserung leben. Die Ursachen und die Folgen einer langwierigen Behandlung und Versorgung der Erkrankung sind für Patienten und ihr soziales Umfeld von besonderer Bedeutung (vgl. Beutel 1990, S. 37). Durch diese Besonderheiten gehört der Schlaganfall zu chronischen Krankheiten, »die dauernde somatische oder psychische Schäden oder Behinderungen zur Folge haben« (Badura 1981, S. 7). Auch die von Lubkin (2002) vorgeschlagene Definition für die chronische Krankheit, die eine pflegewissenschaftliche Perspektive darstellt, lässt den Schlaganfall als chronische Krankheit bezeichnen: »Unter Chronischer Krankheit versteht man das irreversible Vorhandensein bzw. die Akkumulation oder dauerhafte Latenz von Krankheitszuständen oder Schädigungen, wobei im Hinblick auf unterstützende Pflege, Förderung der Selbstversorgungskompetenz, Aufrechterhaltung der Funktionsfähigkeit und Prävention weiterer Behinderung das gesamte Umfeld des Patienten gefordert ist« (ebd., S. 26).

Aufgrund der Expositionen während der Kindheit der Zuwanderer aus der Türkei vermutet Razum, dass bei diesen Personen eine höhere Schlaganfall-Erkrankungsrate anzunehmen ist als bei Deutschen (vgl. Razum 2007). Trotz der medizinischen und sozialpolitischen Relevanz liegen bisher aussagekräftige und systematische Studien, die die Risikofaktoren, die Befundkonstellation sowie die Behandlung und sozialen Bedingungen und Folgen eines Schlaganfalls bei türkeistämmigen Migranten im Blick haben, nicht vor (vgl. Kayhan et al. 2007, S. 188f.). Die Ergebnisse einer von Kayhan et al. Durchgeführten deskriptiven Pilotstudie (2002–2004) (ebd.) und der von dem Gesundheitsamt der Stadt Düsseldorf durchgeführten Telefonbefragung (vgl. Gesundheitsamt Düsseldorf 2004) zu dem Thema Schlaganfall weisen auf die unzureichenden Kenntnisse in Bezug auf Risikofaktoren und Symptome eines Schlaganfalls bei türkeistämmigen Migranten hin.

Aufgrund der größeren Zahl der Arztbesuche bei türkeistämmigen Schlaganfallpatienten nach der Akutversorgung und ihrer vergleichsweise häufigeren Angabe, auf Pflege angewiesen zu sein und der Anerkennung eines höheren Grades der Behinderung, kommen Kayhan et al. zu dem Ergebnis, dass türkeistämmige Schlaganfallpatienten unterschiedliche Copingstrategien entwickeln und ein anderes Krankheits- und Gesundheitsverhalten zeigen (vgl. Kayhan et al. 2007, S. 191).

1.6 Zielsetzung und Aufbau der Arbeit

Wie bereits erwähnt, wird sich die Zahl der Pflegebedürftigen mit Migrationshintergrund in naher Zukunft stark erhöhen. Diese Entwicklung bringt einen wachsenden Versorgungsbedarf von Menschen aus der Migrantenbevölkerung mit sich und stellt das deutsche Versorgungswesen vor große Herausforderungen. Hingegen mangelt es an einer bedarfsgerechten und bedürfnisorientierten Versorgungsstruktur und einem entsprechenden Versorgungsverständnis im deutschen Gesundheitswesen, das migrationsspezifische Gegebenheiten und Bedürfnisse von Menschen mit Migrationshintergrund berücksichtigen sollte.

Zeman stellt fest, »dass die Strukturen des öffentlichen Versorgungssystems einschließlich der Altenhilfe und Pflege auf diese neue Klientel schlecht vorbereitet [sind]« (Zeman 2012, S. 451). In diesem Zusammenhang weist Remmers (2011, S. 41) darauf hin, dass die Qualifikation der Pflegekräfte, insbesondere in den stationären Einrichtungen der Altenpflege, höchst unzureichend ist, um den aus der Versorgung von Migranten sich ergebenden Herausforderungen gerecht zu werden. Auch bisherige Bemühungen zu der Verbesserung der gesundheitlichen Versorgung von Personen aus der Migrantenbevölkerung sind nicht ausreichend (vgl. Borde 2009, S. 2; vgl. Razum et al. 2008a, S. 132). Zwar finden mittlerweile vermehrt Begriffe wie »interkulturelle Kompetenz«, »interkulturelle Öffnung«, »Kultursensibilität« und »Migrationssensibilität« im Zusammenhang mit der Versorgung und Behandlung von diesen Personen Verwendung. Unter diesen Konzepten wird jedoch eher der Aufbau von speziellen Gesundheitsangeboten verstanden und nicht das Eingehen auf die Verschiedenheit innerhalb der regulären Versorgungseinrichtungen (vgl. Borde 2009, S. 2). Diese richten sich oft an eine bestimmte Zielgruppe von Migranten, beispielsweise türkeistämmige Muslime, und beschränken sich zudem auf einige spezielle Angebote, wie zum Beispiel die muttersprachliche Betreuung sowie die Berücksichtigung der religiös-kulturell geprägten Besonderheiten. Dabei werden andere Merkmale der Vielfalt, beispielsweise der sozioökonomische Status und das Geschlecht sowie die Entwicklung einer transkulturellen Kompetenz bei Mitarbeitern, in der gesamten Organisation häufig vernachlässigt (vgl. Mazı 2013,

S. 279; vgl. Brzoska et al. 2017). Razum und Saß (2015) stellen erneut fest, dass die interkulturelle Öffnung der Gesundheitsdienste noch nicht im erforderlichen Maß umgesetzt wurde und sie betonen die Notwendigkeit, gesundheitsbezogene Interventionen stärker kultursensibel zu gestalten.

Die jüngeren Daten über die soziale Lage, insbesondere von türkeistämmigen Migranten, und die erneute Feststellung einer mangelnden interkulturellen Öffnung der Gesundheitsdienste rufen ein Ereignis aus der Vergangenheit – begleitet von medialer Aufmerksamkeit – ins Gedächtnis: Im Jahr 2000 nahm das Herzzentrum in Bad Oeynhausen die Zusage zurück, eine türkeistämmige Patientin, auf die Warteliste für eine Herztransplantation zu setzen (vgl. Klinkhammer 2000, S. A 2268).»In der Begründung hieß es, dass unter Berücksichtigung ›der sozialen Lage und der nicht vorhandenen Sprachkenntnisse‹ die Entscheidung wieder verworfen worden sei« (Klinkhammer 2000, S. A 2268). Dabei wurde auf die Richtlinien der Bundesärztekammer für die Transplantationsmedizin (DÄ 7/2000) verwiesen, nach denen die Dringlichkeit und Erfolgsaussicht über die Indikation einer Organtransplantation zu bestimmen ist. In diesem Fall seien die Erfolgsaussichten durch die unzureichende Compliance der Patientin eingeschränkt, da mangelhafte Sprachkenntnisse die komplizierte Versorgung nach der Transplantation erschweren würden (vgl. Klinkhammer 2000, S. A 2268).

Auch wenn die Begründung für diese Entscheidung nachvollziehbar zu sein scheint, verdeutlicht der dargestellte Einzelfall die Folgen der zuvor geschilderten Forschungsergebnisse über die soziale und gesundheitliche Lage von Menschen mit Migrationshintergrund und ihre Benachteiligung in einer konkreten Situation. Die Entscheidung der Ärzte gegen eine Herztransplantation aufgrund der erschwerten Nachsorge betont, dass einer Patientin aus der Migrantenbevölkerung nach dem Eingriff unter diesen widrigen Lebensumständen nur geringe Überlebenschancen zugesprochen werden und ihr deshalb ein gesundes Herz nicht anvertraut werden kann. Ohne eine Veränderung ihrer sozialen Lage oder ihrer Sprachkenntnisse wird die Patientin später von einem anderen Transplantationszentrum auf die Warteliste gesetzt (vgl. Klinkhammer 2000, S. A 2268).

Auch wenn die Mitarbeiter des Gesundheitswesens es Personen aus dieser Bevölkerungsgruppe nicht zutrauen, die Anforderungen der Bewältigung einer chronischen Krankheit zu erfüllen, leiden auch diese Menschen an Krankheiten oder Behinderungen. Und sie sind bemüht, trotz der ungünstigen Bedingungen die Krankheitsfolgen zu bewältigen, indem sie auf ihre vorhandenen Ressourcen zurückgreifen. Die Zusage für eine Herztransplantation durch die zweite Klinik zeigt, dass die Mediziner die Situation aus einer anderen Perspektive betrachten und auch die Ressourcen der Patientin erkannt haben, die der Bewältigung der durch ihre ungünstige soziale Lage zusätzlich erschwerten Versorgung nach einer Herztransplantation dienlich sind.

Hier setzt das Erkenntnisinteresse der vorliegenden Arbeit an. Die bisherigen Ausführungen verdeutlichen, dass Krankheitsbewältigung bei Menschen aus der Migrantenbevölkerung bedeutsame Besonderheiten aufweist, die bei der Versorgungsgestaltung und Beratung beachtet werden müssen. Das Thema der »Bewältigung chronischer Krankheiten im Migrationskontext« wird am Beispiel von türkeistämmigen muslimischen Schlaganfallpatienten bearbeitet. Wie bereits erwähnt, bilden türkeistämmige Muslime innerhalb der Migrantenbevölkerung den größten Anteil. Die Relevanz der Untersuchungsgruppe ergibt sich neben der Größe dieser Personengruppe aus der Tatsache, dass »eine Türkeistämmigkeit in Deutschland Signalcharakter in Bezug auf fremdenfeindlichen Einstellungen [hat]« (Zielke-Nadkarni 2003, S. 269). Daher lassen sich für Deutsche persönliche Interaktionsprozesse mit türkeistämmigen Migranten am schwersten gestalten. Es ist wichtig, interkulturelle Verstehensprozesse einzuleiten, um Benachteiligungen dieser Personengruppe in Versorgungssituationen entgegenzuwirken (vgl. ebd.).

Das Anliegen der Arbeit ist es, Bemühungen dieser Personen zur Bewältigung einer chronischen Krankheit unter Berücksichtigung ihrer Lebensbedingungen zu verstehen. Wichtig ist dabei, diese nicht durch die Befragung von Außenstehenden, beispielsweise Mitarbeitern des Gesundheits- und Sozialwesens, sondern durch Betroffene als Experten aus der Binnenperspektive zu betrachten. Eine Vorgehensweise, die den Betroffenen »*Expertenschaft*« in ihrer Lebenslage zuspricht (vgl. Remmers 2006, S. 189). Denn mit einer chronischen Krankheit zu leben ist zunächst und vor allem eine Leistung des Erkrankten und lässt sich von seiner Biografie und seiner Lebenseinstellung nicht getrennt betrachten (vgl. Hartmann 1993, S. 55). Chronische Krankheiten und deren Bewältigung beschränken sich jedoch nicht auf den erkrankten Menschen; sie verlaufen innerhalb des Lebensprozesses und somit ist auch das soziale Umfeld des Kranken von der Krankheit und ihren Folgen betroffen (vgl. v. Schlippe 2005, S. 14). Sowohl der Verlauf als auch die Bewältigung der Krankheit beziehen sich daher auf vielfältige systemische Zusammenhänge, nach denen Personen ihr Leben nicht nur ausrichten, sondern auch versuchen, ihre Schwierigkeiten zu bewältigen (vgl. Sich 1994, S. 125). Diese Tatsache stellt die professionelle Pflege vor eine Herausforderung, die sich in ihrer doppelseitigen Handlungslogik der pflegerischen Aufgabenspezifik zeigt: Einerseits erfordern die operationelle Einstellung der Optimierung somatischer Regelabläufe entsprechendes technisch-therapeutisches Wissen und deren Umsetzung, andererseits verlangt der Anspruch auf Wahrung und Wiederherstellung einer integralen Lebensform interpretative Kompetenzen eines situationsabhängigen Sinn- und Bedeutungsverstehens (vgl. Remmers 1997a, S. 281). Daraus resultiert die Anforderung an die professionelle Pflege, der subjektiven Problemsicht chronisch Erkrankter sowohl auf der theoretischen als auch auf der empirischen Ebene stärkere Beachtung zu schenken (vgl. Schaeffer / Moers 2008, S. 27). Vor diesem Hintergrund können die Ziele der Arbeit wie folgt formuliert werden:

- Analyse des Krankheitserlebens und des Umgangs mit einer chronischen Krankheit seitens türkeistämmigen muslimischen Patienten und ihrer Angehörigen.
- Analyse der zur Verfügung stehenden Ressourcen und der Unterstützungserfordernisse von türkeistämmigen muslimischen Schlaganfallpatienten und ihren Angehörigen bei der Bewältigung einer chronischen Krankheit.

Die Arbeit besteht aus zwei Hauptteilen, einem theoretischen und einem empirischen Teil. In der Einleitung wurde bereits die Ausgangslage beschrieben und in das Thema eingeführt. Im folgenden Kapitel wird anhand der ausgewählten Forschungsergebnisse ein Überblick über den aktuellen Forschungsstand zu dem Thema »Gesundheit und gesundheitliche Versorgung von (türkeistämmigen) Migranten« aus der Pflegewissenschaft sowie den Gesundheits- und Sozialwissenschaften gegeben. Das dritte Kapitel beschäftigt sich mit dem Thema »Bewältigung chronischer Krankheiten«. Einem Überblick über den Inhalt und die historische Entwicklung der Bewältigungsforschung folgt die Darstellung des theoretischen Rahmenkonzeptes für die empirische Untersuchung. Daran schließt das vierte Kapitel über die Theorien Transkultureller Pflege an. Nach einem knappen Überblick zu dem »Kulturbegriff« werden die ausgewählten Ansätze zu der Transkulturellen Pflege aus den USA und aus dem deutschsprachigen Raum in ihren Grundzügen vorgestellt und durch eine zusammenfassende Betrachtung gegenübergestellt.

Der empirische Teil fängt mit dem fünften Kapitel an, in dem die methodische Vorgehensweise dargestellt wird. Nach der Erläuterung des ausgewählten Forschungsdesigns, der fallrekonstruktiven Familienforschung (Hildenbrand 1999), wird ein Überblick über den Forschungsprozess gegeben und die Vorgehensweise für die Erhebung und Analyse der Daten erläutert. Im sechsten Kapitel werden die Ergebnisse der Globalanalyse (vgl. Rosenthal 2008, S. 93) und die auf deren Basis gebildeten vier Familientypologien dargestellt. Das siebte Kapitel beinhaltet die Fallrekonstruktionen der Familien, die die im vorangegangenen Kapitel dargestellten Typologien repräsentieren. Nach der ausführlichen Analyse dieser Fälle wird im achten Kapitel von den gebildeten Typologien eine Kontrastierung vorgenommen. Hierzu werden die aufgestellte Hypothese zu der Fallstruktur der jeweiligen Familie und ihre Bewältigungsstrategie herangezogen. Im neunten Kapitel werden die Ergebnisse der Arbeit zusammengefasst. Es werden nicht nur die Ergebnisse der ausführlich analysierten Fallrekonstruktionen, sondern auch die der Globalanalyse mit einbezogen. Dabei wird auf die Forschungsfragen Bezug genommen. Im zehnten Kapitel werden die Ergebnisse der Arbeit vor dem Hintergrund des aktuellen Forschungsstandes diskutiert. Im darauffolgenden Kapitel werden auf der Basis der durch die vorliegende Forschungsarbeit gewonnenen Erkenntnisse Schlussfolgerungen für die pflegerische Versorgung und Beratung der türkeistämmigen muslimischen Migranten bei der Bewältigung chronischer Krankheiten gezogen. Im letzten Kapitel wird der Forschungsprozess reflektiert und die Limitationen der Arbeit angeführt.

I Theoretischer Teil

2 Forschungsstand zur gesundheitlichen Versorgung von Menschen mit Migrationshintergrund

Im Folgenden soll der wissenschaftliche Forschungsstand anhand der zum Thema »gesundheitliche Versorgung von Migranten« vorliegenden Literatur aus unterschiedlichen Forschungszweigen dargestellt werden.

Im deutschen Sprachraum befassen sich Autoren von Beiträgen und Studien, die die gesundheitliche Versorgung von Migranten im Blick haben, in erster Linie mit Sprach- und Kommunikationsschwierigkeiten.

In einer Studie über die soziale Lage und die ärztliche Sprechstunde stellen Brucks et al. (1987) fest, dass die Art der Gesprächsführung und die Qualität im Arztgespräch durch unterschiedliche Krankheitskonzepte beeinflusst werden. Die Ergebnisse der Studie weisen darauf hin, dass türkische Patienten ihre Beschwerden eher »medizinfern« darstellen, wodurch das kulturspezifische Muster hinsichtlich der Krankheitswahrnehmung deutlich wird. Die Beschwerdenerfragung erfolgt bei diesen Patienten wahrscheinlich aus diesem Grund ausführlicher und kontrollierender. Ferner stellen sie fest, dass im ärztlichen Gespräch die Zieldefinition häufig ungeklärt bleibt und nicht übereinstimmend ist. Das bedeutet, dass im Gespräch auf die Patientenerwartungen seitens der behandelnden Ärzte nicht eingegangen wird (vgl. ebd., S. 98; vgl. Klanke / Mazı 2006).

Durch eine qualitative Studie untersucht Allaoui (2005) die Rolle und das Aufgabenprofil der im Universitätsklinikum Hamburg-Eppendorf (UKE) tätigen Dolmetscherinnen. Sie stellt fest, dass die Aufgaben eines Dolmetschers im medizinischen Setting von vielen Faktoren abhängen. Daher ist eine exakte Beschreibung des Aufgabenprofils und -spektrums eines Dolmetschers in diesem Bereich nicht möglich. Zudem gibt es noch keine Qualifizierungsmaßnahmen seitens der professionellen Ausbildungsinstitutionen für das Anforderungsprofil, das im medizinischen Bereich eingesetzt werden sollte. Die Senatsverwaltung für Gesundheit, Soziales und Verbraucherschutz Berlin führte 2005 eine Umfrage zur Verständigung mit nicht deutschsprachigen Patienten an Berliner Krankenhäusern durch (Deiniger 2007, S. 22). Die Ergebnisse der Umfrage zeigen, dass auch die Krankenhausleitungen an Berliner Krankenhäusern Verständigungsprobleme zwischen den nicht deutschsprachigen Patienten und dem Gesundheitspersonal nicht als Einzelfälle betrachten. Es ist jedoch festzustellen, dass die Art und der Umfang der ergriffenen Maßnahmen nicht immer von dem Ausmaß des Problems abhängen (vgl. ebd., S. 34 f.). Schultz untersucht Probleme in der psychiatrischen Versorgung von Migranten und Schwarzen Deutschen in Berliner Bezirkskliniken. Sie stellt fest, dass sowohl auf persönlicher als auch auf institutioneller Ebene ein bewusstes, zielgesetztes Vorgehen notwendig ist, um in interkulturellen Situationen ein kompetentes Handeln zu erreichen (vgl. Schultz 2007, S. 153).

Neben den Sprach- und Kommunikationsschwierigkeiten führen besonders auch kulturelle Unterschiede in den Gesundheits- und Krankheitsvorstellungen zwischen türkeistämmigen Patienten und dem Gesundheitspersonal zu Missverständnissen beziehungsweise zu Verständigungsschwierigkeiten. Der Ethnologe Wirsing führt eine Studie über die individuelle Prävention und Selbstbehandlung der Krankheit im Südosten der Türkei durch. Daraus ergeben sich traditionelle Vorstellungen über die Entstehung von Krankheiten und den Umgang mit ihnen. Sie lassen sich vier voneinander unabhängigen Krankheitstheorien zuordnen. Hierzu zählen mechanische Verursachungen, die Nahrung als Krankheitsursache, übermäßige Kälte und Hitze und das übernatürliche Wesen oder Kräfte (vgl. Wirsing 1992, S. 76; vgl. Klanke / Mazı 2006).

Grottian (1991) stellt in ihrer Untersuchung über die gesundheitlichen Probleme türkeistämmiger Migrantinnen vor dem Hintergrund ihrer Sozialisation und Lebensbedingungen fest, dass generationsspezifische Unterschiede bei ihrer Krankheitswahrnehmung und ihrer Beschreibung eine Rolle spielen. Beispielsweise werden als Krankheitsursache Krankheitserreger oder organische Veränderungen nur von Frauen mit qualifiziertem Schulabschluss genannt. Im Allgemeinen wird die Krankheit als etwas von außen Kommendes verstanden. Dieser Deutungsansatz steht im Wesentlichen mit volksmedizinischen Krankheitserklärungen in Zusammenhang. Weiterhin steht das Symptom im Zentrum der gesundheitlichen Störung und wenn diese nicht mehr vorliegt, gilt dies als Zeichen einer erfolgreichen Behandlung. Etwa ein Drittel der Teilnehmer kennen volksmedizinische Heilmethoden aus der Türkei und haben damit Erfahrung. Auffällig ist, dass diese Heilmethode selbst von den Teilnehmerinnen angewendet werden, die diese Praktiken aufgrund ihres Alters nicht mehr kennen, sie aber dennoch nutzen, wenn der Behandlungserfolg der westlichen Medizin ausbleibt (vgl. Grottian 1991, S. 243 f.).

Für viele türkeistämmige Migranten sind volksmedizinische Krankheitsvorstellungen wichtig. Auch in Deutschland werden traditionelle Heiler, sogenannte »Hoca«[3], im Krankheitsfall aufgesucht. Assion et al. (1999) untersuchen

---

3 Im Türkischen wird das Wort »Hoca« als Berufsbezeichnung von unterschiedlichen Personen benutzt. So werden ein Gelehrter, islamischer Religionsvertreter, der Gebete vorliest und in

volksmedizinische Praktiken bei ihren Patienten und stellen fest, dass bei diesen Patienten während der Behandlung durch die Schulmedizin häufig eine Parallel- beziehungsweise Pendelbehandlung durch traditionelle Heiler stattfindet.

Zimmermann (2000) beschäftigt sich mit kulturellen Missverständnissen in der gesundheitlichen Versorgung von Patienten aus der Migrantenbevölkerung. Er zeigt auf, dass medizinische Missverständnisse nicht nur durch sprachliche Kommunikationsschwierigkeiten entstehen, sondern auch typische Beschwer- debilder auf der Grundlage von kulturspezifischen Krankheitswahrnehmungen zu Missverständnissen führen können (Zimmermann 2000). Medizinethische Aspekte des muslimischen Krankheitsverständnisses werden von Ilkilic (2002) thematisiert. Er untersucht das muslimische Krankheits- und Gesundheitsver- ständnis sowie darauf basierende medizinethische Konfliktfelder in der ge- sundheitlichen Behandlung und Versorgung von (türkeistämmigen) muslimi- schen Patienten (vgl. Klanke / Mazı 2006).

Die psychosoziale Betreuung türkeistämmiger Migranten findet sich häufiger als Forschungsgegenstand in der Literatur. Möglicherweise liegt dies daran, dass sie aufgrund der unterschiedlichen kulturellen Gegebenheiten belastende Er- fahrungen erleben, die nicht nur zu psychosozialen Beeinträchtigungen führen, sondern auch ihre psychosoziale Betreuung erschweren (vgl. Klanke / Mazı 2006). Sprachliche und kulturelle Missverständnisse in der Psychotherapie un- tersucht Gün (2007). Er stellt fest, dass kulturelle, sprachliche, ethnische und religiöse Differenzen auf den Therapieprozess Einfluss nehmen. Ein bewusster Umgang und die Wahrnehmung dieser Tatsache fördern den Vertrauensaufbau zwischen dem Therapeuten und dem Patienten und wirken sich auf den The- rapieprozess positiv aus (vgl. ebd., S. 133). Erim et al. (2009) thematisieren kulturspezifische Besonderheiten in der psychotherapeutischen Behandlung türkeistämmiger Migranten aus einer bilingual-türkischsprachigen Ambulanz. Dabei stellen sie fest, dass bei diesen Personen psychische Störungen – nach Arbeitsunfällen oder bei einer schweren körperlichen Krankheit, bei sexuellen Funktionsstörungen und Problemen in vermittelten oder Verwandtenehen – kultur- und migrationsspezifische Besonderheiten aufweisen (ebd., S. 64). Sie betonen die Notwendigkeit, sich mit den kulturspezifischen Besonderheiten

---

Moscheen als Vorbeter tätig ist oder ein Hochschul- und Gymnasiallehrer als »Hoca« be- zeichnet. Traditionelle Heiler, in der Regel männliche, werden auch »Hoca« genannt, obwohl diese keine islamischen Religionsvertreter sind. Entsprechend ihrer magisch-religiösen Krankheitskonzepte führen diese Personen spirituell-religiöse Heilungspraktiken durch. Beispielsweise verordnen sie Rituale zu Heilungszwecken oder führen Rituale mit ihren Pa- tienten durch. Dabei sind das Besprechen von Wasser und Gegenständen oder Aussprechen der Gebete und das »Blasen« der ausgesprochenen Gebete mit »heiligem Atem« auf die Be- troffenen die bekanntesten Praktiken der Hocas. Sie fertigen auch Muska an, die als Dreiecke gefaltet werden und zum Schutz vor Krankheit und Unheil als Amulett getragen werden (vgl. Koen 2009, S. 267).

dieser Klienten zu befassen und diese Aspekte bei der psychosozialen Versorgungsgestaltung zu berücksichtigen (vgl. ebd., S. 68).

Maier et al. (2009) untersuchen die Inanspruchnahme von medizinischen Rehabilitationsmaßnahmen bei Rehabilitanden türkischer Herkunft und vergleichen den Rehabilitationserfolg zwischen türkischstämmigen und nicht türkischstämmigen. Die Ergebnisse ihrer Studie weisen darauf hin, dass sich der gesundheitliche oder funktionelle Status bei Rehabilitanden türkischer Herkunft nach einer stationären Rehabilitationsbehandlung weniger häufig verbesserte als bei nicht türkischstämmigen Rehabilitanden (vgl. ebd., S. 98).

Borde et al. (2000) untersuchen in einer vergleichenden Studie die Sprach- und Kommunikationsschwierigkeiten bei der Information und Aufklärung bei deutschen und türkischstämmigen Patientinnen in einer Spezialklinik für Gynäkologie. Sie stellen fest, dass die strukturellen Möglichkeiten in den Institutionen der Gesundheitsversorgung fehlen, die für eine medizinische Behandlung und Versorgung notwendig wäre, um eine Kommunikation zwischen nicht deutschsprachigen Patientinnen und dem Gesundheitspersonal zu ermöglichen, Daher werden Lösungsstrategien dem einzelnen Mitarbeiter überlassen, was einen unangemessenen Umgang mit Sprach- und Kommunikationsschwierigkeiten mit sich bringt (vgl. ebd.; vgl. Klanke / Mazı 2006).

Auch die Fachdisziplin Epidemiologie beschäftigt sich mit der Thematik der gesundheitlichen Versorgung von Migranten. Razum et al. (2004) thematisieren Krankheitsrisiken bei Migranten, die sich aus ihrem Minoritätenstatus ergeben können, zudem durch ihren schlechteren Zugang zu Gesundheitsleistungen. Razum und Spallek (2012) stellen fest, dass die Gesundheit von Menschen mit Migrationshintergrund durch vielfältige Faktoren beeinflusst wird, die zur Erklärung von unterschiedlichen Erkrankungen bei diesen Personen berücksichtigt werden müssen. Soziale Kohäsion innerhalb einer ethnischen Community, der Auswahleffekt bei der Migration, der sogenannte Healthy-Migrant-Effekt und die Migration als »gesundheitlicher Übergang« durch die besseren Versorgungsmöglichkeiten im Aufnahmeland wirken gesundheitsfördernd (vgl. Razum / Spallek 2012, S. 178; vgl. Razum et al. 2008b). Der sogenannte Mortalitätsvorteil von Migranten im Vergleich zur einheimischen Bevölkerung des gleichen Alters deutet keinesfalls darauf hin, dass Migranten gesünder wären als die Mehrheitsbevölkerung (vgl. Razum et al. 2004; vgl. Razum et al. 2008a; vgl. Razum 2007; vgl. Razum / Twardelle 2004).

Dieses scheinbare Paradox lässt sich durch die Berücksichtigung des Lebensstils, der Risikofaktoren und der Sterblichkeit im Herkunftsland von Migranten erklären (vgl. Razum / Twardelle 2004). Gleichzeitig spielen auch mitgebrachte Gesundheitsrisiken, beibehaltene Ernährungs- und Verhaltensgewohnheiten sowie Unterschiede in der sozialen Lage und der gesundheitlichen Versorgung im Aufnahmeland weiterhin eine Rolle (vgl. Kohls 2012, S. 217).

Brand et al. (2015) stellen beispielsweise fest, dass Menschen mit Migrationshintergrund präventive Gesundheits-Check-ups und Zahn- Vorsorgeuntersuchungen seltener wahrnehmen als Menschen ohne Migrationshintergrund.

Das Thema »Pflege von Migranten« gewinnt für die Pflegeforschung in Deutschland erst ab Mitte 80er Jahren an Bedeutung und bis zu dieser Zeit ist die Forschungslage eher dürftig (vgl. Zielke-Nadkarni 2003, S. 75).

Schilder (1998) untersucht in einer qualitativen Studie die Erfahrungen, die Pflegende mit den Pflegebedürftigen und ihren Familien im ambulanten Bereich gemacht haben. Er stellt fest, dass aus der Perspektive der Befragten vor allem durch kulturell bedingte und sprachliche Verständigungsschwierigkeiten bei der Pflege von türkischstämmigen Pflegebedürftigen im ambulanten Bereich Probleme entstehen. Dabei weisen kulturell bedingte Verständigungsschwierigkeiten eine größere Bedeutung auf als sprachliche Kommunikationsprobleme. Diese entstehen vor allem infolge von unterschiedlichen Wertvorstellungen, Auffassungen, biographischen Erlebnissen und sozialisationsbedingten Erfahrungen der Pflegebedürftigen beziehungsweise deren Angehörigen und der Pflegekräfte (vgl. ebd., S. 129ff.).

Die Situation der türkischen Frauen als pflegende Angehörige wird von Tüsün (2002) untersucht. Sie stellt fest, dass türkische Frauen als pflegende Angehörige enormen Belastungen ausgesetzt sind, die sich durch das Leben in einem fremden Land verstärken. Sie macht darauf aufmerksam, dass türkische pflegende Angehörige die Hilfsangebote nur dann annehmen können, wenn diese deren traditionelle Werte berücksichtigen (vgl. ebd., S. 111). Zielke-Nadkarni (2003) untersucht in einer vergleichenden ethnografischen Studie das Gesundheits-, Krankheits- und Pflegeverständnis sowie die Pflegepraktiken türkischer und deutscher Frauen. Die Untersuchung bezieht türkeistämmige Migrantinnen der ersten sowie der zweiten Generation und deutsche Vergleichsgruppen ähnlicher Altersgruppen ein, um die Auswirkungen des Migrationsprozesses auf das Verständnis von Gesundheit, Krankheit und Pflege nachzuweisen. Im Ergebnis ihrer Studie entwickelt die Autorin einen Entwurf zur systematischen Individualpflege, dessen Ziel es ist, eine patientenorientierte, umfassende und gesundheitsfördernde Pflege umzusetzen.

Eine Demenzerkrankung stellt sich für Betroffene als ein sehr belastendes Ereignis dar. Aufgrund der fortschreitenden Alterung der Migrantenbevölkerung gewinnt das Thema der Versorgungssituation von Demenzerkrankten mit Migrationshintergrund sowie Belastungen und Ressourcen ihrer pflegenden Angehörigen für die Pflegeforschung an Relevanz. Durch eine qualitative Forschung untersuchen Raven und Huismann (2000) die Versorgung von Demenzkranken und die Situation der Pflegenden bei Migranten in Deutschland und stellen bei türkischstämmigen Angehörigen einen schlechten Informationsstand über die zur Verfügung stehenden Unterstützungsmöglichkeiten fest.

Den Grund für eine zurückhaltende Inanspruchnahme der Versorgungsleistungen sehen sie unter anderem in den mangelhaften Deutschkenntnissen, einem niedrigen Bildungsniveau, einem mit sozialen und persönlichen Verunsicherungen einhergehenden Ausländerstatus und der Angst vor negativen Konsequenzen (vgl. ebd., S. 135). Muttersprachlich organisierte Hilfeleistungen, beispielsweise die Beratung durch ein muttersprachliches Fachpersonal, Haushaltshilfen, Nottelefone, die zeitweise Übernahme der Betreuung durch ambulante Dienste oder Tagesstätten speziell für ausländische Demenzkranke werden von den Befragten als notwendige Maßnahmen zur Unterstützung der Pflegenden erachtet, die einen Demenzkranken versorgen (vgl. ebd., S. 133).

Küçük (2013) untersucht Belastungserleben und Bewältigungsstrategien pflegender Angehöriger, die einen an Demenz erkrankten Elternteil pflegen oder gepflegt haben. Als zentrales Ergebnis stellt sie eine starke psychische, familiäre und soziale Belastung der pflegenden Angehörigen und ihre unzureichende Kenntnisse und Erfahrungen über vorhandene Unterstützungsmöglichkeiten fest. Sie weist auf den starken Handlungsbedarf bezüglich der Entwicklung von Versorgungs- und Beratungskonzepten im Gesundheitswesen hin. Diese setzen eine interkulturelle Öffnung dieser Dienstleistungen voraus (vgl. ebd., S. 111 f.).

Im Rahmen des Forschungsprojektes über »Lebenswelten von demenziell erkrankten Migrantinnen und Migranten türkischer Herkunft und ihren Familien« untersuchen Dibelius et al. (2015, S. 94) Ressourcen und Belastungen von Betroffenen. Das Forschungsdesign beinhaltet die Dokumentenanalyse, Expertinnen-Interviews, Interviews mit pflegenden Angehörigen türkischer Herkunft, Einzelfallanalysen und die Analyse von Beratungssituationen mittels teilnehmender Beobachtung (vgl. ebd., S. 94 ff.).

Die Ergebnisse der Experteninterviews zeigen, dass die Angebote der Pflegedienste zu spät angenommen werden, wobei bei Kindern oder Enkelkindern die Tendenz zu beobachten ist, dass sie früher aktiv werden und sich um einen Informationsgewinn bemühen. Belastungen in der Familie entstehen durch innerfamiliäre Konflikte aufgrund der Versorgungsorganisation. Pflegende Angehörige sind unter anderem massiven psychischen Belastungen ausgesetzt und benötigen professionelle Beratung und Unterstützung. Sie sind bedroht, selbst pflegebedürftig zu werden. Außerdem kann durch die Überforderung der Pflegeperson bei langandauernden Pflegebeziehungen die Situation eskalieren, was schließlich mit der Anwendung von Gewalt enden kann. Die Annahme der Hilfeleistungen wird durch psychosozial bedingte Barrieren und eine ungünstige Angebotsstruktur dieser Leistungen erschwert. Außerfamiliäre Hilfestellungen in Anspruch zu nehmen, ist mit Angst, Scham und Schuldgefühlen verbunden und erfordert häufig eine psychosoziale Beratung. Die Nichtberücksichtigung eines möglichen Analphabetismus oder geringer Deutschkenntnisse bei Ratsuchenden werden als strukturelle Diskriminierung identifiziert. Ein positives Altersbild, familiäre Zusammengehörigkeit, politisches Engagement und der Glaube können sich auf die Krankheitsbewältigung positiv auswirken und gelten als wichtige Ressourcen (vgl. Dibelius 2015, S. 127 ff.)

Im Rahmen des oben genannten Forschungsprojektes stellt Piechotta-Henze (2015) fest, dass es türkeistämmigen pflegenden Angehörigen einer demenzkranken Person an Wissen und Selbstbewusstsein fehlt, um rechtlich zustehende Versorgungsmöglichkeiten einzufordern. Sie sind durch die hohe Bürokratisierung des Versorgungswesens überfordert, beispielsweise haben sie Schwierigkeiten bei der Antragsstellung und der Informationsbeschaffung. Einige erleben eine abweisende Haltung durch die Mitarbeiter des Versorgungswesens und bringen dies mit ihrem Ausländerstatus oder einer latenten Ausländerfeindlichkeit in Verbindung. Die Akzeptanz der Demenz als Erkrankung durch die Familie ermöglicht eine positive Gestaltung der Lebenswelt. Somit können gegenseitige Absprachen getroffen und Hilfestellungen besprochen und angeboten werden. Dies gilt jedoch ausschließlich für Familien mit intakten Beziehungen. In der Pflegesituation gilt Liebe – sowohl zu pflegenden Eltern als auch den Kindern gegenüber – als emotionelle Ressource. Die Möglichkeiten, mit Freunden zu sprechen und sich Zeit für sich zu nehmen, ein empfundenes Verständnis im sozialen Umfeld, die Berufstätigkeit und der Glaube gelten als weitere Ressourcen für pflegende Angehörige. Kenntnisse über pflegerische Dienstleistungen werden als versorgungsbezogene Ressourcen identifiziert (vgl. Piechotta-Henze 2015, S. 155 f.).

Mogar und Kutzleben (2015) stellen in ihrer Forschung »Demenz in Familien mit türkischem Migrationshintergrund. Organisation und Merkmale häuslicher Versorgungsarrangements« fest, dass Familien die Versorgung der Erkrankten bedingungslos übernehmen und, wenn notwendig, persönliche Wünsche und Ziele hintenanstellen. Dies wird von den Befragten mit der Zugehörigkeit zur türkischen Ethnie begründet und gleichzeitig zur Abgrenzung von der deutschen Bevölkerung verwendet. Bei der Versorgungsgestaltung herrscht eine Übereinstimmung über die Rollenverteilung, wobei weibliche Familienangehörige die pflegerische Versorgung übernehmen und die männlichen unterstützend mitwirken. Hierbei ist der starke familiäre Zusammenhalt bemerkenswert, der eine flexible Versorgungsgestaltung ermöglicht. Es sei jedoch nicht auszuschließen, dass es bei manchen Familien in dieser Hinsicht auch Probleme geben kann. Die Autorinnen stellen fest, dass fehlende Informationen und Erfahrung die Versorgungssituation sowie den Umgang mit der Erkrankung prägen. Die häufigen Arztbesuche seitens der Angehörigen sind ein Versuch, diesbezügliche Defizite durch eine ärztliche Aufklärung über das auffällige Verhalten der Demenzkranken zu kompensieren und diese medikamentös behandeln zu lassen (vgl. ebd., S. 468 ff.).

Wie in den anderen westeuropäischen Ländern gewann die Fragestellung zu dem Thema Altern in der Migration erst ab den 1990er Jahren an Bedeutung, wobei das Altern von Migranten im Zusammenhang mit der Arbeitsmigration stand. Anlass für diese Entwicklung war die Zunahme der Zahl älterer Menschen mit Migrationshintergrund in der Gesamtbevölkerung und ihre schlechteren Lebensbedingungen (vgl. Baykara- Krumme et al. 2012, S. 13 f.). Nach der Vergabe des ersten Auftrags 1989 für eine Expertise wurde das Thema Alter und Altern in der Migration fast in allen Altenberichten berücksichtigt (vgl. Dietzel-Papakyriakou 2012, S. 439). Außerdem fanden geschlechtsspezifische Aspekte des Alterns in der Migration mittlerweile auch Berücksichtigung. Beispielsweise untersucht Matthäi (2005) die Lebenssituation von alleinstehenden älteren Migrantinnen aus der Zuwanderergeneration. Die Studienergebnisse unterstreichen die Heterogenität innerhalb einer bestimmten Migrantengruppe. Trotz der Ähnlichkeiten der Merkmale bezüglich der Migrationserfahrung, der Generationenzugehörigkeit und des Geschlechts unterscheiden sich die befragten Migrantinnen in ihrer sozialen und finanziellen Lage stark voneinander (vgl. ebd., S. 215).

Mit der Thematik der Versorgung älterer Migranten beschäftigte sich zuerst die Migrationssozialarbeit und es wurden Programme für die Altenhilfe entwickelt (vgl. Dietzel-Papakriyakou 2012, S. 441). Beispielsweise legt Baric-Büdel (2001) ein Konzept zur interkulturellen Öffnung des Pflegeversicherungssystems für ältere Migranten in Dortmund vor. Inzwischen wurden viele Projekte zur kultursensiblen Altenhilfe entwickelt, die in der Praxis, besonders in der ambulanten Pflege – aufgrund der in diesem Bereich entdeckten Marktnische – Anwendung fanden. Es wurden auch einige sogenannte multikulturelle beziehungsweise türkische Seniorenheime in den Großstädten eingerichtet. Zum Beispiel in Duisburg, Berlin und Hamburg, wobei eine völlig separate und ethnisch basierte stationäre Altenpflege als integrationsfeindlich betrachtet wird (vgl. Dietzel-Papakriyakou 2012, S. 446).

Die Ergebnisse einer von Schenk (2015) durchgeführten Forschung über die ambulante Versorgung von Migranten in Berlin bestätigen die oben genannte Entwicklung im ambulanten Bereich. In dieser Studie gibt die Mehrheit der befragten ambulanten Pflegedienste an, ihr Versorgungsangebot zumindest teilweise nach den Bedürfnissen von Pflegebedürftigen mit Migrationshintergrund zu richten (vgl. Schenk 2015, S. 56). Dabei werden die Beachtung von Ernährungs-, Hygiene- und religiösen Gewohnheiten und das Ausziehen der Schuhe vor dem Betreten der Wohnung als Migrationssensitiv betrachtet. Hingegen stellt sich die Verständigung in der Muttersprache als ein Defizit in ihrer Angebotsstruktur dar. Die befragten Pflegedienste geben an, dass migrationsspezifische Leistungen, wie zum Beispiel mehrsprachige Beratungsangebote oder die Begleitung beim Behördengang und beim Arztbesuch, von der Pflegeversicherung nicht abgedeckt werden (vgl. Schenk 2015, S. 57). Durch einen Vergleich mit den Ergebnissen der Vorgängerstudie stellt Schenk fest, dass die Erwartungen von Migranten bei der Grundpflege und der hauswirtschaftlichen Versorgung durch Leistungsangebote von ambulanten Pflegediensten erfüllt werden können (vgl. ebd., S. 53). Schenk (2011) untersucht in einer weiteren Studie Vorstellungen vom Altern und die Einstellungen zur (stationären) Pflege bei Personen mit Migrationshintergrund. Ihre Ergebnisse verdeutlichen, dass ältere Migranten im Fall einer Pflegebedürftigkeit zunächst Hilfe von ihren näheren Familienangehörigen erwarten. Wenn ihre Versorgung in der Familie nicht möglich sein sollte, wollen sie, dass ihre Versorgung von ihren nahe stehenden Verwandten übernommen wird. Eine Inanspruchnahme professioneller Hilfe kommt erst in Frage, wenn die Pflege gar nicht familiär gewährleistet werden kann (vgl. ebd.).

Die Ergebnisse von jüngeren Studien zu Fragen des Pflegearrangements bei muslimischen Migranten weisen auf einen Zusammenhang zwischen den Vorstellungen des Pflegearrangements und kulturell-religiös geprägten Werten und Einstellungen hin. Beispielsweise weisen die Ergebnisse einer von Volkert und Risch (2017) durchgeführten quantitativen Studie darauf hin, dass die Befürwortung verschiedener Pflegearrangements bei den Befragten mehr durch kulturell-religiös geprägte Werte und Einstellungen bestimmt ist als durch eine Abwägung vorhandener Ressourcen im Haushalt. Die Autoren stellen fest, dass externe Pflegearrangements mit zunehmender Gläubigkeit verstärkt abgelehnt werden (vgl. ebd., S. 35f.). Übereinstimmend mit diesen stellen Bölük et al. (2017) eine deutlich höhere Akzeptanz der Alternativen von pflegerischer Versorgung bei den eher liberal eingestellten Befragten als bei den eher traditionell eingestellten Befragten heraus (vgl. ebd., S. 72).

Lewicki (2017) macht darauf aufmerksam, dass der Grund der geringen Inanspruchnahme der Leistungen der stationären Altenpflege durch Migranten unter anderem auch in ihren Diskriminierungserfahrungen mit deutschen (Gesundheits-)Einrichtungen liegt. In einer in kirchlichen stationären Einrichtungen der Altenpflege durchgeführten Studie stellt Lewicki selbst bei Führungskräften »häufig negativ gefärbte, generalisierende oder voreingenommene Haltungen« über Muslime fest (Lewicki 2017, S. 8). Bemerkenswert ist, dass diese Einrichtungen zu zwei kirchlichen Wohlfahrtsverbänden gehören, die sich federführend für die interkulturelle Öffnung der Altenpflege eingebracht haben und Mitglieder von einem bundesweiten Zusammenschluss von Verbänden und Organisationen »Forum für eine kultursensible Altenhilfe« sind. In den vergangenen 15 Jahren entwarf das Forum Handreichungen und Arbeitshilfen zu Fragen der Interkulturellen Öffnung der Prozesse in der Altenhilfe. Diese Konzepte dienen jedoch mehr zur Anerkennung der möglichen kulturellen Bedürfnisse von pflegebedürftigen Senioren aus der Migrantenbevölkerung als zur Vorbeugung ihrer Diskriminierung in Einrichtungen der Altenpflege (vgl. ebd., S. 9).

Durch eine qualitative Forschung untersucht Olbermann (2015) den Zugang zu gesundheitsfördernden und präventiven Maßnahmen bei älteren Migranten und stellt die folgenden begünstigenden Faktoren fest: die Kommunikation in der Muttersprache, die persönliche Ansprache und die Vermittlung durch vertraute Bezugspersonen, kostenlose oder preiswerte Angebote und die Wohnortnähe, zumindest aber eine gute Verbindung mit den öffentlichen Verkehrsmitteln. Aufgrund unterschiedlicher Interessen oder einem Schamgefühl können geschlechtsspezifische Angebote förderlich, teilweise sogar erforderlich sein, auch wenn sie nicht immer als notwendig erachtet werden. Geschlechtsspezifische Unterschiede zeigen sich darin, dass die Bereitschaft, Kursangebote wahrzunehmen, bei weiblichen älteren Migranten größer ist als bei männlichen (vgl. ebd., S. 39).

Es liegen nur wenige Studien vor, die die Bedürfnisse von Migranten in der Palliativpflege und deren Berücksichtigung erfassen (vgl. Zielke-Nadkarni 2013, S. 20). Einige Autoren (zum Beispiel Dörschug 2011; Urban 2011) machen auf die Bedeutung eines religions- und kultursensiblen Umgangs mit den Sterbenden und ihren Angehörigen in den Einrichtungen der Palliativversorgung aufmerksam und legen Handlungsempfehlungen für das mit der Begleitung von Sterbenden und ihren Angehörigen betraute Gesundheitspersonal vor. Diese beinhalten Hintergrundwissen über verschiedene Glaubensrichtungen und Kulturen im Umgang mit Sterben und Tod. Die Ergebnisse einer von Zielke-Nadkarni in NRW durchgeführten Forschung über eine Hospiz- und Palliativbetreuung von Menschen mit Migrationshintergrund zeigt, dass erwachsene Migranten in der Palliativ- und Hospizversorgung unterrepräsentiert sind. Des Weiteren verdeutlichen die Ergebnisse dieser Studie den Unterstützungsbedarf und die Notwendigkeit struktureller Maßnahmen von Einrichtungen der Palliativpflege bei der Versorgung von Menschen aus der Migrantenbevölkerung. Für eine angemessene palliative Versorgung dieser Zielgruppe werden die Maßnahmen zur Verbesserung der Kommunikation, ausreichendes (muttersprachliches) Personal und ein dem Bedarf entsprechendes Zeitbudget als erforderlich erachtet (vgl. Zielke-Nadkarni 2013, S. 63). Vergleichbare Ergebnisse liefert eine von Jansky et al. (2017) in Niedersachsen durchgeführte Forschung. Sie stellen fest, dass Migranten mit türkischem oder arabischem Migrationshintergrund in der Palliativversorgung unterrepräsentiert sind. Die befragten Mitarbeiter dieser Einrichtungen nannten als bedeutende Schwierigkeiten bei der Versorgung dieser Klientel die Kommunikation, den Umgang mit der Familie sowie die Versorgungsplanung und -organisation. Sie gingen von Unterschieden in der Todes- und Trauerkultur und den Schmerzäußerungen aus, die zusammen mit einem Mangel an Wissen über kulturspezifische Kenntnisse bei

Behandlern zur Handlungsunsicherheit führen würden. Die Aneignung von Kenntnissen über religiöse und kulturelle Besonderheiten der zu Pflegenden wird als weitere Herausforderung betrachtet (vgl. Jansky et al. 2017, S. 51).

3 Theorien der transkulturellen Pflege

3.1 Zum Kulturbegriff

Der moderne Kulturbegriff geht auf das lateinische Verb colere zurück, welches bebauen, bearbeiten, bewohnen, Sorge tragen, pflegen oder auch verehren bedeutet. Der daraus abgeleitete Begriff cultura bedeutet Anbau, Bearbeitung, Veredlung, Ausbildung und Verehrung. Im 17. Jahrhundert wird der Begriff cultura zur Abgrenzung des Menschen vom Tier verwendet. Dies betont die Fähigkeit des Menschen, sich durch eine Kultivierung vom Naturzustand abzuheben. Somit bezieht sich der Kulturbegriff nicht mehr auf Einzelne, sondern er bekommt eine soziale Bedeutung (vgl. Moebius 2009, S. 14ff.), durch die Normen und Regeln für ein gemeinschaftliches Leben festgelegt und weitergegeben werden (vgl. Perpeet 1984, S. 24; sinngemäß zitiert nach Moebius 2009, S. 16).

Im 19. Jahrhundert wurde der Kulturbegriff in einer normativen Form vom Bürgertum verwendet, um sich sowohl von der Unterschicht als auch vom Erbadel abzugrenzen. Seine Bedeutung würde dem heutigen Begriff »Bildung« entsprechen (vgl. Nünning 2005, S. 112). Ende des 19. Jahrhunderts ist ein totalitätsorientierter Kulturbegriff prägend, der alles außerhalb der Natur umfasst. Darunter fallen »sowohl Gewohnheiten, alltägliche Rituale, normative Orientierungen, Moral, Glaubenssätze, Artefakte und Kunst als auch technische und ökonomische Prozesse etc.« (Moebius 2009, S. 18). Dieses Kulturverständnis ruft diverse Probleme hervor. So übersieht es die Hybridität der Kulturen einerseits und andererseits werden Unterschiede zwischen den Kulturen übermäßig betont (vgl. ebd.). Dies begünstigt die Ablösung des Rassenbegriffs durch den Kulturbegriff, was zur Rechtfertigung von Diskriminierung und Unterdrückung missbraucht wird (vgl. Hauck 2006, S. 8). Ab Mitte des 20. Jahrhunderts gewinnt der differenzierungstheoretische Kulturbegriff an Bedeutung, wobei Talcot Parsons Strukturfunktionalismus einen großen Einfluss darauf nimmt. Demnach wird Kultur nur als ein Subsystem neben vielen anderen verstanden und meistens in seiner Alltagsbedeutung verwendet, wie zum Beispiel im Kontext von Musik, Kunst, Medien oder Literatur (vgl. Moebius 2009, S. 18 f.).

Der sogenannte bedeutungs- und wissensorientierte Kulturbegriff steht für die aktuellen Kulturtheorien. Nach diesem Verständnis wird Kultur als ein Komplex von Sinnsystemen oder von symbolischen Ordnungen verstanden (Reckwitz 2000, S. 84; sinngemäß zitiert nach Moebius 2009, S. 19). Dieser Kulturbegriff ist dadurch charakterisiert, »dass weder die kulturellen Codes und Sinnsysteme noch die Praktiken, mit denen die symbolische Ordnung entweder ausgedrückt, realisiert oder (re-)produziert wird, eine überzeitliche Dauer oder universell gültige Merkmale aufweisen« (Moebius 2009, S. 19).

Die Ausführungen zeigen, dass die Bedeutung des Kulturbegriffs einem historischen und politischen Wandel unterliegt (vgl. Dornheim 1997, S. 12; vgl. Moebius 2009, S. 14). Dornheim (1997, S. 12) stellt fest, dass Gehalt und Verwendung von Begriffen durch Deutungs-, Wert- und Ausdrucksmuster sowie durch soziale Handlungen, philosophische Orientierungen, theoretische Konzeptionen und bildungspolitische Rahmenbedingungen bestimmt werden und daher die Bedeutung des Kulturbegriffs selbst kulturabhängig ist. Auch Konersmann (2001, S. 11 f.) ist der Ansicht, dass keine einheitliche Kulturdefinition vorliegt, da Kultur nur in ihrem Kontext verständlich ist und wenn man sie isoliert von diesem betrachtet, wird ihre Bedeutung verzerrt. Die beobachtbaren kulturellen Phänomene »bilden die Schauseite jenes Übergreifenden, in dem wir das Ganze, doch niemals Faßbare der Kultur erkennen müssen« (ebd., S. 12). Ferner weist Konersmann auf die Unverfügbarkeit als Eigenschaft der Kultur und deren ständige Neuproduktion und Aktualisierung hin. Daher ist die Kultur dynamisch und befindet sich im ständigen Wandel und muss stets wahrgenommen, angeeignet und verwirklicht werden (vgl. ebd.).

Vor dem Hintergrund der bisherigen Ausführungen geht die vorliegende Arbeit von einem wissens- und bedeutungsorientierten Kulturbegriff aus, nach dem Kultur »als Komplex von Denk- und Verhaltensmustern, der bestimmten gesellschaftlichen Gruppierungen oder Gesamtgesellschaften gemein ist, und durch den diese die Orientierung und das Handeln ihrer Mitglieder in der Welt strukturieren« (Hauck 2006, S. 7). Dabei wird berücksichtigt, dass kulturelle Unterschiede nicht naturgegeben sind und sich verändern können. Des Weiteren beinhalten Kulturen Elemente aus unterschiedlichsten Zeiten und Regionen. Somit sind sie keine homogenen Systeme (vgl. ebd., S. 11). Sie unterscheiden sich zwar voneinander, sind aber dennoch aufeinander bezogen und können sich auch überlappen (vgl. ebd.; vgl. Angehrn 2014, S. 24).

3.2 Theoretische Grundlagen der transkulturellen Pflege

Auch wenn die Begriffe *interkulturell, multikulturell* und *transkulturell* die Konzeptionen zur Verbesserung und Optimierung gesundheitlicher und pflegerischer Versorgung von Menschen aus anderen Kulturen beschreiben, unterscheiden sie sich in ihren grundlegenden Merkmalen, zum Beispiel im Hinblick auf den ihnen zugrundeliegenden Kulturbegriff (vgl. Steinhäuser et al. 2014, S. 346f.). Die Bezeichnung *kultursensibel* findet als Oberbegriff für die genannten Entwürfe zur pflegerischen Versorgung Verwendung (zum Beispiel Dömling 2012, S. 1) – und zwar in den letzten zwei Dekaden in Deutschland, wobei die Veröffentlichung des Memorandums und die Handreichung für eine kultursensible Altenpflege dazu beigetragen haben (vgl. Khan-Zvorničanin 2015, S. 29).

Dem Konzept der *Kultursensibilität* liegt grundsätzlich der sogenannte traditionelle Kulturbegriff zugrunde, indem Kultur als »das gesamte Orientierungs- und Bedeutungssystem einer Gruppe oder Lebenswelt« verstanden wird. Der Begriff umfasst gleichzeitig das, »was uns fremd erscheint, wenn wir in Kontakt mit einer anderen Kultur kommen, also das, was anders funktioniert, anders beschrieben und gedeutet wird, als wir es gewohnt sind« (Arbeitskreis Charta für eine kultursensible Altenpflege / Kuratorium Deutsche Altershilfe 2002, S. 18). Die Denkweise der *Kultursensibilität* grenzt sich jedoch von der im Alltagssprachgebrauch bekannten Bedeutung des Kulturbegriffs ab, nach dem Kultur als menschliche Eigenschaft aufgefasst wird, die man mit der Zugehörigkeit zu einer Kultur erwirbt (ebd.). Die vom Arbeitskreis »Charta für eine kultursensible Altenpflege« herausgegebene Handreichung beschreibt Kultursensibilität als »eine Haltung, die auf Verständnis anderer Kulturen und Religionen beruht. Die Sensibilität liegt in der Aufmerksamkeit für die kulturellen Prägungen und Bedürfnisse pflegebedürftiger Menschen und für die Folgen des Pflegehandelns. Sie ist in einer besonderen Weise biographie- und subjektorientiert« (Arbeitskreis Charta für eine kultursensible Altenpflege / Kuratorium Deutsche Altershilfe 2002, S. 19). Migration wird als ein wichtiger biografischer Einschnitt verstanden und »Kultursensibilität« erhebt den Anspruch, auch migrationssensibel zu sein und fordert Kenntnisse über die psychodynamischen Folgen der Migration (vgl. ebd.).

Der Begriff *multikulturelle Pflege* basiert auf der »Multikulturalismusdebatte« (Domenig 2001, S. 146), die »die ethnische Vielfalt und das Nebeneinander heterogener sozialer und kultureller Muster in einer Gesellschaft« (Nünning 2005, S. 156) beschreibt und somit die kulturellen Unterschiede und die Heterogenität ihrer Bestandteile in der gesamten Gesellschaft betont (vgl. ebd.).

Der Begriff *transkulturelle Pflege* bezieht sich auf das Kulturgrenzen Überschreitende, das grundlegend Gemeinsame und Wesentliche der Pflege. Er richtet die Aufmerksamkeit auf universelle Aspekte und versucht, die »fundamentalen allgemeinen Charakteristika von Pflege« (Uzarewicz / Piechotta 1997, S. 7) herauszustellen. Bei dem Begriff *interkulturelle Pflege* handelt es sich hingegen »um die pflegerische Vielfalt, die je spezifisch kulturellen Ausprägungen von Pflege« (ebd.). Das bedeutet, dass sich der Begriff auf Aspekte zwischen den Kulturen bezieht und somit die kulturell bedingten Unterschiede betont. Trotz der unterschiedlichen Herangehensweisen beider Konzeptionen betonen Uzarewicz und Piechotta, dass die transkulturelle Pflegetheorie auf interkulturelle Vergleichsstudien angewiesen ist und beide deshalb voneinander abhängig sind (vgl. ebd.). Zielke-Nadkarni (1997, S. 109) zieht es vor, den Begriff *interkulturelle Pflege* zu verwenden, da er in keiner anderen Disziplin als Fachterminus verwendet und Pflege ohnehin als ein interaktiv gestalteter Prozess verstanden werde, bei dem mehrere Personen mit unterschiedlichem Hintergrund miteinander interagieren. Domenig (2001, S. 147) wendet sich aufgrund der mit diesen verbundenen Konnotationen gegen die Verwendung der Begriffe *interkulturelle* und *multikulturelle Pflege* und befürwortet, allein den Terminus *transkulturelle Pflege* zu verwenden. Allerdings plädiert sie dafür, den Begriff unabhängig von Leiningers Theorie neu zu besetzen.

Durch die Globalisierung und die Migration ist die Vorstellung, dass die Kultur an ein Volk, eine Nation oder einen Ort gebunden ist, nicht mehr zeitgemäß. Der Begriff der Transkulturalität soll es ermöglichen, die Dynamik und die Grenzüberschreitungen zwischen Kulturen zu verstehen und somit die als notwendig erachtete radikale Bedeutungsveränderung des Kulturbegriffs vorzunehmen (vgl. Kimmich / Schahadat 2012, S. 7).

Der kubanische Ethnologe Fernando Ortiz prägte den Begriff der Transkulturalität. Im Laufe der 1990er Jahre wurde der Begriff zum Konzept der Transkulturalität weiterentwickelt. In Deutschland befassen sich vor allem Wolfgang Welsch aus philosophischer, Ulrich Beck aus soziologischer und Ulf Hannerz aus anthropologischer Perspektive mit dem Thema der Transkulturalität (vgl. Kimmich / Schahadat 2012, S. 7f.). In der Pflege- und Gesundheitsforschung (zum Beispiel: Steinhäuser et al. 2014, Domenig 2007 und Uzarewicz 2016) dominiert das Konzept der Transkulturalität von Welsch. Daher wird im Folgenden sein Konzept in seinen Grundzügen dargestellt.

Welsch grenzt sich von dem im 18. Jahrhundert durch Herder geprägten Kulturbegriff ab, nach dem Kulturen als in sich geschlossene und voneinander getrennte Kugeln verstanden werden. Als besonders problematisch erachtet Welsch an dieser Vorstellung ein internes Homogenitäts- und ein externes Abgrenzungsgebot. Das Homogenitätsgebot meint, dass »die Kultur das Leben eines Volkes im Ganzen wie im Einzelnen prägt und jede Handlung und jedes Objekt zu einem unverwechselbaren Bestandteil gerade dieser Kultur machen [soll]« (Hervorhebung im Original, Welsch 2012, S. 27). Das Abgrenzungsgebot sieht vor, dass jedes Volk eine eigene Kultur hat, die sich klar von den Kulturen anderer Völker abgrenzt (vgl. ebd.).

Das Konzept von Welsch behandelt die Transkulturalität auf zwei Ebenen. Auf der Makroebene werden heutige Kulturen als miteinander verbunden und intern sehr heterogen gesehen. Kulturen überschreiten die nationalen Grenzen und ihre Merkmale finden sich in anderen Gesellschaften wieder. Die Verflechtung von kulturellen Elementen geschieht aber nicht nur auf der gesellschaftlichen, sondern auch auf der individuellen, das heißt auf der Mikroebene. Die interne Transkulturalität meint nicht, anders als cultural diversity, dass vielfältige Kulturen innerhalb einer Gesellschaft existieren, vielmehr bedeutet sie die Bestimmtheit von Individuen durch unterschiedliche kulturelle Herkünfte und Verbindungen (vgl. Welsch 2012, S. 31). Individuen, und zwar nicht nur Migranten, würden Patchwork- Identitäten aufweisen und seien kulturelle Mischlinge. In dem Konzept werden das Eigene und das Fremde aufgehoben und Einzelkulturen werden zugunsten einer interdependenten Globalkultur aufgelöst, »die sämtliche Nationalkulturen verbindet und bis in Einzelheiten hinein durchdringt« (Welsch 1995, ohne Seitenangabe).

3.3   Theorien der transkulturellen Pflege

Shen (2015) stellt fest, dass das Konzept der *kulturellen Kompetenz* zwei Bestandteile hat: die Kultur und die Kompetenz. Je nach Schwerpunkt der Untersuchung können die Definitionen der kulturellen Kompetenz variieren. So lassen sich Modelle der *kulturellen Kompetenz* als *theoretische* und *methodologische Modelle* in zwei Kategorien aufteilen. Bei den *theoretischen Modellen* liegt der Fokus auf der Kompetenz und die Kompetenzen von Bewusstsein, Wissen, Sensibilität und Geschicklichkeit manifestieren sich als Domäne. Für die *methodologischen Modelle* hingegen ist die *Kultur* zentral und die Aspekte der Religion, der ethnischen Herkunft, der Heilungsüberzeugungen und Praktiken sowie der Wertvorstellungen zeigen sich als Domänen (vgl. Shen 2015, S. 312). Shen identifiziert insgesamt 18 Modelle der *kulturellen Kompetenz*. Davon werden zwölf den *theoretischen* und sechs den *methodologischen Modellen* zugeschrieben. Das Sunrise-Modell von Leininger wird den *methodologischen Modellen* zugeordnet. Shens Arbeit verdeutlicht, dass das Sunrise-Modell von Leininger für zahlreiche nachfolgende Modelle und Assessments in der Pflege als Grundlage diente (Shen 2015, S. 313 f.). Daher werden im Folgenden das Sunrise-Modell von Leininger und einige sowohl methodologische als auch theoretische Modelle, das transkulturelle Assessment-Modell von Giger und Davidhizar, das Purnell- Modell und das Campinha-Bacote-Modell, die sich beide auf Leiningers Theorie stützen und

von »the American Association of Colleges of Nursing (AACN, 2008) Cultural
Competency in Baccalaureate Nursing Education« genannt werden (vgl. Sagar
2012; vgl. Calvillo et al. 2009), in ihren Grundzügen vorgestellt. Als letztes
Beispiel für transkulturelle Pflegemodelle aus den USA wird das 3D Puzzle-
Modell skizziert, das aufbauend auf den genannten Modellen entwickelt
wurde.

Anschließend werden Ansätze zur Entwicklung transkultureller Kompetenz
für professionell Pflegende von Domenig und Uzarewicz sowie das Modell von
Zielke-Nadkarni als Beispiele aus dem deutschsprachigen Raum vorgestellt.
Abschließend wird eine zusammenfassende Betrachtung mit einer kritischen
Würdigung vorgenommen.

3.3.1 Das Sunrise-Modell von Leininger

Die Krankenschwester und Anthropologin Madeleine M. Leininger entwickelte
das theoretische Konzept *Culture Care Diversity and Universality Theory*. Sie
prägte den Begriff *transcultural nursing* (vgl. Zielke-Nadkarni 2003, S. 123).
Ihrem Ansatz liegt die Beobachtung zugrunde, »dass der vorgebliche *melting pot*
verschiedener Ethnien in den USA ein ideologisches Konstrukt darstellt, das
Spezifika und Divergenzen der verschiedenen (Sub-) Kulturen in den Verei-
nigten Staaten ignoriert, wenn nicht gar leugnet« (Hervorhebung im Original,
Zielke-Nadkarni 2003, S. 122; vgl. Klanke / Mazı 2006, S. 22). Das allgemeine Ziel
von transkultureller Pflege beschreibt Leininger als »to identify, study, test, and
apply a body of nursing care knowledge and health practices which are culturally
derived, understood, and closely- elated to the cultural needs of a culture«
(Leininger 1979, S. 15).

Durch ihre Beobachtungen in der Pflegepraxis stellt Leininger fest, dass sich
kulturelle Unterschiede zwischen Patienten und Pflegenden auf das Gesund-
heitsergebnis auswirken (vgl. Reynolds 1999, S. 276). Sie behauptet, dass Kultur,
Gesundheit und pflegerische Versorgung sehr nahe beieinander liegen und
untrennbar voneinander sind. Die Qualität der menschlichen Fürsorge und
Kultur sind schon seit Beginn der Menschheit stark miteinander verbunden.
Deshalb ist es für die Pflegenden in der Pflegepraxis eine große Herausforderung, sich Wissen über kulturelle Faktoren, Krankheit und Gesundheit anzueignen. Das Verstehen der Unterschiede und Gemeinsamkeiten in Bezug auf die
Denk- und Verhaltensweisen der Menschen bei dem Thema Gesundheit ist ein
sehr wichtiger Forschungsbereich für die Pflege. Es ist essentiell für Pflegende,
sich darüber bewusst zu werden, dass sich Wahrnehmung, Glaube und Pflegepraktiken je nach Kultur unterscheiden können. Die kulturellen Ausdrücke,
Werte und Bedürfnisse von Menschen sollten genauso wie psychosoziale und

physische Aspekte die Hauptaufmerksamkeit bekommen (vgl. Leininger 1979, S.10). Somit setzt Leininger für eine kulturkongruente Pflege Kenntnisse der Pflegenden über »die individuellen, gruppenspezifischen, familiären und gemeinschaftlichen kulturspezifischen Werte, Ausdrucksweisen und Muster der Fürsorge« (Leininger 1998, S. 71) voraus. Wenn die Pflegenden über kulturelle Unterschiede nicht unterrichtet sind, erleben sie kulturelle Konflikte bei der Begegnung mit den Patienten als Schock. Dies löst bei ihnen Hilflosigkeit aus. Manche ärgern sich über sich selbst und manche übertragen ihre Wut auf die Patienten. Die transkulturelle Pflege bezieht sich auf einen Teilbereich der Pflege, der sich auf vergleichende Studien und Analysen von Kulturen – mit Rücksicht auf die Pflege und Praktiken zu Gesundheit und Krankheit – Überzeugungen und Werte fokussiert, um Menschen bedeutsame und effiziente Fürsorge nach ihren kulturellen Werten anzubieten (vgl. Leininger 1979, S. 15).

Aufbauend auf ihren zahlreichen frühen Modellen entwickelt Leininger das Sunrise-Modell, das sie 1984 präsentiert (vgl. Reynolds 1999). Bereits 1976 stellt sie ein transkulturelles Gesundheitsmodell vor, das bedeutsame soziale und kulturelle Faktoren miteinschließt und somit das System der Gesundheitsfürsorge beeinflusst. Daher wird es als »strukturelles, funktionales, auf Kultur beruhendes Modell« beschrieben (vgl. Reynolds 1999, S. 281). Nach diesem Modell legt sie 1978 ein weiteres Modell vor, das wichtige Quellen und die Einteilung von Konstrukten der Ethnopflege, der Pflege und Fürsorge sowie der Analyse und Erprobung der Konstrukte und Anwendung der Ergebnisse beinhaltet (Leininger 1981; zitiert nach Reynolds 1999, S. 282).

Im Jahr 1979 entwickelt Leininger ein weiteres Modell, welches sie als ein »Begriffsmodell für das Sorgen, mit mehreren Ebenen« bezeichnet (Leininger 1981, S. 99; zitiert nach Reynolds 1999, S. 282). Leininger beschreibt in diesem Modell Ebenen der Phänomene des Sorgens wie folgt: »das Individuum, die Familie oder Sozialgruppe, die Institution oder das System, die spezifische Kultur, den gesellschaftlichen Brennpunkt und den weltweiten oder multikulturellen Brennpunkt« (Reynolds 1999, S. 282). Diesem folgt im Jahr 1980 ein weiteres Modell, das »die Empfehlungen einer Taxonomie der Fürsorge bzw. des Sorgens« beinhaltet (Reynolds 1999, S. 283).

Für Leiningers Theorie ist es wesentlich, die Bedeutungen und besonderen Faktoren der kulturellen Fürsorge und ihre möglichen Einflüsse auf die Fürsorge und Gesundheit oder das Wohlbefinden von Klienten zu entdecken (vgl. Leininger 1999, S. 297). Das Sunrise-Modell selbst ist keine Theorie, es dient dazu, die Theorie konzeptualisierend und die Art und Weise darzustellen, wie die einzelnen Komponenten auf die Fürsorge und den Gesundheitsstatus von Individuen, Familien, Gruppen und Institutionen Einfluss nehmen (vgl. Leininger 1998, S. 156; vgl. Leininger 1999, S. 297). Als Faktoren, die die kulturelle Pflege voraussichtlich erklären und beeinflussen, führt sie in ihrem Modell Ideologien, religiöse Überzeugungen, verwandtschaftliche Verhältnisse, kulturelle Werte und wirtschaftliche, technische, sprachliche, ethnohistorische sowie umweltbezogene Faktoren an (vgl. Leininger 1999, S. 297).

Der Ansatz verbreitet sich in den Kliniken und gemeinnützigen Institutionen und es etablierten sich Bildungsprogramme mit spezifischen transkulturellen Pflegeinhalten. Durch diese Bildungsinstitutionen in den USA und einigen anderen Ländern wurden etwa 150 westliche und nicht westliche Kulturen untersucht, um transkulturelle Pflegephänomene zu erklären. In diesen Forschungsarbeiten werden »ethnonursing method« und andere qualitative Methoden mit spezifischen Theorien, wie beispielsweise »culture care diversity and universality« angewendet. Durch die Erforschung von 90 Kulturen wurden« etwa 185 kulturspezifische Pflegekonstrukte identifiziert. Diese sollen Pflegenden helfen, Menschen aus anderen und unterschiedlichen Kulturen eine mit ihrer Kultur übereinstimmende und sinnvolle Fürsorge zukommen zu lassen (Leininger 2000, S. 26).

3.3.2 Das Transkulturelle Assessment-Modell von Giger und Davidhizar

Das *Transkulturelle Assessment-Modell* von Giger und Davidhizar wurde 1988 als Hilfestellung für Studierende eines pflegewissenschaftlichen Studiengangs vorbereitet, damit diese Bedürfnisse ihrer Patienten aus unterschiedlichen Kulturen einschätzen und eine entsprechende Pflege anbieten können. Das Modell basiert auf Arbeiten von Leininger (1985), Spector (1996), Orque et al. (1983) und Hall (1966) sowie anderen aus dem Bereich der Phänomenologie, Kommunikation und Anthropologie. Es beinhaltet mit der Kommunikation, der Zeit, dem Raum, der sozialen Organisation, der Umwelt-Kontrolle und den biologischen Unterschieden sechs kulturelle Phänomene, die einen Rahmen zur Beurteilung und Entwicklung einer kulturell-sensitiven Pflege ermöglichen (vgl. Dowd et al. 1998, S. 121).

In diesem Modell wird Kultur als eine strukturierte Verhaltensreaktion verstanden, die sich über die Zeit als Ergebnis einer durch soziale und religiöse Strukturen und intellektuellen und künstlerischen Ausdrucksweise geprägten Denkweise entwickelt. Kultur ist geformt durch Werte, Glaube, Normen und Praktiken, die die Mitglieder derselben kulturellen Gruppe teilen und von Generation zu Generation weitergeben. Kultur bestimmt unser Denken, Handeln und Dasein und wird zum Ausdruck davon, wer wir sind. Kultur impliziert einen dynamischen, sich immer verändernden, aktiven oder passiven Prozess. Kulturelle Werte beeinflussen unsere Handlungen und Entscheidungsfindungen und ermöglichen die Bildung eines Selbstwertgefühls (vgl. Giger / Davidhizar 2002a, S. 187).

In diesem Modell wird die kulturelle Kompetenz als ein dynamischer und kontinuierlicher Prozess verstanden. Bei diesem werden, ausgehend von dem einzelnen Pflegenden oder aber innerhalb eines Systems oder eines Gesundheitsinstitutes, basierend auf dem Wissen über kulturelle Werte, den Glauben, die Einstellungen und das Verhalten des zu Pflegenden, sinnvolle und nützliche Fürsorgestrategien entwickelt (vgl. Giger / Davidhizar 1998; zitiert nach Giger / Davidhizar 2002a, S. 187). Die kulturelle Kompetenz verkörpert ein höheres und anspruchsvolleres Niveau. Sie verfeinert die kognitiven und psychomotorischen Fähigkeiten, Einstellungen und persönlichen Überzeugungen. Daher ist es für eine kulturell angemessene und kompetente Pflege wichtig, dass das Pflegepersonal das Bewusstsein entwickelt, dass jeder Mensch kulturell einzigartig und von vergangenen Erlebnissen, kulturellen Überzeugungen und Normen geprägt ist (vgl. Giger / Davidhizar 2002b, S. 81). Giger und Davidhizar stellen dem Pflegepersonal eine Liste zur Verfügung, die für bestimmte kulturelle Gruppen typische Glaubens- und Verhaltensweisen sowie dazu passende Handlungsanweisungen im Umgang mit diesen Besonderheiten beinhaltet (vgl. Giger / Davidhizar 2004, S. 15; zitiert nach Larsen / Hardin 2013, S. 361). Außerdem entwickeln sie eine Anleitung für Pflegende zur Kommunikation mit ihren Klienten aus anderen Kulturen (vgl. Giger / Davidhizar 2004, S. 35; zitiert nach Larsen / Hardin 2013, S. 358f.).

3.3.3   Das Purnell-Modell

Larry Purnell und Betty Paulanka stellten bei den Mitarbeitern und ihren Studenten ein ethnozentrisches Verhalten, einen Mangel an kulturellem Bewusstsein, kultureller Sensibilität und Kompetenz fest. Daraufhin entwickelten sie das *Purnell-Modell* als Konzept zur Ausbildung von Pflegekräften in den USA (vgl. Lenthe 2014, S. 158). Angesichts der Komplexität von Ethnizität und Kultur bietet das Purnell-Modell für kulturelle Kompetenz einen systematischen und umfassenden Rahmen zur Erfassung wichtiger Variablen, beispielsweise Werte, Glaubensvorstellungen, Lebensweisen und Praktiken verschiedener Individuen, Familien und Gruppen. Diese Variablen wurden auch bei Leininger (1995) und anderen, wie zum Beispiel Andrews und Boyle (1999) oder Tripp-Reimer, Brink und Saunders (1984), als notwendig für die Bewertung der kulturellen Besonderheiten erkannt (vgl. Purnell 2000, S. 45). Purnell postuliert, dass das Modell wichtige kulturelle Bereiche wie die bio-kulturelle Ökologie und Arbeitskräfte-Themen umfasst, die bei anderen transkulturellen oder interkulturellen Modellen fehlen würden (vgl. ebd., S. 40).

In diesem Modell wird zwischen primären und sekundären Kulturmerkmalen unterschieden: Während Nationalität, Ethnizität, Hautfarbe, Geschlecht, Alter und Religionszugehörigkeit unter die primären Merkmale fallen, gehören unter anderem Bildung, Beruf, sozioökonomischer Status, politische Überzeugungen, Migrationsstatus, Wohnverhältnisse, Familienstand und sexuelle Orientierungen zu den sekundären Merkmalen (vgl. Purnell 2000, S. 41). Das Modell veranschaulicht diese durch ein kreisförmiges und in fünf Ringe geteiltes Schema. Der äußerste Ring repräsentiert die globale Gesellschaft, der zweite die Community, der dritte die Familie und der vierte Ring die Person. Die Innenseite dieser Ringe ist in zwölf Bereiche geteilt, die in Beziehung zueinanderstehende kulturelle Bereiche darstellen. Diese sind: Der Überblick über die aktuelle Situation und den Herkunftsort, die Kommunikation, die Organisation der Familie und die Rollenverteilung innerhalb der Familie, die Arbeitswelt, die biokulturelle Ökologie in Bezug auf Ethnie (zum Beispiel Hautfarbe, physische Unterschiede), das hohe Risikoverhalten (zum Beispiel Tabak- und Alkoholkonsum, Bewegungsmangel), die Ernährungsgewohnheiten, Schwangerschaft und Geburt, Tod und Sterberituale, die Spiritualität und religiöse Praktiken, Gesundheit und Pflegepraktiken (zum Beispiel akut und präventiv, traditionelle und magisch-religiöse) und Konzepte der Gesundheitspraktiken (zum Beispiel Nutzung und Wahrnehmung von traditionellen, magisch-religiösen und westlichen biomedizinischen Gesundheitsdienstleistern) (vgl. ebd., S. 41 ff.).

Nach Purnell weist die Entwicklung kultureller Kompetenz einen stufenförmigen Verlauf auf: Unbewusste Inkompetenz (unbewusstes Fehlen von Kenntnissen über andere Kulturen), bewusste Inkompetenz (eine Person ist sich darüber bewusst, dass ihr Kenntnisse über andere Kulturen fehlen), bewusste Kompetenz (eine Person besitzt Kenntnisse über andere Kulturen und stellt kulturspezifische Interventionen bereit) und unbewusste Kompetenz (eine Person sorgt unbewusst kulturell kongruent für Klienten unterschiedlicher Kulturen). Somit unterscheidet Purnell bei der kulturellen Kompetenz zwischen bewusster und unbewusster Kompetenz, wobei sie selbst der Ansicht ist, dass die letztgenannte schwer zu erreichen ist und potentielle Gefahren in sich birgt. Durch die unbewusste Orientierung der Interventionen an eine bestimmte Kultur bei pflegerischer und gesundheitlicher Versorgung können individuelle Unterschiede leicht übersehen werden (vgl. Purnell / Paulanka 2003, S. 4).

3.3.4 Das Modell von Campinha-Bacote

Ihr Modell *The Process of Cultural Competence in the Delivery of Healthcare Services* entwickelt Campinha-Bacote aus ihren Erfahrungen in den Bereichen der transkulturellen Pflege, der medizinischen Anthropologie und der multikulturellen Beratung (Campinha- Bacote 2002, S. 181). Das Modell betrachtet die kulturelle Kompetenz als laufenden Prozess, in dem Anbieter der Gesundheitsleistungen kontinuierlich danach streben, den kulturellen Kontext ihrer Klienten (Individuum, Familie und Gemeinschaft) besser zu verstehen, um schlussendlich effektiver arbeiten zu können. Das Modell fordert von den Mitarbeitern des Gesundheitswesens, dass sie sich so wahrnehmen, dass sie kulturell noch nicht kompetent sind und sie dementsprechend noch vieles lernen müssen (vgl. ebd., S. 181).

In diesem Modell wird kulturelle Kompetenz als eine elementare Komponente verstanden, um effektive und kulturell angepasste Dienstleistungen für eine kulturell und ethnisch vielfältige Zielgruppe anzubieten. Es gibt eine direkte Beziehung zwischen dem Kompetenzniveau der Gesundheitsdienstleister und ihrer Fähigkeit, eine kulturell angepasste Gesundheitsversorgung anzubieten. Nach Campinha-Bacote besteht die kulturelle Kompetenz aus fünf Konstrukten: dem kulturellen Bewusstsein, dem kulturellen Wissen, der kulturellen Fähigkeit, kulturellen Begegnungen und dem Wunsch, kulturell angepasste Pflege anzubieten – einhergehend mit einer stetigen Kompetenzentwicklung (vgl. Campinha-Bacote 2002, S. 182).

Kulturelles Bewusstsein ist die Selbstuntersuchung und das Hinterfragen des eigenen kulturellen und beruflichen Hintergrundes. Dieser Prozess beinhaltet das Erkennen der Verzerrungen, der Vorurteile und der Annahmen über Personen, die anders sind. Ohne sich über den Einfluss der eigenen kulturellen und beruflichen Werte bewusst zu sein, besteht die Gefahr, dass Gesundheitsdienstleister dazu neigen können, anderen ihre Überzeugungen, Werte und Verhaltensmuster aufzuzwingen (vgl. Campinha-Bacote 2002, S. 182).

Kulturelles Wissen ist der Prozess der Suche und des Erlernens pädagogisch fundierter Kenntnisse über andere kulturelle und ethnische Gruppen. Diese sind notwendig, um die Weltanschauung, Krankheitsinterpretationen oder Denk- und Verhaltensweisen zu verstehen. Sie beinhalten Kenntnisse über gesundheitsbezogene Überzeugungen und Werte des Klienten. Um zielführende Entscheidungen über Behandlung, Gesundheitserziehung und diverse Untersuchungen treffen zu können, benötigen Gesundheitsdienstleister genaue Informationen über die Häufigkeit von (Neu-)Erkrankungen bei der jeweiligen ethnischen und kulturellen Gruppe. Schließlich müssen sich Gesundheitsdienstleister darüber bewusst sein, dass ein Medikamentenstoffwechsel bei verschiedenen ethnischen Gruppen variieren kann. Im Rahmen dieses Lernprozesses ist es wichtig, sich darüber bewusst zu sein, dass Individuen keine Stereotypen ihrer ethnischen Herkunft sind. Gesundheitsdienstleister müssen in der Lage sein, die Einzigartigkeit jedes Individuums zu erkennen, das durch seine Lebenserfahrungen und Akkulturationsprozesse zu anderen Kulturen beeinflusst ist (vgl. Campinha-Bacote 2002, S. 182).

Kulturelle Fähigkeit meint die Fähigkeit, eine kulturelle Einschätzung durchzuführen, um für das Problem der Klienten relevante kulturelle Daten zu sammeln. Dies beinhaltet auch eine genaue kulturell bedingte physikalische Bewertung, beispielsweise sichtbare physikalische Merkmale wie Hautfarbe und Körperstruktur sowie Laborabweichungen (vgl. Campinha-Bacote 2002, S. 182).

Kulturelle Begegnung ist ein Prozess, der Pflegende ermutigt, sich auf Menschen mit unterschiedlicher kultureller Herkunft einzulassen. Durch direkte Interaktionen werden die Annahmen über andere Kulturen verfeinert oder modifiziert und eventuelle Stereotypen werden somit verhindert. Bei der interkulturellen Begegnung gilt es zu beachten, dass die Unterschiede innerhalb einer Kultur größer sein können als die zwischen verschiedenen Kulturen (vgl. Campinha-Bacote 2002, S. 182).

Kultureller Wunsch ist die reale Motivation und der ernsthafte Wunsch, Menschen aus anderen Kulturen eine ihrer Kultur angepasste Pflege anzubieten. Dabei reicht die alleinige Respektsbekundung für die Werte, Gebräuche und Überzeugungen des anderen nicht aus, genauso wenig wie kulturspezifische Interventionen für eine bestimmte ethnische Gruppe. Es ist vielmehr wichtig, mit Menschen aus anderen Kulturen offen und flexibel umzugehen, Unterschiede zu akzeptieren, auf Ähnlichkeiten aufzubauen und bereit zu sein, von ihnen als Informanten etwas über die jeweilige Kultur zu lernen (vgl. Campinha-Bacote 2002, S. 182).

Wie Purnell identifiziert auch Campinha-Bacote vier Phasen der Kompetenzentwicklung, die Pflegende bei der Wissenserlangung über bestimmte kulturelle Gruppen durchlaufen: Unbewusste Inkompetenz, bewusste Inkompetenz, bewusste Kompetenz und unbewusste Kompetenz (vgl. Campinha-Bacote 2003). Bei einer *unbewussten Inkompetenz* ist Pflegenden die Differenz zwischen ihrer Kultur und der der Patienten nicht bewusst. Pflegende sind dann *bewusst inkompetent*, wenn sie erkennen, dass ihnen das Wissen über verschiedene Kulturen fehlt. Um eine kulturangepasste Versorgung anzubieten, lernen Pflegende, die über eine *bewusste Kompetenz* verfügen, etwas über andere Kulturen und setzen sich kritisch mit Verallgemeinerungen auseinander. *Unbewusste Kompetenz* ist die Fähigkeit von Pflegenden, eine kulturangepasste Versorgung der Patienten mit unterschiedlichen kulturellen Hintergründen spontan anzubieten (vgl. Campinha-Bacote 2003).

3.3.5   3D Puzzle-Modell

Durch eine Literaturrecherche stellen Schim et al. (2007, S. 103) fest, dass in Modellen zur transkulturellen Pflege Begriffe wie *kulturelle Vielfalt*, *Kompetenz*, *Bewusstsein* und *Sensibilität* abhängig von dem jeweils im Fokus liegenden Thema von Autoren unterschiedlich definiert und auch zuweilen als Synonym verwendet werden.

Das *3D Puzzle-Modell* der kulturell kongruierten Pflege beschreibt Komponenten auf der Ebene der Anbieter und der Klienten. Nach diesem Modell stellt sich die kulturell kongruierende Pflege als die dritte Ebene und als Ergebnis der passenden Verbindung von unterschiedlichen Bestandteilen dar, die für jede Ebene spezifisch beschrieben sind (vgl. Schim et al. 2007).

Die Ebene des Anbieters besteht aus vier Komponenten: 1. Kulturelle Diversität. 2. Kulturelles Bewusstsein. 3. Kulturelle Sensibilität. 4. Kulturelle Kompetenz.

Kulturelle Diversität ist längst Realität. Viele Arbeiten aus diesem Bereich fokussieren sich auf Themen der Rasse, der religiösen Orientierungen oder der Sprache. Das Modell empfiehlt, die Perspektive zu erweitern, indem sowohl Unterschiede als auch Ähnlichkeiten zwischen und innerhalb von Gruppen berücksichtigt werden. Individuelle Eigenschaften, beispielsweise das Alter, die sexuelle Orientierung, der sozioökonomische Status und das Bildungsniveau müssen auch bei der Arbeit mit kulturellen Konzepten Beachtung finden.

Kulturelles Bewusstsein ist ein kognitives Konstrukt. Unabhängig von individuellen Gegebenheiten und der Vielfältigkeit des jeweiligen Umfeldes sind Wissen und Gedanken notwendig, um kulturelle Ähnlichkeiten und Unterschiede zu erkennen. Gesundheitsdienstleister müssen sich darüber bewusst sein, dass der kulturelle Kontext persönliche Bedeutungszuschreibungen beeinflusst und tiefgreifende Auswirkungen auf die Pflege, sowohl bei dem Pflegepersonal als auch bei den Pflegenden, hat.

Kulturelle Sensibilität ist ein affektives oder einstellbares Konstrukt. Sie setzt die Haltung des jeweiligen Pflegenden über sich selbst und andere sowie die Bereitschaft, etwas über kulturelle Dimensionen und ihre Vielfalt zu lernen, voraus. Dies beinhaltet die Offenheit, das eigene kulturelle Erbe und die eigenen Erfahrungen im Kontext des Fachbereiches, in dem sie sozialisiert sind und der Organisationskultur, in der die Gesundheitsleistungen angeboten werden, zu hinterfragen.

Kulturelle Kompetenz bedeutet in diesem Modell mehr als ein Merkmal einer Bevölkerung, einer Handlung, eines Programms oder eines Objektes, sondern sie wird vielmehr als ein sich kontinuierlich weiter entwickelnder Prozess und die Charaktereigenschaft einer Person angesehen (vgl. Schim / Doorenbos 2010, S. 259).

Kulturelle Kongruenz ist ein Prozess der effektiven Interaktion zwischen den Pflegenden und ihren Patienten. Das Modell basiert auf der Idee, dass kulturelle Kompetenz sich stetig weiterentwickelt. Pflegende müssen ihre Kommunikation verbessern, um die Qualität der Pflege zu steigern. Die Pflege wird nicht immer auf dieselbe Weise empfangen, wie sie angeboten wird. Patienten und Familien bringen ihre eigenen Werte, Wahrnehmungen und Erwartungen in eine Pflegesituation mit ein, die auch auf die Entwicklung der kulturellen Kongruenz Einfluss nehmen (vgl. Schim / Doorenbos 2010, S. 260).

Schim / Doorenbos (2010, S. 262) leiten die Beschreibung der Klientenebene ihres Modells von Leiningers Modell ab. Dabei bestätigen sie, dass es zentrale Merkmale gibt, die sowohl im globalen als auch individuellen Kontext relevant sind, auch wenn Unterschiede innerhalb einer Kultur größer als zwischen verschiedenen Kulturen sein können. Das Modell setzt voraus, dass Patienten und ihre Familien ihre eigenen Werte, Überzeugungen und Erwartungen in die Interaktion mit den Pflegenden einbringen, die in jeder spezifischen Situation zu berücksichtigen sind. Sich dessen bewusst zu sein, ermöglicht es den Pflegenden, eine globale Denkweise über die kulturelle Vielfalt der Patienten zu entwickeln, ohne Stereotypisierungen zu erliegen und so eine kulturangepasste Pflege anzubieten.

Zu diesem Zweck werden einige kulturelle Aspekte in einer Tabelle aufgeführt, die als Ausgangspunkt zur Einschätzung der individuellen und gruppenspezifischen Bedürfnisse, Werte und Erwartungen der Patienten und ihrer Angehörigen dienen sollen. Diese umfassen allgemeine kulturelle Konstrukte und ihre Bedeutung für den jeweiligen Patienten: Die Familie und ihre Organisation, die Wohnverhältnisse, die Vorstellungen über Krankheiten, Gesundheit und Pflege, Ernährungsgewohnheiten, Religiosität und Spiritualität, Überzeugungen, Werte und Bräuche, Besonderheiten bei der Entscheidungsfindung, Zeitorientierung sowie den persönlichen Raum und Kommunikation (vgl. ebd., S. 262).

Sie gehen davon aus, dass eine kulturkongruierte Pflege nur hergestellt werden kann, wenn die Ebenen der Anbieter und Empfänger gut zusammenpassen. Die Pflegearbeit wird als ein Prozess aufgefasst, in dem zwischen der professionellen Praxis und den Bedürfnissen und Wünschen von Patienten und ihren Angehörigen eine angemessene Versorgung verhandelt wird, damit für die Pflegesituation relevante kulturelle Aspekte berücksichtigt werden. Dieser Auffassung liegt die Überzeugung zugrunde, dass eine kulturell kongruierende Pflege das Ergebnis einer dynamischen Interaktion zwischen den Pflegenden und den Patienten ist und durch Einstellungen, Wahrnehmungen und Verhaltensweisen sowohl von Patienten und ihren Familien als auch den Pflegenden beeinflusst wird (vgl. ebd., S. 263).

3.3.6 Das Konzept der transkulturellen Kompetenz

Aufbauend auf der Begrifflichkeit der transkulturellen Kompetenz leitet Domenig das Konzept der *Transkulturellen Pflege* ab. Ihr Ziel ist es, zur Förderung einer transkulturell angepassten Pflege von Migranten unterschiedliche Herangehensweisen und Perspektiven aufzuzeigen (vgl. Domenig 2001, S. 146).

Sie stellt eine Vielfalt von Begriffen in Bezug auf die Pflege von Menschen aus anderen Kulturen fest und fordert selbst den Begriff *transkulturelle Pflege* zu verwenden. Durch die Entscheidung für transkulturelle Pflege wendet sie sich gleichzeitig von den Begriffen *multikultureller* und *interkultureller Pflege* ab – aufgrund ihrer essentialistischen Kulturbetrachtung, die *Kulturen* als klar voneinander abgegrenzte Wesenheiten darstellen. Stattdessen bezieht Domenig (2001, S. 147) sich auf das Konzept der *Transkulturalität* von Welsch (1998), die »nicht das Zwischen oder Nebeneinander, sondern das über das Kulturelle hinausgehende, Grenzüberschreitende und somit letztlich auch Verbindende und Gemeinsame ins Zentrum« (Domenig 2001, S. 146) stelle. Davon ausgehend definiert sie den Begriff »Transkulturelle Pflege« als »zentrale Herangehensweisen und Konzepte, welche für eine auf die Bedürfnisse von MigrantInnen angepasste Pflege notwendig sind« (Domenig 2007, S. 147). Sie betrachtet transkulturelle Kompetenz als eine grundlegende Verpflichtung der professionell Pflegenden und dies begründet sie durch die Ausbildungsbestimmungen für die Diplomausbildung in der Gesundheits- und Krankenpflege des Schweizerischen Roten Kreuzes (1992), nach denen die folgenden Fähigkeiten als Schlüsselqualifikationen bezeichnet werden:

- »situationsgerechte, verständliche und differenzierte Ausdrucksweise,
- Einsatz eines breiten Repertoires an Methoden und Techniken und
- Entwicklung ethischer Grundhaltungen« (Domenig 2001, S. 147).

Domenig (2007) stellt fest, dass jede dieser Qualifikationen transkulturelle Dimension implizieren und »eine professionelle Pflege die Transkulturelle Pflege mit einbeziehen muss und somit Professionalität auch Transkulturalität bedeutet« (ebd., S. 147). Daher erübrigt es sich ein für Migranten spezifisches Pflegemodell zu entwickeln. Stattdessen widmet sie sich in ihrem Konzept der Frage nach der transkulturellen Kompetenz und entwickelt das Instrument »Transkulturelle Pflegeanamnese« zur Erfassung der Patientenperspektive, das die folgenden Themenbereiche beinhaltet: Die Lebensgeschichte, die Vorstellungen über die Rolle, Aufgaben und Erwartungen an Pflegende, die Vorstellungen über Gesundheit und Krankheit, Besonderheiten bei der Ernährung, Schmerz, Kommunikation, Religion, Umgebung, Ausbildung, die berufliche Situation, das soziale Netz, den Aufenthaltsstatus, die Migrationsgeschichte, die Zugehörigkeit und frauenspezifische Themen oder Problembereiche (Domenig / Stauffer 2001, S. 228).

In ihrem Konzept rückt die Interaktion zwischen den Pflegenden und den Migranten ins Zentrum und beinhaltet gleichzeitig die Begegnung von unterschiedlichen Lebenswelten und Lebenserfahrungen. Die Pflegenden werden aufgefordert, zunächst »ihre eigene Lebenswelt und Lebenserfahrungen in einem selbstreflexiven Prozess besser wahrzunehmen« und danach »auch die

Lebenswelt und Lebenserfahrungen von MigrantInnen besser einzuordnen und zu verstehen« (Domenig 2001, S. 148). Transkulturelle Kompetenz bedeutet nicht die bloße Aneignung von Hintergrundwissen, sondern auch das Sammeln von Erfahrungen im Umgang mit Migranten. Sie stützt sich auf Selbstreflexivität, Hintergrundwissen beziehungsweise Erfahrungen und Empathie im Umgang mit Migranten (vgl. ebd.). Der Erwerb transkultureller Kompetenz ist ein prozesshaftes Geschehen, welches »über die Selbstreflexion hin zur Reflexion und Interpretation von migrationsspezifischen Lebenswelten führt, demnach letztlich zur transkulturellen Empathie und einem gegenseitigen Verstehen in der transkulturellen Begegnung« (ebd., S. 151). Transkulturelle Kompetenz beschreibt Domenig als »die Fähigkeit, individuelle Lebenswelten in der besonderen Situation und in unterschiedlichen Kontexten zu erfassen, zu verstehen und entsprechende, angepasste Handlungen daraus abzuleiten« (Domenig 2007, S. 187).

Domenig betont, dass die transkulturelle Kompetenzentwicklung bei Pflegenden allein für einen transkulturellen Wandel innerhalb einer Institution nicht ausreicht und unzureichende institutionelle Bedingungen bei Pflegenden zur Resignation und zum Rückzug führen können. Daher verlangt sie eine transkulturelle Organisationsentwicklung, die auch eine Sensibilisierung auf der Leitungsebene erfordert, um konkrete Maßnahmen zur Umsetzung einer transkulturell ausgerichteten Arbeit zu ergreifen (vgl. Domenig 2001, S. 153).

3.3.7 Das Konzept der leiblichen Kommunikation im transkulturellen Kontext

Uzarewicz erweitert das Konzept der »leiblichen Kommunikation« (Uzarewicz / Uzarewicz 2005, zitiert nach Uzarewicz 2016, S. 137) um das der Transkulturalität und legt einen Ansatz für die transkulturelle Pflege vor (vgl. Uzarewicz 2016, S. 137).

Ihrem Ansatz liegt das Leib-Konzept zugrunde, das, anders als die naturwissenschaftlich-medizinische Körperlehre, »spezifische Funktionen der Selbst- und Fremdwahrnehmung, der Symbolbildung und des qua Sprache, Gestik, Mimik vermittelten sinnhaften Ausdrucks subjektiver Erlebnis- und Empfindungswelten akzentuiert« (Remmers 2016a, S. 28). Körper und Leib haben eine grundlegende Bedeutung sowohl bei der Entwicklung als auch der Darstellung von individuellen Sinngehalten und Bedeutungszuschreibungen (Hülsken-Giesler 2016, S. 58; vgl. Remmers 2016a, S. 29). Um diese zu erschließen, ist neben dem Verständnis sprachlicher Äußerungen ein elementares Verstehen notwendig, dessen Gelingen »den Rückgriff auf körperlich-leibliche Wahrnehmungen und Expressionen der Beteiligten voraussetzt« (Hülsken-Giesler 2016, S. 57).

Der Leib ist, anders als der Körper, kein stoffliches Gebilde und hat keine klar umgrenzten Konturen, während die Haut den Körper umhüllt und diesen zwischen Innen und Außen unterscheidet. Das Spürbare gilt als Grenze für den Leib und dies geht über das mit den Sinnen Wahrnehmbare hinaus. Dieses Spüren betrifft den Menschen im Ganzen noch vor der Beteiligung der Sinne und der Wahrnehmung mit ihnen. Genauso wie die Leiblichkeit über die fest umschriebene Substanz der Körperlichkeit hinausgeht, überwindet das Konzept der Transkulturalität das substantialistische und somit differenzorientierte Kulturkonzept, indem es den Mythos aufdeckt, Kultur habe eine fest umschriebene Substanz (Uzarewicz 2016, S. 139).

> »Transkulturalität geht letztlich über das bloß Kulturelle hinaus, ohne es zu verabschieden. Ihr Untersuchungsgegenstand sind Individuen als soziokulturelle und historische Knotenpunkte. Transkulturalität beschreibt kulturelle Prozesse als flexibles, individuelles Kondensat aus biografischen, soziografischen und ökologischen Faktoren, welches in Situationen immer neu verhandelt wird« (Uzarewicz / Uzarewicz 2001, S. 170).

Die leibliche Kommunikation mit ihrer impliziten dialogischen Struktur ermöglicht oder bietet es nicht nur an, sie erzwingt sogar einen Zugang zu anderen »als leiblich strukturierte Lebewesen, die leiblich reagieren und antworten (können)« (Uzarewicz / Uzarewicz 2001, S. 174), ohne sie zum Beispiel nach Religion, Herkunft und Geschlecht zu kategorisieren (vgl. ebd.). Uzarewicz ist der Ansicht, dass jeder ausgehend von seinem eigenen Erleben und dem Wissen um die Leiblichkeit, dazu fähig sei, an der Leiblichkeit anderer teilzuhaben (vgl. Uzarewicz 2016, S. 137). Unterschiedliche Wege ermöglichen die leibliche Kommunikation. Dabei dienen der »Blick« und die »Stimme« grundsätzlich als Anschlussstellen und das Einsetzen der »Hände« kann als unterstützend betrachtet werden (vgl. ebd., S. 141 f.).

Trotz einer gemeinsamen leiblichen Basis finden sich vielfältige Unterschiede aufgrund der Verschiedenheit der persönlichen Sozialisation und der kulturellen Überformung der Leiblichkeit (vgl. Uzarewicz 2016, S. 139), die auf den ständigen Stoffwechselprozess zwischen dem Menschen als Organismus und seiner Umwelt zurückzuführen ist. Zum Überleben muss der Mensch, wie alle anderen Organismen auch, zunächst die äußeren Reize empfinden und sich dadurch an die jeweilige Umwelt anpassen können. Gleichzeitig übt er Einfluss auf seine Umwelt aus und verändert sie zum Zweck des Überlebens (vgl. Remmers 2016a, S. 28 f.).

In ihrem Ansatz wird transkulturelle Kompetenz als eine spezifische Sensibilität für Situationen und erweiterte soziale Kompetenz verstanden, die erlernbar ist (vgl. Uzarewicz 2003, S. 32 f.) und somit – übereinstimmend mit Domenig (2001; 2007) – auch als Teil des professionellen Handelns betrachtet

wird (vgl. Uzarewicz 2008, S. 10). Der Erwerb transkultureller Kompetenz setzt
das Erkennen der Strukturen von Wissens- und Sinnordnungen, leiblichen
Dispositionen und Lebenserfahrungen in ihrer Pluralität und Widersprüchlichkeit voraus und die Fähigkeit, »sich darauf einlassen zu können, um spezifische Synergieeffekte aus den Ordnungen zu fördern« (Uzarewicz 2003, S. 33).
Uzarewicz verbindet die Theorie der Leiblichkeit mit dem Konzept der Transkulturalität, indem sie sich dem von Domenig (2001; 2007) entwickelten Konzept
der transkulturellen Kompetenz anschließt. Sie beschreibt handlungsanleitende
Schritte zum Erlernen der in diesem Konzept genannten Fähigkeiten, Selbstreflexion, Hintergrundwissen und Empathie sowohl auf der kognitiv-rationalen
als auch auf der leiblichen Ebene (vgl. Uzarewicz 2016, S. 151).

3.3.8   Das Modell der systemischen Individualpflege

Zielke-Nadkarni entwickelte das Modell der systemischen Individualpflege im
Zuge einer von ihr durchgeführten ethnografischen Studie mit türkischen und
deutschen Frauen »Individualpflege als Herausforderung in multikulturellen
Pflegesituationen« (Zielke- Nadkarni 2003). Ihrem Modell liegt die Systemtheorie nach Bateson und Luhmann zugrunde (ebd., S. 487). Dementsprechend
betrachtet sie Pflege als ein gesellschaftliches Teilsystem und stellt fest, dass
Pflege auch die Leitwerte »Patientenorientierung« und »Gesundheitsförderung«
statt »Symptomorientierung« sowie »umfassende Pflege« statt »Funktionspfle-
ge« beinhaltet. Das Ziel ihrer Arbeit ist es, die genannten Leitwerte auch bei der
Versorgung sozial benachteiligter Gruppen geltend zu machen, »um von einer
tendenziell ethnozentrischen Grundhaltung in der Pflege zu einer Form der
Versorgung zu gelangen, die der Differenziertheit von gesellschaftlichen Gruppen – und innerhalb dieser von Individuen – gerecht wird« (Zielke-Nadkarni
2003, S. 485). Ferner ist es ihr Ziel, der seitens der Politik »einseitig monetär
orientierten Zweckrationalität im Gesundheitswesen die im Bereich der Pflege
verantwortungsethisch fundierte Rationalität einer ›Pflegequalität für alle‹ ent-
gegenzusetzen, die im übrigen als Prinzip auch durch die dominante Kultur
vertreten wird« (ebd.).

Als zentrales Instrument des Modells der systemischen Individualpflege
nennt Zielke-Nadkarni den Pflegeprozess (vgl. ebd., S. 517), der aus sechs auf-
einanderfolgenden Schritten besteht: Assessment/Informationssammlung, Beschreibung der Probleme und Ressourcen beziehungsweise Erstellung von
Pflegediagnosen, Planung der Pflegeintervention/Zielsetzung, Durchführung
der Pflegeintervention, Prozess- und Ergebnisevaluation.

Assessment

Im ersten Schritt des Pflegeprozesses sollen die Hintergrundinformationen und Daten zur Ermittlung des Pflegebedarfes erhoben werden. Die Pflegeanamnese beinhaltet die folgenden zentralen Aspekte, wobei jeder Bereich abhängig von der individuellen Situation durch weitere Fragen und Beobachtungen ergänzt werden soll: den aktuellen Gesundheitszustand, die aktuelle Lebenssituation, die Biographie und Krankheitsvorgeschichte des Patienten, die Krankheitsgeschichte der Familie, das soziale Netz und die Kommunikation (vgl. ebd., S. 516 ff.).

Beschreibung der Probleme und Ressourcen

Anhand der gesammelten Hintergrundinformationen werden Versorgungsfragen und Ressourcen formuliert. Anschließend wird eine Prioritätenliste erstellt, die sich sowohl an professionellen Dringlichkeitskriterien als auch an den individuellen Präferenzen und Problemlagen des zu Pflegenden richten soll (vgl. ebd., S. 528 f.).

Erstellen von Pflegediagnosen

Die Zusammenfassung der zueinander gehörenden Daten bildet ein Muster. Sie lässt ein Problem, ein Bedürfnis oder eine Reaktion erkennen und ermöglicht eine Pflegediagnose zu formulieren (vgl. ebd., S. 530).

Planung der Pflegeinterventionen

In diesem Schritt sollen auf der Grundlage der Analyse des Assessments Strategien entwickelt werden, um die festgestellten Probleme des Patienten- und Familiensystems zu lösen, zu vermindern beziehungsweise zukünftig zu vermeiden und die Bedürfnisse zu erfüllen. Vor der Durchführung der geplanten Interventionen müssen die bisherigen Ergebnisse mit anderen an der Versorgung beteiligten Professionellen und dem Patienten-/Familiensystem besprochen werden (vgl. ebd., S. 532).

Durchführung der pflegerischen Intervention

Bei der Durchführung der pflegerischen Interventionen ist es notwendig, das Patienten-/Familiensystem über die Einzelheiten von Maßnahmen stets zu informieren, um das Vertrauen zu steigern. Die Interventionen müssen täglich auf ihre Gültigkeit hin überprüft und gegebenenfalls dem aktuellen Zustand des zu Pflegenden entsprechend angepasst werden. Dabei sollten notwendige Abweichungen von der vorherigen Planung dokumentiert und in der anschließenden Evaluation berücksichtigt werden (vgl. ebd., S. 540 f.).

Evaluation

In diesem Modell werden zwei Arten von Evaluationen durchgeführt: die Prozess- und die Ergebnisevaluation. Prozessevaluation meint die Beobachtung und Überprüfung der Pflegeergebnisse bei der Durchführung der Pflegeinterventionen, an deren Ende entschieden werden soll, ob der Pflegeplan fortgeführt, modifiziert oder beendet werden soll. Dabei sollen die Wünsche des Patienten genauso Beachtung finden wie seine Zustandsveränderungen. Bei der Ergebnisevaluation werden die festgelegten und erreichten Ziele abgeglichen und fördernde Faktoren und Hindernisse bei der Zielerreichung reflektiert und wenn nötig, neue Ziele formuliert (vgl. ebd., S. 542).

3.4 Zusammenfassende Betrachtung der theoretischen Ansätze

Abgesehen von einigen Ausnahmen (zum Beispiel Brzoska / Razum 2011) herrscht in der Fachliteratur eher Skepsis gegenüber der Theorie und dem Modell von Leininger. Brzoska und Razum (2011) sind der Ansicht, dass das Modell von Leininger für Pflegeberufe handlungsleitende Elemente zur Verfügung stellt, »die geeignet sind, um die pflegerische Versorgung im Sinne des Diversity Managements an kulturelle, religiöse und soziale Unterschiede sowie die Vielfalt von individuellen Bedarfslagen anzupassen und um die interkulturelle Pflegekompetenz zu optimieren« (ebd., S. 441).

In der pflegewissenschaftlichen Literatur weisen Kritiken an diesem Modell häufig auf die Probleme durch eine unreflektierte Übernahme dieses Modells hin (vgl. Kuckert 2003, S.7). Für Zielke-Nadkarni besteht die Gefahr in der Theorie von Leininger darin, dass eine Systematisierung kulturellen Pflegewissens und -handelns zu einer Generalisierbarkeit empirischer Befunde führt, »die die Dimensionen der Individualität und Dynamik ignoriert« (Zielke-Nadkarni 2003, S. 134). Habermann kritisiert die kulturelle Differenzierung im Modell von Leininger und die Neigung dazu, »den Ausschluß des anderen voranzutreiben« (Habermann 1997, S. 56). Ein weiterer Einwand richtet sich auf die durch das Modell vermittelte Kulturbetrachtung (vgl. Dornheim 2007, S. 33; vgl. Habermann 1997, S. 56f.). So führt Habermann an, dass diese statische Kulturbetrachtung den pluralen Welten, die die Identität der Menschen beeinflussen, nicht gerecht werden kann. Auch erkennt sie nicht die Situationsabhängigkeit der erlernten Verhaltensmuster, die Menschen aufgrund ihrer Teilhabe an pluralen Wirklichkeiten strategisch wählen können (Habermann 1997, S. 55f.). Domenig (1999) kritisiert in diesem Ansatz die Herangehensweise von Leininger, die »Kultur beobachtet und analysiert [zu haben], ohne den eigenen Standpunkt zu reflektieren« (ebd., S. 364). Dabei steht nicht die Interaktion, sondern die »fremde Kultur« im Mittelpunkt. Somit wird nicht das Gemeinsame, sondern die Differenz ausgeleuchtet, wodurch das Fremde in Abgrenzung zum Selbst konstruiert wird, ohne eigene kulturelle Anteile zu hinterfragen (ebd.). Sie betont, dass nicht nur die Lebenswelten individuell geprägt sind, sondern auch die Wahrnehmungen und Beobachtungen dieser fremden Lebenswelten durch einen eigenen Hintergrund beeinflusst werden (vgl. Domenig 2007, S. 169). Weiterhin bemerkt Domenig, dass dieser Ansatz migrationsspezifische und sozialpolitische Aspekte nicht berücksichtigt. Dies führt zur Kulturalisierung und Stereotypisierung von sozialen Ungleichheiten und migrationsbedingten Besonderheiten sowie deren Folgen (vgl. ebd.). Allein die Aussage Leiningers (2000, S. 26), sie habe 90 Kulturen untersucht und 185 Pflegekonstrukte identifiziert, zeigt, dass die oben aufgeführten Kritiken an ihrer Theorie berechtigt sind. Die Aussage verdeutlicht ihr Kultur-Verständnis. Sie betrachtet die Kulturen als getrennte, in sich geschlossene und unveränderbare Konstrukte. Außerdem könnte ihre Beschreibung der Ziele einer transkulturellen Pflege (vgl. Leininger 1979, S. 15) zu Missverständnissen führen, dass für eine optimale Versorgung von Menschen aus anderen Kulturen die bloße Aneignung des Wissens über kulturelle Besonderheiten ausreichen würde, den Pflegenden somit nur Hintergrundwissen über die jeweilige Kultur bereitgestellt werden müsste. Eine solche Vorgehensweise kann der Einzigartigkeit des Menschen in einer Pflegesituation nicht gerecht werden.

Zwar sind alle dargestellten US-amerikanischen Ansätze von Leiningers Theorie beeinflusst, es sind jedoch stärkere Ähnlichkeiten bei den Modellen von Giger und Davidhizar (vgl. Kapitel 3.3.2) und von Purnell (vgl. Kapitel 3.3.3) festzustellen. Bei diesen Modellen liegt der Schwerpunkt auf den kulturellen Gegebenheiten und eine transkulturelle Kompetenzentwicklung wird vor allem durch das Aneignen von Wissen über kulturelle Besonderheiten der zu Pflegenden angestrebt.

Giger und Davidhizar gehen von einem essentialistischen Kulturbegriff aus, betonen jedoch die aktive oder passive Dynamik der Kultur und die Einzigartigkeit jedes einzelnen Menschen. Entgegen dieser Haltung listen sie die für unterschiedliche Völker als typisch erachteten Besonderheiten und entsprechenden Handlungsanweisungen auf, was die Kulturalisierung bei Pflegenden fördern kann (vgl. Kapitel 3.3.2). Auch die Vorgabe bestimmter Herangehensweisen für eine gelungene Kommunikation scheint für Pflegende einschränkend in ihren Handlungen zu sein, anstatt bei ihnen eine transkulturelle Kompetenzentwicklung zu fördern.

Das Purnell-Modell stellt einen umfassenden Rahmen zur Erfassung wichtiger Variablen bereit. Beispielsweise die Werte, Glaubensvorstellungen, Lebensweisen und Praktiken der zu Pflegenden. Des Weiteren wird die Entwicklung einer transkulturellen Kompetenz in einem stufenförmigen Verlauf konzipiert, nach dem diese die folgenden Phasen aufweist: Unbewusste Inkompetenz, bewusste

Inkompetenz, bewusste Kompetenz und unbewusste Kompetenz. Purnell warnt selbst davor, dass bei der Stufe der unbewussten Kompetenz durch die unbewusste Orientierung der Interventionen an eine bestimmte Kultur individuelle Unterschiede leicht übersehen werden können (vgl. Kapitel 3.3.3). Somit weist der Prozess der angenommenen kulturellen Kompetenz einen zirkulären Verlauf auf. Obwohl sich die Interventionen bei einer unbewussten Kompetenz an der Kultur des zu Pflegenden orientieren, kann es vorkommen, dass ihre Bedürfnisse aufgrund seiner individuellen Einstellung, seiner Werte oder der sozialen Situation keine Berücksichtigung finden. In diesem Fall wäre das Resultat der unbewussten Kompetenz identisch mit dem der unbewussten Inkompetenz. Beide Stufen beinhalten das Unbewusstsein über die Kenntnisse der Bedürfnisse des Einzelnen und sie gefährden eine an die individuellen Bedürfnisse angepasste Versorgung. Dies macht deutlich, dass Kenntnisse über die jeweilige Kultur allein nicht ausreichend sind und pflegerische Interventionen im Einzelfall immer neu und situativ ausgehandelt und bewertet werden müssen (vgl. Remmers 2000, S. 11f., S. 20, S. 373, S. 383).

Anders als die oben genannten drei Modelle legt das Modell von Campinha-Bacote die Priorität auf die Kompetenzentwicklung bei den Pflegenden. Die Einzigartigkeit des Menschen, die Dynamik der Kulturen und die Heterogenität innerhalb einer bestimmten Kultur werden in diesem Modell besonders hervorgehoben. Anstatt den Pflegenden ein konkretes Assessment zur Erfassung der kulturellen oder sozialen Besonderheiten bereitzustellen, steht bei diesem Modell für die Pflegenden die Vermittlung notwendiger Kompetenzen in der Begegnung mit Menschen aus anderen Kulturen im Vordergrund. Dabei gelten kulturelles Bewusstsein, kulturelles Wissen, kulturelle Fertigkeit und kulturelle Begegnung als Konstrukte der kulturellen Kompetenz, die auch in anderen Modellen zu finden sind. Das Modell hebt sich von den anderen besonders durch das Konstrukt des kulturellen Wunsches ab (vgl. Kapitel 3.3.4). Demnach müssen Pflegende eine kulturangepasste Pflege nicht nur aus einem Pflichtgefühl heraus, sondern aus eigenem Wunsch heraus anbieten. Dies gilt auch für den Erwerb oder die (Weiter-) Entwicklung kultureller Kompetenz, die als dauerhafter Prozess verstanden wird. Durch das Konstrukt des kulturellen Wunsches erkennt Campinha-Bacote an, dass Pflegende eine ablehnende Haltung gegenüber Menschen aus anderen Kulturen aufweisen können. Dies verdeutlicht auch, dass eine kulturspezifische Gestaltung der Gesundheitsangebote nicht immer auf das Vorhandensein kultureller Kompetenz hinweist.

Beim 3D Puzzle-Modell von Schim et al. (2007) liegt der Schwerpunkt zwar auf der kulturellen Kompetenz, aber es wird versucht, die Aspekte – sowohl des kulturellen Hintergrundes als auch der Konstrukte der kulturellen Kompetenzentwicklung – zusammenzusetzen. Diesem Modell liegt die Auffassung zugrunde, dass eine kulturell kongruierte Pflege das Ergebnis einer dynamischen Interaktion zwischen den Pflegenden und den Patienten ist und durch Einstellungen, Wahrnehmungen und Verhaltensweisen sowohl von den Patienten und ihren Familien als auch von den Pflegenden beeinflusst wird (vgl. Kapitel 3.5.5). Dieses Modell hebt sich von den anderen zum einen dadurch ab, dass der Schwerpunkt auf der Interaktion zwischen den Pflegenden und den Patienten liegt. Zum anderen durch die besondere Berücksichtigung der Patientenseite und ihrer Bewertung von pflegerischen Interventionen (vgl. Shen 2015, S. 314).

Die drei ausgewählten Ansätze aus dem deutschsprachigen Raum haben die Gemeinsamkeit, dass es für eine den Bedürfnissen und Problemlagen von Menschen mit Migrationshintergrund entsprechende pflegerische Versorgung keines speziellen Modells bedarf. Sie plädieren für eine professionelle Pflege. In ihrer Definition der »professionellen Pflege« ergänzt Zielke-Nadkarni (2003, S. 38f.) den Aspekt der Nächstenliebe – basierend auf dem Verständnis des christlichen Gebotes und der Pflege- Definition der American Nurses Association (1987) – um die aus dem deutschen Grundgesetz hervorgehenden Grundrechte. Bezogen auf die Ausbildungsbestimmungen für die Diplomausbildung in der Gesundheits- und Krankenpflege des Schweizerischen Roten Kreuzes (1992) beinhalten nach Domenig die vorausgesetzten Qualifikationen der professionell Pflegenden transkulturelle Dimensionen (vgl. Domenig 2001, S. 147). Daher bedeutet Professionalität auch Transkulturalität. Ähnlich wie Domenig sieht Uzarewicz die transkulturelle Kompetenz als erweiterte soziale Kompetenz und als Teil des professionellen pflegerischen Handelns (vgl. Uzarewicz 2008, S. 10).

Der Ansatz der »systemischen Individualpflege« von Zielke-Nadkarni unterscheidet sich insofern von den anderen beiden, als dass hier die Rechte aller Menschen und somit auch der zu Pflegenden im Mittelpunkt stehen, während Domenig und Uzarewicz die Pflichten der professionell Pflegenden in den Vordergrund stellen. Dadurch würde die Missachtung der transkulturellen Dimensionen bei den Letzteren lediglich ein Verstoß gegen das professionelle Handeln darstellen. Hingegen würde dies bei Zielke-Nadkarni zusätzlich die Verletzung der Grundrechte der Betroffenen bedeuten. Eine weitere Gemeinsamkeit der drei Ansätze besteht darin, dass sich alle Wissenschaftlerinnen gegen die Theorie beziehungsweise dem dort zugrundeliegenden Kulturverständnis und dem Anspruch, »Gemeinsamkeiten und Unterschiede zu finden« (Uzarewicz 2002, S. 8) von Leininger positionieren. Sie unterscheiden sich jedoch in den theoretischen Grundlagen ihrer Ansätze: Zielke-Nadkarni legt ihrem Ansatz die Systemtheorie zugrunde und steht dem Konzept der Interkulturalität nahe. Professionell Pflegende und zu Pflegende würden sich unabhängig von ihrer Ethnizität und ihrem Status, ob sie migriert oder einheimisch sind, zunächst als Fremde begegnen (vgl. Zielke-Nadkarni 2003, S. 91). Daher steht in ihrem Modell die Differenziertheit zwischen den Akteuren in der Pflegesituation im Vordergrund. »Ziel aller Interaktionen in der Pflege kann nicht die Aufhebung von Andersheit, die Annullierung von Widersprüchen oder die Egalisierung von Besonderheiten sein, sondern – im Gegenteil – die Akzeptanz der Unterschiede, die Einsicht in den Wert der damit einhergehenden Vielfalt sowie ihre Funktionalisierung im Sinne der Heilung« (ebd., S. 93).

Domenig (2001) und Uzarewicz (2002) beziehen sich auf das Konzept der Transkulturalität von Welsch als Grundlage ihrer Ansätze. Domenig stellt den Anspruch der Transkulturalität »über das Kulturelle Hinausgehende, Grenz-überschreitende« und »Verbindende und Gemeinsame« in den Vordergrund (Domenig 2001, S. 147). Sie geht davon aus, dass durch eine transkulturelle Vorgehensweise das Kulturelle und Grenzen überschritten werden und in der Begegnung der professionell Pflegenden und den zu Pflegenden in der Pflege-situation das Verbindende und Gemeinsame im Mittelpunkt stehen würden (vgl. Domenig 2001). Bei Uzarewicz, übereinstimmend mit dem Konzept von Welsch, ist eine kulturelle Grenzüberschreitung auch auf intrapersonaler Ebene deutlich zu beobachten. Demnach wird das Individuum als nicht vorherbestimmte Größe aufgefasst, das unterschiedliche kulturelle Anteile situationsabhängig temporär in sich vereint und diese in anderen Situationen und Zeitabschnitten wieder auflöst und neu verbindet (vgl. Uzarewicz 2002, S. 8). Uzarewicz weicht jedoch von Welschs Konzept ab, wenn sie davon ausgeht, dass durch Transkulturalität »Fremdheiten nicht abgeschafft und Unterschiede nicht geleugnet« werden (Uzarewicz 2013, S. 11). Nach Welsch dringt die Transkulturalität sowohl auf der Makroebene der Kulturen, als auch auf der personalen Ebene vor. Demnach sind Individuen durch unterschiedliche kulturelle Anteile geprägt und somit werden sie zu kulturellen Mischlingen (vgl. Welsch 1995). Durch die Austauschprozesse zwischen den Kulturen sei heute jede Kultur zum Inhalt aller anderen Kulturen geworden (vgl. Welsch 1994). Somit haben sich die Kategorien von Eigenheit und Fremdheit verändert. »Es gibt nicht nur kein strikt Eigenes, sondern auch kein strikt Fremdes mehr« (Welsch 1994, S. 5). Während die Transkulturalität bei Uzarewicz auf der Mikroebene des Individuums die Veränderbarkeit der Grenzen je nach Situation und Zeit vorsieht, verschwimmen die Grenzen von Eigen- und Fremdkultur bei Welsch und gehen ineinander über. Somit löst sich das Eigene bei Welsch auf und es gibt keine Unterscheidung mehr zwischen dem Eigenen und dem Fremden. In diesem Ansatz wird das Konzept der kulturellen Identität aufgegeben, »da ohne kulturell Fremdes kein kulturell Eigenes und somit keine kulturelle Identität konzipiert werden kann, welche notwendiger-weise auf Abgrenzung beruht« (Porschè 2008, S. 15).

Während Zielke-Nadkarni die einseitige Abhängigkeit der zu Pflegenden und somit auch die (Macht-)Asymmetrie in der Pflegesituation betont (vgl. Zielke-Nadkarni 2003, S. 40), gehen die anderen beiden Autorinnen in ihren Ansätzen darauf nicht ein. Da das Konzept von Welsch kein kulturell Eigenes und Fremdes mehr vorsieht und folglich alle Individuen kulturelle Mischlinge seien (vgl. Welsch 1995), dürften bei einer Begegnung keine Unterschiede und somit auch keine Machtasymmetrie zwischen den Akteuren herrschen. Entgegen dieser Annahme herrscht jedoch bei der Begegnung in einer Pflegesituation zwischen professionell Pflegenden und zu Pflegenden eine Machtasymmetrie, die aus dem Status der beiden in einer besonderen Situation hervorgeht.

In ihren Ansätzen fordern Uzarewicz und Domenig eine transkulturelle Kompetenzentwicklung bei Pflegenden, ohne ein bestimmtes Modell vorzuschlagen (vgl. Kapitel 3.3.6; vgl. Kapitel 3.3.7). Der Ansatz von Domenig sieht ein Assessment-Instrument vor, das für ein Anamnesegespräch konzipiert wurde. Die durch dieses Instrument erhobenen Daten sollen in die Pflegeplanung übertragen werden. Zu einer Kompetenzentwicklung bei einzelnen Pflegenden fordert Domenig in ihrem Ansatz auch eine entsprechende Organisationsentwicklung. Der Ansatz sieht kein bestimmtes Modell, sondern die Gestaltung einer professionellen Pflegearbeit durch Individuen und eine entsprechende Organisationsentwicklung durch die jeweilige Institution vor (vgl. Kapitel 3.3.6). Dem Modell fehlt es an einer Prozess- und Ergebniskontrolle der Pflegearbeit. Dies erschwert die Evaluation des Prozesses und des Ergebnisses und schränkt die Korrekturmöglichkeiten ein. Hingegen schlägt Zielke-Nadkarni ein allgemeines Modell der »systemischen Individualpflege« vor, ohne die Notwendigkeit der Entwicklung besonderer (kultureller) Kompetenzen von Pflegenden zu thematisieren (vgl. Kapitel 3.3.8). Der Ansatz von Uzarewicz richtet sich auf die (leibliche) Kommunikation, die auf das Verstehen des anderen abzielt. Für Uzarewicz bedeutet transkulturelle Kompetenz die erweiterte soziale Kompetenz von Individuen, die es zu erlernen gilt. Entsprechend dem ihrem Ansatz zugrundeliegenden Konzept hebt sie die Gemeinsamkeit zwischen Pflegenden und zu Pflegenden hervor. Auf dieser gemeinsamen Basis könnten sie ihre Klientel verstehen, da sie beispielsweise Angst oder Schmerz am eigenen Leib erfahren haben (vgl. Kapitel 3.3.7). Da die Bewertung des Auslösers durch das Individuum stark von kulturellen Gegebenheiten beeinflusst wird, sind Missverständnisse jedoch nicht auszuschließen.

Zusammenfassend kann festgehalten werden, dass kein Ansatz oder Modell, weder aus dem US-amerikanischen noch dem deutschsprachigen Raum, in der Praxis allein verwendbar ist. Bereits die relativ hohe Anzahl der transkulturellen Modelle in den USA zeigt, dass kein Modell in der pflegewissenschaftlichen Community als befriedigend betrachtet wird. Bei jedem Modell wird die Bemühung deutlich, durch eigene Erweiterungen das vorangegangene Modell zu verfeinern oder durch das Hinzufügen neuer Konstrukte ein höheres Kompetenzniveau bei Pflegenden zu erreichen. Abgesehen von der abstrakten Struktur dieser Modelle (vgl. Shen 2015, S. 315) ist es fraglich, ob ihre Umsetzung mit dem institutionellen Rahmen der jeweiligen Organisation zu vereinbaren ist (vgl.

Domenig 2001, S. 145). Daher ist es wichtig, anstatt ein bestimmtes Modell zu favorisieren, Pflegende zu befähigen, die Elemente dieser Modelle zur Entwicklung einer eigenen transkulturellen Kompetenz in der Praxis komplementär zu verwenden. Dies setzt das Bewusstsein voraus, dass es elementar für professionelle Pflege ist, jedem Menschen eine bedarfs- und bedürfnisorientierte Versorgung anzubieten, unabhängig von seiner sozialen Lage, seiner Ideologie und seines kulturellen Hintergrundes.

4   Theorien der Bewältigung

Im Folgenden wird zunächst eine Begriffsbestimmung für *Bewältigung* vorgenommen und anhand der bisherigen Forschungsergebnisse der Inhalt der Bewältigungsforschung thematisiert. Nach einem Überblick über die historische Entwicklung der Bewältigungsforschung sollen ausgewählte Konzepte dargestellt werden, die aus den unterschiedlichen Forschungstraditionen stammen und für das Thema *Bewältigung einer chronischen Krankheit in der Familie* als relevant erachtet werden. Anschließend werden »die Themen einer resilienzorientierten Theorie der ›Bewältigung‹ chronischer Krankheit« (Hildenbrand 2009, S. 153) als Rahmenkonzept für die empirische Untersuchung der vorliegenden Arbeit dargestellt.

4.1   Zum Begriff der Bewältigung

Wie die Literaturanalyse zum Thema der Bewältigung einer bestimmten Krankheit, wie etwa Brustkrebs (vgl. Remmers 2001, S. 368) oder aber auch unterschiedliche Krankheitsbilder (vgl. Haslbeck et al. 2015, S. 18), beispielhaft veranschaulicht, wird das Thema Krankheitsbewältigung aufgrund der vielfältigen und komplexen Auswirkungen und den damit verbundenen Bewältigungserfordernissen bei chronischen Krankheiten als Forschungsgegenstand von mehreren Wissenschaftsdisziplinen mit unterschiedlichen Fragestellungen behandelt (vgl. Pfeffer 2010, S. 24). Es wird bemängelt, dass inhaltlichen und methodischen Vielfalt nur ein geringes Ausmaß an theoretischer Fundierung gegenübersteht (vgl. Schwarz et al. 1997, S. 2; vgl. Schaeffer 2009, S. 40 f.). Aufgrund eines fehlenden theoretischen Konzeptes werden auch forschungsgegenstandsbezogene Begriffe nicht einheitlich verwendet (vgl. Holtgräwe et al. 2007, S. 73). Dies gilt auch für den Begriff der Bewältigung. Obwohl der Begriff Bewältigung in den Forschungsarbeiten vielfach verwendet wird, existiert keine einheitliche Begriffsbestimmung (vgl. Schwarz et al. 1997, S. 1).

Heim (1986) definiert Krankheitsbewältigung als das Bemühen, »bereits bestehende oder erwartete Belastungen durch die Krankheit innerpsychisch (emotional/kognitiv) oder durch zielgerichtetes Handeln aufzufangen, auszugleichen, zu meistern oder zu verarbeiten« (ebd., S. 367). Diese Bemühungen haben einen prozesshaften Charakter und geschehen unter dem Einfluss sowohl von objektiven als auch subjektiven Faktoren, das heißt durch Besonderheiten, die in der persönlichen und ganz spezifischen Biografie einer Person liegen (vgl. Remmers 2013, S. 38). Krankheitsbewältigung hängt somit sowohl von individuellen Eigenschaften der Betroffenen, beispielsweise soziodemografischen Faktoren, persönlichen Eigenschaften, Krankheits- und Gesundheitstheorien und früheren Erfahrungen in Krankheitssituationen, als auch von der Bewertung der Stressoren ab, ob sie als belastend, lebensbedrohlich oder kontrollierbar erlebt werden (vgl. Muthny / Bengel 2009, S. 358).

Ausgehend von den oben genannten Ausführungen schließt der Begriff der Bewältigung in der vorliegenden Arbeit sowohl emotional/kognitive Bemühungen als auch die bewussten oder unbewussten Handlungsanstrengungen mit ein, mit denen Betroffene (Erkrankte oder Familienangehörige) versuchen, die mit dem Ausbruch eines Schlaganfalls verbundenen Belastungen in unterschiedlichen Lebensbereichen zu meistern, zu verarbeiten und zu bewältigen (vgl. Heim 1986, S. 367; vgl. Remmers 2013, S. 38).

4.2   Ziele und Fragestellungen der Bewältigungsforschung

Die Art der Krankheitsbewältigung, die Erwartungen und Einstellungen der jeweiligen Person beeinflussen in hohem Maße den Krankheitsverlauf und den Anpassungsprozess an die Krankheit sowie den Zugang zur Versorgung und schließlich auch die Lebensqualität des Erkrankten. Daher macht sich die Bewältigungsforschung zur Aufgabe, Erkenntnisse über Bewältigungsstrategien bei unterschiedlichen Krankheiten zu gewinnen, um Betroffene bei der Anpassung an die Krankheit zu unterstützen, indem geeignete Maßnahmen zum richtigen Zeitpunkt und im passenden Krankheitsstadium eingeleitet werden. Die Bewältigungsforschung beschäftigt sich insbesondere mit der Art der Strategien der Krankheitsbewältigung sowie ihren Einflussfaktoren (vgl. Muthny/ Bengel 2009, S. 365f.).

Einige vergleichende Forschungsergebnisse zur Krankheitsspezifität der Bewältigung (zum Beispiel Schüßler 1993; Muthny 1990 und Broda 1987) weisen auf ähnliche Bewältigungs- und Verarbeitungsstrategien bei untersuchten Patienten mit unterschiedlichen Krankheitsbildern hin. In diesem Zusammenhang betont Broda (1987, S. 319) die Bedeutung der Situationsbewertung für das Bewältigungsgeschehen und ihre Wechselhaftigkeit. Auch Schüßler (1993,

S. 163) kommt zu einem vergleichbaren Ergebnis, nämlich dass die Bewältigung durch die krankheitsbedingten Besonderheiten und ihre individuelle Wahrnehmung mehr beeinflusst wird als durch die Art der Erkrankung.

Das Ziel der Krankheitsbewältigung liegt darin, »das Individuum auf die neue durch den manifesten Krankheitsprozeß entstandene Situation optimal einzustellen« (Heim 1986, S. 368). Es stellt sich jedoch die Frage, was in einer Krankheitssituation als Optimum verstanden werden soll. Dies kann je nach Perspektive des Betrachters, wie zum Beispiel des Patienten, des Gesundheitspersonals und des Umfelds, ganz unterschiedlich sein, da es mit ihren Erwartungen an die erkrankte Person und mit ihren eigenen Interessen verbunden ist (vgl. ebd.; vgl. Salewski 2009, S. 173). Auch die Beurteilung eines Bewältigungsverhaltens als günstig oder ungünstig scheint unbefriedigend zu sein (vgl. Schüßler 1993, S. 67). Während die Eigenschaften und Einstellungen, wie zum Beispiel ein hohes Selbstwertgefühl, Selbstvertrauen, eine aktive Bewältigungsorientierung, Fähigkeiten der Problemlösung und soziale Kompetenz, als günstig bewertet werden, gelten fatalistische Einstellungen oder Hilfs- und Hoffnungslosigkeit als hinderlich (vgl. Beutel 1990, S. 45).

Nach Schüßler (1993) stehen die Erkrankung, die Person und ihr soziales Umfeld im Wechselspiel zueinander und daher sei es fraglich, ob aktives Coping zu jedem Zeitpunkt und um jeden Preis günstig ist (vgl. ebd., S. 67). Bewältigungsstrategien sind kontextbezogen und eine angemessene Beurteilung ihrer Effektivität ist nur durch die separate Erfassung der Bewältigungsprozesse und ihrer Ergebnisse möglich. So kann eine bestimmte Bewältigungsstrategie in unterschiedlichen Krankheitsstadien und unter bestimmten Bedingungen als nützlich oder gefährlich betrachtet werden (vgl. Lazarus 2005, S. 240). Eine jüngere klinische Studie über Brustkrebspatientinnen (Pinkert 2015) verdeutlicht, dass Bewältigungsstrategien der Verdrängung den professionell Pflegenden im Umgang mit Patientinnen in zweierlei Hinsicht Schwierigkeiten bereiten: Zum einen werden abwehrende Strategien als ungünstig bewertet. Zum anderen wird die scheinbar unbegründete Hoffnung der Patientinnen im Endstadium der Erkrankung für Pflegende als große Herausforderung empfunden (vgl. ebd., S. 160).

In diesem Zusammenhang ist der Bewältigung die soziale und kulturelle Bedingtheit anzumerken (vgl. Nitsch 1981, S. 121 f.). Sowohl Stressoren als auch individuelle Stressreaktionen haben einen gesellschaftlichen Hintergrund. Die subjektive Wahrnehmung von sich und der Umgebung sowie die Auseinandersetzung mit dieser wird durch die in sozialen Lernprozessen vermittelten Wertvorstellungen und eingeübte Verhaltensmuster strukturiert (vgl. ebd., S. 122 f.). Der Bewältigungsprozess wird daher nicht nur durch individuelle Motive und die für die Bewältigung erforderlichen Fähigkeiten und Fertigkeiten beeinflusst, sondern auch durch die soziale Umwelt mit ihren wahrgenommenen Normen und dem sozialen Rückhalt (vgl. ebd., S. 130; vgl. Leppin 1997, S. 205).

Die Unterstützung durch das soziale Umfeld spielt bei der Bewältigung einer chronischen Krankheit eine wesentliche Rolle. Eine soziale Unterstützung kann emotional, informativ, instrumentell oder evaluativ (Anerkennung und Wertschätzung) sein und bei der Bewältigung chronischer Krankheiten viele Funktionen erfüllen (vgl. Beutel 1990, S. 46). Vor allem bei Personen mit hoher Vulnerabilität oder bei denjenigen, die eher über geringe persönliche Ressourcen für die Entwicklung von Copingstrategien verfügen, ist eine hohe Effektivität der sozialen Unterstützung zu erwarten (vgl. Dörner / Muthny 2002, S. 24). Andererseits sind negative Auswirkungen bei sozialer Unterstützung nicht auszuschließen. Eine intensivere Fürsorglichkeit der Angehörigen kann zur Abhängigkeit oder Bedrohung des Selbstvertrauens und Selbstwertgefühls bei Erkrankten führen oder für das soziale Netzwerk eine Überlastung bedeuten (vgl. Beutel 1990, S. 46).

Bodenmann (1997) macht im Rahmen sozialer Interaktion auf den Prozessaspekt von Stress und Coping aufmerksam. Stress und Coping können nicht isoliert von den Wirkungen auf das soziale Umfeld und seinen Reaktionen darauf betrachtet werden. Es ist von einer Wechselseitigkeit zwischen den Interaktionspartnern auszugehen. Der erlebte Stress bei einer Person kann bei den Interaktionspartnern selbst Stress auslösen (vgl. Bodenmann 1997, S. 80). So zeigen die Ergebnisse einer klinischen Studie zu Belastungen von Brustkrebspatientinnen, dass Angehörige durch ihr offensichtliches Betroffensein für Patientinnen selbst eine zusätzliche Last werden (vgl. Holtgräwe et al. 2008, S. 276). Demgegenüber können die Reaktionen der Interaktionspartner in einer Stresssituation im Sinne des dyadischen Copings durch gezielte Bewältigungshandlungen bei der Stressbewältigung positiv mitwirken (vgl. Bodenmann 1997, S. 80f.).

4.3   Historische Entwicklungslinien der Bewältigungsforschung

Die historische Entwicklung der Bewältigungsforschung zeigt, dass sie von der Denkweise des jeweiligen Zeitalters und auch von dem jeweiligen Verständnis von Gesundheit und Krankheit bestimmt wurde (vgl. Faltermaier 2017, S. 49). Die theoretischen Modelle und Konzepte unterliegen entweder der herrschenden Denkweise des Zeitalters oder sie entstehen als Kritik an dieser (ebd., S. 52ff.).

Die Wurzeln der zeitgenössischen naturwissenschaftlich orientierten Medizin gehen auf das 19. Jahrhundert zurück. Im Unterschied zu der Denkweise im Mittelalter, nach der Gesundheit und Krankheit fast ausschließlich als gottgegeben und schicksalhaft betrachtet wurden, wurde den Menschen im Zuge der Aufklärung die Verantwortung für ihre Lebensumstände und auch ihre Gesundheit selber zugeschrieben. Ab Mitte des 18. Jahrhunderts stand die Gesundheit und deren Erhalt für die Ärzte im Vordergrund und sie widmeten sich der Aufgabe, die Gesellschaft darüber aufzuklären. Gegen Mitte des 19. Jahrhunderts orientierte sich die Medizin immer mehr an den Naturwissenschaften und fokussierte sich ausschließlich auf Krankheiten und ihre Bekämpfung. Durch die Erforschung der Krankheiten verzeichnet die naturwissenschaftliche Medizin große Erfolge, vor allem bei der Bekämpfung von Infektionskrankheiten. Durch die Spezialisierung auf bestimmte Krankheiten wird das Thema Krankheit von nun an von dem Menschen und seinem Leben getrennt betrachtet. Folglich wird der Mensch nicht mehr als Ganzes angesehen. Es geht nur um den von der Krankheit betroffenen Teil des Körpers, der behandelt werden muss. Die Bekämpfung und die Behandlung aller Arten von Krankheiten gewinnen im Gesundheitswesen zunehmend an Bedeutung und die Gesundheit verliert demgegenüber weiter an Stellenwert, so dass sie nur noch in Abhängigkeit von der Krankheit definiert wird. Dieses auf pathogenetischer Denkweise basierende biomedizinische Krankheitsmodell wird ab den 70er Jahren stark kritisiert und als Alternative wird ein Modell vorgeschlagen, das auch die psychosozialen Dimensionen der Krankheit berücksichtigt (vgl. Faltermaier 2017, S. 50 ff.).

Das von Engel (1977) entwickelte biopsychosoziale Modell forderte, die Faktoren für die Erklärung der Krankheitsentstehung um psychosoziale Aspekte zu erweitern (vgl. Faltermaier 2017, S. 56). Auch das biopsychosoziale Modell fußt auf der pathogenetischen Denkweise und konzentriert sich auf die Krankheit (vgl. Faltermaier 2017, S. 58). Erst das von Antonovsky entwickelte salutogenetische Gesundheitsmodell führte zu einem Paradigmenwechsel. Im Unterschied zu den auf einer pathogenetischen Sichtweise basierenden Krankheitsmodellen hat das Modell der Salutogenese nicht mehr die Krankheit, sondern die Gesundheit als zentralen Gegenstand. Daher kann die Entwicklung dieses Modells als ein Wendepunkt in der Denktradition der Gesundheitsforschung angesehen werden (vgl. Faltermaier 2017, S. 53).

4.4 Theorien der Bewältigung

Historisch gesehen geht die Bewältigungsforschung auf zwei zentrale Quellen zurück: Die *Psychoanalyse* und die *Stressforschung* (vgl. Muthny 1994, S. 3090). Das aus der *Psychoanalyse* stammende Abwehrkonzept wurde von Freud (1894; zitiert nach Beutel 1990) in die Neurosenlehre und -behandlung eingeführt. Abwehrprozesse werden beschrieben als »vorwiegend unbewußte, kognitiverlebnisorientierte Prozesse, die der Verminderung von Angst oder von anderen bedrohlichen Affekten dienen« (Beutel 1990, S. 43). Sie zeigen sich beispielsweise durch Affektumwandlungen und werden eingesetzt, wenn sexuelle oder aggressive Triebe aufgrund der Normen und Regeln nicht befriedigt werden können und zu inneren Konflikten führen (vgl. Freud 1964). In ihrem Werk »Geist und Psyche – das Ich und die Abwehrmechanismen« nennt Anna Freud (ebd., S. 35) die folgenden Abwehrmethoden: Verdrängung, Regression, Reaktionsbildung, Isolierung, Ungeschehenmachen, Projektion, Introjektion, Wendung gegen die eigene Person, Verkehrung ins Gegenteil und die Sublimierung oder die Verschiebung des Triebziels.

Die *Stressforschung* geht auf Selye zurück (vgl. Faltermaier 2017, S. 87). An Vorarbeiten des Physiologen Canon anschließend und auf der Grundlage der Ergebnisse seiner Laboruntersuchungen entwickelt Selye ein biologisches Stresskonzept (vgl. ebd.; vgl. Selye 1981, S. 165f.). Er geht davon aus, dass alle Individuen bei der Konfrontation mit Problemen, unabhängig von der Art der Probleme, durch ein stereotypisches Muster biochemischer, funktioneller und struktureller Veränderungen reagieren. Als Stressoren bezeichnet er alle endogenen und exogenen Reize, die diese Reaktionen auslösen (vgl. Selye 1981, S. 169). Er definiert Stress als »die unspezifische Reaktion des Organismus auf jede Anforderung« (ebd., S. 170). Eine weitere Definition von Stress stammt aus der Mechanik. Die sogenannte situationsbezogene Sichtweise definiert Stress über die äußere Situation und bezeichnet alle objektiven Anforderungen der Umwelt als Stress (vgl. Faltermaier 2017, S. 88).

4.4.1 Coping Konzept von Lazarus und Folkman

Die beiden Stresstheorien, die reaktionsbezogene und die situationsbezogene, berücksichtigen nicht die Einschätzung der Person oder der Reaktionskapazität des Organismus, obwohl die individuelle Reaktion abhängig von der Reizsituation und ihrer subjektiven Wahrnehmung stark variiert. Aus dieser Kritik entwickelte sich eine interaktionistische Stressdefinition (vgl. Faltermeier 2017, S. 88). Das von Lazarus entwickelte transaktionelle Stressmodell gilt in dieser Theorietradition als die einflussreichste Stresstheorie (vgl. Knoll et al. 2005, S. 98).

Stress wird demnach wie folgt definiert:

> »*Psychological stress is a particular relationship between the person and the environment that is appraised by the person as taxing or exceeding his or her reasources and endangering his or her well-being* [Hervorhebungen im Original]« (Lazarus / Folkman 1984, S. 19).

Lazarus und Folkman erklären, dass reaktions- oder stimulusbezogene Stress-definitionen nicht ausreichend und Person-Umwelt-Auseinandersetzungen wichtig sind. Ob eine Situation oder ein Objekt als stressig beurteilt wird oder nicht, hängt von der kognitiven Bewertung der jeweiligen Person ab. Psycho-logischer Stress entsteht dann, wenn die Person-Umwelt-Beziehung im Ver-hältnis der Ressourcen einer Person als anstrengend oder überfordernd oder das Wohlbefinden als gefährdet bewertet wird (vgl. ebd., S. 21). Lazarus und Launier (1981) weisen darauf hin, dass jedes Ereignis als Stress zu bezeichnen ist, »in dem äußere oder innere Anforderungen (oder beide) die *Anpassungsfähigkeit* [Hervorhebung im Original] eines Individuums, eines sozialen Systems oder eines organischen Systems *beanspruchen oder übersteigen* [Hervorhebung im Original]« (Lazarus / Launier 1981, S. 226). Diesem Stressmodell entsprechend definieren Lazarus und Folkman das Coping als »*constantly changing and behavioral efforts to manage specific external and/or internal demands that are appraised as taxing or exceeding the resources of the person* [Hervorhebungen im Original]« (Lazarus / Folkman 1984, S. 141).

In dieser Definition werden alle intrapsychischen und verhaltensbezogenen Bemühungen eines Individuums als Bewältigung betrachtet, um »mit umwelt-bedingten und internen Anforderungen sowie den zwischen ihnen bestehenden Konflikten fertig zu werden (d. h. sie zu meistern, zu tolerieren, zu reduzieren, zu minimieren), die die Fähigkeiten einer Person beanspruchen oder übersteigen« (Lazarus / Launier 1981, S. 244). Persönlichkeitsfaktoren und Situationsbewer-tungen gelten als zentrale Elemente dieser Theorie (vgl. Morgenroth 2015, S. 74). Dementsprechend kommt der Einschätzung von Situationsanforderungen und eigenen Handlungsmöglichkeiten eine besondere Bedeutung zu (vgl. Schwarz 1993, S. 17).

Am Anfang jeder Stresssituation stehen kognitive Bewertungen. Bei der so-genannten *Primärbewertung* bewertet das Individuum die Relevanz einer Si-tuation für sein Wohlbefinden anhand bestimmter Charakteristiken – wie Vorhersagbarkeit, Kontrollierbarkeit und zeitliche Erstreckung der Reizgege-benheiten. Parallel dazu findet die sogenannte *Sekundärbewertung* statt, in der eigene Ressourcen unter dem Einfluss persönlicher Motive, Ziele, Wertvorstel-lungen und generalisierter Erwartungen den Situationsanforderungen gegen-übergestellt werden (vgl. Knoll et al. 2005, S. 99). Die beschriebenen Prozesse machen deutlich, dass es für die Auslösung einer Stresssituation kein objekti-vierbares Maß gibt, sondern allein die subjektive Bewertung einer Situation entscheidend ist. Deshalb unterscheiden sich Reaktionen von Personen in ähnlichen objektiven Situationen voneinander (vgl. Faltermaier 2017, S. 89).

In diesem Konzept wird Bewältigung nicht als momentanes Geschehen, sondern als Prozess angesehen, dem alle bewussten oder unbewussten An-strengungen angehören, unabhängig davon, ob sie zum Erfolg führen oder nicht.

Lazarus und Lazarus (1994) betonen, dass die Bewältigung bei einem Misserfolg nicht endet: »When a goal has been blocked or its integrity threatened, people struggle to prevent the harm from happening or to overcome it. If nothing can be done, they work hard to accept and deal with the reality, and get on with their lives« (Lazarus / Lazarus 1994, S. 152).

Der oben beschriebene Copingprozess deutet auf unterschiedliche Funktionen der Bewältigung hin, die Lazarus (2005, S. 242) in *problemfokussiertes* und *emotionsfokussiertes* Coping unterteilt. Beim problemfokussierten Coping geht es darum, »dass sich die Betroffenen Informationen verschaffen, auf deren Basis gehandelt werden kann, und Maßnahmen ergreifen, um die gestörte Person-Umwelt-Beziehung wieder in Ordnung zu bringen« (ebd.). Diese Handlungen können die eigene Person betreffen, aber auch durch den Eingriff in die Umwelt erfolgen. Die zweite Funktion von Coping zielt auf die Regulierung der Emotionen ab, die mit der Stresssituation verbunden sind. Dies kann beispielsweise durch die Vermeidung von belastenden Gedanken oder durch eine Neubewertung der Stresssituation geschehen (vgl. ebd.).

Auch wenn das transaktional kognitive Coping Konzept von Lazarus Person-Umwelt-Beziehungen und die subjektive Bewertung des Stressors stark berücksichtigt, folgt das Konzept dem pathogenetischen Paradigma (vgl. Faltermaier 2017, S. 62). Im Folgenden werden Modelle und Konzepte dargestellt, die aus der Stressforschung stammen, die aber eine salutogenetische Perspektive aufweisen.

Heute gelten Salutogenese und Resilienz als die prominentesten Konzepte, »die weniger auf spezifische Krankheiten und die Pathogenese setzen, sondern mehr auf Schutzfaktoren und Widerstandsressourcen« (Faltermaier 2012, S. 3). Die Arbeiten von Antonovsky gelten dabei als Anknüpfungspunkt, in denen er sich mit dem Gesundheits- beziehungsweise Krankheitsbegriff auseinandersetzt, Kritik am pathogenetisch ausgerichteten medizinischen und psychosozialen Versorgungssystem äußert und somit in diesem einen Perspektivenwechsel hervorruft (vgl. Kolip et al. 2000, S. 12).

Neben den beiden Konzepten der Salutogenese und Resilienz gilt das posttraumatische Wachstum als ein wichtiges Konstrukt. In einigen Forschungen wird Resilienz als Rekonfiguration definiert und nach einer traumatischen Erfahrung wird bei manchen Betroffenen eine positive Änderung in ihrem Wohlbefinden angenommen. Das Konstrukt des posttraumatischen Wachstums wird in einigen Forschungen zu psychosozialen Schutzfaktoren mit untersucht (vgl. Bengel / Lyssenko 2012, S. 39). Aufgrund der inhaltlichen und empirischen Überschneidungen der beiden Konzepte (vgl. Bengel / Lyssenko 2012, S. 43) wird auch das posttraumatische Wachstum in seinen Grundzügen dargestellt, da es auch in die Pflegewissenschaft einbezogen wird (zum Beispiel Holtgräwe 2011).

4.4.2 Salutogenese

Gegenüber dem dichotomen Denkansatz – unabhängig davon, ob dieser gesundheits- oder krankheitsorientiert ist – führt Antonovsky (1997, S. 22 f.) einen Denkansatz des Gesundheits- und Krankheitskontinuums ein. Aus zweierlei Hinsicht tendiert der dichotome Denkansatz zu einer eingeschränkten Sichtweise: Zum einen wird die Aufmerksamkeit auf die Pathologie gerichtet und nicht auf den Menschen mit einem medizinischen Problem. Das Kranksein wird somit von seiner gesamten Lebenssituation und seinem Leiden isoliert betrachtet. Zum anderen entgeht dem Pathogenetiker, der sich ausschließlich auf eine Krankheit und ihren Erreger spezialisiert, das Bewusstsein über das Kranksein und die Gesundheit im Allgemeinen. Die negativen Folgen zeigen sich in der Praxis vor allem darin, dass zwischen den verschiedenen Spezialisten kaum eine Kooperation stattfindet (vgl. Antonovsky 1997, S. 23 f.), was sich wiederum ungünstig auf die Behandlung des Erkrankten auswirkt.

Im Gegensatz zu der Annahme der pathogenen Orientierung, dass Krankheiten durch Erreger ausgelöst werden (vgl. Antonovsky 1997, S. 24), hat eine salutogenetische Sichtweise die Faktoren im Blick, »die zu einer Bewegung in Richtung auf das gesunde Ende des Kontinuums beitragen« (ebd. 1997, S. 25). Im Modell von Antonovsky haben das Stresskonzept und der Stressbewältigungsprozess eine besondere Bedeutung (vgl. Faltarmeier 2005, S. 67). Im Unterschied zu einer pathogenetischen Sichtweise werden Stressoren nicht unbedingt als gesundheitsschädigend bewertet. Sie sind immer und überall präsent und können, abhängig von ihrem Charakter, auch positive Auswirkungen auf die Gesundheit haben. Schließlich sollte der Fokus nicht nur auf der Suche nach Lösungen zur Krankheitsheilung liegen, sondern auch auf der Adaptation des Menschen an seine Umwelt (vgl. Antonovsky 1997, S. 29 f.).

Antonovsky definiert das Kohärenzgefühl als

> »eine globale Orientierung, die ausdrückt, in welchem Ausmaß man ein durchdringendes, andauerndes und dennoch dynamisches Gefühl des Vertrauens hat, daß
> 1. die Stimuli, die sich im Verlauf des Lebens aus der inneren und äußeren Umgebung ergeben, strukturiert, vorhersehbar und erklärbar sind;
> 2. einem die Ressourcen zur Verfügung stehen, um den Anforderungen, die diese Stimuli stellen, zu begegnen;
> 3. diese Anforderungen Herausforderungen sind, die Anstrengung und Engagement lohnen« (Antonovsky 1997, S. 36).

Die Definition verdeutlicht die drei Komponenten des Modells, die notwendig sind, um »die Welt zusammenhängend und sinnvoll zu erleben« (Bengel et al. 2001, S. 29). Diese sind:

(1) Das Gefühl von Verstehbarkeit: Hierbei handelt es sich um ein kognitives Verarbeitungsmuster, wodurch auch unbekannte Stimuli nicht als chaotische und unerklärliche Reize, sondern als geordnete, konsistente und strukturierte Informationen wahrgenommen und verarbeitet werden können.

(2) Das Gefühl von Handhabbarkeit: Diese Komponente benennt Antonovsky auch als instrumentelles Vertrauen und betrachtet es als kognitiv-emotionales Verarbeitungsmuster. Er betont, dass es nicht nur um die Verfügbarkeit der eigenen Ressourcen und Fähigkeiten geht, sondern auch um die Überzeugung, dass andere Menschen oder eine höhere Macht dabei helfen, Schwierigkeiten zu bewältigen.

(3) Das Gefühl von Sinnhaftigkeit: Nach Antonovsky ist diese motivationale Komponente am wichtigsten. Wenn das Leben nicht als sinnhaft erlebt werden kann, hat das gesamte Kohärenzgefühl keinen bedeutsamen Wert, auch wenn die anderen Komponenten eine hohe Ausprägung aufweisen. Ohne das Erleben der Sinnhaftigkeit würde man das Leben als Last empfinden (vgl. Bengel et al. 2001, S. 29 f.).

Menschen mit einem ausgeprägten Kohärenzgefühl sind in der Lage, auf Anforderungen flexibel zu reagieren und für die jeweilige spezifische Situation angemessene Ressourcen zu aktivieren. Hingegen reagieren Menschen mit einem geringen Kohärenzgefühl eher starr, da ihre Ressourcen für die Bewältigung nicht ausreichen oder sie vorhandene Ressourcen nicht wahrnehmen können (vgl. Bengel et al. 2001, S. 30). Antonovsky ist der Ansicht, dass das Kohärenzgefühl unter dem Einfluss von gesammelten Erfahrungen und Erlebnissen im Laufe der Kindheit oder Jugend entwickelt wird; jedoch schließt er die Möglichkeit größerer Änderungen in der Adoleszenz nicht aus. Das Kohärenzgefühl bildet sich endgültig mit etwa 30 Jahren aus und ändert sich danach kaum (vgl. Bengel et al. 2001, S. 30 f.).

4.4.3   Posttraumatisches Wachstum

Es gibt für das Konzept des posttraumatischen Wachstums mehrere theoretische Modelle. Der Unterschied bei diesen Modellen liegt vor allem darin, ob posttraumatisches Wachstum selbst als Bewältigungsstrategie oder als Ergebnis des Bewältigungsprozesses betrachtet wird (vgl. Bengel / Lyssenko 2012, S. 40). Beispielsweise ist Joseph (2015) der Ansicht, dass sich das Wachstum lebenslang und unaufhörlich vollzieht und daher posttraumatisches Wachstum nicht nur als Ergebnis sondern als Prozess der Veränderung aufgefasst werden muss. An einem traumatischen Erlebnis gewachsen zu sein bedeute für Betroffene nicht, einen festgelegten Endzustand erreicht zu haben, sondern »dass sie jetzt auf dem

Kontinuum des eudaimonischen Wohlbefindens eine höhere Stufe als zuvor erreicht haben« (Joseph 2015, S. 108).

Das von Tedeschi und Calhoun entwickelte Modell gilt als das bekannteste Modell für das Konzept (vgl. Bengel / Lyssenko, 2012, S. 40) und meint mit dem Begriff des posttraumatischen Wachstums positive psychologische Veränderungen, »die von Betroffenen als Ergebnis oder Folge des Bewältigungsprozesses von extrem belastenden Lebensereignissen berichtet werden« (Zöllner et al. 2006, S. 37). Diese positiven Veränderungen können sich als Zuwachs der inneren Reife, eines neu definierten Lebenssinns und durch positive Veränderungen ihrer eigenen Person ausdrücken. Sie sind nicht Teil einer natürlichen Entwicklung, sondern entstehen im Ergebnis krisenhafter und traumatischer Ereignisse, wenn es Betroffenen gelingt, ein traumatisches Ereignis als Gelegenheit für ihre weitere persönliche Entfaltung zu nutzen (vgl. ebd.).

Posttraumatisches Wachstum kann sich auf unterschiedlichen Ebenen und Lebensbereichen zeigen. Tedeschi und Calhoun (1996; zitiert nach Holtgräwe 2011, S. 48) entdecken die folgenden fünf Bereiche, in denen das posttraumatische Wachstum auftritt:

»(1) eine größere *Wertschätzung des Lebens* und ein veränderter Lebenssinn; (2) wärmere und intimere *Beziehungen zu anderen*; (3) ein Gefühl größerer *persönlicher Stärke*; (4) Anerkennung *neuer Möglichkeiten* oder Wege für das eigene Leben und (5) *spirituelle oder religiöse Veränderung*« (Hervorhebungen im Original, ebd.).

Die aufgezählten fünf Bereiche des posttraumatischen Wachstums beinhalten Elemente, die im Widerspruch zu stehen scheinen. Dies ist generell für das posttraumatische Wachstum charakteristisch, dass Bereicherung aus dem Verlust resultiert (vgl. Holtgräwe 2011, S. 50; vgl. Zöllner et al. 2006, S. 38).

4.4.4 Resilienz

Der Resilienzbegriff stammt von dem englischen Wort »resilience« ab und bedeutet Spannkraft, Elastizität und Strapazierfähigkeit. Ursprünglich stammt der Begriff aus der Physik und bezeichnet die Fähigkeit eines Objektes, seine vorherige Form nach äußerlichen Einflüssen zügig wieder zurückzuerlangen (vgl. Bengel / Lyssenko 2012, S. 24). Mittlerweile findet der Begriff disziplinübergreifend Verwendung und beschreibt »die Toleranz eines Systems gegenüber Störungen bzw. die Widerstandskraft von Systemen« (ebd.).

Resilienz als Forschungsrichtung entwickelte sich in den 50er Jahren fast als Nebenprodukt von Studien zur Entwicklungspsychologie und -pathologie bei Kindern und Jugendlichen (vgl. Bengel / Lyssenko 2012, S. 9). Als eine der wichtigsten Längsschnittstudien ist die Forschung von Emmy Werner zu nennen: Sie untersuchte 698 Kinder, die im Jahre 1955 auf der Insel Kauai geboren wurden und aus multiethnischen Familien stammen. Die Kinder waren vier oder mehr Risikofaktoren ausgesetzt, wie zum Beispiel Armut, Geburtskomplikationen, psychisch kranke Eltern und Scheidung. Sie beobachtete den Einfluss einer Mehrzahl von belastenden Lebensereignissen und protektiven Faktoren ab der pränatalen Phase. Weitere Erhebungen fanden im Alter von 1, 2, 10, 18, 32 und 40 Jahren statt. Sie untersuchte kurz und langfristige Einflüsse von Risikofaktoren mit der Annahme, dass Kinder aus armen Familien, die multiplen Risikofaktoren ausgesetzt sind, mit einer hohen Wahrscheinlichkeit fortgesetzte Lern- und Verhaltensprobleme entwickeln würden, die im Erwachsenenalter negative Konsequenzen nach sich ziehen können. Gleichzeitig erkannte sie, dass nur eine Minorität der untersuchten Kinder schwere und andauernde Probleme entwickelte. Durch die Langzeitstudie konnte sie feststellen, dass sich manche Kinder erfolgreich entwickeln konnten und die genannten Risikofaktoren nicht zwangsläufig zu einer negativen Entwicklung führen müssen (vgl. Werner 2011, S. 32 f.).

Werner (2011) identifiziert eine Reihe von schützenden Faktoren, welche die resilienten Kinder von denen unterscheiden, die schwere Anpassungsprobleme aufweisen. Diese Schutzfaktoren unterteilt sie in drei Gruppen: Schützende Faktoren im Kind, schützende Faktoren in der Familie und schützende Faktoren im weiteren sozialen Umfeld (vgl. Werner 2011, S. 37). Bengel et al. (2009) verwenden zur Darstellung der Schutzfaktoren »die Klassifikation von personalen, familiären und sozialen Ressourcen« (Bengel et al. 2009, S. 49) und betonen, dass nicht jeder schützende Faktor eine positive Wirkung ausübt. Dabei sind andere Bedingungen, beispielsweise geschlechts- und altersspezifische Aspekte, ebenso zu berücksichtigen wie die Kontextgebundenheit dieser Faktoren und ihre Wechselwirkung zueinander (vgl. ebd., S. 50).

Auch im Erwachsenenalter kann eine Erholung bei Personen beobachtet werden, die durch die Eröffnung von Chancen in ihrem Leben dauerhafte positive Veränderungen erleben können. Als Anlass für positive Veränderungen zählen die sogenannten Wendepunkte, wie zum Beispiel kontinuierliche Ausbildungen in Bildungseinrichtungen für Erwachsene, schulische und berufliche Qualifikationen, stabile Ehen, der Beitritt in eine Glaubensgemeinschaft, Heilung von einer lebensbedrohlichen Krankheit oder von Folgen eines Unfalls und psychotherapeutische Behandlung in geringem Umfang (vgl. Werner 2010, S. 33). Im Ergebnis einer systematischen Literaturrecherche stellen Bengel et al. (2009) die folgenden Schutzfaktoren im Erwachsenenalter fest: Positive Emotionen, Optimismus, Hoffnung, Selbstwirksamkeitserwartung, Selbstwertgefühl, Kontrollüberzeugungen, Kohärenzgefühl, Hardiness, Religiosität und Spiritualität, Coping und soziale Unterstützung (ebd., S. 45).

Fähigkeiten, die die Resilienz fördern, sind kein angeborenes Charaktermerkmal, sie entwickeln sich prozesshaft im Laufe des Lebens durch die Auseinandersetzung zwischen dem Menschen und seiner Umwelt (vgl. Bengel / Lyssenko, 2012, S. 27; vgl. Werner 2011, S. 33). Daher ist Resilienz selbst als ein dynamischer Anpassungs- und Entwicklungsprozess zu betrachten, an dem sowohl die Person als auch die Umwelt beteiligt sind (vgl. Wustmann 2009, S. 28). Zwar hebt die Resilienz Risiken und belastende Schwierigkeiten nicht auf, sie ermöglicht es aber dem Individuum, diese erfolgreich zu bewältigen (vgl. Werner 2011, S. 33). Resilienz ist daher als Fähigkeit zu verstehen, »Krisen im Lebenszyklus unter Rückgriff auf persönliche und sozial vermittelte Ressourcen zu meistern und als Anlass für Entwicklung zu nutzen« (Welter- Enderlin 2010, S. 30).

Ein weiteres Merkmal der Resilienz ist ihre Variabilität. Personen, die eine belastende Situation zu einem bestimmten Zeitpunkt erfolgreich bewältigen, können zu einem anderen Zeitpunkt Schwierigkeiten haben, mit Belastungen umzugehen (vgl. Bengel et al. 2012, S. 27; vgl. Gildhoff-Fröhlich / Böse-Rönnau 2009, S. 10). Resilienz ist daher nicht als eine lebenslange Fähigkeit zu betrachten (vgl. Wustmann 2009, S. 31). Die Variabilität der Resilienz bezieht sich nicht nur auf die Zeit, dieses Konstrukt ist zudem auch situationsspezifisch und multidimensional (vgl. ebd., S. 32). Dies meint, dass Personen, die sich in einer bestimmten Situation gegenüber einem Stressor als resilient gezeigt haben, in einer anderen Situation unter dem Einfluss anderer Stressoren große Schwierigkeiten aufweisen können. Außerdem kann die Entwicklung von Fähigkeiten zur Anpassung und Bewältigung von Personen in unterschiedlichen Lebensbereichen verschieden sein (vgl. Bengel et al. 2009, S. 27).

4.5 Theoretische Konzepte und Modelle zur Untersuchung der Bewältigung chronischer Krankheiten in der Familie

Nach der Skizze der Bewältigungsforschung und der auf diesem Gebiet entwickelten grundsätzlichen Theorien und Konzepte sollen nun »Themen einer resilienzorientierten Theorie der ›Bewältigung‹ chronischer Krankheiten« (Hildenbrand 2009, S. 153) als Rahmenkonzept für die vorliegende Arbeit dargestellt werden. Hildenbrand entwickelte diesen resilienzorientierten Ansatz ausgehend von vier Konzepten: Zwei stammen aus der Psychologie (Familienstresstheorie und das Modell der familialen Resilienz) und zwei aus der Soziologie (Trajektkonzept und die Sozialisationstheorie aus einer Mehrgenerationenperspektive). Im Folgenden sollen die genannten Modelle in ihren Grundzügen dargestellt werden.

4.5.1 Familienstresstheorie

Das erste theoretische Modell zum Thema Familienstress und seine Bewältigung kann auf das von Reubin Hill entwickelte ABCX-Modell (1949, 1958; zitiert nach DeMarco et al. 2005, S. 340) zurückgeführt werden. Bei diesem Modell handelt es sich um drei Faktoren, die sich gegenseitig beeinflussen und unter Umständen Familienkrisen auslösen könnten (vgl. ebd.). Krise (X) entsteht dann, wenn für die Bewältigung des Stressors (A) die Ressourcen der Familie (B) durch die Definition von der Familie (C) als unzureichend bewertet werden (Hill 1949, 1958; zitiert nach DeMarco et al. 2005, S. 340).

Auf der Basis von Erkenntnissen, die durch eine Reihe von qualitativ und quantitativ angelegten Längsschnittstudien über von Kriegsfolgen betroffene Familien gewonnen wurden, wurde das ABCX-Modell zu einem Doppel-ABCX-Modell weiterentwickelt (vgl. DeMarco et al. 2005, S. 341). Es wurden mindestens vier weitere Faktoren festgestellt, die die Bewältigung des Stressors zu beeinflussen scheinen: a) Anhäufung von zusätzlichen Stressoren und Belastungen, b) Bemühungen der Familie zur Aktivierung, Erschließung und Verwendung neuer Ressourcen innerhalb der Familie oder des Gemeinwesens, c) Veränderung der Definition der Familie mit einer neuen Sinngebung im Kontext der Belastungen, d) Copingstrategien der Familie, die zur Veränderung der Familienstruktur entwickelt werden, um eine positive Anpassung an die neue Situation zu erreichen (vgl. McCubbin / Patterson 1983, S. 10). Außerdem zeigen die Beobachtungen, dass die Familien im Laufe der Zeit drei Stufen der Anpassung zu durchlaufen scheinen: Widerstand, Neustrukturierung und Stabilisierung (vgl. ebd., S. 20). Den an der Adaptation beteiligten Prozessen kommt somit eine derart größere Bedeutung zu, dass das Doppel-ABCX-Modell eine weitere Transformation erfährt und zum Family Adjustment and Adaptation Response Modell (FAAR) entwickelt wird (vgl. DeMarco 2005, S. 341).

Das FAAR-Modell beinhaltet vier zentrale Konstrukte: Familien bemühen sich in einem aktiven Prozess, durch die *Sinngebung* die familiären *Anforderungen* mit ihren *Ressourcen* im Gleichgewicht zu halten, um eine Stufe der familiären *Regulierung* oder *Anpassung* zu erreichen (vgl. Patterson 1988, 1993; zitiert nach Patterson 2002, S. 350). Im FAAR-Modell können für Familien aus einer Krisensituation zwei Typen von Resultaten entstehen: Eine Krisensituation kommt oft einem Wendepunkt gleich und führt zu bedeutenden Veränderungen in der Struktur und/oder im Interaktionsmuster. Diese Veränderungen können entweder zu einer Verbesserung oder Verschlechterung der Funktionsweise einer Familie führen. Wenn es der Familie gelingt, durch die Reduktion der Anforderungen, die Erhöhung der Ressourcen und/oder eine neue Sinngebung das Gleichgewicht wieder herzustellen, wird dieser Prozess in der Stresstheorie als *regenerative power* und das Ergebnis als *bonadaptation* bezeichnet. Dies kommt einer familialen Resilienz gleich, wenn aus wichtigen Risikosituationen gute Resultate erfolgen. Hingegen wird in der Stresstheorie von *vulnerability* gesprochen, wenn das Resultat des (Bewältigungs-)Prozesses eine schlechte Anpassung ist (vgl. Patterson 2002, S. 351).

4.5.2 Das Modell der familialen Resilienz

Anknüpfend an wesentliche Elemente der Familienstresstheorie befasst sich das familiale Resilienzparadigma mit den Prozessen, die es den Familien ermöglichen, trotz der belastenden und krisenhaften Erlebnisse ihre Funktionsweise aufrechtzuerhalten (vgl. Retzlaff 2010, S. 111). In diesem Konzept ist nicht nur der »Umgang mit belastenden Bedingungen« oder die »Erhaltung der Kompetenz« gemeint, vielmehr bezieht sich das Konzept »auf das Potenzial, aus der Erfahrung widriger Umstände heraus sowohl im persönlichen Bereich als auch in zwischenmenschlichen Beziehungen Wandel und Wachstum anzustoßen und zu entwickeln« (Walsh 2010, S. 60). Das heißt, wenn eine Familie die Schlüsselprozesse nutzen kann, während sie gegen widrige Lebensbedingungen ankämpft, kann sie aus dieser schwierigen Situation gestärkt hervorgehen und die dadurch gewonnenen Ressourcen in Zukunft erfolgreich einsetzen (vgl. ebd.). Im Falle einer chronischen Krankheit in der Familie würde das bedeuten, dass es Familien gelingt, durch eigene Ressourcen die Krankheit in den Alltag zu integrieren und auf der Grundlage der Erfahrungen mit diesem Integrationsprozess sogar verbesserte Handlungs- und Orientierungsmuster zu entwickeln (vgl. Hildenbrand 2009, S. 140 f.).

Das Modell der familialen Resilienz berücksichtigt nicht nur die einzelnen Mitglieder der Familie als potenzielle Ressourcen für die Resilienz des Individuums, sondern nimmt die gesamte Familie in den Blick und geht davon aus, »dass schwere Krisen und anhaltende Widrigkeiten sich auf die Familie insgesamt auswirken« (Walsh 2010, S. 46). Die Schlüsselprozesse der Resilienz hingegen befähigen das Familiensystem, »sich von Krisen zu erholen, Belastungen abzufedern, das Risiko der Dysfunktion zu verringern und eine optimale Anpassung an neue Lebensumstände zu unterstützen« (ebd., S. 47). Walsh fasst die Ergebnisse unterschiedlicher sozialwissenschaftlicher Forschungen zusammen und identifiziert die folgenden drei Bereiche der familialen Funktionsweise als Schlüsselprozesse der Resilienz. Dies sind erstens die Überzeugungen der Familie, zweitens organisatorische Muster und drittens kommunikative Prozesse (vgl. Walsh 2010, S. 60). Im Folgenden sollen die in diesem Modell definierten Schlüsselprozesse der Resilienz zusammenfassend dargestellt werden.

Überzeugungen der Familie

Die Wahrnehmung einer Situation und die darauf folgende Reaktion von Familienmitgliedern hängen im Wesentlichen von den Überzeugungen der jeweiligen Familie ab. Durch gemeinsame Überzeugungen gelingt es einer Familie, Möglichkeiten für eine optimale Organisation und Funktionsweise und Lösungen für ihre Probleme zu finden und schließlich Heilung und Wachstum aufzuzeigen. Gut funktionierende Familien zeichnen sich durch zentrale Überzeugungen aus. Durch das Zusammenschließen der Kräfte von einzelnen Mitgliedern können sie widrige Umstände überwinden. Sie haben ein starkes Zusammengehörigkeitsgefühl, welches ihre Fähigkeit stärkt, widrige Umstände als gemeinsam zu bewältigende Herausforderungen wahrzunehmen (vgl. Walsh 2010, S. 62).

Außerdem hilft den Familien die Entwicklung eines *Kohärenzgefühls*, um eine Krise als nachvollziehbare und überwindbare Herausforderung anzunehmen. Durch die Zuschreibungen versuchen die Familien, Ereignisse zu erklären und ihnen somit einen Sinn zu geben. Dies geschieht im kulturellen Kontext der jeweiligen Familie und hängt von der Art der Belastungen sowie den Ressourcen der jeweiligen Familie ab, die für deren Bewältigung zur Verfügung stehen (vgl. Walsh 2010, S. 63f.).

Eine weitere Eigenschaft von gut funktionierenden Familien ist die *optimistische Grundhaltung und Herangehensweise* in schwierigen Situationen, deren psychisch und physisch positive Wirkung durch die Ergebnisse vieler Studien bewiesen wurde. Eine optimistische Haltung erweckt in den Menschen Hoffnung und hilft dabei, ihre Möglichkeiten und Ressourcen zu entdecken, diese einzusetzen und schließlich die Schwierigkeiten zu überwinden (vgl. ebd., S. 64).

Eine optimistische Haltung oder Hoffnung sollte nicht als unrealistische Ablenkung oder Trost angesehen werden. Eine optimistische Haltung hilft auch dann, wenn Lösungsstrategien keinen Erfolg bringen und die Situation nicht zu ändern ist. Die Haltung hilft den Familien, die Situation realistisch zu bewerten, indem sie eine Bilanzierung ihrer vorhandenen Möglichkeiten und aus der Situation erwachsene Aufgaben schaffen. Östlich geprägten Familien mit religiösem oder philosophischem Hintergrund gelingt es im Vergleich zu Familien aus westlichen Kulturen eher, die Dinge so hinzunehmen wie sie sind, da sich Familien aus westlichen Kulturen aufgrund ihrer kulturellen Normen oftmals gezwungen fühlen, auch Krisensituationen zu beherrschen und praktische Lösungen für Probleme zu finden (vgl. Walsh 2010, S. 65f.).

Transzendente und spirituelle Rituale und Überzeugungen helfen Familien Schwierigkeiten einen Sinn zu geben und sie somit in ihre Lebenswelt einzuordnen. Durch kulturelle und religiöse Bindungen erhalten sie Kraft und Trost. Zusammengehörigkeit in Religionsgemeinschaften und – gemeinsam oder allein verrichtete – Gebete sowie Meditation stellen für Menschen eine Quelle der Resilienz dar. Dabei meint die Spiritualität nicht nur eine religiöse Zugehörigkeit, sondern beispielsweise auch eine tiefe Verbundenheit mit der Natur, der Musik, der Kunst oder dem Glauben an eine höhere Macht. Die Ergebnisse medizinischer Studien legen nahe, dass Glaube, Gebet und spirituelle Rituale den Heilungsprozess positiv beeinflussen können (vgl. Walsh 2010, S. 67f.).

Außerdem kann eine Krisensituation bei Menschen zu Lernbereitschaft, Veränderung und auch zum Wachstum eines Menschen führen. Dies im Sinne der Paradoxie des Resilienzkonzeptes, wonach Menschen in schlimmsten Zeiten das Beste hervorbringen können. Beispielsweise kann eine Krisensituation in der Familie Anlass dazu geben, gestörte Beziehungen zu heilen und die Zusammengehörigkeit zu stärken. Viele Menschen werden durch schwierige Lebensereignisse in ihrem moralischen Bewusstsein gestärkt und können sich für die Notlage anderer sensibilisieren (vgl. ebd. S. 68).

Strukturelle und organisatorische Muster der Familie
Die Organisation und Funktionsweise der jeweiligen Familie unterscheidet sich je nach ihrer Struktur. Die Bewältigung der an sie gestellten Aufgaben hängt im Wesentlichen von ihrer Struktur ab. *Flexibilität* als zentraler Aspekt der Resilienz ermöglicht es den Familien, ihre Organisation in schwierigen Zeiten neu aufzubauen und entsprechend den Umständen ein neues Verständnis zu entwickeln. Dabei kommt einer festen Führungsautorität in der Familie eine große Bedeutung zu, die durch eine gewisse Flexibilität die erforderliche Stabilität auch in einer Krisensituation schafft, damit die familiale Funktionsweise weitergeführt werden kann (vgl. ebd. S. 69).

Weiterhin ist die *Verbundenheit* der Familie eine wichtige Voraussetzung für die Stärkung der familialen Resilienz. Durch die gegenseitige Unterstützung, Zusammenarbeit und das Verantwortungsgefühl der Familienmitglieder, in schwierigen Zeiten füreinander da zu sein, wird ermöglicht, eine Krise gemeinsam zu meistern, indem die Kräfte der Familie zusammengeschlossen werden. Eine Krisensituation kann Beziehungen innerhalb einer Familie auf unterschiedliche Weise beeinflussen. Während durch hohe Belastungen in Krisensituationen Missverständnisse und Differenzen entstehen können, können sie auch eine Chance für die Heilung gestörter Beziehungen bieten (vgl. Walsh 2010, S. 70f.).

Soziale Netzwerke sind weitere Ressourcen, aus denen Familien in schwierigen Zeiten praktische Hilfestellung und emotionale Unterstützung bekommen können. Die Resilienz wird durch das Vorhandensein von Bezugspersonen oder die Einbindung in eine Organisation, beispielsweise eine Religionsgemeinschaft, gefördert (vgl. ebd. S. 71).

Eine weitere Voraussetzung für die Entwicklung der Resilienz in der Familie ist die *finanzielle Sicherheit*. Der Ausfall des Einkommens der Familien durch den Verlust des Arbeitsplatzes oder die Krankheit des Ernährers kann schwierige Notlagen auslösen und ihre Ressourcen vermindern (vgl. ebd. S. 71 f.).

Kommunikation und Lösung von Problemen

Eine gelungene Kommunikation in der Familie ermöglicht es ihren Mitgliedern, ihre Gedanken und Gefühle auf angemessene Weise zu äußern und ihre Resilienz somit zu fördern. Eine offene Herangehensweise schafft für alle Beteiligten Klarheit und bietet die Möglichkeit, Probleme offen anzusprechen und gemeinsame Lösungen zu entwickeln. Es dürfen aber nicht die Kulturabhängigkeit der Kommunikations- und Interaktionsregeln außer Acht gelassen werden, die Ausdruck persönlicher Gefühle sind und den Umgang mit sensiblen Gesprächsthemen bestimmen (vgl. ebd. S. 72).

Klarheit meint eindeutige Mitteilungen in Wort und Tat, die miteinander übereinstimmen. Sie fördert das Wohlbefinden ihrer Mitglieder auch in einer Krisensituation. Es gelingt Familienmitgliedern leichter, der Krisensituation einen Sinn zu geben, wenn sie wichtige Informationen über die Situation und über ihre Zukunftserwartungen austauschen können. Umgekehrt lösen Uneindeutigkeiten Ängste aus, verhindern die Situation zu verstehen und sie zu meistern, was im schlimmsten Fall zu einer Entfremdung der Familienmitglieder führen kann (ebd. S. 72 ff.).

Eine offene Kommunikation schafft eine Atmosphäre, in der es den Mitgliedern auch in krisenhaften Situationen ermöglicht wird, ihre *Gefühle zum Ausdruck zu bringen*. Geschlechts- und altersspezifische Aspekte sowie die Beziehung zwischen Generationen können Einfluss auf den Umgang mit Gefühlen der Mitglieder haben. Während sich das Verheimlichen der Gefühle negativ auf die eigene Person und die Beziehung zwischen den Mitgliedern auswirken kann, ermöglicht ein offener Umgang mit Gefühlen die gegenseitige Unterstützung und fördert die Entwicklung der Resilienz in der Familie (vgl. ebd. S. 74 f.).

Probleme gemeinsam zu lösen hilft der Familie die Krisensituationen durch gemeinsame Erschließung der Ressourcen und Entwicklung von Ideen zu bewältigen und gestärkt aus diesen hervorzugehen. Es ist wichtig, dass sie lernen, sich klare und erreichbare Ziele zu setzen, auf kleine Erfolge aufzubauen und Irrwege als Lernerfahrung zu betrachten (vgl. ebd. S. 75).

Dem Modell liegt die Annahme zu Grunde, dass es keine einheitliche allgemeingültige Form einer gesunden Funktionsweise einer Familie gibt. Hingegen erkennt das Modell die Einzigartigkeit der Familien und ermöglicht es, kulturelle Besonderheiten gestärkt zu berücksichtigen (vgl. Walsh 2010, S. 77).

4.5.3 Das Trajektkonzept

Das Trajektkonzept geht auf Anselm Strauss und seine Forschergruppe zurück. Es wurde auf der Basis von verschiedenen Forschungsarbeiten über chronische Krankheiten und die berufliche Praxis von verschiedenen Pflegepersonen entwickelt (vgl. Corbin / Strauss 1998, S. 4). Die Bezeichnung »Trajekt« deutet auf die besondere Verlaufsform chronischer Krankheiten, die zeitliche Unbegrenztheit und ihren eigendynamischen Verlauf hin (vgl. Schaeffer / Moers 2008, S. 8). Der lebenslange Verlauf chronischer Krankheiten ist durch mehrere Phasen gekennzeichnet, die sich zum Teil überlappen oder abwechselnd auftreten und analytisch in verschiedene Subphasen unterteilt werden können: Die Normalisierungsphasen, stabile und instabile Phasen, Phasen der Verschlechterung und die Sterbephase (vgl. Corbin / Strauss 2004, S. 62, S. 349).

In diesem Konzept wird die Bewältigung als Arbeit konzeptualisiert und es bezieht sich nicht nur auf den physiologischen Krankheitsverlauf, sondern auch auf die mit den Bewältigungsanforderungen verbundene Arbeit der jeweiligen Phase (vgl. Corbin et al. 2009, S. 70; vgl. Corbin / Strauss 2004, S. 349).

Krankheit, Biografie und Alltagsleben werden in diesem Konzept als die drei Hauptarbeitslinien festgehalten, die in Subtypen aufgeteilt werden können. Bei der Durchführung können die einzelnen Arbeitslinien aufeinander Einfluss nehmen. Diese Interaktion der Arbeitslinien wird als »reziproker Einfluss« bezeichnet und tritt vor allem zwischen der Alltagsarbeit und der Krankheitsarbeit auf. Des Weiteren haben sowohl der Kontext, in dem die Bewältigung stattfindet und der sich verändern kann, als auch unerwartete Ereignisse Einfluss auf alle drei Arbeitslinien. Deshalb ist es schwierig, ein Gleichgewicht zwischen Krankheit, Biografie und Alltag zu finden. Durch ein Ungleichgewicht zwischen den Arbeitslinien kann eine Abnahme der zur Bewältigung verfügbaren Ressourcen erwartet werden. Eine solche Abwärtsentwicklung kann durch eine prozesshafte und an die veränderten Strukturbedingungen angepasste Bewältigung verhindert werden (vgl. Corbin / Strauss 2004, S. 145 f.). Das heißt, dass die Strukturänderungen auf das Handeln der Akteure Einfluss nehmen. Sie verlangen von allen an der Bewältigung beteiligten Akteuren Anpassungen und Modifikationen ihres Handelns (vgl. Corbin et al. 2009, S. 64). Der Erkrankte und seine Angehörigen sind zwar die Hauptakteure der Bewältigungsarbeit. Doch die Besonderheiten chronischer Krankheiten, die sich dadurch kennzeichnen, dass Patienten aufgrund der Multimorbidität, der Einschränkungen der Funktionsfähigkeit und gegebenenfalls der Pflegebedürftigkeit dauerhaft auf fremde Hilfe angewiesen sind, machen es erforderlich, unterschiedliche Professionelle des Gesundheits- und Versorgungswesens einzubeziehen. Eine Koordination des Handelns der beteiligten Akteure ist erforderlich, um den

Krankheitsverlauf unter Kontrolle zu halten und diesen positiv zu beeinflussen (vgl. ebd., S. 67).

4.5.4 Das Rahmenkonzept: »Themen einer resilienzorientierten Theorie der ›Bewältigung‹ chronischer Krankheiten«

Durch den Ausbruch einer chronischen Krankheit gerät der Betroffene in eine kritische Lebenssituation, in der alte Routinen ihre Gültigkeit verlieren. Da eine Rückkehr zur Normalität des alltäglichen Lebens nicht möglich ist, wird eine Transformation des bisherigen Lebens in eine neue Routine notwendig, die sich der neuen Situation anpasst. Der Schock, der durch den Ausbruch einer chronischen Krankheit entsteht, ähnelt strukturell allen normativen und nicht normativen Krisen. Durch die Krise wird die Alltagsroutine teilweise oder gänzlich aufgehoben und eine bedeutende Unsicherheit ausgelöst. Jedoch bietet sie gleichzeitig die Gelegenheit, im Leben Veränderungen vorzunehmen und neue Routinen zu entwickeln. Dies geschieht unter Rückgriff auf die zur Bewältigung bisheriger Krisen entwickelten Strategien in der Familie (vgl. Hildenbrand 2009, S. 135). Betrachtet man den Ausbruch einer chronischen Krankheit als Krise, so hängt ihre Bewältigung von den in der Vergangenheit entwickelten Bewältigungsstrategien ab, wodurch »das Leben […] in eine neue, den Anforderungen dieser Krankheit angemessenen Routine transformiert [wird], um das Leben insgesamt als Lebenswertes zu erhalten« (Hildenbrand, 2009, S. 135). Die Analyse der Bewältigungsarbeit konzentriert sich daher nicht auf die Krankheit und ihre Behandlung, sondern in erster Linie auf das bedrohte Leben, wobei der Fokus auf dem Erkrankten und seiner Familie liegt (vgl. Hildenbrand 2009, S. 134). Zur Analyse der Bewältigungsarbeit bei chronischen Krankheiten in der Familie schlägt Hildenbrand eine interaktionistische, resilienzorientierte Vorgehensweise vor, bei der den im Trajektkonzept beschriebenen »Hauptarbeitslinien« (Krankheit, Alltag und Biografie) (Corbin / Strauss 2004) eine zentrale Bedeutung zukommt und die Elemente aus den Konzepten der Familienstresstheorie (McCubbin / McCubbin 1996) und dem Modell der familialen Resilienz (Walsh 2010) diesen Arbeitslinien zugeordnet werden (vgl. Hildenbrand 2009, S. 142, 153).

Ein resilienzorientierter Ansatz »richtet seinen Blick auf Personen, die von den Widrigkeiten des Lebens *herausgefordert* [Hervorhebung im Original] sind und das Potenzial haben, Heilung und Wachstum bei jedem Einzelnen der Familienmitglieder zu fördern« (Walsh 2010, S. 49). Dadurch wird es möglich, leidenden Familien mit Respekt und Mitgefühl für ihre Anstrengungen zu begegnen und ihr Potenzial an Korrekturmöglichkeiten zu bestätigen (vgl. ebd.). Ein resilienzorientierter Ansatz konzentriert sich nicht nur auf die mit der Bewältigung verbundenen Herausforderungen, sondern auch auf die in der Vergangenheit durch die Bewältigung der lebens- und familienzyklischen Krisen entwickelten Fähigkeiten, die in der aktuellen Krisensituation wieder aktiviert werden (vgl. ebd., S. 135). In diesem Zusammenhang führt Hildenbrand (2010, S. 210) an, dass in der Bewältigung von normativen Übergängen ausgebildete Handlungsmuster für die Bewältigung von nicht normativen Übergängen konstitutiv sind. Diese Muster können aber wiederum durch neue Erfahrungen bei der Bewältigung nichterwartbarer Krisen korrigiert werden. Daher weist er auf die Notwendigkeit hin, bei der Analyse der Bewältigungsarbeit chronischer Krankheiten die Sozialisationsprozesse aus der Mehrgenerationenperspektive zu betrachten.

Hildenbrand (2000, S. 53 f.) setzt voraus, dass Beziehungen zwischen den Generationen für die Herausbildung von Familienstrukturen bedeutsam sind. Die in der Familienbiografie angelegten Strukturbildungsprozesse spielen bei der Herausbildung individueller Lebensabläufe eine zentrale Rolle. Sie bilden für die individuelle Identitätsbildung einen Rahmen und werden in jeder Generation reproduziert beziehungsweise transformiert. Das heißt, sie bestimmen einerseits das Individuum, andererseits werden sie von diesem selbst gestaltet.

Des Weiteren setzt Hildenbrand (2000) das Erschließen latenter Sinnstrukturen voraus, um das Motiv der beobachtbaren Handlungen und Folgen für betroffene Personen zu verstehen. Er erhebt einen Generalisierungsanspruch der von ihm vertretenen Mehrgenerationenperspektive, dass latente Sinnstrukturen von Familiensystemen sich unabhängig von milieuspezifischen Aspekten »über Generationen reproduzieren und transformieren und den Rahmen für individuelle Sozialisationsprozesse bilden« (ebd., S. 65). Latente Sinnstrukturen von Familiensystemen lassen sich nur erschließen, wenn mindestens drei Generationen berücksichtigt werden. Dieser Voraussetzung liegt die Annahme zugrunde, dass der Ablösungsprozess des zu untersuchenden Subjekts unmittelbar durch den Ablösungsprozess seiner Eltern beeinflusst ist. Daher muss neben der Generation des Subjekts und der seiner Eltern auch mindestens die Generation der Großeltern analysiert werden (vgl. ebd.). Die Themen zur Analyse der Familienstruktur durch die Betrachtung aus der Mehrgenerationenperspektive ordnet Hildenbrand der Hauptarbeitslinie der Biografie zu (vgl. Hildenbrand 2009, S. 153).

»Themen einer resilienzorientierten Theorie der ›Bewältigung‹ chronischer Krankheiten«

Krankheit	Alltag	Biografie/Identität; Familiengeschichte, Familiendynamik
Art der Krankheit und Verlaufstyp und daraus folgende Herausforderungen	Bisherige Alltagsroutinen Bisherige Verteilung von Verantwortung	Bisherige Gestaltung von lebens- und familienzyklischen Übergängen und anderen Krisen in einer Drei-Generationen- Perspektive: Interaktionsmuster
Phasierung der Krankheit: Normalisierung, stabil/ unstabil, Verschlechterung, Sterbephase und der Beitrag des medizinischen Sektors wie auch der Familienmitglieder und des sozialen Umfelds dazu (Gestaltung der Krankheitsverlaufskurve)	Veränderungen seit Eintreten der Krankheit: Rückgriff auf welche Stärken, welche Schwächen? Verhältnis Krankheitsverlaufskurve/ Alltag	Paar- und Eltern-Kind-Beziehungen in einer Drei-Generationen-Perspektive (Stellung der Familienmitglieder im Familienzyklus)
Erwartungen der Akteure zum künftigen Verlauf		Zukunftspläne und -erwartungen: individuell und kollektiv
Deutungsmuster der Akteure über Krankheit	Ökonomie vor Eintritt der Krankheit und aktuell bzw. mögliche künftige Entwicklungen	Familiengrenzen; Beziehungen zur Verwandtschaft und Nachbarschaft, Erschließen von Ressourcen, Einschränkungen?

Quelle: Hildenbrand 2009, S. 153

II   Empirischer Teil

5 Methodische Vorgehensweise

5.1 Fragestellungen

Wie der im zweiten Kapitel skizzierte Stand der Forschung zeigt, liegt eine Reihe von Untersuchungen vor, die sich mit der gesundheitlichen Versorgung von türkeistämmigen Migranten befassen. In den früheren Arbeiten galt das Interesse eher dem unterschiedlich wahrgenommenen Krankheits- und Gesundheitsverständnis, den daraus resultierenden Ausdrucksweisen und den dadurch entstehenden Interaktionsproblemen zwischen dem Gesundheitspersonal und türkeistämmigen Patienten. Jüngere Untersuchungen konzentrieren sich auch auf die Versorgungsprobleme innerhalb der stationären oder ambulanten Versorgung dieser Patienten. In den neueren Studien wurde die Situation der pflegenden Angehörigen aus der Gruppe der türkeistämmigen Migranten untersucht.

Zusammenfassend lässt sich festhalten, dass in den bisherigen Untersuchungen immer nur ein Teilaspekt der gesundheitlichen Versorgung von türkeistämmigen Migranten aufgegriffen wurde. Die Thematik der »Bewältigung chronischer Krankheiten« im familiären Kontext bei türkeistämmigen Migranten wurde noch nicht untersucht. Die jüngeren Forschungsarbeiten zu diesem Thema legen das Augenmerk eher auf die Belastungen der für die Versorgung chronisch Erkrankter verantwortlichen Pflegeperson, ohne die ganze Familie mit ihren Herausforderungen und Ressourcen ausreichend zu berücksichtigen. Eine (erwartete) Zunahme chronischer Krankheiten innerhalb dieser Bevölkerungsgruppe und ein dadurch entstehender Unterstützungsbedarf von Patienten und deren Angehörigen stellen das Versorgungswesen vor ähnliche Handlungserfordernisse wie bei einheimischen chronisch Erkrankten. Die Ergebnisse der Untersuchung sollen eine Hilfestellung für den Pflegeberuf darstellen, da professionell Pflegende den migrationsspezifischen sowie den kulturellen Hintergrund von chronisch Kranken und ihren Familien berücksichtigen müssen.

Vor diesem Hintergrund können die Fragestellungen für die empirische Untersuchung wie folgt formuliert werden:

– Wie erleben türkeistämmige muslimische Schlaganfallpatienten und deren Angehörige den Schlaganfall als chronische Krankheit? Wie gehen sie mit der Krankheit und deren Konsequenzen um?

– Wie wird die Versorgung im Falle einer Pflegebedürftigkeit organisiert? Wovon hängt die Gestaltung der pflegerischen Versorgung ab?

– Über welche Ressourcen verfügen türkeistämmige muslimische Schlaganfallpatienten und deren Angehörige bei der Bewältigung der auf sie zukommenden Anforderungen? Wie werden diese mobilisiert?

– Von welchen Bedingungen hängt bei türkeistämmigen muslimischen Schlaganfallpatienten und deren Angehörigen das Bewältigungshandeln auf der Ebene der Versorgungsnutzung ab? Welche Unterstützungserfordernisse ergeben sich daraus?

– Gibt es geschlechts- und generationsspezifische Unterschiede bei türkeistämmigen muslimischen Schlaganfallpatienten und deren Angehörigen im Hinblick auf das Krankheitserleben, den Umgang mit der Krankheit und auf das Bewältigungshandeln auf der Ebene der Versorgungsnutzung?

5.2   Forschungsdesign: Fallrekonstruktive Familienforschung

Migration ist kein abruptes Ereignis, sondern ein länger andauernder und komplexer Prozess (vgl. Lanfranchi 2004, S. 16), während dessen Individuen lernen müssen, mit Verlusten umzugehen und viele neue Erfahrungen zu verarbeiten (vgl. Muthny / Bermejo 2009, S. 9). In diesem Verarbeitungsprozess stoßen Migranten mit ihrer eigenen Kultur immer wieder auf die anders ausgeprägte Kultur im Zielland. Dies führt teilweise zur Modifikation individueller Verhaltensweisen und trägt zu unterschiedlichem Gesundheits- und Krankheitserleben sowie zu unterschiedlichen Bedürfnissen bei (vgl. Razum / Brzoska 2009, S. 348).

Uslucan (2011) stellt fest, dass die Auswirkungen einer Migration in Deutschland eher aus einer defizitorientierten Perspektive diskutiert werden (vgl. Uslucan 2011, S. 555). Diese Sichtweise neigt dazu, Personen oder Familien mit Migrationshintergrund als leidende und überforderte Menschen zu sehen. Darauf basierende Hilfestellungen durch die Mitarbeiter des Gesundheits- und Sozialwesens haben daher oftmals eher bemitleidenden Charakter und sind für die Betroffenen nicht befriedigend. Für das Gelingen einer Beratung und die unterstützende Handlung durch Mitarbeiter des Gesundheitswesens ist es erforderlich, die Anstrengungen und Ressourcen dieser Personen zu erkennen beziehungsweise anzuerkennen. Auch wenn die Migration ein belastendes Ereignis ist, muss diese für Betroffene nicht unbedingt mit negativen Folgen verbunden sein. Wie Erim et al. (2009, S. 58) zeigen, kann eine Migration Betroffenen neue Handlungsräume eröffnen und somit für sie auch eine Bereicherung darstellen.

Entsprechend des Anliegens des Forschungsvorhabens, die Untersuchung der Bewältigung chronischer Krankheit bei Personen mit Migrationshintergrund, sollte ein Forschungsansatz ausgewählt werden, der migrationsbedingte und kulturelle Besonderheiten des Krankheitserlebens und des Bewältigungshandelns gleichermaßen berücksichtigt. Die Methode sollte dem dynamischen Charakter – sowohl des Migrationsprozesses als auch der chronischen Krankheit – gerecht werden. Außerdem sollte beachtet werden, dass eine chronische Krankheit nicht den Erkrankten allein, sondern immer auch seine Angehörigen betrifft und die Bewältigung in der Familie stattfindet, auch wenn diese transnational strukturiert ist und das Familienleben sich nicht auf ein Land beschränkt (vgl. Razum / Brzoska 2009, S. 352 f.).

Entgegen der herkömmlichen defizitorientierten Sichtweise ist der Anspruch der vorliegenden Arbeit, nicht nur die Versorgungssituationen chronisch Erkrankter und die damit verbundenen Belastungen in der Familie zu beschreiben, sondern auch die Bewältigung der durch den Ausbruch einer chronischen Krankheit an die Familie gestellten Herausforderungen und ihre Ressourcen zu beleuchten. Aufgrund der Komplexität und Vielschichtigkeit des bisher wenig bekannten Phänomens kommt der Einsatz der qualitativen Forschung diesem Anspruch nach (vgl. Makowsky 2013, S. 15; vgl. Mayring 2010, S. 19; vgl. Heinze 2001, S. 27). Die Vorgehensweise der fallrekonstruktiven Familienforschung (Hildenbrand 1999) scheint für das Forschungsvorhaben geeignet zu sein, da diese die Familie der Betroffenen als den Ort, an dem die Bewältigung stattfindet, in die Untersuchung mit einbezieht. Es werden nicht nur die aktuellen Bewältigungserfordernisse chronischer Krankheiten, sondern auch die Ressourcen analysiert, die die Familie in der Vergangenheit bei lebens- und familienzyklischen Krisenbewältigungen entwickelt hat (vgl. Hildenbrand 2009, S. 135 ff.). Dieser ressourcenorientierte Forschungsansatz ermöglicht es zu untersuchen,

»auf welche Art und Weise Individuen und Familien in zunächst fremden Lebenswelten eine mehr oder weniger autonome Lebenspraxis ausbilden und wie sie die aktuelle Engpässe im Übergang von einem Referenzmodell zum anderen und von einer Lebensphase zur anderen bewältigen« (Lanfranchi 2004, S. 13).

Die durch den Ausbruch einer chronischen Krankheit entstehenden Herausforderungen und ihre Bewältigung beziehen sich auf verschiedene Bereiche des Familienlebens und dafür scheint die Perspektive der familialen Resilienz (vgl. Walsh 2010) geeignet zu sein, bei der nicht nur die einzelnen Familienmitglieder, sondern die gesamte Familie als Ganzes mit ihren Ressourcen in den Blick genommen wird (vgl. Hildenbrand 2009, S. 139). Das Konzept der Resilienz ermöglicht eine alternative Sichtweise zu der Orientierung an Defiziten (vgl. Welter-Enderlin 2010, S. 30).

Dem Analyseverfahren der fallrekonstruktiven Familienforschung liegt die Interpretationstechnik der objektiven Hermeneutik (vgl. Oevermann 2000) zu Grunde. Die Grundannahme der objektiven Hermeneutik besteht darin, dass das Subjekt nach den Sinnstrukturen handelt, die als Bestandteile der objektiven gesellschaftlichen Bedingungen vorgegeben sind. Da diese Strukturen dem Handelnden zumeist nicht bewusst sind und trotzdem dessen Handeln bestimmen, sind sie »latent« (vgl. Heinze-Prause 2001, S. 221). Die latenten Sinnstrukturen und objektiven Bedeutungsstrukturen sind zentraler Gegenstand der Methodologie der objektiven Hermeneutik und sie richten sich auf die Rekonstruktion derjenigen Ausdrucksgestalten, in denen sich die zu untersuchende Fragestellung oder der Gegenstand verkörpert (vgl. Oevermann 2002, S. 2ff.). Die Methode versteht sich als »eine strikt analytische, in sich objektive Methode der lückenlosen Erschließung und Rekonstruktion von objektiven Sinn- und Bedeutungsstrukturen« (ebd., S. 6). Das Verfahren der Sequenzanalyse ist für die objektive Hermeneutik von grundlegender Bedeutung (vgl. ebd.). Dies setzt voraus, »daß alle Erscheinungsformen von humaner Praxis durch Sequenziertheit strukturiert bzw. konstituiert sind« (Oevermann 2000, S. 64).

Die der objektiven Hermeneutik zugrunde liegenden Annahmen des sozialen Handelns gelten auch für Familien und deren Handeln. Sie produzieren und reproduzieren die soziale Ordnung, wenn sie Entscheidungen treffen. Das dadurch gebildete Muster kennzeichnet den individuellen Fall und die Geschichte seiner Entscheidungsprozesse, was als Fallstruktur bezeichnet wird (vgl. Hildenbrand 1999, S. 13). Hildenbrand weist darauf hin, dass eine Fallstrukturhypothese nicht als Determinismus verstanden werden sollte. »Familien müssen nicht der Fallstrukturhypothese getreu handeln. Dialektik von Autonomie und Heteronomie bedeutet in der fallrekonstruktiven Familienforschung, daß Familien strukturiert handeln, daß sie aber auch Strukturen transformieren können – dies allerdings geschieht wiederum nicht beliebig, sondern strukturiert« (ebd., S. 33). Die Aufgabe der fallrekonstruktiven Forschung besteht darin, Fallstrukturen zu entdecken und diese zu beschreiben (vgl. ebd., S. 13).

5.3   Datenerhebung und Auswahl der Fälle

Der in diesem Forschungsvorhaben verwendete Begriff »Fall« meint die Familien der von dem Schlaganfall betroffenen türkeistämmigen muslimischen Patienten. Als gesellschaftliche Institution sind unterschiedliche Familienformen anzutreffen und ihre Stellung wird in der Gesellschaft durch kulturelle und ökonomische Gegebenheiten bestimmt. Außerdem unterscheiden sich die Betrachtungsweisen auf die Familie je nach Fachdisziplin (vgl. Köhlen / Friedemann 2016, S. 28). In der vorliegenden Arbeit wird die Familie, in Anlehnung an Köhlen und Friedemann (2016) und ausgehend von einem allgemeinen Standpunkt, als »eine Lebensgemeinschaft [betrachtet], die die grundlegende Einheit in menschlichen Gesellschaften bildet. Sie ist für die Individuen einer Gesellschaft der Mittelpunkt ihrer Lebenserfahrung und der Ursprung ihrer Lebens- und Handlungsweise. Sie ist daher die soziale Institution, die den größten erkennbaren Einfluss auf ihre Mitglieder hat« (Köhlen / Friedemann 2016, S. 29). Wie Razum und Brzoska festhalten, ist die Religion für die Werte- und Glaubenssysteme einer Personengruppe verantwortlich und somit für die Identitätsbildung maßgeblich (Razum / Brzoska 2009, S. 348). Es scheint daher angebracht zu sein, die religiöse Zugehörigkeit als ein wichtiges Kriterium für die Beschreibung der Untersuchungsgruppe zu betrachten. Da der überwiegende Teil türkeistämmiger Migranten der islamischen Religion angehört, wird die Zugehörigkeit zu der islamischen Religion als ein Auswahlkriterium festgelegt. Des Weiteren wird durch das Vorhandensein multiethnischer Gegebenheiten in der Türkei (vgl. Heine / Stipek 1984, S. 118) die Festlegung weiterer Kriterien zu der Bestimmung der Untersuchungsgruppe erforderlich, da diese Gegebenheiten sich auch in der Struktur der in Deutschland lebenden türkeistämmigen Migrantengruppe widerspiegeln. Somit wurden türkeistämmige Migranten von der Untersuchung ausgeschlossen, deren Herkunftsort außerhalb der geographischen Grenzen der Türkei liegt und die einer anderen Religion angehören als dem Islam und ein anderes Migrationsmotiv haben als die Arbeitsmigration, beispielsweise Bildungsmigranten sowie Flüchtlinge und Asylsuchende. Die aufgezählten Besonderheiten, der Herkunftsort, die Religionszugehörigkeit und das Migrationsmotiv, gehen mit politischen, sozialen und ökonomischen Faktoren einher, die das Leben von Menschen beeinflussen. Daher ist anzunehmen, dass die Unterschiede im Hinblick auf den Herkunftsort, die Religionszugehörigkeit und das Migrationsmotiv für Betroffene unterschiedliche Voraussetzungen für die Entwicklung und Mobilisierung der Ressourcen schaffen und somit ihre Bewältigungsstrategien beeinflussen, auch wenn die zugrundeliegende Untersuchungsvariable dieselbe ist.

Die Untersuchungsgruppe kann als in Deutschland lebende türkeistämmige Muslime beschrieben werden, deren Hauptwohnsitz in Deutschland ist, auch wenn sie zwischen der Türkei und Deutschland pendeln, und unabhängig davon, ob sie eine deutsche oder türkische Staatsangehörigkeit besitzen. Pflegebedürftigkeit und häusliche Versorgung sind dabei Voraussetzungen für die Auswahl, um möglichst viele Versorgungsfragen und ihre Bewältigungsstrategien untersuchen zu können. Neben den Kriterien, die die Herkunft, die Religionszugehörigkeit und das Migrationsmotiv der Teilnehmer betreffen, wurde das Vorliegen einer Pflegestufe als ein weiteres Einschlusskriterium festgelegt, um in dieser Hinsicht eine einheitliche Auswahl treffen zu können. Hier stellt sich »die Unbestimmtheit und das nicht einheitliche Verständnis des Pflegebedürftigkeitsbegriffs« (Remmers / Renneke 2012, S. 303) als ein Problem dar. In der Fachliteratur wird diskutiert, ob das Einstufungsvorgehen der Pflegebedürftigkeit aus unterschiedlichen Gründen, wie zum Beispiel die starke Verrichtungsorientierung des im SGB XI eingeführten und operationalisierten Begriffs der Pflegebedürftigkeit oder die Probleme der Messung des tatsächlichen Zeitaufwandes und die festgelegten Zeitwerte für verrichtungsbezogene krankheitsspezifische Maßnahmen (vgl. ebd., S. 298) als problematisch zu betrachten ist.[4]

Davon ausgehend, dass bei allen Personen, die in eine Pflegestufe eingestuft wurden, auch eine Pflegebedürftigkeit vorliegen müsste, wurde dieses Kriterium bis auf einen Fall eingehalten, trotz der Bedenken, dass eine durchaus pflegebedürftige Person im Einzelfall auch aufgrund der angesprochenen problematischen Aspekte keine Pflegestufe erhalten haben könnte. Bei einem Fall wurde die anfangs bei der Patientin festgestellte Pflegestufe später aufgehoben. Dieser Fall wurde trotzdem in die Untersuchung einbezogen, da die Analyse zeigt, dass die Fallspezifik sich in der Reaktion der Familie hinsichtlich der Aufhebung der Pflegestufe widerspiegelt und gleichzeitig ihre Bewältigungsstrategie verdeutlicht.

Für die Fallauswahl wurden das Alter, das Geschlecht, der Familienstand und die Kinderzahl des vom Schlaganfall betroffenen Patienten als externe Kriterien (vgl. Hildenbrand 1999) festgelegt, um möglichst unterschiedliche Familienkonstellationen bei den Befragten erfassen zu können. Um die unterschiedlichen Altersklassen der Betroffenen zu erfassen, wurde die Generationszugehörigkeit als Orientierung angenommen und es wurden keine zusätzlichen Altersgruppen gebildet. Es ist davon auszugehen, dass Migration als Verlegung des Lebensmittelpunktes in ein anderes Land im Leben eines Menschen nicht nur einen Ortswechsel bedeutet, sondern auch mit vielen sozialen, kulturellen und psychischen Veränderungen einhergeht, die von den Betroffenen Anstrengungen zur Anpassung an die neue Situation abverlangen (vgl. Baune 2004, S. 125f.). Ob

---

4 Inzwischen wurde ein neues Begutachtungsinstrument entwickelt (vgl. Wingenfeld et al. 2008). Das neue Begutachtungsinstrument berücksichtigt sowohl körperliche Beeinträchtigungen als auch kognitiv- psychische Einbußen und Verhaltensauffälligkeiten sowie die Teilnahme an sozialen, kulturellen und außerhäuslichen Aktivitäten. Bei diesem Begutachtungsverfahren soll nicht der festgelegte Zeitwert für Verrichtungen, sondern der Grad der Selbstständigkeit bei der Durchführung von Aktivitäten oder der Gestaltung von Lebensbereichen von Bedeutung sein (vgl. Wingenfeld et al. 2008, S. 20). Das neue Begutachtungsinstrument findet seit Januar 2017 durch das Inkrafttreten des Zweiten Pflegestärkungsgesetzes bei der Feststellung und Einstufung einer Pflegebedürftigkeit Anwendung (vgl. Wingenfeld / Büscher 2017, S. 3f.).

Menschen selbst eine Migrationserfahrung erleben, in welchem Alter sie diese Erfahrung machen oder ob nur ihre Eltern eine Migrationserfahrung durchlaufen haben, kann einen unterschiedlichen Einfluss auf die Entwicklung des individuellen Charakters haben. Daher wurde in der vorliegenden Arbeit nicht nur das Alter herangezogen, sondern vor allem die in der Migrationsforschung gängigen, biographisch orientierten Kriterien, die sich in der Zugehörigkeit zu der jeweiligen Generation ausdrücken. In Anlehnung an Zielke- Nadkarni (2003) werden unter dem Begriff der sogenannten »erste Generation« alle Arbeitsmigranten erfasst, »die im Zeitraum von 1955–1973 angeworben wurden, und ihre mitgereisten oder nachträglich zugewanderten Ehepartner« (ebd., S. 270). Die nachgeholten oder in Deutschland geborenen Kinder der zugewanderten Arbeitsmigranten werden als Angehörige der sogenannten »zweiten Generation« erfasst (vgl. ebd.). Zu der sogenannten »dritten Generation« gehören die Enkelkinder von Angehörigen der sogenannten ersten Generation.

Bei der Datenerhebung wurde dem Prinzip der maximalen und der minimalen Kontrastierung weitgehend gefolgt. Dieses Prinzip sieht vor, dass zunächst ein Fall ausgewählt wird, dessen Analyse für die Untersuchungsfrage besonders geeignet zu sein scheint. Dieser Fall wird einer so detaillierten Rekonstruktion unterzogen, dass eine Modellbildung dadurch möglich wird. Dann wird der nächste Fall nach dem Kriterium der maximalen Kontrastivität ausgesucht und erhoben (vgl. Oevermann 2000, S. 99). In der vorliegenden Arbeit erfolgte die Datenerhebung zunächst nach dem Prinzip der maximalen und minimalen Kontrastierung im Hinblick auf die externen Kriterien (Alter, Geschlecht, Familienstand und Kinderzahl des vom Schlaganfall betroffenen Patienten). Nach der Globalanalyse (vgl. Rosenthal 2008, S. 93 f.) der erhobenen Daten für die weiteren Fälle wurden neben den externen auch die internen Kriterien, die Fallstrukturhypothese und die Bewältigungsstrategie der untersuchten Familien bei der Auswahl berücksichtigt und entschieden, welcher Fall als nächster ausgewählt und welcher Fall ausführlich analysiert werden sollte (vgl. Hildenbrand 1999, S. 68).

Die Datenerhebung wurde so weitergeführt, dass die Daten für den jeweils nächsten Fall nach der Analyse des zuletzt erhobenen Falles nach dem Kriterium der maximalen Kontrastierung zum vorausgehenden Fall erhoben und analysiert wurden (vgl. Oevermann 2000, S. 99). Das Verfahren wurde weiter so fortgesetzt bis theoretische Verallgemeinerungen und Modellbildungen aus dem kontrastiven Vergleich der abgeschlossenen Fallanalysen entwickelt und auf deren Basis Typen gebildet werden konnten (vgl. Rosenthal 2008, S. 96). In diesem Prozess erfolgte auch sukzessiv die Typusbildung. Das heißt, dass die Datenerhebung und -analyse parallel durchgeführt wurden.

Bei der Datenerhebung wurde das Prinzip der Sparsamkeit der fallrekonstruktiven Forschung eingehalten und versucht, nur so viele Daten zu erheben, wie für die Analyse benötigt werden. Das heißt, dass zunächst die Daten nur für einen Fall erhoben wurden und nach ihrer ausführlichen Analyse entschieden wurde, welche Daten als nächstes erhoben werden sollen. Diese Vorgehensweise hat zur Folge, dass sich erst nach dem Abschluss der Forschung herauskristallisiert, wie viele Fälle benötigt werden, um einen in sich geschlossenen Aussagezusammenhang für die Untersuchungsfrage zu entwickeln. Dies hängt mit der Breite und der Kompliziertheit der Forschungsfrage zusammen (vgl. Hildenbrand 1999, S. 66; vgl. Oevermann 2002, S. 17). Oevermann (2002) bemerkt dazu, dass ein prinzipielles Kriterium hinsichtlich der Obergrenze einer Anzahl von Fällen zwar nicht gegeben werden kann, aber »in der Regel zehn bis zwölf Fallrekonstruktionen auch für komplexere Untersuchungsfragen ausreichen, um hinreichend gesicherte Antworten zu erhalten« (Oevermann 2002, S. 17). Am Anfang der Forschung wurde beabsichtigt, die Daten nach dem Prinzip der Sequenziertheit, das heißt sukzessiv für zwölf Fälle, zu erheben. Im Laufe der Forschung hat sich herausgestellt, dass die erhobenen Daten für zehn Fälle ausreichend für die Typusbildung sind. Da sich die Ergebnisse der Analyse eher wiederholen und eine weitere Typusbildung nicht möglich ist (vgl. Corbin 2002, S. 68), können die erhobenen Daten für zehn Fälle als gesättigt betrachtet werden.

Zwischen Oktober 2010 und Juli 2013 wurden die Daten von insgesamt zehn Fällen erhoben. Bis auf einen Fall fanden alle Gespräche bei den Familien zu Hause statt. Die Interviews bei einem Fall wurden auf Wunsch der Familie bei ihrer Tochter geführt. Trotz der Abweichung von dem beabsichtigten Interviewort wurde dieser Fall in die Untersuchung eingeschlossen und diese Besonderheit als empirischer Befund in die Analyse mit einbezogen. In einem Telefonat wurde der Patient oder sein nächster Angehöriger (in der Regel die Pflegeperson) über das Forschungsvorhaben, die Vorgehensweise und den zeitlichen Aufwand für die Interviews informiert und Termine für ein familiengeschichtliches Gespräch und, wenn möglich, für die Einzelgespräche mit dem Erkrankten und seinem nächsten Angehörigen, möglicherweise mit der Pflegeperson, vereinbart. Bereits in diesem Gespräch wurde auf die Notwendigkeit der Tonbandaufnahme bei den Gesprächen hingewiesen. Bei der ersten Kontaktaufnahme wurden über den Inhalt der Gespräche kurze Notizen verfasst. Diese Informationen werden, wie die anderen im Zusammenhang des Falles erhobenen Daten, wie zum Beispiel Briefe, Krankenakten und Beobachtungsprotokolle, in die spätere Fallrekonstruktion mit einbezogen (vgl. Rosenthal 2008, S. 90). Die zu untersuchenden Familien wurden bei dem ersten Besuch nochmals über das Forschungsvorhaben und die Vorgehensweise schriftlich und mündlich sowie sowohl in deutscher als auch in türkischer Sprache informiert und die Prinzipien des Datenschutzes wurden erläutert (vgl. ebd., S. 90 f.).

Es wurde versucht, das familiengeschichtliche Gespräch und die Einzelinterviews an demselben Tag zu führen, um die Belastung der Familien möglichst gering zu halten. Bei drei Fällen, Familie Aydemir, Familie Polat und Familie Engin, wurden die Daten bei zwei Hausbesuchen erhoben. Bei Familie Polat erfolgten nach einer Absprache weitere telefonische Interviews mit Frau Polat und der Tochter, die mit ihrem Einverständnis aufgezeichnet wurden. Auch bei Familie Tuna wurde mit der pflegenden Tochter ein telefonisches Interview mit ihrem Einverständnis aufgezeichnet. Die auf ihren Wunsch geführten Telefonate wurden durch Notizen dokumentiert.

Zugang zu den Interviewpartnern
Die berufliche Tätigkeit der Forscherin bot einen direkten Zugang zu der Gruppe der Betroffenen. Sie war in einem Klinikum für Rehabilitation in Norddeutschland tätig, das sich durch ein spezielles Versorgungs- und Behandlungskonzept auf die Versorgung türkisch-muslimischer Patienten eingestellt hat. Im Rahmen des genannten Konzeptes umfasste die berufliche Tätigkeit der Forscherin die Beratung und Betreuung dieser Patienten während ihres Aufenthaltes in der Klinik. Während ihres Beschäftigungszeitraumes von zwölf Jahren wurden rund 3.000 muslimische Patienten in die Klinik aufgenommen. Der größte Anteil dieser Patienten war türkeistämmig. Die in das Forschungsvorhaben einbezogenen Fälle wurden unter den Familien ausgewählt, die in dieser Klinik behandelt und zur Organisation der weiteren Versorgung aufgrund einer vorhandenen Pflegebedürftigkeit von der Forscherin beraten wurden. Diese Art des Zugangs zu dem Untersuchungsfeld, ehemalige Klienten als Interviewpartner auszuwählen, hat sowohl Vor- als auch Nachteile (vgl. Kühnlein / Mutz 1996, S. 45), die bei der Auswertung der Daten stets berücksichtigt wurden.

Die Beziehung zwischen der Forscherin und den Interviewten war im institutionellen Rahmen aufgrund der beruflichen Tätigkeit professionell gestaltet und es bestand zu keinem der Interviewten eine Beziehung, die über ein berufliches Verhältnis hinausging. Trotz der vorherigen Begegnung in einer Beratungssituation war die Beziehung der Forscherin zu den Interviewpartnern distanziert. Sie verfügte zwar über Kenntnisse zu den Familien, anhand derer sie Besonderheiten über die Struktur der jeweiligen Familie antizipieren konnte, diese waren jedoch nicht so umfangreich, dass sie diese zur Rekonstruktion der Familiengeschichte für ihre Forschung hätte benutzen können. Außerdem waren mögliche Hemmungen der Interviewten ausgeschlossen, da es bei der Forschung nicht um die Bewertung des Erfolges in der Rehabilitation oder gar um die Beratung durch die Forscherin ging. Um eine mögliche Abhängigkeitssituation auszuschließen und eine weitere Distanzierung zu schaffen, wurde neben den Ein- und Ausschlusskriterien hinsichtlich der Herkunft, der Religionszugehörigkeit und des Migrationsmotives der Betroffenen auch vorausgesetzt, dass die Entlassung aus der Rehabilitationsklinik zu dem Zeitpunkt der Interviews mindestens sechs Monate zurückliegt. Unter den zehn Teilnehmern beträgt die kürzeste Zeitspanne zwischen der Entlassung aus der Rehabilitationsklinik und dem Zeitpunkt des Interviews sechs Monate und die längste drei Jahre.

Das familiengeschichtliche Gespräch
Das familiengeschichtliche Gespräch nimmt in der fallrekonstruktiven Familienforschung eine zentrale Bedeutung ein. Dieses Gespräch ermöglicht einen Zugang zu den bewahrten routinehaften Handlungs- und Orientierungsmustern der Familie, da die Erzählungen der Familienmitglieder auf das Gerüst hinweisen, »an dem sich Familien in aktuellen Deutungs- und Entscheidungssituationen orientieren« (Hildenbrand 1999, S. 28). Außerdem stellt sich das familiengeschichtliche Gespräch als gemeinschaftliche Aufgabe gemeinsamen Handelns dar. Daher ist dieses Gespräch zugleich selbst als Experiment zu betrachten, das wichtige Daten über das aktuelle Interaktionsmuster der jeweiligen Familie liefert (vgl. ebd., S. 28 f.).

Bis auf einen Fall wurden die familiengeschichtlichen Gespräche, wie auch die anderen Interviews, bei der jeweiligen Familie zu Hause geführt. Bereits bei der Kontaktaufnahme wurde darum gebeten, dass alle Personen, die der Familie angehören, nach Möglichkeit bei diesem Gespräch anwesend sein sollten. Dieser Bitte wurde auch weitgehend entsprochen. Bei diesem Gespräch wurde nicht mit einem Leitfaden gearbeitet und es wurden keine Notizen gemacht. Wie von Hildenbrand (1999) empfohlen, versuchte die Interviewerin die Rolle einer fremden Person einzunehmen, die interessiert zuhört und sich in einem Rahmen an dem Gespräch beteiligt, wie es von der Familie erwartet wurde. Nach dem Gespräch wurden Sozialdaten und wichtige Ereignisse aus der Geschichte der Familie gezielt erfragt. Es wurde zeitnah ein Beobachtungsprotokoll angefertigt, das Angaben zu den Räumlichkeiten und zu Personen beinhaltete, die anwesend waren oder auch nicht, obwohl eine Anwesenheit prinzipiell erwünscht war (vgl. ebd., S. 29). Während manche Protokolle schriftlich angefertigt wurden, wurden andere auf Tonband aufgezeichnet.

Einzelinterviews
Nach dem familiengeschichtlichen Gespräch wurden zur Erhebung der weiteren Daten Einzelgespräche mit dem Erkrankten und seinen nächsten Angehörigen geführt. Für die Einzelinterviews wurde ein Leitfaden entwickelt, der sich an den Fragestellungen der Forschungsarbeit orientiert. Dieser sollte dazu dienen, die Gespräche logisch zu gestalten und der Interviewerin die Möglichkeit zu geben, Erfahrungen und Meinungen gezielt zu erfragen, sofern der Befragte darauf nicht selbst eingehen sollte (vgl. Lamnek 1989, S. 65).

Alle Einzelinterviews fanden in einer Gesprächsatmosphäre statt. Zu Beginn wurde ein offener und alltagsnaher Erzählstimulus gewählt, um den Befragten eine große Gestaltungsmöglichkeit des Gespräches anzubieten. Der Ablauf der Gespräche hatte weitgehend einen narrativen Charakter. Die Interviewerin griff nur mit Fragen ein, die sich aus dem Kontext ergaben, um so den Erzählfluss aufrechtzuerhalten. Die Gespräche waren nicht zeitlich begrenzt, sodass die Interviews ohne Zeitdruck und entspannt geführt werden konnten. Dies hatte nicht nur den Vorteil, dass die Befragten der Interviewerin persönliche oder familiäre Geheimnisse anvertrauten, die Befragten konnten auch ihre Emotionen offen zeigen.

5.4 Aufbereitung und Auswertung des Datenmaterials

Alle familiengeschichtlichen Gespräche sowie die telefonischen und persönlichen Einzelinterviews wurden von der Forscherin mit einer Tonbandaufnahme geführt und transkribiert. Da eine vollständige Transkription eine zeitaufwendige Arbeit ist und meistens nicht das gesamte Interview detailliert analysiert werden muss, wurde auf eine detaillierte Transkription der kompletten Gespräche verzichtet. Zunächst wurden die Eingangssequenzen der Gespräche ausführlich und die anderen Teile der Gespräche grob transkribiert. Im Verlauf der Analyse wurden die ausgewählten Textstellen ausführlich verschriftlicht (vgl. Hildenbrand 1999, S. 32). Bei der Transkription wurde auf die Lesbarkeit, die Praktikabilität und die Einheitlichkeit geachtet. Unverständliche verbale Äußerungen wurden als solche kenntlich gemacht. Überlappungen der Sprechbeiträge mehrerer Personen, parasprachliche Äußerungen (zum Beispiel Husten und Lachen) sowie Gesten wurden beschrieben. Bereits bei der Transkription erfolgte die Anonymisierung der personenbezogenen Daten.

Aufgrund der Besonderheit der ausgewählten Interpretationstechnik wurde die Analyse der Gespräche in der Muttersprache des Interviewten vorgenommen. Die Objektive Hermeneutik betrachtet den Text als Ausdruck von Wirklichkeit und begreift die Textanalyse als Wirklichkeitsanalyse. Das daraus folgende Wörtlichkeitsprinzip verpflichtet die Interpretation dazu, den Text »auf die Goldwaage zu legen« und zielt darauf ab, latente Sinnstrukturen eines Textes zu entschlüsseln (vgl. Wernet 2006, S. 24f.). Hier wird der Sprache mehr Bedeutung zugeschrieben als nur ein Kommunikationsmittel zu sein. Denn sprachliche Äußerungen reichen über einen rein biologischen Daseinshorizont eines Menschen hinaus und lassen es zu, persönliche Dispositionen und ihren Einfluss auf das Erleben einer lebenspraktischen Krise zu erschließen (vgl. Remmers / Hardinghausen 2016, S. 250). Da jede Übersetzung eine gewisse Verfälschung in sich birgt (vgl. Stuker 2007, S. 226) und eine interpretationsfreie

Übersetzung prinzipiell nicht möglich ist, wurden die in der türkischen Sprache geführten Gespräche nicht ins Deutsche übersetzt. Das heißt, dass die Analyse »in der Sprache des Falles« (Oevermann 2002, S. 21), nämlich auf Türkisch, vorgenommen wurde. Die bei der Ergebnisdarstellung als Beleg zu zitierenden Aussagen der Interviewten wurden zunächst im Original festgehalten, dann wurde der Inhalt dieser Textpassagen von der Forscherin sinngemäß ins Deutsche übersetzt. Während die Aussagen der Interviewpartner, wie beim Direktzitat üblich, in Anführungszeichen geschrieben wurden, wurden für die übersetzten Interviewpassagen »<« und »>« benutzt, um diese als solche kenntlich zu machen.

Wie bereits erwähnt wurden die Datenerhebung und -analyse parallel durchgeführt. Dabei wurde auf das Prinzip der maximalen und minimalen Kontrastierung und Sequenziertheit geachtet. Nach der ausführlichen Analyse der Daten für den ersten erhobenen Fall wurde der nächste Fall nach den externen Kriterien zur maximalen Kontrastierung ausgewählt und einer Globalanalyse unterzogen (vgl. Rosenthal 2008, S. 93). Die Auswahl der Fälle orientierte sich an den Ergebnissen der Globalanalyse der vorausgehenden Fälle (vgl. ebd., S. 95).

Durch diese Analyse traten zwei Hauptmerkmale hervor, nämlich die Familienstruktur und die Versorgungsgestaltung beziehungsweise die Art und Weise wie die Familie den Herausforderungen begegnet, die sich ihr bei der Bewältigung einer chronischen Krankheit stellen und für die Typenbildung maßgeblich zu sein scheinen. Zur Erarbeitung relevanter Vergleichsdimensionen für die Typusbildung (vgl. Kelle / Kluge 2010, S. 142) wurde auf das von Walsh entwickelte »Modell familialer Resilienz« (vgl. Walsh 2010, S. 60) zurückgegriffen. Walsh identifizierte die folgenden drei Bereiche der familialen Funktionsweise als Schlüsselprozesse der Resilienz: Dies sind erstens die Überzeugungen der Familie, zweitens organisatorische Muster und drittens kommunikative Prozesse (vgl. ebd.). Hildenbrand fügte diesem Modell Beziehungen zum Gemeinwesen und zur Natur als vierte Dimension hinzu (vgl. Hildenbrand 2009, S. 142). Für die Analyse der Beziehungen der jeweiligen Familie zum Gemeinwesen und zur Natur wurden ihre Beziehungen zu Institutionen, und – in Anlehnung an Lanfranchi (1995, S. 245) – zu Herkunftsfamilien, ethnischer Community sowie Einheimischen differenziert betrachtet.

Nach der Typenbildung wurde für jede Typologie jeweils ein Fall durch eine ausführliche Analyse rekonstruiert. Die Rekonstruktion der Fälle erfolgte nach der von Hildenbrand (1999) empfohlenen Vorgehensweise der Fallrekonstruktiven Familienforschung.

Zunächst wurden die »objektiven« Daten (Geburten, Heiraten, Scheidungen, Todesfälle, religiöse Orientierungen und Wechsel dieser Orientierungen, Entscheidungen zur Berufswahl, Umzüge und besondere Lebensereignisse) aus dem

Datenmaterial herausgezogen und analysiert, ohne das Wissen über die Familie als Kontextwissen heranzuziehen (vgl. Hildenbrand 1999, S. 33). Dieser als »Genogrammanalyse« bezeichnete Analyseschritt soll dazu dienen,

> »zentrale lebens- und familiengeschichtliche Daten über mehrere Generationen hinweg zu rekonstruieren und so zu einer Fallstrukturhypothese zu gelangen, die beschreibt, wie die jeweilige Familie in Dialektik von Autonomie und Heteronomie immer wieder Entscheidungen als geordnete (=strukturierte) und zukunftsoffene zugleich hervorbringt« (ebd., S. 32).

Das Verfahren sieht vor, drei Entscheidungsbereiche zu analysieren: 1.) Die materielle Selbsterhaltung, die sich durch die Berufswahl zeigt. 2.) Die spezifische Partnerwahl und die Entscheidung für oder gegen Kinder. 3.) Die Herstellung eines Bezuges zum Gemeinwesen über mindestens drei Generationen hinweg. Letzteres beinhaltet die Wahl eines Wohnortes sowie Beziehungen zu lokalen bis hin zu umfassenden Institutionen, das heißt hier wird die Entwicklung zum Bürger erfasst. Dieses Verfahren beruht auf der Annahme, dass die in diesen Entscheidungsprozessen erworbenen Kompetenzen eine Grundlage für die Bewältigung von Krisen bilden (vgl. Hildenbrand 2007, S. 19).

Bei dieser Analyse geht es darum, ausgehend von den getroffenen Entscheidungen (dem Resultat), auf Vorhergehendes und somit auf die Intention (die Regel und den Fall) zu schließen (vgl. Hildenbrand 1999, S. 13). Diese abduktive Vorgehensweise ist ein mentaler Prozess, »der das zusammenbringt, von dem man nie dachte, dass es zusammengehört« (Reichertz 2007, S. 281). Dies erfordert eine Umdeutung und Neubewertung empirischer Phänomene und ist ohne Kreativität nicht denkbar. Ein überraschendes Phänomen wird in den Daten entdeckt, das mit den bisherigen Regeln nicht erklärt werden kann. Abduktives Vorgehen ermöglicht es, durch Hypothesenbildung für dieses überraschende Phänomen (passende) Erklärungen zu finden (vgl. ebd.). Diese Vorgehensweise erklärt Peirce (1994, 5.189) folgendermaßen:

> »The surprising fact, C, is observed;
> But if A were true, C would be a matter of course,
> Hence, there is reason to suspect that A is true.«

Diese Vorgehensweise, die Entscheidungen über drei Generationen hinweg zu analysieren, konnte jedoch nicht bei allen Fällen erfolgen, da die Familienangehörigen die Erzählungen über ihre Vorfahren überforderten oder viele von ihnen über keine ausreichenden Informationen verfügten. Dies ist bei einer qualitativen Forschung jedoch nicht als Mangel, sondern vielmehr als Befund zu betrachten. Daher wurde dies, wie die anderen vorhandenen Befunde, in die Analyse miteinbezogen. Das abduktive Vorgehen wurde bei der Analyse der Bewältigung der Herausforderungen, die sich den Familien durch den Ausbruch einer chronischen Krankheit stellten, beibehalten und es erwies sich als aufschlussreich zur Aufdeckung latenter Sinnstrukturen, die die entwickelten Bewältigungsstrategien leiten.

Nach der Analyse der objektiven Daten wurde die Anfangssequenz des familiengeschichtlichen Gespräches analysiert. Mit der Eröffnung des Gespräches entwickelt die Familie eine strukturierte soziale Interaktion. Wichtig ist daher, die Ressourcen zu analysieren, die der Familie dabei zur Verfügung stehen, da sie Ordnungsprinzipien einer sozialen Interaktion sind (vgl. Hildenbrand 1999, S. 46). »Und *wie* [Hervorhebung im Original] die Familie diese Ressourcen an diesem bestimmten Gesprächsanfang benutzt, zeigt ihre Fallspezifik« (ebd.).

Im nächsten Analyseschritt wurde der Text einer thematischen Analyse unterzogen. Dies ermöglicht die Überprüfung der bisher gestellten Hypothese. Zunächst wurden Gesprächsthemen im Text identifiziert und der Text wurde auf Themen segmentiert und zur Hypothesenüberprüfung sequenziell analysiert (vgl. ebd., S. 53 ff.).

Nach dieser ersten – analytischen – Annäherung an die Familien wurden die Fälle in Form einer Familienbiografie rekonstruiert. Bei diesem Analyseschritt wurde versucht, die bedeutsamen Erlebnisse und krisenhaften Ereignisse in der Familie wiederzugeben. Dies erfolgte zunächst aus der Perspektive des Erkrankten, indem erst die Ergebnisse der Genogrammanalyse integriert wurden. Anschließend erfolgte dies aus der Perspektive anderer Familienmitglieder, um gleichzeitig die Stellung der jeweiligen Person in der Familie zu analysieren. Dies war notwendig, um zu verstehen, wie die Familie mit Krisensituationen in der Vergangenheit umgegangen ist und wie den gegenwärtigen Herausforderungen begegnet wird. Diese Vorgehensweise beruht auf der Annahme der objektiven Hermeneutik, dass die humane Praxis durch Sequenziertheit strukturiert ist. Diese besagt, dass das Subjekt nicht zufällig handelt, sondern jedes Handeln sowohl Folge von einem Grund als auch ein Grund für das folgende Handeln ist (vgl. Oevermann 2000, S. 64). Dies war unter anderem auch wichtig, um entscheidende Faktoren für die Versorgungsgestaltung in der jeweiligen Familie zu erschließen. Dadurch konnte die Stellung der einzelnen Familienmitglieder und ihre Beziehungen zueinander untersucht werden.

Nach der Ausarbeitung der Familienstruktur wurde anhand der Befunde der bisherigen Datenanalyse eine Fallstrukturhypothese formuliert. Bei dem nächsten Analyseschritt wurde die Bewältigung der Herausforderungen analysiert, die sich durch das Ereignen eines Schlaganfalles bei einem Familienmitglied für die Familie gestellt haben. Die von Hildenbrand erarbeiteten »Themen einer resilienzorientierten Theorie der ›Bewältigung‹ chronischer Krankheiten« (Hildenbrand 2009, S. 153) bilden für die Analyse den Rahmen. Diese Themen ordnet er dem von Corbin und Strauss (2004) entwickelten Konzept der »Hauptarbeitslinien« zu, in dem die drei Arbeitslinien, nämlich Krankheit,

Alltag und Biografie, bei der Bewältigung chronischer Krankheiten als Hauptarbeitslinien identifiziert werden (vgl. ebd., S. 145).

Das Datenmaterial wurde durch unterschiedliche Fragen gesichtet, um das Krankheitserleben in der Familie aus der Perspektive des Erkrankten und seinen Angehörigen zu erschließen. Des Weiteren wurde die Bedeutung der Krankheit im Hinblick auf die Ätiologie und auf die Auswirkungen auf das Familienleben untersucht. Dabei wurde die folgende Frage gestellt: Was hat sich durch die Krankheit verändert? Dies beinhaltet auch die Frage nach der Versorgung und der Versorgungsgestaltung. Das heißt, es wurde nach den Herausforderungen gefragt, die sich den Familienmitgliedern bei der Gestaltung einer häuslichen Pflege stellten. Zusätzlich wurde das Bewältigungshandeln des Erkrankten in der Familie analysiert und es wurde versucht, den eigenen handlungsleitenden Sinn für die Krankheitsbewältigung aufzudecken.

Der nächste Analyseschritt erfolgte nach der Rekonstruktion und der ausführlichen Analyse der vier Fälle, bei dem die im Ergebnis der Globalanalyse gebildeten Familientypen anhand der folgenden Vergleichsmerkmale kontrastiert werden: Das Schlaganfallereignis als Krise und die Reaktionen der Familien, das Krankheitserleben in den Familien, die Versorgungsgestaltung und die Nutzung des Versorgungswesens.

Gütekriterien
Der Gültigkeit und der Zuverlässigkeit der Ergebnisse qualitativer Forschung wurde seit ihren Anfängen mit Skepsis begegnet. Die Kritiken richten sich auf die Intersubjektivität, die Standardisierbarkeit und die Replizierbarkeit des Vorgehens sowie auf Fragen der Stichprobenauswahl. Es wurde behauptet, dass Ergebnisse qualitativer Forschung nicht verallgemeinerbar wären, da die Stichprobenziehung nicht nach einem geregelten Verfahren erfolgt und die Auswertung der Daten unter großem Einfluss der Subjektivität des Forschers stehen würde (vgl. Kelle et al. 1993, S. 323).

Steinke bemerkt, dass quantitative Kriterien sich nicht auf die Bewertung qualitativer Forschung übertragen lassen, da sie für andere Methoden mit anderen Ansprüchen entwickelt wurden (vgl. Steinke 2007, S. 322). Des Weiteren führt sie an, dass für qualitative Forschungen nicht die intersubjektive Überprüfbarkeit, sondern eine intersubjektive Nachvollziehbarkeit erhoben werden kann. Dabei setzt sie die Dokumentation des Forschungsprozesses als Hauptkriterium für die intersubjektive Nachvollziehbarkeit voraus (vgl. ebd., S. 324).

Um diesem Anspruch gerecht zu werden, wurden in der vorliegenden Arbeit alle Arbeitsschritte dokumentiert – angefangen bei den Vorannahmen der Forscherin, die Kriterien sowie die Besonderheiten bei der Auswahl der Fälle über die Erhebung und Aufbereitung der Daten bis hin zu den einzelnen Analyseschritten im Methodenteil. Die Darstellung der Fallrekonstruktionen orientiert sich dabei an den aufeinander folgenden Arbeitsschritten, um eine Nachvollziehbarkeit für die Vorgehensweise zu schaffen. Daher wurde im ersten Arbeitsschritt die Interviewsituation detailliert beschrieben. Wenn man annimmt, dass jedes Interview ein Drama ist (de Sola Pool 1957, S. 193; sinngemäß zitiert nach Hermanns 2007, S. 360), dann ist die Interviewsituation als Bühne zu verstehen (Hermanns 2007, S. 363). Allein die Analyse der Sitzordnung kann für das Erschließen der Qualität der Beziehungen in einer Familie und somit auch der Familienstruktur aufschlussreich sein (vgl. Peter 2006, S. 239). Daher gilt es, auch die Interviewsituation zu analysieren. Dies erfordert, die Gegenstände, die anwesenden Personen und ihre Interaktionen untereinander sowie die Atmosphäre detailliert zu protokollieren. Die Interviewsituation und die subjektiven Wahrnehmungen der Forscherin wurden aufgrund dessen in dieser Situation ausführlich beschrieben. Dieses Vorgehen wurde auch bei der Analyse der erzählten Familiengeschichten beibehalten. Da die Erzählungen vor dem Hintergrund der gesellschaftlichen Bedingungen der jeweiligen Zeit und dem jeweiligen Ort analysiert wurden (vgl. Rosenthal 1995, S. 23), wurde der Kontext, in den selbige eingebettet sind, ausführlich beschrieben. Schließlich wurden die Probleme und der Umgang mit diesen dokumentiert sowie die Limitationen geschildert, die trotz aller Bemühungen nicht überwunden werden konnten.

6 Globalanalyse und Typenbildung

Für die vorliegende Arbeit wurden zunächst die Daten für Familie Aydemir als erster Fall erhoben und einer detaillierten Analyse unterzogen. Herr Aydemir gehört der sogenannten ersten Gastarbeitergeneration der türkeistämmigen Migranten in Deutschland an. Er ist verheiratet und hat neun Kinder. Bei Familie Aydemir handelt es sich um eine religiös-traditionelle Familie, in der geschlechtsspezifische Aspekte der Rollenverteilung deutlich werden. In der Familie wird auf Verbundenheit um die väterliche Autorität sehr großen Wert gelegt. Die Grenzen der Familie sind sehr eng gefasst und es besteht nur eine begrenzte Öffnung sowohl für die ethnische Community und Herkunftsfamilie als auch für Einheimische und Institutionen.

Nach der detaillierten Analyse dieser Familie wurde Familie Toprak zur Kontrastierung als zweiter Fall ausgewählt. Ufuk ist 28 Jahre alt, ledig und gehört der sogenannten dritten Generation türkeistämmiger Migranten in Deutschland an. Durch diese Merkmale, Alter und Familienstand, steht er im maximalen Kontrast zum ersten Fall, nämlich Herrn Aydemir.

Bei Familie Aydemir hat die Verbundenheit der Familie um die väterliche Autorität höchste Priorität und dies wird zum Überleben der Familie in der Fremde als notwendig angesehen. Dies spiegelt sich auch in der Krisenbewältigung in der Familienbiografie und der jetzigen Situation wider. Die Eltern von Ufuk sind geschieden und er lebt mit seiner Mutter und seiner jüngeren Schwester im gleichen Haushalt. Es ist daher zu erwarten, dass zwischen den Fällen auch hinsichtlich der Familienstruktur Unterschiede bestehen. Bei der Globalanalyse wurde festgestellt, dass es zwar Unterschiede gibt, aber diese reichen für eine maximale Kontrastierung nicht aus. Ufuk und seine Mutter versuchen die Familie zusammenzuhalten und die Krisen werden durch die Zusammenarbeit der Mutter und des Sohnes bewältigt. Ein weiterer Unterschied zur Familie Aydemir besteht bei dieser Familie darin, dass die Familiengrenzen nicht zu eng gefasst sind. Die Beziehungen zur Herkunftsfamilie, zur ethnischen Community und zu Einheimischen aber auch zu Angehörigen anderer Ethnizitäten sowie zu Institutionen werden flexibler gestaltet.

Nach der Globalanalyse dieses Falles wurde Familie Erol als dritter Fall zur Analyse herangezogen. Frau Erol steht durch die externen Kriterien im minimalen Kontrast zu Herrn Aydemir und im maximalen Kontrast zu Familie Toprak. Sie gehört der sogenannten ersten Gastarbeitergeneration der türkeistämmigen Migranten in Deutschland an, ist verwitwet und hat drei Kinder. Durch die Globalanalyse wurde festgestellt, dass auch in dieser Familie ein Bündnis zwischen der Mutter und dem ältesten Sohn geschlossen und die Krisensituationen in der Familienbiografie durch ihre großen gemeinsamen Anstrengungen bewältigt wurden. In dieser Familie übernimmt die Mutter die Rolle des Familienoberhauptes und versucht ihre Familie um ihre Autorität zusammenzuhalten. Dieser Fall ähnelt dem ersten Fall: Zum einen ist die Autorität eines Elternteils eindeutig. Es wird versucht, die Familie um diese Autorität zusammenzuhalten. Zum anderen sind die Grenzen auch bei dieser Familie recht eng gefasst. Es bestehen keine oder nur geringe und oberflächliche Beziehungen zu Einheimischen und Institutionen.

Bei den ersten drei Fällen ist eine religiös-konservative Ausrichtung der Familien auszumachen. Es stellt sich die Frage, wie sich die Bewältigung bei Familien gestaltet, deren Einstellung nicht stark religiös geprägt ist und die eher eine moderne Orientierung aufweisen. Diese Frage führte zu der Betrachtung von Familien, bei denen aufgrund der modernen Ausstrahlung, der Berufstätigkeit der Frau und guter bis sehr guter Deutschkenntnisse auch bei der sogenannten ersten Generation eine moderne und liberale Lebenseinstellung anzunehmen ist. Wie bereits aufgeführt, wurden die Teilnehmer unter jenen Patienten ausgewählt, die von der Forscherin während ihres Aufenthaltes in einer Rehabilitationsklinik aufgrund einer Pflegebedürftigkeit beraten wurden. Daher bestand die Möglichkeit, die Patienten und ihre Angehörigen bereits während des Klinikaufenthaltes kennenzulernen. Die Beziehung der Forscherin zu den Patienten war aufgrund der beruflichen Tätigkeit professionell gestaltet und daher sind Verzerrungen bei der Analyse weitgehend ausgeschlossen. Auch bei der Datenerhebung und Analyse dieser Fälle wurden die externen Kriterien, nämlich Alter, Geschlecht, Familienstand und Kinderzahl, weitgehend beachtet und es wurde versucht, einer ausgewogenen Auswahl der Fälle auch in dieser Hinsicht gerecht zu werden.

Die Vergleichsdimensionen für die Typenbildung wurden durch die von Hildenbrand (2009, S. 153) erarbeiteten »Themen einer resilienzorientierten Theorie der ›Bewältigung‹ chronischer Krankheiten« abgeleitet, welche für die vorliegende Arbeit gleichzeitig als Rahmenkonzept ausgewählt wurden. Diese umfassen die Elemente, die sowohl für die Untersuchung der Bewältigung chronischer Krankheiten als auch allgemein für die rekonstruktive Familienforschung (vgl. Hildenbrand 2009; vgl. Hildenbrand 1999) bedeutsam sind.

Im Ergebnis der Globalanalyse stellte sich heraus, dass die in die Untersuchung einbezogenen Familien sich aufgrund ihrer Einstellung zunächst als religiös-konservativ und als nicht religiös-liberal in zwei Gruppen teilen. Der ersten Gruppe lassen sich insgesamt sechs Familien zuordnen. Diese Familien sind: Aydemir, Kaya, Erol, Tuna, Toprak und Bulut. Die zweite Gruppe setzt sich aus vier Familien zusammen: Polat, Tekin, Erdem und Engin. Diese zwei Gruppen unterscheiden sich wiederum aufgrund der inneren Struktur der Familien und der Besonderheit hinsichtlich ihrer Familiengrenzen in jeweils zwei weitere Gruppen. Zu beachten ist, dass das jeweilige Erkenntnisinteresse und der methodologische Zugriff für die Typenbildung maßgeblich sind und die gebildeten Typologien – je nach der Fragestellung der Forschungsarbeit aufgrund der Verschiedenheit der eingesetzten Vergleichsdimensionen – selbst in der gleichen Untersuchungseinheit unterschiedlich ausfallen können (vgl. Hülsken-Giesler et al. 2016, S. 265).

Die untersuchten Familien können den folgenden Typologien zugeordnet werden:

1. Typ I – Religiös-konservative Einstellung und geschlossene Familiengrenzen: Familie Aydemir, Familie Erol und Familie Kaya
2. Typ II – Religiös-konservative Einstellung und offene Familiengrenzen: Familie Tuna, Familie Toprak und Familie Bulut
3. Typ III – Liberale Einstellung und offene Familiengrenzen: Familie Polat, Familie Erdem und Familie Tekin
4. Typ IV – Kollektiv-liberale Einstellung und offene Familiengrenzen: Familie Engin

Im folgenden Abschnitt werden zunächst die in die Untersuchung einbezogenen Familien in Form von Fallgeschichten vorgestellt. Daran schließen die Ergebnisse der Globalanalyse für die jeweilige Familie an. Nach den Fallgeschichten eines jeden Typs werden die Merkmale der zum jeweiligen Typ zugeordneten Fälle zusammengefasst.

6.1 Typ I: Religiös-konservative Einstellung und geschlossene Familiengrenzen

6.1.1 Familie Aydemir

Fallgeschichte
Herr Aydemir wird 1949 in einer Kleinstadt in Westanatolien in der Türkei geboren. Nachdem der erste Ehemann seiner Mutter verstarb, heiratete sie als

verwitwete Mutter einen ledigen Mann aus der gleichen Kleinstadt. Aus dieser Ehe gingen weitere vier Kinder hervor. Das erste Kind ist Herr Aydemir. Er besucht circa sieben Jahre lang die Schule. Nach dem Tod seines Vaters in einem relativ jungen Alter muss er aber noch mehr Verantwortung übernehmen und arbeiten. Daher bricht er seine Ausbildung ab.

Mit 18 Jahren heiratet Herr Aydemir ein Mädchen aus der gleichen Kleinstadt, das im gleichen Alter ist wie er. Frau Aydemir ist das älteste von vier Kindern einer armen Familie und arbeitet damals in der Landwirtschaft und als Hirtin, um für den Lebensunterhalt ihrer Familie zu sorgen. Sie ist nie zur Schule gegangen und kann nicht lesen und schreiben.

Aus der Ehe von Frau und Herrn Aydemir gehen 13 Kinder hervor, von denen neun zum Zeitpunkt der Interviews noch leben. Drei Kinder sterben im Säuglingsalter in der Türkei und ein Kind stirbt bei einem Verkehrsunfall im Alter von zehn Jahren in Deutschland.

Nach dem Militärdienst 1971 wandert Herr Aydemir nach Deutschland aus, um, seiner Aussage nach, in der Türkei ein Haus zu kaufen. 1978 kauft er das Haus seiner Mutter, in dem sie und seine Frau wohnten. Obwohl er sein Migrationsziel somit erreicht, kehrt er nicht in die Türkei zurück, sondern holt seine Frau und seine zwei Kinder nach Deutschland. Das Ehepaar bekommt weitere sieben Kinder in Deutschland. Frau Aydemir geht in Deutschland keiner Beschäftigung nach. Sie führt den Haushalt und versorgt ihre Kinder. Nach 28-jähriger Tätigkeit als Bergmann unter Tage wird Herr Aydemir im Alter von 50 Jahren berentet.

Zum Zeitpunkt der Interviews sind er und seine Frau pflegebedürftig und werden von ihren beiden mittleren Töchtern versorgt. Die Pflegebedürftigkeit wird bei beiden in die Pflegestufe II eingestuft. Alle Kinder – bis auf das jüngste Kind – haben einen Hauptschulabschluss und sind im Dienstleistungsbereich tätig. Das jüngste Kind ist zum Zeitpunkt der Interviews 18 Jahre alt und wurde aufgrund einer angeborenen orthopädischen Behinderung in einem Internat für Behinderte untergebracht, in dem es seinen Hauptschulabschluss macht. Fünf Kinder sind verheiratet. Zwei Schwiegersöhne und eine Schwiegertochter kommen aus der Türkei, aus dem Geburtsort der Eltern. Eine Schwiegertochter gehört der sogenannten zweiten Generation der türkeistämmigen Migranten an. Ihre Eltern stammen aus einer anderen Region der Türkei als Ehepaar Aydemir. Zum Zeitpunkt der Interviews hat Ehepaar Aydemir insgesamt zehn Enkelkinder.

Familiengrenzen
Die Beziehungen zur Herkunftsfamilie und zur Verwandtschaft sind begrenzt beziehungsweise es besteht kein guter Kontakt zu ihnen.

Die Beziehung zur ethnischen Community ist beschränkt auf die Nachbarschaft und gestaltet sich oberflächlich. Sonst sind keine weiteren Beziehungen erkennbar.

Die Beziehung zu Einheimischen beschränkt sich auf Kontakte zu Institutionen. Auch der Kontakt ihrer Kinder zu Einheimischen ist eher gering und auf ihren Arbeitsplatz beschränkt.

Die Beziehung zu Institutionen ist zwar begrenzt aber im Bedarfsfall ist eine aktive Gestaltung der Beziehung zu Institutionen zu erkennen. Dies wird beispielsweise – aufgrund der Behinderung des jüngsten Kindes – besonders durch die Kontakte zum Schul- und Gesundheitswesen sowie durch die Behandlung und Versorgung der Eltern deutlich.

Wohnort: Die Familie wohnt in einer Sozialwohnung in der Vorstadt einer Großstadt in NRW. Drei Töchter leben in der unmittelbaren Nähe der Eltern und zwei Söhne wohnen ebenfalls in Sozialwohnungen in einer naheliegenden Kleinstadt. In der Umgebung sind viele Migrantenfamilien, vor allem türkeistämmige, ansässig.

Die Organisation der Familie zeichnet sich durch klare Regeln und eine konsequente Rollenverteilung aus. Dabei werden die geschlechtsspezifischen Aspekte erkennbar, welche die Zuständigkeitsbereiche der Ehepartner kennzeichnen. Die Mutter ist für die Haushaltsführung und die Versorgung der Kinder und der Vater für die finanziellen Aspekte und die Repräsentation der Familie nach außen zuständig. Nach der Krankheit der Eltern werden die Aufgaben des Vaters von den Söhnen und die der Mutter von den Töchtern übernommen.

Die Überzeugungen der Familie sind durch einen religiös-kulturell geprägten Familiensinn, Verbundenheit und Zusammenhalt um die väterliche Autorität gekennzeichnet. Nach der Krankheit sind die Verbundenheit und der Zusammenhalt innerhalb der Familie stärker geworden.

Kommunikation: Die Kommunikationsabläufe tragen Spuren der in einer traditionellen türkischen Gesellschaft herrschenden Kultur der Kommunikation. Das heißt, über Gefühle, Probleme, Wünsche oder Schwierigkeiten offen zu sprechen, gilt als Tabu. Darüber wird entweder gar nicht gesprochen oder diese werden nur angedeutet. Dies zeigt sich insbesondere im Umgang der Kinder mit ihren erkrankten Eltern. Die Eltern werden über unangenehme Dinge nicht informiert, auch wenn diese sie direkt betreffen oder interessieren. Die pflegenden Töchter sprechen ihre Schwierigkeiten oder ihre Unerstützungsbedürfnisse bei der Pflege ihrer Eltern nicht offen an, um sie nicht zu verletzen.

Versorgungsgestaltung: Die Versorgung der Eltern wird ausschließlich von der Familie beziehungsweise von den Kindern, insbesondere von zwei mittleren Töchtern, übernommen. Eine andere Form der Versorgung kommt für diese Familie nicht in Frage. Bei der Aufteilung der pflegerischen Aufgaben werden auch geschlechtsspezifische Aspekte beachtet. So wird beispielsweise die Körperpflege von Herrn Aydemir ausschließlich von einem mittleren Sohn übernommen. Professionelle Hilfe wird nur bei der Medikamentenstellung in Anspruch genommen.

Motivation zur Pflege: Ein kulturell-religiös geprägtes Verantwortungsgefühl ist als Motiv der Pflegenden festzustellen. Die Pflege der Eltern wird als Ausdruck von Respekt ihnen gegenüber und als Erfüllung einer religiösen Pflicht wahrgenommen. *Krankheitsvorstellungen:* In der Familie sind unterschiedliche Annahmen zur Entstehung der Krankheit zu beobachten. Zum Beispiel wird dem behinderten Kind eine religiös-kulturell geprägte Ursachenerklärung für seine Behinderung vermittelt, indem die Krankheit als gottgegeben dargestellt wird, obwohl der Familie eine schulmedizinische Erklärung für seine Behinderung bekannt ist. Die Annahme von Herrn Aydemir für die Ursache seiner Krankheit, die falsche Einteilung von Blutverdünnungstabletten, basiert ebenfalls auf einem kulturell geprägten Krankheitsverständnis. Die Beispiele verdeutlichen, dass äußere Einflüsse für die Krankheitsentstehung verantwortlich gemacht werden.

6.1.2 Familie Erol

Fallgeschichte
Frau Erol wird 1951 als viertes Kind einer in einem Dorf in Mittelanatolien ansässigen Familie geboren. Bereits im Kindesalter zieht sie mit ihren Eltern in eine naheliegende Stadt und wächst dort auf. Sie geht nie zur Schule und ist Analphabetin. Ihre Eltern haben sie mit 13 mit einem Mann aus ihrem Heimatdorf verheiratet.

Zunächst lebt Frau Erol mit ihrem Mann im Dorf. Danach ziehen sie in die Stadt, in der auch die Familie von Frau Erol lebt. Zu diesem Zeitpunkt betreiben zwei Brüder von Frau Erol – zusammen mit ihrem Vater – einen Laden und ihr Mann arbeitet in der Stadt als selbstständiger Bauunternehmer. Frau und Herr Erol bekommen fünf Kinder, von denen drei noch am Leben sind. Das älteste Kind, ein Sohn, wird 1965, 1969 werden Zwillingskinder, 1973 wird die Tochter und 1975 wird der jüngste Sohn geboren.

Einer der Zwillinge stirbt an einer Krankheit als er ein Jahr alt ist. 1970 wandert der Mann von Frau Erol nach Deutschland aus. 1979 zieht auch Frau Erol mit ihren vier Kindern nach Deutschland. 18 Tage nach ihrer Auswanderung stirbt der Mann von Frau Erol bei einem Verkehrsunfall. Nach dem Tod ihres Mannes kehrt Frau Erol nicht in die Türkei zurück.

Wenn sie nach dem Tod ihres Mannes in die Türkei zurückkehren würde, hätte sie als Witwe zur Gestaltung ihres weiteren Lebens drei Möglichkeiten:

1. Sie könnte als verwitwete Mutter mit ihren Kindern alleine leben. Dies würde für sie jedoch bedeuten, einem massiven gesellschaftlichen Druck ausgesetzt zu sein. Verwitwete oder geschiedene Frauen besitzen in der traditionellen türkischen Gesellschaft einen ziemlich niedrigen sozialen Status. Sie werden stigmatisiert und können sogar zum Opfer von Gerüchten und Verleumdungen werden, die ihre Ehre betreffen.
2. Um diesem Missstand entgegenzuwirken, könnte sie wieder heiraten. Dafür müsste sie aber ihre Kinder bei der Familie ihres verstorbenen Mannes lassen, da die Kinder nach der geltenden Tradition zum Vater beziehungsweise zur Familie des Vaters gehören (vgl. Poyraz Tacoğlu 2011, S. 128 f.).
3. Die oben genannte Tradition bietet aber eine zweite Möglichkeit, nämlich die sogenannte »Leviratsehe«. Sie könnte dieser Variante folgen und den jüngeren Bruder ihres Mannes heiraten, was in der Wirklichkeit den Erwartungen der Familie ihres verstorbenen Mannes auch entsprechen würde.

Die »Leviratsehe« hat den Zweck, die Schwiegertochter und die Kinder des Verstorbenen in der Familie zu versorgen, der sie nach der geltenden Tradition auch angehören. Diese setzt voraus, dass die Schwiegertochter und ihre Ehre ab dem Zeitpunkt der Eheschließung der Familie ihres Mannes angehören. Es gilt daher als ihre Aufgabe, die Hinterbliebenen zu versorgen und auf diese Weise sowohl ihre eigene Ehre als auch die der Schwiegertochter zu bewahren. Somit sollte auch die soziale Benachteiligung der Schwiegertochter verhindert und eine gute Versorgung der Kinder gewährleistet werden (vgl. Bağlı / Sever 2005; zitiert nach Poyraz Tacoğlu 2011, S. 119). Ein weiterer Vorteil dieser Praxis besteht für Familien, die insbesondere in ländlichen Gebieten leben und nur die Möglichkeit haben, durch Viehzucht und Arbeit in der Landwirtschaft ihren Lebensunterhalt zu sichern, darin, potentielle Arbeitskräfte nicht zu verlieren. Im Fall von Frau Erol hätte die Familie dadurch sogar eine neue Verdienstmöglichkeit, da die Hinterbliebenenrente ihres verstorbenen Mannes in der Familie bleiben würde. Der Aussage von Frau Erol zufolge war der letztgenannte Punkt entscheidend dafür, weshalb die Familie ihres verstorbenen Mannes auf diese Art der Ehe bestand.

Frau Erol trifft jedoch eine ganz andere Entscheidung als die oben genannten Möglichkeiten und wagt, mit ihren vier Kindern in einem fremden Land zu bleiben, in das sie erst vor ein paar Wochen eingereist ist. Somit kann sie ihre Kinder bei sich behalten, ohne dem gesellschaftlichen Druck ausgesetzt zu sein. Gleichzeitig kann sie der Tradition entkommen, welche sie zu einer Art der Zwangsheirat drängen würde.

Sie beherrscht die Landessprache nicht und besitzt keine Kenntnisse über Regeln und Abläufe in Deutschland. Eine Schwester von Frau Erol lebt zu diesem Zeitpunkt auch in Deutschland, aber sie bekommt von ihr keine Hilfe. In diesen

Jahren leben Frau Erol und ihre Kinder in großer Angst und Unsicherheit. Die Familie macht viele negative Erfahrungen, unter anderem erlebt sie auch juristische Benachteiligungen. Die Folgen dieser Erfahrungen sind heute noch auffällig. Beispielsweise wird vermieden, das Haus nach Einbruch der Dunkelheit zu verlassen, alle unterschriebenen Papiere werden kopiert und archiviert, Unterlagen von Ämtern werden doppelt und dreifach dokumentiert und kontrolliert.

Die darauffolgenden Jahre sind von Ängsten, weiteren Schicksalsschlägen und von Verzweiflung geprägt. Ein Jahr nach dem Tod ihres Mannes stirbt das andere Zwillingskind an einer Krebserkrankung. Ihren Schmerz versucht Frau Erol durch mehrfach verrichtete Gebete zu lindern. 1990 nimmt sie eine Tätigkeit als Fabrikarbeiterin an und arbeitet auch zeitweise als Reinigungskraft. 2000 wird die Fabrik geschlossen und sie wird berentet.

Als der älteste Sohn von Frau Erol nach Deutschland kommt, ist er 15 Jahre alt und kurz vor dem Abschluss der Mittelschule. In Deutschland wird er in die 5. Klasse einer Hauptschule aufgenommen. Auf diese Schule geht er ein Jahr lang und danach wechselt er auf die Berufsschule. Er spricht kein Deutsch und außer in Mathematik hat er keinen Erfolg in anderen Fächern. 1982, als er gerade 18 Jahre alt wird, fängt er an, als Bergmann unter Tage zu arbeiten. Hier arbeitet er acht Jahre. 1990 eröffnet er ein Café. Auf Wunsch seiner Mutter heiratet er 1986 die Tochter seiner Tante mütterlicherseits. Zwei Jahre später lässt sich das Ehepaar scheiden. Zum Zeitpunkt der Interviews ist er arbeitslos und lebt zusammen mit seiner Mutter, seinem jüngeren Bruder und seinem Neffen im gleichen Haushalt.

Der jüngere Sohn besucht die Hauptschule. 1996 heiratet er ein türkeistämmiges Mädchen, das in Deutschland aufgewachsen ist. Die Ehe dauert zehn Jahre. Aus dieser Ehe hat er einen Sohn, der zum Zeitpunkt der Interviews 15 Jahre alt ist. Er hat keine sichere Arbeitsstelle und ist spielsüchtig. Zum Zeitpunkt der Interviews macht er eine Ausbildung zum Bäcker.

Nach ihrem Hauptschulabschluss arbeitet die Tochter zusammen mit ihrer Mutter zwölf Jahre lang in einer Fabrik. Sie heiratet einen Mann aus der Herkunftsstadt ihrer Eltern. Zum Zeitpunkt der Interviews ist sie Mutter von zwei Kindern, die 9 und 5 Jahre alt sind. Sie wohnt mit ihrer Familie etwa 3 km entfernt von der Wohnung ihrer Mutter. Nach dem Schlaganfall ihrer Mutter zieht sie mit ihrem Mann und ihren zwei Kindern in die Wohnung ihrer Mutter.

Familiengrenzen
Die Beziehungen zur Herkunftsfamilie und zur Verwandtschaft der Familie sind begrenzt. Es bestehen keine Kontakte zur Familie des verstorbenen Mannes von Frau Erol. Auch zur in Deutschland lebenden Schwester von Frau Erol sind keine intensiven Kontakte zu beobachten.

Die Beziehung zur ethnischen Community ist beschränkt auf die Nachbarschaft und gestaltet sich oberflächlich.

Die Beziehung zu Einheimischen hat formellen Charakter und wird nur bei Bedarf ausschließlich durch Kontakte mit Institutionen in Anspruch genommen. Auch die Beziehungen ihrer Kinder zu Einheimischen sind kaum zu erkennen. Diese beschränken sich auf ihren Arbeitsplatz.

Die Beziehung zu Institutionen ist begrenzt und beschränkt sich auf die Versorgung und die Behandlung von Frau Erol.

Wohnort: Frau Erol wohnt mit ihren zwei Söhnen und ihrem Enkel in einer Sozialwohnung in der Vorstadt einer Großstadt in NRW. Die Wohnung ihrer Tochter ist circa 3 km entfernt. In der Umgebung wohnen viele Migranten – vor allem türkeistämmige.

Organisation der Familie: Der älteste Sohn gilt in der Familie als die zweite Autoritätsperson und nachdem er erwachsen geworden ist, werden die Beziehungen nach außen – in Absprache mit Frau Erol – von ihm mitgestaltet. Frau Erol besitzt als Mutter in der Familie weiterhin die absolute Autorität und trifft die Entscheidungen über wichtige Angelegenheiten ihrer Kinder, zum Beispiel deren Ehen. Trotz der unzureichenden Deutschkenntnisse und des Analphabetismus regelt sie familiäre Angelegenheiten, wie zum Beispiel den Immobilienkauf, selbst.

Die Überzeugungen der Familie sind durch einen kulturell geprägten Familiensinn, Verbundenheit und Zusammenhalt um die mütterliche Autorität gekennzeichnet. Obwohl sich zwei Brüder nicht gut verstehen, wohnen sie mit ihrer Mutter zusammen in einer Wohnung. Nach der Krankheit sind die Verbundenheit und der Zusammenhalt innerhalb der Familie stärker geworden, wie der Umzug der Tochter mit ihrem Mann und ihren zwei Kindern in die Wohnung ihrer Mutter verdeutlicht. Die Wohnung hat drei Zimmer, eine große Küche und ein großes Wohnzimmer. Jedem Kind steht ein Schlafzimmer zu und das Wohnzimmer wird nach dem Schlaganfall Frau Erol zugeteilt. Durch die Nutzung der Räumlichkeiten wird deutlich, dass Frau Erol auch nach dem Beginn ihrer Krankheit als Autoritätsperson im Zentrum des Familienlebens steht und für die Verbindung und den Zusammenhalt ihrer Familie sorgt.

Kommunikation: Respekt vor Älteren und gegenseitige Hilfe zwischen den Familienangehörigen werden der Aussage des ältesten Sohnes zufolge als selbstverständlich betrachtet. Die Kommunikation gestaltet sich eher nonverbal und erfolgt durch direkte Handlungen. Beispielsweise zieht die Tochter von Frau Erol ohne vorherige Absprache mit ihren Brüdern und ihrer Mutter in die Wohnung. Dies wird in einer schwierigen Zeit als selbstverständlich erachtet und auch ebenso vollzogen. Der älteste Sohn spricht die Schwierigkeiten oder Bedürfnisse zur Hilfe seinen Geschwistern gegenüber nicht offen an. Er erwartet und setzt voraus, dass sie diese selbst erahnen und entsprechende Hilfe anbieten müssen. Das Verweigern der Hilfe und Ungehorsam werden als große Respektlosigkeit empfunden.

Versorgungsgestaltung: Außer der Körperpflege ist für die Versorgung von Frau Erol grundsätzlich ihr ältester Sohn zuständig. Die Körperpflege wird von einem ambulanten Pflegedienst übernommen. Die Medikamentenverabreichung, Blutzucker- und Blutdruckkontrolle sowie die Insulinspritze übernimmt der älteste Sohn. Die Tochter und ihr Mann übernehmen den Haushalt, das Einkaufen und die Essensvorbereitung. Der jüngere Sohn hilft, wenn er zu Hause ist, ebenfalls bei der Versorgung seiner Mutter.

Motivation zur Pflege: Die Pflege seiner Mutter versteht der älteste Sohn als Ausdruck des Respekts ihr gegenüber. Aufgrund der traurigen und schwierigen Erlebnisse dürfe man seine Mutter nicht als irgendeine Mutter betrachten. Sie verdiene die beste Fürsorge, deshalb widmet er ihr seine gesamte Zeit und versucht, sie auf die beste Weise zu versorgen.

Krankheitsvorstellungen: In der Familie sind unterschiedliche Vorstellungen zur Entstehung der Krankheit zu beobachten. Während der älteste Sohn von Frau Erol die Diabetes-Erkrankung seiner Mutter und ihre intensive körperliche Betätigung – gepaart mit Zugluft – für den Schlaganfall verantwortlich macht, ist der Grund ihrer Krankheit für Frau Erol selbst der »Böse Blick«. Nach dem in ihrem Heimatort herrschenden Glauben könnten Kranke durch Besuche an Orten, die als heilig gelten, in kürzester Zeit wieder gesund werden. Hier werden Zeremonien vollzogen, die spezielle Waschungen und das Trinken von heiligem Wasser beinhalten. Entsprechend ihrer Annahme hinsichtlich der Krankheitsentstehung besteht Frau Erol auf diese Art der Behandlung, die innerhalb einer Woche nach dem Schlaganfall durchgeführt werden muss. Obwohl ihr ältester Sohn dies als Aberglaube betrachtet, nimmt er den Wunsch seiner Mutter ernst und bringt sie termingerecht zu einem dieser Orte in der Türkei. In Deutschland lässt Frau Erol sich von einem »Hoca« mehrere »Muska« anfertigen, die sie immer an ihrem Körper trägt. Seitdem merke sie selbst eine deutliche Besserung ihres Gesundheitszustandes.

6.1.3 Familie Kaya

Fallgeschichte
Herr Kaya wird 1938 in einem Dorf in Ostanatolien als das älteste von sechs Kindern und der einzige Sohn einer Bauernfamilie geboren. Er besucht nie die Schule. Das Lesen und Schreiben bringt er sich selbst bei. Sein Vater betreibt Viehzucht und ist auch als Müller tätig. Herr Kaya heiratet ein Mädchen aus einem Dorf in Ostanatolien. Frau Kaya ist das drittälteste von vier Kindern. Ihre Eltern sind gestorben als sie noch ganz klein war und sie wächst bei ihren älteren

Geschwistern auf. Sie besucht auch nie die Schule und kann nicht lesen und schreiben. Mitte der 50er Jahre wandert ihr älterer Bruder in eine Kleinstadt im Westen der Türkei aus und motiviert das Ehepaar zum Auswandern in die gleiche Stadt. 1957 verkauft Herr Kaya sein Hab und Gut und folgt dem Rat seines Schwagers. Ihn begleiten seine Frau mit ihrem neugeborenen Kind, seine Mutter und seine fünf Schwestern. Der Vater bleibt zunächst im Heimatdorf. Er zieht jedoch ein Jahr später zu seiner Familie.

Herr Kaya und seine achtköpfige Familie erleben schwierige Zeiten in der neuen Stadt, da sie das Geld, welches sie für den Verkauf des gesamten Besitzes bekommen haben und den sie für die Existenzgründung in der neuen Stadt investieren wollten, bei der Hinreise verlieren. Herr Kaya arbeitet hier als Bauarbeiter und Maler. Mit der Zeit macht er sich in dieser Branche selbstständig und baut sein eigenes Haus.

Das Ehepaar bekommt vier Kinder. Der älteste Sohn ist 1957, die ältere Tochter 1965, der zweitälteste Sohn 1969 und die jüngste Tochter 1974 geboren.

1973 wandert Herr Kaya nach Deutschland aus. Seine Frau bleibt zunächst in der Türkei zurück. 1978 kommt sie mit ihren Kindern nach Deutschland. Da die Söhne das Visum nur für drei Monate bekommen, kehren sie in die Türkei zurück.

Zum Zeitpunkt der Interviews leben der älteste Sohn und die ältere Tochter mit ihren Familien in der Schweiz. Die Ehepartner dieser Kinder stammen ebenfalls aus Gastarbeiterfamilien. Der zweitälteste Sohn bleibt in der Türkei. Er heiratet seine Cousine väterlicherseits und zum Zeitpunkt der Interviews ist er als Fabrikarbeiter tätig. Die jüngste Tochter macht nach ihrem Hauptschulabschluss eine Ausbildung zur Verkäuferin und zum Zeitpunkt der Interviews ist sie in einem Supermarkt Teilzeit beschäftigt. Mit 16 verlobt sie sich mit ihrem Cousin väterlicherseits. Zwei Jahre später lernt sie ihren späteren Mann kennen und sie löst die Verlobung auf. Ihr Mann stammt aus einer türkeistämmigen Gastarbeiterfamilie und ist das drittälteste von vier Kindern. Nach seinem Hauptschulabschluss arbeitet er in einer Fabrik. Das Ehepaar hat zwei Kinder, die 15 und 12 Jahre alt sind und die Hauptschule besuchen.

Familiengrenzen
Die Beziehungen zur Herkunftsfamilie und zur Verwandtschaft sind begrenzt. Da die meisten Geschwister des Ehepaares verstorben sind, hat die Familie kaum nähere Verwandte. Aufgrund der Probleme mit den Schwiegerkindern in der Schweiz hat Ehepaar Kaya auch nur begrenzte Kontakte zu diesen Kindern.

Die Beziehung zur ethnischen Community beschränkt sich auf die Kontakte zur Herkunftsfamilie des jüngsten Schwiegersohnes. Die Tochter und ihr Mann haben auch keine intensiven Kontakte zu türkeistämmigen Migranten. Sie bekommen fast keinen Besuch außer der Eltern und der Geschwister des Schwiegersohnes.

Beziehung zu Einheimischen: Außer der Kontakte zu Institutionen hat das Ehepaar keine Beziehungen zu Einheimischen. Auch der Kontakt ihrer Tochter und des Schwiegersohnes zu Einheimischen ist gering und auf ihren Arbeitsplatz beschränkt.

Die Beziehung zu Institutionen ist sehr begrenzt und wird nur bei Bedarf in Anspruch genommen. Dies geschieht vorrangig aufgrund der gesundheitlichen Behandlung und der Versorgung des Ehepaares. Es fällt auf, dass das Ehepaar türkeistämmige Ärzte bevorzugt.

Wohnort: Der Aussage von Frau Kaya zufolge wohnt das Ehepaar in einer kleinen Sozialwohnung in der Vorstadt einer Großstadt in NRW. Die Familie der Tochter wohnt in ihrer Eigentumswohnung in einer Sozialsiedlung. Diese liegt etwa einen Kilometer entfernt von der Wohnung ihrer Eltern. Der ältere Bruder und die Eltern ihres Mannes wohnen auch im gleichen Haus. In der Umgebung sind viele Migrantenfamilien – vor allem türkeistämmige – ansässig, sodass das Stadtviertel als »Klein-Istanbul« bezeichnet wird.

Organisation der Familie: Trotz der getrennten Wohnsituation bilden Ehepaar Kaya und die Familie der Tochter eine Einheit, sodass man sie als Großfamilie betrachten kann.

Im Gegensatz zu der Erwartung, dass in einer Mehrgenerationenfamilie der Großvater, hier Herr Kaya, die Rolle des Familienoberhauptes übernimmt, kann in dieser Familie beobachtet werden, dass der Schwiegersohn einvernehmlich die Autorität besitzt. Der Zusammenhalt und die Verbundenheit der Familie haben für den Schwiegersohn die höchste Priorität. Bereits seit der Hochzeit sieht er die Eltern seiner Frau als Angehörige seiner Kernfamilie an und versorgt sie mit. Seitdem hat er die Vollmacht für das Konto und verwaltet die finanziellen Angelegenheiten seiner Schwiegereltern. In der Kernfamilie herrscht eine traditionell-konservative Ordnung, in der die geschlechtsspezifischen Aspekte der Rollenverteilung zwischen dem Ehepaar deutlich werden.

Die Überzeugungen der Familie sind durch einen religiös-kulturell geprägten Familiensinn, Verbundenheit und Zusammenhalt gekennzeichnet. Der Schwiegersohn versucht, die Familie(n) zusammenzuhalten. Dafür setzt er sich und seine Autorität ein, indem er überaus bemüht ist, seinen Schwiegereltern eine gute Versorgung zukommen zu lassen.

Die Kommunikation ist in dieser Familie eher geschlossen. Ehepaar Kaya wird über unangenehme Dinge nicht informiert. Beispielsweise setzt der Schwiegersohn seine Schwiegereltern nichtdarüber in Kenntnis, wenn unerwartete Rechnungen kommen oder ihr Konto überzogen ist. In einem solchen Fall zahlt er selbst Geld auf ihr Konto ein. Dies gilt auch für ihre gesundheitliche Versorgung. Beispielsweise führt der behandelnde Arzt das Aufklärungsgespräch vor der Herzoperation von Herrn Kaya mit dem Schwiegersohn. Dieser verheimlicht seinem Schwiegervater beim Übersetzen die mit der Operation verbundenen Gefahren, um ihn damit nicht zu belasten. *Versorgungsgestaltung:* Herr Kaya wird ausschließlich von der Familie versorgt. Seine Tochter übernimmt die Behandlungspflege (Medikamentenstellung, Blutzuckerkontrolle und die Insulinspritze). Auch wenn sie manchmal aufgrund ihrer beruflichen Tätigkeit das Insulin nur mit etwas Verspätung spritzen kann, möchte die Familie nicht, dass dies von einem ambulanten Pflegedienst übernommen wird. Offenbar möchte die Familie ihr Zuhause fremden Personen nicht öffnen. Die Tochter und ihr Mann übernehmen auch den wöchentlichen Einkauf und nehmen Frau und Herrn Kaya mit. Der Schwiegersohn kommt auch mindestens ein Mal am Tag beim Ehepaar vorbei, um sich zu erkundigen, ob sie irgendetwas benötigen. Da Frau Kaya selbst zu schwach ist, um den Haushalt zu führen, übernimmt die Tochter auch den größten Teil dieser Arbeit. Frau Kaya kann ihren Mann selbst nicht baden. Deshalb wird dies von dem Schwiegersohn übernommen. Dies wird in der Familie als selbstverständlich angesehen, denn die Mutter des Schwiegersohnes war behindert und musste in den letzten 13 Jahren vor ihrem Tod pflegerisch ganzheitlich versorgt werden. Die Tochter von Herrn Kaya hat, zusammen mit ihrer Schwägerin und der anderen Schwiegertochter, ihre Versorgung übernommen. Die Bemühungen des Schwiegersohnes können daher auch als eine Art der Wiedergutmachung interpretiert werden.

Motivation zur Pflege: Ein kulturell-religiös geprägtes Verantwortungsgefühl ist als Motiv der Tochter und des Schwiegersohnes festzustellen. Die Pflege der Eltern wird als Ausdruck von Respekt ihnen gegenüber sowie als Erfüllung einer religiösen Pflicht wahrgenommen.

Krankheitsvorstellungen: Als Grund für seinen Schlaganfall vermutet Herr Kaya die vorangegangene Diabetes-Erkrankung. Seine Frau und seine Tochter berichten, dass eine Schlagader verschlossen war und deshalb sein Gehirn nicht genügend mit Blut versorgt werden konnte. Die Tochter berichtet, dass die Dosis seiner Blutdrucktablette nach dem Schlaganfall erhöht wurde. Dies impliziert ihre Annahme, dass die Dosis der Blutdrucktablette vor dem Schlaganfall nicht korrekt eingestellt wurde. Das heißt, die nicht richtig dosierte Medikation wird als die Ursache für den Schlaganfall angesehen.

6.1.4 Zusammenfassung der Merkmale

In den Biografien dieser Familien ist eine Gemeinsamkeit festzustellen: Alle drei Familien stammen aus den ländlichen Gebieten der Türkei und die Migration nach Deutschland stellt die erste große und bedeutsame Entfernung von der Herkunftsfamilie dar. Herr Aydemir verlässt sein Elternhaus erst durch den

Militärdienst und danach wandert er nach Deutschland aus. Bei Familie Kaya beobachten wir eine Binnenmigration vor ihrer Auswanderung nach Deutschland. Herr Kaya verlässt sein Dorf im Osten mit den weiblichen Mitgliedern seiner Familie und seinem Kind und wandert in eine Kleinstadt im Westen der Türkei aus. Es ist davon auszugehen, dass diese Binnenmigration für die Familie, außer der Veränderung der beruflichen Tätigkeit von Herrn Kaya, keinen Umbruch bedeutet. Da seine Familie auch mitgezogen ist und die neue Stadt sehr klein ist, kann davon ausgegangen werden, dass die Gewöhnung an die neue Situation sich vermutlich nicht so schwer gestaltet wie es bei der zweiten Auswanderung der Familie der Fall war.

Bei Familie Erol beobachten wir bei den Eltern von Frau Erol eine Auswanderung aus dem Dorf in eine naheliegende Stadt. Sowohl dies als auch die Beschäftigung ihres Vaters und ihrer Brüder, nämlich die Handelstätigkeit, weisen auf eine städtische Orientierung hin. Die Verheiratung von Frau Erol durch ihre Eltern mit einem Mann aus ihrem Herkunftsdorf im Alter von 13 Jahren und ihre Rückkehr nach der Hochzeit in das Dorf lassen jedoch vermuten, dass die städtische Orientierung auch bei dieser Familie nicht stark ausgeprägt ist.

Bei diesen Familien sind die Mitglieder eher innenzentriert und der Zusammenhalt um eine Autorität hat die höchste Priorität. Diese Autoritätsperson kann, wie bei Familie Aydemir, der Vater sein oder, wie in der Familie Erol, die Mutter. Aber auch der Schwiegersohn kann die Stellung eines Familienoberhauptes einnehmen und diese Aufgabe übernehmen, wie dies bei Familie Kaya zu beobachten ist.

Es ist festzustellen, dass die Grenzen bei diesen Familien ziemlich eng gefasst und eher geschlossen sind. Die Öffnung der Grenzen geschieht eher punktuell und nur, wenn die Möglichkeiten der Familien zur Bewältigung ihrer Schwierigkeiten offensichtlich nicht ausreichen und die Hilfestellung einer Institution unerlässlich ist.

Dies wird bei Familie Aydemir im Umgang mit den Institutionen des Schul- und Gesundheitswesens aufgrund der Behinderung des jüngsten Kindes sowie der Versorgung und der Behandlung der Eltern deutlich. Auch bei Familie Erol ist eine minimale Öffnung der Familiengrenzen für Institutionen durch die Einschaltung eines ambulanten Pflegedienstes zu beobachten. Bei Familie Kaya ist der Versuch, die Privatsphäre möglichst lange und sehr streng vor Fremden zu schützen, deutlich zu beobachten. Beispielsweise wurden die Interviews auf Wunsch der Familie bei der Tochter zu Hause geführt. Dies bedeutet zum einen, dass der Schwerpunkt in dieser Großfamilie in der Familie der Tochter liegt und die Autorität bei ihrem Mann, zum anderen kann dies als stark geschlossene Familiengrenzen gedeutet werden.

Die Beziehungen zu den Herkunftsfamilien und Verwandten, sofern vorhanden, sind bei diesen Familien eher begrenzt und nur oberflächlich gehalten.

Beispielsweise hat Frau Erol in Deutschland zwar Verwandte, aber zu ihnen hat die Familie wenig Kontakt. Die geschlossenen Freundschaften haben eher oberflächlichen Charakter und die Kinder haben auch keine Freunde, zu denen sie enge Kontakte pflegen.

Alle drei Familien wohnen in Sozialwohnungen in den Vorstädten einer Großstadt. In ihrer Umgebung sind viele Migrantenfamilien ansässig, vor allem türkeistämmige. Familie Aydemir und Familie Erol haben Kontakte, wenn auch nur oberflächlich, zu ihren türkeistämmigen Nachbarn. Bei Familie Kaya sind auch die Kontakte zu diesen Personen sehr begrenzt. Es gibt keine türkeistämmige Familie, außer der des Schwiegersohnes, die sie zu Hause besuchen.

Diese Familien haben nur eingeschränkte und punktuelle Kontakte zu Einheimischen. Selbige sind eher auf den Arbeitsplatz beschränkt oder entstehen durch die Versorgung von Erkrankten oder durch die Schulangelegenheiten der Kinder. Die Beziehung zu Einheimischen wird also nur über Institutionen gelebt.

Die Struktur dieser Familien kann durch eine religiös-traditionelle und eine konservative Einstellung sowie eher geschlossene Familiengrenzen charakterisiert werden.

6.2 Typ II: Religiös-konservative Einstellung und offene Familiengrenzen

6.2.1 Familie Tuna

Fallgeschichte
Frau Tuna ist 1966 als die jüngste Tochter von vier Kindern in einem Dorf in der Schwarzmeerregion in der Türkei geboren. Zum Zeitpunkt der Interviews ist sie geschieden und gehört der sogenannten zweiten Generation der türkeistämmigen Migranten in Deutschland an. Ihr Vater wandert bereits Anfang der 60er Jahre nach Deutschland aus. Als Frau Tuna das Schulalter erreicht, holt er seine Frau und seine Kinder bis auf die älteste Tochter nach Deutschland nach.

Auf Wunsch ihres Vaters heiratet Frau Tuna mit 18 den Sohn ihrer Cousine väterlicherseits. Aufgrund der juristischen Hürden können die Formalitäten für seine Einreise nicht erledigt werden, weshalb ihr Mann zwei Jahre lang in der Türkei bleiben muss. Ein Jahr nach der Heirat bringt Frau Tuna ihren ältesten Sohn zur Welt. Nach seiner Einreise nach Deutschland 1987 ist der Mann von Frau Tuna in einer Fabrik tätig, in der er 20 Jahre lang arbeitet.

1989 bekommt das Ehepaar eine Tochter und 1993 Zwillingstöchter. Als die Zwillinge ein Jahr alt sind, stirbt eine Tochter an einer Erbkrankheit. 1997 und 2000 bekommt das Ehepaar zwei Söhne.

Das Ehepaar trennt sich das erste Mal 1994 zum Zeitpunkt des Todes der Zwillingstochter. Dieser Trennung folgen vier weitere, die jeweils ein bis zwei Jahre andauern. Kurz vor dem zweiten Schlaganfall von Frau Tuna trennen sie sich zum fünften und letzten Mal, woraufhin sie sich scheiden lassen. Der älteste Sohn macht nach dem Fachabitur eine Ausbildung zum Klempner. Zum Zeitpunkt der Interviews ist er mit einer deutsch-türkischen Frau verheiratet und hat zwei Kinder. Er wohnt in der Nähe seiner Familie und hat sehr engen Kontakt zu ihr. 2007 heiratet die älteste Tochter ihren Cousin mütterlicherseits. Zum Zeitpunkt der Interviews ist sie verwitwet und lebt bei der Familie. Die lebende Zwillingstochter und ein Sohn haben dieselbe Erbkrankheit wie die verstorbene Zwillingstochter. Die Tochter hat zusätzlich eine Art der Entwicklungsstörung. Nach der Sonderschule besucht sie, genauso wie ihre jüngeren Brüder, die Hauptschule.

Familiengrenzen

Die Familie hat gute *Beziehungen zur Herkunftsfamilie und zur Verwandtschaft* – bis auf zwei Geschwister von Frau Tuna. Aufgrund von Erbschaftsproblemen hat sie zu ihrem jüngeren Bruder, wie die anderen Schwestern auch, keinen Kontakt. Die Beziehung zur Schwiegermutter der ältesten Tochter ist nach dem Tod ihres Mannes brüchig geworden, da sie Frau Tuna und ihre Tochter für die Auswanderung ihres Sohnes nach Deutschland und schließlich auch für seinen Tod verantwortlich macht. Die Kinder haben regelmäßig telefonisch Kontakt zu ihrem Vater. Er besucht seine Ex-Frau und seine Kinder zu Hause. Die Beziehung zu der Familie des Ex-Mannes ist eher begrenzt und erfolgt nur telefonisch.

Die Beziehung zur ethnischen Community wird durch die Kontakte zu Freunden und Bekannten aber auch durch die Moscheegemeinde gestaltet. Der Ex-Mann von Frau Tuna hat enge Kontakte zu seinen Arbeitskollegen türkischer Herkunft, mit denen er auch befreundet ist. Frau Tuna und die Kinder haben auch mehrere Freunde türkischer Herkunft.

Die Beziehung zu Einheimischen ist im Vergleich zur ethnischen Community eher als begrenzt zu betrachten. Aber Frau Tuna hat auch Bekannte und Freundinnen, unter anderem eine polnische und eine deutsche Freundin, zu denen sie engen Kontakt pflegt. Die Kinder haben, wenn auch wenige, deutsche Freunde.

Beziehung zu Institutionen: Frau Tuna besitzt sehr gute Deutschkenntnisse und kennt sich in Deutschland sehr gut aus. Die Angelegenheiten bei unterschiedlichen Institutionen erledigt sie selbstständig. Ihre älteste Tochter, Hülya, kann auch institutionelle Angelegenheiten allein bewältigen. Sie pflegt auch Kontakte zur Moschee und sucht Unterstützung bei dem Imam (Vorbeter). Bei der Krankheitsbewältigung spielen die Moschee und der Imam für Hülya eine sehr wichtige Rolle.

Wohnort: Die Familie wohnt in einer Sozialwohnung im Vorort einer mittelgroßen Stadt in NRW. In der Umgebung sind mehrere Migrantenfamilien vor allem türkeistämmige ansässig.

Organisation der Familie: Vor der Krankheit ist die Autoritätsfrage zwischen dem Ehepaar ungeklärt. In den Trennungsphasen sind die Kinder immer bei Frau Tuna und die Familie ist zerrissen. Nach der Krankheit lässt sich das Ehepaar scheiden. Die Kinder versuchen, trotz der Zerrissenheit durch die Scheidung der Eltern, die Familie zusammenzuhalten. Hierbei spielt die älteste Tochter die Rolle der Autoritätsperson. Sie besitzt die absolute Autorität, demzufolge trifft sie alle Entscheidungen und versorgt ihre Familie.

Überzeugungen der Familie: Für die Familie ist der religiös-kulturell geprägte Familiensinn und -zusammenhalt sehr wichtig. Die Familie versucht auch religiös-kulturelle Werte beizubehalten und sich gleichzeitig dem Aufnahmeland anzupassen, was besonders durch den perfekten Gebrauch der deutschen Sprache seitens Frau Tuna, gerade vor dem Hintergrund ihrer verkürzten Bildungszeit, bemerkbar ist. Den Glauben nutzt die Familie, besonders Hülya, zur Bewältigung ihrer Schwierigkeiten.

Kommunikation: In der Familie werden unangenehme oder tabuisierte Themen nicht mit der betroffenen Person offen besprochen. Dies gilt nach der Krankheit insbesondere für die Mutter. Um ihre Mutter nicht zu belasten, vermeidet es Hülya die Risiken des ersten Eingriffs ausführlich zu erklären.

Versorgungsgestaltung: Die Versorgung von Frau Tuna wird ausschließlich von ihrer ältesten Tochter Hülya übernommen. Aufgrund des jungen Alters und der Erbkrankheit versucht sie ihre Geschwister bei Versorgungsaufgaben nicht zu beanspruchen und möchte auch keine Unterstützung durch einen ambulanten Pflegedienst in Anspruch nehmen.

Motivation zur Pflege: Für die pflegende Tochter ist es als älteste Tochter selbstverständlich, ihre Mutter und ihre Geschwister zu versorgen.

Krankheitsvorstellungen: In der Familie sind magisch-religiöse Krankheitsvorstellungen zu erkennen. Die rational-medizinische Erklärung für Krankheiten ist der Familie zwar bekannt, aber es werden vor allem kulturell geprägte Krankheitsursachen angegeben.

6.2.2 Familie Toprak

Fallgeschichte
Ufuk ist 1983 als zweites Kind einer türkeistämmigen Migrantenfamilie der sogenannten zweiten Generation in Deutschland geboren. Unter den Teilneh-

mern an diesem Forschungsvorhaben ist er der jüngste und einzige Erkrankte, der der sogenannten dritten Generation türkeistämmiger Migranten in Deutschland angehört. Zum Zeitpunkt der Interviews ist er ledig und lebt zusammen mit seiner Mutter und jüngeren Schwester. Die Migration der Familie Toprak beginnt mit der Auswanderung von Ufuks Großvater mütterlicherseits. Mit 21 Jahren wandert sein Großvater 1960 zunächst nach Frankreich aus. Nach einem zweijährigen Aufenthalt zieht er nach Deutschland und 1963 kehrt er in die Türkei zurück. Während seines Aufenthaltes im Ausland bleiben seine Frau und Kinder in der Türkei.

1967 wandert er wieder nach Deutschland aus, zunächst ohne seine Familie. Seine Frau und seine Kinder arbeiten in der Landwirtschaft, um ihren Lebensunterhalt zu bestreiten. Fünf Jahre später holt er seine Frau und drei seiner Kinder nach Deutschland. Zunächst reisen zwei von den älteren Kindern, die damals 14 und 12 Jahre alt sind, und das jüngste Kind, das damals sechs Monate alt ist, nach Deutschland ein. Drei Jahre später holt der Großvater auch seine mittleren zwei Kinder nach Deutschland.

Zunächst schickt der Großvater seine Kinder nicht zur Schule. Die Familie stammt aus einem Dorf in Mittelanatolien, in der es damals noch keine Schule gibt. Deshalb haben die Kinder in ihrer Heimat keine Möglichkeit eine Schule zu besuchen und auch die älteren Kinder, die 14 und 12 Jahre alt sind, können zu diesem Zeitpunkt nicht lesen und schreiben. Erst nachdem ihm eine Geldstrafe droht, schickt er seine ältesten zwei Kinder zur Schule. Die Mutter von Ufuk, Frau Toprak, ist bereits 13 Jahre alt, als sie in Deutschland eingeschult wird. Sie kann jedoch, abgesehen von einer einigermaßen passablen Lese- und Schreibfähigkeit, während ihres einjährigen Schulbesuches nicht viel lernen. Bereits mit 14 Jahren fängt sie an als Reinigungskraft zu arbeiten. Mit 18 wird sie von ihrem Vater mit dem Sohn ihrer Tante mütterlicherseits verheiratet.

Nach der Hochzeit kommt der Vater von Ufuk nach Deutschland. Da er zunächst keine Arbeitserlaubnis hat, muss Frau Toprak allein für den Lebensunterhalt des Ehepaares sorgen. Sie übt unterschiedliche Tätigkeiten aus. So ist sie als Reinigungskraft, als Fabrikarbeiterin oder auch im Bereich des Ackerbaus tätig. Manchmal arbeitet sie stundenweise gleichzeitig bei mehreren Arbeitgebern. Inzwischen bekommt das Ehepaar das erste Kind. Die Schwiegereltern von Frau Toprak bestehen darauf, dass ihr neugeborenes Kind bei ihnen in der Türkei bleiben soll, da Frau Toprak es infolge der intensiven Berufstätigkeit nicht genügend versorgen könne. Deshalb lässt sie ihr Kind zur Pflege bei ihnen in der Türkei. Als Frau Toprak nach der Geburt ihres zweiten Kindes, Ufuk, wieder in die Türkei zurückkehrt, erfährt sie, dass ihr erstes Kind im Alter von zwei Jahren an einer Krankheit starb.

Unabhängig von diesem Ereignis ist die Ehe des Ehepaares Toprak durch weitere Konflikte geprägt. Herr Toprak leidet unter Spielsucht, Alkoholproblemen und zudem ist er auch gewalttätig. Das Ehepaar lässt sich 1990 scheiden, war anschließend drei Jahre getrennt, um dann noch einmal als Paar zusammenzufinden. In dieser Phase bekommt das Ehepaar 1995 noch ein Kind. Frau Toprak ist weiterhin berufstätig und arbeitet immer sehr hart und intensiv. 1997 erleidet sie einen Arbeitsunfall, in dessen Folge sie aufgrund der Behinderung berentet wird. Nach diesem Unfall geht die weiterhin mit Konflikten behaftete Ehe noch einmal auseinander und aufgrund eines Betruges ihres Mannes trennt sich Frau Toprak zum zweiten Mal von ihrem Mann. Nach der zweiten Trennung von ihrem Mann lebt Frau Toprak mit ihren zwei Kindern zusammen. Sie hat keinen Kontakt zu ihrem Ex-Mann, aber sie sorgt dafür, dass ihre Kinder den Kontakt zu ihrem Vater weiterhin halten.

Zum Zeitpunkt der Interviews besucht die jüngere Schwester von Ufuk das Gymnasium. Sie ist eine erfolgreiche Schülerin und nimmt an vielen sozialen Aktivitäten teil. Nach dem Schlaganfall von Ufuk leidet sie an massiven psychischen Störungen, sodass sie zeitweise in der Psychiatrie stationär behandelt werden muss. Auch zum Zeitpunkt der Interviews ist sie in der ambulanten psychotherapeutischen Behandlung.

Noch als kleines Kind fängt Ufuk an zu arbeiten und sorgt für sich selbst. Nach seinem Hauptschulabschluss arbeitet er als Lagerarbeiter. Durch seinen Fleiß und seine gewissenhafte Arbeit gewinnt er das Vertrauen und die Sympathie seines Arbeitgebers, bei dem er bis zu seinem Schlaganfall im Alter von 28 Jahren arbeitet. Der Aussage seiner Mutter zufolge ist er in seinem Umfeld für seine Hilfsbereitschaft, Ehrlichkeit und Zuverlässigkeit bekannt und gilt als sympathischer junger Mann. Bis zu seinem Schlaganfall hat er in der Familie die Rolle eines jungen Familienvaters eingenommen. Wahrscheinlich führten die Ereignisse in der Familienbiografie und das Desinteresse seines Vaters gegenüber der Familie dazu, dass er sich für die Familie verantwortlich fühlt. Die Beziehung zu seiner Mutter ist durch eine starke emotionale Bindung gekennzeichnet. Er ist für seine jüngere Schwester eine wichtige Bezugsperson und fast wie ein Ersatzvater. Er hat es sich zur Aufgabe gemacht, seine Mutter und seine jüngere Schwester zu beschützen. Er fühlt sich aber auch seinem Vater gegenüber verantwortlich. So zahlt er zum Beispiel die Schulden seines Vaters zurück, die dieser durch seine Spielsucht aufgebaut hat. Er versucht den Kontakt zu seinem Vater zu pflegen, auch wenn seine dahingehenden Bemühungen stets abgewiesen werden. Darüber hinaus ist er auch bemüht die Beziehungen zu seinen Großeltern väterlicherseits, die weiterhin in der Türkei im Herkunftsdorf leben, aufrechtzuerhalten. Vor seinem Schlaganfall verbringt er jedes Jahr den Fastenmonat Ramadan bei seinen Großeltern.

Ufuk ist ein religiöser junger Mann, der versucht, den religiösen Grundpflichten nachzukommen und die Gebete regelmäßig zu verrichten. Er ist Mitglied eines Moscheevereins und arbeitet auch bei dem Moscheebau körperlich mit. Außer seiner Arbeitskollegen und Bekannten aus der Moscheegemeinde hat er zusätzlich einen breiten Freundeskreis, dem sowohl türkeistämmige Jugendliche als auch Personen aus anderen Kulturkreisen, unter anderem Deutsche, angehören.

Nach dem Schlaganfall kann er sich zunächst durch die Lähmung und Spastik in seinen Extremitäten nicht bewegen. Anfangs verliert er auch mehrere Fähigkeiten, wie zum Beispiel das Sprach- und Schluckvermögen und die Darm- und Blasenkontrolle, was nicht nur seine Versorgung erschwert, sondern auch bei seiner Mutter einen Zusammenbruch auslöst. Der Akutbehandlung folgt eine Behandlung in einer Rehaklinik. Hier beginnt er wieder zu laufen, den größten Teil seines Sprach- und Schluckvermögens erlangt er zurück und er erhält wieder die Fähigkeit, Darm und Blase zu kontrollieren, was Frau Toprak eine große Sorge nimmt.

Familiengrenzen
Beziehungen zur Herkunftsfamilie und zur Verwandtschaft: Auch wenn die Familie durch die Scheidung der Eltern getrennt ist, versuchen Ufuk und seine Mutter die Beziehung zu der Herkunftsfamilie von Frau Toprak sowie auch zu der Familie ihres Ex-Mannes aufrechtzuerhalten. Dabei ist die Blutsverwandtschaft des Ehepaares wahrscheinlich entscheidend. Obwohl Frau Toprak von ihrem Vater zur Heirat gezwungen wurde und die Ehe gescheitert ist, pflegt sie eine gute Beziehung zu ihren Eltern. Sie hat auch sehr guten Kontakt zu ihren Geschwistern, insbesondere zu denen, die in Deutschland leben. Eine jüngere Schwester von Frau Toprak ist Krankenschwester und sie unterstützt sie bei der Versorgung von Ufuk, indem sie ihr Informationen über Hilfsangebote und Unterstützungsmöglichkeiten durch unterschiedliche Institutionen des Versorgungswesens vermittelt und sie im Umgang mit diesen begleitet. Ihr älterer Bruder und seine Frau unterstützen sie bei Erziehungsproblemen mit ihrer Tochter, die zunächst durch Eheprobleme ihrer Eltern und später durch die Krankheit von Ufuk traumatisiert ist und psychisch behandelt werden muss.

Die Beziehung zur ethnischen Community ist vorrangig durch die Kontakte zur Moscheegemeinde gekennzeichnet. Darüber hinaus haben Ufuk und seine Mutter viele türkeistämmige Freunde, zu denen sie einen engen und guten Kontakt pflegen. Sie helfen anderen und sie nehmen auch Hilfestellungen von anderen an. Sie haben aber auch intensiven Kontakt zu Angehörigen anderer Migrantengruppen.

Die Beziehung zu Einheimischen ist seitens Ufuk und seiner Mutter geringer als die zu anderen Ethnizitäten. Sie haben zwar auch Kontakt zu Deutschen, aber dieser beschränkt sich auf den Arbeitsplatz und die Schule.

Beziehung zu Institutionen: Die Beziehungen der Familie zu Institutionen sind als intensiv zu verstehen. Als Angehörige der sogenannten zweiten Generation von türkeistämmigen Migranten kennt sich Frau Toprak mit den Regeln und Abläufen im Aufnahmeland gut aus und mit ihren mittelmäßigen Deutschkenntnissen kommt sie im sozialen Leben zurecht. Wenn sie in Interaktion mit Institutionen Schwierigkeiten hat, vor allem beim Schriftverkehr, unterstützt sie ihre jüngere Schwester, die als Krankenschwester tätig ist.

Wohnort: Nachdem Ufuk einen Schlaganfall erlitten hat, zieht die Familie in eine behindertengerechte Sozialwohnung. In der Umgebung leben viele Migranten, vor allem türkeistämmige.

Organisation der Familie: In der Familie hat Frau Toprak eine doppelte Funktion: sie übernimmt die Aufgaben sowohl des Vaters als auch die der Mutter. Vor seinem Schlaganfall unterstützt Ufuk seine Mutter bei allen Angelegenheiten. Kurz vor dem Schlaganfall zieht Ufuk in eine eigene Wohnung im Obergeschoss des gleichen Hauses. Durch den Umzug von Ufuk ist die familiäre Einheit jedoch nicht beeinträchtigt, da die Wohnung der Mutter weiterhin als Lebensmittelpunkt der Familie bestehen bleibt. Dies wird insbesondere durch die gemeinsamen Mahlzeiten in der Wohnung der Mutter deutlich. Dies zeigt auch, dass den Kindern in der Familie zu ihrer Individualisierung bestimmte Freiheiten eingeräumt werden.

Überzeugungen der Familie: Die Familie versucht ihre eigenen religiösen und kulturellen Werte zu bewahren und gleichzeitig ist sie bemüht, sich dem Aufnahmeland anzupassen und aktiv am sozialen Leben teilzunehmen.

Kommunikation: Frau Toprak versucht einen offenen Umgang in ihrer Familie zu fördern, indem sie ihre Kinder ermutigt, über ihre Gefühle und Gedanken zu sprechen. Laut Frau Toprak ist die Kommunikation mit ihren Eltern trotz ihrer traditionellen Einstellung auch durch Offenheit gekennzeichnet.

Versorgungsgestaltung: Die Körperpflege von Ufuk wird grundsätzlich von einem ambulanten Pflegedienst übernommen. Frau Toprak erledigt als Mutter und gesetzliche Betreuerin ihres Sohnes bürokratische Angelegenheiten für ihn und organisiert seine medizinische und therapeutische Behandlung. Sie ist bemüht, für ihren Sohn die beste Versorgung und Behandlung zu gewährleisten. Deshalb holt sie sich Hilfe vom Hausarzt und lässt Krankengymnastik, Ergotherapie und Logopädie verordnen. Frau Toprak zieht für die pflegerische und therapeutische Versorgung ihres Sohnes sowohl türkischsprachige als auch deutschsprachige Leistungsanbieter beziehungsweise Therapeuten heran. Ihr Umgang mit diesen Anbietern, sowohl mit den türkeistämmigen als auch mit den einheimischen, ist stets durch eine gewisse Skepsis geprägt, weshalb sie die Arbeitszeiten und -weisen stark kontrolliert. So wechselt sie mehrmals die Therapeuten und den Pflegedienst aufgrund der schlechten Qualität der Leistungen. Nachdem Ufuk seine Sprachfähigkeit wiedererlangt hat, beschwert er sich bei seiner Mutter, dass der Pflegedienst bei der Körperpflege für den Intimbereich und das Gesicht den gleichen Waschlappen benutzt. Dies bewertet die Familie als Nichteinhaltung der hygienischen Vorschriften und wechselt zu einem anderen ambulanten Pflegedienst, der, wie der vorherige Anbieter, einheimisch ist.

Motivation zur Pflege: Für Frau Toprak ist es als Mutter selbstverständlich, die Versorgung und auch die gesetzliche Betreuung ihres Sohnes zu übernehmen.

Krankheitsvorstellungen: In der Familie herrschen magisch-religiöse Krankheitsvorstellungen. Der hohe Blutdruck ist als Krankheitsursache des Schlaganfalles von Ufuk zwar bekannt. Dies wird aber eher als Auslöser für die Krankheit angenommen und als Hauptursache der Krankheit werden der »Böse Blick«, schwarze Magie und Neid von anderen vermutet. Die Familie ist der Meinung, dass Ufuk als netter, gutaussehender, kräftiger und junger Mann den Neid und die Eifersucht von anderen auf sich gezogen hat und demzufolge von dem »Bösen Blick« betroffen ist. Nach dem Schlaganfall hat die Familie neben der schulmedizinischen Behandlung auch einen »Hoca« konsultiert. Dieser stellt fest, dass er von einer schwarzen Magie betroffen sei. Die panischen Attacken der Mutter und die psychische Störung der jüngeren Tochter, an denen sie seit dem Schlaganfall von Ufuk leiden, seien auch darauf zurückzuführen. Ufuk, seine Mutter und die jüngere Tochter bekommen von dem »Hoca« angefertigte sogenannte »Muska«, die sie ständig an ihrem Körper tragen. Ufuk und seine Mutter bemerken seitdem eine gewisse Besserung ihres Gesundheitszustandes. Durch diese Behandlung seien die epileptischen Anfälle, die er seit dem Schlaganfall erleidet, abgeklungen, die jüngere Tochter sei zur Ruhe gekommen und die Panikattacken der Mutter hätten aufgehört. Auffällig ist dabei, dass eine mögliche Wirkung der parallel weitergeführten schulmedizinischen Behandlung von der Familie nicht berücksichtigt wird.

6.2.3 Familie Bulut

Fallgeschichte
Frau Bulut wurde 1952 als die älteste Tochter von sechs Kindern in einem Dorf in der Schwarzmeerregion in der Türkei geboren. Der Großvater von Frau Bulut ist der Stiefvater ihres Vaters. Als der Großvater väterlicherseits im Alter von 20 Jahren in einem Krieg fällt, bleibt die Großmutter mit ihren drei Kindern zurück. Das älteste Kind ist der Vater von Frau Bulut. Der Aussage von Frau Bulut zufolge opfert sich die Großmutter für ihre Kinder auf und folgt der Tradition der sogenannten »Leviratsehe«, welche die Heirat der Ehefrau des Verstorbenen mit seinem jüngeren Bruder vorschreibt. Somit heiratet die Großmutter als verwitwete Mutter ihren Schwager, der damals erst 15 Jahre alt ist. In dieser Ehe kommen weitere zwei Kinder zur Welt. Alle Kinder, sowohl aus der ersten als

auch aus der zweiten Ehe, wachsen zusammen im selben Haus auf und wohnen auch nach ihrer Heirat weiterhin dort.

Der Ehemann von Frau Bulut ist das älteste von fünf Kindern. Seine Vorfahren stammen aus Georgien. Die Großeltern seines Großvaters sind während des Krieges zwischen dem osmanischen Reich und dem russischen Zarenreich nach Istanbul geflüchtet. Zwar sind seine Kenntnisse aus dieser Zeit lückenhaft, wir erfahren aber, dass der Vater seines Großvaters in der Buchhaltung einer Stahl- und Eisenfabrik arbeitete. Seine Urgroßonkel väterlicherseits lassen sich im Westen der Türkei nieder, zwischen ihnen besteht wenig Kontakt. Der Urgroßvater von Herrn Bulut schickt seinen Sohn zur Ausbildung in eine Stadt am Schwarzen Meer, in der er eine Art Lehre für Buchhaltung absolviert. Nach seiner Ausbildung bleibt er in dieser Stadt und heiratet seine erste Frau. Nach dem Tod seiner ersten Frau heiratet der Großvater eine Frau aus der gleichen Kleinstadt. Aus dieser Ehe gehen keine Kinder hervor. Der Großvater hat eine Schwester, die in einer anderen Kleinstadt der gleichen Region wohnt. Die Familie hat jedoch keinen engen Kontakt zu diesen Verwandten. Sie treffen sich ausschließlich auf Hochzeiten oder bei religiösen Festen.

Die Großmutter von Herrn Bulut hat keine Geschwister, da ihr Vater in einem sehr jungen Alter im Krieg gefallen ist. Der Vater von Herrn Bulut kommt 1932 in der ersten Ehe seines Vaters als das jüngste von fünf Kindern zur Welt. Sein Vater schickt ihn in eine Kleinstadt zur Ausbildung, damit er das Schmiedehandwerk erlernt. Er heiratet ein Mädchen aus dem gleichen Dorf, die Mutter von Herrn Bulut, zu der er ferne verwandtschaftliche Beziehungen hat. Frau Buluts Tante mütterlicherseits ist die erste Frau ihres Schwiegervaters. 1965 wandert dieser nach Deutschland aus und arbeitet als Bergmann. Seine Kinder und seine Frau bleiben in der Türkei. Seine Frau lehnt es ab nach Deutschland auszuwandern. Daraufhin heiratet er 1968 eine andere Frau aus einem weiteren Dorf der gleichen Region und holt diese nach Deutschland. In der zweiten Ehe kommen zwei weitere Kinder zur Welt.

Als Herr Bulut 1971 seinen Militärdienst absolviert, hat in der Familie die Fragestellung, wen Herr Bulut als ältester Sohn heiraten soll, eine hohe Priorität. In einer durchschnittlichen traditionellen Familie fallen die Ehefragen der Kinder als interne Angelegenheiten der Familie in den Entscheidungs- und Zuständigkeitsbereich der Frau. Da der Vater von Herrn Bulut gleichzeitig mit zwei Frauen verheiratet ist, kommt dieser Frage noch eine besondere Bedeutung zu: Die bereits bestehende Konkurrenz zwischen den Frauen verschärft sich. Durch die Entscheidung hinsichtlich der Ehepartnerin von Herrn Bulut endet der Autoritätskampf der Frauen endgültig, indem die erste Frau seines Vaters, die leibliche Mutter von Herrn Bulut, sich durchsetzen kann. Somit heiratet Herr Bulut die Nichte seiner Mutter. Als Frau Bulut 19 Jahre alt ist, arrangieren ihr

Großvater väterlicherseits und ihre Tante mütterlicherseits ihre Ehe mit Herrn Bulut, dem Sohn ihrer Tante.

Zunächst wohnt das Ehepaar mit der Mutter und den Brüdern von Herrn Bulut zusammen im gleichen Haus. Nachdem der Vater von Herrn Bulut ihn 1973 nach Deutschland geholt hat, bleibt Frau Bulut bei ihrer Schwiegermutter. Sie hilft ihr im Haushalt und versorgt die Eltern ihres Schwiegervaters, die aufgrund ihrer Altersschwäche pflegerische Hilfe benötigen. In Deutschland arbeitet Herr Bulut im Straßenbau. 1977 holt er seine Frau und seine drei Kinder nach Deutschland. Das Ehepaar bekommt insgesamt vier Töchter, die in den Jahren 1972, 1974, 1976 und 1978 geboren sind. In Deutschland wohnt die Familie getrennt von den Schwiegereltern. Sie pflegen allerdings weiterhin einen engen Kontakt zu ihnen, sodass sie sich fast jeden Tag sehen.

Die Kinder des Ehepaares Bulut gehen in Deutschland auf die gleiche katholische Grundschule wie die Halbgeschwister von Herrn Bulut, in der türkeistämmige Migrantenkinder in einer separaten Klasse ausschließlich von türkischen Lehrern und in türkischer Sprache unterrichtet werden. Herr Bulut und sein Vater bevorzugen diese Schule aufgrund der Möglichkeit des muttersprachlichen Unterrichts, damit ihre Kinder in der Fremde ihre Muttersprache nicht verlernen. Dies erleben die Töchter jedoch rückblickend als eine große Benachteiligung. Sie sind der Meinung, dass fehlende Sprachkenntnisse ihren Aufstieg im beruflichen und sozialen Leben erschwert haben.

Nach der Einschulung muss die älteste Tochter aufgrund einer orthopädischen Krankheit circa ein halbes Jahr im Krankenhaus behandelt werden. Während ihres Krankenhausaufenthaltes lernt sie die deutsche Sprache und in der vierten Klasse wird sie aufgrund ihrer guten Sprachkenntnisse in die »deutsche Klasse« aufgenommen. Jedoch kann sie aufgrund ihrer Defizite in den Unterrichtsfächern keine guten Leistungen erbringen. Nach der Grundschule besucht sie zunächst die Hauptschule und wechselt danach auf die Realschule. Nach ihrem Realschulabschluss besucht sie eine Berufsschule und macht eine Ausbildung zur Friseurin. Da ihr Gesundheitszustand aufgrund der orthopädischen Krankheit die Ausübung der Friseurtätigkeit nicht zulässt, macht sie im Rahmen einer Umschulungsmaßnahme eine Ausbildung zur Industriekauffrau. Auf eigenen Wunsch heiratet sie 1996 einen Mann, der aus dem Dorf ihrer Eltern stammt. Nach der Heirat zieht ihr Mann nach Deutschland. Das Ehepaar betreibt in Deutschland zunächst einen Supermarkt. Zwei Jahre später geben sie diese Tätigkeit jedoch auf, da die Betreuung der Kinder viel Zeit beansprucht und die ältere Tochter aufgrund ihrer Krankheit intensive Zuwendung braucht. Zum Zeitpunkt der Interviews arbeitet ihr Mann als Obst- und Gemüsehändler. Das Ehepaar hat zwei Kinder, die älteste Tochter besucht zum Zeitpunkt der Interviews die sechste Klasse eines Gymnasiums und die zweite Tochter die dritte

Klasse. Die Bildung ihrer Töchter und die Gesundheit ihrer Familie haben höchste Priorität für sie.

Die zweitälteste Tochter wird in der gleichen Schule eingeschult – genauso wie ihre Schwestern, ihre Halbtante und ihr Halbonkel. Nach der Grundschule besucht sie die Hauptschule und macht danach eine Ausbildung zur Schneiderin. Sie übt ihren erlernten Beruf jedoch nicht aus, da sie keine Stelle findet. Sie ist zeitweise als Reinigungskraft oder als Verkäuferin tätig. 2001 heiratet sie einen Mann aus der Türkei und zieht zu ihm in die Türkei. Ihr Mann ist selbstständig in der Textilindustrie. Drei Jahre später, als sie mit ihrer Tochter im vierten Monat schwanger ist, verstirbt ihr Mann infolge einer Hirnblutung. Nach dem Tod ihres Mannes kehrt sie nach Deutschland zurück. Sie wohnt zunächst mit ihrer jüngeren Schwester in einer Sozialwohnung, neben der Wohnung ihrer Eltern. Die Wohnungen sind mit einem Durchgang verbunden. Die älteste Tochter wohnt auch in demselben Block. Nach ihrer Rückkehr übernimmt sie auch die Pflege ihrer Mutter, die 2001 nach einem Schlaganfall pflegebedürftig wird. Auch nach dem Tod ihres Mannes besucht sie ein bis zwei Mal im Jahr ihre Schwiegereltern in der Türkei. Sieben Jahre nach dem Tod ihres Mannes lernt sie einen türkeistämmigen Mann in Deutschland kennen und heiratet ihn. Sie besucht die Familie ihres verstorbenen Mannes mit ihrem jetzigen Mann und erfährt von ihrer Seite eine große Toleranz.

Die drittälteste Tochter besucht zunächst die Vorschule und danach die katholische Grundschule, genauso wie ihre Schwestern. Nach der Grundschule besucht sie die Gesamtschule. Als sie 16 Jahre alt ist lernt sie ihren Mann kennen. Er ist in der Türkei geboren und wandert mit 14 Jahren nach Deutschland aus. Nach einer dreijährigen Freundschaft verloben sie sich und zwei Jahre später heiraten sie. Zum Zeitpunkt der Interviews ist sie Hausfrau und Mutter von fünf Kindern.

Die jüngste Tochter besucht zunächst auch die katholische Grundschule und wechselt anschließend auf eine städtische Grundschule. Sie schließt die Gesamtschule ab und macht eine Ausbildung zur Verkäuferin. Zum Zeitpunkt der Interviews ist sie Hausfrau und Mutter von zwei Kindern.

Familiengrenzen
Die Beziehungen zur Herkunftsfamilie und zur Verwandtschaft: Frau und Herr Bulut pflegen trotz der Entfernung weiterhin engen Kontakt zu ihren Herkunftsfamilien. Die Heiratsformen Leviratsehe und Polygamie, die auch in einer traditionellen türkischen Gesellschaft eher selten anzutreffen sind, sind neben einer verwandtschaftlichen Ehe in der Biografie dieser Familie zu beobachten. In der Familie wird über diese Formen der Ehe ungern gesprochen. Herrn Bulut fällt es beispielsweise schwer, über die zweite Ehe seines Vaters zu erzählen. Im familiengeschichtlichen Gespräch versucht er diesem Thema auszuweichen. Das

könnte darauf zurückzuführen sein, dass dies bei Außenstehenden auf Unverständnis stoßen und befremdlich wirken könnte. In den Erzählungen der Kinder fällt jedoch auf, dass diesen Arten der Eheschließung in der Familie mit großer Toleranz begegnet wird und die Beziehungen zu Kindern aus solchen Ehen sehr intensiv gestaltet werden. Beispielsweise leben in der Türkei mehrere Generationen in demselben Haus. Auch in Deutschland hat das Ehepaar zur Familie von Herrn Bulut in den ersten Jahren nach Frau Buluts Migration sehr engen Kontakt gepflegt, was sich durch die täglichen Besuche des Vaters von Herrn Bulut und seiner zweiten Frau zeigt. Zudem besuchen die Kinder der beiden Familien dieselbe Schule. Zu den entfernten Verwandten hat die Familie, wenn auch selten, noch Kontakt, so sehen sie sich immer zu den religiösen Festen.

Die Beziehungen zur ethnischen Community sind durch die Kontakte zur Nachbarschaft und zu einer religiösen Gemeinde geprägt.

Die Beziehung zu Einheimischen ist in dieser Familie durch Institutionen, aber auch durch Kontakte zu Nachbarn gewährleistet. Vor ihrer Krankheit kann sich Frau Bulut trotz ihrer geringen Deutschkenntnisse mit Einheimischen verständigen und hat gute Kontakte zu ihnen. Beispielsweise kümmert sie sich um eine deutsche Nachbarin. Auch die Kinder haben deutschstämmige Freunde.

Die Beziehung zu Institutionen: Die Familiengrenzen werden für die Institutionen bei Bedarf geöffnet. Herr Bulut und die Kinder können institutionelle Angelegenheiten ohne Schwierigkeiten bewältigen. Für die Freizeitgestaltung nutzen die Kinder auch Sportvereine und öffentliche Einrichtungen. Die Öffnung der Familiengrenzen für die Institutionen zeigt sich auch in der Inanspruchnahme pflegerischer Leistungen durch einen ambulanten Pflegedienst für die Versorgung von Frau Bulut nach dem Schlaganfall.

Obwohl die Angehörigen der Pflegebedürftigen bereit sind, sich mit Institutionen auseinanderzusetzen, empfinden sie eine gewisse Vernachlässigung durch die Mitarbeiter des Gesundheits- und Versorgungswesens. Beispielsweise fühlen sie sich durch den behandelnden Arzt nicht ausreichend über die Krankheit und ihren Verlauf aufgeklärt. Sie sehen sich gezwungen, sich durch Eigenrecherche selbst darüber zu informieren. Außerdem vermissen sie Informationen, die den Umgang mit den Folgen der Krankheit sowie mit den Betroffenen selbst erleichtern könnten. Die Unterstützung durch die Mitarbeiter wäre auf Informationen über die Leistungen und Voraussetzungen der Pflegeversicherung und die Hilfestellung beim Ausfüllen der Anträge beschränkt. Die Familienangehörigen hätten sich aber auch Zuwendung und Betreuung gewünscht, da sie durch den Schlaganfall selbst in einem Schockzustand gewesen wären.

Außerdem fühlt sich die Familie von der Krankenversicherung ungerecht behandelt. Nachdem die Familie selbst die Versorgung übernimmt, wird bei Frau Bulut nach einer gewissen Zeit die Pflegestufe komplett aufgehoben, obwohl sie sich noch nicht selbstständig versorgen kann. Daraufhin stellt die Familie mehrere Anträge und fast nach jeder Ablehnung legt sie Widerspruch ein, ohne jedoch einen Erfolg zu erzielen. Erst nachdem eine pflegende Angehörige ihnen Ratschläge über die Begutachtungssituation gibt und ihre Erfahrung mitteilt, dass die Bewertung der Pflegebedürftigkeit je nach Gutachter variieren kann, wird Frau Bulut in die Pflegestufe II eingestuft.

Wohnort: Frau und Herr Bulut ziehen nach dem Schlaganfall von Frau Bulut in ein Viertel um, in dem auch die älteste und die zweitälteste Tochter wohnen. Das Ehepaar lebt seit ihrer Migration in einer Mietwohnung im dritten Stock eines zentral gelegenen Ortes. Nach dem Schlaganfall ist Frau Bulut jedoch vielen Beeinträchtigungen ausgesetzt und leidet vor allem an einer Gehbehinderung. In der Wohnung fehlt ein Aufzug und die Räumlichkeiten sind für die Durchführung einer häuslichen Pflege unzureichend. Zudem fällt es den Töchtern aufgrund der Entfernung schwer, die Pflege ihrer Mutter zu gewährleisten. Auch wenn ein ambulanter Pflegedienst eingeschaltet wird, reicht dies nicht, um die Versorgung sicherzustellen, da er täglich nur morgens einmal kommt. Daher entscheidet die Familie, das Ehepaar in dem gleichen Block wie die älteste Tochter unterzubringen, in dem auch die zweitälteste Tochter wohnt. Die Familien wohnen in einer Sozialsiedlung, in der mehrere Migrantenfamilien, vor allem türkeistämmige, wohnen. Herr Bulut pflegt gute Kontakte zu seinen Arbeitskollegen. Familienfreunde haben sie eher nicht. Vor allem durch den Umzug verliert Frau Bulut ihre gewohnte Umgebung sowie ihre über mehrere Jahre hinweg entstandene Nachbarschaft und die damit einhergehenden Beziehungen.

Organisation der Familie: Herr Bulut ist Alleinverdiener und fordert wahrscheinlich gerade aus diesem Grund als ein konservativ eingestellter Ehemann absolute Gehorsamkeit von seiner Ehefrau. Frau Bulut ist in der scheinbar konservativ eingestellten Familie mit der ihr zugewiesenen Rolle und ihrer Stellung in der Familie als Hausfrau und Nachgezogene offenbar ein »Anhängsel« ihres Ehemannes. Damit ist sie aber nicht einverstanden und beansprucht die Rolle einer Autoritätsperson. Daher besteht zwischen Frau und Herrn Bulut eine ungelöste Autoritätsfrage. In der Organisation der Familie spielen die Kinder eine bestimmende Rolle, vor allem die Tochter, die in der aktuellen Situation die Versorgung ihrer Mutter übernimmt.

Überzeugungen der Familie: Die Familie ist konservativ eingestellt. Die Religionsausübung in der Familie fängt jedoch erst an, nachdem die älteste Tochter sich für ein Leben entschieden hat, das sich an einer islamischen Religion orientiert. Bis auf Herrn Bulut legen alle Familienmitglieder Wert auf die regelmäßige Verrichtung der Gebete sowie religiöse Ge- und Verbote. Neben ihrer religiösen Orientierung ist die Familie bemüht, sich an das Aufnahmeland anzupassen und am Sozialleben aktiv teilzunehmen.

Die Kommunikation in der Familie ist offen gestaltet. Auch schmerzhafte Ereignisse werden in der Familie besprochen, wobei sich gleichzeitig konservative Züge in der Eltern-Kind-Beziehung feststellen lassen. Beispielsweise erfolgt die Kommunikation zwischen dem Vater und den Kindern durch die Vermittlung der Mutter, möglicherweise um die Autorität des Vaters zu bewahren.

Versorgungsgestaltung: Bis zu ihrem Schlaganfall wird Frau Bulut aufgrund der Sprachbarriere bei Arztbesuchen von ihren Kindern, insbesondere von einer mittleren Tochter, die zum Zeitpunkt der Interviews für die Versorgung zuständig ist, begleitet. Durch den Schlaganfall leidet Frau Bulut an mehreren Einschränkungen, beispielsweise an einer halbseitigen Lähmung, einer Gesichtsfeldeinschränkung und Konzentrationsstörungen. Sie ist nicht in der Lage, sich selbstständig zu versorgen. Daher wird für die pflegerische Versorgung auf Empfehlung des Krankenhaussozialdienstes ein ambulanter Pflegedienst herangezogen. Nach einer etwa sechsmonatigen Versorgung durch den ambulanten Pflegedienst entscheidet sich die Familie jedoch dafür, die Pflege von Frau Bulut selbst zu übernehmen. Gleichzeitig wird ihre therapeutische Behandlung fortgesetzt; sie bekommt die von ihrem Arzt verordneten Therapien, beispielsweise Krankengymnastik, Ergotherapie sowie eine Schluck- und Sprachtherapie. Nachdem sie ihre verbale Ausdrucksfähigkeit wieder erlangt hat, erfährt die Familie von Frau Bulut, dass der Pflegedienst bei der morgendlichen Pflege nicht das dafür vorgesehene Mittel benutzt, sodass sie auf der Kopfhaut Juckreiz und Schuppen bekommt. Dies wird vom Pflegedienst bestätigt und mit »Zeitmangel« begründet, weshalb die Familie die Arbeitsweise des Pflegedienstes als »Akkordarbeit« bezeichnet und für die Krankenversorgung als ungeeignet bewertet.

Motivation zur Pflege: Für die Töchter von Frau Bulut ist es als Ausdruck der Liebe und Zuneigung selbstverständlich, ihre Pflege zu übernehmen beziehungsweise alle mit ihrer Krankheit und Behandlung verbundenen Aufgaben zu erfüllen.

Krankheitsvorstellungen: Frau Bulut berichtet in ihrem Interview häufig von ihrer Zwangsverheiratung und der unglücklichen Ehe und macht diese für ihre Krankheit verantwortlich. Die für die Versorgung zuständige Tochter erzählt von der Zuneigung ihrer Mutter und die besondere Nähe zwischen ihnen. Als Auslöser des Schlaganfalls bei ihrer Mutter vermutet sie ihre Heirat und die anschließende Entfernung von dem Elternhaus. Nach ihrer Vorstellung habe ihre Mutter die Trennung nicht verkraften können und in der Folge sei sie krank geworden.

Die älteste Tochter führt die Krankheit ihrer Mutter auf eine Fehlbehandlung zurück. Der Hausarzt ihrer Mutter habe bei ihr eine Lungenerkrankung festgestellt und sie zusammen mit einem Lungenarzt vier Jahre lang dementsprechend behandelt. Nach der Heirat der mittleren Tochter verschlimmern sich die

Beschwerden, woraufhin sie selbst einen Kardiologen aufsucht. Dieser stellt bei ihr Herzrhythmusstörungen und Herzklappeneinengungen fest und aufgrund einer starken Wasseransammlung in ihrer Lunge weist er sie in die Notaufnahme ein. Nach einem einwöchigen Krankenhausaufenthalt erleidet sie in der Nacht vor ihrer Entlassung einen Schlaganfall. Für den zweiten Schlaganfall macht sie die falsche Dosierung von Blutverdünnungsmitteln durch den behandelnden Arzt verantwortlich, der die Mittelvergabe aufgrund eines Eingriffs pausiert hat.

6.2.4 Zusammenfassung der Merkmale

Die zweite Gruppe setzt sich aus den Familien Tuna, Toprak und Bulut zusammen. Obwohl die Typenbildung nicht nach den externen Kriterien erfolgt ist, stellt die Besonderheit, dass die Eltern dieser Familien Angehörige der sogenannten zweiten Generation der türkeistämmigen Migranten in Deutschland sind, eine Gemeinsamkeit für diese Gruppe dar. Während in den Familien Tuna und Toprak die Ehefrauen im Kindesalter migrieren, zieht Frau Bulut als Ehefrau im Rahmen des Familiennachzuges erst nach der Heirat nach Deutschland.

Eine weitere Gemeinsamkeit besteht in diesen Familien in der ungelösten Autoritätsfrage zwischen den Ehepartnern beziehungsweise der Zerrissenheit der Ehen durch Scheidungen, wie es bei Familie Tuna und Familie Toprak der Fall ist.

Die Ehepartner in allen drei Familien haben eine verwandtschaftliche Beziehung zueinander und die Ehen sind arrangiert. Während bei Familie Tuna und Familie Toprak die Ehefrauen in Deutschland aufgewachsen sind und ihre Ehemänner aus der Türkei durch Familiennachzug nach Deutschland geholt wurden, ist dies bei Familie Bulut umgekehrt. Frau Tuna und Frau Toprak haben somit einen Wissensvorsprung über das Aufnahmeland gegenüber ihren Ehemännern. Auch wenn diese Frauen aus religiös-konservativen Familien stammen, verlieren die Regeln einer traditionell orientierten Familie, in der die absolute Autorität des Mannes und die Gehorsamkeit der Frau selbstverständlich sind, ihre Gültigkeit. Hinzu kommen die Sprachlosigkeit und der Kulturschock der Ehemänner und somit geraten die Familien durch die ungelöste Autoritätsfrage in eine Krise. Bei den Männern von Frau Tuna und Frau Toprak wird auch über Gewalttätigkeit berichtet. Herr Toprak leide auch zusätzlich an einer Spielsucht und Alkoholproblemen. Die Familien Tuna und Toprak versuchen trotz der Zerrissenheit und der Schicksalsschläge die familiäre Einheit zu erhalten. Dabei stellen sich die Mütter als Autoritätsperson dar. Nach der Krankheit von Frau Tuna übernimmt diese Rolle die älteste Tochter.

Das gleiche Problem beobachten wir auch bei Familie Bulut, wenn auch umgekehrt. Trotz ihrer Stellung als Ehefrau und Nachgezogene hat Frau Bulut

Autoritätsansprüche gegenüber ihrem Ehemann. Es ist davon auszugehen, dass man wahrscheinlich durch die klare Rollenverteilung und die exakte Trennung der Zuständigkeitsbereiche verhindern konnte, dass die Ehe auseinander geht. Aber in der Familie ist eine noch nicht ganz geklärte Autoritätsfrage zu beobachten. Die Kinder sind bemüht, die dadurch entstehende Autoritätslücke zu schließen, indem sie in hohem Maße Verantwortung übernehmen.

Die Deutschkenntnisse der Ehefrauen in diesen Familien sind mittelmäßig bis sehr gut. Obwohl Frau Bulut später ausgewandert ist, versucht sie Deutsch zu lernen und besucht deshalb einen Sprachkurs. Vor ihrem Schlaganfall konnte sie sich mit ihren mittelmäßigen Deutschkenntnissen im Alltag selbstständig verständigen. Des Weiteren ist eine Berufstätigkeit bei den Frauen, außer bei Frau Bulut, zu beobachten.

Bei allen zu dieser Typologie zugeordneten Familien sind die Familiengrenzen offen für die Herkunftsfamilien, die Verwandtschaften und die ethnische Community sowie für Angehörige anderer ethnischer Gruppen. Obwohl die Kontakte zu Einheimischen im Vergleich zu anderen Personen eher als gering zu betrachten sind, sind die Grenzen bei Bedarf auch für diese geöffnet. Frau Tuna und Frau Toprak haben auch deutsche Freundinnen, zu denen sie relativ enge Kontakte pflegen. Die Beziehung zu Institutionen ist flexibel gestaltet und die Familiengrenzen werden auch für diese geöffnet.

Diese Familien ähneln aufgrund ihrer religiös-konservativen Einstellung der ersten Gruppe, unterscheiden sich jedoch von dieser durch die Offenheit und Flexibilität ihrer Grenzen. Bei diesen Familien zeigen sich der Versuch, religiös-kulturelle Werte zu bewahren, und gleichzeitig die bewusste Anstrengung, sich dem Aufnahmeland anzupassen.

6.3   Typ III: Liberale Einstellung und offene Familiengrenzen

6.3.1   Familie Polat

Fallgeschichte
Herr Polat wird 1946 in einem Dorf in der Nähe einer Großstadt im Südosten der Türkei als das älteste von sieben Kindern geboren. Sein Vater ist gewalttätig und spielsüchtig. Herr Polat verlässt sein Elternhaus im Alter von elf Jahren, um, seiner Aussage nach, den Schneiderberuf zu erlernen. Somit kann er sich auch der Gewalt seines Vaters entziehen. Zunächst lebt er bei einem Verwandten in einer Kleinstadt und dann zieht er von einer Kleinstadt zur anderen, um den Schneiderberuf zu erlernen. Zuletzt lässt er sich in einer Großstadt nieder. Mit 18 Jahren kehrt er zu seinem Elternhaus zurück. Inzwischen lässt sich seine Familie

auch in der Großstadt nieder. Bis zu seinem Militärdienst arbeitet er dort zusammen mit seinem Vater in der Textilindustrie als Fabrikarbeiter.

Nachdem Herr Polat aus dem Militärdienst zurückgekehrt ist, stirbt sein Vater und er muss nun die Aufgaben des Familienoberhauptes übernehmen. Unmittelbar nach dem Tod seines Vaters heiratet er Frau Polat im Jahr 1968. Frau Polat stammt aus einer Arbeiterfamilie, die trotz einer religiös-traditionellen Orientierung – besonders ihres Vaters – nicht zu stark konservativ eingestellt ist. Sie ist die älteste von sechs Geschwistern. Ihr Vater ist zunächst bei der Stadt angestellt und danach als Meister in der Textilfabrik tätig, in der Herr Polat bis zu seinem Militärdienst zwei Jahre lang zusammen mit seinem Vater arbeitet. Ihre Mutter ist Hausfrau und aufgrund ihres starken Selbstbewusstseins in der Umgebung bekannt. Frau Polat besucht nach der Grundschule Näh-, Schneider- und Teppichweberei-Kurse und bildet sich weiter. Für die damalige Türkei gilt sie als ein modernes und gebildetes Mädchen.

In der Ehe von Frau und Herrn Polat kommen vier Kinder zur Welt. Die ersten Kinder sind Zwillinge. Als die Zwillinge 14 Monate alt sind, erkrankt die Tochter an Kinderlähmung und, der Aussage von Frau Polat zufolge, ist Herr Polat gezwungen, nach Deutschland auszuwandern. Ein Jahr später zieht auch Frau Polat mit ihren Zwillingen nach Deutschland.

In Deutschland arbeitet Herr Polat zunächst in einer Fabrik. Nach der Einreise seiner Familie schneidert er auch nachts zu Hause. 1976, nach der Geburt des vierten Kindes, nimmt Frau Polat auch eine Tätigkeit in einer Fabrik als Arbeiterin auf. In dieser Zeit werden das dritte und vierte Kind für jeweils ein Jahr abwechselnd in die Türkei geschickt. 1986 eröffnet das Ehepaar eine eigene Schneiderei im Namen von Frau Polat. Neben seiner Tätigkeit in der Fabrik arbeitet Herr Polat nachts in der Schneiderei bis er 2010 einen Schlaganfall erleidet.

Die älteste Tochter macht nach ihrem Realschulabschluss eine Ausbildung zur Bürokauffrau und ist in verschiedenen Institutionen tätig. Sie heiratet einen türkeistämmigen Mann, der wie sie in Deutschland aufgewachsen ist. Fünf Jahre später lässt sich das Ehepaar scheiden. Sie stirbt 2009 an Brustkrebs.

Ihr Zwillingsbruder arbeitet nach seinem Hauptschulabschluss zusammen mit seinem Vater zunächst in einer Fabrik. Danach ist er zeitweise bei unterschiedlichen Unternehmen tätig. Als er Anfang 20 ist, heiratet er ein Mädchen aus der DDR. Die Ehe dauert fünf Jahre. Nach der Scheidung geht er mehrere Liebesbeziehungen ein, die von ein paar Wochen bis zu ein paar Monaten dauern.

Die mittlere Tochter besucht das Gymnasium und geht nach dem Abitur einer Ausbildung nach. Zum Zeitpunkt des Interviews besitzt sie eine leitende Position in der Firma, in der sie auch ihre Ausbildung gemacht hat. Sie heiratet einen deutschen Mann, von dem sie sich jedoch nach zwei Jahren scheiden lässt.

Das jüngste Kind hat einen Hauptschulabschluss. Aufgrund seiner kriminellen Taten hat er Probleme mit der Polizei, weshalb er in die Türkei zurückkehrt. Dort ist er in der Gastronomie beschäftigt und lebt mit einer Frau zusammen, die in der gleichen Branche tätig ist.

Familiengrenzen
Beziehung zur Herkunftsfamilie und zur Verwandtschaft: Trotz der Entfernung
versucht die Familie, die Beziehungen zur Herkunftsfamilie und zu Verwandten
zu pflegen und Kontakte aufrechtzuerhalten. Neben der Kernfamilie werden
auch Freunde, Bekannte, Nachbarn und sogar Kunden zur Familie gezählt.

Die Beziehungen zur ethnischen Community sind eher begrenzt auf den
Freundeskreis des Ehepaares. Dieser besteht aus westlich orientierten Personen.
Es sind auch Beziehungen zur Moscheegemeinde erkennbar, wenn auch nur
oberflächlich und begrenzt.

Beziehung zu Einheimischen: Die Familie pflegt enge und intensive Kontakte
zu Einheimischen. Dies wird durch die Freundschaften sowohl des Ehepaares als
auch der Kinder zu Einheimischen – aber insbesondere durch die Ehen der
Kinder mit Deutschen – deutlich.

Beziehung zu Institutionen: Im Vergleich zur Offenheit der Familie für die
oben genannten Bereiche ist die Intensität der Beziehung der Familie zu Institutionen eher als gering zu betrachten. Die Familie versucht, ihre Angelegenheiten selbst zu regeln. Wenn dies nicht gelingt, versuchen die Familienmitglieder ihre Schwierigkeiten in erster Linie mit Hilfe von Bekannten und
Freunden zu bewältigen.

Wohnort: In unmittelbarer Nähe der Familie wohnt keine andere türkische
Familie. Nach der Aussage der Tochter wohnte die Familie auch früher nicht in
einem sogenannten »türkischen Viertel«, was sie für alle als einen großen Vorteil
betrachtet.

Organisation der Familie: In der Familie ist eine Auffassung zur Gleichstellung von Frau und Mann zu beobachten. Keiner von ihnen besitzt die voll-
kommene Autorität. Dies wird der jeweiligen Situation entsprechend spontan
geregelt.

Überzeugungen der Familie: Die Familie versucht sich an unterschiedliche
Situationen und Personen anzupassen. Dabei werden die Werte des Gegenübers
in hohem Maße berücksichtigt. Der Umgang der Familienmitglieder untereinander ist auch durch eine hohe Toleranz gekennzeichnet.

Kommunikation: Entsprechend der Überzeugung der Familie werden Gedanken und Gefühle je nach Situation und Person ausgedrückt. Die Familienmitglieder sind stets bemüht, ihre Schwachstellen oder unangenehme Angelegenheiten zu verdecken, deren Auftreten das Bild von einer ordentlichen und
verbundenen Familie stören könnte. Wahrscheinlich werden deshalb in Erzäh-

lungen manchmal Unschärfe oder komplette inhaltliche Veränderungen deutlich.

Versorgungsgestaltung: Die Versorgung von Herrn Polat wird ausschließlich von der Familie übernommen. Seine pflegerische Versorgung übernimmt grundsätzlich seine Frau. Wenn sie verhindert ist, organisiert sie die Pflege wiederum familiär. In diesem Fall übernimmt in erster Linie der älteste Sohn die Versorgung. Wenn er nicht verfügbar ist, übernimmt entweder eine Mitarbeiterin aus der Schneiderei oder jemand aus dem Freundeskreis des Ehepaares, die ebenfalls zur Familie gezählt werden, diese Aufgabe. Die mittlere Tochter unterstützt die Familie bei organisatorischen und bürokratischen Angelegenheiten und leistet eher psychosoziale und finanzielle Unterstützung.

Motivation zur Pflege: Die Pflege von Herrn Polat zu übernehmen, ist für Frau Polat als seine Ehefrau selbstverständlich und ein Ausdruck der Liebe. Auch für die Kinder, die dabei eine unterstützende Rolle spielen und bei Bedarf für die Pflege einspringen, gilt dies als selbstverständlich und als Zeichen der Liebe gegenüber ihren Eltern.

Krankheitsvorstellungen: Frau Polat vermutet, dass ihr Mann den Tod der Zwillingstochter nicht verkraften konnte und deshalb einen Schlaganfall erlitten hat. Der Sohn und die Tochter sehen erhöhte Blutfette und eine ungesunde Lebensweise (unter anderem der Tabak- und Alkoholkonsum) ihres Vaters als Grund für die Krankheit an. Herr Polat sieht auch selbst die erhöhten Blutfette und die verschlossene Schlagader als Krankheitsursache, wie es ihm der behandelnde Arzt erklärte. Daneben zieht er auch eine kulturspezifische Ursachenerklärung wie zum Beispiel einen Fluch in Betracht.

6.3.2 Familie Erdem

Fallgeschichte
Frau Erdem wird 1946 in einem Dorf im Westen der Türkei als das älteste von fünf Kindern geboren. Sie geht nie zur Schule, das Lesen und Schreiben bringt sie sich selbst bei. Als sie 16 Jahre alt ist, arrangiert ihre Mutter die Ehe mit ihrem Mann aus demselben Dorf. Er ist ein Jahr älter als sie und das jüngste von sechs Kindern einer Bauernfamilie. Der Vater von Frau Erdem betreibt eine Ziegelfabrik in einer naheliegenden Kleinstadt. Nach der Heirat von Frau Erdem wandern ihre Eltern in diese Kleinstadt aus, ohne ihre jüngeren Kinder mitzunehmen. Die Großmutter väterlicherseits kümmert sich um die Kinder im Dorf. Nach der Heirat arbeitet der Ehemann von Frau Erdem bei seinem Schwiegervater in der Fabrik. Ein paar Jahre später wandert das Ehepaar Erdem auch in diese Kleinstadt aus. Später macht sich Herr Erdem selbstständig, in dem er eine Speditionsfirma gründet und selbst als Fahrer arbeitet. Der älteste Sohn kommt

1958, der zweite Sohn 1961 und das jüngste Kind, eine Tochter, kommt 1964 zur
Welt.

Herr Erdem hat finanzielle Probleme, bewirbt sich als Gastarbeiter und
wandert 1970 nach Deutschland aus. Zunächst ist er in einer Gießerei tätig. Da
die Arbeit für ihn sehr schwierig ist, wechselt er in eine Textilfabrik. Diese
befindet sich in einer weit entfernten Stadt, weshalb er umziehen muss. Hier
arbeitet er 25 Jahre lang. Neben seiner Tätigkeit als Fabrikarbeiter ist er bei einer
Speditionsfirma als Fahrer tätig. Aufgrund von Gesundheitsstörungen wird er
im Alter von 60 Jahren berentet und arbeitet als Aushilfe bei der gleichen Firma,
bis er im Alter von 76 Jahren einen Herzinfarkt erleidet.

Als Herr Erdem nach Deutschland migriert, bleibt seine Frau zunächst in der
Türkei. Zwei Jahre später kommt auch Frau Erdem mit ihren zwei jüngeren
Kindern nach Deutschland. Der älteste Sohn besucht zu diesem Zeitpunkt die
letzte Klasse der Mittelschule und bleibt deshalb in der Türkei. Drei Monate nach
ihrer Einreise fängt Frau Erdem an zu arbeiten. Sie ist zunächst in einer Fabrik,
danach gleichzeitig stundenweise bei unterschiedlichen Arbeitgebern unter
anderem als Reinigungskraft tätig.

Ein Jahr nach ihrer Einreise werden die zwei jüngsten Kinder in die Türkei
zurückgeschickt. Die Tochter und der älteste Sohn bleiben bei den Großeltern
mütterlicherseits, der mittlere Sohn bei den Großeltern väterlicherseits. Diese
wohnen jedoch zu diesem Zeitpunkt in unterschiedlichen Kleinstädten, deshalb
können sich die Geschwister ein Jahr lang nicht sehen. Rückblickend stellt die
Tochter fest, dass dies für die Kinder neben der Trennung von ihren Eltern eine
zusätzliche Belastung gewesen ist.

1974, nachdem der älteste Sohn die Mittelschule abgeschlossen hat, kommen
alle drei Kinder wieder nach Deutschland. Die jüngeren Kinder werden in die
zweite Klasse aufgenommen. Die Eltern organisieren für die Kinder einen
Sprachkurs, um sie in der Schule zu unterstützen. Der älteste Sohn möchte nicht
zur Schule gehen, obwohl Herr Erdem ihn bereits einschreiben lässt. Er besucht
eine Berufsschule und arbeitet mit seinem Vater gleichzeitig in der Fabrik.
Nachdem er noch ein paar Jahre im Elternhaus wohnt, zieht er aus und kehrt
schließlich 1985 in die Türkei zurück. Er lässt sich in einer Großstadt im Westen
der Türkei nieder und dort gründet er mit seinem Freund ein Unternehmen. In
dieser Zeit lernt er eine Lehrerin kennen und heiratet sie. Ein Jahr später lässt
sich das Ehepaar scheiden. Nach der Scheidung kehrt er in die Kleinstadt, in der
seine Eltern vor ihrer Auswanderung lebten, zurück und betreibt dort ein
Gasthaus. Er heiratet zum zweiten Mal. Aus dieser Ehe geht einen Sohn hervor,
der zum Zeitpunkt der Interviews 14 Jahre alt ist. 2009 wird er von einem be-
trunkenen Kunden erschossen.

Der mittlere Sohn kommt nach dem Abschluss der Grundschule nach
Deutschland. In Deutschland wird er in die erste Klasse einer weiterführenden

Schule aufgenommen. Danach geht er in die Berufsschule und fängt wie sein älterer Bruder und sein Vater an, in einer Fabrik zu arbeiten. 1986 heiratet er eine deutsche Frau und zieht in einer anderen Stadt mit ihr zusammen. 13 Jahre später lässt sich das Ehepaar scheiden. Aus dieser Ehe hat er einen 18-jährigen Sohn und eine 15-jährige Tochter. Er und seine Eltern haben noch Kontakt zu seiner Ex-Frau.

Zum Zeitpunkt der Interviews ist die 48-jährige Tochter ledig. Nach ihrem Hauptschulabschluss macht sie eine Ausbildung zur Kosmetikerin, arbeitet in einem Salon und zieht aus dem Elternhaus aus. Nach dem Schlaganfall ihrer Mutter kehrt sie ins Elternhaus zurück und gibt ihre Tätigkeit auf, um ihre Mutter zu versorgen. Da die Pflege ihrer Mutter viel Zeit beansprucht, kann sie ihren erlernten Beruf nicht weiter ausüben. Zum Zeitpunkt der Interviews nimmt sie eine Tätigkeit als Reinigungskraft auf, auch wenn sie es als sozialen Abstieg erlebt.

Familiengrenzen

Die Beziehungen zur Herkunftsfamilie und zur Verwandtschaft: Bis auf eine Schwester von Frau Erdem, mit der sie Erbschaftsprobleme hat, sind die Beziehungen zur Herkunftsfamilie als sehr eng zu betrachten. Auch zu der Witwe des ältesten Sohnes und zu der Ex-Frau des mittleren Sohnes bestehen gute Kontakte. Die Witwe des ältesten Sohnes lebt in der Türkei. Die Familie leistet ihr auch nach seinem Tod finanzielle Unterstützung.

Die Beziehung zur ethnischen Community ist durch die Kontakte zur Nachbarschaft und durch die Freundschaften von Frau Erdem und ihrer Tochter geprägt. Die Familie pflegt besonders zu drei türkeistämmigen Familien sehr enge Beziehungen, die dem christlichen Glauben angehören.

Die Beziehung zu Einheimischen wird durch die beruflichen Kontakte der Tochter, aber auch durch ihre Freundschaften gestaltet. Mit ihren Arbeitskollegen verbringt sie auch ihre Freizeit. Wenn sie ihre Freunde in weiter entfernten Städten besucht, übernachtet sie auch bei ihnen.

Die Ehe des mittleren Sohnes mit einer deutschen Frau akzeptieren Frau und Herr Erdem zunächst nicht. Ein Jahr später, nach der Geburt des ersten Kindes, versöhnen sie sich und haben danach sehr engen Kontakt zueinander. Nach Aussage der Tochter bestehe zwischen Frau Erdem und ihrer Schwiegertochter eine Mutter-Tochter- Beziehung, die nach der Scheidung auch noch weiter anhält.

Beziehung zu Institutionen: Die Familie öffnet sich für Institutionen und bei Bedarf holt sie Hilfe von diesen. In der Familienbiografie zeigt sich dies bereits durch die Organisation der Nachhilfe für die jüngeren Kinder, nachdem sie nach Deutschland gekommen sind. Auch die Einschaltung des ambulanten Pflegedienstes zeigt die Offenheit der Familie gegenüber Institutionen.

Wohnort: Die Familie wohnt in einer mittelgroßen Stadt in NRW in einer zentral gelegenen Wohnung zur Miete. Seit der Auswanderung zieht die Familie mehrmals um, ihr Wohnort bleibt jedoch innerhalb derselben Stadt und zentral. In der Umgebung wohnen nur wenige Migrantenfamilien.

Organisation der Familie: In der Familie ist die Autorität des Vaters bemerkbar. Bis zur Rente ist Frau Erdem neben ihrer beruflichen Tätigkeit auch für die Ordnung innerhalb der Familie zuständig. Die Ehe von Frau und Herrn Erdem ist durch mehrere Konflikte geprägt. Herr Erdem habe bis zu seinem 70. Lebensjahr viel getrunken und Liebesbeziehungen geführt, sowohl vor seiner Migration in der Türkei als auch danach in Deutschland. Außerdem sei er gewalttätig gegenüber seiner Frau und den Kindern. Nach der Aussage von Frau Erdem verprügelt er seine Tochter zuletzt, als sie 45 Jahre alt ist. Der relativ frühe Auszug der Kinder aus dem Elternhaus kann als deren Wunsch interpretiert werden, sich von ihrem Vater zu entfernen.

Überzeugungen der Familie: Die Familie ist nicht religiös eingestellt, aber Frau Erdem und ihre Tochter achten im Gegensatz zu Herrn Erdem weitgehend kulturell-religiöse Werte. Seine Missachtung zeigt sich insbesondere durch den Alkoholkonsum, Ehebrüche und Gewaltausübungen. Die Familie versucht, schwierige Zeiten durch Zusammenhalt und gegenseitige Hilfe zu überstehen, wie durch die Rückkehr der Tochter in das Elternhaus trotz der Probleme mit ihrem Vater verdeutlicht wird. Die Familie ist bemüht, familiäre Probleme nach außen nicht anmerken zu lassen. *Kommunikation:* Zwischen den Familienmitgliedern ist ein offener Umgang zu beobachten, bis auf den Umgang mit der Mutter. In den Erzählungen – insbesondere der Tochter – ist ein vorsichtiger Umgang mit ihrer Mutter zu beobachten. Über belastende Ereignisse wird sie nicht direkt informiert, wie zum Beispiel über den Tod des ältesten Sohnes. Sie vertritt jedoch ihre Meinung gegenüber ihrem Vater. In der Familie sind zwischen beiden Streitigkeiten bemerkbar. Im familiengeschichtlichen Gespräch spricht sie offen über ihre Schwierigkeiten bei der Pflege ihrer Mutter und sie erzählt auch, dass die Versorgung und Verantwortung sie teilweise überfordern. Sie fordert auch Hilfe von ihrem Bruder.

Versorgungsgestaltung: Nach dem Schlaganfall von Frau Erdem kehrt die Tochter in das Elternhaus zurück. Sie übernimmt die Pflege ihrer Mutter und führt den Haushalt. Für die Behandlungspflege, das heißt für die Blutzuckerkontrolle, die Insulinspritze und die Blutdruckkontrolle, wird ein ambulanter Pflegedienst eingeschaltet. Außerdem lässt die Tochter ein Notrufsystem einrichten. Somit fühlt sie sich sicher und kann ihre Mutter zu Hause für ein paar Stunden allein lassen.

Motivation zur Pflege: Für die Tochter ist es selbstverständlich, die Pflege ihrer Mutter zu übernehmen. Sie betrachtet dies als ihre Pflicht gegenüber ihrer Mutter und deshalb gibt sie auch ihre berufliche Tätigkeit auf und macht für sich keine Zukunftspläne. Aus diesem Grund kann sie sich nicht vorstellen zu heiraten. Denn sie glaubt, dass die Ehe und die Pflege ihrer Mutter nicht miteinander zu vereinbaren seien. Es wäre für sie aber durchaus möglich, die pflegerische Versorgung ihrer Mutter für ein paar Wochen auf ihre Freunde zu übertragen, wenn sie zum Beispiel aufgrund eines Urlaubs verhindert sein sollte.

Krankheitsvorstellungen: Frau Erdem erleidet den ersten Schlaganfall unmittelbar nach dem Tod ihres ältesten Sohnes und den zweiten vier Jahre später. Der zweite Schlaganfall ereignet sich an dem Tag, an dem Frau Erdem und ihre Tochter zum Andenken des verstorbenen Sohnes Teigwaren backen und an die Nachbarn verteilen. Da dies im Zusammenhang mit dem Tod des Sohnes steht, ist die Tochter davon überzeugt, dass der Grund des Schlaganfalls von Frau Erdem in der Trauer um ihren Sohn liegt. Gleichzeitig macht sie sich Vorwürfe, da diese Idee von ihr stammt und sie ihre Mutter dazu motiviert hat. Frau Erdem sieht neben der Trauer auch die Eheprobleme als zusätzlichen Grund für den Schlaganfall. Den zweiten Schlaganfall habe sie nämlich direkt nach einem Streit mit ihrem Ehemann erlitten. In der Vorstellung von Frau Erdem und ihrer Tochter fällt auf, dass Diabetes und Bluthochdruck bei Frau Erdem als Risikofaktoren für einen Schlaganfall bekannt sind, aber die unmittelbar vor dem Ereignis erlebte Stresssituation als Auslöser betrachtet wird.

6.3.3 Familie Tekin

Fallgeschichte

Herr Tekin ist 1958 als das älteste von sechs Kindern in einem Dorf in der Schwarzmeerregion geboren. Er gehört zur sogenannten zweiten Generation türkeistämmiger Migranten in Deutschland.

Als seine Großmutter väterlicherseits stirbt, ist der Vater von Herrn Tekin erst fünf Jahre alt. Der Großvater heiratet drei Mal nach dem Tod seiner Frau. Aus diesen Ehen gehen vier weitere Kinder hervor, von denen zum Zeitpunkt der Interviews nur noch eine Tochter am Leben ist. Zur letzten Frau seines Großvaters haben er und sein Vater auch nach dem Tod des Großvaters so einen engen Kontakt, dass die Frau von Herrn Tekin sie bis zu ihrer Einreise nach Deutschland pflegerisch versorgt.

Der Vater von Herrn Tekin heiratet – so wie sein Vater auch – vier Mal. Die Mutter von Herrn Tekin ist seine vierte und einzige standesamtlich verheiratete Frau. Mit 17 lebt er mit einem Mädchen zusammen, ohne offizielle Eheschließung. Das Zusammenleben dauert jedoch nicht lange. Nach der Trennung heiratet er die Tochter seines Onkels mütterlicherseits. Auch diese Ehe geht auseinander. Bevor er die Mutter von Herrn Tekin kurz vor seinem Militärdienst standesamtlich heiratet, lebt er mit einem anderen Mädchen zusammen. Die

Mutter von Herrn Tekin ist das älteste von vier Kindern einer Bauernfamilie aus demselben Dorf.

Der Vater von Herrn Tekin wandert 1963, zunächst ohne seine Familie mitzunehmen, nach Deutschland aus. Seine Frau kommt auch ein paar Mal nach Deutschland und bleibt jeweils ein bis zwei Jahre. Er hat jedoch in Deutschland Liebesbeziehungen zu einheimischen Frauen, woraufhin die Mutter von Herrn Tekin in die Türkei zurückkehrt. Bereits während der Grundschule arbeitet Herr Tekin, beispielsweise bei einem Bäcker oder einem Schuster, um sein Taschengeld zu verdienen.

Nach der Grundschule, als er gerade 14 Jahre alt ist, holt sein Vater ihn nach Deutschland. In Deutschland geht er ein paar Tage zur Schule. Er versteht die Sprache nicht, so kommt es oft zu einer Schlägerei und schließlich wird er aus der Schule entlassen. Danach nimmt sein Vater ihn mit in die Fabrik, in der er selbst tätig ist. Neben seiner Tätigkeit in der Fabrik erledigt er zu Hause auch den gesamten Haushalt. Sein Vater sei spielsüchtig. Das Geld, das Herr Tekin durch die Tätigkeit in der Fabrik verdient, nehme sein Vater, um es beim Glücksspiel zu setzen.

Zwei Jahre später bringt sein Vater ihn in die Türkei, um ihn zu verheiraten. Herr Tekin begegnet Frau Tekin auf der Straße und möchte sie heiraten. Sie ist die älteste und einzige Tochter einer Bauernfamilie aus demselben Dorf. Die Eltern von Frau Tekin sind mit der Heirat nicht einverstanden. Daraufhin entführt er Frau Tekin eines Nachts. Da beide erst 16 Jahre alt sind, wird ihr Alter um zwei Jahre verändert, damit sie standesamtlich heiraten können. Nach der Eheschließung akzeptiert auch die Familie von Frau Tekin die Heirat. Herr Tekin kommt nach der Heirat mit seinem Vater zurück nach Deutschland. Frau Tekin bleibt bei ihrer Schwiegermutter und hilft ihr im Haushalt, versorgt die Großmutter von Herrn Tekin väterlicherseits, während andere Frauen in der Familie auf dem Feld arbeiten.

Trotz der gereizten Beziehung zu seinem Vater wohnt Herr Tekin nach der Heirat in Deutschland weiter mit ihm zusammen in einer Wohnung und führt sein Leben genauso weiter wie bisher. Auch nach der Heirat hat er Liebesbeziehungen zu einheimischen Frauen, so wie sein Vater. Fünf Jahre nach der Heirat holt er seine Frau nach Deutschland. Das Ehepaar wohnt weiterhin zusammen mit dem Vater von Herrn Tekin. Sie bekommen in Deutschland drei Kinder. Das älteste Kind ist ein Mädchen und kommt 1979 zur Welt, die nächsten beiden sind Jungs, die 1982 und 1988 geboren werden. Frau Tekin bleibt in den ersten Jahren nach der Einwanderung zu Hause und ist für den Haushalt zuständig. Mitte der 90er Jahre, nach der Einschulung ihres jüngsten Sohnes, fängt sie an, als Reinigungskraft zu arbeiten. Ihre Tätigkeit dauert jedoch nur ein paar Monate, denn sie wird entlassen.

Die Tochter besucht zunächst die Hauptschule. Danach wechselt sie auf das Gymnasium und macht dort ihr Abitur. Sie leistet ein Freiwilliges Soziales Jahr und bekommt einen Platz für ein Lehramtsstudium. Seit ihrem Hauptschulabschluss wohnt sie allein. Zum Zeitpunkt der Interviews ist sie ledig und auf einer weiterführenden Schule als Lehrerin tätig.

Die beiden Söhne besuchen die Hauptschule. Nach ihrem Hauptschulabschluss machen sie keine Berufsausbildung. Die Versuche von Herrn Tekin, sie in einer Berufsschule unterzubringen, haben keinen Erfolg. Die Söhne werden aus der Schule entlassen. Nach seinem Hauptschulabschluss arbeitet der ältere Sohn in einem Supermarkt als Verkäufer. Er hört auf zu arbeiten, als Herr Tekin einen Schlaganfall erleidet. Nach dem Schlaganfall kommt es zu ernsthaften Problemen zwischen dem Vater und den Söhnen, sodass beide Söhne ausziehen. Zum Zeitpunkt der Interviews arbeiten sie als Verkäufer bei unterschiedlichen Firmen. Sie wohnen mit ihren Freundinnen, die osteuropäischer Abstammung sind, in der gleichen Stadt wie die Eltern.

Nach dem Schlaganfall bekommt das Ehepaar finanzielle Schwierigkeiten. Da Herr Tekin arbeitsunfähig ist, kann die Familie die Kreditschulden für das Haus, das sie bauen lassen, nicht zurückzahlen. Das Haus wird bei einer Zwangsversteigerung verkauft und das Ehepaar zieht in eine Sozialwohnung. Nach dem Auszug der Kinder bedeutet dies für sie einen zweiten Zusammenbruch.

Familiengrenzen
Beziehungen zur Herkunftsfamilie und zur Verwandtschaft: Abgesehen von dem Erbstreit mit den Geschwistern von Herrn Tekin sind insgesamt gute Beziehungen zu den Familien und Verwandten – sowohl von Herrn Tekin als auch zu denen seiner Frau – zu beobachten.

Die Beziehung zur ethnischen Community beschränkt sich auf die Nachbarschaft und ist eher oberflächlich gestaltet.

Die Beziehungen zu Einheimischen werden überwiegend durch Kontakte von Herrn Tekin zu seinen Arbeitskollegen gepflegt und mit einigen ist er auch befreundet. Seine Frau hat nur oberflächliche Kontakte zu ihren einheimischen Nachbarn. Außerdem hat das Ehepaar auch Kontakt zu den Freundinnen der Söhne, die osteuropäischer Abstammung sind.

Die Beziehung zu Institutionen beschränkt sich eher auf Kontakte aufgrund der Bildungsfragen der Söhne und der Behandlung von Herrn Tekin. Aufgrund der mangelhaften Deutschkenntnisse von Frau Tekin übernimmt die Tochter die Vermittlungsrolle als gesetzliche Betreuerin ihres Vaters zwischen der Familie und des Gesundheitswesens.

Wohnort: Die Familie wohnt vor dem Schlaganfall von Herrn Tekin zunächst in einem Einfamilienhaus, das das Ehepaar mit viel Freude bauen lässt. Aufgrund der Behinderung kann Herr Tekin nach dem Schlaganfall nicht mehr arbeiten und bezieht nur noch Erwerbsunfähigkeitsrente. Zu diesem Zeitpunkt hören die Söhne auf zu arbeiten. Da ihre Tochter, die gerade ihr Referendariat vollzieht, ihre Eltern finanziell nicht unterstützen kann, kann das Ehepaar die Kreditschulden nicht begleichen. Deshalb wird das Haus zwangsversteigert und das Ehepaar muss in eine Sozialwohnung ziehen. Zum Zeitpunkt der Interviews wohnt das Ehepaar in der Vorstadt einer Kleinstadt in NRW. In der Umgebung sind viele Migrantenfamilien ansässig – vor allem türkeistämmige.

Organisation der Familie: Bezüglich der Rollenverteilung des Ehepaares ist ein traditionelles Muster festzustellen. Die Autorität in der Familie liegt bei Herrn Tekin, die er wahrscheinlich aufgrund seiner Position als Haupternährer erlangt. Bis zu seinem Schlaganfall ist er für die Repräsentation der Familie nach außen zuständig und seine Frau für den Haushalt und die Kinderbetreuung. Nach dem Schlaganfall kommt es zu Konflikten zwischen Herrn Tekin und seinen Söhnen. Infolge dieser Konflikte ziehen die Söhne aus dem Elternhaus aus, was für Frau Tekin neben den gesundheitlichen Problemen ihres Mannes eine Beeinträchtigung des familiären Zusammenhaltes bedeutet und für sie eine zusätzliche Belastung darstellt.

Überzeugungen der Familie: Die Ausübung der religiösen Praktiken nimmt im Familienleben keinen besonderen Platz ein.

Kommunikation: Zwischen dem Ehepaar ist ein offener Umgang zu beobachten. Die Beziehung zwischen Herrn Tekin und den Söhnen ist besonders nach seinem Schlaganfall gereizt, weshalb sie wahrscheinlich das Elternhaus verlassen. Jedoch versöhnen sie sich später und haben zum Zeitpunkt der Interviews zueinander Kontakt.

Versorgungsgestaltung: Die Versorgung von Herrn Tekin übernimmt ausschließlich seine Frau. Die Tochter unterstützt ihre Mutter im Umgang mit dem Versorgungswesen und erledigt als gesetzliche Betreuerin ihres Vaters bürokratische Angelegenheiten.

Motivation zur Pflege: Für Frau Tekin ist es selbstverständlich, als Ehefrau die Pflege ihres Mannes zu übernehmen.

Krankheitsvorstellungen: Das Ehepaar wird von dem behandelnden Arzt über die Ursache des Schlaganfalls von Herrn Tekin aufgeklärt. Die Tochter habe auch alles übersetzt und daher ist die Hirnblutung dem Ehepaar als Krankheitsursache bekannt. Herr Tekin sieht den Grund für den Schlaganfall in der familiären Veranlagung, da sein Onkel, seine Tante väterlicherseits und sein Vater infolge eines Schlaganfalls verstorben seien. Daher nimmt er an, dass eine frühe Diagnostik bei ihm die Krankheit verhindert hätte.

Für Frau Tekin liegt die Ursache der Krankheit ihres Mannes darin, dass er einen Erbstreit mit seinen Geschwistern hat und seine Geschwister es ihm nicht ermöglicht hätten, von seiner verstorbenen Mutter Abschied zu nehmen.

6.3.4 Zusammenfassung der Merkmale

Im Unterschied zu den Familien in der Typologie der »religiös-konservativen Einstellung und geschlossenen Familiengrenzen« weisen Familie Polat, Familie Erdem und Familie Tekin eine städtische Orientierung auf oder haben bereits eine Migrationsgeschichte hinter sich. Während die Eltern in den Familien Polat und Erdem der sogenannten ersten Generation der türkeistämmigen Migranten angehören, gehören diese bei Familie Tekin der zweiten Generation an.

Bei Familie Polat beobachten wir bereits bei den Großeltern von Frau und Herrn Polat mehrere Migrationsbewegungen. Außerdem zeigt die Berufswahl ihrer Väter eine Distanzierung von der landwirtschaftlich-dörflichen Lebensweise und eine städtische – für ihre Zeit – moderne Orientierung. Die Region, aus der die Familie stammt, erlebt durch die Förderung der Industrialisierung in den 50er Jahren eine rasche Entwicklung, was eine große Bevölkerungsentwicklung und -bewegung mit sich gebracht hat. Außerdem sind in der Region mehrere Ethnizitäten und Religionsgemeinschaften ansässig, sodass die meisten Bewohner in diesem Gebiet neben der türkischen Sprache eine oder mehrere andere Sprachen beherrschen, wie zum Beispiel Arabisch, Kurdisch und Aramäisch.

Familie Erdem stammt aus einem Dorf im Westen der Türkei. Die erste Migrationsbewegung geschieht in der Familie durch die Auswanderung des Vaters von Frau Erdem in eine naheliegende Kleinstadt, in der er eine Ziegelfabrik betreibt. Genauso wie bei Familie Polat zeigt die Berufswahl des Vaters und des Ehemannes von Frau Erdem eine Distanzierung von der landwirtschaftlich-dörflichen Lebensweise.

Die Familie von Herrn Tekin stammt zwar aus einem Dorf, aber seine Erzählungen erwecken den Eindruck, dass die Familie – entgegen der Erwartungen – keine religiöse oder traditionelle Einstellung hat. Außerdem weist die Beschäftigung von Herrn Tekin bereits im Kindesalter eine städtische Orientierung auf.

Die Berufstätigkeit der Frauen ist eine weitere Gemeinsamkeit dieser Familien. Frau Tekin ist zwar zum Zeitpunkt der Interviews nicht berufstätig, aber sie erzählt, dass sie versucht habe, in das Berufsleben einzusteigen, was jedoch fehlgeschlagen sei.

Eine weitere Besonderheit für diesen Typus sind gute bis sehr gute Sprachkenntnisse auch bei den Frauen – bis auf Frau Tekin. Frau Tekin kommt zwar im Alltag zurecht, aber für Arztgespräche benötigt sie eine Übersetzungshilfe.

Es sind auch Gemeinsamkeiten bei den Kindern und ihren Beziehungen zu ihren Eltern zu beobachten. Während in den zu der ersten Typologie (religiös-konservative Einstellung und geschlossene Familiengrenzen) zugeordneten Familien das Elternhaus erst durch die Heirat verlassen wird, kann dies bei diesen Familien bereits nach dem Schulabschluss möglich sein. Anders als bei

Familien der zweiten Typologie (religiös-konservative Einstellung und offene Familiengrenzen) gilt dies sogar für die Töchter.

Die Kommunikation läuft in diesen Familien eher offen ab und die Familienangehörigen teilen ihre Meinungen offen mit.

Die Grenzen dieser Familien sind als weit und offen zu verstehen. Trotz der Unstimmigkeiten oder Streitigkeiten haben die Familien zu ihren Verwandten und Herkunftsfamilien gute und recht intensive Beziehungen. Die Grenzen dieser Familien sind offen für Einheimische und türkeistämmige Personen.

Die Ehen beziehungsweise das Zusammenleben der Kinder ist eine weitere Besonderheit für diesen Typus, die sie von den anderen untersuchten Familien unterscheidet. Während die Gattenwahl für die Familien besonders in der ersten Typologie sehr wichtig ist und versucht wird, Ehegatten aus dem Heimatort zu wählen, können die Ehepartner der Kinder in dieser Gruppe sogar deutscher oder ausländischer Abstammung sein. Bei den Kindern sind auch uneheliche Beziehungen zu beobachten, was in einer religiös-konservativ orientierten Familie als Tabu gelten würde. Diese Besonderheit verdeutlicht auch, wie weit die Grenzen bei diesen Familien geöffnet werden können.

Obwohl sie eher keine religiöse Einstellung haben, werden die Kontakte zur ethnischen Community meistens durch die gemeinsam verrichteten Freitags- und Festgebete über die Moschee gestaltet. Außerdem sind bei diesen Familien starke Bemühungen bemerkbar, sich dem Aufnahmeland anzupassen.

Familie Polat, Familie Erdem und Familie Tekin bilden aufgrund der Gemeinsamkeiten der offenen Familiengrenzen und durch ihre liberale, moderne und eher nicht religiöse Einstellung einen Typus. Bei diesen Familien kann die Familienstruktur durch liberale, flexible und eher nicht religiöse Einstellungen sowie offenen Familiengrenzen gekennzeichnet werden.

6.4 Typ IV: Kollektiv-liberale Einstellung und offene Familiengrenzen

6.4.1 Familie Engin

Fallgeschichte
Frau Engin ist 1965 in der Türkei als die älteste Tochter von zwei Kindern geboren. Zum Zeitpunkt der Interviews ist sie verheiratet und gehört der sogenannten zweiten Generation der türkeistämmigen Migranten in Deutschland an. Sie hat die Realschule abgeschlossen und besitzt somit den höchsten Schulabschluss als Erkrankte unter den Teilnehmern an diesem Forschungsvorhaben.

Die Migration in der Familie beginnt bereits mit der Binnenmigration der Großmutter ihres Vaters. Nach dem Tod ihres Ehemannes kommt sie mit ihren vier Kindern aus dem Süd-Osten der Türkei nach Istanbul. Der Vater von Frau Engin ist als der drittälteste von fünf Geschwistern in Istanbul geboren. Bereits im Kindesalter fängt er an, mit seinem Vater und seinem Onkel auf dem Markt zu arbeiten. Nach Abschluss der Grundschule arbeitet er bei einem Schneider, bei dem er auch den Schneiderberuf erlernt.

Nach seinem Militärdienst 1964 heiratet er seine Frau, die Mutter von Frau Engin. 1969 bewirbt sich das Ehepaar, um als Gastarbeiter nach Deutschland zu kommen. Als ihre Eltern nach Deutschland auswandern, ist Frau Engin fünf Jahre alt und bleibt zunächst mit ihrer dreijährigen Schwester in der Türkei bei ihrer Großmutter väterlicherseits in Istanbul.

Ein Jahr später wird die jüngere Tochter bei einem Verkehrsunfall schwer verletzt. Nach der ersten Behandlung in Istanbul kommen die Schwestern nach Deutschland. Frau Engin und ihre Schwester werden drei Jahre später in die Türkei geschickt und ein Jahr später wieder nach Deutschland geholt. Frau Engin bleibt bis zu ihrer Heirat mit dem Sohn ihrer Tante väterlicherseits in Deutschland.

Das Ehepaar Engin lebt zunächst vier Jahre in Istanbul. Innerhalb von vier Jahren wird Frau Engin drei Mal schwanger und alle Schwangerschaften enden mit einer Fehlgeburt. Ihrer Aussage nach kommt Frau Engin 1990 aufgrund dessen für eine Therapie nach Deutschland. Herr Engin hat auch zur selben Zeit Probleme mit seinem Arbeitgeber und zudem hat das Ehepaar viele Schulden.

Frau Engin beginnt in Deutschland zu arbeiten und sechs Monate später holt sie ihren Mann nach. Nach einem neunmonatigen Sprachkurs beginnt auch ihr Mann in einer Fabrik zu arbeiten.

Das Ehepaar bekommt 1992 eine Tochter und 1997 einen Sohn, der eine angeborene geistige Behinderung hat. Er besucht zum Zeitpunkt der Interviews die Sonderschule. Die Pflegebedürftigkeit ist bei ihm in die Pflegestufe II eingestuft und der Grad der Behinderung liegt bei 100 %. Nach ihrem Hauptschulabschluss macht die Tochter des Ehepaares eine Ausbildung zur Masseurin.

Familiengrenzen
Die Beziehungen zur Herkunftsfamilie und zur Verwandtschaft sind bis auf die nach dem Schlaganfall von Frau Engin brüchig gewordenen Kontakte zu ihrer Cousine als sehr gut anzusehen. Aufgrund der mehrfachen verwandtschaftlichen Bindungen zwischen den Eheleuten beziehungsweise innerhalb der Familie sind enge Beziehungen zu Verwandten zu beobachten. Der Charakter der Beziehungen ändert sich jedoch nach der Krankheit. Es beginnt eine gewisse Entfremdung beziehungsweise eine von dem Ehepaar gewünschte und gesteuerte Entfernung von den Herkunftsfamilien.

Die Beziehung zur ethnischen Community wird überwiegend durch die Kontakte zu Mitgliedern des Fußball- und des Behindertenvereins beziehungsweise zu unterschiedlichen Moscheegemeinden und Religionsgemeinschaften unter anderem auch Aleviten[5] gestaltet. Dadurch werden Bekanntschaften oder oberflächliche Freundschaften geschlossen. Außer dieser Kontakte hat die Familie keine Bekannte oder Freunde, zu denen sie enge Beziehungen pflegen.

Beziehung zu Einheimischen: Außer der Beziehung zu Personen, die sie durch formelle oder bürokratische Angelegenheiten in Institutionen kennengelernt haben, hat die Familie keinen Kontakt zu Einheimischen. Zu diesen Personen werden jedoch relativ intensive Beziehungen unterhalten, man bezeichnet sie sogar als Freunde. Ihre Beziehungen beschränken sich allerdings auf die Hilfe bei bürokratischen Angelegenheiten.

Beziehung zu Institutionen: Familie Engin zeigt durch die intensivere Gestaltung der Beziehungen zu Institutionen eine Besonderheit unter den Teilnehmern an dem Forschungsvorhaben. Diese beschränkt sich nicht auf die Nutzerposition und die Annahme, die von diesen angebotenen Leistungen ausgehen. Sie gestalten diese Leistungen sogar selber, indem sie selbst Vereine gründen.

Wohnort: Die Familie wohnt in einem Mehrfamilienhaus, welches Herr Engin mit seinem Schwiegervater zusammen kauft. Das Haus befindet sich in einer Vorstadt einer Großstadt in NRW. In der Umgebung sind viele Migrantenfamilien – vor allem türkeistämmige – ansässig.

Organisation der Familie: Die Familie ist durch klare Regeln und eine klare Rollenverteilung organisiert, die geschlechts- und altersspezifische Aspekte berücksichtigt. In der Familie ist die Frau für den Haushalt und die Erziehung und der Mann für die Repräsentation der Familie nach Außen zuständig.

Die Organisation der Familie zeichnet sich durch ein konservatives Muster aus: Obwohl Frau Engin einen Realschulabschluss hat, geht sie keinem Studium

---

5 Der Begriff »Alevit« bezeichnet Anhänger des Aleventums. Aus dem religionswissenschaftlichen Aspekt wird das Aleventum als eine ganz eigenständige und vom Islam beeinflusste Religion betrachtet, die alttürkische und vorislamische Elemente beinhaltet (vgl. Spuler – Stegemann 1998, S. 51). Sökefeld weist darauf hin, dass viele Aleviten das Aleventum nicht als eine »Religion«, vielmehr als eine »Kultur« betrachten und vom Glauben der Aleviten zu sprechen schwierig ist (vgl. Sökefeld 2008, S. 17). Die Praxis des Glaubens unterscheidet sich von der Religionsausübung des Islam. So sehen Aleviten manche Gebote der islamischen Religion nicht als verbindlich an. Demzufolge verrichten sie das regelmäßige fünfmalige rituelle Gebet nicht, fasten nicht im Monat Ramadan und pilgern nicht nach Mekka (vgl. ebd. S. 19). Dasselbe gilt auch für einige Verbote: Während sie Alkoholkonsum und Verzehr von Schweinefleisch nicht als verboten betrachten, gilt der Genuss von Hasen und Kaninchen als verboten (vgl. Spuler – Stegermann 1998, S. 52). Es ist jedoch nicht auszuschließen, dass manche Angehörige des alevitischen Glaubens sich selbst als Muslim bezeichnen und Ge- und Verbote der islamischen Religion einhalten.

und keiner Berufsausbildung nach. Bis zu ihrer Einreise nach Deutschland nach der Heirat ist sie auch nicht berufstätig. Seit ihrer Kindheit ist sie als die ältere Schwester und die älteste Tochter für den Haushalt und die Versorgung der erkrankten Familienmitglieder zuständig, was dem türkischen Kulturideal von einem Mädchen entspricht. Trotz des Wissensvorsprungs gegenüber ihrem Mann im Aufnahmeland und sehr guter Sprachkenntnisse nimmt sie in der Ehe die Rolle einer zurückhaltenden Ehefrau ein. Sie unterstützt ihren Mann bei bürokratischen Angelegenheiten, der durch die gegründeten Vereine institutionell sehr aktiv ist.

Die Überzeugungen der Familie zeichnen sich durch ein gemeinsames Überstehen der Schwierigkeiten und eine Zusammenschließung der Ressourcen in Krisensituationen, beispielsweise durch die Eheschließungen zwischen den nahen Verwandten, aus. Die Familie ist offen für Neuigkeiten und Herausforderungen werden gemeinsam bewältigt. Daher ist die Einstellung als liberal und kollektiv zugleich zu betrachten.

Vor der Auswanderung nach Deutschland hat die Familie bereits eine Migrationserfahrung hinter sich. Für die Familie sind die Verbundenheit und die Solidarität von besonderer Bedeutung. Aufgrund der Komplexität der verwandtschaftlichen Beziehungen in der Familie, die sowohl in die emotionale als auch die materielle Ebene greifen, könnte der Schutz der Privatsphäre jedoch problematisch sein.

Kommunikation: Aufgrund der Überzeugung der Familie sind die Familienmitglieder eher nach innen gewandt. Die Beziehungen sind durch die verwandtschaftlichen Eheschließungen kompliziert, wodurch die Kommunikation auch belastet ist. Vor allem der Schutz der Privatsphäre scheint problematisch zu sein, weshalb die Familienangehörigen dazu neigen, über die verschlossene Kommunikation eine gewisse Distanz zu schaffen. Es ist davon auszugehen, dass Frau Engin und ihre Mutter zum Gelingen der Kommunikation in der Familie einen großen Beitrag geleistet haben.

Versorgungsgestaltung: Wie die anderen Erkrankten in der Familie wird auch Frau Engin zu Hause und ausschließlich von der Familie versorgt. In erster Linie ist der Mann von Frau Engin für ihre Versorgung zuständig. Seine Tochter und sein Schwiegervater unterstützen ihn dabei.

Motivation zur Pflege: Ein kulturell-religiös geprägtes Verantwortungsgefühl ist als Motiv für die Übernahme der Pflege festzustellen. Die Pflege seiner Frau und seines Kindes zu übernehmen ist für Herrn Engin als verantwortungsbewusster Vater und Ehemann vor allem aber als Muslim selbstverständlich.

Krankheitsvorstellungen: In der Familie sind unterschiedliche Annahmen zu der Entstehung der Krankheit zu beobachten. Als Ursache für die Behinderung des Sohnes vermutet Herr Engin, dass das Gehirn des Kindes durch eine

Komplikation bei der Geburt nicht mit genügend Sauerstoff versorgt werden konnte.

Frau Engin nennt die genaue Bezeichnung der Krankheit ihres Sohnes, für die eine Chromosomenstörung verantwortlich ist. Sie wisse den Grund nicht genau, der zu dieser Krankheit geführt hat, aber sie scheint davon überzeugt zu sein, dass die verwandtschaftliche Beziehung zwischen ihr und ihrem Mann darauf keinen Einfluss gehabt hat. Nach der Diagnose lässt sie ihren behinderten Sohn auch von einem »Hoca« konsultieren.

6.4.2 Zusammenfassung der Merkmale

Durch die Migration von einem ländlichen Gebiet aus dem Osten der Türkei in die damalige Hauptstadt erlebt Familie Engin bereits im Herkunftsland eine Binnenmigration. Aufgrund des großen Unterschiedes zwischen den beiden Orten ist davon auszugehen, dass die erste Migrationserfahrung die Familie herausgefordert hat. Die Familie begegnet diesen Herausforderungen als Ganzes durch einen gestärkten Zusammenhalt, was sich in der Wohn- und Berufssituation deutlich zeigt. Eine weitere Besonderheit in dieser Familie ist die aktive Rolle der Frauen, trotz einer traditionellen Organisation der Familie, die sich auch im Migrationsverhalten zeigt. Dies fängt bereits bei der Großmutter des Vaters von Frau Engin an und zieht sich durch die gesamte Familienbiografie hindurch: es sind immer die Frauen in der Familie, die als erste migrieren. Sie nehmen somit eine Pionierrolle ein.

Die Frauendominanz macht sich auch in der Familienorganisation bemerkbar. Die Familie ist traditionell organisiert, wie die geschlechtsspezifischen Aspekte in der augenscheinlichen Rollenverteilung zeigen. Die Frauen bleiben eher im Hintergrund und gestalten aktiv das Familienleben. Ihre Verantwortungsbereiche beschränken sich jedoch nicht auf die innerfamiliären Angelegenheiten. Bei Bedarf sind sie auch erwerbstätig und tragen zum Lebensunterhalt bei. Zeitweise sind sie sogar allein dafür zuständig, was sich besonders in der ersten Zeit nach der Migration der beiden Familien, die der Kernfamilie und die von den Eltern von Frau Engin, nach Deutschland zeigt.

In der Anfangszeit nach der Migration ist Frau Engin auch für die Angelegenheiten abseits des eigenen Haushaltes zuständig. Im Verlauf gibt sie dies nie ganz auf und übernimmt für ihren Mann eine unterstützende Rolle bei bürokratischen Angelegenheiten. Die in der Familie über die Jahre entwickelte Strategie, »den Herausforderungen gemeinsam zu begegnen«, setzt die Familie fort. Die Frauen sorgen für den Zusammenhalt in der Familie, vor allem durch ihre regulierende Rolle in der Kommunikation zwischen den Familienmitgliedern, die durch eine gewisse Verschlossenheit und Schweigsamkeit gekennzeichnet ist. Trotz ihrer regulierenden Rolle und der teilweisen Überlegenheit gegenüber den Männern, bleiben die Frauen im Hintergrund, wie in einer konservativ eingestellten Familie üblich. Sie sind so offen, modern und städtisch orientiert wie eine liberale Familie, jedoch in der Organisation und Funktionsweise so stark miteinander verbunden wie eine konservative Familie.

Entsprechend der Überzeugung der Familie, Schwierigkeiten und Herausforderungen durch das Zusammenschließen ihrer Ressourcen zu begegnen und diese gemeinsam zu bewältigen, werden die Beziehungen zu den Herkunftsfamilien und zur Verwandtschaft sehr intensiv gestaltet. Als Folge dieser Überzeugung wird auch die Eheschließung zwischen den Verwandten gefördert. Die Beziehungen sowohl zur ethnischen Community als auch zu Einheimischen werden durch Kontakte zu Institutionen gestaltet.

Diese Art der Beziehungsgestaltung und Öffnung von Familiengrenzen – zusammen mit ihrer konservativen Organisation – stellt sich als eine Besonderheit für diese Familie dar, die sie von den sowohl religiös-konservativ eingestellten als auch von den liberal eingestellten Familien mit offenen Grenzen unterscheidet. Somit erlauben die genannten Eigenschaften diese Familie einer eigenen Typologie zuzuordnen, und zwar einer mit einer kollektiv-liberalen Einstellung und offenen Familiengrenzen.

7 Fallrekonstruktionen

7.1 Typ I – Religiös-konservative Einstellung und geschlossene Familiengrenzen: Familie Aydemir

Die Kontaktaufnahme zu der Familie erfolgt über die Tochter des erkrankten Herrn Aydemir, Halime. In einem weiteren Telefonat wird er über das Vorhaben aufgeklärt und um eine Teilnahme gebeten. Er erklärt sich gern bereit. Da es sich um eine Familienforschung handelt, ist es notwendig, dass möglichst viele Familienmitglieder an dem Gespräch teilnehmen. Er wird im Vorfeld außerdem darüber informiert, dass während der Gespräche Tonbandaufnahmen erforderlich sind und zuerst ein Gespräch mit der ganzen Familie geführt werden soll. Anschließend sollen mit ihm, aber auch mit den Pflegepersonen, Einzelinterviews geführt werden. Er gibt sein Einverständnis und versichert, dass es kein Problem darstelle und »alle« anwesend sein werden. Es wird darüber hinaus vereinbart, dass die Interviews in der zweiten Oktoberwoche 2010 bei der Familie zu Hause stattfinden sollen.

Die Daten, die im Folgenden analysiert werden, wurden bei zwei Besuchen zu Hause bei der Familie Aydemir erhoben. Das familiengeschichtliche Gespräch und die Einzelinterviews mit Herrn Aydemir und den Töchtern Neriman und Halime werden wie geplant bei dem ersten Besuch geführt. Ein gemeinsames Gespräch mit den zwei jüngsten Töchtern Emine und Behiye und Frau Aydemir sowie ein zweites Einzelinterview mit Halime finden drei Wochen nach dem ersten Besuch bei der Familie statt.

7.1.1 Interviewsituation

Herr Aydemir ist verheiratet und hat neun Kinder. Er wohnt mit seiner Ehefrau und seinen drei Kindern in einer Sozialwohnung in der Nähe einer Großstadt in NRW. Seine drei Töchter sind verheiratet und wohnen in derselben Sozialsiedlung, in der viele türkeistämmige Migrantenfamilien ansässig sind. Seine beiden verheirateten Söhne wohnen in einem benachbarten Bezirk und der jüngste Sohn ist in einem Internat untergebracht.

Die Interviewerin kommt zu dem vereinbarten Zeitpunkt zu der Familie und wird von der drittältesten Tochter Halime empfangen. Anschließend trifft sie auf Frau Aydemir, ihre weiteren Töchter und deren Kinder. Zu dieser Zeit befindet sich Herr Aydemir mit seinen drei Söhnen in dem nahegelegenen Schrebergarten. Dies ist sehr interessant, da der Termin mit Herrn Aydemir vereinbart worden ist und er der Forscherin ausdrücklich zugesichert hatte, dass »alle« Familienmitglieder anwesend sein würden.

Während die Tochter Halime der Interviewerin einen Platz zuweist, sagt sie ihr, dass ihr Vater und ihre Brüder gleich kommen werden. Sie fügt hinzu, dass ihre Mutter gerade betet und ebenfalls gleich kommen werde. Nach etwa fünf Minuten kommt Frau Aydemir aus einem Zimmer, das vermutlich ihr Schlafzimmer ist. Sie betritt das Wohnzimmer mit einer Gebetskette in ihrer Hand. Die Interviewerin begrüßt die ältere Dame entsprechend der traditionellen Begrüßungsform mit einem Kuss auf den rechten Handrücken. Etwa 10 bis 15 Minuten später kommt Herr Aydemir mit seinen Söhnen nach Hause. Entsprechend der Tradition stehen alle zur Begrüßung auf. Wie in einer religiös-konservativen Familie üblich, findet die Begrüßung zwischen der Interviewerin und den männlichen Familienmitgliedern ohne ein Händeschütteln statt.

Im Wohnzimmer stehen ein L-förmiges Sofa, ein dazugehörender Sessel, ein Couchtisch und mehrere Stühle. Bevor Herr Aydemir hinzukommt, sitzen seine Frau, die drittälteste Tochter und die Interviewerin auf dem Sofa und die beiden älteren Töchter auf den Stühlen, die neben dem Sessel stehen. Es ist auffällig, dass der Sessel freigehalten wird. Nachdem Herr Aydemir auf dem Sessel Platz genommen hat, setzen sich die Kinder und Frau Aydemir wie folgt hin: Die Tochter Halime setzt sich auf das Sofa, das dem Sessel am nächsten ist. Die mittleren Söhne nehmen neben ihr Platz. Die zweitälteste Tochter Neriman setzt sich auf einen Stuhl direkt neben dem Sessel. Neben ihr sitzt die älteste Tochter Sevim etwas abseits von ihrer Schwester. Als die Interviewerin ihren anfänglichen Platz wieder einnehmen will, der sich nun zwischen Frau Aydemir und einem der Söhne befindet, greift Halime ein. Sie weist ihr den Platz auf der linken Seite von Frau Aydemir und somit am Ende des Sofas zu. Die beschriebene Sitzordnung symbolisiert, dass Herr Aydemir im Mittelpunkt der Familie steht und seine Familie um ihn herum eine Einheit bildet. Angefangen mit Sevim, der ältesten Tochter, sitzen die Kinder der Reihe ihres Alters nach, auch wenn Sevim selbst durch ihren Platz etwas außerhalb dieser Einheit zu sein scheint. Obwohl auch Neriman wie Sevim auf einem Stuhl sitzt, rückt sie diesen nah an den Sessel heran. Die Tochter Halime und ihre zwei jüngeren Brüder führen die Reihe fort. Die jüngsten drei Kinder sind in einem anderen Raum, der zum Wohnzimmer mit einem Durchgang verbunden ist. Während des Gespräches kümmern sie sich um die Enkelkinder und beteiligen sich lediglich im Rahmen einer Nachfrage kurzzeitig an dem Gespräch.

In der oben beschriebenen Sitzordnung machen die Plätze von Frau und Herrn Aydemir die Grenzen der Familie deutlich und damit auch die Stellung ihrer Mitglieder. Die Tochter Neriman, die für die Pflege von Herrn Aydemir verantwortlich ist, sitzt auf der rechten Seite ihres Vaters. Zwischen dem Vater und der Mutter sitzen die drei mittleren Kinder.

Die Interviewerin wird von der Familie wie ein Gast empfangen, zu dem man in keiner engen Beziehung steht. Der der Interviewerin zuletzt zugewiesene Platz ist, symbolisch gesehen, an der Grenze der Familie angesiedelt, nämlich auf der linken Seite von Frau Aydemir und direkt gegenüber von Herrn Aydemir. Dies verdeutlicht, dass das Familienoberhaupt Herr Aydemir ihr Ansprechpartner ist. Außerdem zeigt ihr Platz neben Frau Aydemir den Respekt, der der Interviewerin entgegengebracht wird.

Des Weiteren ist an der ersten Begegnung die Tatsache interessant, dass Herr Aydemir nicht zu Hause ist, als die Interviewerin zu dem vereinbarten Zeitpunkt eintrifft. Obwohl der Termin mit ihm festgelegt wurde und Herr Aydemir zu diesem Zeitpunkt nichts Wichtiges zu erledigen hat, geht er ausgerechnet zu diesem Zeitpunkt mit seinen Söhnen in den naheliegenden Schrebergarten. Er kommt erst nach Hause, nachdem eine Tochter ihn anruft und ihm Bescheid gibt, dass die Interviewerin wie geplant erschienen ist. Wie der Besuch empfangen und begrüßt werden soll, ob man dabei aufstehen und welcher Platz ihm zugewiesen werden soll, sind wichtige Fragen. Diese muss Herr Aydemir als Gastgeber und Ältester in der Familie zügig beantworten und dementsprechend handeln. Es ist für ihn möglicherweise schwierig, zu einer fremden Person eine informelle Beziehung in seinem privaten Umfeld aufzubauen, mit der er in einer Institution aufgrund einer formellen Angelegenheit in Interaktion stand. Der Grund seines Verhaltens könnte auch eine Scheu sein, die typisch ist für Menschen aus ländlichen Gebieten. Es ist anzunehmen, dass er dadurch versucht, die erste Begegnung mit der Interviewerin soweit wie möglich hinauszuzögern, um die Beantwortung der Fragen zu Beginn des Besuches seinen Töchtern zu überlassen. Auch das spätere Auftreten von Frau Aydemir könnte gleichermaßen interpretiert werden.

Die beschriebene Situation könnte auch als Symbol für die typische Rollen- und Aufgabenverteilung in einer traditionellen Familie gedeutet werden. Es ist nämlich auffällig, dass kein männlicher Erwachsener zu Hause ist, als die Interviewerin eintrifft. Es ist anzunehmen, dass Herr Aydemir trotz seiner Krankheit und der Behinderung weiterhin die Autorität und eine Stellung als Familienoberhaupt besitzt. Und dementsprechend werden die Beziehungen nach außen von ihm gestaltet.

7.1.2   Analyse der Anfangssequenz des familiengeschichtlichen Gespräches

Es wird mit der Analyse der Frage angefangen, die die Interviewerin der Familie stellt:

> Interviewerin: »Yani ... Ee ... Aileniz hakkında ... Daha bir şeyler ... Gerçi siz bana az önce anlattınız ama... biraz daha fazla şey bilmek isterdim. Bana ailenizi anlatır mısınız?« (Familiengeschichtliches Gespräch)

> Interviewerin: <Also ... Äh ... über Ihre Familie ... noch etwas ... Zwar haben Sie mir vorhin etwas erzählt aber ... ich würde gern noch mehr wissen. Würden Sie mir von Ihrer Familie erzählen?> (Familiengeschichtliches Gespräch)

Die Frage wird völlig ungeschickt gestellt. Als ob die Interviewerin nicht wüsste, wie die Frage formuliert werden soll. Ihre Sprechweise erweckt den Eindruck, dass sie die Frage sofort stellen und hinter sich bringen möchte. Tatsächlich ist die Interviewerin sehr erstaunt über die Familie. Vor ihr stehen 17 Personen, ein älteres Ehepaar, dazu deren Kinder und Enkelkinder, die zwischen 4 und 34 Jahre alt sind. Diesen vielen Menschen auf einmal zu begegnen, erstaunt sie und gleichzeitig besteht auch eine Unsicherheit, da Familie Aydemir die erste zu interviewende Familie im Rahmen dieses Forschungsprojektes ist. Dies macht sie nervös, was sich in ihrem Ton und ihrer Sprechweise widerspiegelt. Außerdem möchte sie nichts falsch machen. Die erste Frage ist sehr wichtig. Sie muss klar und verständlich formuliert werden, aber gleichzeitig sollte sie nicht zu präzise sein, um der Familie bei den Erzählungen möglichst freien Raum zu geben. All dies hält die Interviewerin beinahe davon ab, die Frage verständlich und klar zu formulieren.

Als sie zu der Familie kommt, werden ihr die Kinder und Enkelkinder von Herrn Aydemir vorgestellt. Dazu gibt es auch einige Informationen zu den jeweiligen Personen, zum Beispiel über den Familienstand, die schulische Situation, die Arbeitstätigkeit oder den Wohnort. Da dies bereits im Vorfeld vor der eigentlichen Interviewsituation Informationen über die Familie sind, sagt die Interviewerin später, <zwar haben Sie mir vorhin etwas erzählt, aber> und versucht das Gespräch dadurch einzuleiten beziehungsweise auf einer offiziellen Ebene wieder aufzugreifen.

Es ist jetzt sehr wichtig, wer sich zu Wort melden wird. In einer traditionellen Familie würde erwartet werden, dass das Familienoberhaupt anfängt zu sprechen. Wenn diese Annahme zutreffen würde, sollte Herr Aydemir anfangen zu sprechen. Damit würde er die Aufgabe, die Familie nach außen zu präsentieren, selbst übernehmen. Genau wie erwartet, kommt die Reaktion auf die erste Frage von Herrn Aydemir. Er beantwortet die Frage jedoch nicht. Er erwidert sie mit einer Gegenfrage:

Herr Aydemir: »Ne hususta anlatayım sana?« (Familiengeschichtliches Gespräch)

Herr Aydemir: <Zu welchem Thema soll ich dir was erzählen?> (Familiengeschichtliches Gespräch)

Diese Frage ist interessant, weil Herr Aydemir sich als einzige Person angesprochen fühlt. Als mit ihm – und später auch mit der Familie – über das Forschungsthema gesprochen wird, wird selbiges mit dem Überbegriff »Schlaganfallpatienten und ihre Familien« konkretisiert. Es wäre daher möglich, dass er annimmt, dass der Schwerpunkt allein auf seiner Krankheit liegt und daraus folgend auf ihm. Aber als die Frage gestellt wird, versucht die Interviewerin, mit jedem Familienmitglied Augenkontakt zu halten. Dadurch möchte sie den Familienmitgliedern zu verstehen geben, dass sich die Frage an jedes Mitglied richtet.

Der Satzbau von Herrn Aydemir deutet darauf hin, dass er sich in der Familie als die alleinige und unumstrittene Autorität sieht. Er fragt, zu welchem Thema er etwas erzählen soll. Als Subjekt benutzt er »ich« und nicht »wir«, obwohl in dieser Generation als Subjekt gerne und üblicherweise »wir« benutzt wird, auch wenn lediglich die eigene Person gemeint ist.

Über welches Thema soll er erzählen? Durch die ursprüngliche Frage war ihm beziehungsweise der Familie eigentlich die Möglichkeit gegeben worden, über den jeweiligen Aspekt zu sprechen, den diese Person oder die Familie für erzählenswert hält und nur die Mitglieder dieser Familie wissen oder ausmachen können. Die offene Frage stellt auch gleichzeitig die führenden und strukturierenden Fähigkeiten der Person, die diese Frage beantworten wird, auf den Prüfstand. Denn wenn die Frage nicht auf ein potentielles Thema bezogen wäre, das der Befragte angenommen hat, so wäre es möglich, dass er sich mit seiner Antwort lächerlich macht. Herr Aydemir behält all diese Wahrscheinlichkeiten im Auge, als er die Frage mit einer Gegenfrage beantwortet. Durch diese Frage macht er der Interviewerin deutlich, dass eine konkrete Antwort auf ihre unkonkrete Frage nicht möglich ist. Gleichzeitig fordert er, dass die Grenzen der Frage von ihr bestimmt werden. Er könnte auch mit irgendeinem Lebensbereich oder – punkt anfangen und die Weiterführung des Gespräches auch seiner Frau oder einem von seinen acht anwesenden Kindern überlassen. So geht er jedoch nicht vor. Er ist vorsichtig und will die Präsentation der Familie niemandem überlassen. Anstatt mit den anderen Familienmitgliedern zusammenzuarbeiten oder die Verantwortung gänzlich einem anderen Familienmitglied zu überlassen, bevorzugt er diese Aufgabe selbst zu erledigen. Dies passt zu seiner von ihm wahrgenommenen Position als Familienoberhaupt, das die absolute Autorität besitzt. Somit wird die Autorität mit der übernommenen Verantwortung ausgeglichen und legitimiert.

Dann meldet sich Neriman mit der folgenden Frage zu Wort:

Neriman: »Hangi şeyi? Ne gibi?« (Familiengeschichtliches Gespräch)

Neriman: <Welche Sache? Wie zum Beispiel?> (Familiengeschichtliches Gespräch)

Sie formuliert die gleiche Frage mit anderen Worten und gibt der Interviewerin
zu verstehen, dass die Frage von niemandem verstanden worden ist. Das heißt,
dass die gestellte Frage nicht nur für Herrn Aydemir unverständlich gewesen ist,
sondern auch für die anderen.
Die Interviewerin erklärt kurz:

Interviewerin: »Ailenizin hikayesini mesela.« (Familiengeschichtliches Gespräch)

Interviewerin: <Zum Beispiel die Geschichte Ihrer Familie.> (Familiengeschichtliches
Gespräch)

Weil die Interviewerin die Bestimmung der Gesprächsrichtung vollständig der
Familie überlassen möchte, formuliert sie die Frage möglichst vage. Die Frage
richtet sich daher weder auf einen bestimmten Zeitraum noch eine bestimmte
Person oder ein bestimmtes Ereignis, sondern – recht unkonkret die Geschichte
ihrer Familie. Nach dieser ungenauen Erklärung ist es noch schwieriger für die
Familie, mit dem Gespräch zu beginnen. Wer würde den ersten Schritt machen,
um die Familie aus dieser »Notsituation« zu retten? Wer würde diesmal die
Verantwortung übernehmen?

Herr Aydemir: »Ailemizde bir hikayemiz yok ki (güler).« (Familiengeschichtliches
Gespräch)

Herr Aydemir: <In unserer Familie gibt es doch keine Geschichte (lacht).> (Familiengeschichtliches Gespräch)

Mit diesem Satz unternimmt Herr Aydemir den zweiten Versuch, seine Familie
zu vertreten. Seine Aussage hat auch diesmal nicht den Charakter einer Antwort.
Seine Aussage deutet darauf hin, dass er noch ein bisschen Ermutigung oder
einen kurzen Richtungshinweis benötigt, durch den das Gesprächsthema eindeutig geklärt oder eingegrenzt wird. Sollte er mit dem Wort <Geschichte>
etwas anderes verstanden haben als das, was gemeint ist, so wäre es auch
möglich, dass er Sorge hat, sich durch ein Missverständnis vor seinen Kindern
und dieser fremden Frau lächerlich zu machen. Aus welchem Grund auch
immer: Herr Aydemir beantwortet die Frage auch bei dem zweiten Versuch
nicht. Es stellt sich die Frage, wer sich dieses Mal melden würde? Ist es jemand,
der die Frage wirklich beantworten wird? Neriman meldet sich wieder zu Wort:

Neriman: »Hikaye?« (Familiengeschichtliches Gespräch)

Neriman: <Geschichte?> (Familiengeschichtliches Gespräch)

Mit diesem Wort stellt sie wieder eine Gegenfrage und deutet an, dass erneut nicht verständlich geworden ist, was gemeint ist. Dann setzt sie fort, ohne darauf zu warten, dass ihre Frage beantwortet wird:

> Neriman: »Böyle biz bize, kendi şeyimizle. Bayramlarda burda oluyoruz. Bayramlarda burda toplanıyoruz. Öyle şey yok yani.« (Familiengeschichtliches Gespräch)

> Neriman: <So miteinander. Mit unserer Sache. Bei den Festen sind wir hier. Bei den Festen treffen wir uns hier. So etwas gibt es halt nicht.> (Familiengeschichtliches Gespräch)

Auch wenn die Aussage von Neriman keine konkreten Informationen beinhaltet, gibt sie wichtige Hinweise zu der Struktur und der Lebensweise der Familie preis. Als ob sie sagen will, dass es nichts anderes gibt, als das, was man sieht. So einfach und unmissverständlich. Mit der Aussage <bei den Festen treffen wir uns hier> wird Zusammenhalt betont. Bei den Festen treffen sich, wie in jeder traditionellen Familie, die Kinder im Elternhaus. Daran ist nichts Besonderes auszumachen. <Es gibt so etwas nicht> wirft die Frage auf: Was gibt es nicht? Was ist denn mit <so etwas> gemeint? Soll es bedeuten, dass es in der Familie keine Differenzen gibt? Was meint Neriman damit? Meint sie vielleicht, dass es nichts gibt, was erzählenswert ist? Neriman spricht weiter:

> Neriman: »Herkes kendi evinde. Evli olan evinde.« (Familiengeschichtliches Gespräch)

> Neriman: <Alle sind im eigenen Zuhause. Die Verheirateten sind in ihrem Haus.> (Familiengeschichtliches Gespräch)

Ihre Aussage weist darauf hin, dass alle ein ruhiges und einfaches Leben führen und sie möchte wahrscheinlich zum Ausdruck bringen, dass die Geschwister und ihre Eltern untereinander keine Probleme haben. Somit richtet sich ihre Aufmerksamkeit auf den Zusammenhalt und die Verbundenheit in der Familie.

Die Interviewerin versucht weiter, die Familie zum Erzählen zu motivieren. Würde sich Herr Aydemir wieder zu Wort melden? An dieser Stelle nimmt Halil am Gespräch teil:

> Halil: »Şöyle anlatayım.« (Familiengeschichtliches Gespräch)

> Halil: <So erzähle ich es mal.> (Familiengeschichtliches Gespräch)

Halil ist das sechste Kind des Ehepaares Aydemir. Seine einleitende Aussage, <So erzähle ich es mal> zeigt, dass er die Aufgabe, die Familie nach außen zu präsentieren, nun alleine übernehmen möchte. Die Art und Weise erweckt den Eindruck, dass er die bisherigen Versuche, die Familie zu präsentieren, nicht als ausreichend empfindet und die Aufgabe deshalb – auch etwas ungeduldig – selber übernimmt. Widerspricht sein Verhalten, die Aufgaben seines Vaters, der eine unumstrittene Autorität besitzt, zu übernehmen, und sich in einem selbstbewussten Ton zu Wort zu melden, der vorhandenen Familienordnung? Würde das nicht eher seinem zwei Jahre älteren Bruder Seyfullah zustehen? Oder vielleicht seiner ältesten Schwester Sevim? Durch die Sitzordnung innerhalb des familiengeschichtlichen Gespräches und durch ihre Haltung und Verhaltensweisen hat Sevim, das älteste Kind, einen Platz, der nicht ganz innerhalb, aber auch nicht außerhalb der Familie liegt. Ihr Verhalten ist noch zurückhaltender als das der anderen Geschwister. An dem Gespräch nimmt sie bisher noch nicht teil. Neben der Reife, die sie wahrscheinlich ihrem relativ hohen Alter zu verdanken hat, ist bei ihr auch eine gewisse Distanz oder Förmlichkeit zu spüren. Danach käme in der Geschwisterreihe Neriman. Sie unternimmt nach ihrem Vater zweimal den Versuch, die Familie zu präsentieren. Ihre Versuche weisen keine Unterschiede zu denen ihres Vaters auf und ihre eindeutige Absicht ist es, ihren Vater zu unterstützen. Halime könnte sich melden, tut dies aber nicht. Danach käme Seyfullah, der ebenfalls noch nicht gesprochen hat. Er macht auch nicht den Eindruck, als ob er sprechen wollen würde. Halil ist zwei Jahre jünger als Seyfullah. Er ist aber mutiger als sein älterer Bruder. Dies zeigt er dadurch, dass er sich an dem Gespräch bereitwillig beteiligt. Es stellt sich die Frage, woher er diesen Mut nimmt. In einer Familie, in der die Autorität eine große Bedeutung hat, ist anzunehmen, dass die Geschwisterreihe ebenfalls von Bedeutung ist. Ist dies in dieser Familie nicht der Fall? Oder verhält es sich bei Halil und seiner Stellung in der Familie anders? Im Gegensatz zu den bisherigen zwei Versuchen von Herrn Aydemir und von Neriman nimmt er die Frage so an, wie sie gestellt wurde. Er signalisiert, dass er anfangen wird, über die Familie zu erzählen. Er macht einen Schritt, um die Familie, besser gesagt seinen Vater, aus dieser schwierigen Situation zu erlösen. Die Art, wie Halil die Frage beantwortet, unterscheidet sich von der seines Vaters und seiner Schwester. Von seinem Vater unterscheidet sie sich dadurch, dass er die Verantwortung übernimmt. Herr Aydemir übernimmt zwar auch Verantwortung, jedoch überlässt er die genaue Bestimmung des Gesprächsinhaltes der Interviewerin. Seine Art der Unterstützung unterscheidet sich daher auch von den Versuchen von Neriman, da er nicht die Art und Weise des Vaters übernimmt. Er beginnt vielmehr die Frage auf seine Art und Weise zu beantworten. Er sagt: <So erzähle ich es mal.> Sein Ton und seine Formulierung sind selbstbewusst und lassen vermuten, dass seine Antwort über die Familie viele Informationen liefern wird.

Halil wird beginnen, die Geschichte der Familie zu erzählen. Womit wird er anfangen? Mit der Heirat seiner Eltern? Mit der Geburt des ersten Kindes? Wo oder womit fängt die Geschichte der Familie an? Welches Ereignis oder welcher Lebensabschnitt ist der wichtigste? Halil beginnt mit der Auswanderung seines Vaters nach Deutschland:

Halil: »'71 de geldin de mi baba sen? İkinci ayında?« (Familiengeschichtliches Gespräch)

Halil: <'71 bist du gekommen Papa, nicht wahr? Im zweiten Monat?> (Familiengeschichtliches Gespräch)

Halils Aussage bestätigt die am Anfang gestellte Annahme über die Familie, dass es sich um eine traditionelle Familie handelt und der Vater als Familienoberhaupt die absolute Autorität besitzt. Halil fängt mutig und entschlossen an, die Geschichte der Familie selbst und allein zu erzählen. Aber sowohl durch den Inhalt als auch durch die Erzählweise wird die Autorität des Vaters betont. Das, was den größten Erzählwert hat, ist die Migration von Herrn Aydemir. Des Weiteren ist festzuhalten, dass Halil zwar allein beginnt die Familiengeschichte zu erzählen, er sie aber nicht fortsetzt. Er spricht zu Beginn auch nicht mit der Interviewerin, sondern mit seinem Vater. Das heißt, er fängt noch nicht an, die Familie zu vertreten. Er beginnt mit <'71 bist du gekommen Papa, nicht wahr? Im zweiten Monat?> Durch diesen Satz fragt er nach dem Einverständnis seines Vaters oder er bittet um die Erlaubnis seines Vaters, die Aufgabe, die Familie zu vertreten, übernehmen zu dürfen. Er unterstreicht damit aber auch, dass letztendlich die Autorität seines Vaters gilt. Bewusst oder unbewusst gibt Halil den Monat falsch an. Herr Aydemir korrigiert den Fehler mit der Aussage:

Herr Aydemir: »Beşinci ayında.« (Familiengeschichtliches Gespräch)

Herr Aydemir: <Im fünften Monat.> (Familiengeschichtliches Gespräch)

Erst nachdem dieser innerfamiliäre Aushandlungsprozess durch die Korrektur von Herrn Aydemir abgeschlossen ist, erzählt Halil die Geschichte der Familie weiter:

Halil: »Sekiz sene herhalde yalnız yaşadı babam burda. Heimda. Ondan sonra işte … annemi aldı. O da zaten Nuri abimle Sevim ablam büyümüştü.« (Familiengeschichtliches Gespräch)

Halil: <Acht Jahre glaube ich, hat mein Vater hier allein gelebt. In einem Heim. Danach … hat er meine Mutter geholt. Mein älterer Bruder Nuri und meine ältere Schwester Sevim waren schon groß geworden.> (Familiengeschichtliches Gespräch)

In seiner Erzählung weist seine erste Formulierung eine Unsicherheit auf. Er nennt eine konkrete Dauer über den Aufenthalt von Herrn Aydemir ohne seine Familie, aber durch die Aussage <glaube ich> wird diese etwas geschwächt. Halils unsichere Art kann auf zweierlei Weise interpretiert werden: Entweder ist er sich wirklich unsicher und weiß nicht genau, wie lange sein Vater allein in dem Heim gelebt hat. Oder er will seinem Vater signalisieren, dass dieser sich durch eine Bestätigung oder Korrektur des Gesagten, wie in der vorhergehenden Gesprächssequenz, erneut in das Gespräch eingreifen und sich beteiligen kann. Die letzte Annahme würde die Interpretation der vorherigen Gesprächssequenz bestätigen und verdeutlichen, dass Halil sich trotz seines Eingriffs der Autorität seines Vaters beugt.

Inhaltlich betrachtet betont Halil in seiner Aussage, dass Herr Aydemir acht Jahre in einem Heim gelebt hat. Und das alleine. Das heißt, er hat in Deutschland keine Wohnung gemietet und keine Familie gegründet. Er hat in einem Heim als Junggeselle gelebt. Hier werden sowohl die Schwierigkeiten als auch die Notsituation, dass er acht Jahre lang von seiner Familie getrennt leben musste, aber gleichzeitig auch seine Keuschheit betont.

Im nächsten Satzteil ist erneut die Autorität von Herrn Aydemir erkennbar: <Danach ... hat er meine Mutter geholt.> Er könnte aber auch sagen, <danach ist meine Mutter ihm gefolgt> oder <danach ist meine Mutter nach Deutschland gekommen>. Er betont jedoch, dass sein Vater seine Mutter <geholt> hat.

In seiner Aussage folgt Halil der hierarchischen Reihenfolge der Geschwister, die in einer traditionell-türkischen Familie beobachtet werden kann: <Mein älterer Bruder Nuri und meine ältere Schwester Sevim waren schon groß geworden.> In einer durchschnittlichen türkeistämmigen traditionellen Familie wird ein älterer Bruder oder eine ältere Schwester von jüngeren Geschwistern nicht mit dem Namen angeredet, sondern mit einem Anredewort ähnlich wie »Mama« und »Papa«. Der ältere Bruder wird mit »abi« (Abkürzung von ağabey) und die ältere Schwester wird mit »abla« angeredet. Sind in einer Familie mehrere ältere Geschwister vorhanden, dann wird der Name der Person hinzugefügt. Halil macht es auch so. Er sagt »Nuri abim« und »Sevim ablam«.

Im weiteren Verlauf des Gespräches stellt sich heraus, dass das erste Kind Nuri bei einem Verkehrsunfall im Alter von zehn Jahren gestorben ist. Halil wird etwa fünf Jahre nach seinem Tod geboren. Auch wenn Halil seinen ältesten Bruder gar nicht kennengelernt hat, spricht er mit so großem Respekt über ihn, als ob er noch am Leben wäre oder als ob beide gemeinsame Erlebnisse gehabt hätten. Damit drückt er seinen Eltern gegenüber Respekt vor ihrer Trauer aus. Es ist später festzustellen, dass dies für alle Kinder gilt.

7.1.3 Familienbiografie

In dem familiengeschichtlichen Gespräch ist auffällig, dass Herr Aydemir ungern über seine Herkunftsfamilie spricht. Der folgende Interviewauszug verdeutlicht, dass sich der Gesprächsanfang zu dem Thema für ihn schwierig gestaltet.

> Interviewerin: »Anneniz, babanız ... Onlardan bahseder misiniz biraz? Sizin kendi ailenizden?« (Familiengeschichtliches Gespräch)

Interviewerin: <Ihre Mutter, Ihr Vater ... Können Sie ein bisschen über sie erzählen? Über Ihre eigene Familie?> (Familiengeschichtliches Gespräch)

Als Herr Aydemir nach seiner Familie gefragt wird, antwortet er zunächst nicht. Um ihrem Vater zu helfen und die Frage für ihn verständlicher zu machen, greift seine Tochter Neriman in das Gespräch ein:

Neriman: »Kaç kardeşsiniz baba?« (Familiengeschichtliches Gespräch)

Neriman: <Wie viele Geschwister seid ihr, Papa?> (Familiengeschichtliches Gespräch)

Herr Aydemir gibt erneut keine Antwort. Er hustet. Um dennoch eine Antwort zu erhalten, stellt die Interviewerin eine andere Frage zu dem gleichen Thema:

Interviewerin: »Hep A da mı oturuyordunuz? Anneniz babanız filan?« (Familiengeschichtliches Gespräch)

Interviewerin: <Haben Sie immer in A gewohnt? Ihre Mutter und Ihr Vater und so?> (Familiengeschichtliches Gespräch)

Herr Aydemir beantwortet diese Frage nur sehr kurz: <Ja, wir waren im Dorf.> Es scheint, dass er nicht über das Thema sprechen möchte. Deshalb werden in dem weiteren Gesprächsverlauf keine direkten Fragen mehr gestellt. Die Fragen streifen das Thema eher:

Interviewerin: »Köyde tarlanız filan var mıydı, yoksa?«
Herr Aydemir: »Efendim?«
Interviewerin: »Tarlanız? Yoksa?«
Herr Aydemir: »Tarla vardı. Çiftçilikle ugraştım ben.«
Interviewerin: »Hm.«
Herr Aydemir: »Askerden geldikten sonra Avrupa' ya geldim.
Efendim ... Annem yeni öldü daha.« (Familiengeschichtliches Gespräch)

Interviewerin: <Haben Sie im Dorf ein Feld gehabt?>
Herr Aydemir: <Wie bitte?>
Interviewerin: <Ein Feld? Oder?>
Herr Aydemir: <Es gab ein Feld. Ich habe in der Landwirtschaft gearbeitet.>
Interviewerin: <Hm.>
Herr Aydemir: <Nach dem Militärdienst bin ich nach Europa gekommen.
So ... Meine Mutter ist erst kürzlich gestorben.> (Familiengeschichtliches Gespräch)

Als er nach seinen Eltern gefragt wird, zögert er zunächst, so als ob er die Frage nicht verstehen würde. Die Hilfestellung seiner Tochter Neriman nimmt er nicht an. Erst nachdem ihm klar wird, dass die Interviewerin auf eine Antwort besteht, beantwortet er die Frage. Obwohl sich die Frage auf seine Herkunftsfamilie bezieht, weicht er diesem Thema aus, indem er über seinen Militärdienst spricht. Seine Antwort bezieht sich zunächst auf die Entfernung von seinem Elternhaus, die durch den Militärdienst gegeben ist. Im Anschluss daran kommt er auf seine Auswanderung nach Europa zu sprechen. Das bedeutet, dass er zunächst die recht kurze und durch den Militärdienst bedingte Entfernung zu dem Elternhaus thematisiert – und im Anschluss die nach der Auswanderung noch weitaus größere Entfernung zu selbigem. Spricht er zunächst den Militärdienst an, weil der Militärdienst für ihn die erste Trennung von seiner Familie bedeutet und ihm die Trennung schwergefallen ist? Oder, ganz im Gegenteil, konnte er sich durch die Trennung von seiner Familie zum ersten Mal selbst verwirklichen? Um diese Fragen beantworten zu können, müssen wir die Familie näher kennenlernen. Daher betrachten wir die Informationen zu der Biografie der Herkunftsfamilie von Herrn Aydemir.

Herr Aydemir hat nur ganz wenige Erinnerungen an seine Familie väterlicherseits. Informationen über seinen Vater sind nicht einfach zu bekommen. Sein Vater stirbt 1963 im Alter von 47 Jahren. Damals ist Herr Aydemir 13 Jahre alt.

Sein Großvater väterlicherseits stirbt 1952. Herr Aydemir ist damals zwei oder drei Jahre alt. Er erinnert sich an den Namen seiner Großmutter. Er sagt, dass sie eine nette und gutherzige Frau war. Er hat keine weiteren Erinnerungen an seine Großeltern väterlicherseits.

Herr Aydemir erinnert sich an seinen Großvater mütterlicherseits. Seine finanzielle Lage sei gut gewesen. Er stirbt im Jahr 1959. Herr Aydemir weiß nicht, in welchem Alter er gestorben ist, aber er erinnert sich, dass er noch jung war.

Seine Großmutter lebt noch weitere 30 Jahre nach seinem Tod. Sie ist eine osmanische Frau »Osmanlı kadını«. Diese Bezeichnung beschreibt eine körperlich und psychisch starke und sozial kompetente Frau, die weiß, was sie will, wie sie ihr Ziel erreichen kann und wie sie ihre Wünsche erfüllen oder diese erfüllen lassen kann. Sie besitzt Macht und Kraft. Seine Großmutter sei so eine Frau gewesen. Es ist daher zu erwarten, dass auch ihre Tochter, die Mutter von Herrn Aydemir, diese Eigenschaften verkörpert. Der Vater von Herrn Aydemir ist der zweite Ehemann seiner Mutter. Nach dem Tod ihres ersten Ehemannes bleibt die Witwe mit ihrem ältesten Sohn alleine. In den ländlichen Gebieten Anatoliens ist es damals nicht üblich, dass eine verwitwete Mutter, auch wenn sie noch jung ist, noch einmal heiratet. Allein durch ihre zweite Heirat als verwitwete Mutter wäre sie womöglich gesellschaftlichen Sanktionen ausgesetzt. Obwohl eine Heirat mit einem verwitweten oder geschiedenen Mann nach den damaligen gesellschaftlichen Normen akzeptabler wäre und diese legitimieren würde, heiratet sie einen ledigen Mann. Die zweite Heirat seiner Mutter und dann noch mit einem ledigen Mann bekräftigt die Annahme, dass diese Frau eine sehr starke Persönlichkeit gehabt haben muss.

In der zweiten Ehe kommen vier Kinder zur Welt. Herr Aydemir ist das älteste. Sein Halbbruder, hervorgegangen aus der ersten Ehe seiner Mutter, arbeitet in der Stadt A in der Landwirtschaft. Sein jüngerer Bruder arbeitet – ebenfalls in der Landwirtschaft – in einer Nachbarstadt. Eine Schwester ist Hausfrau und die andere Schwester arbeitet mit ihrem Mann zusammen als Saisonarbeiterin in der Landwirtschaft im Süden der Türkei. Sein Halbbruder stirbt vor zwei Jahren an einer Krebserkrankung – drei Monate nach dem Tod seiner Mutter.

Nach dem Tod ihres zweiten Mannes heiratet die Mutter von Herrn Aydemir nicht noch einmal. Sie schafft es, das Leben mit ihren fünf Kindern alleine weiterzuführen. Durch seine Mutter werden die Beziehungen zu der Familie seines Vaters nicht gepflegt und deshalb hat Herr Aydemir ganz wenige Erinnerungen an die Familie seines Vaters. Dies ist das zweite Indiz für die starke Persönlichkeit der Mutter von Herrn Aydemir, da sie sich von den Bindungen zu der Familie ihres verstorbenen Mannes frei machen kann. In einer türkischen bäuerlichen Gesellschaft werden die Beziehungen zu der Familie des Ehemannes traditionell auch nach seinem Tod, insbesondere dann, wenn in dieser Ehe Kinder geboren wurden, gepflegt. Dies ist besonders in Ostanatolien der Fall. Die Familie von Herrn Aydemir stammt aus einer westanatolischen Provinz. Es ist möglich, dass in den westlichen Regionen diese Tradition nicht so stark ausgeprägt ist und die Beziehung zu der Familie des verstorbenen Ehemannes nicht intensiv fortgeführt wird. Es kann auch daran liegen, dass sich die Familie seines Vaters, im Vergleich zu der Familie seiner Mutter, in einer schlechteren finanziellen Lage befindet, was für sie eine Schwäche bedeuten und ihnen somit die »Machtausübung« auf die Hinterbliebenen erschweren würde.

Es ist kein Zufall, dass Herr Aydemir anfängt von seinem Militärdienst zu erzählen, wenn er aufgefordert wird, über seine Familie zu berichten. Denn dieser bedeutet seine erste Trennung von der Familie beziehungsweise von dem Haus seiner Mutter. Wie für viele junge türkische Männer beginnen mit dem Militärdienst auch für Herrn Aydemir der Ablösungsprozess und das Erwachsenwerden. Somit ist es dem Heranwachsenden zum ersten Mal möglich, sich von familiären Bestimmungen zu lösen.

Die Erzählweise von Herrn Aydemir bestätigt diese Annahme: Auf die Frage <Haben Sie immer in A gewohnt?> antwortet er: <Ja, wir waren im Dorf.> A ist aber kein Dorf. Bereits 1845 war A eine Provinz und 1866 wurde die erste Stadtverwaltung in A eingerichtet[6]. Die Annahme, dass Herr Aydemir A als Dorf bezeichnet, da die Stadt so klein und unterentwickelt ist, dass die Gesellschaft noch dörflich geprägt ist und dort auch noch dörfliche Regeln herrschen, kann aufgrund der darauffolgenden Erzählung nicht bestätigt werden. Herr Aydemir berichtet, dass er nach dem Militärdienst nach Europa gekommen sei. In seiner Erzählung benennt er als erstes die Entfernung zu dem Haus der Mutter. Obwohl

---

6 Die Informationen stammen von der Homepage der Stadtverwaltung der Stadt A. Zwecks Anonymisierung wird keine Quelle angegeben.

er direkt nach Deutschland kommt, erwähnt er nicht den Namen des Landes, sondern den des Kontinents: Er bezeichnet also seine Heimatstadt als <Dorf> und das Zielland als <Europa>. Diese Unter- und Überschätzung lassen vermuten, dass er sich seine Heimatstadt klein vorstellt, weil diese für ihn eine Einschränkung bedeutet. Gleichzeitig ist seine Auswanderung mit einer großen Hoffnung im Hinblick auf seine Autonomie und Freiheit verbunden, sodass er nicht das Land, sondern den verhältnismäßig größeren Kontinent erwähnt. Anschließend kommt er sofort auf den Tod seiner Mutter zu sprechen. Die Vermutung liegt daher nahe, dass er im Haus seiner Mutter nicht die von ihm gewünschte Autonomie erlangen konnte. Er heiratet 1968 – noch vor seinem Militärdienst. Wie wir später erfahren, bringt die Heirat jedoch nicht die gewünschte Ablösung von seiner Mutter mit sich, da er und seine Frau mit seiner Mutter im gleichen Haus wohnen.

Wen heiratet Herr Aydemir?
Frau Aydemir ist die Älteste von vier Geschwistern. Sie kann sich nur an ihre Eltern erinnern. Ihr fehlt jegliche Erinnerung an ihre Großeltern – sowohl mütterlicher als auch väterlicherseits. Ihre Eltern befanden sich in einer schlechten wirtschaftlichen Situation. Ihre Geschwister haben auch heute noch finanzielle Schwierigkeiten. Ihr Bruder arbeitet als Hirte in A und ihre beiden Schwestern leben ebenfalls in der Türkei und sind Hausfrauen. Seinen Erzählungen ist zu entnehmen, dass Herr Aydemir seine Großmutter mütterlicherseits bewundert. Daher könnte angenommen werden, dass er sich eine Ehefrau mit ihren Eigenschaften wünscht. Entsprechend der für die Großmutter benutzten Bezeichnung müsste seine Ehefrau körperlich kräftig, sozial kompetent sein und einen starken Willen haben. Diese Eigenschaften beinhalten auch die Fähigkeit und den Intellekt, schwierige oder komplizierte Situationen erfolgreich meistern zu können. Diese Frau sollte demnach auch ihren Ehemann in der Gesellschaft problemlos vertreten können, ohne die Ehre der Familie zu verletzen. Gleichzeitig sollte sie sich aber auch nicht vor ihren Mann drängen. Er will also eine Frau heiraten, die ihn einerseits bei dem Ablösungsprozess unterstützen kann, aber andererseits soll sie auch gleichzeitig seine neu entstandene Autorität anerkennen und sich dieser Autorität fügen. Frau und Herr Aydemir sind im gleichen Alter. Als sie heiraten, sind beide 18 Jahre alt. Vor dem Hintergrund der Wertvorstellungen der 60er Jahre in einer Provinz der Türkei wird ein Heiratsalter von 18 Jahren für einen Mann als normal angesehen. Frau Aydemir ist nach den damaligen Wertvorstellungen eher zu alt, um noch zu heiraten. Vor ihrer Hochzeit arbeitet Frau Aydemir als Hirtin und in der Landwirtschaft. Die Ehe ist keine arrangierte Ehe, sondern eine Liebesheirat. Da Frau Aydemir erst mit 18 Jahren heiratet, kann davon ausgegangen werden, dass sie aufgrund der schlechten finanziellen Lage ihrer Eltern bislang nicht als Ehepartnerin ausge-

wählt worden ist. Die Ehe mit Herrn Aydemir kann für sie also sogar als eine Art der Befreiung aus bestehenden ärmeren Verhältnissen gedeutet werden, weil wir der folgenden Aussage von Herrn Aydemir entnehmen können, dass sich seine Familie in einer relativ guten finanziellen Lage befindet:

> Herr Aydemir: »Kırmızı bisikletim vardı, onunla kandırdım.« (Familiengeschichtliches Gespräch)

> Herr Aydemir: <Ich hatte ein rotes Fahrrad, mit dem habe ich sie überredet.> (Familiengeschichtliches Gespräch)

Für die damaligen Bedingungen in einer Provinz ist der Besitz eines Fahrrads ein Anzeichen einer guten wirtschaftlichen Lage. Der Gleichheit der beiden – das Alter betreffend – stehen demnach verschiedene Faktoren gegenüber, die ihre Ungleichheit deutlich machen. Diese Ungleichheit ermöglicht in hohem Maße die Anerkennung der Autorität von Herrn Aydemir und stellt diese auch nachhaltig sicher.

Diese Faktoren sind die Unterschiede in ihrer Schulbildung, der wirtschaftlichen Lage beider Familien sowie der geschlechtsspezifischen Stellung beider Personen. Herr Aydemir besucht sieben Jahre lang die Schule. Frau Aydemir geht nie zur Schule und ist Analphabetin. Die Familie von Herrn Aydemir ist in einer besseren finanziellen Lage als die von Frau Aydemir. In provinziellen Gegenden genießt der Mann eine höhere Stellung als die Frau. Denn jedem Mann steht seitens der Familie die Anerkennung seiner Autorität als Familienoberhaupt zu.

Durch diese Unterschiede werden die ersten Grundlagen der Ehe von Frau und Herrn Aydemir gelegt. Die Ehefrau sollte so stark sein, die Verantwortung übernehmen und ihren Mann unterstützen zu können. Gleichzeitig sollte sie intelligent sein, um die Schwachstellen ihres Ehemannes zu erkennen und schwierige Situationen meistern zu können. Als eine Art Gegenleistung werden ihr eine zeitgemäße Versorgung, eine relativ gute finanzielle Situation und die Stellung »Ehefrau ihres Mannes« und »Frau des Hauses« zu sein geboten. Das heißt, dass ihre soziale Sicherung gewährleistet ist.

Die Aussage von Herrn Aydemir <Ich hatte ein rotes Fahrrad, mit dem habe ich sie überredet> deutet auf weitere Ungleichheiten zwischen dem Ehepaar hin. Denn durch diese Aussage stellt Herr Aydemir die Ungleichheit der beiden zu seinen Gunsten in den Fokus. Gleichzeitig soll aber auch seine Frau in einem positiven Licht erscheinen.

In der vorhergehenden Gesprächssequenz wird die Frage gestellt, in welchem Alter sie geheiratet haben. Darauf antworten beide gleichzeitig »18«. Dies versetzt die Interviewerin in Erstaunen und sie stellt eine weitere Frage:

> Interviewerin: »İkiniz de mi?« (Familiengeschichtliches Gespräch)

> Interviewerin: <Sie beide?> (Familiengeschichtliches Gespräch)

Hier äußert Herr Aydemir:

> Herr Aydemir: »Kırmızı bisikletim vardı, onunla kandırdım.« (Familiengeschichtliches Gespräch)

> Herr Aydemir: <Ich hatte ein rotes Fahrrad, mit dem habe ich sie überredet.> (Familiengeschichtliches Gespräch)

Vielleicht kann aufgrund des Erstaunens davon ausgegangen werden, dass das Alter von Frau Aydemir als beinahe zu spät zum Heiraten empfunden wird. Mit dieser Aussage betont Herr Aydemir, dass er seine Frau ausgewählt hat und nicht umgekehrt.

Er wählt sie aus, weil
1. Frau Aydemir aufgrund ihrer Eigenschaften ein Mädchen ist, das ein junger Mann gerne heiraten will.
2. Herr Aydemir dazu fähig ist, seine Entscheidungen über sein Leben selbst zu treffen. Er ist nicht der Ausgewählte, sondern derjenige, der seine Partnerin selbst auswählt, was auf seine Überlegenheit hindeutet.

Eine gegenteilige Hypothese wäre, dass Frau Aydemir ihn ausgewählt hat. Dies würde bedeuten, dass Frau Aydemir in der Beziehung eine aktive Rolle einnimmt und Herr Aydemir passiv ist. Für die damalige Situation zwischenmenschlicher Beziehungen in einer Dorfgemeinschaft würde das auch bedeuten, dass Frau Aydemir sich nicht im traditionellen Sinne anständig verhält, was sogar ihre Keuschheit in Frage stellen würde. Durch die Aussage, dass er sie überredet hat, versucht Herr Aydemir all diese Annahmen zu verwerfen.

An dieser Stelle meldet sich die Tochter Halime zu Wort:

> Halime: »Annem testileri alıp suya gidermiş. Görebilmek için.« (Familiengeschichtliches Gespräch)

> Halime: <Meine Mutter nahm die Krüge und ging zum Wasserholen, um [ihn] sehen zu können.> (Familiengeschichtliches Gespräch)

Die erzählte Szene macht jedoch deutlich, dass sich Frau Aydemir am Anfang der Beziehung Mühe gegeben hat, um Herrn Aydemir auf sich aufmerksam zu machen. Herr Aydemir stammt aus einer relativ wohlhabenden Familie und dadurch ist er ein junger Mann, den ein Mädchen gern zum Ehemann nehmen möchte. Frau Aydemir stammt aus einer Familie mit ärmeren Verhältnissen und als die Älteste wird sie wahrscheinlich schon in sehr jungem Alter mit der Realität konfrontiert. Die Großeltern von Frau Aydemir sterben, als ihre Eltern noch ganz klein sind. Vielleicht heiraten sie aufgrund der ähnlich schlechten finanziellen Lagen oder sie werden vermittelt. Es ist davon auszugehen, dass Frau Aydemir diese Tradition ihrer Eltern nicht weiterführen möchte. Um ihr

Schicksal selbst in die Hand zu nehmen, wendet sie sich wahrscheinlich Herrn Aydemir zu.

Aus der Ehe von Frau und Herrn Aydemir gehen 13 Kinder hervor, von denen neun heute noch am Leben sind. 1969 bekommt das Ehepaar das erste Kind. Ihm wird der Name Nurettin gegeben, der Name des Großvaters von Herrn Aydemir mütterlicherseits. Der Junge lebt ein paar Wochen, dann stirbt er. Im gleichen Jahr tritt Herr Aydemir den Militärdienst an. 1970 bekommt das Ehepaar ein Mädchen. Es stirbt zwei Tage nach der Geburt. Das dritte Kind ist ein Junge, der 1971 geboren wird. Ihm wird erneut der Name des Großvaters von Herrn Aydemir mütterlicherseits gegeben. 1975 bekommt das Ehepaar das vierte Kind, ein Mädchen, Sevim. Sie ist das letzte in der Türkei geborene Kind. Das fünfte Kind kommt 1980 im achten Schwangerschaftsmonat zur Welt und stirbt kurz darauf. In den Jahren 1979, 1981, 1982, 1984, 1986, 1988, 1989 und 1992 werden die weiteren Kinder in Deutschland geboren. Sie alle leben noch.

Zur (hohen) Kinderzahl
Wenn auch in den ländlichen Gebieten Anatoliens kinderreiche Familien häufig anzutreffen sind, so ist selbst dort eine Familie mit 13 Kindern eher selten. Hier wirft sich die Frage auf, wodurch sich die hohe Kinderzahl dieses Ehepaares erklären lässt. Sind sie ganz einfach auf Arbeitskräfte angewiesen, weil sie in einem ländlichen Gebiet leben und in der Landwirtschaft tätig sind? Diese Hypothese scheint nicht zuzutreffen, denn die Situation nach der Auswanderung nach Deutschland ist eine andere: Das Ehepaar lebt in einer Stadt, sie arbeiten nicht mehr in der Landwirtschaft und brauchen dementsprechend auch keine Arbeitskräfte.

Mangelt es dem Ehepaar, hier besonders Frau Aydemir, an verhütungstechnischem Wissen, was auf ein geringes Bildungsniveau zurückzuführen wäre? Diese Hypothese erscheint ebenfalls nicht schlüssig zu sein, weil in diesen Jahren bereits die Änderungen in der Bevölkerungspolitik des Staates dazu beigetragen haben, dass Familien tatsächlich immer weniger Kinder bekommen haben. Zwischen 1965 und 1970 bekam eine Frau in der Türkei durchschnittlich 5,7 Kinder (vgl. Hamzaoğlu / Özcan 2006, S. 28). Durch die hohe Geburtenrate und durch den Rückgang der Kindersterblichkeit dank erzielter medizinischer Fortschritte wurde ein hohes Wachstum der Bevölkerungszahl erreicht (vgl. Aydoğan / Çoban 2016, S. 121). Diese Entwicklung führte dazu, dass die seit der Gründung der türkischen Republik vorherrschende pronatalistische Bevölkerungspolitik durch eine antinatalistische ersetzt wurde[7] (vgl. Doğan 2011,

---

7 In dem sogenannten fünfjährigen Entwicklungsplan des Staates wurden vor allem wirtschaftliche und gesundheitliche Aspekte dieser Thematik in den Mittelpunkt gestellt: Obwohl eine bedeutsame Steigerung des Bruttoinlandsproduktes (BIP) erzielt wurde, spiegelte sich

S. 297). Ein weiterer Grund also dafür, warum die Annahme, dass die hohe Kinderzahl aufgrund des niedrigen Bildungsniveaus gegeben ist, nichtzutreffend ist.

Die dritte Hypothese wäre, dass das Ehepaar durch weitere Kinder ihre verstorbenen Kinder ersetzen will. Aber auch diese These ist nicht haltbar, da sie dann spätestens nach 1984, nach der Geburt von Seyfullah, keine Kinder mehr bekommen hätten. Durch seine Geburt hat das Ehepaar zwei Söhne und drei Töchter.

Eine andere Hypothese, dass das Ehepaar seine eigene zukünftige Versorgung sicherstellen will, scheidet ebenfalls aus. Denn fünf Kinder, zwei Jungen und drei Mädchen, würden bereits einen festen Garant für die Versorgung darstellen. Das heißt, es muss für die hohe Kinderzahl einen anderen Grund geben.

Wir betrachten das Thema aus der Perspektive von Frau Aydemir: Frau und Herr Aydemir ziehen nach der Heirat in das Haus der Mutter von Herrn Aydemir und leben dort zusammen. Ein Bruder von Herrn Aydemir und seine Frau wohnen auch im gleichen Haus. Vermutlich ist er der ältere Bruder von Herrn Aydemir. Es ist anzunehmen, dass Frau Aydemir im Familienalltag gegenüber ihrer Schwiegermutter und ihrer Schwägerin wenig zu sagen hat, weil sie als Letzte eingezogen ist. Zwar unterwirft sie sich der Autorität ihres Ehemannes, das schließt jedoch nicht aus, dass sie selbst Ansprüche auf Autonomie hat. Es ist davon auszugehen, dass Frau Aydemir den Bereich, in dem sie ihre Autorität ausüben kann, selbst gestalten muss.

Außerdem könnte der Tod der ersten drei Kinder bei ihr Ängste um ihre soziale Stellung ausgelöst haben. In einer traditionellen Gesellschaft, in der die Stellung der Frau als Ehefrau und Mutter durch ihren Mann und ihre Kinder definiert wird, kann die Kinderlosigkeit für sie den Verlust ihrer sozialen Stellung bedeuten, sodass sie unter Umständen sogar mit einer zweiten Ehe ihres

---

dies nicht in dem Pro-Kopf-Einkommen wider. Dies wird mit dem hohen Bevölkerungswachstum erklärt (vgl. Türkiye Büyük Millet Meclisi Başkanlığı 1962, S. 45 f.). Des Weiteren wird in diesem Dokument auf das Gesetz hingewiesen, das den Import und Verkauf des Materials, welches zur Vorbeugung der Befruchtung und zum Schwangerschaftsabbruch benutzt wird, verbietet. Durch eine Gesetzesänderung im Jahre 1936 wurden auch Sterilisation und Verbreitung der Informationen zur Verhütung verboten. In diesem Zusammenhang wird darauf aufmerksam gemacht, dass Schwangerschaftsabbrüche trotz des Verbotes durchgeführt werden und zwar unter ganz unhygienischen und gesundheitsgefährdenden Bedingungen. In dem Dokument wird erwähnt, dass in den Dörfern jährlich ungefähr 12.000 Frauen aus diesem Grund starben (ebd., S. 46). Abschließend werden die Maßnahmen für eine neue Bevölkerungspolitik vorgestellt. Diese sehen nicht nur die Aufhebung des Verbotes über die Verbreitung von Informationen zur Verhütung, den Import und den Verkauf des Materials und der Medikamente zur Schwangerschaftsverhütung vor, sondern auch die Durchführung von Aufklärungsprogrammen durch das Gesundheitspersonal und die Subvention von Verhütungsmaterial und Medikamenten (ebd., S. 49 f.).

Mannes rechnen müsste[8]. Eine weitere Annahme wäre, dass ihre Kinder für Frau Aydemir gleichzeitig eine große Unterstützung bedeuten. Über die Zeit der Auswanderung von Herrn Aydemir berichtet Frau Aydemir folgendes:

> Frau Aydemir: »Bir canımız kaldı Türkiye'de. İki çocuk, iki ineğim vardı, bir de eşeğim vardı.« (Familiengeschichtliches Gespräch)

> Frau Aydemir: <In der Türkei ist nur unsere Seele geblieben. Ich hatte zwei Kinder, zwei Kühe und einen Esel.> (Familiengeschichtliches Gespräch)

Das heißt, sie hat fast niemanden außer ihren Kindern. Ihre soziale Umgebung besteht grundsätzlich nur aus ihren Kindern. Nach ihrer Auswanderung ändert sich die Situation für Frau Aydemir kaum. In Deutschland kennt sie niemanden und der Sprache ist sie nicht mächtig. An dem Sozialleben ist sie nicht beteiligt. Sie zieht sich immer weiter zurück. Sie bleibt in der Wohnung bei ihrer Familie. Sie erzählt, dass sie in Deutschland nur ihren Mann und ihre Kinder hat. Und die Kinder sind für sie wahrscheinlich eine Art Rettung oder soziale Unterstützung. Deshalb braucht sie ihre Kinder weiterhin und vor allem möglichst viele kleine Kinder.

Die zwei wichtigen Entscheidungsbereiche im Fall von Herrn Aydemir, die Partnerwahl und die Entscheidung für oder gegen Kinder beziehungsweise die Zahl der Kinder, sind damit soweit geklärt. Bei dem dritten Entscheidungsbereich geht es um die Berufswahl und den Aufenthaltsort. Bei der Genogrammanalyse sind dies eigentlich zwei unterschiedliche Bereiche. In diesem Fall können diese jedoch zusammen betrachtet werden, da Herr Aydemir sich durch seine Auswanderung nach Deutschland nicht nur für den Wohnort, sondern auch gleichzeitig für einen zukünftigen Beruf entscheidet. Von Anfang an war für Angeworbene vorbestimmt, welche Tätigkeiten sie aufnehmen sollten (vgl. Eryılmaz et al. 2000).

Warum wandert Herr Aydemir aus?
Dies sind die möglichen Gründe für eine Migration aus der Türkei:
1. Armut,
2. sozial-politische Angelegenheiten beziehungsweise eine Verfolgung durch den Staat oder
3. familiäre Angelegenheiten.

---

8 Nach dem türkischen Zivilgesetzbuch, das aus dem Schweizerischen übernommen wurde, ist Polygamie nicht legal. Jedoch sind in der türkischen Gesellschaft Familien anzutreffen – wenn auch nur wenige -, die in polygamen Ehen leben. Die Zweitehe kommt durch die religiös-traditionelle Eheschließung zustande (vgl. Yalçınkaya 2019, S. 39ff.). In manchen Gesellschaften symbolisiert die Polygamie den materiellen Reichtum und die Macht des Mannes. Kinderlosigkeit oder keinen Jungen gebären zu können sind Themen, die sich auf Frauen beziehen und eine Zweitehe des Mannes rechtfertigen können (vgl. ebd. S. 40).

Zu 1.: Fast alle Angehörige türkeistämmiger Migranten der sogenannten Gast-arbeitergeneration, ausgenommen von wenigen, die behaupten, dass sie aus Abenteuerlust migriert wären, erzählen, dass sie nur für ein paar Jahre nach Deutschland gekommen seien. Sie wollten Geld sparen, um dann wieder in die Türkei zurückzukehren. Trifft diese Hypothese bei Herrn Aydemir zu? Wenn Armut der hauptsächliche Grund für seine Migration wäre, stellt sich die Frage, warum nicht der ältere Bruder von Herrn Aydemir ausgewandert ist, sondern gerade Herr Aydemir? Darüber hinaus wandert sonst niemand aus seiner Fa-milie ins Ausland aus. Auch nicht aus der Familie seiner Frau. In diesem Zu-sammenhang könnte auch eine Naturkatastrophe als möglicher Grund für seine Migration in Betracht gezogen werden[9].

1970 gab es ein sehr starkes Erdbeben in der Türkei. Dies betrifft gerade die Region, in der auch die Heimatstadt von Herrn Aydemir liegt. Bei dem Erdbeben kommen in dieser Stadt circa 1000 Menschen ums Leben und viele Menschen werden obdachlos. Die Stadt wird so stark zerstört, dass sie an einem anderen Ort neu aufgebaut wird. Die türkische Regierung erleichtert die Auswande-rungsbedingungen für Menschen, die aus diesem Erdbebengebiet kommen (vgl. ebd.). Es ist anzunehmen, dass sich die Armut durch das Erdbeben verschlim-mert und Herr Aydemir den einzigen Ausweg in einer Auswanderung sieht. Das Ereignis bedeutet für die Menschen in der Region eine so große Katastrophe, dass es sich für sie fast wie eine Zeitenwende anfühlt. Das heißt, wenn das Erdbeben bei seiner Entscheidung für die Migration eine Rolle gespielt hätte, würde er sicherlich dieses große Ereignis als Grund erwähnen. Anscheinend hat er ein anderes Motiv. Ein Motiv, das ihn veranlasst, eine radikale Änderung in seinem Leben vorzunehmen.

Zu 2.: Sozialpolitische Gründe scheinen für die Migration von Herrn Aydemir auch eher unwahrscheinlich zu sein. Es gibt zwei große politisch begründete Migrationswellen aus der Türkei nach Deutschland: Zum einen nach dem Mi-litärputsch vom 12. September 1980 und zum anderen einen solchen Anfang der 90er Jahre. Bei der ersten Welle sind größtenteils politische Flüchtlinge aus oppositionellen Bewegungen betroffen. Bei der zweiten Welle sind Menschen vor allem kurdischer Abstammung aus der Türkei betroffen, »die sich in den 1990er Jahren mit einer militärischen Auseinandersetzung zwischen der PKK und der türkischen Armee konfrontiert sahen« (Haab et al. 2010, S. 36). Aufgrund der herrschenden Unruhe waren sie insbesondere aus dem Südosten der Türkei in europäische Länder geflohen (ebd.). In den 70er Jahren ist dies nicht der Fall. Die Migranten sind sogenannte Gastarbeiter. Außerdem könnte Herr Aydemir als einfacher Bauer zu den gefügigen Menschen gezählt werden, die in einer Provinz ein ruhiges Leben führen, in der auf Loyalität zum Staat sehr viel Wert gelegt

---

9 Diese Hypothese wird in Anlehnung an Lanfranchi (1995, S. 137f.) aufgestellt.

wird. Bei ihm gibt es keinen Grund, der zu einer politischen Verfolgung durch den Staat führen könnte. Er gehört auch zu den Einheimischen, somit ist es ausgeschlossen, dass er aufgrund religiöser oder ethnischer Probleme migrieren müsste.

Zu 3.: Als die letzte Hypothese für die Migration von Herrn Aydemir nehmen wir die familiären Angelegenheiten in den Blick:

> Herr Aydemir: <Nach dem Militärdienst bin ich nach Europa gekommen. So ... Meine Mutter ist erst kürzlich gestorben> (Familiengeschichtliches Gespräch)

Diese Aussage von Herrn Aydemir haben wir bereits expliziert. Für Herrn Aydemir stellt die Migration eine Gelegenheit dar, seine Autonomie zu erlangen. Eine geographische Entfernung von seinem Elternhaus soll ihm eine Individualisierung und einen eigenen Autonomiegewinn ermöglichen. Die Absolvierung des Militärdienstes reicht nicht aus, um sich von der Autorität seiner Mutter zu lösen. Die Migration ermöglicht ihm nach dem Militärdienst eine zweite und legitime Entfernung von seinem Elternhaus. Auch in einer konservativ-kollektiv eingestellten Gemeinschaft ist dieser Akt dadurch legitimiert, dass als Motiv der materielle Existenzerhalt angegeben wird. Es braucht daher keine weiteren Rechtfertigungen.

Herr Aydemir erklärt den Grund seiner Migration folgendermaßen: Er wäre in die Türkei zurückgekehrt, nachdem er zwei bis zweieinhalb Jahre gearbeitet und Geld gespart hat, um ein Haus zu kaufen.

Er geht in die Fremde, um (s)ein Haus kaufen zu können. Damit er seine eigene Familie gründen und seine Autonomie erhalten kann. Daher kauft er 1978 mehrere Grundstücke und ein Haus in der Türkei. Das Haus ist aber kein neues Haus, sondern das seiner Mutter, in dem seine Frau zusammen mit seiner Mutter und seinem älteren Bruder wohnen. Was könnte der Grund für diesen ungewöhnlichen Kauf sein? In einer Provinz oder einer bäuerlichen Gesellschaft ist es nicht üblich, dass das Haus, in dem die Eltern oder ein Elternteil noch wohnen, zum Verkauf angeboten wird. Traditionellerweise wird das Haus, das von den Eltern vererbt wird, zwischen den Hinterbliebenen einvernehmlich aufgeteilt. Das geschieht in der Regel erst nach dem Tod des letzten Elternteils. Erst bei Unstimmigkeiten kommt es dazu, dass das Haus verkauft wird. Daher deutet dies auf ein innerfamiliäres Problem bei Familie Aydemir hin. Diese Annahme wird verstärkt durch die Entscheidung von Herrn Aydemir: Obwohl er sein Migrationsziel erreicht hat, kehrt er nicht zurück in die Türkei. Im Gegenteil: Er holt 1979 seine Frau und seine zwei Kinder nach Deutschland.

Warum beschließt Herr Aydemir, nachdem er sein Haus gekauft und sein Migrationsziel verwirklicht hat, sich in Deutschland niederzulassen? Mögliche Gründe:

1. Die Lebensbedingungen in seiner Heimatstadt A waren sehr schwierig. Die Bedingungen in Deutschland haben ihm derweil einen gewissen Komfort in Aussicht gestellt.
2. Im Gegensatz zu der raschen wirtschaftlichen und sozialen Entwicklung in Deutschland herrschten in den gleichen Jahren in der Türkei sowohl politisch als auch wirtschaftlich katastrophale Bedingungen.
3. Wenn er in die Türkei zurückkehren würde, müsste er wieder mit seiner Mutter zusammenwohnen. Somit hätte er auch nach so vielen Jahren keine Autorität im eigenen Haus. Deshalb beschließt er, sein Zuhause in Deutschland einzurichten und er holt seine Frau und seine zwei Kinder nach Deutschland.

Herr Aydemir selbst nennt keinen konkreten Grund für seine Niederlassung in Deutschland. Aber die Explikation seiner Aussage lässt vermuten, dass die letzte Hypothese der Realität am nächsten kommt.

Im gleichen Jahr bekommt das Ehepaar noch ein Kind. Der Vater von Frau Aydemir stirbt in diesem Zeitraum. In Gedenken an ihren Vater wird dem Jungen der Name ihres Vaters, Salih, gegeben.

Zwei Jahre später bringt Frau Aydemir ein Mädchen zur Welt. Dem Kind wird der Name der Mutter von Herrn Aydemir, Neriman, gegeben. Eine Woche nach der Geburt von Neriman stirbt das erste noch lebende Kind, Nurettin, im Alter von zehn Jahren bei einem Verkehrsunfall. Als er auf der Straße spielt, wird er von einem LKW angefahren. Bereits im zweiten Jahr der Migration verliert die Familie ihren ältesten Sohn. Dieses Ereignis bedeutet für die Familie, insbesondere für Frau Aydemir, einen Zusammenbruch. Die Kinder erzählen, dass sie sie in der Küche oder in einem Zimmer heimlich weinen sehen. Im Gespräch mit Behiye, dem achten Kind der Familie Aydemir, berichtet sie, dass Frau Aydemir heute noch die Kleidungsstücke von Nurettin streichelt und dabei weint. In solchen Momenten vermissen die Kinder jemanden, der die Familie, aber besonders Frau Aydemir, unterstützen könnte. Ein Jahr nach dem Tod von Nurettin und der Geburt von Neriman kommt Halime 1982 zur Welt. Zwei Jahre später wird Seyfullah und zwei weitere Jahre später wird Halil geboren.

In der Stadt D wohnt die Familie acht Jahre lang. Danach zieht die Familie in einen anderen Stadtbezirk um. Die Größe der neuen Wohnung ist für die Familie ausreichend und bequem, aber der Umzug ist für die Kinder, die im Schul- und Vorschulalter sind, mit großen negativen Veränderungen verbunden. Die jüngeren Kinder werden nicht in den Kindergarten aufgenommen, weil es keinen freien Kindergartenplatz gibt. Neriman und Halime sind davon besonders betroffen. Sie werden eingeschult, ohne über ausreichende Sprachkenntnisse zu verfügen. Für Sevim und Salih gestaltet sich die Situation ähnlich. Halime erzählt von dieser Zeit Folgendes:

Halime: »[Almancam] kötüydü. Hani kötü derken her şeyi anlıyordum. Biraz benim öğretmenim de çok gıcıktı yani şimdi. Yani bu iftira yahut da şey değildi. Ama çok kötüydü yani. ›Scheiß Türken‹ derdi bize hani. O zaman almancam çok kötüydü. [...] Sırf adımı söyleyebiliyordum, soyadımı, yaşımı. Başka bir şey bilmiyordum. Yani konuşamıyordum. [...] Kendimi ifade edemezdim. Ağlardım, çok ağlardım öğretmenin karşısında, sınıfta.« (Halime; Einzelinterview)

Halime: <[Mein Deutsch] war schlecht. Ich konnte zwar alles verstehen. Mein Lehrer war auch etwas nervig. Das ist jetzt keine Verleumdung oder so was. Aber er war sehr schlimm. Er beschimpfte uns mit ›Scheiß Türken‹. Damals war mein Deutsch sehr schlecht. [...] Ich konnte lediglich meinen Vornamen, Namen und mein Alter sagen. Mehr konnte ich nicht. Das heißt, dass ich nicht sprechen konnte. [...] Ich konnte mich gar nicht ausdrücken. Ich weinte viel, sehr viel vor dem Lehrer, in der Klasse.> (Halime; Einzelinterview)

In der Grundschule können die Kinder keine guten Schulleistungen erbringen. Da ihre Sprachkenntnisse nicht ausreichend sind, können sie die Inhalte des Unterrichts nicht verstehen. In ihrer Umgebung ist niemand, der den Kindern helfen kann. Die Mutter ist nie zur Schule gegangen. Sie kann schon in ihrer Muttersprache nicht lesen und schreiben und ist der deutschen Sprache nicht mächtig. Hinzu kommt die Tatsache, dass sie den Tod ihres Sohnes nicht verkraftet. Deshalb ist sie psychisch nicht dazu in der Lage, ihre Kinder zu unterstützen. In dieser fremden Welt braucht sie selbst Hilfe und Unterstützung, um ihre Trauerarbeit erfolgreich zu bewältigen und um ihren Schmerz zu lindern. Die Mutter, die immer leidet, trauert und depressiv ist, kann für ihre Kinder nicht da sein. Die Kinder können von ihrem Vater, der als Bergmann tätig ist, im Fach Mathematik Unterstützung bekommen. Aber er kann bei Textaufgaben nicht helfen, weil er aufgrund seiner unzureichenden Deutschkenntnisse den Inhalt der Fragen nicht versteht. Hinzu kommt, dass der Lehrer die Kinder respektlos behandelt, anstatt sich der Migrantenfamilie anzunehmen und sie zu unterstützen. Die ersten Erfahrungen der Kinder in Deutschland sind durch Verachtung, Diskriminierung und Gleichgültigkeit gekennzeichnet.

Zwei Jahre nach der Geburt von Halil kommt Emine auf die Welt und ein Jahr später Behiye. Die Deutschkenntnisse der jüngeren Kinder sind besser als die der älteren. Die jüngeren Kinder können, bis auf Mustafa, der eine angeborene orthopädische Behinderung hat, regelmäßig zum Kindergarten gehen und haben daher bessere Deutschkenntnisse als die älteren Schwestern und Brüder.

Ab dem Jahr 1992, in dem auch Mustafa geboren wird, kommt eine weitere Belastung auf die Familie zu. Zu diesem Zeitpunkt beginnt sich eine Diabeteserkrankung bei dem Ehepaar Aydemir deutlich zu zeigen. Die Diagnose haben sie 1980 erhalten, ab dem Jahr 1992 führen die Folgen zu Veränderungen in ihrem Leben. In der Familie sind drei Personen krank. Das jüngste Kind Mustafa und die Eltern müssen behandelt und versorgt werden. Hier ist zu betonen, dass das Familienleben in seiner gesamten Komplexität trotzdem weitergeführt wird. Das heißt, dass die Kinder, die sich im Schulalter befinden, zur Schule gehen und Schulen gewechselt werden. Einige Kinder fangen mit einer Ausbildung an, die älteren Kinder werden erwachsen und bereiten sich auf das eigene Leben vor. Verlobungen und Eheschließungen finden statt. Die älteste Tochter Sevim heiratet 1994, der älteste Sohn Salih heiratet 2002, Neriman 2003, Halime 2004 und Halil heiratet 2007.

7.1.4 Stellung der einzelnen Familienmitglieder in der Familie

Frau Aydemir

Die Rolle von Frau Aydemir in der Familie entspricht dem Profil einer traditionellen Ehefrau. Vor der Heirat arbeitet sie auf dem Feld, um den Lebensunterhalt für ihre Familie zu bestreiten, so wie es auch in den ländlichen Gebieten in der Türkei üblich ist. Nach ihrer Heirat wohnt sie mit ihrem Mann, ihrer Schwiegermutter und der Familie ihres Schwagers zusammen. Nach der Auswanderung von Herrn Aydemir bleibt sie weiterhin bei ihrer Schwiegermutter.

Acht Jahre nach der Auswanderung ihres Mannes reist Frau Aydemir mit ihren zwei Kindern nach Deutschland ein. Für sie ist das Leben in der Fremde nicht einfach. Sie hat niemanden in diesem fremden Land, der sie unterstützen kann. Sie kennt die Sprache nicht und ist am Sozialleben nicht beteiligt. Außer ihrem Mann und ihren Kindern hat sie niemanden. Frau Aydemir geht selten aus dem Haus. Sie bleibt zu Hause und kümmert sich um die Kinder und führt den Haushalt.

Gegenwärtig tritt Frau Aydemir in der Familie durch ihre Krankheiten in den Vordergrund. Anfang der 80er Jahre wird bei Frau Aydemir Diabetes festgestellt. Die Krankheit beginnt sich ab dem Jahr 1992 zu verschlechtern und ab dem Jahr 2000 erreicht sie ein fortgeschrittenes Stadium. Frau Aydemir macht keine Diät, sodass ab dem Jahr 2003 die Folgen der Krankheit sichtbar werden. Die Spätfolgen des Diabetes zeigen sich zunächst durch Schwellungen an ihren Zehen und eine offene Wunde an ihrem Fuß. Diese werden ohne eine weitere Verschlechterung der Wunde behandelt. Seit diesem Zeitpunkt sind aber bei Frau Aydemir eine gewisse Schwäche und eine Verschlechterung ihres Allgemeinzustandes zu beobachten, sodass sie den Haushalt nicht mehr alleine bewältigen kann. Im darauffolgenden Jahr ist sie sehr geschwächt und muss häufig stationär behandelt werden. Nachdem sie 2004 auf dem rechten Auge erblindet ist, ist sie sehr eingeschränkt und nicht mehr in der Lage, sich selbstständig zu versorgen.

Genau zu diesem Zeitpunkt, als sie auf dem rechten Auge komplett erblindet, sie die Sehfähigkeit auf ihrem linken Auge um 95 % verliert und an ihren Füßen Wunden entstehen, geschieht in ihrem Leben eine deutliche Veränderung: Seit ihrer Einreise nach Deutschland verlässt Frau Aydemir fast nie das Haus. Erst ab 2004 beginnt sie damit, zum Einkaufen oder zum Spaziergang nach draußen zu gehen. In dem familiengeschichtlichen Gespräch erklären die Töchter dies damit, dass die jüngeren Kinder zu diesem Zeitpunkt groß geworden seien und sie zu Hause weniger zu tun habe. Ihr stehe daher mehr Zeit zur freien Verfügung. Entspricht diese Erklärung der Wirklichkeit? Die jüngsten drei Kinder werden in den Jahren 1988 (Emine), 1989 (Behiye) und 1992 (Mustafa) geboren. Die Annahme, dass Frau Aydemir durch die Behinderung von Mustafa sehr viel zu tun hat und deshalb kaum nach draußen geht, lässt sich nicht bestätigen, da er seit dem zweiten Schuljahr (im Jahr 1999) von einer Behindertenschule aufgenommen und zur Schule mit dem Schulbus gebracht wird. Das heißt, die Versorgung der Kinder dürfte Frau Aydemir seit etwa 1999 keine großen Schwierigkeiten bereitet haben und sie könnte sich eigentlich bereits ab diesem Jahr der Außenwelt öffnen. Die seit ihrer Einreise bestehende Lebensweise, sich in ihre Familie und ihre Wohnung zurückzuziehen, dauert aber noch fünf Jahre, bis zum Jahr 2004, an. Mit ihrer verbleibenden Sehfähigkeit geht Frau Aydemir nach draußen, um nach der Welt zu schauen, in der sie seit 25 Jahren lebt.

Nachdem Frau Aydemir ihre Sehkraft verloren hat, übernimmt Halime die komplette Versorgung ihrer Mutter. Die älteste Tochter Sevim ist verheiratet und arbeitet in Vollzeit. Der älteste Sohn Salih und die zweitälteste Tochter Neriman sind auch verheiratet und zudem bekommt Neriman ihr erstes Kind. Nach ihrer Aussage ist Halime das einzige Kind, das die Versorgung ihrer Mutter übernehmen kann. Obwohl auch sie kurz vorher heiratet und bereits aus dem Elternhaus ausgezogen ist, übernimmt sie die Versorgung ihrer Mutter von der Medikamentenvergabe bis hin zur Körperpflege. Dies wird etwa drei Jahre so fortgeführt. Halime bekommt mittlerweile selbst Schwierigkeiten im Umgang mit den Medikamenten, die ihre Mutter einnehmen soll. Da sie berufstätig ist, kann sie ihrer Mutter die Medikamente und die Insulinspritzen manchmal nicht rechtzeitig verabreichen. Andere Geschwister sind zu diesem Zeitpunkt entweder ebenfalls beruflich eingespannt oder in der Ausbildung und deshalb nicht immer verfügbar. Die Familie und sie selbst sind überfordert. Sie erfährt aus ihrem Umfeld, dass es häusliche Pflegedienste gibt, die diese Hilfe leisten könnten. Sie sucht das Büro eines Pflegedienstes auf. In diesem Gespräch erfährt Halime zum ersten Mal, dass Versicherte für die Körperpflege und hauswirtschaftliche Versorgung das sogenannte Pflegegeld bekommen können. Der Pflegedienst hilft Halime, das Antragsformular für die Pflegekasse auszufüllen. Nach der Begutachtung wird bei Frau Aydemir Pflegestufe II festgestellt und für ihre Versorgung wird ab sofort Pflegegeld ausgezahlt. Zu Beginn ist die Versicherung aber nicht damit einverstanden, dass für die Behandlungspflege ein Pflegedienst hinzugezogen wird. Nach einem ernsthaften Streit genehmigt die Pflegekasse die Behandlungspflege durch den Pflegedienst. Ab Oktober 2007 übernimmt der Pflegedienst die Medikamentenvergabe, die Blutzuckerkontrolle, die Insulinspritzen und die Verbandswechsel.

Halime fühlt sich durch den Pflegedienst entlastet. Die Versorgung durch einen ambulanten Pflegedienst bedeutet aber für Frau Aydemir eine ernsthafte Umstellung in ihrem Leben. Sich an diese neue Situation zu gewöhnen und es zu akzeptieren, dass das Gesundheitspersonal jetzt auch noch nach Hause kommen soll, ist für Frau Aydemir belastend. Außerdem hat sie kein Vertrauen in das Personal des ambulanten Pflegedienstes, da sie die Pflegepersonen in ihrem Leben noch nie gesehen hat. Sie hat Angst, dass der Pflegedienst sie durch diese Medikamente töten würde. Ihr Umfeld besteht bisher nur aus Menschen, zu denen sie eine persönliche Beziehung hat. Ihr Zuhause diesen fremden Menschen öffnen zu müssen, fällt ihr sehr schwer. Außerdem muss Frau Aydemir jetzt ihre gewohnte Lebensweise nach den Besuchszeiten des Pflegedienstes neu organisieren. Wenn sie zum Beispiel ihre Nachbarn besuchen oder Spazierengehen will, muss sie nicht nur berücksichtigen, ob eines ihrer Kinder Zeit hat, um sie zu begleiten. Sie muss nun auch auf die Besuchszeiten des Pflegedienstes achten. Die Ordnung, die sie seit ihrem Aufenthalt in Deutschland aufrechterhält und ihre Privatsphäre werden somit gestört.

Da Frau Aydemir kein Deutsch und das Personal des Pflegedienstes kein Türkisch kann, ist die Sprachbarriere ein weiteres Hindernis, das eine gelungene Kommunikation erschwert. Um diese Probleme zu lösen und die Gewöhnungsphase möglichst leicht zu gestalten, wird die Pflege in den ersten zwei Tagen durch die Leiterin des Pflegedienstes übernommen. Danach kommt immer die gleiche Schwester, die Frau Aydemir zwei Jahre lang versorgt. Dadurch gelingt es dem Pflegedienst, die auf der verbalen Ebene vorhandenen Probleme durch die nonverbale Kommunikation zu mildern und die Beziehung zu verbessern.

Die Krankheit von Frau Aydemir schreitet im Verlauf der Zeit weiter voran. Regelmäßig muss Blut abgenommen und Laboruntersuchungen vorgenommen werden. Zu der Besprechung der Ergebnisse muss sie zum Arzt gehen. Durch die Krankheit sind viele Organe beeinträchtigt. Neben den Routine-Untersuchungen durch den Hausarzt muss Frau Aydemir wegen des Diabetes regelmäßig zum Diabetologen. Sie muss zudem aufgrund der Sehstörung regelmäßig zum Augenarzt. Darüber hinaus muss sie für neu auftretende Krankheiten andere Fachärzte aufsuchen. Außerdem muss sie in den letzten drei Jahren sehr häufig stationär behandelt werden. Ins Krankenhaus aufgenommen oder aus dem Krankenhaus entlassen zu werden, sind für sie und ihre Familie keine ungewöhnlichen Angelegenheiten.

Durch den Diabetes sind auch die Nieren von Frau Aydemir stark beeinträchtigt. Der Arzt informiert Halime 2009 über die Notwendigkeit einer zukünftigen Dialyse bei Frau Aydemir. Halime versucht ihrer Mutter die Notwendigkeit der Behandlung damit zu erklären, dass das eine sogenannte Blutwäsche sei, an deren Ende ihr eigenes Blut wieder zurückgegeben wird. Frau Aydemir willigt in eine Dialysebehandlung zunächst nicht ein. Sie hat große Angst vor dieser Behandlung, von der sie nichts weiß und auch nichts wissen will. Im Oktober 2010 wird die Situation ernst. Der Arzt signalisiert, dass eine Dialysebehandlung wahrscheinlich bald notwendig sein wird. Nachdem Frau Aydemir von Halime erfährt, dass die Dialysebehandlung ihre einzige Möglichkeit ist um zu überleben, stimmt sie dieser zu.

Sevim

Sevim ist das älteste Kind nach Nurettin. Zu dem Zeitpunkt der Interviews ist sie 34 Jahre alt, verheiratet und Mutter von drei Kindern, die 15, 8 und 6 Jahre alt sind. Sie macht eine Ausbildung zur Verkäuferin und arbeitet in einem Supermarkt. In dem familiengeschichtlichen Gespräch nimmt sie Platz neben Neriman, die auf einem Stuhl neben Herrn Aydemir sitzt. Ihre Haltung und ihr Verhalten sind mäßig, beinahe kühl. Sowohl durch ihre Haltung als auch durch ihren Platz macht sie den Eindruck, dass sie sich weder ganz innerhalb noch ganz außerhalb der Familie befindet. Solange die Interviewerin bei der Familie zu Hause ist, spricht sie nicht direkt mit ihren Eltern.

In dem familiengeschichtlichen Gespräch meldet sie sich lediglich vier Mal zu Wort. Ihre ersten Aussagen beinhalten Informationen aus der Familienbiografie. Zum Beispiel erklärt sie, wie viele Räume ihre Mutter im Haus ihrer Schwiegermutter bewohnt und wann der Diabetes bei den Eltern festgestellt wird. Der zweite Punkt, den sie betont, ist ein Problem der Familie. Sie haben nämlich in Deutschland keine Angehörigen, die sie unterstützen können.

> Sevim: »Bir de bizim problem şeydi, … ee … mesela bazı kişilerin amcaları var, teyzeleri var, halaları var vesaire, dayıları var. Bizde o yoktu.« (Familiengeschichtliches Gespräch)

> Sevim: <Ein Problem von uns war auch, … äh … zum Beispiel haben manche Leute ihren Onkel [mütterlicher- und väterlicherseits], ihre Tante [mütterlicher- und vä­terlicherseits], und so weiter. So was gab es bei uns nicht.> (Familiengeschichtliches Gespräch)

In ihrer Aussage betont Sevim, dass die Familie niemanden hat, der sie unterstützen kann. Sie waren ganz alleine. Sevim drückt die Problematik aus der Sicht der Kinder aus und somit bezieht sie das Problem auf sich selbst.

Was bedeutet für Sevim, dass die Familie in einem fremden Land ohne Verwandte und ohne nähere Bezugspersonen leben musste? Nachdem Nurettin, das älteste Kind, stirbt, übernimmt sie die Rolle des ältesten Kindes in der Familie. Als älteste Tochter steht sie ihrer Mutter am nächsten und die Probleme des Ehepaares sind ihr am ehesten bekannt. Wenn sie in diesem Land in irgendeiner

Form Probleme hätte, hätte sie nur ihre Eltern, die ihr beistehen würden. Diese sind aber anscheinend nicht in der Lage sie genügend zu unterstützen, was auf unzureichende soziale Kompetenzen oder ein niedriges Bildungsniveau zurückzuführen ist. Da sie aber auch aufgrund des Todes ihres ältesten Sohnes seelisch verwundet sind, sind sie psychisch nicht in der Lage, diese Unterstützung zu leisten. Es ist anzunehmen, dass Sevim die Unterstützung, die sie sich wünscht und benötigt, von ihrer Mutter nicht bekommen kann. Die Eltern sind für sie im Alltag nicht greifbar und wenig präsent. Vielleicht muss sie ihre Mutter als älteste Tochter eher selbst unterstützen, obwohl sie diese Unterstützung nicht leisten kann. Wenn all diese Wahrscheinlichkeiten in Betracht gezogen werden, ist anzunehmen, dass Sevim durch diese Situation, seit ihrer Kindheit in Elend und Trauer zu leben, überfordert ist. Durch das Auftreten einer einschneidenden Übergangsphase, der Pubertät, beginnt für sie zudem ein Entfremdungsprozess von ihren Eltern. Es ist möglich, dass Sevim für sich dadurch eine Art von Bewältigungsstrategie entwickelt und den Ausweg darin sieht, sich von ihrem Elternhaus zu emanzipieren. Ihre Heirat könnte als Distanzaufbau zum Elternhaus interpretiert werden. Sevim heiratet heimlich einen Mann gegen den Willen ihres Vaters. Dies wird jedoch in einer konservativen türkischen Familie als Schande aufgefasst und es ist anzunehmen, dass dieser Akt von Sevim ihren Vater wahrscheinlich am meisten verletzt. In dem familiengeschichtlichen Gespräch kommt dies auch so zum Vorschein. Der Frage, mit wem Frau Aydemir in der Türkei bleibt, als Herr Aydemir nach Deutschland kommt, folgt diese Gesprächssequenz:

Herr Aydemir: »Çocuklar ... o ölen oğlan vardı bir tane.«
Frau Aydemir: »Ölen oğlan vardı.«
Interviewerin: »Adı neydi?«
Herr Aydemir: »Nuri.«
Frau Aydemir: »Aha bu kız vardı!«
Interviewerin: »Kız?«
Halil: »Sevim«
Neriman: »Nuri abimle Sevim ablam vardı.« (Familiengeschichtliches Gespräch)

Herr Aydemir: <Kinder... der verstorbene Junge war nur da.>
Frau Aydemir: <Der verstorbene Junge war da.>
Interviewerin: <Wie hieß er?>
Herr Aydemir: <Nuri>
Frau Aydemir: <Und dieses Mädchen war da!>
Interviewerin: <Mädchen?>
Halil: <Sevim>
Neriman: <Mein älterer Bruder Nuri und meine ältere Schwester Sevim waren da.> (Familiengeschichtliches Gespräch)

Herr Aydemir wandert im Jahr 1971 nach Deutschland aus. In diesem Jahr wird auch Nurettin geboren. Wahrscheinlich erwähnt er nur den Namen von Nurettin, da er zu diesem Zeitpunkt erst kurz auf der Welt ist und Herr Aydemir ihn als Baby zurücklässt. Frau Aydemir lebt aber bis 1979 in der Türkei und 1975 wird Sevim geboren. Der Name von Sevim müsste demnach eigentlich auch erwähnt werden. Obwohl Herr Aydemir sich bei anderen Themen einmischt, tut er es bei diesem nicht. Der Name von Sevim wird von ihren Geschwistern genannt.

Sevim heiratet trotz der Ablehnung ihres Vaters heimlich einen Mann und somit zieht sie den Zorn ihres Vaters auf sich. Es ist davon auszugehen, dass diese krisenhafte Eheschließung der ältesten Tochter eher auf eine mangelnde Fähigkeit der Autoritätsausübung ihrer Eltern, besonders der von Herrn Aydemir, zurückzuführen ist. Wir wissen, dass die Ehe von Frau und Herrn Aydemir auf einer Liebesheirat basiert. Es wäre eher unwahrscheinlich, dass die Eltern, die ihre Ehepartner selbst ausgewählt haben, ihren Kindern dies verbieten würden. Des Weiteren ist aber auch davon auszugehen, dass weder Frau noch Herr Aydemir ihre Entscheidung oder ihren Wunsch zu heiraten an ihre Eltern vorgetragen hatten. Wie es in der Gesellschaft einer Kleinstadt damals – vielleicht in manchen Regionen der Türkei noch heute – üblich ist, geschieht es wahrscheinlich so, dass der Ehewunsch der beiden Personen über andere Bekannte oder Verwandte an die Eltern herangetragen wird, ohne diesen als solchen konkret erkennen zu lassen. Obwohl dieser Weg Frau und Herrn Aydemir mit Sicherheit bekannt ist, ist davon auszugehen, dass sie zu dem Zeitpunkt der Heirat von Sevim noch nicht bereit dafür sind, diese Tradition so umzusetzen, wie es in der Heimat üblich ist.

Sevim heiratet erst im Alter von 19 Jahren, nämlich 1994. Zwei Jahre zuvor bekommt das Ehepaar Aydemir wieder ein Baby, und zwar ein behindertes, für das eine intensivere medizinische Behandlung und Versorgung erforderlich ist. Außerdem ist davon auszugehen, dass Herr Aydemir bis zu diesem Zeitpunkt eher um seinen eigenen Autonomiegewinn bemüht ist und in der Vaterrolle selbst noch nicht gefestigt ist. Denn er hat kein Vatermodell, an dem er sich orientieren und Autoritätsansprüche erfolgreich ausüben kann, da seine beiden Großväter und sein Vater früh verstorben sind. So hatte er kein Vorbild dafür, wie Autorität in der Familie ausgeübt werden kann.

Dies gilt auch für Sevim. Sie hat ebenfalls niemanden in ihrem Umfeld, den sie sich als Beispiel nehmen kann. Es ist auch niemand da, der zwischen der Tochter und den Eltern vermitteln kann. Die Familie ist zwar traditionell eingestellt oder zumindest haben die Eltern traditionelle Ansprüche, aber die Familie befindet sich auch in einem Umbruch. Durch ihre Auswanderung fühlen sie sich entwurzelt und mit dem neuen Land noch nicht verbunden. Die Beziehung des Ehepaares Aydemir zu der Außenwelt ist nur begrenzt. Herr Aydemir pflegt externe Kontakte lediglich über die Arbeit. Hier begegnet er aber wiederum den

Arbeitern, die wie er Ausländer und vor allem türkischer Abstammung sind. Frau Aydemir verlässt ihre Wohnung so gut wie gar nicht. Daher sind die Möglichkeiten, die neue Welt und deren Wertvorstellungen kennenzulernen, für das Ehepaar sehr begrenzt. Ihre Tochter Sevim geht hingegen zur Schule und begegnet einer anderen Welt. Mit all ihren Werten beziehungsweise Lebens- und Denkweisen. Im Gegenteil zu den in der Familie vermittelten Werten sind diese für Sevim wahrscheinlich nachvollziehbarer. Die Werte ihrer Familie werden ohne Umsetzung vermittelt und haben eher den Charakter einer Illusion. Das, was sie jedoch in der Schule lernt, kann sie, wenn auch nur aus der Ferne, in der Wirklichkeit wiedererkennen. Es ist anzunehmen, dass das Auftreten Sevims gegenüber ihren Eltern durch die in der Schule vermittelten Werte und einer individualistischen Denkweise geprägt ist, für die es in einer konservativ eingestellten orientalischen Familie wahrscheinlich keine Entsprechung gibt. Dadurch kommt es zu einem Zusammenbruch und ein ganz normales Lebensereignis führt zu einer Krise. Sevim verlässt das Elternhaus, um ihren Freund gegen den Willen ihrer Eltern zu heiraten, was für die Eltern in einer traditionellen Gesellschaft einen Gesichtsverlust und eine große Schande bedeutet.

Obwohl die Familie nicht über diese Krise spricht, ist davon auszugehen, dass sich die Familie in den darauffolgenden Jahren wieder auf ihre ursprünglichen Wertvorstellungen besinnt und es ihnen dadurch gelingt, eine Versöhnung zu erzielen. Dies geschieht möglicherweise, wie es in einer traditionellen Gesellschaft oft der Fall ist, nach der Geburt von Sevims erstem Kind. Aus Liebe zu dem Enkelkind wird der Tochter vergeben. Es ist anzunehmen, dass dies auch in dieser Familie so geschieht, da die Eltern nur zwei Straßen entfernt von der Tochter wohnen. Es ist aber nicht zu übersehen, dass die Eltern zu Sevim eher distanziert bleiben. Es ist davon auszugehen, dass Sevim aufgrund des angespannten Verhältnisses zu ihren Eltern weder bei der Versorgung ihres behinderten Bruders Mustafa noch ihrer Eltern eine bedeutende unterstützende Funktion oder Rolle übernimmt, was bei ihren jüngeren Geschwistern eher der Fall ist.

Salih

Salih ist zu dem Zeitpunkt des Interviews 31 Jahre alt. Er ist verheiratet und hat zwei Kinder. Er wohnt in einem Stadtbezirk, der 4 km entfernt von der Stadt liegt, in der seine Eltern und seine drei Schwestern wohnen. Er heiratet 2002 ein Mädchen aus der Heimatstadt seiner Eltern. Salih fängt mit der Ausbildung zum KFZ-Mechaniker an, die er aufgrund eines Konfliktes mit seinem Arbeitgeber nicht abschließt.

Er ist das einzige Kind von Herrn Aydemir, das an dem familiengeschichtlichen Gespräch nicht teilnimmt. Als Frau Aydemir erklärt, dass Salih nicht dazu kommen kann, da er Besuch bekommen hat, ist die Verlegenheit von Herrn

Aydemir nicht zu übersehen. Er beugt seinen Kopf nach vorne und schaut nachdenklich auf den Fußboden. Scheinbar schämt er sich für das Verhalten seines Sohnes.

Später kommt Salih mit seiner Frau und seinen zwei Kindern dazu. Zu einem Zeitpunkt, dem zwei verschiedene Deutungen zugesprochen werden könnten. Einerseits will er sich nicht bedingungslos der Autorität seines Vaters unterwerfen, andererseits kann er sich dieser aber auch nicht entziehen. Der Zeitpunkt seines Besuches erweckt den Eindruck, als ob er seine Ankunft so geplant hätte, dass er zwar nicht an dem familiengeschichtlichen Gespräch teilnehmen muss, aber an dem Tag trotzdem der Aufforderung seines Vaters nachkommt. Dadurch versucht er die Autorität seines Vaters in gewisser Weise zu untergraben. Es ist anzunehmen, dass er sich zu jener Zeit in einem Ablösungsprozess befindet. Er heiratet und im Unterschied zu seinen verheirateten Schwestern lässt er sich nicht in der gleichen Gegend wie seine Eltern nieder, sondern zieht mit seiner Frau in einen benachbarten Bezirk. Er ist aber noch an sein Elternhaus gebunden, was die Namen seiner Kinder deutlich machen. Sein Sohn trägt den Namen von Herrn Aydemir und seine Tochter den Namen von Frau Aydemir. Durch sein Verhalten an dem Tag, an dem die Interviews bei der Familie geführt werden, wiederholt sich sein ambivalentes Verhalten. Er kommt zu seinen Eltern, aber er plant die Zeit so ein, dass er an dem gemeinsam geführten familiengeschichtlichen Gespräch nicht teilnehmen muss. Obgleich ihn der Kollektivismus und die daraus folgende Solidarität und die Loyalität der Familie gegenüber eigentlich zu einer Teilnahme zwingen, da sie die Autorität des Vaters unterstreichen. Andererseits sind seine eigenen Wünsche und seine Ansprüche auf einen Autonomiegewinn zu erkennen, die sich darin zeigen, dass er sich von seinem Elternhaus abzulösen versucht.

Neriman und Halime

Wie die Sitzordnung in dem familiengeschichtlichen Gespräch widerspiegelt, nehmen Neriman und Halime in der Familie beziehungsweise in der familiären Ordnung einen wichtigen Platz ein. Die beiden Schwestern nehmen neben dem Vater Platz. Während Neriman ihrem Vater zugewandt sitzt, platziert sich Halime etwas weiter von ihrem Vater entfernt. Allein aufgrund der Sitzordnung entsteht der Eindruck, dass Neriman dem Vater am nächsten steht. Auch die Art und Weise ihrer Gesprächsbeteiligung bestätigt diese Annahme. Ihr erster Eingriff in das Gespräch erfolgt sofort nach der Erwiderung Herrn Aydemirs auf die erste Frage:

> Interviewerin: »Yani … ee … Aileniz hakkında. Daha bir şeyler … Gerçi siz bana az önce anlattınız ama … Biraz daha fazla şey bilmek isterdim. Bana ailenizi anlatır mısınız?«

Herr Aydemir: »Ne hususta anlatayım sana?«
Neriman: »Hangi şeyi? Ne gibi?«
Interviewerin: »Ailenizin hikayesini mesela.«
Herr Aydemir: »Ailemizde bir hikayemiz yok ki (güler)«
Neriman: »Hikaye? Böyle … biz bize, kendi şeyimizle. Bayramlarda burda oluyoruz …
Bayramlarda toplanıyoruz. Öyle şey yok yani.« (Familiengeschichtliches Gespräch)

Interviewerin: <Also … äh … über Ihre Familie … noch etwas … Zwar haben Sie mir
vorhin etwas erzählt aber … ich würde gern noch mehr wissen. Würden Sie mir [von
Ihrer] Familie erzählen?>
Herr Aydemir: <Zu welchem Thema soll ich dir was erzählen?>
Neriman: <Welche Sache? Wie zum Beispiel?>
Interviewerin: <Zum Beispiel die Geschichte Ihrer Familie?>
Herr Aydemir: <In unserer Familie gibt es doch keine Geschichte (lacht).>
Neriman: <Geschichte? So miteinander … Mit unserer Sache. Bei den Festen sind wir
hier … Bei den Festen treffen wir uns hier. So etwas gibt es halt nicht.> (Familien-
geschichtliches Gespräch)

Wie in der Gesprächssequenz deutlich wird, ist Neriman das erste Kind, das
ihrem Vater hilft, in das Gespräch zu finden. Es scheint fast so, als ob sie sich
vorrangig dafür verantwortlich fühlt. Ihre Art und Weise in das Gespräch ein-
zugreifen weist keinen Unterschied zu der Art und Weise auf, die ihr Vater
gewählt hat. Sie wiederholt die Fragen ihres Vaters – nutzt lediglich andere
Wörter. Sie klingt wie ein Echo von Herrn Aydemir. Ihre Erklärungen über die
Erwerbstätigkeit ihres Vaters und die Beschäftigung ihrer Mutter fallen dementsprechend aus:

Halime: »Babam maden işçisiydi. Yer altında çalışıyordu.«
Interviewerin: »Hm«
Halime: »[…] Erken emekli oldu. Eee … Annem devamlı ev kadınıydı. Halen de öyle.
Hasta ama, bakıma muhtaç insan.«
Neriman: »Hiç çalışmadı annem.« (Familiengeschichtliches Gespräch)

Halime: <Mein Vater war Bergmann. Er hat unter Tage gearbeitet.>
Interviewerin: <Hm>
Halime: <[…] Er wurde früh berentet. Äh … Meine Mutter war immer Hausfrau. Das
ist sie immer noch. Aber sie ist krank [und] pflegebedürftig.>
Neriman: <Meine Mutter hat nie gearbeitet.> (Familiengeschichtliches Gespräch)

Auch wenn die beiden Schwestern den gleichen Sachverhalt ausdrücken, nämlich dass Frau Aydemir Hausfrau und nicht berufstätig ist, ist der Unterschied
ihrer Ausdrucksweise offensichtlich. Während der Begriff »Hausfrau« auf eine
Beschäftigung hinweist und somit eine positive Bedeutung hat, deutet die Formulierung <meine Mutter hat nie gearbeitet> auf die Nichterwerbstätigkeit hin
und beinhaltet somit eine negative Konnotation. In der darauffolgenden Se-

quenz werden der fürsorgliche und liebevolle Umgang von Halime und ihre Zuwendung zu ihrer Mutter deutlich:

> Halime: »Hiç çalışmadı, çocuklara çalıştı. Hala emekli olamadı (güler).« (Familiengeschichtliches Gespräch)

> Halime: <Sie hat nie gearbeitet, sie hat für die Kinder gearbeitet. Sie konnte immer noch nicht berentet werden (lacht).> (Familiengeschichtliches Gespräch)

An einer anderen Stelle des Gespräches erklärt Neriman, dass ihre Mutter das Haus fast nie verlassen und ihr Vater sich um die Angelegenheiten außerhalb der Familie gekümmert hat.

> Neriman: »Yani sürekli babam çalışırken, evden işe işten eve ... alış veriş, doktor, kağıt işi hep babam şey yapıyordu. Annem sürekli evde kalıyordu.« (Familiengeschichtliches Gespräch)

> Neriman: <Also immer, wenn mein Vater arbeitete, hin und her zwischen Arbeit und zu Hause ... Einkaufen, Arzt, Papierkram ... erledigte immer mein Vater. Meine Mutter blieb immer zu Hause.> (Familiengeschichtliches Gespräch)

Obwohl sie über die Lebensweise ihrer Mutter berichtet, erzählt sie, wie viel Arbeit ihr Vater zu bewältigen hat. In den Gesprächssequenzen ist bei Neriman eine Zuneigung zu Herrn Aydemir und bei Halime eine Zuneigung zu Frau Aydemir zu erkennen.

Dieser Sachverhalt soll zunächst aus der Perspektive von Neriman betrachtet werden. Neriman wird 1981, eine Woche vor dem Tod des ältesten Sohnes, geboren. Es ist anzunehmen, dass sich ihre Eltern, die ihren Sohn erst kürzlich verloren haben, sich nun ganz diesem neugeborenen Kind zuwenden. Außerdem berichtet Herr Aydemir in dem familiengeschichtlichen Gespräch, dass Neriman seiner Großmutter mütterlicherseits sehr ähnelt. Er beschreibt sie als »osmanische Frau«, das heißt, eine körperlich kräftige und mächtige Frau. Seinem Ton und seiner Erzählweise ist zu entnehmen, dass er seine Großmutter bewundert. Es ist ein weiterer Vorteil für Neriman, dass sie dem Aussehen der Großmutter ihres Vaters ähnelt.

Halime kommt ein Jahr später als Neriman zur Welt. Das ganze Interesse der Eltern ist jedoch auf ihre ein Jahr ältere Schwester fokussiert. Hinzu kommt der Nachteil, dass sie der Mutter von Herrn Aydemir ähnelt, wie wir in dem familiengeschichtlichen Gespräch von Herrn Aydemir erfahren. Als ein Nachteil ist diese Tatsache deswegen zu betrachten, da durch die Genogrammanalyse deutlich wird, dass Herr Aydemir seine Mutter nicht sehr sympathisch findet und seine Beziehung zu ihr eher distanziert gewesen ist. Dies wird auch durch seine Niederlassung in Deutschland deutlich, nachdem er das Haus seiner Mutter gekauft hat. Es ist anzunehmen, dass sowohl seine Großmutter als auch seine Mutter mächtige und starke Frauen gewesen sind. Während die Macht und die Kraft seiner Mutter für Herrn Aydemir jedoch einen Nachteil darstellen, da es ihm dadurch erschwert wurde, seine Autonomie zu erlangen, kann eine mächtige Großmutter für ihn sogar von Vorteil sein. Da seine Großmutter ihre Macht lediglich auf ihr Kind, nämlich auf die Mutter von Herrn Aydemir, ausübt und nicht auf ihren Enkelsohn, kann die Mutter von Herrn Aydemir sogar durch die Großmutter in ihrer Machtausübung eingeschränkt sein. Da Großmütter in einer traditionellen türkischen Gesellschaft ihre Enkelkinder, besonders männliche, eher verwöhnen, ist es sogar möglich, dass sie Herrn Aydemir vor der Machtausübung seiner Mutter beschützt. Es ist daher wahrscheinlich, dass bei Herrn Aydemir eine Zuneigung zu seiner Großmutter besteht.

Nach Halime kommen nacheinander zwei Jungs zur Welt, nämlich 1984 Seyfullah und 1986 Halil. Die Zuneigung eines anatolischen Vaters gegenüber seinen Söhnen ist eine Tatsache. Halime steht also in gewisser Weise zwischen ihrer ein Jahr älteren Schwester, die die Zuneigung ihrer Eltern in vollem Umfang genießt, und ihren jüngeren Brüdern, die wahrscheinlich aufgrund geschlechtsspezifischer Aspekte eine ebenso große Zuneigung ihres Vaters genießen. Es ist daher nicht leicht für Halime, sich innerhalb der Familie anerkannt beziehungsweise von ihrem Vater wertgeschätzt zu fühlen.

Als Halime zehn Jahre alt wird, eröffnet ihr Mustafas Behinderung und der damit verbundene Versorgungsbedarf die Chance, sich in der Familie neu zu positionieren. Denn Herr Aydemir bringt seinen behinderten Sohn zwar stets selbst ins Krankenhaus oder zum Arzt und spricht dort mit den Ärzten, aber aufgrund seiner mangelnden Sprachkenntnisse benötigt er dabei eine Übersetzungshilfe. Wer soll für Herrn Aydemir übersetzen? Der Aussage von Halime ist zu entnehmen, dass die Familie niemand Außenstehendes kennt, der ihr in schwierigen Zeiten beistehen kann. Als Mustafa geboren wird, sind die älteren Kinder, Sevim und Salih, 17 und 13 Jahre alt. Es wäre also anzunehmen, dass einer von den beiden zum Übersetzen herangezogen werden könnte. Aber so geschieht es nicht. Herr Aydemir nimmt manchmal seine damals elfjährige Tochter Neriman mit, meistens aber Halime, die damals erst zehn Jahre alt ist. Da Sevim und Salih zu dem Zeitpunkt schon seit längerer Zeit die Schule besuchen, verfügen sie vermutlich über bessere Deutschkenntnisse als ihre jüngeren Geschwister. Wie wir durch die Aussage von Halime erfahren, hat sie aufgrund einer Sprachbarriere in der Schule sehr große Schwierigkeiten. Sie kann sich mit ihrem Lehrer nicht verständigen, sich nicht äußern und weint deshalb häufig. Sie erzählt auch, dass die Situation von Neriman nicht viel anders sei. Die jüngeren Kinder (das fünfte und sechste Kind) sind damals erst sieben und sechs Jahre alt und bieten sich somit für eine Übersetzungshilfe nicht an.

Hier wirft sich die Frage auf, warum Herr Aydemir eines seiner mittleren Kinder zum Übersetzen heranzieht, obwohl ihre Deutschkenntnisse scheinbar schlechter sind als die der älteren beiden Kinder. In ihrer Aussage stellt Halime heraus, dass sie nur übersetzt haben, wenn ihr Vater sie ins Krankenhaus oder zum Arzt mitgenommen hat. Dies betont, dass die eigentliche Ansprechperson für den Arzt Herr Aydemir sein musste. Die Formalitäten musste er selbst erledigen, die Abläufe musste er selbst organisieren und schließlich musste Herr Aydemir die Entscheidungen als Familienoberhaupt immer selbst treffen.

Was würde passieren, wenn er seine älteren Kinder zum Übersetzen heranziehen würde? Sevim und Salih sind damals gerade in der Pubertät. Eine entscheidende Übergangsphase, in der die Autorität der Eltern oftmals kritisch hinterfragt wird. Im Krankenhaus entsteht eine Situation, in der der Vater sich in Teilen hilflos fühlt und auf die Hilfe seiner Kinder angewiesen ist. Dies könnte die Autoritätsverhältnisse innerhalb der Familie oder in der Vater-Kind Beziehung stören. Dies deutet auf eine distanzierte Beziehung zwischen dem Vater und seinen älteren beiden Kindern hin. Herr Aydemir nimmt eine distanzierte Beziehung zu seinen älteren Kindern in Kauf, um seine Autorität zu bewahren.

Es ist anzunehmen, dass die Bereitschaft von Halime, für ihren Vater zu übersetzen, größer ist als die ihrer ein Jahr älteren Schwester Neriman. Auch ihre persönliche Eigenschaft, gesprächsfreudig zu sein und mit Menschen leicht kommunizieren zu können, könnten Gründe dafür sein, warum Herr Aydemir sie bevorzugt. Somit wird sie zu Arztgesprächen und ins Krankenhaus mitgenommen. Sie begleitet ihren Vater und übersetzt für ihn. Als Mustafa das Schulalter erreicht, übernimmt Halime immer mehr Aufgaben dieser Art. Im weiteren Verlauf beschränkt sich ihre Aufgabe nicht mehr auf die Begleitung ihres Vaters zu den Institutionen, sondern sie fängt zum Zeitpunkt der Einschulungsuntersuchung von Mustafa an, die Aufgaben direkt und eigenständig zu erledigen: Sie bringt ihren Bruder selbst zu der Untersuchung.

In kurzer Zeit steht Halime durch diese Aufgaben somit ein neuer und wertigerer Platz in der Familie zu, als der, der ihr als mittleres und weibliches Kind naturgemäß zustehen würde. Mittlerweile beschränkt sie sich auch nicht mehr auf das Übersetzen, sondern sie beginnt die familiären Angelegenheiten zu organisieren und schließlich sogar ihren Vater zu beeinflussen. Dies wird besonders in der Auseinandersetzung mit dem Bildungswesen im Kontext von Mustafas Behinderung deutlich. Sie überschreitet in dieser Situation beinahe die Position ihrer Mutter und erreicht eine familiäre Position, die auf Augenhöhe ihres Vaters liegt.

Die Ehe beziehungsweise die Gattenwahl von Halime folgt auch einem deutlich anderen Weg im Vergleich zu dem, den ihre älteren Schwestern und ihre beiden Brüder, Salih und Halil, wählen.

Trotz der Ablehnung ihres Vaters heiratet Sevim heimlich einen Mann. Salih und Neriman suchen zwar ihre Ehepartner auch selbst aus, jedoch befolgen sie einen traditionellen Weg, bei dem der Person, die die Autorität in der Familie besitzt, die Möglichkeit gegeben wird, diese auch auszuleben und nach außen zu demonstrieren. So verliert die Autoritätsperson nicht ihr Gesicht, weil sie das letzte Wort hat, gleichzeitig ermöglicht sie es mit ihrem Einverständnis aber den Kindern dennoch, den gewünschten Ehepartner zu heiraten. Obwohl die Kinder grundsätzlich die Person selbst wählen, wird dies nicht offen ausgesprochen, sondern man verhält sich so, als ob das Gegenteil der Fall wäre.

Salih und Neriman wählen diesen traditionellen Weg. Die Ehepartner von beiden kommen aus der Heimatstadt ihrer Eltern. Es ist anzunehmen, dass alle aus Sevims Vorgehen rund um ihre Heirat, bei der der Vater nicht um Erlaubnis gebeten wurde, eine gewisse Lehre gezogen haben. Es gelingt den Eltern und den Kindern für die Partnerwahl einen für die Familie umsetzbaren Weg zu finden, bei welchem sie sich an einem durch die Tradition geprägten Muster orientieren.

Halime ist die einzige Tochter, die sich eine an der Tradition orientierte Lebensweise wünscht. Als Folge ihrer Lebenseinstellung entscheidet sie sich jemanden zu heiraten, den ihr Vater für sie auswählt. Dem Vater zu gehorchen, ist lediglich eine Folge dieser Lebensweise.

Halime hat in der Familie eine Position inne, in der sie an die anderen denkt, vieles organisiert, plant und Lösungen für Probleme findet. Aufgrund ihrer Erfahrungen, die sie während des Behandlungs- und Versorgungsprozesses von Mustafa im Umgang mit dem Sozial- und Gesundheitswesen sammelt, sowie ihrer Rolle in der Familie ist es fast selbstverständlich, dass sie ab 2004 auch die Verantwortung für die Versorgung ihrer Mutter übernimmt. Auch die derzeitige Situation der anderen Kinder (Neriman ist frisch verheiratet und bekommt kurz darauf ein Kind; die problematische Beziehung zu der anderen Tochter, Sevim, aufgrund ihrer nicht gebilligten Heirat) macht dies sogar erforderlich.

Vier Jahre danach beginnt Neriman sich um die gesundheitlichen Angelegenheiten von Herrn Aydemir zu kümmern, indem sie ihm Blutverdünnungstabletten verabreicht. Dies entwickelt sich fast von alleine, da die Beziehung zwischen Neriman und Herrn Aydemir näher ist, als die zwischen ihm und den anderen Kindern. Neriman erzählt darüber Folgendes:

Neriman: »Ben … babama … Yani annemi de çok seviyorum, sevmiyor değilim … Şu son şeyleri beni çok şey yaptı. Hastaneye yatmaları … şey yapmaları … Ben bilhassa babama şeyim … böyle … ondan daha fazla ilgi mi diyeyim… daha çok bi şey … babamdan daha çok elektrik alıyorum … Allgemein böyle … Çocuklarıma da böyle çok fazla ilgi gösteriyor … Bilmiyorum … Ondan daha çok elektrik alıyoruz birbirimizden böyle.« (Neriman; Einzelinterview)

Neriman: <Ich … zu meinem Vater … Ich liebe auch meine Mutter sehr, das heißt nicht, dass ich sie nicht liebe. Die letzten Sachen, dass sie häufig im Krankenhaus liegen musste, haben mich sehr traurig gemacht. Ich bin besonders zu meinem Vater … So … soll ich sagen, dass ich von ihm mehr Zuneigung … oder so … noch mehr Dings … Allgemein bekomme ich von meinem Vater noch mehr Zuneigung. Er zeigt auch mehr

Interesse gegenüber meinen Kindern. Ich weiß nicht. Von ihm bekommen wir mehr Interesse.> (Neriman; Einzelinterview)

Herr Aydemir beantwortet die Frage, ob er eines seiner Kinder bevollmächtigen würde, damit, dass er in einem solchen Fall Neriman die Vollmacht erteilen würde. Und sie erzählt, dass sie auch ohne Vollmacht für ihren Vater Unterschriften für Einverständniserklärungen leistet. Beides deutet auf ein enges Vertrauensverhältnis zwischen der Tochter und dem Vater hin.

Seyfullah und Halil
Als fünftes Kind kommt Seyfullah auf die Welt. Zu dem Zeitpunkt der Interviews ist er 26 Jahre alt, ledig und lebt bei seinen Eltern. In dem familiengeschichtlichen Gespräch meldet er sich nicht zu Wort. Seine stille und ruhige Haltung lassen vermuten, dass er sich der Autorität seines Vaters vollständig beugt. An der Versorgung seiner Eltern ist er nicht aktiv beteiligt, außer der Übernahme der Körperwaschungen seines Vaters. Er absolviert gerade eine berufliche Ausbildung, die eine hohe Flexibilität erfordert, sodass er zum Teil auch nachts arbeiten muss. Daher, so ist die Erklärung der beiden (pflegenden) Töchter, sei er von der Versorgung der Eltern freigestellt.

In dem familiengeschichtlichen Gespräch fängt sein jüngerer Bruder Halil an, die Geschichte der Familie zu erzählen. Eigentlich wäre zu erwarten, dass der Ältere diese Aufgabe übernimmt. Halil schiebt sich also gewissermaßen vor seinen Bruder, genauso wie er dies bei der Heirat getan hat. In traditionellen türkischen Familien heiraten Kinder der Reihe des Alters nach, es sei denn, es gibt eine spezielle Aushandlung oder einen wichtigen Grund, der die Heirat der älteren Geschwister verhindert. Halil folgt weder in dem familiengeschichtlichen Gespräch noch bei seiner Heirat diesen traditionellen Regeln.

Zum Zeitpunkt der Interviews ist Halil 24 Jahre alt, verheiratet und hat ein Kind. Bei der Heirat wählt er seinen eigenen Weg, der für diese Familie neu und als sehr modern angesehen werden dürfte. Er äußert seine Absicht, ein türkeistämmiges Mädchen zu heiraten, das in Deutschland geboren und aufgewachsen ist. Sie kommt gebürtig zudem aus einer anderen Region als seine Familie, nämlich aus der Schwarzmeerregion. Herr Aydemir stimmt seinem Wunsch zu. Dieses Mal ist aber die Familie der Schwiegertochter gegen die Ehe, da sie ihre Tochter nicht als Braut in die Fremde schicken wollen. Westanatolien und die Schwarzmeerregion sind zwei unterschiedliche Regionen der Türkei und dies bedeutet für die Familie der Schwiegertochter »Fremde«, obwohl beide Familien in Deutschland leben und ihre Kinder in Deutschland geboren und hier aufgewachsen sind.

Die Einwände der Familie der Schwiegertochter sind insofern sehr interessant, da sie zeigen, dass trotz der Niederlassung in Deutschland für viele türkeistämmige Familien die »Fremde« aus der Heimat heraus definiert wird. Dies verdeutlicht eine trotz der Niederlassung in Deutschland noch bestehende emotionale Bindung dieser Familien an ihre Heimat, was wiederum bedeutet, dass nicht nur ihre Wurzeln im Herkunftsland liegen, sondern sie sich auch den Regeln aus der Heimat noch verpflichtet fühlen.

Halil hat somit eine andere Art und Weise gewählt als sein älterer Bruder. Anstatt den traditionellen Heiratsweg zu wählen, schlägt er seinen ganz eigenen Weg ein und legt seinem Vater diesen Wunsch auch offen. Er ist mit sich selbst zufrieden und kann deswegen zu seinem Vater eine ausgewogenere Beziehung gestalten. Im Unterschied zu Salih folgt Halil der Aufforderung seines Vaters und nimmt an dem familiengeschichtlichen Gespräch teil, obwohl er erst vier Tage vor dem Interview Vater geworden ist. Wenn das Verhalten beider Brüder verglichen wird, so entsteht der Eindruck, dass Halil sich selbst verwirklichen kann und den Ablösungsprozess von dem Elternhaus leichter und erfolgreicher vorantreibt als sein Bruder Salih.

Die Namen, die die zwei Brüder ihren Kindern geben, sind weitere Anzeichen für die unterschiedlich gestalteten Ablösungsprozesse. Salih hat einen Sohn und eine Tochter. Den Kindern werden die Namen von Frau und Herrn Aydemir gegeben, was in einer traditionellen türkischen Familie üblich ist. Der Tochter von Halil wird ein Name gegeben, der ganz modern klingt, aber eine religiöse Bedeutung beinhaltet. Es gelingt ihm, einen Kompromiss zu finden, der ihm die benötigte Autonomie verleiht, jedoch ohne das Loyalitätsprinzip einer traditionell strukturierten Familie zu verletzen.

Behiye und Emine

Zu dem Zeitpunkt der Interviews sind Emine 22 und Behiye 21 Jahre alt. Sie machen beide nach ihrem Hauptschulabschluss eine Ausbildung zur Verkäuferin, genau wie ihre älteren Schwestern. Die Erzählungen von Familienmitgliedern lassen die Vermutung zu, dass sie an der Versorgung ihrer Eltern nicht beteiligt sind. Ihre älteren Schwestern und Brüder kümmern sich um die Eltern, daher müssen sie keine Verantwortung übernehmen. Sie erledigen lediglich die Aufgaben, die ihnen von den Älteren gegeben werden, um Versorgungslücken zu schließen.

Mustafa

Das jüngste Kind des Ehepaares wird 1992 geboren. Bereits während der Schwangerschaft wird bei ihm eine orthopädische Behinderung festgestellt. Als Mustafa geboren wird, ist sein linkes Bein etwa 2 cm kürzer als das andere. Bis zu seinem 18. Lebensjahr wird er 15 Mal operiert. Trotz der Operationen und der medizinischen Behandlung ist sein Bein zu dem Zeitpunkt der Interviews bereits knapp 15 cm kürzer und er muss ständig eine Orthese tragen. Durch die Behinderung kann Mustafa längere Strecken nicht zu Fuß gehen und auch nicht lange Zeit stehen. Direkt nach der Geburt muss er mehrmals operiert werden. Deshalb verbringt er das erste Jahr seines Lebens im Krankenhaus. In dieser Zeit besucht ihn die ganze Familie, die Geschwister mindestens einmal und die Eltern sogar mehrmals am Tag.

In den nächsten Wochen und Monaten nach seiner Entlassung wird die Behandlung von Mustafa fortgesetzt. Er muss häufig ins Krankenhaus, um operiert oder stationär behandelt zu werden. Diese intensive Behandlung dauert etwa drei Jahre. Die Behinderung von Mustafa, seine Behandlung und die damit verbundenen Angelegenheiten sind keine außergewöhnliche Situation, sondern Teil des Familienlebens.

Mustafa muss als behindertes Kind medizinisch behandelt und versorgt werden. Er muss aber auch, ebenso wie Gleichaltrige, trotz seiner Behinderung die Schule besuchen. In den Zeiten, in denen er aufgrund der Behandlung oder einer Operation nicht im Krankenhaus liegen muss, besucht er regelmäßig die Schule.

Bis zu seiner Einschulung ist er entweder zu Hause oder im Krankenhaus, umgeben von anderen kranken und behinderten Menschen. Durch die Einschulung wird Mustafa dann auch mit Menschen konfrontiert, die keine Behinderung haben und die nicht krank sind. Er hat Schwierigkeiten in der Schule. Aufgrund der Operationen, der Krankenhausaufenthalte oder Arztbesuche fehlt er in der Schule sehr oft. Zur Schule zu gehen, ist für ihn darüber hinaus ein großes Problem, da er nicht bis zur Schule laufen kann und von seinen Eltern gebracht werden muss. Herr Aydemir ist damals im Bergbau tätig und muss um 5 Uhr morgens bei der Arbeit sein. Daher muss Frau Aydemir ihn zur Schule bringen. Da Frau Aydemir keinen Führerschein besitzt und für das Kind keinen Rollstuhl zur Verfügung steht, ist es für Frau Aydemir schwierig, ihren Sohn jeden Tag zur Schule tragen zu müssen.

Durch Mustafas Behinderung muss sich die Familie nicht nur mit den Institutionen des Gesundheits- und Sozialwesens auseinandersetzen, sondern auch mit dem Bildungssystem – und zwar in einem anderen Umfang und auf einer anderen Ebene als Eltern nicht-behinderter Kinder. Als Mustafa die zweite Klasse besucht, sucht Herr Aydemir nach einer Möglichkeit, ihn in einer Behindertenschule unterzubringen. Halime erkundigt sich bei dem Schulleiter nach Möglichkeiten und den Voraussetzungen für die Aufnahme in eine Behindertenschule. Nach vielen Bemühungen wird Mustafa schließlich auch von einer Behindertenschule aufgenommen. Dies hat unter anderem den Vorteil, dass er mit dem Schulbus zur Schule gebracht wird. Er fühlt sich in der neuen Schule sehr wohl, weil die Behinderung hier Normalität ist.

Mustafa geht neun Jahre auf die Behindertenschule. Ende des neunten Schuljahres entscheidet er sich dafür, in einem Internat für behinderte Schüler seinen Hauptschulabschluss machen zu wollen. Nachdem die Familie wieder viele Hürden überwinden muss, wird er schließlich in einem Internat für behinderte Schüler untergebracht, in dem er später auch seinen Hauptschulabschluss macht.

7.1.5 Entwicklung der Fallstrukturhypothese

7.1.5.1 Familiengrenzen

Die Erzählungen der Familienmitglieder machen deutlich, dass der Familienbegriff sehr eng gefasst wird und lediglich die Eltern und ihre Kinder umfasst. Die Herkunftsfamilien oder Eingeheiratete werden nicht als Familienmitglieder betrachtet. Dementsprechend wird in schwierigen Zeiten auch keine Unterstützung von diesen Personen erwartet.

Die Grenzen der Familie sind eher geschlossen und werden nur bei Bedarf und nur so weit wie notwendig geöffnet. Die Beziehung zwischen den Kindern untereinander und zu ihren Eltern ist sehr intensiv. In dem familiengeschichtlichen Gespräch wird betont, dass sich die Kinder bei allen erdenklichen Angelegenheiten gegenseitig unterstützen. Halime erzählt beispielsweise sehr stolz, dass sie sich bei finanziellen Problemen kein Geld von Außenstehenden leihen, da auch diese Probleme, genauso wie zum Beispiel die Betreuung ihrer Kinder, ausschließlich innerhalb der Familie gelöst werden.

Es ist davon auszugehen, dass der Zusammenhalt der Kinder für die Eltern, insbesondere für Herrn Aydemir, von besonderer Bedeutung ist. Als Mustafa nach seiner Geburt acht Monate lang stationär behandelt werden muss, besuchen seine Eltern ihn mehrmals täglich im Krankenhaus. Bei jedem Besuch nehmen sie einige der Kinder mit, sodass jedes Kind mindestens ein Mal am Tag seinen neugeborenen Bruder besuchen kann. Dies verdeutlicht, dass die Eltern bereits im Kindesalter die Bedeutung des Zusammenhaltes und der Verbundenheit in schwierigen Zeiten vermitteln wollen.

Beziehung zur Herkunftsfamilie und zur Verwandtschaft
In dem familiengeschichtlichen Gespräch möchte Herr Aydemir über seine Eltern zunächst nicht sprechen. Dies ist daran zu erkennen, dass er seine Erzählung mit seiner Entfernung aus dem Elternhaus beginnt, was als distanzierte Beziehung zu seiner Herkunftsfamilie, speziell zu seiner Mutter, gedeutet werden kann. Frau Aydemir spricht auch nicht gerne über ihre Eltern oder ihre Geschwister. Die Informationen, die angegeben werden, sind eher oberflächlich und beziehen sich zum Beispiel auf die aktuellen Wohnorte und die beruflichen Tätigkeiten ihrer Geschwister. In dem Einzelgespräch erzählt Herr Aydemir, dass

er Deutschland gar nicht möge, aber aufgrund der Versorgungsprobleme hier-
bleiben müsse, da er in der Türkei niemanden habe, der ihn und seine Frau
bezüglich der Versorgungsfragen unterstützen könnte. Die Frage, ob er nicht auf
seine Verwandten in der Türkei zählen könne, beantwortet er mit einem
Wortspiel:

> Herr Aydemir: »Akraba denmez bunlara akrep. Parayı verirsen senden iyisi yok, parayı
> çekiverdin mi, senden kötüsü yok. Biraderim var benim. [...] O da aynı.« (Herr Ay-
> demir; Einzelinterview)

> Herr Aydemir: <Man kann sie nicht Verwandte nennen, sondern eher Skorpione.
> Wenn du Geld gibst, gibt es niemand besseren als dich. Wenn du es nicht tust, gibt es
> niemand schlechteren als dich. Ich habe einen Bruder. [...] Er ist genauso.> (Herr
> Aydemir; Einzelinterview)

Frau Aydemir erzählt in dem familiengeschichtlichen Gespräch, dass sie, als ihr
Mann nach Deutschland auswandert, in der Türkei nur ihre Kinder hatte. Eigentlich wohnt sie zu diesem Zeitpunkt mit ihrer Schwiegermutter, ihrem
Schwager und seiner Frau zusammen. Diese erwähnt sie aber nicht. Vor dem
Hintergrund der damaligen Wohnsituation von Frau Aydemir ist davon auszu-
gehen, dass trotz des Zusammenlebens mit ihrer Schwiegermutter und der Fa-
milie ihres Schwagers keine familiäre Einheit gebildet wurde. Da Frau und Herr
Aydemir über ihre Herkunftsfamilien und Verwandten nur ungerne sprechen,
kann davon ausgegangen werden, dass sie eher oberflächliche oder keine guten
Beziehungen zu ihnen haben.

Das folgende Beispiel bestätigt diese Annahme: Neriman erzählt, dass Herr
Aydemir zu einem seiner Brüder seit mehreren Jahren keinen Kontakt mehr hat
und er ihn das erste Mal nach seinem Schlaganfall in der Türkei im Krankenhaus
besucht hat. Dies zeigt, dass die Beziehungen zu den Herkunftsfamilien und
Verwandten durch angespannte Verhältnisse gekennzeichnet sind.

Folglich werden die Beziehungen der Kinder zu ihren nahestehenden Verwandten ziemlich oberflächlich gehalten wie die Aussage der Tochter Behiye
verdeutlicht. Sie erzählt, dass sie ihre weiblichen und männlichen Verwandten
nicht zu den Herkunftsfamilien ihrer Eltern zuordnen kann, weshalb es für sie
schwierig ist, ihre Verwandten mit einer passenden Bezeichnung anzureden. Die
Aussage von Behiye lässt vermuten, dass sich die angespannten Verhältnisse
nicht nur auf bestimmte Verwandte beschränken, sondern allgemein schlechte
Beziehungen vorherrschen und deshalb die Beziehungen zu anderen Verwandten, mit denen es grundsätzlich keine Probleme gibt, nur oberflächlich
gestaltet werden.

Beziehung zur ethnischen Community

Die Familie gestaltet ihre Beziehungen zu anderen türkeistämmigen Migrantenfamilien eher in Form von Kontakten zur Nachbarschaft und durch Freundschaften der Kinder. Diese sind jedoch sehr begrenzt und oberflächlich. In den Gesprächen fällt auf, dass über keinen Familienfreund gesprochen wird. Frau Aydemir erzählt, dass ihre zweite Wohnung in Deutschland über einer Moschee angemietet worden ist. Man würde annehmen, dass die Familie über die Moscheegemeinde zu der ethnischen Community einen Zugang finden konnte. Die Erzählungen lassen jedoch die Vermutung zu, dass auch diese Beziehungen sehr begrenzt sind, da keine Teilnahme an einer Veranstaltung in der Moschee oder intensive Kontakte zu der Moscheegemeinde erwähnt werden, obwohl sie sich als praktizierende Muslime bezeichnen und auf Religionsausübung einen besonderen Wert zu legen scheinen.

Die familiäre Wahl der Ehepartner für die Kinder zeigt, dass es bevorzugt wird, einen Ehepartner aus dem Heimatort auszuwählen. Herr Aydemir erzählt sehr stolz, dass er alle Schwiegersöhne aus der Türkei geholt hat. Bei der Heirat von Halil stellen sich die unterschiedlichen Herkunftsorte der Familien für die Eltern der Schwiegertochter als ein großes Problem dar, weshalb sie die Ehe zunächst ablehnen. Frau und Herr Aydemir zeigen Verständnis für den Einwand und sehen ihn als einen triftigen Grund für die Ablehnung der Ehe an. Dies zeigt, dass das Ehepaar Aydemir zwar offen gegenüber den türkeistämmigen Migranten ist, dennoch bleiben diejenigen, die außerhalb ihrer Heimatregion angesiedelt sind, Fremde für sie. Dementsprechend werden die Beziehungen zu diesen Personen ziemlich oberflächlich gestaltet und sind auf Begrüßungen beschränkt. Als Frau Aydemir erzählt, dass sie bis vor fünf Jahren oft zu Hause geblieben ist, meint sie nicht nur, dass sie nicht in die Stadt zum Einkaufen gegangen ist, sondern auch, dass sie nicht zu Besuch bei Nachbarn oder Freunden gewesen ist. Ihre Aussage, dass sie in Deutschland nur ihre Kinder und ihren Mann hat, betont ihre Einsamkeit und ihre Abgrenzung von der Außenwelt. Die Kinder haben hingegen intensivere Beziehungen zu der Nachbarschaft und zu ihren Freunden, die in der Regel türkischstämmig sind.

Beziehung zu Einheimischen

Die Beziehungen zu Einheimischen werden durch die berufliche Tätigkeit der Kinder gestaltet. Die Töchter Halime und Neriman haben auch ein paar deutsche Freundinnen aus ihrer Schulzeit. Aber sie besuchen sich nicht gegenseitig zu Hause, sondern sie treffen sich draußen. Mit den in der Umgebung wohnenden Einheimischen beschränken sich die Kontakte nur auf Begrüßungen.

Beziehung zu Institutionen
Bei Familie Aydemir werden die Beziehungen zu Institutionen bei Bedarf gepflegt und sie beschränken sich auf Schulangelegenheiten der Kinder und die
gesundheitliche Versorgung zunächst des jüngsten Kindes und später auch der
Eltern. Obwohl sich die Sprachbarriere für die gesamte Familie als ein schwer-
wiegendes Problem darstellt und eben aus diesem Grund die Beziehungen zu
Institutionen der Familie auch in der Vergangenheit als stark belastet anzusehen
sind, so sind selbige im Vergleich zu anderen Bereichen dennoch als intensiv
zu betrachten. Da Frau Aydemir keine und Herr Aydemir nur mangelhafte
Deutschkenntnisse besitzen, fungieren ihre Kinder als Vermittler in den Beziehungen zu Institutionen. Dies könnte auf die besondere Situation der Familie
zurückgeführt werden: Frau Aydemir ist Hausfrau und zudem zieht sie sich in
ihre Wohnung zurück, was in der Familie durch die hohe Kinderzahl und ihre
damit verbundene Arbeitslast begründet wird. Abgesehen von Herrn Aydemirs
begrenzten Kontakten am Arbeitsplatz finden die ersten Kontakte der Familie zu
Institutionen in Deutschland durch die Einschulung der Kinder statt. Nach den
Erzählungen einer der mittleren Töchter, Halime, werden die älteren und
mittleren Kinder ohne Deutschkenntnisse eingeschult, da sie den Kindergarten
nicht besuchten und die Deutschkenntnisse ihrer Eltern nicht ausreichend
waren, um ihre Kinder sprachlich zu unterstützen. Die Beziehungen der älteren
Kinder zu Institutionen sind auch stark belastet, wahrscheinlich aufgrund ihrer
negativen Erfahrungen, die auf ihre nicht vorhandenen Deutschkenntnisse
sowie die als diskriminierend und erniedrigend empfundene Haltung des Leh-
rers zurückzuführen sind.

Nachdem die Kinder erwachsen geworden sind und die deutsche Sprache
nahezu perfekt beherrschen, beobachten wir, dass sie in der Beziehung zu Institutionen Eigeninitiative ergreifen. Die Eltern fühlen sich in der Interaktion
mit den Mitarbeitern deutscher Institutionen möglicherweise aufgrund ihrer
nicht vorhandenen Deutschkenntnisse und des Kulturschocks hilflos und sie
benötigen Unterstützung. Die Familie öffnet ihre Grenzen zu ihrem Umfeld in so
geringem Maße und sie pflegen ihre Beziehungen zu der ethnischen Community
und zu Einheimischen in einer solchen Form, dass sie bei Bedarf ihre informelle
Hilfe in einer Notsituation nicht beanspruchen können. Demgegenüber sind die
Beziehungen in der Kernfamilie so eng, dass jedes Mitglied sich zur Hilfe für
andere verpflichtet fühlt. Auch die Strategie von Herrn Aydemir zur Überwindung der Sprachbarriere in seiner Interaktion mit den Institutionen des deutschen Gesundheitswesens, seine mittleren Töchter zum Übersetzen ins Krankenhaus mitzunehmen, verstärkt die Pflichtgefühle besonders bei diesen zwei
Kindern in dieser Hinsicht. Die von Herrn Aydemir während der Versorgung des
jüngsten Kindes eingesetzte Strategie wird später bei der Versorgung der Eltern
weitergeführt. Die mittleren Töchter, Neriman und Halime, fungieren in der

Familie als Sprachrohr der pflege- und hilfebedürftigen Familienmitglieder gegenüber den Institutionen. Gleichzeitig sind sie Ansprechpartner für Mitarbeiter des Gesundheits- und Versorgungswesens in dieser vielköpfigen Familie.

Die Schwestern, insbesondere Halime, fühlen sich stellvertretend für die Familie in der Interaktion mit Institutionen weiterhin benachteiligt. Ihre negativen Erfahrungen aus der Interaktion mit deutschen Institutionen, unter anderem mit dem Gesundheitswesen, erklärt sie durch ihren Status, ausländischer Abstammung zu sein. Sie ist davon überzeugt, dass die ihnen zustehenden Leistungen aus diesem Grund verwehrt werden, obwohl sie indiziert wären. Daher setzt sie ein selbstbewusstes Auftreten gegenüber Institutionen für den Erhalt der zustehenden Leistungen voraus.

7.1.5.2 Organisation der Familie

In der Familie ist eine klare Rollenverteilung der Mitglieder, insbesondere der Eltern, zu beobachten. Dabei werden die geschlechtsspezifischen Aspekte stark berücksichtigt. Neriman und Halime berichten darüber Folgendes:

> Neriman: »[Annem] bizle çok şey yapıyordu. Kolay değil. Ev işi, yemek ... dokuz, sekiz, yedi çocuk ... neyse ... Hep yani ev işi. [...] Annem sürekli evdeydi, babam alış verişi yapardı. Doktor olsun, kağıt işleri olsun hep babam ilgilenirdi. Herşeyi babam yapardı.«
> Halime: »İçişleri bakanı annem, dışişleri bakanı babamdı yani kısacası.« (Familiengeschichtliches Gespräch)
>
> Neriman: <Sie [meine Mutter] war mit uns sehr beschäftigt. Es ist nicht einfach. Haushalt, kochen ... Neun, acht, sieben Kinder ... was auch immer ... also immer Haushalt. [...] Meine Mutter war immer zu Hause. Mein Vater erledigte den Einkauf. Sei es Arzt oder Papierkram. Darum hat sich immer mein Vater gekümmert. Alles hat mein Vater gemacht.>
> Halime: <Kurz gesagt war die Innenministerin meine Mutter und der Außenminister war mein Vater.> (Familiengeschichtliches Gespräch)

Wie der Interviewauszug verdeutlicht, ist Frau Aydemir für den Haushalt und die Kinderbetreuung zuständig, während Herr Aydemir die Angelegenheiten außerhalb der Familie erledigt und regelt. Auch nach der Krankheit wird diese Ordnung weitergeführt und besonders die Stellung des Vaters wird geschützt, so als ob er seine Aufgaben weiterhin selbst wahrnehmen würde.

Dies wird bereits in der Interviewsituation und in dem familiengeschichtlichen Gespräch deutlich. Die Verspätung von Herrn Aydemir zu dem vereinbarten Termin für die Interviews kann als Zeichen für seine Stellung als Familienoberhaupt und gleichzeitig auch seinen Zuständigkeitsbereich außerhalb der Familie interpretiert werden. Auch die Sitzordnung verdeutlicht die Rolle und die Stellung des Ehepaares. Dasselbe gilt für die Kinder.

7.1.5.3 Kommunikationsprozesse

Die Kommunikationsabläufe in der Familie weisen vielfältige Besonderheiten auf. Die Kommunikation läuft nicht von alleine ab, in der aktuellen Situation wird sie maßgeblich von den pflegenden Familienmitgliedern gestaltet. Dabei wird auch die besondere Situation der Eltern berücksichtigt und es wird versucht, mit diesen behutsam umzugehen. Dies verdeutlicht die folgende Aussage von Neriman:

> Neriman: »Die müssen nicht alles wissen.« (Neriman; Einzelinterview)

Um die Eltern zu schützen, werden sie nicht über alles informiert und die Informationen gegebenenfalls sogar modifiziert. Als zum Beispiel der Sohn von Salih von einem Auto angefahren wird, werden die Eltern darüber nicht informiert. Dies erfordert wiederum eine Übernahme der Verantwortung: Es muss entschieden werden, welche Informationen weitergegeben und welche blockiert werden.

> Halime: »Şimdi ... her hastalığı, ... Babamın hastalıklarını anneme söyleyemedik, annemin rahatsızlıklarını babama söyleyemedik. Çünkü, hani onlar için ufak bir şey de olsa onlar için kötü bir şey.« (Halime; Einzelinterview)

> Halime: <Nun ... jede Krankheit, ... Wir konnten die Krankheiten meines Vaters nicht meiner Mutter sagen und ihre nicht meinem Vater. Weil, auch wenn es eine leichte Krankheit ist, wäre es für sie eine schlimme Sache.> (Halime; Einzelinterview)

Die Kinder verschweigen also jeweils einem Elternteil die Krankheit des anderen. Beispielsweise äußert der Stationsarzt während einem der Krankenhausaufenthalte von Frau Aydemir bei der Visite gegenüber Halime, dass bei ihr der Verdacht auf Leukämie besteht. Diese Nachricht wühlt Halime auf. Sie informiert noch am selben Tag alle Geschwister. Ohne dass Herr Aydemir etwas bemerkt, treffen sich die Kinder bei Halime und besprechen die Situation, um zu entscheiden, wie sie weiter vorgehen sollen. Als sie am nächsten Tag von dem Oberarzt erfahren, dass der Verdacht unbegründet ist, sind sie erleichtert. Bis zu dem Zeitpunkt der Interviews wird dieser Vorfall vor den Eltern verheimlicht.

Als Herr Aydemir 2009 einen Schlaganfall erleidet, wird dies wiederum Frau Aydemir verschwiegen. Erst nachdem er nach Deutschland gebracht wird, wird sie über die Krankheit ihres Mannes informiert.

Den Eltern werden aber nicht nur die Krankheiten des anderen verheimlicht, sondern auch Informationen über ihren eigenen Gesundheitszustand, die in Aufklärungsgesprächen von dem Arzt vermittelt werden. Neriman erzählt, dass der Arzt vor der Bypass-Operation von Herrn Aydemir mit ihm mehrere Aufklärungsgespräche geführt hat. In diesen Gesprächen hätte der Arzt betont, dass die Operation aufgrund eines erlittenen Schlaganfalls und eines verschlossenen

Gefäßes leicht zum Tod führen könne. Sie berichtet, dass sie diese Informationen, die von dem Arzt auf Deutsch gegeben wurden, nicht in die türkische Sprache übersetzt hat. Sie habe sich nicht getraut, ihrem Vater alles genau zu übersetzen. Sie vermutet aber, dass er sich über die Risiken der bevorstehenden Operation dennoch bewusst war.

Halime kann wiederum mit ihren Eltern über die Notwendigkeit einer Dialysebehandlung ihrer Mutter nicht offen sprechen. Sie versucht ein Jahr lang, ihrer Mutter die Notwendigkeit und die Art der Behandlung verständlich zu machen, indem sie es mehrfach andeutet. Erst nachdem sich der Gesundheitszustand von Frau Aydemir ernsthaft verschlechtert und der Arzt deutlich sagt, dass die Notwendigkeit einer baldigen Dialysebehandlung steigt, spricht Halime mit ihren Eltern offen darüber.

Um die Eltern zu schützen, übernehmen die Kinder ein hohes Maß an Verantwortung. Das bedeutet für die Kinder auch eine hohe Belastung. Die Verantwortungsgrenzen werden erst erreicht, als es um Leben und Tod geht. Dies wird bei Neriman deutlich, da sie davon ausgeht, dass ihrem Vater auch das Risiko einer Bypass-Operation bewusst war. Halime sagt ihren Eltern offen, dass sich ihre Mutter selbst für oder gegen eine Dialysebehandlung entscheiden muss. Da sie ein reines Gewissen haben will, gibt sie die Verantwortung, über sich selbst zu entscheiden, an ihre Eltern zurück.

7.1.5.4 Überzeugungen der Familie

In den Erzählungen selbst und im Umgang der Familienmitglieder miteinander wird deutlich, dass die Familie selbst und der familiäre Zusammenhalt aus der Sicht der jeweiligen Person von großer Bedeutung sind.

> Halil: »Aile olarak çok tutumluyuz. Birbirimize yardım ederiz. Parasal olsa, yardım olsa.«
> Neriman: »Maddi manevi yani her yönden«
> Halime: »Her gün muhakkak burdayız. Sabah, öğle, akşam hep evde biri var.«
> Halil: »En az bir kişimiz oluyor yani burda. Bir kişi, en az.« [...]
> Halime: »[...] genelde evdeyiz. Birbirimize çok bağlıyız.« (Familiengeschichtliches Gespräch)

> Halil: <Als Familie halten wir zusammen. Wir helfen uns gegenseitig, sei es finanziell oder andere Hilfe.>
> Neriman: <Das heißt finanziell oder emotional auf jede erdenkliche Weise.>
> Halime: <Wir sind jeden Tag auf jeden Fall hier. Morgens, mittags, abends ist immer jemand zu Hause.>
> Halil: <Wenigstens einer von uns ist hier. Zumindest einer.> [...]
> Halime: <[...] Wir sind meistens zu Hause. Wir sind uns sehr verbunden.> (Familiengeschichtliches Gespräch)

Es besteht eine starke Verbundenheit zwischen den Kindern. Das Elternhaus wird erst mit der Heirat verlassen und nach dem Auszug bleibt es für die Kinder weiterhin ein gemeinsamer Treffpunkt. Die Kinder treffen sich nicht nur zu den religiösen Festen im Elternhaus, auch die Wochenenden werden zusammen verbracht. So stark wie die Grenzen der Familie geschlossen sind, so stark sind auch die Verbundenheit innerhalb der Familie und die Intensität der Beziehung zueinander. Im Folgenden wird eine Textpassage aus dem Einzelinterview mit Herrn Aydemir expliziert, die den Stellenwert des Familienbegriffs für Herrn Aydemir und seine Familie verdeutlicht.

Auf die Frage, ob er mit dem Pflegedienst irgendein Problem erlebt hat, antwortet Herr Aydemir, dass er der Schwester seinen Finger hinhält, damit sie den Blutzucker kontrolliert. Daher gäbe es kein Problem. Nur einmal hätten er und die Schwester gestritten. Sie habe mit den Schuhen die Wohnung betreten. Er habe ihr gesagt, dass sie ihre Schuhe ausziehen soll. Die Schwester habe es abgelehnt. Daraufhin habe er gesagt, wenn sie ihre Schuhe nicht ausziehen wolle, solle sie weggehen.

In seiner Aussage macht Herr Aydemir zunächst auf das Schamgefühl beziehungsweise die Beachtung des Schamgefühls durch die Pflegeperson aufmerksam und deutet an, dass es in dieser Hinsicht kein Problem gibt. Danach kommt er jedoch auf eine für ihn sehr wichtige Sitte zu sprechen, nämlich das Ausziehen der Schuhe vor dem Betreten der Wohnung.

Im islamischen Glauben hat der Respekt vor dem menschlichen Körper eine grundlegende Bedeutung. Nach dem Koran erschuf Gott den Menschen aus Lehm (Koran 32:7). »Dann formte Er ihn und blies von Seinem Geist in ihn« (Koran 32:9). Der Körper wird als eine Art von Behälter betrachtet, der die Seele in sich trägt und diese aufbewahrt. Deshalb gilt der Körper als heilig und muss respektiert werden. Daraus resultieren zwei grundsätzliche Gebote: Die Unantastbarkeit des menschlichen Körpers und das Schamgefühl. Wie Ilkilic (2002, S. 80) aufweist, steht dem Körper der höchste Schutz zu und er ist an sich unantastbar. Die Unversehrtheit des Körpers bezieht sich sowohl auf den lebendigen als auch auf den leblosen Körper und muss von anderen respektiert werden (ebd.). Die Achtsamkeit des Schamgefühls drückt sich im Leben eines Muslims vor allem durch die gebotene Körperbedeckung aus.

Herr Aydemir fängt mit der Beachtung des Schamgefühls im Umgang mit der Schwester an und kommt dann unmittelbar auf die Sitte »Ausziehen der Schuhe vor dem Betreten der Wohnung« zu sprechen. Diese Sitte könnte als eine einfache Gewohnheit für Menschen aus dem türkisch-muslimischen Kulturkreis angesehen werden. Oder aber als eine hygienische Maßnahme betrachtet werden, die auch eine religiöse Bedeutung beinhaltet. Die Aufforderung von Herrn Aydemir erinnert an einen Koranvers, in dem Gott den Propheten Moses auffordert, seine Schuhe auszuziehen: »Wahrlich, Ich bin dein Herr. Ziehe darum deine Schuhe aus! Siehe, du bist im heiligen Tal Tuwa« (Koran 20:12). Der Prophet soll seine Schuhe auszuziehen, weil er an einem heiligen Ort ist. Ausgehend von dem Koranvers kann dieser Sitte eine weitere Bedeutung zugeschrieben werden, die tiefer reicht als eine hygienische Maßnahme mit religiösem Gehalt. Das Verhalten des Propheten an einem heiligen Ort wird von Muslimen auf ihren Alltag übertragen und somit wird die Heiligkeit des Lebensortes unterstrichen. Für türkeistämmige Muslime gilt die Familie als eine heilige Institution und der Grundstein der Gesellschaft, die bewahrt werden muss. Genauso wie in diesem Vers ist der Lebensort einer Familie heilig für einen Muslim und aus Respekt sollten die Schuhe wie in einer Moschee oder an einem heiligen Ort ausgezogen werden.

7.1.5.5 Fallstrukturhypothese

Der Familienbegriff wird in der Familie eng gefasst und die Grenzen sind eher geschlossen. Dies gilt nicht nur für Einheimische, sondern auch für die ethnische Community, die Herkunftsfamilien und die Verwandten. Bei Bedarf werden die Grenzen zwar geöffnet, dies geschieht jedoch eher punktuell und nur, wenn die eigenen Möglichkeiten zur Bewältigung der Schwierigkeiten nicht ausreichen und die Hilfestellung einer Institution unerlässlich ist. Dies wird deutlich im Umgang mit den Institutionen des Schul- und Gesundheitswesens aufgrund der Behinderung des jüngsten Kindes Mustafa sowie der Versorgung und der Behandlung der Eltern.

Im Gegensatz dazu sind die Beziehungen innerhalb der Familie sehr intensiv. Dabei wird auf die väterliche Autorität sehr großen Wert gelegt und es wird versucht, diese als Garant für den Zusammenhalt aufrechtzuerhalten. In der Organisation der Familie werden die geschlechtsspezifischen Aspekte bei der Rollenverteilung stark beachtet, wie die Zuständigkeitsbereiche von Frau und Herrn Aydemir verdeutlichen. Durch die Analyse der Familiengrenzen, der objektiven Daten und des familiengeschichtlichen Gespräches sowie durch die Rekonstruktion der Familienbiografie kann die Familienstruktur mit den Merkmalen religiös-konservativ und einer eher geschlossenen Familiengrenze charakterisiert werden.

7.1.6 Bewältigung chronischer Krankheit in der Familie

7.1.6.1 Krankheitsverständnis

Die Äußerungen der Familienmitglieder zu möglichen Krankheitsursachen weisen darauf hin, dass es in der Familie unterschiedliche Sichtweisen gibt. Je nach Kontext wird eine von ihnen zur Erklärung herangezogen. Dies wird deutlich bei der Erklärung der Ursache hinsichtlich der Behinderung von Mustafa. Auf die Frage nach der Ursache der Behinderung, die die Interviewerin in dem familiengeschichtlichen Gespräch stellt, erklärt Halil diese mit dem Satz:

> Halil: »Das ist die Störung von Mama gewesen.« (Familiengeschichtliches Gespräch)

Dies ist der einzige Satz, der in dem familiengeschichtlichen Gespräch auf Deutsch gesprochen wird. Außer Salih sind alle Kinder und das Ehepaar Aydemir bis zum Ende des Gespräches anwesend. Alle sprechen Türkisch, auch wenn einigen Kindern die Formulierung einiger Ausdrücke offensichtlich schwer fällt. Die Äußerung von Halil findet weder bei seinen Geschwistern noch bei seinen Eltern Aufmerksamkeit. Er spricht dies auch ziemlich leise und unauffällig aus. Sein Verhalten erweckt den Eindruck, dass er sich in diesem Moment in einem Zwiespalt befindet. Seine eigentliche Ansicht, die auf einem rationalen Verständnis beruht, veranlasst ihn, den Sachverhalt für die Ursache der Behinderung seines Bruders aus medizinischer Sicht zu erklären. Die in der Familie vorhandene Loyalität und die daraus folgende Pflicht, die Familienmitglieder, besonders aber die Eltern, nicht in eine schwierige Situation geraten zu lassen, erlaubt ihm jedoch nicht, diesen Sachverhalt offen zu legen. Eine medizinisch-rationale Erklärung für die Ursache würde die Mutter verletzen, da diese sich auf eine bei ihr vorhandene Störung bezieht. Die Erklärung der Ursache in der deutschen Sprache kann als Kompromiss in dieser sensiblen Situation verstanden werden, da die Mutter keine Deutschkenntnisse besitzt. Zu dem gleichen Thema berichtet Halime im Einzelinterview:

> Halime: »Allah seni çok sevdiği için sana böyle verdi diye hep hani
> … böyle … Mustafa' yı biz alıştırarak söyledik. İşte öyle de alıştı yani Mustafa.«
> (Halime; Einzelinterview).

> Halime: <Wir haben Mustafa immer gesagt, dass Allah dich sehr liebt und deshalb hat er dir das gegeben … Wir haben ihm das immer so vermittelt. So hat sich halt Mustafa daran gewöhnt.> (Halime; Einzelinterview)

Wie der Interviewauszug verdeutlicht, wird die gleiche Behinderung hier aus einer religiösen Perspektive betrachtet. Um mögliche Schuldzuweisungen zu vermeiden, greift die zweite Sichtweise in der Familie auf eine kulturspezifische Vorstellung hinsichtlich der Krankheitsursache zurück.

Hier geht es um den Versuch der Familie, das behinderte Kind bei der Krankheitsverarbeitung zu unterstützen und die Mutter davor zu schützen, Schuldgefühle zu entwickeln. Ihm werden unter anderem die positiven Aspekte verdeutlicht. So solle er zum Beispiel glücklich darüber sein, dass er keine andere Behinderung hat sowie auch darüber, dass er trotz seiner Behinderung normal leben kann. Neben der Zuversicht, die ihm vermittelt wird, greift die Familie auf eine religiös geprägte kulturspezifische Vorstellung zurück, die Zuversicht stiftet.

Die Familie vermittelt Mustafa ein Krankheitsverständnis, das mit den Geschichten über das Leben der Propheten im Koran übereinstimmt. Nach der Vorstellung des Korans sind alle Propheten Menschen und Gesandte Gottes, die seine Liebe genießen. Trotzdem stellt Gott ihre Geduld durch unterschiedliche Schwierigkeiten, Verluste und Leid auf die Probe. Hier sind Hiob und Salomo als Beispiel zu erwähnen. Diese beiden Propheten werden unter anderem durch eine Krankheit auf die Probe gestellt (vgl. Koran 38:34, 44; 21:83). Die Aussage deutet darauf hin, dass Mustafa das Leben dieser Propheten als Beispiel gegeben und ihm vermittelt wird, dass die Krankheit von Gott gegeben ist. Alles, was von Gott kommt, sollte angenommen werden. Nach dieser Vorstellung habe Gott Mustafa die Behinderung aus dem gleichen Grund gegeben wie den genannten Propheten. Nämlich aus Liebe zu ihm. Nach dieser Vorstellung wurde er quasi auserwählt. Ihm wird somit vermittelt, dass er mit und trotz seiner Behinderung beliebt und wertvoll ist.

Die Äußerung von Herrn Aydemir auf die Frage, worauf er seine eigene Krankheit zurückführt, deutet auf eine andere Art der Krankheitswahrnehmung in der Familie hin. In dem Gespräch vertraut er der Interviewerin seinen Verdacht an, dass er deshalb einen Schlaganfall erlitten habe, weil Neriman die Blutverdünnungstablette falsch eingeteilt hätte. Er sei sich nicht sicher, ob dies wirklich der Wahrheit entspricht, aber er vermute es so. Seine Erzählweise deutet keinesfalls auf irgendeine Beschuldigung Nerimans hin. Vielmehr versucht er, einen Grund für diese Krankheit, die ihn zu einer pflegebedürftigen Person gemacht hat, zu finden. Dieser Grund soll außerhalb seines Verantwortungsbereiches liegen, was als eine Art von Verantwortungsabwehr gedeutet werden kann. Anscheinend ist ihm nicht bewusst, dass die bei ihm diagnostizierten Krankheiten, wie das chronische Vorhofflimmern, Diabetes, die Hyperlipidämie oder die arterielle Hypertonie besonders für Menschen in einem relativ hohen Alter ein erhöhtes Risiko für einen Schlaganfall darstellen. Die Erklärung des Arztes in der Türkei nach der ersten Untersuchung ist für ihn auch nicht zufriedenstellend. Er habe gesagt, dass ein Schlaganfall begünstigt wird, wenn zu viel tierisches Fett und vor allem Butter gegessen werden. In dem Gespräch sagt Herr Aydemir, dass er gern Butter gegessen hat. Es scheint aber so, dass er dies als Krankheitsursache eher für unwahrscheinlich hält. So ein harmloses Verhalten, Butter zu essen, dürfte nicht zu so einem großen Ereignis führen. Es müsste einen anderen Grund geben. Es ist anzunehmen, dass er für die Erklärung der Ursache seiner Krankheit auf kulturspezifische Krankheitstheorien zurückgreift und die Ursache durch die falsche Einteilung der Blutverdünnungstablette und die dadurch bedingte Veränderung der Blutflüssigkeit erklärt. Seine Vorstellung bestätigt die kulturspezifische Hauptannahme über die

Krankheitsentstehung. Krankheit kommt von außen (vgl. Zimmermann 2000). Somit versucht Herr Aydemir für seine Krankheit eine Erklärung zu finden, die die Situation für ihn übersichtlich macht. Diese Art der Ursachenerklärung dient einer gewissen Stressbewältigung. Dadurch, dass die Ursache von dem Betroffenen ferngehalten wird, wird er von der Verantwortung für die Krankheitsentstehung befreit und somit werden Schuldgefühle beseitigt oder in ihrer Entstehung behindert. Es ist davon auszugehen, dass es hier nicht um die Beschuldigung seiner Tochter geht, sondern darum, die Krankheit mit ihrer Ätiologie innerhalb eines Deutungsschemas einzuordnen, für das es in seiner Welt auch eine Entsprechung gibt (vgl. Koen 2009, S. 270).

7.1.6.2 Krankheitserleben der Familienangehörigen

In dieser Familie sind die Eltern chronisch krank und pflegebedürftig und das jüngste Kind hat eine angeborene orthopädische Behinderung. Wie sich die Krankheit oder die Behinderung eines Familienmitgliedes emotional oder funktional auf die Familie auswirkt, hängt von der Stellung der jeweiligen Person in der Familie ab. So zieht zum Beispiel Halime in ihrem Interview einen Vergleich zwischen den Auswirkungen der Krankheiten ihrer Eltern und der Behinderung ihres Bruders und stellt fest, dass die Krankheiten der Eltern die Kinder eher berühren als Mustafas Behinderung. Mustafa kommt mit der Behinderung zur Welt und die Kinder wachsen mit ihm und seiner Behinderung auf. Die Familie lernt ihn mit seiner Behinderung kennen und somit ist sie keine Besonderheit für die Familie und auch nicht für ihn. Bei seinen Erwartungen oder bei Anforderungen, die an ihn gestellt werden, wird seine Behinderung immer berücksichtigt.

Eine Behinderung und die damit verbundenen Anforderungen an die Familie beschränken sich nicht nur auf die medizinische und pflegerische Versorgung des Betroffenen. Darüber hinaus müssen die Behandlungsmaßnahmen rechtzeitig eingeleitet, die entsprechenden Institutionen angesprochen und Informationen beschaffen sowie die neue Situation in das Leben integriert werden. Auffällig ist in der Familie, dass Mustafas Behinderung und die Behandlung, wozu auch viele Operationen im Kindesalter zählen, nicht als bedeutende Ereignisse wahrgenommen werden. Das Familienleben wird dadurch nicht negativ beeinflusst. Wahrscheinlich ist dies auf eine relativ stabil verlaufende Krankheitskurve bei Mustafa zurückzuführen. Da die Behinderung immer da ist, ihr Verlauf keine großen Schwankungen zeigt und die Behinderung selbst für das Kind keine lebensgefährliche Situation darstellt, gelingt es der Familie, die Behinderung und die damit verbundenen Versorgungserfordernisse in das alltägliche Familienleben zu integrieren.

Die Krankheiten der Eltern hingegen haben große Auswirkungen, sowohl auf das gemeinsame Familienleben als auch auf das Leben der einzelnen Familienmitglieder. Die ihnen zugeschriebene Bedeutung und Stellung in der Familie wird im Laufe der Familienbiografie gefestigt und mit Erwartungen und Anforderungen verbunden, die ihnen von ihren Kindern und von der Gesellschaft gestellt werden. Die Krankheiten der Eltern – insbesondere in der Akutphase – lösen bei den Kindern Ängste davor aus, dass sie ihre Eltern verlieren könnten. Da sie in Deutschland keine Verwandten haben und die Beziehungen zu den Verwandten in der Türkei väterlicher- und mütterlicherseits nicht gepflegt werden, würde der Verlust der Eltern für die Kinder bedeuten, in der Fremde einsam und schutzlos zu sein.

Auswirkungen einer Krankheit auf die Familie werden aber nicht nur dadurch unterschieden, ob die kranke Person ein Elternteil oder eines der Geschwister ist, sondern es ist auch entscheidend, wer von den Eltern erkrankt ist und welche Folgen die Krankheit für die betroffene Person und für die Familie mit sich bringt.

> Halime: »Tamam, annemin hastalıkları da bizi çok yıprattı. […] Ama babam, yani … evin direği yani. Tamam, anne olmayınca yuva da olmaz ama, baba olmayınca da ee … çocuklar da dağılıyor bir yerde.« (Halime; Einzelinterview)

> Halime: <Okay, die Krankheiten meiner Mutter haben uns auch sehr getroffen. […] Aber mein Vater, also … Er ist halt das Oberhaupt. Okay, ohne Mutter gäbe es auch kein Nest, aber wenn der Vater nicht da ist, äh … werden die Kinder nicht mehr zusammengehalten.> (Halime; Einzelinterview)

In ihrer Aussage betrachtet Halime die Familie als Ganzes und die Auswirkungen einer Krankheit betreffen ihrer Meinung nach die gesamte Familie. Die Stellung beider Eltern in der Familie und die Bedeutung der väterlichen Autorität für die Familie beziehungsweise für deren Zusammenhalt werden betont. Hier wird die dem Vater zugeschriebene Aufgabe, die Familie zusammenzuhalten und alle Kinder miteinander zu verbinden, fokussiert. Der Zuständigkeitsbereich der Mutter innerhalb des Hauses wird nicht negiert; er wird sogar gewürdigt. Das für diese Familie bedeutsame Anliegen, der Zusammenhalt, findet aber eine besondere Aufmerksamkeit und wird wahrscheinlich auch für das Überleben in der Fremde als besonders notwendig angesehen.

Die folgende Aussage von Neriman deutet auf die Folgen einer Krankheit hin und wie diese von den Kindern erlebt werden:

> Neriman: »Yani babam yıkıldı yani … Bir günden yatalak oldu, şey oldu. Yani babamı hiç bu durumda görmedim (ağlar). […] Bu zamana kadar babam hep kendi ayağında duran bir kişiydi. Babam için de çok zor oldu. Birden böyle yıkıldı. Başkasına muhtaç kalması.« (Neriman; Einzelinterview)

Neriman: <Mein Vater ist halt zusammengebrochen. Von heute auf morgen ist er bettlägerig geworden. Ich hatte meinen Vater halt noch nie in solchem Zustand gesehen (weint). [...] Bis zu diesem Zeitpunkt war mein Vater eine Person, die auf seinen eigenen Füßen stand. Es war auch sehr schwierig für ihn. Er ist plötzlich zusammengebrochen. Dass er auf jemanden angewiesen war ...> (Neriman; Einzelinterview)

Obwohl Herr Aydemir aufgrund des Diabetes seit Anfang der 80er Jahre an einer chronischen Krankheit leidet und 2005 sowie 2008 ernsthafte gesundheitliche Störungen hatte und auch operiert wurde, werden die Sorgen der Kinder erst durch den Schlaganfall ausgelöst. Ihr Vater, der bisher alles selbstständig erledigt hat und in den Augen der Kinder ein mächtiger Mensch war und seiner Familie Halt gab, wurde innerhalb von ein paar Sekunden pflegebedürftig. Nicht die Krankheit selbst, aber deren Folgen, die die Selbstständigkeit des Betroffenen zunichtemachen, werden als traumatisierend erlebt.

7.1.6.3 Versorgungsgestaltung

Die Erzählungen der Interviewten lassen vermuten, dass mit den Begriffen »Pflege« und »Versorgung« in der Familie eher eine »Organisationsform« gemeint ist. Die Aufgaben, die für die Pflege und Versorgung der Eltern notwendig sind, werden zwar überwiegend von Neriman und Halime übernommen, aber die anderen Geschwister erfüllen teilweise auch Aufgaben dieser Art. Die beiden Schwestern fühlen sich in der Familie für die Gewährleistung einer guten Versorgung ihrer Eltern maßgeblich verantwortlich, genauso wie sich Eltern für ihre Kinder verantwortlich fühlen. Dies wird besonders in der folgenden Aussage von Halime deutlich:

Halime: »Senin için evladın nasılsa benim için annem öyledir. Bir evlat gibi.« (Halime; Einzelinterview)

Halime: <Was dein Kind für dich ist, ist meine Mutter für mich. Wie ein Kind.> (Halime; Einzelinterview)

Neriman und Halime sind die Verantwortlichen, die die Versorgung ihrer Eltern organisieren, das heißt die damit verbundenen Aufgaben identifizieren, diese koordinieren und gegebenenfalls an die anderen delegieren (vgl. Corbin / Strauss 2004). Aber in erster Linie erledigen sie diese selbst. Dabei können unterschiedliche Gründe entscheidend dafür sein, welche Aufgabe von wem erfüllt wird.

Die Aufgaben außerhalb der Familie, wie zum Beispiel die Instandhaltung des Autos, die Gartenpflege und das Erledigen der Einkäufe, werden von den Söhnen übernommen. Der Haushalt, die Reinigung der Wohnung, das Waschen der Wäsche oder andere Sachen sind hingegen Aufgaben, die von den Töchtern gemeinsam erledigt werden. Das Frühstück für die Eltern vorzubereiten oder zu kochen, beides wird entweder von Neriman oder von Halime erledigt. Bei der Körperpflege der Eltern sind zudem geschlechtsspezifische Aspekte von besonderer Bedeutung. Während Halime die ganzheitliche Pflege ihrer Mutter übernimmt, wird die Körperpflege von Herrn Aydemir aus Respekt vor seinem Schamgefühl von seinen Söhnen übernommen. Trotzdem gilt Neriman in der Familie als Hauptpflegeperson, die für die Versorgung ihres Vaters verantwortlich ist. Auf die Frage, was sich durch die Krankheit von Herrn Aydemir geändert hat, berichtet Halime Folgendes:

> Halime: »Aslında çok şey değişti. Yani baya çok şey değişti. Hem duygusal olarak çok şey değişti, her şey daha farklı oldu. Bir yönden de iyi oldu yani (güler) [...] Yani güzel derken ee ... Hep birbirimize bağlıydık ama bu sefer daha çok birbirimize bağlanmaya başladık. Herkes hani biraz daha olgunlaştı diyeyim. [...] Güzel yönleri de babamın böyle olması ... Herkes biraz daha sorumluluk sahibi oldu. Babamın eskiden yaptığı şeyleri artık erkeklere bölüşüldü yani. Ee ... Gerek şimdi araba işleri olsun, gerek bahçe işleri olsun ... oğlanlara bölüştürüldü.« (Halime; Einzelinterview)

> Halime: <Eigentlich hat sich vieles geändert. Also ziemlich viele Sachen haben sich geändert. Auch emotional ist alles anders geworden. Gleichzeitig ist es auch besser geworden (lacht). [...] Also mit besser ... äh ... Wir waren miteinander immer verbunden, aber dieses Mal haben wir uns noch verbundener gefühlt. Ich sag mal so, alle sind noch reifer geworden. [...] Die schönen Seiten, dass mein Vater so geworden ist ... Alle sind etwas verantwortungsbewusster geworden. Die Aufgaben, die mein Vater früher erledigte, wurden unter den Jungen aufgeteilt. Also äh ... sei es die Arbeit am Auto oder sei es die Gartenarbeit ... diese wurden unter den Jungs aufgeteilt.> (Halime; Einzelinterview)

Die Krankheit löst bei den Kindern die Angst aus, ihren Vater verlieren zu können. Denn das würde für sie gleichbedeutend damit sein, ihre Familie zu verlieren. Wahrscheinlich sind alle Familienmitglieder durch dieses Bewusstsein und diese Ängste aufmerksamer in ihrem Miteinander geworden. Das Auftreten der Krankheit allein führt auch zu einem noch intensiveren Zusammenhalt. Nachdem Neriman Halime aus der Türkei angerufen und sie über den Schlaganfall benachrichtigt hat, treffen sich alle Kinder an dem Abend bei Halime zu Hause. Halime erzählt, dass jedes Kind Vorschläge im Hinblick auf die Bewältigung der neuen Herausforderung gemacht hat. Die Krankheit und die damit verbundenen Aufgaben, die von den Kindern erledigt werden müssen, führen zu einer gestärkten Verbundenheit der Kinder.

Die Veränderungen zeigen sich auch im Alltag und bedeuten eine (Neu-) Organisation der Familie und der Alltagsgestaltung. Die Aufgaben, die Herr Aydemir bis zu seiner Krankheit übernommen hat, müssen weiterhin erledigt werden. Diese werden unter den Söhnen aufgeteilt. Dadurch, dass die Aufgaben von mehreren Personen geschultert werden, ist eine gewisse Gerechtigkeit in der Familie zu spüren. Zudem hat jeder eine Aufgabe übernommen, was dem einzelnen Kind die Möglichkeit gibt, seine Treue und Loyalität gegenüber der Familie zum Ausdruck zu bringen. Auch das dadurch entstehende Gefühl, die eigenen Aufgaben erledigt zu haben und das getan zu haben, was getan werden konnte, vermindert den Stress bei jedem einzelnen Kind und erleichtert es ihnen, mit dieser neuen und traurigen Situation umzugehen. Bei der Bewältigung der Aufgaben, auch wenn diese als ganz einfache Tätigkeiten erscheinen, wie zum Beispiel den Garten zu pflegen oder einkaufen zu gehen, wird ganz automatisch auch die Kommunikation zwischen den Kindern gefördert, da sie sich untereinander absprechen müssen. Da die Kinder nicht nur mehr Verantwortung übernehmen müssen, sondern auch mit einer sehr ernsthaften und für ihren Vater lebensbedrohlichen Situation konfrontiert sind, können sie wahrscheinlich miteinander einen verständnisvolleren Umgang entwickeln, was Halime als »Reifsein« bezeichnet. Auf die Frage, ob sie bei der Pflege ihrer Eltern Schwierigkeiten hat, gibt Halime die folgende Antwort:

> Halime: »Tabii ki ilk başta zorlandım yani çünkü ilk bir rayına oturana kadar. [...] İlk başta yani ona alışana kadar nasıl bir işi baştan öğrene kadar zaman geçtiğinden dolayı el alışkanlığı olsun yani atıyorum ne olursa olsun. Bu da yani bir iş gibi sonuçta. Alışana kadar baya bir şey sarfettim yani.« (Halime; Einzelinterview)

> Halime: <Natürlich hatte ich am Anfang Schwierigkeiten, bis ich die Sache auf die Reihe kriegen konnte. [...] Am Anfang, das heißt, bis ich mich daran gewöhnt habe. Genauso wie das Erlernen einer Arbeit. Man braucht Zeit, bis man Geschick entwickelt oder was weiß ich. Letztendlich ist das auch wie eine Arbeit. Bis ich mich daran gewöhnt habe, hat mich das sehr viel Mühe gekostet.> (Halime; Einzelinterview)

In ihrer Aussage erklärt Halime, dass die Pflege und die damit verbundenen Erfordernisse mit einer Arbeit zu vergleichen sind, die erlernt werden muss, die zudem Wissen, Geschick und Ordnung erfordert, um die einzelnen Aufgaben korrekt und zur rechten Zeit erledigen zu können.

Da die beiden Schwestern, Neriman und Halime, die Verantwortlichen im organisatorischen Sinne sind, müssen sie die Verteilung und die Erledigung der Aufgaben in ihr eigenes Leben integrieren und gegebenenfalls ihr Leben auch nach diesen Erfordernissen ausrichten.

Die Schilderungen der Interviewten, das heißt von Halime, Neriman und Herrn Aydemir, machen deutlich, wie strukturiert und aufeinander abgestimmt der Alltag des Ehepaares und der pflegenden Kinder gestaltet werden muss. Ein normaler Tag der Familie Aydemir sieht folgendermaßen aus:

Zwischen 6 Uhr und 6.30 Uhr kommt Halime in ihr Elternhaus, um das Frühstück für ihre Eltern vorzubereiten und um die morgendliche Pflege ihrer Mutter durchzuführen. Herr Aydemir wird morgens von Seyfullah gewaschen. Währenddessen kommt um 6.30 Uhr der Pflegedienst, um ihren Blutzucker zu kontrollieren und um ihr Insulin zu spritzen. Danach geht Halime zur Arbeit.

Gegen 8.30 Uhr kommt Neriman, nachdem sie ihre Kinder in den Kindergarten gebracht hat, zu ihren Eltern. Sie räumt die Wohnung auf und kocht das Mittagessen. Mittags holt sie ihre Kinder vom Kindergarten ab. Sobald einer ihrer Geschwister nach Hause gekommen ist, geht sie zurück nach Hause und erledigt ihren Haushalt. Nach Feierabend kommt Halime wieder bei den Eltern vorbei, um zu kontrollieren, ob noch eine Arbeit ansteht. Wenn das Abendessen noch nicht gekocht wurde, bereitet sie dieses zu und spült anschließend das Geschirr. Später kehrt sie nach Hause zurück, um ihre eigene Arbeit zu erledigen. Sofern notwendig, kauft sie nachmittags noch ein. Auf Wunsch werden die Eltern zum Einkaufen mitgenommen. Im Sommer werden sie in ihren nahegelegenen Garten gebracht. Zwischen 20 Uhr und 20.30 Uhr begibt sich Halime erneut auf den Weg zu ihrem Elternhaus, um die Abendpflege der Mutter zu übernehmen. Wenn diese aber so früh noch nicht ins Bett gehen möchte, überträgt sie diese Aufgabe auf ihre jüngeren Schwestern, die bei den Eltern wohnen.

Aber es ist eher selten, dass der Alltag so abläuft. Wie Herr Aydemir angibt, gibt es zusätzlich fast jeden Tag noch mindestens einen Arzttermin. Das Ehepaar leidet an verschiedenen Krankheiten, die behandelt werden müssen. Dies erfordert das Aufsuchen mehrerer Ärzte und neu aufgetretene Krankheiten müssen ebenfalls behandelt werden.

Zudem muss bei Frau und Herrn Aydemir häufiger Blut abgenommen werden. In diesem Fall organisieren die pflegenden Kinder ihre eigene Arbeit so, dass ihr eigenes Familienleben möglichst wenig tangiert wird. Es wird versucht, das Sozialleben weitgehend aufrechtzuerhalten. Die pflegenden Töchter empfangen Besuch und versuchen sich in ihrer Freizeit zu erholen. Aber alles, auch die Freizeit, richtet sich nach den Krankheiten oder dem aktuellen Gesundheitszustand der Eltern.

Frau Aydemir muss in den letzten Jahren häufig im Krankenhaus behandelt werden. Deshalb berücksichtigt Halime jeden Tag, wenn sie ihre Arbeit plant, dass ihre Mutter bei Bedarf ins Krankenhaus aufgenommen werden könnte. Das bedeutet, dass die Versorgung der Eltern und die damit verbundenen Erfordernisse ein hohes Maß an Flexibilität verlangen.

Während der Krankenhausaufenthalte fühlt sich Halime entlastet, auch wenn sie ihre Mutter dann im Krankenhaus begleitet und sie dort sogar versorgt, da sie nicht von fremden Personen gepflegt werden möchte. Die Eltern sind zudem streng religiös und aus Sorge, dass das ihnen im Krankenhaus angebotene Essen nicht nach den islamischen Vorschriften zubereitet wird, essen sie die ihnen im Krankenhaus angebotene Kost nicht. Das Essen wird ihnen von zu Hause mitgebracht. Außerdem benötigen die Eltern aufgrund der Sprachbarriere zumindest während der Visite eine Übersetzungshilfe. Deshalb wird die Pflege auch während des Krankenhausaufenthaltes weiterhin von den Kindern übernommen.

Jedes Bedürfnis der Erkrankten muss berücksichtigt werden. Beispielsweise bedarf die Erholung der Eltern auch einer genauen Regelung. Denn trotz und aufgrund ihrer Krankheit benötigen sie Erholung und zwar in ihrer Heimat. Da sie sich aber nicht alleine versorgen können, müssen sie in den Urlaub begleitet werden. Vermutlich werden diese Zeiten für die sie pflegenden Kinder ebenfalls als Erholung angesehen. Um diese zu entlasten, wird das Ehepaar nicht von Halime und Neriman, sondern von den anderen Kindern begleitet. 2010 ist das Ehepaar gemeinsam mit ihren drei Kindern in ihre Heimat geflogen. Die zwei jüngsten Töchter und Halil begleiten die Eltern. Während Halime einer Teilzeitbeschäftigung nachgeht, arbeitet Neriman nicht. Sie sagt, dass hier ihre Arbeit ist.

> Neriman: »Yapamam diyorum, Çünkü niye, kendim hani rahat edemem diyorum. Düşünemem yani. Anneme başka birisi bakacak şey yapacak.« (Neriman; Einzelinterview)

> Neriman: <Ich denke, ich kann nicht. Warum? Weil ich mich nicht wohl fühlen würde. Ich kann mir nicht vorstellen, dass jemand anderes meine Mutter pflegt.> (Neriman; Einzelinterview)

Neriman kann sich überhaupt nicht vorstellen, einer Arbeit nachzugehen. Es ist für sie undenkbar, dass ihre Eltern von einer fremden Person gepflegt werden sollen. Sie erzählt, dass sie gern arbeiten würde, wenn ihre Eltern nicht pflegebedürftig wären. Sie war acht Jahre lang als Vorarbeiterin in der Gastronomie tätig. Zwar hat sie ihre Arbeit nicht aufgrund der Pflege ihrer Eltern aufgegeben, aber sie kann ihre Tätigkeit nicht wieder aufnehmen, weil sie sich auf niemanden verlassen kann oder will. Halime berichtet, dass sie eigentlich Pläne habe, die sie aber nicht verwirklichen kann, da sie in erster Linie für die Versorgung ihrer Eltern zuständig ist. Sie würde sich gern in der Türkei niederlassen und dort leben. Wenn sie ihre Eltern mit in die Türkei nehmen könnte, würde sie dies auch tun. Wie die Ausführungen zeigen, wird das Leben der pflegenden Kinder nicht nur kurzfristig beeinflusst. Sie müssen sogar ihre langfristigen Lebenspläne zurückstellen oder sogar aufgeben.

Motivation zur Pflege
In den Einzelinterviews berichten die pflegenden Töchter Halime und Neriman, dass bei den Eltern die Pflegestufe II festgestellt und dafür Pflegegeld ausgezahlt wird. Das Geld wird auf das Konto von Herrn Aydemir eingezahlt. Die Schwestern berichten, dass sie von diesem Geld nichts erhalten. Denn für die Pflege der Eltern Geld anzunehmen wäre für sie eine Beleidigung. Zu dem Zeitpunkt der Interviews ist Neriman arbeitslos und auch ihr Mann ist zu dem Zeitpunkt nicht berufstätig. Sie beziehen Sozialhilfe. Halime geht in der Gastronomie einer Teilzeittätigkeit nach. Ihr Mann ist zum Zeitpunkt der Interviews seit ein paar

Monaten arbeitslos. In den letzten zwei Monaten mussten sie zudem unerwartet viel Geld ausgeben, deshalb ist ihre finanzielle Lage nicht gut. Obwohl die finanzielle Lage beider Schwestern also als nicht gut zu werten ist, nehmen sie von ihren Eltern kein Geld an. Eigentlich könnte das Pflegegeld für ihre Familie als eine finanzielle Unterstützung betrachtet werden. Aber stattdessen leihen sie sich Geld von den anderen Geschwistern und nicht von ihren Eltern, sofern sie welches benötigen. Dies wirft die Frage auf, welches Motiv diese Kinder dazu bewegt, ihre Eltern zu pflegen und gegebenenfalls die eigene Arbeit aufzugeben oder keine Erwerbstätigkeit anzunehmen. Die Aussagen der zwei familiären Pflegepersonen weisen auf zwei Aspekte hin, die die Bedeutung der Pflege der Eltern durch ihre Kinder darlegen. Diese Aspekte sind zum einen der Ausdruck von Respekt gegenüber den Eltern in Form der Erfüllung eines unausgesprochenen Generationenvertrages und zum anderen die Erfüllung einer religiösen Pflicht.

In ihren Interviews erzählen Neriman und Halime, dass die Schwiegertöchter an der Versorgung nicht aktiv beteiligt sind. Sie unterstützen die Familie lediglich bei der Versorgung. Andererseits wollen sie aber auch gar nicht, dass die Schwiegertöchter die Versorgung der Eltern oder die Verantwortung für die Versorgung ganz oder teilweise übernehmen. Der Aussage von Neriman ist zu entnehmen, dass die Schwiegertöchter nicht als Mitglied der Familie wahrgenommen werden, sondern als Fremde. Es könne daher keine aktive Beteiligung der Schwiegertöchter an der Versorgung erwartet werden. Dies macht ihre folgende Aussage deutlich:

> Neriman: »Sie sind nicht verpflichtet.« (Neriman; Einzelinterview)

Zudem besteht die Sorge, dass eine Übernahme der Versorgung der Eltern durch die Schwiegertöchter zu Konflikten zwischen den Ehepaaren führen und die Ehen ihrer Brüder dadurch gefährdet werden könnten. Den eigentlichen Grund, warum die Schwiegertöchter an der Versorgung nicht aktiv beteiligt sind, verdeutlicht die folgende Gesprächssequenz:

> Neriman: »Meine Eltern ließen sich nicht auf das Niveau herab,
> dass sie von den Schwiegertöchtern gepflegt werden.« (Neriman; Einzelinterview)

Die eigenen Eltern zu pflegen. zeigt gleichzeitig den Respekt ihnen gegenüber. Wenn die Schwiegertöchter diese Aufgabe übernehmen würden, würde dies bedeuten, dass die Eltern von ihren eigenen Kindern nicht gepflegt und somit auch nicht respektiert werden würden. Daher wird in dieser Familie die Versorgung beziehungsweise die Organisation der Versorgung in vollem Umfang von den Kindern übernommen, insbesondere von den beiden Schwestern. Auch wenn sie bei der Versorgung Schwierigkeiten haben, wird dies nicht geäußert, um die Eltern nicht zu verletzen. Neriman erzählt beispielsweise, dass die anderen Geschwister keine direkte Verantwortung übernehmen beziehungsweise an der Versorgung nicht aktiv beteiligt sind. Sie meint, es wäre gut, wenn sie sie mehr unterstützen würden. Sie würde dies aber nicht offen sagen, da dies ihre Eltern sonst verletzen würde. Sie würden denken, dass sie sie nicht pflegen möchte. Um mögliche Unannehmlichkeiten zu vermeiden, übernimmt sie weiterhin die vollständige Versorgung ihrer Eltern, ohne mit ihren Geschwistern über ihre Schwierigkeiten oder Unterstützungsbedürfnisse zu sprechen.

Auch wenn ihre Rolle und ihre Stellung in der Familie aufgrund der bisherigen Lebensereignisse die Versorgung ihrer Eltern beinahe selbstverständlich machen, gibt es einen anderen fundamentalen Grund, der die Kinder zu der Pflege der Eltern motiviert. Hier ist ein religiöses und kulturell geprägtes Verantwortungsgefühl gegenüber den Eltern zu nennen. Die Kinder fühlen sich dazu verpflichtet, wie sie es an verschiedenen Stellen ihrer Interviews zum Ausdruck bringen:

> Halime: »Öylelikle, üzerimde bir de hani bir borç bilerek bunu.« (Halime; Einzelinterview)

> Halime: <Somit sehe ich das als meine Pflicht, die ich erfüllen muss.> (Halime; Einzelinterview)

Neriman berichtet auf die gleiche Weise:

> Neriman: »Allah huzurunda olsun … ya da sonuçta boynumun borcu yani. […] Dediğim gibi dokuz çocuğa bakmışlar hani anne baba iki kişi. dokuz evladın birimizden birisi bir anne babaya mı bakamayacağız?« (Neriman; Einzelinterview)

> Neriman: <Auch vor Gott … Oder das ist halt meine Pflicht. […] Wie ich schon sagte, haben meine Eltern neun Kinder zu zweit aufgezogen, schafft es keiner der neun Kinder die Eltern zu pflegen?> (Neriman; Einzelinterview)

Die Aussagen der beiden Schwestern deuten darauf hin, dass ihre Einstellung auf einer religiösen Pflicht beruht. Im Koran heißt es:

> »Dein Herr hat bestimmt, daß ihr Ihn alleine anbeten sollt und daß ihr gegen euere Eltern gütig seid, auch wenn der eine von ihnen oder beide bei dir ins hohe Alter kommen. Sag daher nicht ›Pfui!‹ zu ihnen und schelte sie nicht, sondern rede mit ihnen auf ehrerbietige Weise. […] Und bedecke sie demütig mit den Flügeln der Barmherzigkeit und bitte: ›O mein Herr! Erbarme dich beide so (barmherzig), wie sie mich aufzogen, als ich klein war!‹« (Koran 17:23, 24)

In diesem Vers wird der Gläubige von Gott beauftragt, die Eltern mit Respekt zu behandeln und sie im Falle einer Pflegebedürftigkeit zu pflegen. Diese Pflicht erhält auch dadurch eine besondere Bedeutung, dass sie dem grundsätzlichen Gebot des Islam, nämlich allein Gott anzubeten, folgt. Zwar erwähnt Neriman diesen Vers als ihr Motiv nicht offen. Aber ihre Erzählung weist darauf hin, dass sie die Pflege ihrer Eltern als eine religiöse Pflicht wahrnimmt und sie bezieht dies, genauso wie in diesem Koranvers, auf einen Generationenvertrag. Dies zeigt, dass die Pflege der Eltern für einen Muslim die Erfüllung einer religiösen Pflicht und eines unausgesprochenen Generationenvertrages bedeutet.

7.1.6.4 Umgang mit dem Versorgungswesen

Die pflegenden Töchter Halime und Neriman sind im hohen Maße bemüht, ihren Eltern eine gute Versorgung zukommen zu lassen. Da sie dafür auf die Leistungen der Institutionen des Gesundheits- und Versorgungswesens angewiesen sind, müssen sie sich mit diesen intensiv auseinandersetzen. Ihre Erfahrungen mit den Mitarbeitern des Gesundheits- und Versorgungswesens bewerten sie als eher negativ. Während sie sich um eine gute Versorgung ihrer Eltern bemühen, erleben sie eine gewisse Art von Missachtung durch die Mitarbeiter des Gesundheitssystems.

Halime übernimmt drei Jahre lang die Pflege ihrer Mutter, ohne jegliche Information über die Pflegeversicherung und ihre Leistungen erhalten zu haben. Erst als sie eine Vielzahl von Medikamenten verabreichen und Insulin spritzen sowie auch die offenen Stellen an den Füßen ihrer Mutter versorgen muss, erfährt sie über die Möglichkeit, dass Pflegebedürftige durch einen ambulanten Pflegedienst zu Hause versorgt werden können. Obwohl Frau Aydemir in diesen Jahren regelmäßig zum Hausarzt gehen und häufig stationär behandelt werden muss, wird weder die Familie noch die Patientin über diese Möglichkeit informiert. Dieser Missstand deutet darauf hin, dass die individuellen Lebensumstände und die damit verbundenen Bedürfnisse von Patienten bei der medizinischen Behandlung nicht genügend berücksichtigt werden. Die Mitarbeiter dieser versorgenden und behandelnden Institutionen zeigen wenig Sensibilität für die individuellen Bedürfnisse des Erkrankten. Diese Art des Umgangs kann auch als Gleichgültigkeit empfunden werden, da sich zum Beispiel bei der Patientin Spätfolgen von Diabetes deutlich zeigen und es offensichtlich wird, dass die Familie mit der Krankheit nicht angemessen umgehen und die Erkrankte nicht ausreichend versorgen kann. Die Familie benötigt offenbar professionelle Unterstützung.

Sich Informationen über die Versorgungsmöglichkeiten zu beschaffen bedeutet jedoch nicht, dass diese Leistungen auch gewährleistet werden. Dazu muss zunächst das Bedürfnis der Pflegebedürftigen von dem Kostenträger als solches anerkannt und die gewünschte Leistung von diesem als notwendig erachtet werden. Nachdem Halime durch einen ambulanten Pflegedienst über die möglichen Leistungen der Pflegeversicherung informiert worden ist und sie mit dessen Hilfe bei der zuständigen Pflegekasse einen Antrag stellen konnte, wird die Pflegebedürftigkeit ihrer Mutter von dem medizinischen Dienst anerkannt und Geldleistungen werden gewährt. Dies reicht jedoch nicht aus, um die Versorgung von Frau Aydemir in ihrer häuslichen Umgebung optimal zu gewährleisten. Die Familie und die Patientin benötigen auch Hilfe bei der sogenannten Behandlungspflege. Medikamente müssen verabreicht, das Insulin rechtzeitig in richtiger Dosierung gespritzt und aufgrund der Diabeteserkrankung vorhandene Wunden an ihren Füßen sorgfältig versorgt werden. Dies können die Familie und die Pflegebedürftige nicht in ausreichendem Maße selbst bewältigen. Diese Leistungen werden allerdings nicht von der Pflegeversicherung getragen, da diese in den Bereich der sogenannten Behandlungspflege fallen. Die Krankenkasse lehnt diese Leistung zunächst ab. Anscheinend gehen die Sachbearbeiter der Krankenkasse davon aus, dass im Haushalt der Pflegebedürftigen entweder Personen leben, die die Behandlungspflege übernehmen können, oder dass die Pflegebedürftige selbst dazu in der Lage wäre, notwendige Behandlungen durchzuführen. Bei der Pflegebedürftigen handelt es sich jedoch um eine ältere Frau, die nie zur Schule gegangen ist und die nicht lesen und schreiben kann. Deshalb fehlt ihr jegliches Wissen über Körpervorgänge und ihre eigene Krankheit. Dies behindert einen bewussten Umgang mit der Erkrankung und die notwendigen Behandlungsmaßnahmen. Die eingeschränkte Sehfähigkeit erschwert zudem die selbstständige Behandlung. Auch wenn zu Hause mehrere Kinder wohnen, sind diese nicht immer verfügbar. Zudem sind sie teilweise durch die Übernahme solcher Aufgaben selbst überfordert. Der Ehemann ist ebenfalls nicht dazu in der Lage, seine eigene oder die Behandlung seiner Frau angemessen durchzuführen.

Obwohl Halime diese Besonderheiten bei der Krankenversicherung vorträgt, genehmigt die Kasse es nicht, die Behandlungspflege durch einen Pflegedienst durchführen zu lassen. Erst nach einer ernsthaften Diskussion mit der Krankenkasse wird diesen Leistungen zugestimmt.

Eine vergleichbare Erfahrung macht Neriman im Rahmen der Pflegesituation ihres Vaters. Bei Herrn Aydemir wird nach dem Schlaganfall die Pflegebedürftigkeit auf Pflegestufe II eingestuft. Ein Jahr später wird er von der Krankenkasse erneut begutachtet und die Pflegebedürftigkeit auf die Pflegestufe I reduziert. Neriman ist der Meinung, dass ihr Vater genauso viel Hilfe benötigt wie im Vorjahr und kann die Entscheidung des Gutachters nicht nachvollziehen. Um dieser, wie sie meint, ungerechten Entscheidung entgegenzuwirken, meldet sie sich bei der Krankenkasse und legt Widerspruch ein. Bis zu der nächsten Begutachtung führt sie ein Pflegetagebuch, um gegenüber dem Gutachter bessere Argumente vorlegen zu können.

Halime erzählt, dass sie ihre Mutter an einem Sonntag aufgrund von starkem Erbrechen und Schwindel in die Notaufnahme des Krankenhauses bringen muss. Frau Aydemir wird jedoch zunächst von dem behandelnden Arzt nicht aufgenommen. Dieser meint, dass sie zu ihrem Hausarzt gehen müsse. Halime erwidert, dass es sich bei ihrer Mutter um einen Notfall handele und sie stationär behandelt werden müsse. Die Diskussion endet erst, nachdem Halime ihm mit einer Benachrichtigung der Ärztekammer droht. Daraufhin wird ihre Mutter stationär aufgenommen.

Aufgrund ihrer Erfahrung kritisiert Halime das Gesundheitspersonal, das insbesondere eine kopftuchtragende ausländische Frau nicht ernst nimmt. Halime glaubt, dass das Gesundheitspersonal denken würde, sie könnten mit Personen ausländischer Abstammung umgehen wie sie wollen.

Neriman erzählt, dass sie selbst kein Kopftuch trage, aber bemerken würde, dass mit kopftuchtragenden Frauen oftmals anders umgegangen werden würde. Dies würde sich bereits dadurch deutlich machen, dass eine kopftuchtragende Frau komisch angeguckt wird, wenn sie eine Arztpraxis betritt.

Neriman berichtet auch über ihre Erfahrung, die auf einen unangemessenen Umgang in einer stationären Einrichtung hindeutet. Bei einem stationären Aufenthalt ihrer Mutter habe eine deutsche Mitpatientin, die mit ihrer Mutter im gleichen Zimmer lag, erzählt, dass eine Praktikantin sie gefragt habe, ob sie in einem anderen Zimmer untergebracht werden möchte, weil sie ansonsten mit zwei türkischen Patientinnen im Zimmer liegen müsse. Durch diese Art des Umgangs fühlt sich Neriman diskriminiert.

Die Pflegenden vergleichen ihre eigenen Erfahrungen im Umgang mit dem Gesundheitswesen mit denen, die Einheimische im Umgang mit dem Gesundheitspersonal gemacht haben. Halime erzählt von der Erfahrung einer Arbeitskollegin, deren Onkel infolge eines Schlaganfalls pflegebedürftig wurde. Der Hausarzt habe dieser sofort gesagt, dass der pflegerische Aufwand sehr groß sei und die Familie diesen nicht alleine bewältigen könne. Er empfiehlt der Familie einen ambulanten Pflegedienst heranzuziehen und informiert über die Möglichkeiten zur häuslichen Pflege. Halime fragt sich, warum niemand ihre Familie über solche Möglichkeiten informiert hat.

> Halime: »Hani yabancı olduğumuzdan dolayı mı diye dedim hani yönelinmiyor dedim.« (Halime; Einzelinterview)

> Halime: <Ich fragte mich, ob man sich nicht zu uns wandte, weil wir Fremde sind.> (Halime; Einzelinterview)

Die Pflegenden empfinden ihre negativen Erfahrungen im Umgang mit dem deutschen Versorgungswesen als diskriminierend, da sie dies mit ihrem Status »Ausländersein« in Verbindung bringen. Der unsensible Umgang und die Gleichgültigkeit des Gesundheitspersonals, welche auch auf institutionelle Grenzen oder persönliche Defizite, wie zum Beispiel eine geringe fachliche oder soziale Kompetenz, zurückgeführt werden können, werden von den Pflegenden in erster Linie als Diskriminierung erlebt. Diese migrationsspezifische Besonderheit beeinflusst auch die Interaktion zwischen dem Gesundheitspersonal und der Familie. Die dadurch entstehenden angespannten Verhältnisse könnten sich wiederum auf die Versorgung der Erkrankten negativ auswirken.

Diese Familie hat nicht die Möglichkeit durch ihre sozialen Netzwerke auf Unterstützung zurückzugreifen. Die Beziehungen zu ihrem Umfeld sind nur begrenzt und zumeist auf formelle Angelegenheiten beschränkt. Daher ist sie im Falle einer Krankheit im besonderen Maße auf professionelle Unterstützung angewiesen, die sie aber nicht ausreichend erhält. Aus diesem Grund muss die Familie, insbesondere Halime, im Versorgungswesen alleine zurechtkommen und sich notwendige Informationen selbst beschaffen. Dies bewertet sie selbst als positiv, da die dadurch erworbene Kompetenz ihre Selbstständigkeit stärkt.

> Halime:»Diğer taraftan da çok güzel bir şey, böylelikle öğrendik yani ayak üzerinde dikilip, neyi nerde ne yapılması gerektiğini. Tamam her konuda değil ama, en azından bazı resmi işlerde nasıl bir yol adım atılacağını o yönlerde biraz daha tecrübe sahibiyiz bizim neslimize göre.« (Halime; Einzelinterview)

> Halime: <Andererseits ist das eine sehr schöne Sache. Somit haben wir gelernt, auf eigenen Füßen zu stehen und erfahren, wo man was machen muss. Okay, nicht in jedem Fall. Aber wenigstens in manchen bürokratischen Angelegenheiten haben wir, anders als manche Personen unserer Generation, etwas mehr Erfahrungen damit gesammelt, wie wir vorgehen sollen.> (Halime; Einzelinterview)

Der Umgang mit bürokratischen Angelegenheiten, der für viele Migranten und auch noch für Angehörige der sogenannten zweiten Generation eine Überforderung darstellt, ist für Halime und ihre Geschwister heute keine Besonderheit mehr. Wie ihre Aussage verdeutlicht, ist Halime zufrieden, dass sie ihre Verantwortung in dieser Hinsicht erfüllen und die dafür notwendige Kompetenz selbst erwerben konnte. Dies steigert ihr Selbstwertgefühl und ermutigt sie, neue Herausforderungen in ihrem Leben anzunehmen.

7.1.6.5 Umgang des Erkrankten mit der Krankheit

Als bei Herrn Aydemir Anfang der 80er Jahre Diabetes festgestellt wird, nimmt er diese Krankheit nicht ernst. Auch die Empfehlung des behandelnden Arztes, Diät einzuhalten, befolgt er zunächst nicht. Anscheinend erachtet sein Arzt eine ausführliche Diätberatung oder eine Diabetes-Schulung als nicht notwendig, da diese erst im Jahr 1990, also etwa zehn Jahre nach der Diagnose, stattfindet. Ab dem Jahr 1992 reichen die Tabletten nicht mehr aus, um den Blutzucker optimal einzustellen und es ist erforderlich, Insulin zu spritzen. Ab diesem Jahr fängt er auch an Diät zu halten. Seine Erzählungen vermitteln den Eindruck, dass er sich durch die behandelnden Ärzte über die möglichen Folgen der Diabeteserkrankung nicht ausreichend informiert gefühlt hat. Ihm wurde gesagt, es wäre nicht gut, wenn er keine Diät machen würde, da er dann Insulin spritzen müsse.

Eine erste ernsthafte Gesundheitsstörung erfährt er zum ersten Mal im Jahr 2005. Er hat starke Kopfschmerzen und eine Schwäche in der rechten Hand. Ihm wird eine Bypass-Operation empfohlen und auch ein Operationstermin wird festgelegt. Nach der Entlassung sagt er diesen jedoch ab, da er keine Beschwerden mehr hat, die ihm im Alltag Schwierigkeiten bereiten. Im Jahr 2008 muss er aufgrund stechender Schmerzen in der Brust als Notfall ins Krankenhaus eingeliefert werden. Er wird sofort operiert. Nach dieser Operation werden seiner Medikamentenliste Blutverdünnungstabletten hinzugefügt.

Er schafft es jedoch nicht, diese Tabletten selbstständig einzunehmen. Alle 15 Tage geht er zu seinem Hausarzt, um die Blutgerinnung kontrollieren zu lassen. Dieser schreibt auf seinen Medikamentenpass, an welchen Tagen und wie viel er von diesen Tabletten einnehmen soll. Herr Aydemir hat sieben Jahre lang die Schule besucht, ist aber nicht in der Lage, die in seinem Medikamentenpass verordnete Dosis zu verstehen und die Angaben auch umzusetzen. Daher übernimmt seine zweitälteste Tochter Neriman die Aufgabe der Medikamenteneinteilung. Dies ist wahrscheinlich der Anfang eines Prozesses, durch den Herr Aydemir mehr und mehr auf fremde Hilfe angewiesen sein wird und welcher somit seine Autonomie einschränkt.

Der Eintritt des Schlaganfalls ist für ihn ein Schlüsselerlebnis, da er dadurch zum ersten Mal ernsthaft mit dem Tod konfrontiert und in der Folge sogar pflegebedürftig wird. Er ist nicht mehr in der Lage, seine bisherigen Aufgaben zu erledigen und sich selbst zu versorgen. Diese müssen von seinen Kindern übernommen werden. Er ist zudem sehr sensibel, emotional labil und depressiv geworden. Kleinigkeiten reichen aus, um ihn zum Weinen zu bringen. Er kann nicht akzeptieren, dass er auf fremde Hilfe angewiesen ist und nun noch mehr Medikamente einnehmen muss.

Er richtet sein Leben nach seiner Krankheit aus. Die Besuchszeiten des ambulanten Pflegedienstes und der Therapeuten, die Termine für Arztbesuche oder Blutabnahmen sowie die Zeiten, zu denen er Medikamente einnehmen muss, strukturieren seinen Alltag. Er bleibt überwiegend zu Hause oder geht mit seinen Kindern einkaufen. Er nimmt alle fast täglich anfallenden Arzttermine wahr. Die Ergotherapie und die Krankengymnastik, die jeweils zweimal in der Woche zu Hause stattfinden, macht er ebenfalls, obwohl er durch diese Therapien keine Besserung seines Gesundheitszustandes bemerkt. Er nimmt seine Medikamente, die ihm nach dem Schlaganfall von dem Pflegedienst bereitgestellt werden, regelmäßig ein und er hält sich auch an die Diät. Er ist in einem hohen Maße bemüht, den ärztlichen Empfehlungen zu folgen. Nach dem Schlaganfall willigt er auch in eine Bypass-Operation ein, die er vor fünf Jahren noch abgelehnt hat. Er erlaubt sich nach dem Schlaganfall zum ersten Mal auch das Fasten im Monat Ramadan auszulassen.

Der Umgang mit seinen Gesundheitsstörungen und den ärztlichen Empfehlungen ist dadurch charakterisiert, dass er, je konkreter die Gesundheitsstörungen spürbar werden, diese umso ernster nimmt und die ärztlichen Empfehlungen befolgt. Im Umgang mit seiner Krankheit nimmt er die Rolle eines gefügigen Patienten ein.

Er fühlt sich aber in seiner Autonomie eingeschränkt, da er seine Autorität als Familienoberhaupt nicht mehr ausüben kann. Dies verdeutlicht das folgende Beispiel: Seit dem Schlaganfall würden seine Kinder die Werkzeuge einfach wegnehmen und nicht wieder an ihren Platz zurückbringen. Herr Aydemir gehört einer Generation an, für die der offene Ausdruck von Gefühlen tabuisiert wird. Er benutzt deshalb dieses Beispiel als Gleichnis, um seine Gefühle zu umschreiben. Die Werkzeuge symbolisieren die Männlichkeit. Dass diese weggenommen und nicht wieder zurückgebracht werden, vor allem nicht an den Platz, den Herr Aydemir dafür bestimmt hat, symbolisiert, dass die Ordnung, die er in den vergangenen Jahren als Familienoberhaupt geschaffen hat, nicht mehr eingehalten wird. Dies ist, seitdem er seine Selbstständigkeit verloren hat, der Fall.

Er erzählt, dass er vor dem Schlaganfall viele Pläne hatte. Er hat ein Feld in einer Größe von vier Hektar gekauft. Außer dem Elternhaus, das er im Jahre 1978 gekauft hat, kaufte er zwei weitere Häuser in zwei unterschiedlichen Städten der Türkei. Dies bedeutet, dass er seine Lebenspläne immer auf eine unbestimmte Zeit verschoben hat, um das ersehnte Leben führen zu können. Er hat von Anfang an von einer Rückkehr in seine Heimat geträumt. Diese ist jedoch eine Illusion geblieben, die er nie verwirklichen konnte. Nach dem Schlaganfall schließt er mit einer Versicherung für muslimische Bestattungen einen Vertrag ab, der auch einen Leichentransport in die Heimat miteinschließt. Dieser Akt zeigt seine Vorbereitung auf den eigenen Tod. Gleichzeitig deutet dies darauf hin, dass er seine Rückkehr in die Heimat zum letzten Mal auf eine unbestimmte Zeit verschiebt. Er erzählt, er habe seit dem Schlaganfall weder einen Plan noch eine Aufgabe. Ist es aber realistisch zu sagen, dass eine Person, die im Alter von 59 Jahren einen Schlaganfall erlitten hat, bereits all ihre Ziele erreicht hat? Vergegenwärtigen wir uns die Familienbiografie, so stellt sich als das Hauptziel von Herrn Aydemir heraus, eine Familie auf der Grundlage seiner väterlichen Autorität zu gründen und diese zusammenzuhalten. Die Wohnung der Familie Aydemir hat zwei Wohnzimmer. In einem Zimmer hängt das Foto des jüngsten Kindes Mustafa. Dieses nimmt Herr Aydemir an dem Tag auf, an dem Mustafa nach seinem achtmonatigen Krankenhausaufenthalt zum ersten Mal nach Hause kommt. In dem anderen Zimmer steht das Foto des ältesten Sohnes Nurettin auf dem Schrank. Herr Aydemir hat es nach seinem Schlaganfall aus der Truhe herausgeholt. Das Ehepaar hat neun lebende Kinder und ein im Alter von zehn Jahren verstorbenes Kind. In der Wohnung sind aber nur die Fotos von den beiden genannten Kindern zu sehen. Die anderen Kinder wohnen entweder noch bei der Familie oder in der Nähe derselben, sodass sie sich jeden Tag sehen können. Die beiden Kinder jedoch, von denen die Fotos aufgestellt sind, sind im Alltag für das Ehepaar örtlich gesehen nicht greifbar beziehungsweise bereits gestorben. Mustafa kann aufgrund einer orthopädischen Behinderung nicht auf die Regelschule gehen und muss deshalb in einem Internat untergebracht werden. Nurettin ist bei einem Verkehrsunfall zwei Jahre nach ihrer Migration nach Deutschland verstorben. Diese Fotos symbolisieren das Lebensziel von Herrn Aydemir, seine Familie durch seine Autorität zusammenzuhalten und zu verbinden. Es ist davon auszugehen, dass Herr Aydemir nach dem Schlaganfall alle anderen Ziele, zum Beispiel den Wunsch in der Türkei zu leben, aufgeben musste. Da er wahrscheinlich annimmt, dass sein Tod sich nähert, will er zumindest sein Hauptziel, die Familie zusammenzuhalten, verwirklichen und seinen Auftrag als Familienoberhaupt erfüllen, auch wenn dies für ihn nur noch symbolisch möglich ist.

7.2 Typ II – Religiös-konservative Einstellung und offene Familiengrenzen: Familie Tuna

7.2.1 Interviewsituation

Frau Tuna lebt mit ihren vier Kindern in einem Vorort einer mittelgroßen Stadt. Sie wohnen in einer gepflegten Sozialwohnung im Parterre – mit einer ziemlich großen Wohnfläche. Die Möbel und die Garnitur wirken alt, die Stühle und Couchtische sind teilweise abgenutzt. Die dekorative Ausstattung der Wohnung, wie zum Beispiel die Anordnung der Blumen und Vasen oder die Bilder und das Wandschmuck, die Frau Tuna zum Teil selbst anfertigte, sowie die Harmonie der Farben strahlen eine gewisse Besonnen- und Bescheidenheit aus.

Als die Interviewerin bei der Familie eintrifft, wird sie von Hülya, der ältesten Tochter, empfangen. Nach der Begrüßung im Flur führt Hülya die Interviewerin durch das Wohnzimmer auf die Terrasse. Frau Tuna sitzt bereits dort an einem Tisch unter einem Sonnenschirm. Danach kommen auch vier von Frau Tunas fünf Kindern und nehmen wie folgt nacheinander um den Tisch herum Platz: Links neben Frau Tuna sitzt die älteste Tochter Hülya, daneben ihre jüngere Schwester Tuba und neben ihr die jüngsten Söhne Adnan und Erkan. Die Plätze sind also dem Alter der Personen nach angeordnet. Der Interviewerin wird der Stuhl rechts neben Frau Tuna zugewiesen, somit sitzt sie zwischen Erkan, dem jüngsten Kind, und Frau Tuna. Außer dem ältesten Sohn Umut sind alle Kinder bei dem Interview anwesend. Umut stößt zwar im Laufe des Gespräches, zusammen mit seiner Frau, seiner Schwägerin und seinen zwei Kindern, dazu, nach der Begrüßung setzen sie sich jedoch ins Wohnzimmer und beteiligen sich – trotz Nachfrage der Interviewerin – nicht an dem Gespräch.

Auf der Terrasse sitzt jeder auf einem Kunststoffstuhl, lediglich Frau Tuna hat ein Sitzkissen, welches vermutlich zu ihrem Rollstuhl gehört. Dies zeigt die Fürsorge der Kinder Frau Tuna gegenüber – ebenso wie Hülyas Bemühungen während des Gespräches, den Sonnenschirm so auszurichten, dass ihre Mutter von der Sonne nicht gestört wird.

7.2.2 Analyse der Anfangssequenz des familiengeschichtlichen Gespräches

Wie bei allen Familien ist der Erzählstimulus auch bei Familie Tuna allgemein und offen gehalten.

Interviewerin: »Ben ee ... aileniz hakkında bir şeyler öğrenmek istemiştim. Söylemiştim ... Bana aileniz hakkında bir şeyler anlatır mısınız?« (Familiengeschichtliches Gespräch)

Interviewerin: <Ich äh ... möchte etwas über ihre Familie erfahren. Ich hatte gesagt... Können Sie mir etwas über Ihre Familie erzählen?> (Familiengeschichtliches Gespräch)

Der Stimulus beinhaltet keine zeitliche oder thematische Einschränkung und drückt den Wunsch der Interviewerin aus, dass sie über die Familie etwas erfahren möchte. Die Frage zielt nicht auf eine bestimmte Thematik oder Zeitspanne ab, über die sie sich informieren möchte, sondern sie ist als eine Bitte zu verstehen. Außerdem vermeidet die Interviewerin, den Stimulus an eine bestimmte Person zu richten. Für das Forschungsvorhaben kommt der Frage, von wem und wie das familiengeschichtliche Gespräch eingeleitet wird, ein besonderer Stellenwert zu, da dies als ein wichtiger Hinweis für die Aufdeckung der Familienstruktur betrachtet wird. Gleichzeitig liefert dies wichtige Informationen über die über Jahre hinweg entstandenen Traditionen innerhalb der Familienstruktur sowie die Interaktion zwischen ihren Mitgliedern. Wie bei allen anderen Familien ist auch bei dieser Familie entscheidend, wer zuerst das Wort ergreift.

In der Regel ist bei Familien, in denen sowohl die Eltern als auch die Kinder anwesend sind, zu erwarten, dass ein Elternteil sich als erstes zu Wort meldet. Diese Annahme bestätigte sich auch – bis auf drei Einzelfälle – bei allen Familien, die an diesem Forschungsvorhaben teilgenommen haben. Bei dieser Familie nimmt der Vater an dem Forschungsvorhaben nicht teil, da sich das Ehepaar nach Frau Tunas letztem Schlaganfall scheiden ließ und bereits vor der Scheidung getrennt lebte.

Während ihrer Behandlung in der Rehaklinik waren bei Frau Tuna neben den körperlichen Beeinträchtigungen auch eine Konzentrationsschwäche und depressive Verstimmungen zu beobachten, die sich im Alltag durch Antriebslosigkeit und eine gewisse Verschlossenheit zeigten. Sie wirkte teilweise sogar abweisend und dies stellte sich für die Gestaltung alltäglicher sozialer Beziehungen im Klinikalltag als hinderlich heraus. Auch wenn sie ihre Gesundheit nicht komplett wiedererlangt hat, so scheint sie sich zum Zeitpunkt der Interviews, drei Jahre nach ihrer Entlassung aus der Rehabilitation, von den Nachwirkungen der Krankheit erholt zu haben. Auch die Tochter Hülya berichtet, dass sich die sozialen Beziehungen ihrer Mutter mittlerweile normalisiert haben und sie wieder in der Lage sei, Gesprächen zu folgen und daran aktiv teilzunehmen. Daher ist anzunehmen, dass eine Interviewführung mit ihr möglich und sinnvoll ist. Die bisherigen Beobachtungen in der Interviewsituation bestätigen diese Annahme. Diese Überlegungen lassen die Vermutung zu, dass die gesundheitliche Lage von Frau Tuna kein Hindernis darstellt, den ersten Gesprächsbeitrag zu leisten und die Aufgabe, die Präsentation ihrer Familie, selbst zu übernehmen.

Aber nicht Frau Tuna, sondern ihre älteste Tochter Hülya ergreift das erste Wort:

Hülya: »Sen başla!« (Familiengeschichtliches Gespräch)

Hülya: <Fang du an!> (Familiengeschichtliches Gespräch)

Hülya spricht diesen Satz in einem sehr schnellen Tempo aus, so als ob sie in Eile wäre. Die Aussage von Hülya hat zwar keinen direkten informativen Inhalt, aber sie lässt über die aktuelle Organisation und insbesondere ihre eigene Stellung in der Familie bestimmte Annahmen zu. Durch diesen Sprechbeitrag führt sie, ohne lange darüber nachzudenken oder zu zögern, in das Gespräch ein. Vor allem die Wahl des Imperativs verstärkt die Annahme, dass Hülya die Befugnis hat, darüber zu entscheiden, welche Aufgabe von wem erfüllt werden soll. Das heißt, sie besitzt eine gewisse Autorität innerhalb der Familie. Daher wäre zu erwarten, dass die Aufgabe der Repräsentation der Familie, zumindest derzeit, ihr zusteht. Interessant ist jedoch, dass Hülya diese Aufgabe nicht erfüllt oder – in anderen Worten – ihr vermeintliches Recht, das Wort im Sinne der Familien-Repräsentation zu ergreifen, nicht nutzt. Stattdessen nutzt sie ihre Position, die wahrscheinlich der aktuellen Familiensituation geschuldet ist, sowie die sich daraus ergebende Macht, um jene Person zu bestimmen, die die Familie repräsentieren soll. Obwohl Hülya sich als Erste zu Wort meldet, kann ihre Reaktion als zurückhaltend gedeutet werden. Es ist anzunehmen, dass sie die repräsentative Aufgabe auf eine andere Person überträgt, weil sie sich ihr nicht gewachsen fühlt.

Wen betraut aber Hülya mit der Aufgabe, die Familie zu vertreten? Diese Person müsste jemand sein, die in der Lage ist, die Familie zu vertreten. Gleichzeitig müsste diese Person aber auch in der Familie eine Stellung innehaben, die es erlaubt, dass Hülya ihr etwas auferlegen kann.

Auf die Aufforderung von Hülya entgegnet ihre vier Jahre jüngere Schwester Tuba.

> Tuba: »Ben?« (Familiengeschichtliches Gespräch)

> Tuba: <Ich?> (Familiengeschichtliches Gespräch)

Tubas Antwort drückt ihr – mit einer gewissen Hilflosigkeit gepaartes – Erstaunen aus. Zum Zeitpunkt der Interviews ist sie 18 Jahre alt und besucht die Hauptschule. Wie wir von Hülya erfahren, wird sie aufgrund einer Lernschwäche und einer Sprachstörung zunächst auf eine Sonderschule geschickt, später schafft sie den Wechsel auf die Hauptschule. Obwohl sie die Interviewerin bereits in der Rehaklinik, in der ihre Mutter zuletzt behandelt wurde, kennenlernte, wirkt sie in der Interviewsituation ziemlich schüchtern. Unter der Berücksichtigung dieser Aspekte ist nicht anzunehmen, dass Hülya ihre Schwester aufgrund ihrer kommunikativen Kompetenzen, welche sie bei der Repräsentation ihrer Familie einsetzen könnte, ausgesucht hat. Vielmehr wäre denkbar, dass Tubas Schwierigkeiten der älteren Schwester bewusst sind und sie einschätzen könnte, dass eine solche Aufgabe Tuba überfordern würde. Es ist davon auszugehen, dass Hülya nicht möchte, dass ihre Schwester dadurch in eine schwierige Situation gerät.

Wer könnte aber diese Aufgabe außer Tuba noch übernehmen? Hülya selbst, die beiden Brüder, die zum Zeitpunkt der Interviews 16 und 13 Jahre alt sind, oder ihre Mutter, Frau Tuna? Es ist anzunehmen, dass Hülya die beiden Brüder aufgrund ihres jungen Alters als Vertretung der Familie nicht für geeignet hält. Bereits in den Vorgesprächen bezeichnet Hülya ihre Brüder als »Kinder« und daher würden sie als mögliche Repräsentanten ausscheiden.

Eine Alternative wäre, dass Frau Tuna selbst diese Aufgabe übernimmt. Hätte Frau Tuna die Initiative ergriffen oder hätte sie sich auch dann lieber zurückgehalten, wenn Hülya nicht so schnell als Erste reagiert hätte? Wenn man sich Frau Tunas krankheitsbedingte Beeinträchtigungen vor Augen führt, könnte davon ausgegangen werden, dass Hülya ihre Mutter als unfähig einschätzt, auf die Aufforderung der Interviewerin als Erste zu reagieren. Sie könnte sich also durchaus deswegen und ohne zu zögern als Erste zu Wort gemeldet haben – fast so, als hätte die Interviewerin das Wort direkt an sie gerichtet. Möglicherweise nimmt sie sich nach ihrer Mutter als erste verantwortliche Person in der Familie wahr und möchte ihre Mutter vor einer unangenehmen Situation schützen. Denn nachdem sie das Wort ergriffen hat, übergibt sie es nicht ihrer Mutter, sondern ihrer jüngeren Schwester. Zum einen könnte es daran liegen, dass die gesundheitlichen Beeinträchtigungen ihrer Mutter schwerer wiegen als die mangelnde soziale Kompetenz ihrer Schwester. Zum anderen wäre auch denkbar, dass Hülya aufgrund der Hierarchie innerhalb der Familie nicht mit ihrer Mutter in einer Befehlsform sprechen kann. Es ist davon auszugehen, dass Tuba die einzige Person ist, die Hülya für diese Aufgabe vor Augen haben könnte. Sie ist nämlich älter als ihre Brüder, das heißt kein »Kind« mehr, und zudem jünger als Hülya, weshalb sie die einzige Person zu sein scheint, die für Hülya als Ansprechpartnerin geeignet ist.

In der folgenden Gesprächssequenz äußert Hülya durch den saloppen Ausruf »Ladies first!« ihre Beharrlichkeit. »Ladies first!« ist ein Ausdruck, der von Männern verwendet wird, um Frauen den Vortritt zu lassen. Im Sozialleben besteht ein Konsens darüber, dass das weibliche Geschlecht aufgrund seiner vermeintlichen Schwäche in vielerlei Hinsicht zu beschützen gilt. Das »schwache Geschlecht« zu privilegieren wird in der westlich-modernen Gesellschaft als Zeichen der Zivilisation[10] gefördert und somit eine Diskriminierung, wenn auch im positiven Sinne, zugelassen. In dieser Situation ergibt der Satz auf den ersten Blick wenig Sinn, da beide Beteiligten weiblich sind. Dies lässt die Vermutung zu, dass die auf das Geschlecht bezogene Redewendung eine weitere Bedeutung beinhalten muss, die über die biologische hinausgeht.

Ausgehend von den bisherigen Überlegungen könnte man sich das folgende Bild über die aktuelle Struktur der Familie aus der Perspektive von Hülya vorstellen: Es ist davon auszugehen, dass die beiden Schwestern in der aktuellen Struktur der Familie die Rolle der Eltern übernehmen. Im Umgang von Hülya mit ihrer Schwester wird ihre Überlegenheit deutlich. Hülya nimmt sich das Recht, der Frau, dem »schwachen Geschlecht«, Vortritt zu gewähren und sieht sich somit in der Rolle des Mannes. Dies wird dadurch deutlich, dass sie das Wort ihrer Schwester überträgt. Dies könnte darauf hindeuten, dass Hülya in der Familie für sich eine bestimmende Rolle – vielleicht sogar die des Familienoberhauptes – beansprucht und Tuba, als ihrem nächsten Ansprechpartner, die Rolle der Frau zuschreibt.

Wie aber steht Tuba dazu? Nimmt sie die ihr von ihrer älteren Schwester zugeschriebene Rolle an? Ihre Antwort auf die Aussage von Hülya lässt vermuten, dass sie mit der für sie vorgesehenen Rolle in der Familie nicht unbedingt einverstanden ist:

Tuba: »Ladies first, du!« (Familiengeschichtliches Gespräch)

---

10 In diesem Zusammenhang wird der Begriff »Zivilisation« für eine verfeinerte Lebensart verwendet, die durch Erziehung und Bildung erworben wurde (vgl. Dudenredaktion, ohne Jahresangabe).

Ihren Worten ist zu entnehmen, dass sie die ihr von Hülya zugeschriebene Rolle von dem weiblichen Elternteil abweist. Welche Rolle könnte sie aber damit beanspruchen? Aufgrund des bisherigen Gesprächsablaufes wäre es nicht realistisch anzunehmen, dass sie die Rolle des Mannes beansprucht. Denn wenn man bedenkt, dass die Kinder auch vor der Scheidung ihrer Eltern lange Zeit nur mit der Mutter zusammengelebt haben, ist anzunehmen, dass die Kinder an ihre Mutter als Familienoberhaupt gewöhnt sind und sie als dieses akzeptieren. Tubas Aussage gibt jedoch Aufschluss über die aktuelle Familienstruktur: Sie schreibt Hülya die Rolle der Mutter zu. Wahrscheinlich aufgrund ihrer Position in der Familie – als ältestes (weibliches) Kind. Anders als bei Hülya versucht Tuba in ihrer Vorstellung die frühere Struktur, wenigstens ihre eigene Stellung, aufrechtzuerhalten.

Die bisherigen Interpretationen lassen die Vermutung zu, dass Hülya in der Familie die Position der Autoritätsperson besitzt. Anscheinend gibt es aber noch keine klare gemeinsame Vorstellung darüber beziehungsweise keine festgelegte Regelung in der Familie, wer wie viel Verantwortung übernehmen soll. Diese scheinbare Ungewissheit hinsichtlich der Organisation könnte darauf zurückzuführen sein, dass sich die Familie nach Frau Tunas Krankheit und der zeitlich darauffolgenden und endgültigen Trennung des Ehepaares noch in einer Übergangsphase befindet und sich die Familienstruktur gerade neu findet. Bei diesem Übergang beansprucht Hülya die Rolle des Familienoberhauptes. In der aktuellen Situation wird dies dadurch deutlich, dass sie das Wort als Erste ergreift. Die Worte von Tuba und das Schweigen der anderen Mitglieder unterstützen diese Annahme. Da Hülya aber die Vertretung der Familie nicht selbst übernimmt, sondern diese Aufgabe an ihre Schwester weitergibt, ist anzunehmen, dass sie eigentlich selbst nicht in der Lage ist, diese dem Familienoberhaupt zustehende Pflicht zu bewältigen. Der Dialog zwischen den Schwestern verdeutlicht das Bedürfnis von Hülya nach einem Partner, der die Verantwortung mit ihr teilt. In der aktuellen Situation scheint das jedoch schwierig zu sein, die Verantwortung so zu teilen, wie Hülya sich dies wünscht. Zum einen könnte dies an der bisherigen Organisation der Familie liegen, die sich durch die Verantwortungsübernahme allein von einer (weiblichen) Person, nämlich der Mutter, zeigt. Zum anderen könnte dies aber auch daran liegen, dass Tuba, die als zweitälteste Tochter in Frage kommen würde, nicht fähig ist, die Verantwortung mit dem jetzigen Familienoberhaupt Hülya zu teilen und sie zu unterstützen. Sie selbst hält sich noch, auch nach der Krankheit ihrer Mutter, für eins von den Kindern der Familie, genauso wie ihre jüngeren Brüder. Dies verdeutlicht insbesondere ihre abweisende Aussage, »Ladies first, du!«, mit der sie die bestimmende Rolle ihrer älteren Schwester unterstreicht und sich der Verantwortung entzieht.

In der oben beschriebenen, unklaren und sich neu formende Familienorganisation verläuft der erste Dialog nach dem offenen Intervieweinstieg also
ausschließlich zwischen den Schwestern. Dies verdeutlicht, dass beide zwar
gewillt sind, den Gesprächsanfang zu gestalten und sich somit bemüht zeigen,
ihre Familie auf die beste Weise zu vertreten. Jedoch scheinen beide auch
gleichzeitig unbeholfen zu sein, wenn es darum geht, wie dies konkret aussehen
kann.

Ohne auf die Bemerkung von Tuba einzugehen, dass Hülya als »Lady« in der
Familie selbst die Verantwortung übernehmen und sie allein vertreten soll,
wiederholt sie ihre Aufforderung an Tuba folgendermaßen:

Hülya: »Başla, anlat, başla!« (Familiengeschichtliches Gespräch)

Hülya: <Fang an, erzähl, fang an!> (Familiengeschichtliches Gespräch)

Diese Worte spricht Hülya ziemlich schnell und bestimmend aus und fordert sie
diesmal ausdrücklich auf, mit dem Gespräch anzufangen. Ihre Sprechge-
schwindigkeit könnte darauf hindeuten, dass die Einführung in das Gespräch
unangenehm für sie ist und sie deshalb diese Situation so schnell wie möglich
hinter sich bringen möchte.

Tuba: »Ama ben ne anlatayım?« (Familiengeschichtliches Gespräch)

Tuba: <Aber was soll ich denn erzählen?> (Familiengeschichtliches Gespräch)

Die Aussage von Tuba wird beherrscht von Hilflosigkeit. Anstatt, wie vorher,
indirekt über die Rollenverteilung in der Familie mit ihrer älteren Schwester zu
diskutieren, erwidert sie ihr dieses Mal mit einer gewissen Unterwerfung.

In der darauffolgenden Gesprächssequenz richtet Hülya die Frage ihrer
Schwester an die Interviewerin weiter:

Hülya: »Neyden başlasın?« (Familiengeschichtliches Gespräch)

Hülya: <Womit soll sie anfangen?> (Familiengeschichtliches Gespräch)

Durch Tubas Frage wirkt wiederum Hülya nun etwas hilflos. Sie weiß wahrscheinlich nicht, was sie der Frage ihrer Schwester entgegnen soll. Es ist ihr nicht
gelungen, teils scherzhaft, teils in Befehlsform, ihre Schwester dazu zu bewegen,
mit dem Gespräch zu beginnen. In diesem Zustand wendet sie sich zu der
Person, von der die Ausgangsfrage ausing und die etwas von der Familie erfahren möchte. Denn aus ihrer Sicht müsste die Interviewerin wissen, was sie
konkret von der Familie erfahren möchte und somit müsste sie auch das genaue Gesprächsthema äußern können. Nachdem also die Schwierigkeiten der
Schwestern deutlich werden, den Gesprächsanfang gemeinsam zu gestalten,
zieht Hülya die Interviewerin zu Rate. Dies könnte auch als problemlösender

Zug betrachtet werden, der die Öffnung der Familiengrenze als Teil der Familienstrategie zur Problemlösung symbolisiert.

Die Interviewerin beantwortet die Frage jedoch nicht. Hülya meldet sich daraufhin mit einer Alternative für den Gesprächsanfang zu Wort:

> Hülya: »Ha! Annem başlasın! Annem güzel bir şey anlat.« (Familiengeschichtliches Gespräch)

> Hülya: <Ach! Meine Mutter soll anfangen! Mama erzähl was Schönes.> (Familiengeschichtliches Gespräch)

Hülya wendet sich erst an ihre Mutter, nachdem deutlich geworden ist, dass sie und ihre Schwester die Aufgabe, den Gesprächsanfang zu gestalten, nicht bewältigen können. Der Ausruf <Ach!> zeigt ihr Erstaunen darüber, warum diese Idee ihr nicht früher eingefallen ist. Eigentlich hätte sie sich von Anfang an zurückhalten und darauf warten können, dass ihre Mutter mit dem Gespräch beginnt. Oder nachdem sie das Wort übernommen hatte, hätte sie es statt an ihre jüngere Schwester auch an ihre Mutter weitergeben können. Ihre tatsächliche Wahl könnte auf zweierlei Weise interpretiert werden:

1. Hülya glaubt nicht, dass ihre Mutter in der Lage ist, die Familie angemessen zu vertreten.
2. Sie befürchtet, dass diese Aufgabe ihre Mutter überfordern würde, weshalb sie es bevorzugt, dass ihre Mutter eher im Hintergrund und somit unter ihrem Schutz steht.

Nicht zu übersehen ist auch im ersten Teil ihrer Aussage, dass sie eine direkte Befehlsform vermeidet. Dies könnte ein Hinweis darauf sein, weshalb sie das Wort zunächst an ihre Schwester übertragen hat. Nachdem sie ihre Mutter angesprochen hat, versucht sie im zweiten Teil ihrer Aussage, wenn auch nur vage, eine gewisse Richtung vorzugeben; ihre Mutter soll etwas »Schönes« erzählen. Man könnte annehmen, dass sie durch diesen Hinweis ihre Mutter beim Gesprächsanfang unterstützen möchte, da sich dies bereits für sie und ihre Schwester als eine schwer zu bewältigende Aufgabe dargestellt hat. Oder sie befürchtet vielleicht, dass ihre Mutter über negative Erlebnisse sprechen könnte und sie möchte dem durch ihre Anmerkung vorbeugen. Unmittelbar darauf erwidert ihre Mutter:

> Frau Tuna: »Ama sen sor.« (Familiengeschichtliches Gespräch)

> Frau Tuna: <Aber frag du.> (Familiengeschichtliches Gespräch)

Ihre Worte zeigen, dass sie nicht gekränkt ist, obwohl sie erst später angesprochen wird. Das Verhalten von Hülya, das Wort als Erste zu ergreifen und es zunächst an ihre Schwester zu übertragen, lässt vermuten, dass sie ihre Mutter, die vor ihrer Krankheit die Rolle des Familienoberhauptes übernommen hat, weder fähig hält für die Präsentation der Familie nach außen, noch als eine adäquate Ansprechperson für innerfamiliäre Angelegenheiten. Hier stellt sich die Frage, ob Frau Tuna die ihr zugeschriebene Rolle akzeptiert.

Durch ihre Frage drückt Frau Tuna aus, dass sie bereit ist, die Familie zu vertreten, aber sie gibt zu, dass sie etwas Hilfe benötigt. Ohne Hemmungen bittet sie die Interviewerin um Hilfe. Dies ähnelt der Gesprächssequenz, in der Hülya die Interviewerin fragt, womit Tuba das Gespräch eröffnen soll. Es ist anzunehmen, dass Mutter und Tochter zur Lösung des Problems der gleichen Strategie folgen. Das heißt, sobald ihnen bewusst wird, dass sie das Problem nicht selbst oder untereinander lösen können, versuchen sie externe Unterstützung zu bekommen.

Frau Tuna zeigt mit ihrer Aussage offen und direkt, dass sie Hilfe benötigt. Sie versucht keine Zeit zu gewinnen oder unauffällig weitere Hinweise zu bekommen. Sie bestimmt zudem, in welcher Form ihr die Hilfe angeboten werden sollte, nämlich in Form einer Frage. Bedenkt man die bei ihr noch spürbare Schwäche, bedingt durch ihre Krankheit, könnte ihr Auftritt als selbstbewusst und bestimmend gedeutet werden.

> Interviewerin: »Aileniz hakkında … b… bana bir şeyler anlatın. Ailenizi tanımak istiyorum.« (Familiengeschichtliches Gespräch)

> Interviewerin: <Über Ihre Familie … erzählen Sie m… mir etwas darüber. Ich möchte Ihre Familie kennenlernen.> (Familiengeschichtliches Gespräch)

Anstatt eine Frage zu stellen, wie es Frau Tuna gefordert hat, begnügt sich die Interviewerin damit, daran zu erinnern, was sie erfahren möchte. Sie möchte nämlich das Gesprächsthema nicht bestimmen. Somit lenkt sie das Gespräch wieder in die anfängliche Richtung.

> Frau Tuna: »Nerden başlayım?« (Familiengeschichtliches Gespräch)

> Frau Tuna: <Wo soll ich anfangen?> (Familiengeschichtliches Gespräch)

Diesmal stellt Frau Tuna selbst eine Frage und besteht auf die Hilfe der Interviewerin. Durch die Antwort der Interviewerin hofft sie einen Anhaltspunkt für den Anfang ihrer Erzählung zu bekommen.

> Interviewerin: »Nerden isterseniz.« (Familiengeschichtliches Gespräch)

> Interviewerin: <Wo Sie möchten.> (Familiengeschichtliches Gespräch)

Auch auf diese klare Frage von Frau Tuna antwortet die Interviewerin nicht. Daraufhin meldet sich Tuba wieder zu Wort und gibt ihrer Mutter einen Hinweis:

> Tuba: »Çocuklardan anlat.« (Familiengeschichtliches Gespräch)

Tuba: <Erzähl von den Kindern.> (Familiengeschichtliches Gespräch)

Die Aussage von Tuba ist als ein Ratschlag zu verstehen, dennoch vermeidet sie es, das Gesprächsthema konkret zu bestimmen. Sie nennt nur eine mögliche Richtung für das Gespräch, die ihrer Mutter den Einstieg erleichtern soll. Interessant ist die Tatsache, dass Tuba noch vor wenigen Augenblicken mit ihrer älteren Schwester darüber diskutiert hat, was sie denn erzählen soll. Sie wusste in dieser Situation nicht, mit welchem Thema aus der Familie sie den Einstieg in das Gespräch hätte wählen können. Nachdem ihre Mutter das Wort übernommen hat, wirkt sie selbstbewusster. Sie kann ihrer Mutter sogar einen Themenvorschlag machen. Dies kann daran liegen, dass sie am Anfang des Gespräches gehemmt war und sie im Laufe der Konversation das Gefühl entwickelt, sich aktiv einzubringen. Vielleicht war ihr Folgendes bewusst: Wenn sie nicht die Rolle des Familienoberhauptes einnimmt, kann sie sich leichter einbringen, als wenn sie die Verantwortung übernehmen muss, der sie nicht gewachsen ist.

Interviewerin: »Nerden isterseniz.« (Familiengeschichtliches Gespräch)

Interviewerin: <Wo Sie möchten.> (Familiengeschichtliches Gespräch)

Obwohl Tuba ihrer Mutter einen Hinweis gibt, wiederholt die Interviewerin ihre vorherige Aussage. Mit ihrer Aussage betont sie, dass Frau Tuna sich das Gesprächsthema frei aussuchen kann und sie sich nicht unter Druck gesetzt fühlen muss. Daher kann die Aussage auch als Unterstützung verstanden werden. Daraufhin greift Hülya in das Gespräch ein:

Hülya: »Kaç çocuğun var?« (Familiengeschichtliches Gespräch)

Hülya: <Wie viele Kinder hast du?> (Familiengeschichtliches Gespräch)

Hülya versucht, das von ihrer Schwester ins Spiel gebrachte Thema zu konkretisieren. Sie möchte somit den Gesprächsanfang für ihre Mutter erleichtern.

Frau Tuna wendet sich wieder an die Interviewerin:

Frau Tuna: »Gerçekten şaşırdım. Nerden başlayayım ben?« (Familiengeschichtliches Gespräch)

Frau Tuna: <Ich bin wirklich verwirrt. Wo soll ich anfangen?> (Familiengeschichtliches Gespräch)

Frau Tuna betont damit, dass sie die Unterstützung der Interviewerin wirklich benötigt. Mit »Verwirrung« meint Frau Tuna eine für sie ernsthafte Schwierigkeit. Dies ist keine Ausrede. In der letzten Gesprächssequenz war der Wortwechsel relativ intensiv. Es ist davon auszugehen, dass die Interviewerin für Frau Tuna nicht den Gesprächsansatz gewählt hat, der ihr helfen würde. Zudem scheinen das Flüstern der anderen Kinder aus dem Hintergrund und die Ansätze der Töchter, die eigentlich nur helfen sollen, Frau Tuna zu verwirren.

Die Interviewerin wiederholt die Frage von Frau Tuna:

Interviewerin: »Nerden başlayın? Hadi yardım edelim annenize, hm?«
(Familiengeschichtliches Gespräch)

Interviewerin: <Womit sollen Sie anfangen? Los, lasst uns eurer Mutter helfen, hm?>
(Familiengeschichtliches Gespräch)

Auch in dieser Aussage vermeidet es die Interviewerin, das Thema zu bestimmen. Nachdem deutlich wird, dass Frau Tuna wirklich überfordert ist, kehrt die Interviewerin um und richtet sich an die Kinder. Obwohl Frau Tuna zuvor auch durch die Ansätze ihrer Töchter verwirrt schien, versucht die Interviewerin jetzt die Kinder zu motivieren und gleichzeitig deutet sie an, dass Frau Tuna auf die Unterstützung ihrer Kinder eingehen soll.

Auf diesen Aufruf antwortet Hülya als Erste:

Hülya: »Adından başla, devam et.« (Familiengeschichtliches Gespräch)

Hülya: <Fang mit deinem Namen an und mach weiter.> (Familiengeschichtliches Gespräch)

Nach dem Vorschlag von Tuba, ihre Mutter solle von ihren Kindern erzählen, führt Hülya diesen weiter aus, indem sie ihr empfiehlt, zunächst ihre Kinderzahl anzugeben. Jetzt nennt sie noch eine andere Möglichkeit, Frau Tuna solle in das Gespräch einsteigen, indem sie ihren eigenen Namen nennt. Vielleicht ändert sie ihren Ratschlag, da ihre Mutter auf den ersten nicht eingegangen ist, als sie ihn zum ersten Mal nannte. Oder sie befürchtet vielleicht, dass es ihre Mutter in der jetzigen Situation, in der sie selbst angibt verwirrt zu sein, auch überfordern würde, über ihre Kinder zu sprechen. Stattdessen empfiehlt sie ihrer Mutter, ihren eigenen Namen anzugeben, wahrscheinlich deshalb, weil der eigene Name eines Menschen als Teil seiner Person etwas Grundlegendes ist, das nur schwer zu vergessen ist. Es ist davon auszugehen, dass die Angabe ihres eigenen Namens Frau Tuna in einer Situation der Verwirrung als ein Anker dient und ihr einen festen Halt gibt.

Sobald Hülya ihren Sprechbeitrag beendet, wiederholt Tuba ihren Vorschlag:

Tuba: »Hadi anlat, çocuklardan bahset. Başla.« (Familiengeschichtliches Gespräch)

Tuba: <Los erzähl. Erzähl über die Kinder. Fang an.> (Familiengeschichtliches Gespräch)

Tuba wiederholt ihren vorherigen Vorschlag. Und zwar ohne zu warten, ob ihre Mutter den Ratschlag von Hülya annimmt. Einem Vorschlag folgt der nächste. Es wirkt so, als würden die Töchter der Aufforderung der Interviewerin folgen, ihrer Mutter zu helfen. Es ist anzunehmen, dass sie versuchen, diese für sie scheinbar schwierige Phase des Gesprächsanfangs gemeinsam zu bewältigen.

Dem Vorschlag begegnet Frau Tuna folgendermaßen:

Frau Tuna: »Çocuklardan?« (Familiengeschichtliches Gespräch)

Frau Tuna: <Über die Kinder?> (Familiengeschichtliches Gespräch)

Diese Frage richtet sie an die Interviewerin und möchte damit ihre Meinung einholen, ob dies wirklich ein gutes Thema für den Einstieg sei. Nach der Bestätigung der Interviewerin wendet sie sich wieder an ihre Kinder:

Frau Tuna: »Umut abini tanıyor mu bu?« (Familiengeschichtliches Gespräch)

Frau Tuna: <Kennt die deinen älteren Bruder, Umut?> (Familiengeschichtliches Gespräch)

Es ist interessant, dass Frau Tuna zuvor die Interviewerin direkt angesprochen hat, um ihre Meinung einzuholen. Nun spricht sie ihre Kinder an und redet über die Interviewerin. Eigentlich könnte sie die Frage direkt an die Interviewerin richten. Aber sie bevorzugt es, das Wort wieder an ihre Familie zu richten. Möchte sie sich vergewissern, ob ihre Kinder auch nach Beginn des Gespräches an ihrer Seite sind?

Frau Tuna hat bei ihrer Frage den Namen ihres ältesten Sohnes genannt. Dies lässt vermuten, dass sie zuerst über ihn sprechen möchte. Oder aber sie könnte es einfach interessant finden, über ihren ältesten Sohn zu sprechen, da er in dem Moment nicht anwesend ist. Sie vermutet wahrscheinlich, dass die Interviewerin ihn noch nicht kennt. Ihrer Frage folgt dieser Dialog:

Hülya: »Gördün mü?«
Interviewerin: »Hayır.«
Tuba: »En büyük.«
Interviewerin: »En büyük. Bahsettiğiniz abiniz o mu? Taşınmıştı?« (Familiengeschichtliches Gespräch)

Hülya: <Hast du ihn gesehen?>
Interviewerin: <Nein.>
Tuba: <Der Älteste.>
Interviewerin: <Der Älteste. Ist das euer älterer Bruder, über den ihr erzählt habt, der umgezogen ist?> (Familiengeschichtliches Gespräch)

Durch diesen Dialog entwickelt sich eine Unterhaltung, die von Frau Tuna eingeleitet wird. Während die Personen zuvor nicht wussten, wie sie mit dem Gespräch anfangen sollen und deshalb hilflos von einem Thema zum anderen gesprungen sind, gelingt es ihnen jetzt, sich auf ein Thema zu konzentrieren. Dies schafft auch eine gewisse Entspannung in der Situation.

Nach diesem Dialog beginnt Frau Tuna wieder zu sprechen:

Frau Tuna: »Ben yedi yaşında geldim buraya Almanya' ya.«
Interviewerin: »Hm«

> Frau Tuna: »Rahmetli babam daha önce gelmişti. O getirdi bizi. Ben rahmetli an-
> nemlerle falan birlikte geldim. Yedi yaşındaydım daha okul zamanımdı. Başlıyordum
> yani okula yeni başlayacak zamanlarda. Tam zamanında getirmiş. İlk önce Türk sınıfı
> vardı o zamanlar sadece Türk. Almanca falan ögretiyorlardı. Hocamız da çok iyiydi.
> Öyle başladık işte.« (Familiengeschichtliches Gespräch)

> Frau Tuna: <Ich bin mit sieben Jahren hier nach Deutschland gekommen.>
> Interviewerin: <Hm>
> Frau Tuna: <Mein verstorbener Vater kam früher. Er brachte uns hierher. Ich bin
> zusammen mit meiner verstorbenen Mutter gekommen. Ich war erst sieben Jahre alt,
> noch in der Schulzeit. Also ich sollte gerade anfangen. Er brachte (mich) zum richtigen
> Zeitpunkt. Damals gab es eine türkische Klasse, nur mit Türken. Sie lehrten uns
> Deutsch und so. Unser Lehrer war auch sehr nett. So haben wir halt angefangen.>
> (Familiengeschichtliches Gespräch)

Frau Tuna gibt an, in der Situation verwirrt zu sein. Sie wisse nicht, was sie
erzählen soll. Deshalb bittet sie die Interviewerin ausdrücklich um Hilfe, ihr ein
Gesprächsthema vorzugeben. Auch ihre Töchter schlagen ihr mehrere Möglichkeiten für den Gesprächsanfang vor. Sie geht jedoch auf keine dieser Möglichkeiten ein. Sie fängt weder mit dem eigenen Namen noch mit der Zahl der
Kinder an. Stattdessen beginnt Frau Tuna mit einem Thema, das sich für sie als
das wichtigste Ereignis in ihrem Leben darstellt. Dies verdeutlicht auch ihr
Streben nach Autonomie, zudem ihren Wunsch, ihr Selbstbestimmungsrecht zu
bewahren.

7.2.3 Familienbiografie

Frau Tuna wird 1966 als die jüngste Tochter von neun Kindern einer Bauernfamilie aus der Schwarzmeerregion in der Türkei geboren. Vier von ihren Geschwistern sterben im Kindesalter. Das erste Kind, ein Mädchen, kommt mit
einer Behinderung zur Welt, so dass sie nie laufen kann. Sie stirbt im Alter von
fünf Jahren. Danach werden drei weitere Mädchen geboren, die noch am Leben
sind. Die älteste Tochter lebt in der Türkei, eine lebt in Dänemark und die andere
in Deutschland wie Frau Tuna. Nach den ersten vier Töchtern wünschen sich
ihre Eltern, besonders der Vater von Frau Tuna, einen Sohn, weshalb sie weitere
Kinder zeugen.

> Frau Tuna: »Rahmetli babam da çok düşkündü. Bizim Karadeniz tarafı zaten çok
> düşkündür erkeğe.«
> Interviewerin: »Hm«
> Frau Tuna: »Erkek evlada. Bir tane olacak olmazsa olmaz.«
> Interviewerin: »Hm«

Frau Tuna: »Olmuş üç tane ama yaşamadıkları için olana kadar devam.« (Familien-geschichtliches Gespräch)

Frau Tuna: <Mein verstorbener Vater begehrte sehr einen Sohn. In unserer Schwarz-meerregion begehrt man sehr einen Sohn.>
Interviewerin: <Hm>
Frau Tuna: <Einen Sohn. Man muss unbedingt einen haben. Geht nicht, geht nicht.>
Interviewerin: <Hm>
Frau Tuna: <Sie hatten zwar drei Söhne aber weil sie nicht gelebt haben, sie haben weiter gemacht, bis es geklappt hat.> (Familiengeschichtliches Gespräch)

Vor Frau Tuna werden drei Söhne geboren, die jedoch bereits im Säuglingsalter infolge einer fiebrigen Erkrankung sterben. Dies trifft bei jedem Säugling zu einem Zeitpunkt ein, nachdem eine Impfung vorgenommen worden ist. Da der Vater die Söhne impfen lässt, sieht die Mutter von Frau Tuna die Schuld für den Tod der Söhne bei ihm.

Frau Tuna hat nur einen Bruder, der nach ihr geboren wird und somit das jüngste Kind ist. Die Begierde ihrer Eltern nach einem Sohn und ihre großen Bemühungen beschreibt Frau Tuna. Ihre Eltern hätten ein Gelübde abgelegt und Tiere geopfert, um einen Sohn bekommen zu können. Frau Tuna spricht über einen Brauch, »adak«[11], der einem »Gelübde ablegen« entsprechen würde.

Ihr Bruder lebt mit seiner Familie in derselben Stadt wie Frau Tuna. Der Vater verheiratet ihn mit der Tochter seiner Verwandten aus dem Heimatdorf in der Türkei, genau wie zwei seiner Töchter. Als er heiratet, ist er noch 14 Jahre alt, daher wird sein Alter in der Türkei um vier Jahre erhöht. Hier ist vor allem das sehr junge Alter des Sohnes für eine Heirat auffällig. Der Erzählung von Frau Tuna ist zu entnehmen, dass ihre Eltern zwar bemüht sind, alle Kinder mit jemandem aus der Türkei, möglichst mit einem Verwandten, zu verheiraten, aber kein Kind wird in so einem jungen Alter vermählt wie der Sohn. Es ist anzunehmen, dass der Sohn, der einzige männliche Nachkomme, einen be-sonderen Stellenwert als »Stammhalter« für die Familie hat. Deshalb könnte die

---

11 Islamwissenschaftler beschreiben den Begriff »adak« als ein Versprechen ein Gebet zu vollziehen, ohne dass eine religiöse Pflicht besteht, um die Hilfe von Gott zu bekommen. Dieses Ritual findet sich in fast allen Religionen wieder, beispielsweise im Christentum oder Judentum. Die katholische Kirche erkennt dieses Ritual an, während die protestantische es nicht anerkennt. Im Koran wird »adak« zwar an mehreren Stellen erwähnt (zum Beispiel 3:35, 19:26), es wird aber weder empfohlen noch verboten. Es wird jedoch darauf hinge-wiesen, dass man Gelübde auch einhalten muss (zum Beispiel 22:29, 76:7). Dies leitet sich aus dem allgemeinen islamischen Prinzip ab, dass ein Versprechen gehalten werden muss, wie an mehreren Koranstellen ausgedrückt wird (16:91, 17:34) (vgl. Özel 1988, S. 338). Kara Düzgün (2009, S. 135) beschreibt die kulturelle Bedeutung von »adak« als alles Dargebotene, um die Gnade übernatürlicher Wesen zu erlangen oder negative Situationen in positive umzuwandeln. In diesem Sinne gilt »adak« als letzte Hoffnung, wenn alle Möglichkeiten gescheitert sind (vgl. ebd., S. 151).

Familie, anders als bei den Ehen der Töchter, besonders bemüht sein, den Sohn möglichst früh mit einem Mädchen aus der Verwandtschaft zu verheiraten, das sie als Ehefrau für ihn und als Schwiegertochter für sich selbst als geeignet empfinden. Somit sollte wahrscheinlich verhindert werden, dass der Sohn eine Frau heiratet, die keine Türkin ist oder eine Frau, die in Deutschland geboren und aufgewachsen ist. Denn dies würde die Beziehung des Sohnes zu den Eltern gefährden, zudem die Kontroll-Möglichkeiten der Eltern einschränken.

Die Zuneigung der Eltern zu ihrem Sohn zeigt sich auch in den folgenden Jahren: Fast sein ganzes Vermögen vermacht der Vater noch zu Lebzeiten seinem einzigen Sohn und den Töchtern bleibt nichts. Da die Töchter den Verdacht hegen, dass der Sohn ihren Vater manipuliert, haben weder Frau Tuna noch ihre anderen Schwestern Kontakt zu ihm.

Der Vater von Frau Tuna wandert bereits Anfang der 60er Jahre als Gastarbeiter nach Deutschland aus. Zunächst bleibt der Rest der Familie im Dorf in der Türkei. 1972 holt er seine Familie bis auf die älteste Tochter nach Deutschland nach. Als Frau Tuna nach Deutschland kommt, ist sie sieben Jahre alt und wird wie ihre älteren Schwestern sofort eingeschult. Kurz nach ihrer Auswanderung beginnt die Mutter von Frau Tuna, wie ihr Mann auch, in einer Fabrik zu arbeiten.

Wen heiratet Frau Tuna?
Frau Tuna verliebt sich im Jugendalter in den Neffen ihres Schwagers. Er lebt im Herkunftsdorf in der Türkei und Frau Tuna lernt ihn während eines Türkeibesuches mit ihrer Familie kennen. Sie halten über mehrere Jahre Kontakt, indem sie sich Briefe schreiben. Die Familie von Frau Tuna ist zwar nicht streng religiös eingestellt, ihr Vater ist aber ein konservativ-traditioneller Mann. Er ist aufgebracht, als er die Briefe findet und verbietet ihr den weiteren Kontakt mit ihm.

Bis auf die älteste Tochter, die nach der Auswanderung der Familie weiterhin in der Türkei geblieben ist, habe er alle Töchter mit seinen nahen Verwandten verheiratet. Obwohl der Freund von Frau Tuna aus demselben Dorf stammt, gehört er nicht ihrer näheren Verwandtschaft an. Der konservativ eingestellte Vater von Frau Tuna möchte seine jüngste Tochter nach diesem Vorfall so schnell wie möglich mit einem nahen Verwandten verheiraten. Zu diesem Zeitpunkt ist sie noch 17 Jahre alt und besucht die 9. Klasse der Hauptschule.

Die Frage nach der Heirat von Frau Tuna führt zu Anspannungen und schließlich heftigen Auseinandersetzungen zwischen ihren Eltern. Ihre Mutter stellt sich gegen das Vorhaben des Vaters, da sie Frau Tuna mit einem ihrer Verwandten verheiraten will. Der Vater setzt sich jedoch durch. In dieser angespannten Atmosphäre reist der Vater im Sommer allein in die Türkei.

Frau Tuna: »›Ben seni verdim‹ diyor. Bir resim, bir yüzük.« (Familiengeschichtliches Gespräch)

Frau Tuna: <›Ich habe dich versprochen.‹ sagt er. Ein Foto und ein Ring.> (Familiengeschichtliches Gespräch)

Er kommt mit einem Foto und einem Ehering zurück nach Deutschland. Während seines Urlaubs setzt er sein Vorhaben um und verlobt Frau Tuna mit dem Sohn seiner Nichte väterlicherseits. Bei der Verlobung sind weder Frau Tuna noch der zukünftige Bräutigam anwesend. Sie haben auch keine Kenntnis über die Verlobung. Er absolviert gerade seine Wehrpflicht.

Nach der Verlobung gestattet der Vater seiner Tochter Briefwechsel und Telefonate mit ihrem zukünftigen Mann. Sie lernen sich jedoch erst ein Jahr später persönlich kennen, als Frau Tuna mit ihrer Familie für die Hochzeit in die Türkei reist. Im Urlaub verbringt sie vor der Hochzeit mit Vergnügen viel Zeit mit ihrem Verlobten. Dies ändert jedoch nichts an der Tatsache, dass sie gegen ihren Willen verheiratet wird.

Frau Tuna: »Ondan sonra beni kesilecek koyunmuş gibi gelinliği giydirdiler, altınları taktılar.« (Familiengeschichtliches Gespräch)

Frau Tuna: <Danach haben sie mir wie ein Opferschaf ein Hochzeitskleid angezogen und mir Gold angehängt.> (Familiengeschichtliches Gespräch)

In ihrem Satz fällt vor allem ihre Wahrnehmung anderer von ihr auf: Denn sie wird von anderen als Objekt betrachtet und auf den Status eines »Opferschafes« reduziert. Ihr wird nämlich das Hochzeitskleid angezogen und ihr wird Gold angehängt, wie bei einem Opferschaf. Dies betont die Verletzung ihres Selbstbestimmungsrechts und ihrer Autonomie. Über eine sehr wichtige Entscheidung in ihrem Leben selbst zu bestimmen, wird ihr verwehrt. Stattdessen wird von ihr erwartet, dass sie sich der Entscheidung anderer beugt. Somit heiratet Frau Tuna im Sommer 1984. Nach der Hochzeit verbringt sie die restliche Zeit der Sommerferien zusammen mit ihrem Mann im Heimatdorf in der Türkei. Danach kehrt sie mit ihren Eltern nach Deutschland zurück.

Wo wohnt das Ehepaar?

Frau Tuna erwähnt nichts von einer Idee, nach der Hochzeit in die Türkei zurückzukehren und dort zu leben. Stattdessen erzählt sie, dass sie ihren Mann zunächst aufgrund bürokratischer Hindernisse nicht nach Deutschland hat holen können. Außerdem berichtet Frau Tuna, dass sie während ihrer Ehe jahrelang die Familie ihres Ehemannes in der Türkei finanziell unterstützt, indem sie ihr regelmäßig Geld schickt. Dies lässt vermuten, dass die Ehe von Herrn Tuna mit einem verwandten Mädchen aus Deutschland auch aus finanziellen Gründen für seine Herkunftsfamilie attraktiv erschien. Dies deutet aber auch darauf hin, dass von Anfang an angedacht war, dass das Ehepaar in Deutschland lebt. Jedoch kann der Ehemann von Frau Tuna erst zwei Jahre nach der Hochzeit und nur im Rahmen einer Familienzusammenführung nach Deutschland einreisen. Dafür muss Frau Tuna jedoch zunächst eine feste Arbeitsstelle vorweisen, um zu garantieren, dass sie durch ein geregeltes Eigeneinkommen den Unterhalt ihres Mannes gewährleisten kann.

Welcher Beschäftigung geht Frau Tuna nach?
Frau Tuna besitzt keine guten Voraussetzungen für die Ausübung eines qualifizierten Berufes. Nach der Verlobung bricht sie die Schule ab, ohne einen Abschluss gemacht zu haben. Außerdem stellt sie zu diesem Zeitpunkt fest, dass sie schwanger ist. Das heißt, sie ist in einer ungünstigen Situation, um ihre Schulbildung fortzusetzen, einen Schulabschluss zu erlangen und um eine Arbeitstätigkeit aufzunehmen. Während der Schwangerschaft wohnt sie weiterhin bei ihren Eltern und bringt schließlich einen Jungen zur Welt. Ihrem Sohn gibt sie den Namen Umut, der so viel wie »Hoffnung« bedeutet. Selbige spiegelt sich in ihrem Neugeborenen wider und impliziert ihren Wunsch, dass die schwierige Situation, in der sie sich befindet, enden möge. Nach der Geburt von Umut mietet Frau Tuna eine Wohnung, die eine Etage über der Wohnung ihrer Schwester liegt sowie in derselben Straße wie die Wohnung ihrer Eltern.

Nun muss Frau Tuna als 19-jährige alleinstehende Mutter arbeiten, um ihren Mann, mit dem sie gegen ihren Willen verheiratet wurde, nach Deutschland zu holen. Sie hat keinen Schulabschluss oder eine sonstige berufliche Qualifikation und muss außerdem für die Betreuung ihres Sohnes sorgen.

> Frau Tuna: »Onu bakıma verdim. Beş aylıktı Umut daha. Hiç tanımadığım birisine.« (Familiengeschichtliches Gespräch)

> Frau Tuna: <Ich habe ihn zur Betreuung gegeben. Umut war erst fünf Monate alt. Jemandem, den ich gar nicht kannte.> (Familiengeschichtliches Gespräch)

In der Familie sind nicht nur Männer berufstätig, ihre Mutter und ihre Schwester arbeiten auch in einer Fabrik. Deshalb ist niemand in der Familie verfügbar, der sich um Umut kümmern könnte, während Frau Tuna arbeitet. Sie organisiert eine Frau für die Betreuung ihres fünf Monate alten Säuglings aus der Nachbarschaft, die sie jedoch noch gar nicht kennt.

Frau Tuna erzählt, dass sie versucht, allen möglichen Beschäftigungen nachzugehen, um ihren Mann möglichst schnell nach Deutschland holen zu können. Zunächst ist sie als Saisonarbeiterin in einer Metzgerei tätig. Nachdem sie entlassen wird, fängt sie an, in einer Fabrik zu arbeiten. Hier arbeitet sie etwa sechs Monate. Danach nimmt sie eine Tätigkeit in einer Wäscherei auf, in der sie eineinhalb Jahre tätig ist. Nachdem ihr Mann nach Deutschland gekommen ist, überträgt sie ihre Arbeitserlaubnis auf ihn und sie selbst arbeitet ohne Papiere in privaten Haushalten als Putzfrau.

Herr Tuna kommt nach Deutschland

Frau Tuna erzählt, dass sie aufgrund der Schwangerschaft nicht sofort anfangen kann zu arbeiten und deshalb ihren Mann erst zwei Jahre nach der Hochzeit nach Deutschland holen kann, obwohl er eigentlich bereits ein Jahr später hätte einreisen können. Genauso wie in der Zeit zwischen der Verlobung und der Hochzeit halten die Ehepartner auch in den zwei Jahren, bis Herr Tuna nach Deutschland einreist, ausschließlich über Briefwechsel Kontakt. Während dieser Zeit kann Frau Tuna aufgrund der Schwangerschaft und ihrer Tätigkeiten nur ein paar Mal in die Türkei reisen.

Herr Tuna kommt 1987 endgültig nach Deutschland. Der Schwager von Frau Tuna hilft ihm, eine Tätigkeit in einer Fabrik zu finden, in der auch er selbst tätig ist. Hier arbeitet Herr Tuna 19 Jahre – bis zu einer der Trennungen des Ehepaares. Im Vergleich zu den anderen Trennungen dauert diese Trennung ziemlich lange, circa zwei Jahre. Er zieht zu seiner Schwester, die ebenfalls in Deutschland lebt, knapp 600 km entfernt von der Stadt, in der Familie Tuna wohnt.

Die Ehe von Frau und Herrn Tuna verläuft sehr konfliktreich. Die Auseinandersetzungen zwischen dem Ehepaar gehen so weit, dass Herr Tuna gegenüber seiner Ehefrau und seinem Sohn handgreiflich wird.

Hülya vermutet als Grund für die problematische Ehe ihrer Eltern einen Kulturschock ihres Vaters. Es ist anzunehmen, dass Herr Tuna durch seine Auswanderung nach Deutschland in eine schwierige Situation geraten ist. Denn er reist nicht nur in ein fremdes Land mit einer fremden Sprache und Kultur, er begegnet auch seiner Familie, bei deren Gründung er kaum beteiligt gewesen ist. Er beginnt mit einer Frau zusammenzuleben, die er bis zum jetzigen Zeitpunkt kaum gesehen und die er nur über ihren Briefverkehr kennengelernt hat. Auch lernt er sein erstes Kind kennen, dessen Geburt und bisherige Entwicklung er nicht miterleben konnte. Vielleicht ist dies einer der Gründe, warum Vater und Sohn sich nie verstehen gelernt haben.

Das soziale Umfeld von Herrn Tuna besteht aus türkeistämmigen Freunden, mit denen er in der gleichen Fabrik arbeitet. Durch seine Freunde tritt er in eine Religionsgemeinschaft ein. Obwohl Herr Tuna davor kein praktizierender Muslim gewesen ist, erfüllt er nach dem Eintritt in diese Religionsgemeinschaft nicht nur die religiösen Grundpflichten, er verrichtet auch die von dieser Gemeinschaft vorgeschriebenen Gebete.

1989 kommt das zweite Kind Hülya und 1993 Tuba und ihre Zwillingsschwester zur Welt. Die Zwillinge haben eine angeborene, genetisch vererbte Stoffwechselkrankheit. Die Behandlung der Krankheit dauert lebenslang an und

die regelmäßige Einnahme der Medikamente und die engmaschige Kontrolle
sind lebensnotwendig für die Betroffenen. Durch die Krankheit sind die Zwillinge anfälliger für Infektionen. Deshalb verbringen sie einen großen Teil ihres
ersten Lebensjahres im Krankenhaus. Während eines von Tubas Krankenhaus-
aufenthalten entwickelt sich bei ihrer Schwester ein starkes Fieber und trotz aller
Bemühungen stirbt das Baby.

Der Tod ihres Kindes bedeutet für Frau Tuna einen Zusammenbruch und den
Beginn einer schwierigen Zeit, zumal sie von ihrem Ehemann nicht den er-
warteten Trost bekommt.

> Frau Tuna: »Hani öyle bir durumda normalinde insan birbirine sarılır ağlar. [...] Bizim
> öyle bir şeyimiz olmadı.«
> Interviewerin: »Nasıl oldu peki?«
> Frau Tuna: »O arkadaşlarını çağırırdı fabrikadan eve ... Sohbet şey Kuran okunurdu.«
> [...]
> Frau Tuna: »O beni suçladı, ben onu.«
> Interviewerin: »Neden?«
> Frau Tuna: »Vaktinde zamanında vermedin hapını diye.«
> [...]
> Frau Tuna: »Biz zaten kavga etmeye bir sebep, kediyle köpek gibi arıyorduk. Aha bir
> sebebimiz daha olmuştu.« (Familiengeschichtliches Gespräch)

> Frau Tuna: <Normalerweise umarmt man sich in einer solchen Situation und weint
> zusammen. [...] So etwas hatten wir nicht.>
> Interviewerin: <Wie war es dann?>
> Frau Tuna: <Er lud seine Freunde von der Fabrik nach Hause ein. Sie haben sich [über
> religiöse Themen] unterhalten und den Koran rezitiert.>
> [...]
> Frau Tuna: <Er hat mich beschuldigt und ich ihn.>
> Interviewerin: <Warum?>
> Frau Tuna: <Dass man die Tablette nicht rechtzeitig gegeben hat.>
> [...]
> Frau Tuna: <Wir suchten sowieso einen Grund zum Streit, wie Hund und Katze. Da
> hatten wir noch einen Grund.> (Familiengeschichtliches Gespräch)

Frau Tunas Aussage verdeutlicht, dass das Ehepaar sich durch den Tod des
Zwillings weiter voneinander entfernt. Herr Tuna vertieft nach diesem Ereignis
seine neu beginnende religiöse Lebensweise und verbringt immer mehr Zeit mit
seinen »Glaubensbrüdern«. Er nimmt häufiger an ihren Treffen teil und seine
spirituellen Praktiken nehmen so viel Zeit in Anspruch, dass ihm nur wenig bis
gar keine mehr für seine Familie bleibt. Es ist anzunehmen, dass Herr Tuna
durch die Religionsgemeinschaft versucht, seine Einsamkeit in der Fremde zu
stillen und Frieden, welchen er in seiner Familie nicht finden kann, dort zu
suchen. Aber durch seine Flucht steigt die Intensität der Streitigkeiten zwischen
dem Ehepaar und sie vertieft ihre Entfremdung.

Inzwischen nimmt auch Frau Tuna eine religiöse Lebensweise an. Sie beginnt, das tägliche Pflichtgebet regelmäßig zu verrichten und, so wie auch ihre Schwestern, ein Kopftuch zu tragen. Sie berichtet, dass ihr Mann darauf keinen Einfluss gehabt hat. Zudem kritisiert sie die Art der religiösen Lebensführung ihres Mannes, nämlich die Tatsache, dass Frömmigkeit nicht nur daraus besteht, spirituelle Praktiken auszuführen und den Koran zu rezitieren. Auch Frau Tunas Änderung der Lebensweise führt nicht zu einem besseren Verhältnis in ihrer Ehe und die Gewalt von Herrn Tuna endet nicht. Kurz nach dem Tod des Zwillings trennt sich das Ehepaar zum ersten Mal.

1997 und 2000 bekommt das Ehepaar zwei weitere Söhne. Bei diesen Schwangerschaften fordert Herr Tuna von seiner Frau, überraschend für einen religiösen Menschen, abzutreiben, mit der Begründung ihrer hohen Kinderzahl. Frau Tuna akzeptiert diese Forderung nicht und bringt ihre beiden Kinder zur Welt.

Zur Kinderzahl

Obwohl die Ehe von Frau und Herrn Tuna immer durch Konflikte geprägt ist und sie sich mehrmals trennen, wird Frau Tuna insgesamt fünf Mal schwanger und bringt sechs Kinder zur Welt. Diese nicht zu unterschätzende Zahl an Kindern lässt vermuten, dass die Familie traditionell-konservativ eingestellt ist.

Für die relativ hohe Kinderzahl können weitere Annahmen aufgestellt werden:

Die erste Annahme ist, dass es dem Ehepaar an verhütungstechnischem Wissen mangelt und sie Kinder bekommen, ohne diese geplant zu haben. Wenn in Betracht gezogen wird, dass Frau Tuna in Deutschland aufgewachsen ist und deutsche Bildung genossen hat, kann allerdings davon ausgegangen werden, dass sie über das Thema aufgeklärt ist. Daher ist diese erste Annahme auszuschließen.

Frau Tuna berichtet im Einzelinterview, dass ihre Heirat keine Liebesehe gewesen ist, aber sie trotzdem glücklich sein könnte. Daher ist anzunehmen, dass Frau Tuna die Kinder als eine Art Bindeglied zwischen ihr und ihrem Mann ansieht und durch sie versucht, eine familiäre Einheit aufzubauen, die auch die eheliche Beziehung verbessert. Als Umut geboren wird, ist Herr Tuna noch in der Türkei und er begegnet seinem Sohn erst, als dieser ein Jahr alt ist. Frau Tuna erzählt, dass die Beziehung zwischen dem Vater und dem Sohn nie gut gewesen ist und Herr Tuna ihn als Sohn bis heute nicht akzeptiert. Wenn diese Annahme zutreffen sollte, könnte Frau Tuna hoffen, dass dadurch, dass ihr Mann ihre anderen Schwangerschaften sowie die Geburten seiner weiteren Kinder miterlebt, eine gute Voraussetzung für eine bessere Beziehung zwischen dem Ehepaar gegeben ist.

In diesem Zusammenhang könnte das Geschlecht der geborenen Kinder auch für ihre Intention von Bedeutung sein. Frau Tuna betont im familiengeschichtlichen Gespräch, dass Männer in ihrer Heimatregion auf männlichen Nachwuchs sehr großen Wert legen. Nach Umut ist das zweite Kind ein Mädchen und es kommt 1989 auf die Welt. Für die dritte Schwangerschaft könnte also die Annahme aufgestellt werden, dass Frau Tuna durch die Geburt eines zweiten männlichen Kindes den Wunsch ihres Mannes nach einem Sohn erfüllen würde, was durch die Geburt des ersten Kindes Umut nicht gelungen ist.

Bei der dritten Schwangerschaft kommen jedoch Zwillingstöchter zur Welt. Nach dem Tod eines Zwillings erreichen die Auseinandersetzungen zwischen dem Ehepaar ihren Höhepunkt und das Ehepaar trennt sich zum ersten Mal. Nach ungefähr einem Jahr kommen sie wieder zusammen. Die Geburt des fünften Kindes, drei Jahre nach dem Tod des Zwillings, könnte als Neuanfang für das Ehepaar interpretiert werden. Es ist davon auszugehen, dass das fünfte Kind das Verstorbene ersetzen soll und somit seine Geburt der Verarbeitung des Verlustes dient. Aufgrund seines männlichen Geschlechts könnte er auch die Position und Relevanz des ersten Sohnes einnehmen. Es kann also angenommen werden, dass die oben genannte Intention durch die Geburt des fünften Kindes erreicht ist.

Das Ehepaar bekommt aber zwei Jahre später noch ein weiteres Kind. Das fünfte Kind leidet unter derselben Krankheit wie die Zwillinge. Im familiengeschichtlichen Gespräch berichtet Frau Tuna, dass ihre Eltern drei Söhne bekommen hätten, die im Säuglingsalter an einer Krankheit gestorben wären. Nach dem Tod des Zwillings stellt der behandelnde Arzt auf Grundlage einer umfangreichen Familienanamnese fest, dass die Brüder von Frau Tuna an derselben Krankheit verstorben sind. Es kann also vermutet werden, dass Frau Tunas Befürchtung, sie würde ihr fünftes Kind ebenso verlieren wie ihre Brüder und ihre Zwillingstochter, ihr Anlass gegeben hat, ein weiteres Kind zu zeugen.

Aus der Perspektive von Herrn Tuna betrachtet, würde davon ausgegangen werden, dass diese Annahmen auch für ihn gelten. Frau Tuna berichtet jedoch, dass Herr Tuna bei ihren letzten zwei Schwangerschaften versucht habe, sie zu einer Abtreibung zu drängen. Als Grund für Herrn Tunas Haltung bezüglich der Abtreibung der weiteren Kinder könnte seine Befürchtung herangezogen werden, dass die Erbkrankheit, die Schuld am Tod des Zwillings gewesen ist, nun auch bei den anderen Kindern auftreten könnte. Er würde ein erneutes trauriges Erlebnis vermeiden wollen. Denn dies würde nicht nur bedeuten, noch ein weiteres Kind zu verlieren, dies würde auch zusätzliche Konflikte in die ohnehin bereits problembehaftete Ehe bringen. Wenn man bedenkt, dass der Tod des Zwillings zur ersten Trennung in der Ehe geführt hat, ist die Befürchtung, dass die Ehe mit dem Tod von einem weiteren Kind komplett zerbricht, nachvollziehbar. Aus welcher Motivation heraus er diese Forderung aber auch stellt, sie deutet darauf hin, dass seine Einstellung und seine Lebensweise sich nicht unbedingt nach dem orthodoxen Islam richten, obwohl er sich als praktizierender Muslim versteht.

Es existieren unter den islamischen Gelehrten verschiedener Rechtsschulen unterschiedliche Meinungen darüber, unter welchen Bedingungen ein Schwangerschaftsabbruch erlaubt sein kann, diese werden kontrovers diskutiert. Ausgehend von den Koranversen 6:151 und 17:31 besteht ein Konsens darüber, dass ein Schwangerschaftsabbruch aus islamischer Sicht im Regelfall verboten ist (vgl. Fadlallah 2008, S. 41 ff.). Im Fall des Ehepaares Tuna kann keine ausreichende Begründung erkannt werden, die diese Regel außer Kraft setzen würde. Herr Tuna, so gibt Frau Tuna an, habe diese Entscheidung ganz alleine getroffen und sie ausschließlich mit der hohen Kinderzahl begründet, ohne die Meinung eines Rechtsgelehrten dazu einzuholen, was von einem praktizierenden Muslim jedoch zu erwarten gewesen wäre.

7.2.4 Stellung der einzelnen Familienmitglieder in der Familie

Umut

Der älteste Sohn Umut macht nach dem Fachabitur eine Ausbildung zum Klempner. Frau Tuna legt große Hoffnungen in ihn. Gerade mit ihm erlebt sie einen großen Konflikt. Als er 18 Jahre alt wird, möchte Frau Tuna ihn mit einem Mädchen aus ihrer Verwandtschaft verheiraten und verlobt ihn. Ein Jahr nach der Verlobung löst er diese wieder auf. Währenddessen werden seine Alkoholprobleme der Familie bewusst. Er zieht von zu Hause aus und lebt mit einem deutsch-türkischen Mädchen zusammen. Das führt zu einer heftigen Krise, in deren Folge er das Elternhaus verlässt und zwei Jahre lang keinen Kontakt zu seiner Familie hat.

Der Vater seiner Freundin ist ein türkeistämmiger Alevit. Ihre Mutter, die deutschstämmig ist, wird infolge eines Verkehrsunfalles pflegebedürftig und seitdem wird sie in einem Pflegeheim versorgt. Umuts Freundin hat einen älteren Bruder und eine jüngere Schwester. Nach dem Unfall ihrer Mutter heiratet ihr Vater eine türkisch-alevitische Frau. Aus dieser Ehe gehen eine Tochter und ein Sohn hervor.

Zum Zeitpunkt der Interviews hat sie aus ihrer Familie nur Kontakt zu ihrer Mutter und ihrer jüngeren Schwester, die in einem Heim aufgewachsen ist. Ihre Mutter sei katholisch, ihr Vater und ihr älterer Bruder seien Aleviten, ihre jüngere Schwester sei Atheistin, die zweite Ehefrau ihres Vaters und ihr Halbbruder seien den Zeugen Jehovas beigetreten. Sie selbst nimmt, als deutsch-alevitisches Mädchen, nachdem sie Umut kennenlernt, die Glaubensform des sunnitischen Islams an.

Umut rechnet unter anderem aufgrund der oben beschriebenen familiären Situation seiner Freundin mit einer Ablehnung seiner Familie und verheimlicht zunächst das Zusammenleben mit ihr. Er verlässt das Elternhaus und bricht den Kontakt zu seiner Familie ab. Drei Monate später versöhnt er sich mit seiner Familie und seine Freundin wird als zukünftige Schwiegertochter anerkannt. Frau Tuna organisiert zur Versöhnung ein Treffen mit dem Vater des Mädchens. Jedoch verzeiht der Vater seiner Tochter nicht, dass sie einen sunnitischen Mann heiraten möchte. Seitdem haben beide keinen Kontakt mehr zueinander.

Das junge Paar zieht in die Nähe von Umuts Familie. Bis zu Hülyas Verlobung mit dem Cousin mütterlicherseits hat das Paar einen sehr engen Kontakt zu der Familie. Da Umut denkt, dass seine Schwester Hülya zu jung für eine Heirat ist und sie dazu gedrängt wird, wendet er sich dagegen. Die Beziehung zu seiner Mutter verschlechtert sich erneut. Nachdem er den Bräutigam jedoch kennenlernt, ändert sich seine Ansicht und auch die Beziehung zu seiner Mutter bessert sich. Gegenwärtig wohnt er in derselben Straße wie seine Mutter und seine Geschwister. Sie pflegen einen sehr engen Kontakt zueinander.

Hülya
Die älteste Tochter heiratet 2007 mit 18 Jahren ihren Cousin mütterlicherseits, der 22 Jahre alt ist. Obwohl ihr Mann zur Verwandtschaft gehört und es viele Ähnlichkeiten zwischen ihr und ihrer Mutter bezüglich der Heirat gibt, ist ihre Ehe, im Unterschied zu der ihrer Eltern, keine arrangierte, sondern eine Liebesehe. Nach der Verlobung bricht sie, genau wie ihre Mutter, die Schule ab, als sie die 9. Klasse der Hauptschule besucht. Um ihren Mann nach Deutschland holen zu können, muss sie, ebenso wie ihre Mutter, den Lebensunterhalt alleine sicherstellen können. Deshalb fängt sie nach der Hochzeit an in einer Fabrik zu arbeiten.

Ein Jahr später kommt ihr Mann nach Deutschland und nimmt eine Tätigkeit als Bauarbeiter bei einem Bauunternehmen auf. Das Ehepaar mietet eine Wohnung in der Nähe von Hülyas Eltern. Ihr Plan ist es, dass Hülya ihren Schulabschluss nachholt, nachdem ihr Mann angefangen hat zu arbeiten. Zwei Monate nach seiner Einreise verstirbt er jedoch bei einem Verkehrsunfall. Dieses Ereignis können Hülya und ihre Mutter nicht verkraften und sie geraten in einen Zustand der Depression. Die beiden begeben sich in eine psychotherapeutische Behandlung. Nach dem Tod ihres Mannes kehrt die Tochter in die Wohnung ihrer Eltern zurück.

Nach der Krankheit ihrer Mutter übernimmt sie die Rolle des Oberhauptes in der Familie. Gegenwärtig wohnt sie weiterhin mit ihrer Mutter und ihren Geschwistern zusammen. Sie kann sich nicht vorstellen, einer Ausbildung oder einer beruflichen Tätigkeit nachzugehen. Dies könne ihre Mutter nicht ertragen. Sie ist wie eine alleinstehende Mutter, die ihre Familie versorgt. Sie übernimmt dabei die komplette Verantwortung für alle familiären Angelegenheiten und behandelt ihre Geschwister so, als wären sie ihre eigenen Kinder.

Tuba

Tuba ist die Zwillingsschwester der verstorbenen Tochter und leidet auch an derselben Krankheit wie sie und ihr jüngerer Bruder. Sie hat zusätzlich eine Art Entwicklungsstörung und fängt erst mit drei Jahren an zu sprechen, weshalb sie auf die Sonderschule geschickt wird. Später schafft sie es auf die Hauptschule zu wechseln. Zum Zeitpunkt der Interviews macht sie gerade ihren Hauptschulabschluss und möchte danach eine Ausbildung zur Verkäuferin machen.

Zum Zeitpunkt der Interviews besuchen die jüngsten Söhne die Hauptschule. Hülya redet stets als »Kinder« über sie. Sie sind, genau wie ihre Mutter, Familienmitglieder, die es zu pflegen und zu schützen gilt. Nach der Krankheit ihrer Mutter weigern sie sich zunächst zur Schule zu gehen. Dies dauert circa sechs Monate an, danach normalisiert sich die Situation.

7.2.5   Entwicklung der Fallstrukturhypothese

7.2.5.1 Familiengrenzen

Beziehungen zur Herkunftsfamilie und zur Verwandtschaft
Wie bei Frau Tunas Eltern, so kann auch bei Familie Tuna selbst der starke Wunsch erkannt werden, die eigenen Kinder innerhalb der Verwandtschaft zu verheiraten. Selbst Frau Tuna, die zu einer verwandtschaftlichen Ehe gezwungen worden ist und keine glückliche Ehe führen konnte, besteht darauf, dass ihr ältester Sohn die Tochter eines Verwandten heiratet. Außerdem befürwortet sie die Heirat von Hülya mit dem Sohn ihrer älteren Schwester. Es ist davon auszugehen, dass auch in der zweiten Generation diese Tradition der Familie, verwandtschaftliche Ehen zu schließen, fortgeführt wird. Dies soll wahrscheinlich zur Stärkung der familiären Bindungen und der Solidarität zwischen den Familienmitgliedern beitragen.

Frau Tuna und ihre Kinder haben gute Beziehungen zur Herkunftsfamilie und zur Verwandtschaft – mit Ausnahme von zwei Geschwistern. Aufgrund von Erbschaftsproblemen hat sie zu ihrem jüngeren Bruder, wie die anderen Schwestern auch, keinen Kontakt. Die Beziehung zu der Schwiegermutter ihrer Tochter Hülya wird nach dem Tod ihres Mannes brüchig, da diese Hülya und ihre Mutter für die Auswanderung ihres Sohnes nach Deutschland und schließlich auch für seinen Tod verantwortlich macht. Trotzdem versucht Hülya die Beziehung zu der Familie ihres verstorbenen Mannes fortzuführen.

Auch nach der Scheidung von Frau und Herrn Tuna haben die Kinder regelmäßig telefonisch Kontakt zu ihrem Vater. Er besucht seine Ex-Frau und seine Kinder zu Hause. Die Beziehung zu der Familie von Herrn Tuna ist nicht stark ausgeprägt. Die Kinder nehmen nur telefonisch Kontakt zu ihrer Großmutter und anderen Verwandten väterlicherseits auf.

Frau Tuna und ihre Kinder pflegen einen guten Kontakt zum ältesten Sohn Umut und seiner Familie. Seine Frau wird als Schwiegertochter akzeptiert, ohne ihre Herkunft zu problematisieren. Dies könnte von besonderer Bedeutung sein, da Frau Tuna sich für ihn eine andere Ehepartnerin aus der Verwandtschaft gewünscht hat. Sie besuchen Frau Tuna fast jeden Tag und die Familie übernimmt zeitweise die Betreuung von Umuts Kindern.

Nach der Krankheit ihrer Mutter fühlt sich Hülya von ihren Verwandten allein gelassen: Sie würden nur zu Besuch kommen und sich nicht ernsthaft um ihre Mutter kümmern.

Beziehung zur ethnischen Community

Die Familie hat ziemlich intensiven Kontakt zu Freunden, Bekannten und zu Personen aus der Moscheegemeinde. Herr Tuna pflegt enge Kontakte zu seinen türkeistämmigen Arbeitskollegen, mit denen er auch befreundet ist. Er tritt später einer Art Religionsgemeinschaft beziehungsweise einer Ordensform bei. Durch diese Religionsgemeinschaft hat er intensive Kontakte zu anderen Türken. Frau Tuna und die Kinder haben auch mehrere Freunde türkischer Herkunft.

Beziehung zu Einheimischen

Sie ist im Vergleich zur ethnischen Community als weniger ausgeprägt zu betrachten. Aber Frau Tuna hat unter anderem auch eine russische und eine deutsche Freundin, zu denen sie einen engen Kontakt pflegt. Die Kinder haben, wenn auch wenige, deutsche Freunde.

Beziehung zu Institutionen

Frau Tuna besitzt sehr gute Deutschkenntnisse und kennt sich in Deutschland sehr gut aus. Um ihren Mann nach Deutschland holen zu können, sucht sie selbstständig nach einer Beschäftigung und erledigt alle bürokratischen Angelegenheiten. Dabei bereitet ihr der Schriftverkehr keine Schwierigkeiten. Da ihr Mann der deutschen Sprache nicht mächtig ist, erledigt sie auch seine Angelegenheiten bei unterschiedlichen Institutionen. Sie begleitet ihn beispielsweise zu Behörden oder zum Arzt.

Durch ihre Erfahrungen – sowohl mit als auch ohne Kopftuch – merke sie, dass sie in Institutionen unterschiedlich wahrgenommen wird. Sie stellt jedoch fest, dass die korrekte und akzentfreie Verwendung der deutschen Sprache entscheidend dafür ist, in deutschen Institutionen ernst genommen zu werden.

In der Kommunikation mit Institutionen nimmt Frau Tuna eine unvoreingenommene Haltung ein. Beispielsweise zeigt sie sich mit der Empfehlung der Schule einverstanden, Tuba nicht auf die Regelschule zu schicken. Dies sollte nicht als Frau Tunas Schwäche, sie würde sich nicht ausreichend für ihre Tochter einsetzen, ausgelegt werden. Vielmehr deutet ihre Haltung auf einen durchaus verantwortungsbewussten Umgang mit den Bildungsfragen ihrer Kinder hin.

Ihre älteste Tochter Hülya kommt auch mit institutionellen Angelegenheiten gut zurecht. Wenn sie Hilfe braucht, kontaktiert sie die zuständigen Dienststellen. Als die Pflegestufe bei ihrer Mutter auf I reduziert wird, nimmt sie zum Beispiel direkt Kontakt mit der Sozialarbeiterin auf, die sie im Krankenhaus hinsichtlich der Pflegeversicherung beraten hatte. Sie nimmt ihren Rat an und lässt sich von einem unabhängigen Patientenverein helfen.

Hülya pflegt auch Kontakte zur Moschee und bittet den Imam (Vorbeter) um Unterstützung. Für Hülya spielen die Moschee und der Imam im Rahmen der Krankheitsbewältigung eine sehr wichtige Rolle. Vor den Eingriffen, die lebensbedrohliche Folgen haben könnten, spendet sie in der Moschee beziehungsweise lässt sie Tiere opfern. Der Imam tritt in diesem Fall als Vertrauensperson auf und organisiert ihre Spenden. Sie bittet die Moscheegemeinde um Bittgebete und lässt den Koran rezitieren, denn sie erhofft sich dadurch die Heilung ihrer Mutter.

7.2.5.2 Organisation der Familie

Die Erzählungen von Frau Tuna, ihr Vater habe sie gegen ihren Willen verlobt und man habe sie auf die Hochzeit wie ein Opferschaf vorbereitet, deutet auf eine Familienorganisation hin, in der der Ehemann die alleinige Autorität besitzt und die Unterwerfung der Frau selbstverständlich ist.

Nach der Hochzeit kommt Frau Tuna ohne ihren Mann nach Deutschland und lebt weiter bei ihren Eltern. Kurz nach der Geburt ihres Kindes Umut beginnt sie zu arbeiten und zieht aus dem Elternhaus aus. Ihre Wohnung ist im gleichen Haus wie die ihrer Schwester, das sich in der Straße befindet, in der auch ihre Eltern leben. Hier führt sie nun ihren eigenen Haushalt. Es ist davon auszugehen, dass die neue Wohn- und Arbeitssituation für Frau Tuna und auch für die Organisation der neu gegründeten Familie bedeutsame Folgen haben wird. Dies ist nämlich der Anfang eines unabhängigen Lebens für Frau Tuna, das sie ohne ihren Mann, aber zusammen mit ihrem Kind, führt. Obwohl sie verheiratet sind, müssen sie getrennt leben und somit ist die Familie bereits bei ihrer Gründung zerrissen.

Als Herr Tuna nach Deutschland kommt, sind sie bereits zwei Jahre verheiratet und seine Frau ist eine berufstätige und alleinerziehende Mutter. Während der ersten zwei Jahre der Ehe entwickelt sich Frau Tuna zu einer selbstständigen Frau und bildet mit ihrem Kind eine Familie, in der sie die Position des Oberhauptes einnimmt. Herr Tuna kennt niemanden außer der Familie seiner Frau in Deutschland. Hinzu kommen der Kulturschock, die Sprachbarriere im Aufnahmeland, seine Position in der Großfamilie und in der ethnischen Community als »Heiratsmigrant«. Er hat selbst keine Arbeitserlaubnis und darf deshalb zuerst nicht arbeiten. Das heißt, er ist nicht nur aufgrund der Sprachschwierigkeiten, sondern auch aus aufenthaltsrechtlichen und finanziellen Gründen auf seine Frau angewiesen. Zwar überträgt Frau Tuna ihm ihre Arbeitserlaubnis, aber sie arbeitet weiterhin und trägt ihren Teil zum Lebensunterhalt bei.

Die beschriebene Ausgangslage bietet Herrn Tuna keine günstigen Voraussetzungen für eine Autoritätsausübung in der Familie. Herr Tuna beansprucht jedoch in der Familie eine autoritäre Rolle. Angefangen bei den finanziellen Angelegenheiten möchte er alles selbst bestimmen und erwartet Gehorsamkeit von seiner Frau und seinen Kindern. Es ist davon auszugehen, dass Frau Tuna als eine selbstständige und überlegene Ehefrau die Erwartungen ihres Mannes nicht erfüllt. Wie Hülya im familiengeschichtlichen Gespräch ausdrückt, habe Frau Tuna immer das letzte Wort.

Die traditionell-konservative Familienorganisation, ihre Fähigkeiten und daraus erwachsenen Aufgaben und Verantwortungen bei der Repräsentation der Familie sind die wichtigen Gründe für die überlegene Position von Frau Tuna gegenüber ihrem Mann. Wie in einer durchschnittlich traditionell-konservativ eingestellten Familie gilt es wahrscheinlich auch in dieser Familie als selbstverständlich, dass die Ehefrau für die inneren Angelegenheiten der Familie als ihr grundsätzlicher Verantwortungsbereich zuständig und sie dort in erster Linie entscheidungsberechtigt ist. Dazu gehören vor allem die Angelegenheiten der Kinder, die von der Erziehung über die Schule bis zu ihrer Ehe reichen. Ein weiterer Bereich, in dem sie ihre Autorität ausüben kann, entsteht durch ihre Sprachkenntnisse und ihr Wissen über die Kultur und die Lebensweise in Deutschland.

Die Streitigkeiten zwischen dem Ehepaar finden kein Ende. Trotz der ungünstigen Bedingungen versucht Herr Tuna durch Gewalt in der Familie Autorität auszuüben. Außerdem kann Herr Tuna zu seinem Sohn, der während seiner Abwesenheit geboren wird, keine gute Beziehung aufbauen. Zwar hat er auch Probleme mit seinen anderen Kindern, aber mit Umut sind die Streitigkeiten am stärksten. Er ist genauso wie seine Mutter der Gewalttätigkeit seines Vaters ausgesetzt.

Innerhalb ihrer 28-jährigen Ehe trennt sich das Ehepaar insgesamt fünf Mal. Bei der ersten Trennung zieht Herr Tuna in die Wohnung der Schwester von Frau

Tuna und lebt hier anderthalb Jahre. Währenddessen haben Frau Tuna und die Kinder keinen Kontakt zu ihm und zu der Familie ihrer Schwester. Bei der nächsten Trennung verlässt Frau Tuna die gemeinsame Wohnung zusammen mit ihren Kindern. Bis auf diese Trennung zieht immer Herr Tuna aus. Jedes Mal, wenn sich das Ehepaar trennt, ist Herr Tuna alleine und Frau Tuna mit ihren Kindern zusammen. Hier ist das anfängliche Bild von der zerrissenen Familie wiederzuerkennen: Auf der einen Seite ist Frau Tuna mit den Kindern und auf der anderen Seite ist Herr Tuna auf sich allein gestellt.

Frau Tuna und ihr Mann können während ihrer Ehe nie eine Einheit bilden. Als Frau Tuna den letzten Schlaganfall erleidet, befinden sie sich wieder in einer Trennungsphase. Dies ist die fünfte und letzte Trennung des Ehepaares, die mit einer Scheidung endet.

Die Scheidung des Ehepaares und der Schlaganfall von Frau Tuna überschneiden sich. Dies bedeutet, dass eine komplette Neuorganisation in der Familie notwendig ist, und zwar nicht nur für die Sicherstellung der Versorgung von Frau Tuna, sondern auch für den Zusammenhalt der Familie nach der Scheidung. Führen wir die Eingangssequenz des familiengeschichtlichen Gespräches vor Augen, so wird deutlich, dass in der Neuorganisation die Rolle des Familienoberhauptes mit allen Zuständigkeiten und Verantwortungen auf die älteste Tochter Hülya übertragen wird. Sie besitzt ähnliche Fähigkeiten wie ihre Mutter und dies bietet gute Voraussetzungen, um ihre Berechtigungen und die Autorität zu übernehmen, damit sie ihre Aufgaben erfüllen kann. Dabei betrachtet sie ihre vier Jahre jüngere Schwester als ihre wichtigste Partnerin. Es ist anzunehmen, dass die beiden Schwestern die Rolle der Eltern in der neu organisierten Familie übernehmen.

7.2.5.3 Kommunikationsprozesse

Die Erzählungen machen den Eindruck, dass Probleme oder unangenehme Angelegenheiten in der Familie nicht offen angesprochen werden. Beispielsweise berichtet Hülya, dass die Kinder von den Eheproblemen ihrer Eltern bis zu ihren Trennungen nichts bemerkt hätten, obwohl ihre Auseinandersetzungen nicht selten mit einer Gewaltausübung von Herrn Tuna enden.

> Hülya: »Annem çoğunlukla biz üzülmeyelim diye kendi içinde yaşıyordu yaşadıklarını öyle bir insan yani. Neşesini dışarda yaşar ama üzüntüsünü kendi içinde yaşayan bir insan. Ben de biraz onun gibiyim. Biz gerçekten hepimizde var. Sevincimizi dışarda yaşıyoruz üzüntümüzü biraz içerde.« (Hülya; Einzelgespräch)

> Hülya: <Meine Mutter verarbeitete alles für sich, um uns nicht zu belasten. So ein Mensch ist sie halt. Die Freude zeigt sie nach außen, aber ihre Trauer behält sie für sich.

Ich bin ihr etwas ähnlich. Das gibt es bei uns allen. Wir zeigen unsere Freude, [aber] unsere Trauer behalten wir für uns.> (Hülya; Einzelgespräch)

Es ist davon auszugehen, dass die Verschlossenheit von Frau Tuna nicht nur ihren Kindern gegenüber besteht, sondern auch gegenüber ihrem Mann. Wahrscheinlich wendet sich Herr Tuna als Konsequenz aus dieser Tatsache an Personen außerhalb der Familie, um so Unterstützung für die Bewältigung seiner Lebensschwierigkeiten zu bekommen. Dies ist ganz deutlich bei dem Tod des Zwillings zu beobachten. Er trifft sich häufiger mit seinen Glaubensbrüdern und vollzieht die von der Religionsgemeinschaft vorgeschriebenen Gebete intensiver. Dies führt jedoch zu einer weiteren Entfremdung des Ehepaares und zur Vereinsamung der Ehepartner.

Auch die Zuwendung von Herrn Tuna gegenüber der Schwester und dem Schwager von Frau Tuna kann gleichermaßen gedeutet werden. Weil das Ehepaar nicht offen über die Probleme sprechen kann, erzählt Herr Tuna sie den nächsten Verwandten. Dabei hofft er wahrscheinlich, dass insbesondere der Schwager als Autoritätsperson Einfluss auf Frau Tuna nehmen und ihn somit unterstützen kann.

Eine ähnliche Herangehensweise zur Lösung der ehelichen Probleme ist auch bei Frau Tuna zu erkennen. Nach dem Tod des Zwillings beschuldigt sich das Ehepaar gegenseitig, vor allem jedoch Herr Tuna seine Frau. Seit ihrer Geburt müssen die Zwillinge intensiv behandelt werden. Frau Tuna bringt ihre Zwillinge meistens selbst zum Arzt. Wenn Herr Tuna sie begleitet, übersetzt sie die Unterhaltungen während der Arztgespräche. Sie nimmt an, dass ihr Mann aufgrund der Sprachprobleme die Todesursache des Zwillings nicht genau verstanden habe. Nach dem Tod des Zwillings organisiert sie einen Arztbesuch in der Türkei, damit ihr Mann in seiner Muttersprache über die Krankheit und den Tod des Zwillings aufgeklärt wird. Auch wenn die Arztbesuche offenbar nur einer medizinischen Beratung dienen sollen, geht es Frau Tuna eigentlich darum, ein Eheproblem zu klären. Sie hofft wahrscheinlich, dass der Arzt als Autoritätsperson ihren Mann davon überzeugen kann, dass Frau Tuna für den Tod des Zwillings nicht verantwortlich ist. So sollen die gegenseitigen Beschuldigungen aufhören, damit das Ehepaar sich versöhnen kann. Genauso wie Herr Tuna sich an seinen Schwager wendet, zieht Frau Tuna einen Mediziner zu Rate.

Der oben beschriebene Umgang der Ehepartner verdeutlicht ihre Strategie zur Bewältigung von Krisensituationen. Es gelingt dem Ehepaar nicht, bei Problemen miteinander zu sprechen und sie gemeinsam zu lösen. Wenn sich die Probleme zuspitzen und sich zu einer ernsthaften Krise entwickeln, ziehen die Ehepartner jemand anderen zur Vermittlung hinzu, der sich für den jeweiligen Ehepartner als Autoritätsperson darstellt. Es ist davon auszugehen, dass die besondere Art der Kommunikation in der Familie, über Probleme nicht miteinander zu sprechen, Einfluss auf die Entwicklung von Lösungsstrategien nimmt. In Krisensituationen öffnen die Ehepartner ihre Familiengrenzen sowohl für Verwandte als auch für professionelle Helfer.

Eine gewisse Verschlossenheit in der Kommunikation kann auch zwischen Frau Tuna und ihren Kindern beobachtet werden. Es ist davon auszugehen, dass die Verschlossenheit in der Kommunikation weitere Probleme nach sich zieht und zu krisenhaften Ereignissen führt. Beispielsweise verlobt sich Umut auf Wunsch seiner Mutter mit einem Mädchen aus ihrer Verwandtschaft. Obwohl das gegen seinen Willen geschieht, spricht er darüber mit niemandem. Stattdessen löst er die Verlobung auf und verlässt das Elternhaus. Gleichzeitig verheimlicht er, dass er in eine andere Frau verliebt ist und mit ihr zusammenlebt.

7.2.5.4 Überzeugungen der Familie

Familie Tuna erlebt in der Vergangenheit viele Schwierigkeiten. Unter anderem auch den Tod sehr geliebter Personen, beispielsweise der Zwillingstochter und des Ehemannes der ältesten Tochter Hülya. Außerdem ist die Ehe von Frau Tuna problembehaftet und durch mehrere Trennungen gekennzeichnet. Sie endet schließlich mit der Scheidung. Frau Tuna zeichnet sich durch ihre Stärke aus, was sich vor allem darin zeigt, dass sie ihre Familie in den Trennungszeiten alleine führen kann. Außerdem ist bei ihr eine gewisse optimistische Haltung zu erkennen, die besonders in den Versuchen deutlich wird, ihre Ehe trotz der Konflikte aufrechtzuerhalten.

In der neu organisierten Familie nach dem Schlaganfall von Frau Tuna ist der Vater nicht anwesend. Die älteste Tochter Hülya übernimmt die Aufgaben des Familienoberhauptes. Die Familie führt eine religiös-konservative Lebensweise und die Familienmitglieder sind besonders stark miteinander verbunden.

In den Handlungen von Hülya als Angehörige der dritten Generation türkeistämmiger Migranten kann eine Art Ressourcensammlung beobachtet werden: Sie setzt die Strategien ein, die bereits ihre Großeltern im Herkunftsland für die Bewältigung ihrer Schwierigkeiten angewendet haben. Auch den Umgang ihrer Mutter mit den Einheimischen und Institutionen im Aufnahmeland übernimmt sie. Dank ihrer Sozialisation im Aufnahmeland und guten Sprachkenntnissen fühlt sie sich dabei sicher. In ihren Aussagen kommt immer wieder ihr Optimismus zum Vorschein, wie die folgende Sequenz verdeutlicht:

Hülya: »Öldürmeyen herşey güçlendirir.« (Hülya; Telefonat)

Hülya: <Alles, was dich nicht tötet, macht dich stärker.> (Hülya; Telefonat)

Anders als in den früheren zwei Generationen in der Familie geht sie mit schwierigen Lebensereignissen optimistisch um, wie zum Beispiel dem Tod oder

Krankheiten. Um Personen Trost zu spenden und diese zu stärken, die mit
Krankheiten oder dem Tod zu kämpfen hatten, nutzt sie religiöse Vorstellungen.

> Hülya: »Bazan bunaltıyor o kadar şey olmak hani … ama … diyorum ben Allah bir şey
> verdiyse vardır bir bildiği. Irgendwie sırtlanıp gitceksin. Çekemeyeceğin çileyi Rabbim
> vermezmiş zaten. Demek ki bunu kaldırabiliyormuşuz. Kaldırıyoruz da Allah'ın iz-
> niyle. Hani şimdi niye bu böyle oldu, niye bu bizim başımıza geldi diye düşünmüyo-
> rum.«
> Interviewerin: »[…] Sormuyor musun hiç bu niye böyle oldu diye?«
> Hülya: »Yok sormuyorum. Çünkü kader diye bir şey var bence. Daha kötü de olabi-
> lirdi.« (Hülya; Einzelinterview)

> Hülya: <Manchmal ist es belastend, für so viele Sachen verantwortlich zu sein. Aber
> ich sage, wenn Gott etwas gibt, dann mit Grund. Man muss es irgendwie schultern. Gott
> gibt dir keine Belastung, die du nicht verkraften kannst. Das heißt, wir können es
> verkraften. Und wir können es wirklich mit Gottes Hilfe. Also ich frage nicht, warum es
> so passiert ist und warum es uns getroffen hat.>
> Interviewerin: <[…] Fragst du gar nicht, warum es so passiert ist?>
> Hülya: <Nein, frage ich nicht. Meiner Meinung nach gibt es so etwas wie Schicksal. Es
> hätte schlimmer sein können.> (Hülya; Einzelinterview)

Hülya zieht auch den Glauben an das Schicksal heran. Der Glaube an das
Schicksal ist im Islam eines der vieldiskutierten Themen. Nach der islamischen
Auffassung ist Gott allmächtig und allwissend. Nichts geschieht ohne sein
Wissen. Das bedeutet jedoch nicht, dass der Mensch keine Willensfreiheit besitzt. Allein, dass der Mensch Gebote befolgen und Verbote vermeiden soll, ist im
Koran ein Zeichen, dass er in der Lage ist, Entscheidungen frei zu treffen. Hier
scheint es eine Paradoxie zu den Eigenschaften Gottes zu geben, nach denen er
allmächtig und allwissend sein soll. Dies wird dadurch erklärt, dass Gott als
Schöpfer des Menschen zwar wisse, wie der Mensch handeln wird und er selbst
auch eingreifen könne, er jedoch darauf keinen Einfluss nimmt (vgl. Zaidan
1999, S. 216; vgl. Klanke / Mazı 2006). Somit gewährt Gott den Menschen Freiheit in seinen Handlungen und Entscheidungen, weshalb der Mensch für seine
Taten allein verantwortlich ist.

In der Vorstellung von Hülya kann das Schicksal gewissermaßen durch die
von Gott gegebene Entscheidungs- und Handlungsfreiheit beeinflusst werden.
Da aber alles von Gott vorherbestimmt ist, ist der Mensch in seinen Handlungen
eingeschränkt. Es ist daher anzunehmen, dass gerade diese scheinbare Paradoxie ihr bei der Bewältigung der Lebensschwierigkeiten eine gewisse Entlas-
tung bietet. Einerseits ist sie bemüht, alles, was in ihrer Macht steht, zu machen,
indem sie ihre gottgegebene Willens- und Handlungsfähigkeit wahrnimmt,
andererseits verlässt sie sich auf Gott, der allwissend und absolut ist. Somit
versucht sie, auch schmerzhafte Ereignisse zu akzeptieren und sie als gottgegeben hinzunehmen.

Auch das absolute Vertrauen in Gott erleichtert es ihr, mit schwierigen Ereignissen geduldig und optimistisch umzugehen. Manchmal, wenn sie überfordert ist, erinnert sie sich an die islamischen Prinzipien, nach denen Gott zum
Beispiel niemanden stärker belastet als es auszuhalten wäre (vgl. Koran 2:286)
und dass die Menschen nicht beurteilen können was gut und was schlecht für sie
ist, denn das weiß nur Gott (vgl. Koran 2:216). Wie ihre Aussage verdeutlicht,
spendet ihr dieser Glaube nicht nur Trost, sondern auch Kraft.

Betrachtet man die gegenseitigen Schuldzuweisungen der jeweiligen Familienmitglieder in den vorherigen Generationen und die dadurch entstehenden
Konflikte, vor allem die Trennung der Eltern, kann in den Handlungen und
Vorstellungen von Hülya in der aktuellen Situation ein Korrekturversuch der in
der Familie herrschenden Überzeugungen erkannt werden. Sie beschuldigt
niemanden, weder für die Erlebnisse in der Vergangenheit noch in der Gegenwart. Es ist davon auszugehen, dass sich Hülya durch diese Art der Überzeugung
nicht nur Kraft bei der Bewältigung erhofft, sondern auch Schutz vor möglichen
Vorwürfen und vor weiteren Konflikten in den Beziehungen der Familienmitglieder untereinander.

7.2.5.5 Fallstrukturhypothese

Wie in der Familienbiografie deutlich wird, ist Familie Tuna aufgrund mehrerer
Trennungen des Ehepaares durch eine Zerrissenheit geprägt. Es besteht die
Befürchtung einer absoluten Auflösung der Familie. Deshalb wird in der Neuorganisation der Familie nach dem Schlaganfall von Frau Tuna und der unmittelbar danach erfolgten Scheidung des Ehepaares großen Wert auf den Zusammenhalt gelegt.

Trotz ihres jungen Alters übernimmt die älteste Tochter Hülya die Führung
der Familie und setzt die von den Großeltern und Eltern erlernten Werte um.
Gleichzeitig übernimmt sie die Umgangsformen, die sie von ihrer Mutter und
durch ihre Sozialisation in Deutschland gelernt hat und die sie beispielsweise in
der Interaktion mit Institutionen anwendet. Hülya ist in ihren Handlungsmöglichkeiten jedoch eingeschränkt. Aufgrund ihres Status als junge verwitwete
Frau in einer konservativ eingestellten Umgebung werden von ihr bestimmte
Verhaltensweisen erwartet. Dies beeinflusst auch die Gestaltung ihrer Beziehungen außerhalb der Familie und auch die Ausschöpfung der Ressourcen. Die
Familiengrenzen werden, soweit es ihr Status einer jungen verwitweten Frau
erlaubt, für die ethnische Community geöffnet. Gleichzeitig werden diese auch
für Institutionen soweit wie möglich geöffnet, um ihre eher knappen Ressourcen
effektiv zu nutzen.

Zusammenfassend kann festgehalten werden, dass Familie Tuna sich nicht
nur durch eine religiöse Lebensweise der Familienmitglieder, sondern auch

durch die intensive Anwendung religiös begründeter Rituale als Bewältigungsstrategie auszeichnet. Die letzte Eigenschaft dürfte mit der eingeschränkten
Beziehungsgestaltung nach außen und den knappen Ressourcen zusammenhängen. Da der Familie nur begrenzte Möglichkeiten für die Bewältigung ihrer
Schwierigkeiten zur Verfügung stehen, greift sie auf Spiritualität zurück und
versucht sich dadurch neue Ressourcen zu erschließen. Aufgrund dieser Besonderheiten kann die Struktur der Familie als religiös-konservativ mit geöffneten Familiengrenzen, insbesondere für die ethnische Community und Institutionen, beschrieben werden.

7.2.6 Bewältigung chronischer Krankheit in der Familie

7.2.6.1 Krankheitsverständnis

Die Familie erlebt in der Vergangenheit zwei Todesfälle: Den Tod des Zwillings
des Ehepaares Tuna und den Tod des Schwiegersohnes. Kulturell-religiöse Elemente treten in den Aussagen von Frau Tuna und ihrer Tochter Hülya in den
Vordergrund, wenn Frau Tuna und Hülya über die Todesfälle oder Hülya über
die Krankheitsursache ihrer Mutter sprechen.

Den Tod ihres Mannes erklärt Hülya in erster Linie durch eine Prüfung Gottes
und das Schicksal.

> Hülya: »Gerçekten bizim sevgimiz bir başkaydı. Dediğim gibi aşırı çok seviyorduk,
> biliyorsun ... Bir insanı çok seversen hani ...«
> Interviewerin: »Anlat.«
> Hülya: »Rabbim o kişiye şey yaparmış. Fazla sevdiğin insandan onu ayırırmış çünkü,
> en çok beni sevsin diye. O yüzden diye düşünüyorum. Bir de zaten kader diye bir şey
> var bunlar herşey daha önceden belirlenmiş bir şeyler, değiştiremeyeceğim şeyler. Bazı
> şeyleri, ölmeyeceğin kazaları önleyebiliyorsun. [...] Hani ... kurbanlarla şeylerle, ze-
> katlarla. Ama bazı şeyler var ki bunların önüne geçemiyorsun. Onun hayatı bu ka-
> darmış. O da diyordu ›Allah'a küseceğin zamanlar da olacak‹ diyordu. ›Yok‹ diyordum
> ben de. ›Ben kendimi biliyorum. Allah'ın izniyle olmayacak.‹ Çünkü o da birazcık yani
> ... Sen kim oluyorsun da Allah'ın verdiği canı, kendi canın değil bir de başkasının canı
> suçluyorsun o şeyde o verdi o aldı bence, öyle değil mi?« (Hülya; Einzelinterview)

> Hülya: <Wirklich, unsere Liebe war anders. Wie ich sagte, wir liebten uns sehr. Und du
> weißt ..., wenn du ja einen Menschen sehr liebst ...>
> Interviewerin: <Erzähle.>
> Hülya: <Gott trennt dich von dem Menschen, den du zu sehr liebst, damit du Gott am
> meisten liebst. Ich denke aus diesem Grund. Außerdem gibt es ja noch so etwas wie
> Schicksal. Es sind alles Dinge, die vorher bestimmt sind und die ich nicht ändern kann.
> Manche Dinge, zum Beispiel nicht tödliche Unfälle, kannst du verhindern. [...] Also
> durch Opfer und Almosen. Aber es gibt manche Dinge, denen du dich nicht entge-

genstellen kannst. Sein Leben sollte so viel sein. Er sagte auch: ›Es wird Zeiten geben, in denen du auf Gott böse sein wirst.‹ Und ich sagte: ›Nein, ich kenne mich. So Gott will, wird das nicht geschehen.‹ Weil das ist auch etwas, also... Wer bist du, dass du das Leben, welches Gott gab ... und es ist nicht mal dein Leben. Es ist das Leben eines anderen, wie kannst du ihn beschuldigen? Er hat es gegeben und er hat es genommen, meiner Meinung nach, nicht wahr?> (Hülya; Einzelinterview)

Nach ihrer Auffassung möchte Gott, dass Menschen niemanden mehr lieben als ihn. Aber die Liebe von Hülya zu ihrem Mann sei größer gewesen als die Liebe zu Gott, weshalb Gott sie von ihm getrennt habe.

Außerdem glaubt sie an das Schicksal und daran, dass Todesfälle nicht verhindert werden können. Ereignisse, die nicht zum Tode führen, können durch Tieropfer oder Almosengaben verhindert werden. In ihrer Vorstellung sei der Tod ihres Mannes vorherbestimmt und deshalb nicht abwendbar gewesen. Da Gott dem Menschen das Leben gibt, darf er es auch nehmen.

> Hülya: »Allah bir şey verdiyse vardır bir bildiği.« (Hülya; Einzelinterview)

> Hülya: <Wenn Gott etwas gegeben hat, dann mit Grund.> (Hülya; Einzelinterview)

Als Gläubige unterwirft sich Hülya Gottes Willen und nimmt auch sehr traurige Ereignisse hin ohne sie zu hinterfragen. Dabei ist sie weder gekränkt noch beschuldigt sie jemanden, auch nicht sich selbst. Sie nimmt alles als gottgegeben an und vertraut auf Gott.

In Hülyas Aussage finden wir ein islamisches Prinzip wieder: »[...] Aber vielleicht verabscheut ihr etwas, das gut für euch ist. Und vielleicht liebt ihr etwas, das schlecht für euch ist. Allah weiß, ihr aber wißt (es) nicht« (Koran 2:216). Trotz dieser Auffassung schließt sie die Wahrscheinlichkeit, dass ihr Mann von dem »Bösen Blick« betroffen sein könnte, nicht aus. Sie ist der Meinung, es gäbe innerhalb der Verwandtschaft keine Ehe, die so glücklich gewesen ist wie ihre. Kein junger Mann in ihrer Verwandtschaft würde ihrem Mann im Hinblick auf seine Gutherzigkeit gleichen. Aufgrund dieser positiven Eigenschaften wäre es für Hülya auch möglich, dass die Familie den Neid von anderen auf sich gezogen hat und von dem »Bösen Blick« betroffen ist.

Der Tod von Hülyas Mann zieht bei Frau Tuna einen psychischen Zusammenbruch nach sich. Wie die Analyse der Familienstruktur verdeutlicht, können Frau Tuna und ihr Schwiegersohn eine Freundschaft entwickeln, die sie in ihren Beziehungen zu ihrem Mann und ihrem ältesten Sohn Umut vermisst. Sein plötzlicher Tod bedeutet für Frau Tuna den Verlust ihrer einzigen (männlichen) Vertrauensperson, die ihr und möglicherweise auch der Familie in schwierigen Zeiten Rückhalt geben könnte.

Über seinen Tod erzählt sie folgendes:

Frau Tuna: »Yavrum, sevmeyen yoktu ki onu. Gerçekten çok dürüst çok ahlaklı çok efendiydi. Ama Rabbim bizden çok sevmiş.« (Frau Tuna; Einzelinterview)

Frau Tuna: <Mein Kind, es gab ja niemanden, der ihn nicht liebte. Er war wirklich sehr aufrichtig, sehr nett, ein Gentleman. Aber Gott liebte ihn mehr als wir.> (Frau Tuna; Einzelinterview)

Frau Tuna betont, dass ihr Schwiegersohn ein sehr netter junger Mann und bei jedem sehr beliebt war. Gott habe ihn aber mehr geliebt, deshalb habe er ihn zu sich geholt. Die Erklärung des Todes ihres Mannes durch den Willen Gottes verdeutlicht, dass Frau Tuna und Hülya diesem hilflos gegenüberstehen und versuchen, es so hinzunehmen, weil sie es nicht ändern können. In ihrer Vorstellung wird die muslimische Auffassung vom Sterben und dem Tod deutlich. Im Koran heißt es:

> »Und Wahrlich, Wir werden euch mit Furcht prüfen sowie mit Hunger und Verlust an Besitz und Menschenleben und Früchten; doch verkünde den Standhaften Heil, [...]. Ihnen, die da sprechen, wenn sie ein Unheil trifft: ›Siehe, wir gehören Allah, und zu Ihm kehren wir Heim.‹ [...] Segnungen über sie von ihrem Herrn und Barmherzigkeit! Sie sind die Rechtgeleiteten.« (Koran 2:155–157).

Wie die zitierte Koranstelle verdeutlicht, stellt sich der Tod für einen Muslim nicht als Ende dar, er bedeutet vielmehr die Rückkehr der Seele zu ihrem Schöpfer und die Zusammenkunft mit diesem. In der Wahrnehmung von Frau Tuna tritt die Unsterblichkeit der Seele hervor. Diese Sichtweise nimmt dem Tod den Schrecken und hilft dabei, ihn als Teil des Lebens zu verstehen.

Den Tod ihres Zwillings erklärt sie aber nicht gleichermaßen. Sie erzählt, dass ihre Zwillinge aufgrund einer Erbkrankheit für Infektionskrankheiten besonders anfällig gewesen seien und deshalb häufig stationär behandelt werden müssten. Während einer akuten Krankheitsphase sei einer der Zwillinge verstorben. Nach dem Tod des Zwillings erreichen die Streitigkeiten des Ehepaares ihren Höhepunkt. Sie beschuldigen sich gegenseitig, es versäumt zu haben, dem Kind seine Medikamente regelmäßig zu verabreichen. Da die Todesursache des Kindes eine durch Medikamente behandelbare Krankheit gewesen ist, kann sie sich der Verantwortung nicht entziehen und den Tod des Kindes nicht (direkt) durch das Schicksal oder den Willen Gottes erklären. Frau Tuna beschuldigt sich selbst und ihren Mann, die elterliche Fürsorgepflicht verletzt zu haben. Im familiengeschichtlichen Gespräch sagt Hülya über den Tod des Zwillings, dass dieser das gesegnete Kind von allen Geschwistern gewesen sei. Die eigentliche Todesursache lässt sie dabei außen vor, da ihr wahrscheinlich bewusst ist, dass es sich um ein sensibles Thema handelt und ihre Mutter besonders belastet. Stattdessen spricht sie die Stellung des Kindes vor Gott an und fordert somit ihre Mutter auf, an die Vergänglichkeit des irdischen Lebens zu denken. Sie bezieht sich auf den Glauben, dass Kinder, die vor dem Erlangen der geschlechtlichen

Reife sterben, für ihre Eltern Fürsprache am Jüngsten Gericht einlegen dürften[12] (vgl. Yavuz 1993, S. 359).

Der darauffolgende Sprechbeitrag von Frau Tuna beginnt mit einem Ausruf in Richtung ihres verstorbenen Kindes und sie äußert den Wunsch, ihm im Jenseits wieder zu begegnen. Dort, wo eine rationale Denkweise keine entlastende Art der Bewältigung mehr ermöglicht, greift die Familie auf die Spiritualität zurück. Der Glaube an das Leben im Jenseits und an den Tag des Jüngsten Gerichts bietet den für die Bewältigung dieser Ereignisse notwendigen Trost. Dieser Glaube gibt ihr die Hoffnung, die Sehnsucht nach dem verstorbenen Kind im Jenseits stillen zu können.

In der aktuellen Situation sind Unterschiede zwischen Mutter und Tochter im Hinblick auf die Wahrnehmung von Frau Tunas Krankheit festzustellen. Hülya schreibt der Krankheit ihrer Mutter eine religiös-kulturelle Bedeutung zu; ihre Mutter sei aufgrund des »Bösen Blickes« erkrankt. Sie ist der Meinung, dass ihre Mutter durch ihre Selbstständigkeit und ihr Selbstbewusstsein die stärkste Frau innerhalb der Verwandtschaft gewesen sei. Ihre Mutter habe im Mittelpunkt der näheren Umgebung gestanden, von der sie nicht nur positive Aufmerksamkeit, sondern auch Neid erfahren habe.

Frau Tuna hingegen führt die Krankheit auf ihre problematische Ehe zurück. Auf die Frage, was sie über den Grund ihrer Krankheit denkt, antwortet Frau Tuna folgendermaßen:

> Frau Tuna: »Çok zor bir hayat yaşadım ben. Bilmem hani eşimle evlendik. Tamam severek değildi ama, istemeyerek de olsa … iki yıl ayrı yaşadık. Ondan sonra geldi buraya. Kültür farklılığı. Yani zor bir hayat geçirdik.«
> Interviewerin: »Hm hm … hastalığınızla ilgili peki ne düşünüyosunuz?«
> Frau Tuna: »Yılların birikintisi diyorum.« (Frau Tuna; Einzelinterview)

> Frau Tuna: <Ich habe ein sehr schwieriges Leben gehabt. Ich weiß ja nicht … Ich habe meinen Mann geheiratet. Okay, nicht aus Liebe und ohne es gewollt zu haben. Wir haben zwei Jahre getrennt gelebt. Danach ist er hierhergekommen. Kulturelle Unterschiede … Also, wir haben ein schwieriges Leben gehabt.>

---

12 Das Thema »Fürsprache« wird unter Islamwissenschaftlern kontrovers diskutiert. Kırbaşoğlu (2002, S. 359f.) stellt fest, dass es im Koran keinen festen Beweis für Fürsprache gibt, indem er sich auf mehrere Koranverse bezieht, unter anderem den Folgenden: »Und fürchtet einen Tag, an dem keine Seele für eine andere etwas bewirken kann: an dem von ihr weder Fürsprache noch Lösegeld angenommen und ihnen nicht geholfen wird« (Koran 2:48). Im Gegenteil stehe dies im Widerspruch zu der Lehre des Korans, die vorschreibt, dass Einzelne für ihre Taten allein verantwortlich sind. Im Koran heißt es: »Und wer Gutes (auch nur) im Gewicht eines Stäubchens getan hat, wird es sehen. […] Und wer Böses (auch nur) im Gewicht eines Stäubchens getan hat, wird es sehen« (Koran 99:7–8). Vor diesem Hintergrund ist davon auszugehen, dass der im Volksislam verbreitete Glaube, Kinder dürften für ihre Eltern Fürsprache einlegen, zum Trost für die Eltern des Verstorbenen dient.

Interviewerin: <Hm hm … Und, was denken Sie über Ihre Krankheit?>
Frau Tuna: <Ich sage, das ist die jahrelange Anhäufung.> (Frau Tuna; Einzelinterview)

Frau Tuna erzählt, dass sie ein schwieriges Leben geführt habe und meint damit vor allem ihr eheliches Leben. Dabei nennt sie im Einzelnen die erzwungene Heirat, das zweijährige getrennte Leben und die Einreise ihres Ehemannes, sowie die möglicherweise damit verbundenen Schwierigkeiten. Hinzu kommen Streitigkeiten zwischen dem Ehepaar, die Frau Tuna auf kulturelle Unterschiede zwischen ihr und ihrem Mann zurückführt.

Die Auffassung ihrer eigenen Krankheit unterscheidet sich davon, wie sie den Tod ihres Schwiegersohnes und ihrer Zwillingstochter wahrnimmt. Den Tod des Schwiegersohnes erklärt sie auf einer spirituellen Ebene und den Tod des Zwillings auf einer rational- medizinischen. Frau Tuna verfügt durch ihre Tochter jedoch über einige Informationen zu ihrer Krankheit. Es wäre also anzunehmen, dass ihr im Hinblick auf ihr eigenes Krankheitsbild auch andere Erklärungsmöglichkeiten zur Verfügung stehen, beispielsweise rational-medizinische. Sie zieht aber keine von den genannten Erklärungen in Betracht. Somit ist davon auszugehen, dass sich ihre derzeitige Befindlichkeit in ihrer aktuellen Wahrnehmung widerspiegelt. Selbige ist nicht nur durch die Krankheit und den daraus folgenden Einschränkungen beeinflusst, sondern auch durch die Scheidung, die zum Zeitpunkt der Interviews gerade vollzogen wird. Denn unabhängig von der Krankheit tritt sie durch die Scheidung in eine neue Lebensphase ein – mit einem neuen sozialen Status als geschiedene Frau. Dadurch erlebt sie eine doppelte Stigmatisierung: Zum einen hat sie einen niedrigen sozialen Status als geschiedene Frau und zum anderen einen solchen auch als chronisch Kranke und Behinderte. Beide Ereignisse stellen sich in ihrem Leben als ein bedeutsamer Einschnitt dar und treten zeitlich gesehen nacheinander auf. Zusätzlich zu ihrer Krankheit muss Frau Tuna nun auch die Scheidung und deren Folgen bewältigen. Es ist davon auszugehen, dass durch die Aktualität der Scheidungsthematik die problematische Ehe in ihrer Wahrnehmung mehr Gewicht bekommt. So verknüpft sie ihre Eheprobleme mit ihrer Krankheit, bringt sie in einen kausalen Zusammenhang, und sieht den Grund ihrer Krankheit in der gescheiterten Ehe.

7.2.6.2 Krankheitserleben der Familienangehörigen

Frau Tuna erleidet den zweiten Schlaganfall drei Jahre nach dem Tod des Mannes von Hülya, die zu diesem Zeitpunkt noch um ihn trauert. In einem späteren Telefonat erzählt Hülya, dass sie von der Krankheit ihrer Mutter schwerer getroffen ist als von dem Tod ihres Ehemannes. Ihre Mutter sei vor ihrer Krankheit sehr stark und selbstständig gewesen. Sie nun in dieser Verfassung zu sehen, das belastet Hülya sehr. Der Tod ihres Ehemannes belaste sie hingegen nur, da er ihr fehle. Sie findet zum einen Trost im Glauben an das Schicksal, dass sein Tod nicht hätte verhindert werden können. Zum anderen in der Tatsache, dass er als Gläubiger auf dem Weg zur Arbeit gestorben ist und daher als Märtyrer gelte. Obwohl sie den Schlaganfall ihrer Mutter auch dem Schicksal zuschreibt, genügt ihr dieser Gedanke nicht, um Trost zu empfinden. Es ist anzunehmen, dass es Frau Tuna trotz der Zerrissenheit der Familie gelingt, die Kinder zusammenzuhalten. Denn durch ihre Krankheit ist die Familie von dem Risiko bedroht, komplett zu zerbrechen. Es ist also davon auszugehen, dass Hülya nicht nur von der Situation ihrer Mutter getroffen ist, auch die neue Lage in der Familie und die auf sie zukommenden Verantwortungen überfordern sie. Als bedeutsame Veränderung nach dem Schlaganfall ihrer Mutter gibt sie an, sie bekäme dadurch plötzlich drei Kinder. Dies impliziert, dass sie in der Familie plötzlich als einzige Erwachsene auf unbestimmte Zeit in die Rolle der Mutter versetzt wird, was sie zusätzlich belastet.

7.2.6.3 Versorgungsgestaltung

Frau Tuna erleidet zwei Schlaganfälle, den ersten 2007 und den zweiten 2012. Beide Ereignisse fallen in eine Trennungsphase des Ehepaares. Somit lebt Frau Tuna zu den Zeitpunkten der Schlaganfälle ohne ihren Ehemann zusammen mit ihren Kindern. Nach dem ersten Schlaganfall kehrt Herr Tuna zurück zur Familie. Bei dem zweiten Schlaganfall benachrichtigt Hülya ihn unmittelbar nach dem Ereignis. Daraufhin kommt er zwar zu Besuch nach Hause und besucht Frau Tuna auch im Krankenhaus. Jedoch kommt das Ehepaar nicht wieder zusammen, sondern lässt sich scheiden.

2009, nach dem Tod ihres Mannes, zieht Hülya in ihr Elternhaus und zum Zeitpunkt des zweiten Schlaganfalles ihrer Mutter lebt sie mit ihr und ihren Geschwistern zusammen, auch Umut lebt mit seiner Familie in der Nachbarschaft. Zu diesem Zeitpunkt ist Hülya 20 Jahre alt, ihre jüngere Schwester Tuba ist 16 Jahre und die jüngeren Söhne sind 12 und 10 Jahre alt.

Normalerweise beinhaltet die Versorgung eines chronisch Kranken, dass auch die innerfamiliäre Ordnung aufrechterhalten bleiben muss. In dieser Familie sind die Eltern allerdings durch eine arrangierte Ehe verheiratet worden und die Autoritätsfrage zwischen dem Ehepaar bleibt weiter ungeklärt. Die Ehepartner trennen sich insgesamt fünf Mal und die Trennungen sind für die Kinder keine Besonderheit mehr. Aufgrund der zahlreichen und langandauernden Trennungsphasen kann davon ausgegangen werden, dass die Organisation der Familie auch durch diese Phasen neu aufgestellt werden muss. Denn diese Phasen unterscheiden sich grundlegend von den Phasen, in denen das Ehepaar zusammengelebt hat. Die Organisation der Familie mit beiden Eltern und nur mit einem Elternteil unterscheidet sich voneinander, was vor allem für Kinder wenig Stabilität in der Rollenverteilung der Mitglieder bedeutet.

Beide Ereignisse, der zweite Schlaganfall und die unmittelbar darauf folgende Scheidung des Ehepaares, betreffen die Organisation der Familie in sehr starkem Maße und erfordern nicht nur eine Restrukturierung der Familienordnung, sondern sie bieten auch gleichzeitig eine Chance dazu. Wahrscheinlich wird es der Familie gelingen, eine neue Familienordnung zu entwickeln, die keiner der früheren ähnelt und dadurch vor allem Stabilität schafft. Somit beginnt eine neue Lebensphase für die Familie und die bestimmende Rolle fällt Hülya – als dem ältesten Kind im Elternhaus – zu. Hülya muss trotz ihres jungen Alters und ihrer Trauer um ihren verstorbenen Mann in der Familie eine neue innerfamiliäre Ordnung schaffen, damit der Alltag nicht beeinträchtigt und gleichzeitig die pflegebedürftige Mutter versorgt wird. Das heißt, sie steht allein vor einer großen Herausforderung, der ihre Eltern gemeinsam nicht gerecht werden konnten.

> Hülya: »Kağıt işleri olsun, evin işi olsun onları fazla şey yapmıyordum. Ama zaman öğretiyor.« (Hülya; Einzelinterview)

> Hülya: <Sei es Papierkram oder der Haushalt. Diese hatte ich nicht viel gemacht. Aber die Zeit lehrt es.> (Hülya; Einzelinterview)

Im neuen Lebensabschnitt besitzt Hülya die Autorität eines Familienoberhauptes und versucht, vielfältige Aufgaben zu erledigen und diese Herausforderung allumfassend anzunehmen. Die medizinische und therapeutische Behandlung von Frau Tuna wird auch nach der Entlassung aus der Rehabilitation weitergeführt. Außerdem bleibt sie pflegebedürftig. Das heißt, dass neben den bisherigen alltäglichen Aufgaben die pflegerische Versorgung ihrer Mutter hinzukommt. Sie ist darüber hinaus auch ihre gesetzliche Betreuerin. So vertritt sie die Interessen ihrer Mutter gegenüber den Behörden und weiteren Dritten, sie übernimmt aber auch ihre früheren Aufgaben innerhalb der Familie. Da alle Geschwister noch schulpflichtig sind, nimmt sie die Rolle des Erziehungsberechtigten ein. In ihrer Aussage wird deutlich, dass sie auf diese Aufgaben nicht vorbereitet war und Zeit benötigte, um sich daran zu gewöhnen.

> Interviewerin: »Babandan destek alıyor musun?«
> Hülya: »Daha çok köstek oluyor desem.« (Hülya; Einzelinterview)

> Interviewerin: <Bekommst du Unterstützung von deinem Vater?
> Hülya: <Ich würde sagen, er ist eher ein Hindernis.> (Hülya; Einzelinterview)

Gleichzeitig kümmert sie sich um ihren Vater, der längst aus dem Haus ausgezogen ist. Aufgrund seiner mangelhaften Deutschkenntnisse benötigt er beispielsweise Hilfe bei bürokratischen Angelegenheiten. Außerdem ist er emotional nicht in der Lage, seine privaten Anliegen alleine zu bewältigen. Seine

Sorge, dass der Staat die Kinder in Obhut nehmen könnte, verdeutlicht, dass die Erziehung der Kinder in dieser zerrissenen Familie gefährdet ist. Anstatt aktiv zur Lösung dieses Problems beizutragen, lädt er die komplette Verantwortung auf Hülya ab und übt Druck auf sie aus.

Wie die folgende Gesprächssequenz verdeutlicht, scheint Hülya mit all diesen Aufgaben auf sich gestellt zu sein.

> Hülya: »İnsanın kendi ayağının üzerinde dikilmesi lazım. Çünkü düştüğü zaman fazla bir kişi yok etrafında [...] Olsa da fazla bir yardımları dokunmuyor.« (Hülya; Einzelinterview)

> Hülya: <Man muss auf seinen eigenen Füßen stehen. Denn, wenn man fällt, hat man nicht viele Menschen um sich. [...] Und wenn doch, dann sind sie nicht sehr behilflich.> (Hülya; Einzelinterview)

Obwohl viele Verwandte der Familie in Deutschland sogar in derselben Stadt leben, bekommt Hülya von ihnen kaum Hilfe. Sie besuchen lediglich die Familie. Hülya empfindet die Besuche jedoch nicht als Unterstützung, sondern eher als zusätzliche Belastung, da sie erwarten, wie Gäste bewirtet und behandelt zu werden. Sie selbst fragt nicht nach Hilfe – und vielleicht spielt auch ihr Status als verwitwete Frau dabei eine Rolle. Es ist davon auszugehen, dass die Wahrnehmung und die gesellschaftliche Einordnung einer jungen Witwe in einer konservativen türkischen Gesellschaft auch in der ethnischen Community beziehungsweise innerhalb der Verwandtschaft der Familie gelten. Demnach wird der lockere Umgang einer verwitweten Frau mit Männern, genauso wie bei einer geschiedenen, nicht gebilligt, auch wenn sie in einer verwandtschaftlichen Beziehung zueinander stehen. Hülya betont die Eifersucht der Frauen innerhalb ihrer Verwandtschaft und berichtet, dass sie auf ihre Beziehung zu Männern besonders achtgibt, um die Beziehung der Frauen zu ihren Männern nicht zu stören aber auch ihre eigene Ehre zu wahren.

Wie die Eingangssequenz des familiengeschichtlichen Gespräches vermuten lässt, sieht Hülya ihre jüngere Schwester in der aktuellen Situation als die wichtigste Partnerin an. Aber sie möchte ihre Schwester aufgrund ihrer Erbkrankheit auch nicht zu stark beanspruchen, zumal sie sich noch in der Ausbildung befindet.

Wie die beschriebene Situation verdeutlicht, steht Hülya der Herausforderung gegenüber, die neue Lebenssituation mit den knappen Ressourcen optimal zu gestalten. Ihre Erzählungen machen den Eindruck, dass sie zwar den größten Teil der gesamten Arbeit selbst erledigt, aber auch teilweise versucht, die anstehenden Aufgaben an vertraute Personen in ihrer Umgebung aufzuteilen. Dabei muss sie vielfältige Faktoren berücksichtigen und beispielsweise abwägen, von wem sie welche Hilfe und unter welchen Bedingungen bekommen kann. Wahrscheinlich ist ihr bewusst, dass der Zustand nicht vorübergehend ist und ihre Angehörigen nicht viel anzubieten haben. Während beispielsweise ihr Bruder die Fahrten zum Einkaufen übernimmt, kann ihre Schwägerin manchmal die Kinder betreuen. Beim Haushalt hilft ihre jüngere Schwester etwas mit. Aber die Arztbesuche, die Bank- und Schulangelegenheiten sowie vieles mehr muss sie selbst erledigen.

Auch wenn Hülya in der Familie die Rolle einer Autoritätsperson einnimmt, ist davon auszugehen, dass sie diese Aufgabe überfordert. Sie bekommt von ihrem nahen Umfeld fast keine Unterstützung. Im Gegenteil: Ihr Umfeld stellt sich manchmal sogar als zusätzliche Belastung für sie dar. Beispielsweise muss sie ihren Vater unterstützen, sei es emotional oder bei bürokratischen Angelegenheiten. Außerdem hat er hohe Erwartungen an seine Tochter bezüglich der Erziehung der jüngeren Kinder, was sie zusätzlich belastet. In einem Alter, in dem sie selbst noch eine Mutter bräuchte, wird sie plötzlich selbst in die Rolle einer alleinstehenden und verwitweten Mutter mit drei Kindern gedrängt. Seit der Krankheit ihrer Mutter kommt sie einer Nachbarin emotional sehr nahe, sodass sie viele Angelegenheiten mit ihr besprechen kann. Diese Nachbarin sei für sie wie eine Ersatzmutter, sagt Hülya, was ihr Bedürfnis nach emotionaler Unterstützung verdeutlicht.

Hülya benötigt aber auch Unterstützung bei wichtigen Entscheidungen. Ihre Mutter muss nach dem Schlaganfall mehrmals am Gehirn operiert werden. Da sie ihre gesetzliche Betreuerin ist, werden die Aufklärungsgespräche vor den Eingriffen mit ihr geführt, denn deren Durchführung bedarf ihrer Einwilligung. Die Gefahr dieser Operationen ist jedoch so groß, dass sie die Entscheidung nicht allein treffen kann. Da sie niemanden hat, von dem sie sich dazu beraten lassen und gegebenenfalls eine Meinung einholen könnte, greift sie auf das religiöse Ritual des Träumens »istihare[13]« zurück, das auf die Tradition des islamischen Propheten zurückgeht. Dafür zieht sie ihre Cousine zu Rate. Auffällig ist vor allem, dass sie das Ritual nicht selbst vollzieht, sondern es ihre Cousine durchführen lässt. Nachdem ihre Cousine den Traum gedeutet hat, trifft sie die Entscheidung für eine Operation. Sie versucht jedoch durch weitere religiöse Rituale, wie zum Beispiel Tiere opfern zu lassen und Almosen zu entrichten, mögliche Schäden durch den Eingriff abzuwenden. Anfang ihrer 20er Jahren muss Hülya als junge Frau eine Last schultern, der sie nicht gewachsen ist. Da sie von ihrem nahen Umfeld keine ausreichende und konkrete Hilfe erhält,

---

13 İstihare geht auf die Tradition des islamischen Propheten zurück und kann als eine Art von Traumdeutung verstanden werden. Auf diese Weise bittet der Gläubige nach verschiedenen Beratungen vor wichtigen Entscheidungen, deren Konsequenzen ungewiss sind, um Gottes Führung und Rat. Dies hebt zwar die Verantwortung des Einzelnen für seine Entscheidung nicht auf, aber vermittelt ihm das Gefühl von Sicherheit und beruhigt ihn. Deshalb steht das metaphysische Vorgehen mit Schicksal, Gottvertrauen und Geduld in Zusammenhang (vgl. Öğüt 2001, S. 333f.).

setzt sie religiös-kulturelle Maßnahmen zur Bewältigung ihrer Schwierigkeiten ein und versucht dadurch standhaft zu bleiben.

Trotz ihrer ersichtlichen Überforderung bei der Versorgung ihrer Mutter lehnt sie eine Unterstützung durch einen ambulanten Pflegedienst ab. Nach der Entlassung aus der Rehabilitation wird die Pflegebedürftigkeit ihrer Mutter auf II eingestuft und auf Hülyas Wunsch auch eine Geldleistung gewährleistet. Hier stellt sich die Frage, warum Hülya sich für die Geldleistungen entscheidet, obwohl auch ihre näheren Verwandten in Deutschland empfohlen haben, einen ambulanten Pflegedienst heranzuziehen.

Es kann angenommen werden, dass Hülya, aufgrund eines niedrigen Einkommens der Familie, die Geldleistungen dem ambulanten Pflegedienst vorzieht. Ihr Einkommen besteht grundsätzlich aus Frau Tunas EU-Rente und Hülyas Arbeitslosengeld II. Zusätzlich bekommt die Familie Kindergeld für drei Kinder.

Eine weitere Annahme wäre, dass die Familie aufgrund ihrer religiös-konservativen Einstellung die pflegerische Versorgung eines der Mitglieder als private Angelegenheit rein familiär bewältigen möchte.

In einem Telefonat erwähnt Hülya aber noch einen ganz anderen Aspekt:

Hülya: »Hastanede hemencik böyle doch hemen bırakıyorlar sonuna kadar uğraşmıyorlar [...] ilk zamandan beri ›öleceğini bekleyin‹, her an ölebilir, bekleyin‹ gibilerinden. ›Asla yürümez‹, ›asla yemez‹. [...] Öyle şeylerden hep öyle şeyler gördüğüm için şey yapmak istemedim. Onlara bırakmak istemedim.« (Hülya; Telefonat)

Hülya: <Im Krankenhaus geben sie doch sofort auf. Sie gehen nicht bis ans Ende. [...] Seit der ersten Zeit [sagen sie; Anmerkung der Autorin], ›seien Sie darauf gefasst, dass sie sterben wird‹, ›sie kann jederzeit sterben‹ und so weiter. ›Sie wird nie gehen können, sie wird nie essen können‹. [...] Weil ich immer solche Sachen erlebt habe, wollte ich es nicht ihnen überlassen.> (Hülya; Telefonat)

In ihrer Aussage wird das fehlende Vertrauen gegenüber dem Personal des Gesundheits- und Versorgungssystems deutlich. Als Frau Tuna aus dem Krankenhaus nach Hause entlassen wird, ist ihre Behandlung noch nicht abgeschlossen und es bestehen Unstimmigkeiten zwischen dem professionellen Pflegepersonal und Hülya. Beispielsweise wird Frau Tuna mit einem Blasenkatheter entlassen, da der Pflegedienst darauf besteht. Hülya stellt sich jedoch dagegen und fordert, diesen zu entfernen. Sie glaubt, dass das Pflegepersonal nicht alles in seiner Macht stehende tut, um den Gesundheitszustand von Erkrankten zu verbessern, sodass diese in ihrem Alltag zu einer gewissen Normalität zurückkehren können. Sie bezweifelt, dass das Pflegepersonal von den Fähigkeiten der Patienten nicht überzeugt ist und daher auch nicht von einem möglichen Behandlungserfolg. Da ihre Mutter jedoch, trotz der pessimistischen Haltung von Seiten der Ärzte, gute Fortschritte erzielen konnte, vertraut Hülya

mehr auf ihre eigene Kraft und ihren Optimismus als auf die naturwissenschaftlich orientierten und auf harten Fakten basierenden Prognosen und
(Be-)Handlungen der Professionelle.

Motivation zur Pflege

Wie kommt Hülya mit ihrer neuen Rolle, die sowohl die der pflegenden Tochter
als auch die des Familienoberhauptes miteinschließt, und den damit verbundenen Aufgaben zurecht? Dazu ist die folgende Aussage von Hülya bemerkenswert:

> Hülya: »Önceden de annem bize bakmış bizi büyütmüş ki ne zorluklar altında ne şeyler
> altında. Sıra bize geldi. Düzelene kadar öyle. Sırasıyla. Kardeşlerime gelince, yani onlar
> benim canım. Babama bırakcak olsam herhalde fazla iyi anlaşamazlar.« (Hülya; Ein-
> zelinterview)

> Hülya: <Früher hat meine Mutter für uns gesorgt und uns groß gezogen. Und unter
> welchen Schwierigkeiten. Jetzt sind wir an der Reihe, bis es ihr wieder gut geht. Alles
> der Reihe nach. Die Sache mit meinen Geschwistern, sie sind mein Ein und Alles. Wenn
> ich sie jetzt meinem Vater überlasse, kommen sie wahrscheinlich nicht gut miteinander
> aus.> (Hülya; Einzelinterview)

Hülya empfindet die Versorgung ihrer Mutter und ihrer Geschwister als
selbstverständliche Aufgabe. Die Versorgung ihrer Mutter übernimmt sie als
Wiedergutmachung für die Mühen und Schwierigkeiten, die sie während Hülyas
Kindheit erleiden musste. Die Versorgung ihrer Geschwister übernimmt sie aus
Liebe und als älteste Schwester sieht sie sich in der Verantwortung. Ihr ist
nämlich bewusst, dass es weder für ihre Mutter noch für ihre Geschwister im
Rahmen ihrer kulturell- religiös geprägten Familienwerte eine andere Versor-
gungsmöglichkeit gibt. Auch wenn Hülya den ambulanten Pflegedienst – trotz
ihrer ersichtlichen Überforderung aufgrund ihres scheinbaren Vertrauensver-
lustes – nicht herangezogen hat, kann davon ausgegangen werden, dass auch
ihre persönliche Situation ihre Entscheidung beeinflusst hat:

> Hülya: »İki sene boyunca zaten sadece annemle ilgilendim. Ondan sonra zaten hayata
> tekrar döndüğümde […] Onunla o arada abschließen yapmışım, haberim yok. […]
> Baktım ondan daha kötü şeyler var.« (Hülya; Telefonat)

> Hülya: <Zwei Jahre lang habe ich mich nur um meine Mutter gekümmert. Danach,
> nachdem ich sowieso ins Leben zurückkehrte […] Mit ihm hatte ich inzwischen ab-
> geschlossen, ohne es zu wissen. […] Ich habe gesehen, es gibt Schlimmeres als das.>
> (Hülya; Telefonat)

Die anstrengende und mühsame Arbeit, die sowohl durch die Pflege ihrer Mutter
als auch durch die Versorgung ihrer Familie entsteht, dient also auch der Bewältigung der durch den Tod ihres Ehemannes entstandenen Belastung. Sie kann
nämlich erst nach einer intensiven Beschäftigung mit den neuen Aufgaben mit

dem Tod ihres Ehemannes abschließen und, wie sie es ausdrückt, ins Leben zurückkehren.

7.2.6.4 Umgang mit dem Versorgungswesen

Aufgrund der früheren Krankheitsfälle blickt die Familie auf relativ intensive Kontakte zum Versorgungswesen zurück. Sowohl Frau Tuna als auch ihre Tochter Hülya fühlen sich offen dafür, die Leistungen des Versorgungswesens bei Bedarf anzunehmen. Die erste Begegnung mit dem Versorgungswesen beginnt für die Familie bei der Geburt der Zwillingskinder. Sie leiden unter einer Erbkrankheit, an der auch Frau Tunas drei ältere Brüder leiden und im Säuglingsalter daran sterben. Eines der Zwillinge stirbt mit circa einem Jahr an denselben Folgen der Erbkrankheit. Nach diesem Ereignis eskalieren die Streitigkeiten zwischen Frau Tuna und ihrem Mann, da sie sich gegenseitig die Schuld am Tod des Kindes geben. Darauf folgt die erste Trennung des Ehepaares. Frau Tuna meint, dass ihr Mann aufgrund der Sprachbarriere nicht ausreichend über die Krankheit informiert werden konnte. Die Vorgehensweise von Frau Tuna, während einer Türkeireise dort einen Arztbesuch zu organisieren, damit ihr Mann in seiner Muttersprache über die Krankheit aufgeklärt wird, lässt vermuten, dass die Familie den Leistungen des Gesundheits- und Versorgungswesens offen gegenübersteht und entsprechende Hilfen zur Bewältigung ihrer Lebensschwierigkeiten auch beanspruchen kann, zum Beispiel in Form einer Beratung.

Dies zeigt sich auch in der Tatsache, dass sich Frau Tuna und ihre Tochter Hülya nach dem Tod vom Hülyas Ehemann in eine psychotherapeutische Behandlung begeben. Auffällig ist dabei, dass Mutter und Tochter – unabhängig voneinander – einen männlichen und deutschstämmigen Therapeuten aufsuchen. In ihren Interviews bestätigen sie, dass Sprachbarrieren oder kulturell-religiöse Besonderheiten für sie bei der Behandlung oder Beratung keine Rolle spielen.

Nach ihrem ersten Schlaganfall im Jahr 2007 kann Frau Tuna aufgrund der Krankheitsfolgen nicht mehr arbeiten. Dem Ratschlag ihres Hausarztes, in einer Behindertenwerkstatt einer Beschäftigung nachzugehen, folgt Frau Tuna ohne Bedenken.

Von dem zweiten Schlaganfall ist Frau Tuna schwer getroffen und pflegebedürftig. Hülya ist als die älteste Tochter und gesetzliche Betreuerin ihrer Mutter für ihre Versorgung allein zuständig und kümmert sich um alle medizinischen und pflegerischen Angelegenheiten. Deshalb steht sie in einer intensiven Beziehung zum Gesundheits- und Versorgungswesen.

Ihre Zuständigkeit für die Versorgung ihrer Mutter beginnt bereits als diese noch im Krankenhaus liegt. Sie verbringt den Tag, vom Frühstück bis abends um 21.00 Uhr, im Krankenhaus. Frau Tuna verweigert das Essen, wenn ihre Tochter nicht anwesend ist. Außerdem möchte sie die Krankenhauskost nicht zu sich nehmen, auch wenn sie ohne Schweinefleisch zubereitet wird, da sie nicht ihren Vorlieben entspricht. Sie möchte auch nicht vom Krankenhauspersonal gepflegt werden, da es Fremde für sie sind. Die Versorgung ihrer Mutter empfindet Hülya nicht als Last – sie versorgt ihre Mutter, während ihres dreimonatigen stationären Aufenthaltes nach ihren Wünschen sogar mit Freude. Dabei kann sie durch ihre sympathische Ausstrahlung und Kontaktfreudigkeit eine gute Beziehung zum Pflegepersonal aufbauen. Somit gelingt es dem Pflegepersonal mit Hülyas Hilfe, der Erkrankten im institutionellen Rahmen eine individuelle und ihren Wünschen entsprechende pflegerische Versorgung zu ermöglichen.

Wie sieht aber die Beziehung von Hülya als Angehörige zum medizinischen Personal aus? Dazu erzählt sie Folgendes:

> Hülya: »Öbür doktorlar olsun ilk Aufnahme de olan doktor olsun, hemen ›gel göstereyim annenin kafasını noldu niye oldu anlatayım sana‹ dedi Notaufnahme de. Annemi muayene ettiler ondan sonra bana hemen gösterdiler neden öyle olduğunu. Stationsarzt da dedi. ›Gel, gördün mü bilmiyorum‹ dedi, ›ben sana bir kere daha göstereyim‹, dedi. Bir daha gösterdi.« (Hülya; Einzelinterview)

> Hülya: <Ob es andere Ärzte waren oder der erste Arzt bei der Notaufnahme, sie sagten, ›komm doch, ich zeige dir, was mit dem Kopf deiner Mutter passiert ist‹. Sie haben meine Mutter untersucht und mir sofort gezeigt, wieso es passiert ist. Der Stationsarzt ist auch gekommen. Er sagte, ›komm, ich weiß nicht, ob du es gesehen hast. Ich zeige dir es nochmal‹. Und zeigte mir es noch einmal.> (Hülya; Einzelinterview)

Ihrer Aussage ist zu entnehmen, dass die Mediziner mit Hülya im Rahmen der ersten Einlieferung ihrer Mutter mehrere Aufklärungsgespräche geführt haben. In ihrer Erzählung kommt ihre Zufriedenheit über den Ablauf dieser Gespräche zum Tragen. Sie lobt die Mehrheit der Ärzte, mit denen sie in Kontakt tritt, für die informativen Gespräche. Über eine Ausnahme bei einer der ersten Gespräche berichtet sie folgendermaßen:

> Hülya: »Doktorun bana söylediği. ›Herşeye hazırlıklı olun, büyük bir umudumuz yok‹, dedim ben ›annem daha neler geçirdi, Allah'ın izniyle bunu da şey yapacak‹, dedim.«
> Interviewerin: »Hm hm.«
> Hülya: »Orda baya bir tartıştıydık doktorla. [...] Tamam ölecekse ölür, yapacak bir şeyin yok. Sen [doktor olarak; yazarın açıklaması] elinden geleni yapmışsın. Baya bir tartışmıştık doktorla. Ondan sonra gelmedi zaten bir daha beni görmeye bir şey anlatmaya.« (Hülya; Telefonat)

> Hülya: <Was der Arzt mir sagte, ›seien Sie auf alles gefasst, wir haben keine große Hoffnung‹. Da habe ich gesagt, ›was hat meine Mutter alles durchgemacht, mit Gottes Hilfe wird sie das auch überstehen‹.>
> Interviewerin: <Hm hm.>
> Hülya: Da haben wir ziemlich viel diskutiert. [...] Okay, wenn sie sterben soll, dann wird sie sterben. Da kann man nichts machen. Du (als Arzt; Änderung durch die

Autorin) hast alles getan, was in deiner Macht steht. Ziemlich viel habe ich mit dem Arzt diskutiert. Danach ist er auch nicht mehr gekommen, um mir etwas zu erklären.> (Hülya; Telefonat)

Auf Basis der objektiven Befunde versucht der Arzt Hülya zu verdeutlichen, dass ihre Mutter sich in einem lebensbedrohlichen Zustand befindet. Obwohl Hülya für die Aufklärungsgespräche dankbar ist, empfindet sie diese Art der Gesprächsführung seitens des Arztes als unangemessen, sobald diese über reine Informationsvermittlung hinaus geht. Wahrscheinlich möchte der Arzt mit seiner Prognose ihre Einstellung zu der Krankheit ihrer Mutter beeinflussen, um ihre Erwartungen an ihn zu senken und somit einer möglichen Enttäuschung entgegenzuwirken. Diese Haltung des Arztes führt jedoch zu einem Konflikt und es findet eine Auseinandersetzung zwischen Hülya und ihm statt. Die Aussage von Hülya <Okay, wenn sie sterben soll, dann wird sie sterben. Da kann man nichts machen.> lässt vermuten, dass sie auf ein tödliches Ende dieser Krankheit eingestellt ist. Sie setzt aber die Bedingung voraus, dass der Arzt dafür alles, was in seiner Macht steht, getan hat. Danach erwähnt sie zum zweiten Mal, dass sie und der Arzt ziemlich viel diskutiert hätten. Dies lässt vermuten, dass Hülya von der Erfüllung dieser Bedingung nicht überzeugt ist. Offensichtlich ist ihr Vertrauen zu dem Arzt beeinträchtigt und sie signalisiert ihm dies auch. Gleichzeitig bedeutet das aber auch, dass die ärztliche Autorität untergraben wird, weshalb er wahrscheinlich den weiteren Kontakt zu Hülya meidet.

Bis auf das oben beschriebene Aufklärungsgespräch bei der Aufnahme ihrer Mutter bewertet sie die Arztgespräche als informativ und aufgrund ihrer Ausführlichkeit als zufriedenstellend. Frau Tuna muss aber nach ihrem Schlaganfall aufgrund mehrerer Hirnoperationen oder zu der Einstellung der Medikamente zum wiederholten Male stationär behandelt werden. So ausführlich wie die erste Aufklärung bei der Aufnahme gewesen ist, so oberflächlich und unzulänglich sind die Informationen bei einer der Entlassungen. Nach einem vierwöchigen Aufenthalt wird Frau Tuna entlassen und Hülya bekommt von dem Stationsarzt lediglich die folgende Information über die weitere Versorgung ihrer Mutter:

»Alles in Ordnung, sie kommt raus, sie soll noch die Tabletten nehmen.« (Hülya; Einzelinterview)

Diese Information ist für Hülya unzureichend und da der Arzt nach diesem Satz sofort den Raum verlässt, bekommt sie den Eindruck, dass dieser Arzt nicht die Bereitschaft zeigt, die von ihr gewünschten und für die weitere Versorgung notwendigen Informationen zu vermitteln. Sie gibt jedoch nicht auf und versucht, die benötigten Informationen anderweitig zu erhalten, indem sie sich an den Hausarzt und den Neurologen wendet.

In ihren Aussagen wird deutlich, dass sie in ihrer Beziehung zu Medizinern auf die Aufklärung und Informationsvermittlung einen großen Wert legt. Sie möchte über die gesundheitliche Lage ihrer Mutter umfassend informiert werden. Sie benötigt diese Informationen, um Entscheidungen über die vorgesehenen Operationen und andere Behandlungsmaßnahmen treffen zu können. Außerdem hängt die Organisation der Versorgung in hohem Maße von dem Gesundheitszustand der Betroffenen ab.

Es ist anzunehmen, dass der medizinischen Aufklärung über die Krankheit und über den Gesundheitszustand ihrer Mutter für Hülya eine besondere Bedeutung zukommt. Angefangen mit den Todesfällen der drei Söhne ihrer Großeltern bis hin zu dem Tod ihres Ehemannes kann in der Familie über Generationen hinweg eine gegenseitige Schuldzuweisung festgestellt werden. Aus selbigen gingen große Streitigkeiten und sogar Trennungen hervor. Bedenkt man die Erfahrungen der Familie bei Krankheits- und Todesfällen, die bereits zu vielfältigen Konflikten zwischen ihren Mitgliedern führten, könnte angenommen werden, dass Hülya sich als Pflegeperson und gesetzliche Betreuerin ihrer Mutter für ihre Versorgung vor den anderen Familienmitgliedern verantworten muss.

7.2.6.5 Umgang der Erkrankten mit der Krankheit

Nach ihrem ersten Schlaganfall kann Frau Tuna sich von den Krankheitsfolgen schnell erholen. Auch wenn sie durch die Krankheit eingeschränkt ist, kann sie ihren Haushalt eigenständig führen und wieder Auto fahren, was für sie ihre Selbstständigkeit symbolisiert. Ihr Hausarzt organisiert für sie eine Beschäftigung in der Behindertenwerkstatt und dies ermöglicht ihr weiterhin eine Teilnahme am Sozialleben. Genauso wie beim zweiten Schlaganfall befindet sich das Ehepaar in einer Trennungsphase – aber Herr Tuna kehrt zu der Familie zurück. Der zweite Schlaganfall ist nicht wie der erste. Frau Tuna ist von seelischen und körperlichen Folgen der Krankheit schwer getroffen und das Familienleben ist dadurch stark beeinträchtigt. Wahrscheinlich endet die Beziehung des Ehepaares aufgrund der schweren Folgen der Krankheit endgültig.

Bis zu ihrem zweiten Schlaganfall ist sie finanziell unabhängig und kann am Sozialleben frei teilnehmen. Durch den zweiten Schlaganfall leidet sie nun an unterschiedlichen und schweren Beeinträchtigungen. Sie hat zwar keine Lähmung, aber durch die körperliche Schwäche kann sie nicht mehr so laufen wie früher und braucht eine Begleitung. Außerdem weigert sie sich mit einer Gehhilfe nach draußen zu gehen. Wahrscheinlich belastet die Behinderung sie als relativ junge Frau besonders stark und sie möchte eine mögliche Stigmatisierung in der Öffentlichkeit vermeiden, was sie jedoch in ihrer Mobilität zusätzlich stark einschränkt. Das Waschen, An- und Ausziehen sind für sie weitere Schwierigkeiten und sie braucht dabei Hilfe. Ihr ist bewusst, dass ihre beiden Töchter sehr bemüht sind sie zu versorgen und gleichzeitig auch die Familienordnung aufrechtzuerhalten. Am meisten belastet sie, dass sie aufgrund ihrer Pflegebedürftigkeit in vielerlei Hinsicht auf ihre Kinder angewiesen ist.

Wie ihr Mann, so fängt auch sie an, ein an der Religion orientiertes Leben zu führen. Dies zeigt sich durch ihre Kopfbedeckung und das tägliche Beten. Auch nach der Krankheit möchte Frau Tuna weiterhin beten. Es ist davon auszugehen, dass ihre Pflegebedürftigkeit ihr spirituelles Leben als praktizierende Muslima erschwert. Die rituellen Waschungen, die man vor dem Gebet vollziehen muss, kann sie nicht alleine durchführen. Außerdem ist sie seit der Krankheit auch teilweise inkontinent. Dies belastet sie nicht nur, da sie eine elementare Fähigkeit verloren hat und in ihrer Intimität beeinträchtigt wird, sondern auch, weil sie dadurch bei der Ausübung ihrer Religion behindert wird.

Ihre kommunikativen Fähigkeiten sind ebenfalls von der Krankheit betroffen. Sie kann zwar nach ihrer rehabilitativen Behandlung wieder sprechen, aufgrund ihrer Konzentrationsschwäche hat sie aber Schwierigkeiten, längeren Gesprächen zu folgen. Diese Beeinträchtigungen fallen während der Interviews nicht stark auf, dennoch ist sich Frau Tuna diesen bewusst und dies verunsichert sie auch in der Interviewsituation.

Nach dem Schlaganfall reagiert Frau Tuna sensibler auf ihr Gefühlsleben. So stark sie ihre Hilfsbedürftigkeit auch belastet, so sehr fordert sie auch Aufmerksamkeit von ihren Kindern. Besonders von Hülya erwartet sie, dass sie sie ständig begleitet. Zwar teilen Mutter und Tochter seit der Krankheit das gleiche Zimmer, aber Frau Tuna wünscht, dass Hülya zu derselben Uhrzeit schläft wie sie. Hinter diesem Wunsch könnte sich ihre Sorge verbergen, dass Hülya sie, wie zuvor ihr Mann, verlässt und sie in dieser Verfassung alleine bleibt.

7.3 Typ III – Liberale Einstellung und offene Familiengrenzen: Familie Polat

7.3.1 Interviewsituation

Die Familie wird durch ein Telefonat mit der Tochter Meral kontaktiert. Das Ehepaar Polat ist gerade mit einem Umzug beschäftigt, daher ist ein Telefonanschluss noch nicht verfügbar. Aufgrund der Renovierung des Hauses, in dem sie seit 25 Jahren wohnten, müssen sie in eine andere Wohnung umziehen. Beide Wohnungen liegen im gleichen Bezirk, etwa fünf Minuten Fußweg von der Schneiderei entfernt. Der Termin für die Interviews wird mit Meral vorbesprochen und bei einem Telefonat mit Frau Polat wird der Termin für den Sonntag in der zweiten Aprilwoche 2012 festgelegt. Es wird vereinbart, dass die Interviewerin um 14.30 Uhr bei der Familie zu Hause sein soll. Auf die Nachfrage der

Interviewerin versichert Meral, dass sie selbst zum vereinbarten Zeitpunkt bei ihren Eltern sein wird. Bereits in diesen Gesprächen wird die Familie über den Ablauf der Interviews und die Notwendigkeit einer Tonbandaufnahme aufgeklärt und im Vorfeld ihr Einverständnis eingeholt.

Wie vereinbart trifft die Interviewerin um 14.30 Uhr ein. Das Ehepaar wohnt in einer Maisonettewohnung auf zwei Etagen. Sie wird von Frau Polat empfangen. Sie führt die Interviewerin durch die Diele und die Küche in das Wohnzimmer, in dem das familiengeschichtliche Gespräch und das Einzelgespräch mit Herrn Polat geführt werden. Später findet das Einzelgespräch mit Frau Polat in der Küche und mit Meral in einem der zwei Schlafzimmer in der oberen Etage statt.

Im Wohnzimmer befinden sich ein Dreiersofa aus braunem Leder, ein Zweiersofa des gleichen Modells, ein Sessel mit samtartigem rotem Stoff bezogen und ein Stuhl. Als die Interviewerin das Wohnzimmer betritt, liegt Herr Polat auf dem Dreiersofa unter einer Wolldecke und richtet sich etwas auf, um die Interviewerin zu begrüßen. Frau Polat weist der Interviewerin den roten Sessel zu, der genau gegenüber der Couch steht, auf der Herr Polat liegt. Sie selbst nimmt auf dem Stuhl Platz und somit sitzt sie zwischen Herrn Polat und der Interviewerin. Der Fernseher ist eingeschaltet und es läuft ein türkisches Unterhaltungsprogramm.

Auffällig sind zwei Fotos auf dem Kaminsims im Wohnzimmer, auf der alle vier Kinder des Ehepaares gemeinsam als Gruppe zu sehen sind: Einmal in ihrer Kindheit und einmal als Erwachsene. Als Einzelfoto ist nur ein Porträt der verstorbenen Tochter Ayşenur zu sehen, das in der Küche gegenüber der Tür an der Wand hängt, sodass man es bei dem Betreten des Raumes sofort erblickt.

Eine halbe Stunde nach der vereinbarten Uhrzeit kommt auch Meral zu ihren Eltern in die Wohnung und nimmt auf dem Zweiersofa neben der Tür Platz. Nach ihrem Eintreffen beginnt das familiengeschichtliche Gespräch.

7.3.2 Analyse der Anfangssequenz des familiengeschichtlichen Gespräches

Bevor die Interviewerin den Erzählstimulus gibt, ist das Aufnahmegerät bereits eingeschaltet. Zunächst spricht Meral:

> Meral: »Allah senden razı olsun baba! Baba Allah senden razı olsun!« (Familiengeschichtliches Gespräch)

> Meral: <Gott sei mit dir zufrieden, Papa! Papa, Gott sei mit dir zufrieden!> (Familiengeschichtliches Gespräch)

Mit diesen Worten, vor allem durch die Betonung des Wortes »Allah« <Gott>, lobt Meral die Tat ihres Vaters in übertriebenem Maße. So, als hätte er sie vor einem großen Unheil bewahrt.

Die Interviewerin versteht in dem Moment nicht, worauf diese Aussage bezogen ist. Meral erklärt flüsternd:

Meral: »Hiç sevmem televizyonu.« (Familiengeschichtliches Gespräch)

Meral: <Ich mag den Fernseher gar nicht.> (Familiengeschichtliches Gespräch)

Kurz darauf sagt Herr Polat:

Herr Polat: »Televizyonu kapattım ya.« (Familiengeschichtliches Gespräch)

Herr Polat: <Ich habe ja den Fernseher ausgemacht.> (Familiengeschichtliches Gespräch)

Dies sagt sie ihrem Vater, um ihm dafür zu danken, dass er den Fernseher ausgeschaltet hat. Für eine solche Kleinigkeit ist diese Dankbarkeit jedoch unverhältnismäßig groß. Der Ausdruck <Gott sei mit dir zufrieden> wird von sehr strenggläubigen Personen als Alltagsphrase für »Dankeschön« verwendet. Die Betonung des Wortes »Allah« <Gott> lässt in der Aussage vermuten, dass die Sprecherin eine religiöse Person wäre oder zumindest eine konservative Einstellung hätte. Das Aussehen und die Verhaltensweise von Meral sind jedoch fernab von einer religiösen und konservativen Einstellung. Als sie nach Hause zu ihren Eltern kommt, läuft sie bis ins Wohnzimmer, ohne ihre Schuhe auszuziehen. Dieses Verhalten bestätigt die Annahme, dass sie keine praktizierende Muslima ist. Auf den Kommentar ihrer Mutter, sie würde so etwas nie tun, geht sie zurück und zieht ihre Schuhe aus. Der Eingriff von Frau Polat in die Situation kann als eine Botschaft an ihre Tochter gedeutet werden. Möglicherweise macht Frau Polat dadurch Meral auf die bei der Interviewerin angenommene religiös-konservative Einstellung aufmerksam und fordert sie auf, diese zu beachten. Daher kann Merals starke Betonung des Wortes »Allah« <Gott> als eine Wiedergutmachung ihres anfänglichen »Fehlverhaltens« gedeutet werden.

Diese Situation nimmt die Interviewerin als Gelegenheit für den Einstieg in das Gespräch:

Interviewerin: »Ha doğru şimdi biz konuşcaz.« (Familiengeschichtliches Gespräch)

Interviewerin: <Ach ja richtig, jetzt werden wir reden.> (Familiengeschichtliches Gespräch)

Damit will sie die Familienangehörigen auf ihr Anliegen und den Grund ihres Besuches aufmerksam machen. Die Familie ist aber scheinbar nicht bereit, in eine Interviewsituation geführt zu werden. Fast zur selben Zeit lenkt Frau Polat die Aufmerksamkeit auf Meral:

Frau Polat: »Meral sevmez canımın içi.« (Familiengeschichtliches Gespräch)

Frau Polat: <Meral mag es nicht, mein Schatz.> (Familiengeschichtliches Gespräch)

Der Versuch der Interviewerin hat keinen Erfolg. Es scheint, dass in der aktuellen Gesprächssituation Dinge in den Vordergrund gestellt werden, über die die Familie gerne reden möchte. Oder sie wollen vielleicht nicht, dass in ihrem Zuhause eine Forschungssituation entsteht und sie als Forschungsobjekte betrachtet werden.

Auffällig ist, dass Frau Polat die Interviewerin mit »Schatz« anredet. Bis zu diesem Zeitpunkt haben insgesamt zwei Gespräche mit ihr stattgefunden, ein Telefonat und ein persönliches Gespräch. Die Anrede »Schatz« würde man eher bei Menschen erwarten, die miteinander in einer engen Beziehung stehen. Obwohl es erst ihr zweites persönliches Gespräch ist, wirkt Frau Polat sehr warmherzig und liebevoll. Sie haben die Interviewerin in ihr Zuhause aufgenommen und sehen sie scheinbar als nahestehende Person.

Um in die Gesprächssituation einzuleiten, will die Interviewerin nicht weiter auf Frau Polats Aussage eingehen.

Interviewerin: »Ya, ben anlattım az önce.« (Familiengeschichtliches Gespräch)

Interviewerin: <Ja, ich habe es gerade erzählt.> (Familiengeschichtliches Gespräch)

Da sowohl die Interviewerin als auch die Familienmitglieder bilingual sind, kommt es vor, dass Laute und Worte aus beiden Sprachen genutzt werden. Das erste Wort »ja« ist eines dieser Worte. Im Türkischen benutzt man »ya« in vielen Situationen, wie zum Beispiel zur Bestätigung des Gesagten oder als Ausdruck des Staunens. In diesem Satz hat das Wort eher die Funktion einer Verknüpfung zu der vorherigen Aussage von Frau Polat. Man könnte davon ausgehen, dass die Interviewerin das Wort aus Höflichkeit benutzt, um Frau Polat nicht gänzlich zu ignorieren.

Interviewerin: »Eee ... Siz de kabul ettiğinize dair attığınız imzalarla tasdik etmiş oldunuz.« (Familiengeschichtliches Gespräch)

Interviewerin: <Äh ... Sie haben mit ihrer Unterschrift bestätigt, dass sie damit einverstanden sind.> (Familiengeschichtliches Gespräch)

Dieser Satz sollte dazu dienen, noch einmal auf das Thema aufmerksam zu machen und zu verhindern, dass von dem Thema abgeschweift wird. Die Interviewerin scheint zu befürchten, dass das Thema wieder durch nebensächliche Angelegenheiten in den Hintergrund rückt.

Anscheinend hat die Interviewerin unter diesen Bedingungen der Interviewsituation Schwierigkeiten das Gespräch einzuleiten, wie das am Anfang gesagte <äh> verdeutlicht. Einerseits möchte sie ihr Anliegen korrekt erklären, andererseits ist sie aber unsicher, da sie verhindern will, noch einmal unterbrochen zu werden. Gleichzeitig möchte sie die Situation aber auch nicht dominieren. Sie kehrt wieder zum Anfang zurück und setzt fort:

> Interviewerin: »Bahsetmiştim de hani … Önce ailelerle önce ailenin tamamıyla görüşmek istiyorum, ondan sonra tek tek görüşcez diye.« (Familiengeschichtliches Gespräch)

> Interviewerin: <Ich habe ja bereits erzählt. Zuerst mit den Familien … Dass ich mich zuerst mit der gesamten Familie unterhalten möchte, und dass wir uns dann einzeln unterhalten werden.> (Familiengeschichtliches Gespräch)

Ihre Aussage sollte eher die Atmosphäre lockern, als Informationen zu den Interviews zu geben. In dem darauffolgenden Satz fügt sie die fehlende Information hinzu, und versucht die Aussage mit Inhalt zu füllen. Gleichzeitig ist sie besorgt darüber, dass diese Erklärung zu technisch klingen und die Unterhaltungsatmosphäre stören könnte. Dies spiegelt sich in ihrer Sprechart wider. Obwohl sie im Alltag dialektfrei spricht, benutzt sie hier eine Art Umgangssprache mit speziellem Dialekt, um die Gesprächssituation möglichst alltagsnah zu gestalten und eine Unterhaltungsatmosphäre zu schaffen.

Sobald die Interviewerin ihren Sprechbeitrag beendet, meldet sich Frau Polat mit dem Wort:

> Frau Polat: »Evet« (Familiengeschichtliches Gespräch)

> Frau Polat: <Ja.> (Familiengeschichtliches Gespräch)

Frau Polat sagt dies wahrscheinlich, um der Interviewerin zu helfen, mit dem Gespräch anzufangen. Ihr Ziel als Gastgeberin ist es eine entspannte Atmosphäre zu schaffen. Vielleicht ist der relativ lange dauernde Einstieg in das Gespräch für die Interviewerin ebenso schwierig und unangenehm wie für die Familie. Deshalb will sie mit diesem Wort <ja> diese Anfangsphase beschleunigen.

Unabhängig davon, ob das Wort auf Bestätigung, Unterstützung oder Ungeduld hindeutet, ist das eigentlich auffällige, dass diese Äußerung von Frau Polat stammt. Warum ist es gerade Frau Polat, die in das Gespräch eingreift? Die Familie wurde für die Untersuchung aufgrund der Krankheit ihres Mannes ausgesucht. Daher würde man davon ausgehen, dass ihr Mann in dieser Situation im Mittelpunkt stehen müsste. Demzufolge würde man erwarten, dass er als Erster das Wort ergreifen würde. Warum meldet sich Frau Polat als Erste zu Wort und nicht ihr Mann? Kann er sich aufgrund seiner Krankheit nicht äußern? Hat er nicht genug Kraft dazu? Oder bewegen Frau Polat geschlechtsspezifische Aspekte zu diesem Eingriff und sie übernimmt daher die Gesprächsführung, weil die Interviewerin eine Frau ist? Auch wenn das so sein sollte, würde von einer traditionellen Familie erwartet werden, dass der Mann als Familienoberhaupt die Familie nach außen repräsentiert. Dies ist hier nicht der Fall. Daher kann angenommen werden, dass die Frau in der Familienstruktur dominiert und die Beziehungen nach außen durch sie organisiert werden.

Die Interviewerin setzt fort:

> Interviewerin: »Şimdi … Sizi çok bölmeyeyim. Böyle
> … Soruya filan da boğmak istemiyorum.« (Familiengeschichtliches Gespräch)

> Interviewerin: <Nun … Ich möchte Sie nicht oft unterbrechen. Und
> … auch nicht mit Fragen überhäufen.> (Familiengeschichtliches Gespräch)

Die Interviewerin möchte möglichst zügig in das Gespräch einsteigen. Gleichzeitig aber auch zum letzten Mal auf den Gesprächsablauf hinweisen, um so der möglichen Erwartung entgegenzuwirken, dass das Interview eine Befragung wäre. Diesen technischen Hinweis will sie möglichst alltagsnah formulieren, deshalb benutzt sie die Redewendung <mit Fragen überhäufen>. Sie wird von Frau Polat unterbrochen, bevor sie ihren Satz zu Ende bringen konnte:

> Frau Polat: »Yo, sorun, sorun.« (Familiengeschichtliches Gespräch)

> Frau Polat: <Nein, fragen Sie, fragen Sie.> (Familiengeschichtliches Gespräch)

Frau Polat versucht, möglicherweise durch ihre Aussage, die von ihr angenommenen Hemmungen bei der Interviewerin abzubauen. Sie signalisiert damit auch, dass die Familie sich ihr geöffnet hat oder öffnen werde. Das heißt, die Interviewerin bräuchte sich diesbezüglich keine Sorgen zu machen. Auffällig ist die imperative Formulierung in ihrer Aussage. Sie benutzt nicht »können« oder »dürfen«. Diese Modalverben drücken sowohl die Erlaubnis, als auch die Höflichkeit aus und betonen, dass dem Gegenüberstehenden Handlungsspielräume eingestanden werden. Frau Polat scheint dazu in der Lage zu sein, diese Feinheiten in der Gesprächsführung zu unterscheiden. Während die Aussage inhaltlich auf eine beruhigende Wirkung abzielt, weist ihre Formulierung auf eine bestimmende und vielleicht sogar einengende Bedeutung hin. Dies könnte als Wunsch oder Versuch von Frau Polat interpretiert werden, die Vorgehensweise selbst bestimmen zu wollen.

Jedoch ist auch die Anrede von Frau Polat erklärungsbedürftig: Obwohl sie zuvor als Anrede »Schatz« benutzte, redet sie die Interviewerin jetzt mit »Sie« an. Die beiden Anredeformen stimmen nicht überein und stehen sogar im Widerspruch. Einerseits signalisiert Frau Polat mit »Schatz«, dass die Familie sich ihr gegenüber öffnet und sie zu den nahestehenden Personen zählt, andererseits erzeugt sie eine gewisse Distanz, indem sie die Interviewerin siezt. Passt sie sich der Interviewerin in dem Augenblick an, da sie die Familie siezt? Jedenfalls lassen ihre unterschiedlichen Anredeformen vermuten, dass sie auf der Suche nach einer passenden Umgangsweise ist, da sie die Interviewerin noch nicht so gut kennt.

Auch hier stellt sich erneut die Frage, warum es Frau Polat ist, die diesen Hinweis gibt. Die zweite Aussage verstärkt die Annahme, dass Frau Polat in der Familienstruktur eine bestimmende Rolle einnimmt und die Beziehung der Familie nach außen durch sie organisiert wird.

Die Interviewerin setzt fort:

> Interviewerin: »Ama ben hani aileniz hakkında mümkün olduğunca çok şey bilmek istiyorum.« (Familiengeschichtliches Gespräch)

> Interviewerin: <Aber ich möchte über Ihre Familie möglichst viele Sachen wissen.> (Familiengeschichtliches Gespräch)

Die Interviewerin fängt mit <aber> an und bricht eine Kommunikationsregel. Das »aber« bezieht sich nämlich nicht wie üblich auf die vorausgehende Aussage des Gesprächspartners. Sie setzt dafür ihren unterbrochenen Satz fort. Offensichtlich ignoriert die Interviewerin Frau Polats Aussage. Damit möchte sie verhindern, dass das Gespräch wieder abschweift. Gleichzeitig will sie auf geeignete Weise die Einstiegsphase beenden und das Wort der Familie überlassen. Endlich kann sie ihr Anliegen formulieren:

> Interviewerin: »Bana aileniz hakkında bir şeyler anlatır mısınız?« (Familiengeschichtliches Gespräch)

> Interviewerin: <Würden Sie mir etwas über Ihre Familie erzählen?> (Familiengeschichtliches Gespräch)

Nun ist es wichtig, wer sich zuerst zu Wort meldet. Wenn die Familie konservativ- traditionell strukturiert ist, würde erwartet werden, dass Herr Polat anfängt zu sprechen. In einer modernen Familie könnte mit einer Absprache innerhalb der Familie gerechnet werden, durch die ein Vertreter bestimmt wird, der die Familie repräsentieren soll. Eine weitere Variante wäre, dass der Mann anfängt und die Aufgabe, die Familie zu vertreten, höflich an seine Frau überträgt. Wenn ein Kind zuerst antwortet, könnte dies auf nicht geklärte Fragen hinsichtlich der Autorität in der Familie hindeuten.

Als die Interviewerin die Frage stellt, achtet sie darauf, wie bei jeder anderen Familie auch, dass sie zu jedem Familienmitglied Augenkontakt behält. Das heißt, dass die Frage an jede Person gleichermaßen gerichtet ist. Die erste Reaktion kommt von Frau Polat, jedoch nicht in Form einer Antwort:

> Frau Polat: »Sen anlatır mısın canımın içi?« (Familiengeschichtliches Gespräch)

> Frau Polat: <Würdest du erzählen, Schatz?> (Familiengeschichtliches Gespräch)

Diese Frage richtet sie an ihren Ehemann und startet somit den Prozess zwischen dem Ehepaar, um zu entscheiden, wer die Familie repräsentieren soll. Auf den ersten Blick wirkt die Aussage wie eine einfache Frage, ob der Ehemann den

Wunsch hat, die Familie vorzustellen. Die Frage impliziert aber gleichzeitig, dass sie ihrem Mann die Möglichkeit dazu gibt, die Familie zu vertreten. Mit dieser Aussage fängt sie zwar nicht an die Familie zu vertreten, es bestätigt aber die vorher gestellte Hypothese über die Struktur der Familie Polat: Frau Polat ist die Person, die innerhalb der Familie die Ordnung und die Beziehungen nach außen regelt.

Sie reagiert ohne zu zögern, als hätte sie die Antwort schon parat. Dies zeigt, dass sie keine Schwierigkeiten hat, mit Fremden in Interaktion zu treten. Gleichzeitig hat sie keine Scheu vor ihrem Ehemann. Die Aussage erstaunt weder ihre Tochter Meral noch ihren Mann. Es sind auch keine Anzeichen zu erkennen, dass die anderen Familienmitglieder das Verhalten von Frau Polat als negativ empfinden würden. Das bedeutet, dass diese Art der Interaktion in der Familie nicht ungewöhnlich ist.

> Frau Polat: »Almanya'dan, Türkiye'den geldiğimizden anlatalım istersen.« (Familiengeschichtliches Gespräch)

> Frau Polat: <Wenn du möchtest, erzählen wir über Deutschland, wie wir aus der Türkei gekommen sind.> (Familiengeschichtliches Gespräch)

Als Frau Polat dies sagt, hat Herr Polat auf die vorherige Frage noch nicht geantwortet. Nachdem sie ihren Mann also zunächst fragt, ob er erzählen möchte, bestimmt sie durch ihre zweite Aussage das Gesprächsthema. Ihre Aussage verdeutlicht auch, dass das wichtigste und erzählenswerteste Geschehen für die Familie die Auswanderung nach Deutschland ist. Der andere auffällige Punkt in der Aussage ist, dass Frau Polat von »wir« spricht, obwohl sie anfangs ihrem Mann anbietet, die Gesprächsführung zu übernehmen. Sie begnügt sich demnach nicht damit, den Familienvertreter und das Gesprächsthema zu bestimmen, sondern sie signalisiert auch, dass sie sich an der Präsentation der Familie aktiv beteiligen möchte. Sie sagt <wenn du möchtest> und suggeriert damit seinen vermeintlichen Spielraum.

Herr Polat erwidert Folgendes:

> Herr Polat: »Anlat canım, sen anlat.« (Familiengeschichtliches Gespräch)

> Herr Polat: <Erzähl du, Schatz, erzähl du.> (Familiengeschichtliches Gespräch)

Somit überlässt er die Gesprächsführung seiner Frau. Seine Formulierung deutet daraufhin, dass er auf seinen Anspruch verzichtet und die Aufgabe, die Familie zu vertreten, seiner Frau bereitwillig überlässt. Herr Polat bemerkt anscheinend, dass seine Frau bereits angefangen hat, über die Familie zu erzählen. Dies könnte so interpretiert werden, dass er diese Verantwortung seiner Frau überträgt, um selbst nicht bloßgestellt zu werden. Er übergibt ihr offiziell das Wort, damit er einerseits nicht sprechen muss, er aber andererseits dennoch seiner Verantwortung nachgekommen ist, jemanden zu bestimmen. Das heißt, ihm war es recht, dass seine Frau die Situation lenkt.

Frau Polat setzt fort:

> Frau Polat: »Türkiye'den ... Aaa ... sen de anlatabilirsin, ben de.« (Familiengeschichtliches Gespräch)

> Frau Polat: <Über die Türkei ... Aaa ... du kannst auch erzählen, ich auch.> (Familiengeschichtliches Gespräch)

Herr Polat gibt die Wortführung an seine Frau zurück, noch bevor sie zu Ende gesprochen hat. Frau Polat fügt das Wort <über die Türkei> später hinzu. Ist sie dadurch gekränkt? Es scheint so zu sein, dass Frau Polat annimmt, dass ihr Mann ihr die Gesprächsführung nur gezwungenermaßen und aus einer Ausweglosigkeit heraus überlässt, um so eine unangenehme Situation zu vermeiden. Frau Polat deutet mit dem Satz <Aaa ... du kannst auch erzählen, ich auch.> an, dass sie nicht zwingend die Vertretung der Familie übernehmen müsse. Dies deutet darauf hin, dass in dieser Familie sowohl die Frau als auch der Mann die Führungsrolle übernehmen können. Wird jedoch die gesamte Situation und der bisherige Gesprächsverlauf betrachtet, so kann angenommen werden, dass die Führungsrolle in dieser Familie eher von Frau Polat übernommen wird.

Es ist bekannt, dass in traditionellen Familien die Rolle des Familienvertreters von dem Ehemann übernommen wird und dass er unter anderem auch aus diesem Grund eine besondere Autorität besitzt. Durch ihre Aussage signalisiert Frau Polat, dass ihre Rolle mit der Autorität nicht unbedingt in Zusammenhang steht. Sie ist bereit, die Position des Familienvertreters an Herrn Polat abzugeben. Sie betont die Gleichstellung des Ehepaares in der Familie, indem sie sagt: <erzählen wir> und <Du kannst auch erzählen, ich auch>. Es ist jedoch davon auszugehen, dass derjenige, der dies betont, auch die Autorität besitzt.

Frau Polat setzt fort, ohne eine Reaktion abzuwarten:

> Frau Polat: »Türkiye'de <u>bizim</u> terzi dükkan<u>ımız</u> vardı.« (Familiengeschichtliches Gespräch)

> Frau Polat: <In der Türkei hatten <u>wir unsere</u> Schneiderei.> (Familiengeschichtliches Gespräch)

Aufgrund der Grammatik ist es im Türkischen üblich, dass im Alltagsgespräch das sogenannte »versteckte Subjekt« und das »versteckte Personalpronomen« verwendet werden, ohne diese explizit zu nennen. Das Subjekt oder das Personalpronomen werden dann zusätzlich benutzt, um den darauf bezogenen Sachverhalt zu betonen, damit ein Missverständnis verhindert wird. In ihrer Aussage benutzt Frau Polat zusätzlich »bizim« <unsere>, obwohl der Satz dieses Element im Türkischen bereits »auf versteckte Weise« beinhaltet und ohne zusätzliches <unsere> kein Missverständnis entstehen würde. Es ist daher davon auszugehen, dass Frau Polat durch das Wort <unsere> ihren Teil an dem gemeinsamen Besitz innerhalb der Ehe unterstreicht und somit deutlich machen will, dass Gleichberechtigung in der Ehe nicht nur in der Gesprächsführung, sondern auch bezüglich des Besitzes herrscht. In der folgenden Aussage berichtigt sie sich jedoch selbst und zwar nicht nur inhaltlich. Das heißt, dass sie eigentlich keinen Anteil an der Schneiderei besitzt. Darüber hinaus tritt sie auch von der Position einer gleichberechtigten Ehefrau ein Stück weit zurück:

> Frau Polat: »[Terzihane] Beyimindi.« (Familiengeschichtliches Gespräch)

> Frau Polat: <[Die Schneiderei] gehörte meinem Herrn.> (Familiengeschichtliches Gespräch)

Hier benutzt sie eine Anrede <mein Herr>, die zwar ein gehobener Ausdruck ist, aber die in traditionell-konservativ eingestellten Familien durchaus üblich ist. Sie benutzt nicht die Anrede »Ehemann«, »Mann« oder den Vornamen von Herrn Polat, obwohl eine von diesen Anreden ihren vorherigen Aussagen entsprechen würde, da sie ihre Gleichstellung gegenüber ihrem Ehemann betonen würde. Denkt Frau Polat in dem Moment, dass sie zu weit gegangen ist? Will sie durch diese Anrede den von ihr abgebildeten dominanten Frauentyp entschärfen? Oder beeinflusst vielleicht die religiös-konservative Erscheinung der Interviewerin ihr Verhalten? Passt sich Frau Polat der religiös-konservativen Einstellung an, von welcher sie annimmt, dass die Interviewerin selbige vertritt? Wenn die Interviewerin in einer als modern wahrgenommenen Erscheinung auftreten würde, würde sie vielleicht eine andere Anrede verwenden?

> Frau Polat: »Beyim terziydi, öyle geçiniyorduk.« (Familiengeschichtliches Gespräch)

> Frau Polat: <Mein Herr war Schneider, so haben wir gelebt.> (Familiengeschichtliches Gespräch)

Diese Aussage verdeutlicht, dass Herr Polat selbst Schneider war und die Schneiderei allein ihm gehörte. Das heißt, dass die in ihren vorherigen Aussagen auch im finanziellen Bereich angedeutete Gleichberechtigung in der Ehe nicht bedeutet, dass sie durch eine berufliche Tätigkeit zum Unterhalt beigetragen hat. Die Gleichstellung mit ihrem Mann konnte sie wahrscheinlich durch ihr selbstbewusstes Auftreten und ihre Macht in anderen Lebensbereichen erlangen.

> Frau Polat: »Sonra bizim ikizlerimiz oldu. İkizlerimiz oldu, kızım rahmetlik olan eee … çocuk felci geçirdi.«
> Interviewerin: »Hm«
> Frau Polat: »Çocuk felci geçirince … Beyim Almanya'ya gelmek zorunda kaldı. Şöyle, tanıdık doktorlar … burda … bundan 40 sene önce teknik bu kadar ileri değil Türkiye'de tabii ki. Siz dedi ›bunu ya Amerika'ya ya da Avrupa'ya falan götürün‹.«
> Interviewerin: »Ayşenur'un hastalığından dolayı?«
> Frau Polat: »Evet … Aslında aşıları falan olduğu halde. Herşeyi vardı. Ve biz bir günde

oniki doktora götürdük. İnanmadık. İnanmadık felç olduğuna. Yani felç ama böyle ateşle geldi. Aşı mı bayattı artık, bilemeyiz o zaman. Sonra bir orda tedavisi oldu. Onun yani rahmetlik kızımın sayesinde biz Almanya'ya geldik. Almanya maceramız öyle başladı.« (Familiengeschichtliches Gespräch)

Frau Polat: <Und dann haben wir unsere Zwillinge bekommen. [Wir] haben unsere Zwillinge bekommen, meine Tochter, die verstorbene, äh … erkrankte an der Kinderlähmung.>
Interviewerin: <Hm hm>
Frau Polat: <Nachdem sie an der Kinderlähmung erkrankte, musste mein Herr nach Deutschland kommen. So … Die Ärzte, die uns bekannt waren, hier … Natürlich war die Technik in der Türkei vor 40 Jahren nicht so fortgeschritten wie jetzt. Er sagte, bringt sie entweder nach Amerika oder nach Europa oder so.>
Interviewerin: <Wegen der Krankheit von Ayşenur?>
Frau Polat: <Ja. Obwohl sie ihre Impfungen hatte. Sie hatte alles. Und wir haben sie an einem Tag zu zwölf Ärzten gebracht. Wir haben es nicht geglaubt. Wir haben nicht geglaubt, dass sie eine Lähmung erlitten hat. Also Lähmung … aber sie ist mit Fieber gekommen. Ob die Impfung abgelaufen war, können wir nicht wissen. Dann wurde sie dort einmal behandelt. Dank ihr, das heißt, dank meiner verstorbenen Tochter sind wir nach Deutschland gekommen. Unser Deutschlandabenteuer hat somit begonnen.> (Familiengeschichtliches Gespräch)

Als Frau Polat berichtet, dass sie Zwillinge bekommen hatten, verwendet sie zusätzlich das Personalpronomen <unser>, obwohl, wie bereits dargelegt, aufgrund der türkischen Grammatik auch in diesem Satz eine zusätzliche Betonung von <unser> nicht notwendig wäre. Den Sachverhalt wiederholt sie im zweiten Satz, ohne das Personalpronomen zusätzlich zu benutzen. In dem darauffolgenden Satz bezeichnet sie Ayşenur als <meine Tochter>, als ob Ayşenur nicht die gemeinsame Tochter des Ehepaares wäre, sondern allein Frau Polats. In diesem Satz erklärt sie auch, dass die verstorbene Tochter Ayşenur an Kinderlähmung erkrankt ist. In ihren Erzählungen tritt durch die zusätzliche Verwendung <wir> und <unser> die Gemeinsamkeit des Ehepaares in den Vordergrund. Der Zeitpunkt der Kinderlähmung stellt einen Bruch in der Erzählung dar und lässt vermuten, dass es diesen Bruch zumindest zu diesem Zeitpunkt auch in der Ehe gegeben hat. Frau Polat lässt Herrn Polat nicht an ihrem Leid teilhaben. Er wird ausgeschlossen.

Frau Polat: <Nachdem sie an der Kinderlähmung erkrankte, musste mein Herr nach Deutschland kommen.> (Familiengeschichtliches Gespräch)

Hier besteht ein kausaler Zusammenhang zwischen der Erkrankung der verstorbenen Tochter und der Migration von Herrn Polat nach Deutschland. Das heißt, Herr Polat ist nach Deutschland gekommen, weil seine Tochter an Kinderlähmung erkrankte. Daraus lassen sich verschiedene Annahmen ableiten:

1. Wenn seine Tochter nicht an Kinderlähmung erkrankt wäre, wäre Herr Polat nicht migriert, auch nicht nach Deutschland.
2. Er hatte vor, in ein anderes Land zu migrieren, aber weil seine Tochter an Kinderlähmung erkrankte, war er gezwungen, nach Deutschland zu migrieren.

Es ist also anzunehmen, dass Herr Polat entweder nach Deutschland gekommen ist, um die medizinische Behandlung seiner Tochter in der Türkei zu finanzieren oder um sie in Deutschland behandeln zu lassen. Frau Polat erklärt den Grund zunächst nicht im Detail, sondern nennt die Kinderlähmung der Tochter als alleinigen Grund für die Migration von Herrn Polat.

Warum ist aber gerade Herr Polat und nicht seine Ehefrau gezwungen gewesen, nach Deutschland zu kommen? Es wäre auch eine Konstellation denkbar, in der Frau Polat, wie viele andere Frauen zu dieser Zeit auch, nach Deutschland migriert und ihre Familie beziehungsweise ihre Tochter später nachholt. Die Familie stammt, wenn auch nur aus einem Slumgebiet, aus einer Großstadt und dadurch kennt sie das Stadtleben. Sie wäre als eine moderne, selbstbewusste und geschickte Frau in der Lage gewesen, auszuwandern und das Nötigste für ihre erkrankte Tochter zu organisieren.

Es ist zu vermuten, dass nicht nur ein Zusammenhang zwischen der Kinderlähmung der Tochter und der Migration von Herrn Polat besteht, sondern dass die Kinderlähmung Herrn Polat auch persönlich betrifft.

> Frau Polat: <So ... Die Ärzte, die uns bekannt waren, hier ... Natürlich war die Technik in der Türkei vor 40 Jahren nicht so fortgeschritten wie jetzt. Er sagte, bringt sie entweder nach Amerika oder nach Europa oder so.> (Familiengeschichtliches Gespräch)

Da Frau Polat sagt, dass sie über ihre Migration nach Deutschland erzählen wollen, ist anzunehmen, dass die Migration nach Deutschland das wichtigste Ereignis in der Familienbiografie darstellt. Interessant ist jedoch, auf welche Art und Weise dies geschildert wird. Denn Frau Polat fängt ihre Erzählung an, indem sie den Grund ihrer Migration erklärt. Damit spricht sie über die Krankheit ihrer verstorbenen Tochter. Wozu soll diese Erklärung dienen?

Betrachten wir die Informationen, die wir von Frau Polat bisher über das Familienleben in der Türkei bekommen haben: Herr Polat arbeitete als Schneider in seiner eigenen Schneiderei, somit war ihr Lebensunterhalt gesichert. Danach bekam das Ehepaar Zwillinge und die verstorbene Tochter litt an Kinderlähmung, so dass Herr Polat gezwungen war, nach Deutschland zu kommen.

Obwohl Frau Polat ankündigt, über ihre Migration nach Deutschland sprechen zu wollen, beschreibt sie zuerst ihre wirtschaftliche Lage in der Türkei.

Damit betont sie, dass ihr Mann einen qualifizierten Beruf erlernt hat, sie Arbeit und keine finanziellen Schwierigkeiten hatten. Das heißt, sie gehören nicht zu den Menschen, die aus den ländlichen (unterentwickelten) Gebieten der Türkei stammen, keine Beschäftigung hatten und aufgrund des Existenzerhaltes migriert sind. In ihrer Aussage hebt Frau Polat ihre Familie durch die Benennung ihres sozioökonomischen Status in der Türkei und ihr Migrationsmotiv von dem allgemein herrschenden sogenannten Gastarbeiter-Bild ab.

Die Aussage dient dazu, die Familie von dem mit negativen Eigenschaften besetzten Begriff des Gastarbeiters zu distanzieren. Durch das angegebene Motiv, nämlich die Krankheit der verstorbenen Tochter, stellt die Migration gleichzeitig den Beweis dafür dar, dass sie als Eltern alles Mögliche für ihr erkranktes Kind getan haben.

Diese Annahme wird dadurch verstärkt, dass Frau Polat weiterhin über die Krankheit ihrer Tochter spricht, obwohl sie über ihre Migration erzählen wollte. Sie betont, dass die verstorbene Tochter all ihre Impfungen bekommen hat. Als Krankheitsursache vermutet sie, dass der Impfstoff abgelaufen war und daher wirkungslos geblieben ist. Danach erzählt sie, dass sie ihre kranke Tochter an einem Tag von zwölf Ärzten habe untersuchen lassen. Abgesehen davon, dass in der damaligen Türkei selbst in einer Großstadt nur eine begrenzte Anzahl von Ärzten zur Verfügung stand, wäre es allein aus organisatorischen Gründen, wie zum Beispiel Wartezeit, Transport und Erreichbarkeit, nahezu unmöglich gewesen, das kranke Kind an einem Tag von zwölf Ärzten untersuchen zu lassen. Die übertrieben dargestellte vermeintliche Fürsorge lässt den Gedanken zu, ob sie vielleicht als Eltern in Wirklichkeit für ihr erkranktes Kind nicht das Nötige getan hätten oder es zumindest Vorwürfe an das Ehepaar in dieser Hinsicht gab. Die von Frau Polat erzählte Geschichte über die Krankheit des Kindes und die Behandlungsversuche können als Versuch interpretiert werden, vorhandene Schuldgefühle zu beseitigen und ein mögliches schlechtes Gewissen zu reduzieren.

Frau Polat betont, dass die Krankheit mit Fieber begonnen hat. Sie konnten nicht glauben, dass ihre Tochter eine Lähmung erlitten hat. Dies lässt vermuten, dass die Krankheit sie verunsichert hat und dass ein medizinischer Eingriff erst mit Verzögerung erfolgt ist. Mit dieser Übertreibung wird jedoch betont, dass alles Notwendige getan wurde. Das heißt, dass sie die elterliche Pflicht, für die Gesundheit und später auch für die Behandlung zu sorgen, nicht vernachlässigt haben. Somit versuchen sie, ihre Gewissen zu erleichtern.

Danach erzählt Frau Polat, dass sie dank ihrer Tochter nach Deutschland gekommen seien. Auffällig in der Aussage ist Frau Polats Achtsamkeit in der Formulierung, mit der sie es vermeidet, ihre Tochter zu beschuldigen oder verantwortlich zu machen. Sie benutzt die Präposition »dank« und keine andere mit ähnlicher Bedeutung, wie zum Beispiel »aufgrund« oder »durch«. Die Präposition »aufgrund« könnte unter Umständen auch eine negative Bedeutung implizieren. Das Wort »durch« könnte sie benutzen, wenn ein neutraler Zusammenhang zum Ausdruck gebracht werden soll. Hingegen nimmt sie das Wort »dank« und erklärt somit die Migration nach Deutschland als ein für die ganze Familie positives Erlebnis. Sie empfinden keine Reue diese Entscheidung getroffen zu haben, so wie auch ihre Bezeichnung »Deutschlandabenteuer« andeutet. Wie das Wort »Abenteuer« assoziiert, bedeutet ihre Auswanderung nach Deutschland ein mit viel Aufregung, Ungewissheit sowie ein mit relativ großem Risiko verbundenes außergewöhnliches Ereignis, welches ihnen gleichzeitig Lebensfreude und Vergnügen bereitet.

> Frau Polat: »Beyim geldi, arkasından biz geldik.« (Familiengeschichtliches Gespräch)
>
> Frau Polat: <Mein Herr ist gekommen, nach ihm sind wir gekommen.> (Familiengeschichtliches Gespräch)

Frau Polat benutzt wieder die Anrede <mein Herr> für Herrn Polat. Im ersten Teil ihrer Aussage verfolgt sie das Bild einer traditionellen Ehefrau, welches sie auch vorhin bereits abbildete. Im zweiten Teil weicht sie von diesem Bild ab, indem sie sich und ihre Kinder zum Subjekt des Satzes oder des Geschehens macht, auch wenn sie mit ihrer Formulierung betont, dass sie nach ihm ausgewandert sind. Durch ihre Formulierung im zweiten Teil ihrer Aussage stellt sie sich somit in einen Widerspruch zu dem Bild einer traditionellen Ehefrau. Die Aussage <nach ihm> deutet auf eine zeitliche Folge ihrer Auswanderung hin. Es wird nicht mit Macht und Dominanz des Ehemannes in Verbindung gebracht. Während sie im Beisein der Interviewerin, die wahrscheinlich für die Familie eine traditionell ausgerichtete Ausstrahlung hat, mit der Anrede <mein Herr> ihren Respekt gegenüber ihrem Mann zeigt, betont sie durch ihre Formulierung im zweiten Satzteil ihre Gleichstellung mit ihrem Mann in der Ehe.

Die bisherigen Aussagen von Frau Polat geben durch ihre Form und die inhaltliche Bedeutung wichtige Hinweise – sowohl zur aktuellen Familienorganisation als auch über die Familienvergangenheit. Zunächst stellt sie ihre Lebensumstände und die finanzielle Situation in den Vordergrund und unterscheidet sich selbst und ihre Familie dadurch von anderen Gastarbeiterfamilien. Das angegebene Migrationsmotiv, die Krankheit ihrer Tochter, unterstreicht diesen angedeuteten Unterschied einerseits, andererseits verdeutlicht es auch, was in dieser Familie als das Wichtigste angesehen wird. Nämlich die damalige Krankheit der heute verstorbenen Tochter und die damit verbundenen Veränderungen, vor allem in Form der Auswanderung nach Deutschland. Obwohl Herr Polat von seiner Ehefrau mit <mein Herr> angeredet wird, stellt er sich nicht als die wichtigste Persönlichkeit in der Familie dar. Diese Position wird ihm auch durch seine Migration nicht zugesprochen, obwohl dies das wichtigste

Ereignis in der Familienbiografie ist und er als Erster ausgewandert ist. Die Position der wichtigsten Person besitzt Ayşenur, da sie durch ihre Krankheit die Familie geprägt und dadurch das Familienleben beeinflusst hat. Oder dies soll vielleicht auch einfach nur so geglaubt werden, um das eigene Leid zu lindern, welches sie möglicherweise aufgrund der vernachlässigten Fürsorge für das verstorbene Kind empfinden.

Die Interviewerin stellt eine weitere Frage:

Interviewerin: »Kaç yılında geldiniz? '76 da mı?«
Frau Polat: »'72 de. '72 de geldi.« (Familiengeschichtliches Gespräch)

Interviewerin: <In welchem Jahr sind Sie gekommen? In '76?>
Frau Polat: <In '72. Er ist in '72 gekommen.> (Familiengeschichtliches Gespräch)

Obwohl die Frage offensichtlich an Herrn Polat gerichtet wird, antwortet Frau Polat im Namen ihres Ehemannes. Auffällig ist, dass Frau Polat die Gesprächsführung zwar aktiv übernimmt, aber in der erzählten Familiengeschichte nicht als Hauptperson auftritt. Es stellt sich also die Frage, ob Herr Polat gegebenenfalls für die Krankheit der verstorbenen Tochter mitverantwortlich ist und sie ihn durch ihre Erzählung in Schutz nehmen möchte. Diese schützende Rolle führt sie noch weiter aus, indem sie im Namen ihres Mannes spricht und erzählt, dass alles für die Gesundheit ihrer Tochter getan worden ist.

Im Folgenden meldet sich Herr Polat zu Wort, ohne auf die Antwort seiner Frau einzugehen. Seine Aussage bezieht sich wiederum auf seine Migration und erklärt, in welche Stadt er zunächst gekommen ist.

Herr Polat: »K'ya geldim. Şu ilerde bir gümrük şehri var:« (Familiengeschichtliches Gespräch)

Herr Polat: <Ich bin nach K gekommen. Da drüben gibt es eine Zollstadt.> (Familiengeschichtliches Gespräch)

Bis zu dieser Aussage ist Herr Polat im Hintergrund geblieben. Erst nachdem Fragen zu der Entstehung, der Feststellung und auch der Behandlung der Krankheit der verstorbenen Tochter seitens Frau Polat geklärt wurden, beteiligt sich Herr Polat an dem Gespräch. Sequenziell betrachtet bezieht sich dieser Zeitpunkt auf einen Übergang, in dem ein als krisenhaft erlebtes Ereignis abgeschlossen und durch die Auswanderung nach Deutschland ein neuer Lebensabschnitt eröffnet wurde. Nachdem dieses belastende Ereignis abgeschlossen und die Schuldgefühle – zumindest in der aktuellen Gesprächssituation – losgeworden sind, muss er sich nicht mehr in den Hintergrund stellen.

7.3.3 Familienbiografie

Herr Polat deutet an, dass er weder mütterlicher- noch väterlicherseits Erinnerungen an die Großväter und -mütter hat. Als ihm zu diesen Themen Fragen gestellt werden, versucht er das Thema zu wechseln:

> Herr Polat: »Ya benim hayatım aslında ... Dedemize bi neyin gittik de ... İşte onbir – oniki yaşında ben köyden ayrıldım.« (Familiengeschichtliches Gespräch)

> Herr Polat: <Eigentlich mein Leben .... Über die Großväter haben wir gesprochen, aber ... So mit elf – zwölf Jahren habe ich das Dorf verlassen.> (Familiengeschichtliches Gespräch)

Warum möchte er gerne über seine Kindheit sprechen? Weil seine Kindheit das Wichtigste in seinem Leben ist? In dem weiteren Gesprächsverlauf betont Frau Polat relativ häufig, dass er keine glückliche Kindheit gehabt hat. Deswegen wäre es naheliegend, wenn er unangenehme Erinnerungen zu verdrängen versuchen würde, um sich davon zu distanzieren. Das ist jedoch hier nicht der Fall. Herr Polat erzählt über diese Jahre mit großer Leidenschaft. In diesen Jahren hat er zwar mit vielen unterschiedlichen Schwierigkeiten und Belastungen zu kämpfen gehabt, aber er genießt es, darüber zu sprechen.

Es wäre anzunehmen, dass er versucht, sich von diesen traurigen und schwierigen Erlebnissen zu distanzieren, indem er sich in die Position des Erzählers versetzt und sich somit aus der Rolle des Opfers, welches den Lebensschwierigkeiten hilflos ausgeliefert ist, herausbegibt. Eine andere Annahme wäre, dass er die Schwierigkeiten, die er in seiner Kindheit und Jugend bewältigen musste, heute als Beweis seiner Stärke sieht. Dies könnte gerade in seiner aktuellen Situation von besonderer Bedeutung sein. Durch die Krankheit verliert er seine Kraft und viele Fähigkeiten. Er ist nicht mehr in der Lage, sich selbstständig zu versorgen und auf fremde Hilfe angewiesen. Er versucht durch diese Erzählungen, seinen Mitmenschen, insbesondere seiner Frau und sogar sich selbst, in Erinnerung zu rufen, dass er eigentlich kein schwacher Mann ist.

Es wäre auch denkbar, dass seine Erzählungen nicht nur an die Interviewerin adressiert sind, sondern auch an seine Familie. Diese Aussage, die einer Beschwerde ähnlich kommt, könnte auch als Signal dafür interpretiert werden, dass er seine Belastungsgrenze erreicht hat. Somit versucht er sich möglicherweise vor eventuellen weiteren Belastungen zu schützen oder diese abzuweisen. Gleichzeitig würde dies bedeuten, dass er sich dadurch auch die Zuwendung seiner Familie erhofft.

Seinen Großvater väterlicherseits kennt Herr Polat nicht. Er stirbt im Alter von 33 Jahren. Er ist ein Händler, der aus Damaskus und Halep mit Pferd und Kamel Seide importiert. Seine finanzielle Lage ist gut und er hinterlässt seinen Söhnen (dem Vater und dem Onkel von Herrn Polat) ein großes Erbe. Diese

verlieren das Geld und die Grundstücke beim Glücksspiel, sodass den Nachkommen nichts bleibt.

In einem späteren Telefonat berichtet Frau Polat, dass der Vater von Herrn
Polat auch eine Schwester hat. Über sie werden keine weiteren Informationen
angegeben. Wenn man die damaligen Bedingungen bedenkt, sind drei Kinder
für eine Familie in einem ländlichen Gebiet der Türkei eher unüblich. Daher ist
anzunehmen, dass seine Großmutter, wie es in dieser Zeit in ländlichen Gebieten
der Türkei auch üblich ist, nach dem frühen Tod des Großvaters nicht noch
einmal heiratet.

Die Söhne, also der Vater und der Onkel von Herrn Polat, haben keinen festen
Beruf. Sein Vater ist Händler und handelt mit Getreide, jedoch weitet er seine
Tätigkeit nicht über die Dorfgrenzen hinaus aus. Zeitweise ist er auch bei der
Viehzucht, in der Landwirtschaft und als Schumacher tätig, aber ohne größeren
finanziellen Erfolg.

Die Erinnerungen von Herrn Polat an seine Familie mütterlicherseits sind
lückenhaft. Er erinnert sich an den Vater seiner Mutter, der auch im jungen Alter
stirbt. Er weiß aber, dass er noch drei Geschwister hat. In der Familie wurde
erzählt, dass sie während der Zeit des osmanischen Reiches aus der Stadt T im
Schwarzmeerraum in die Stadt L im Süden der Türkei ins Exil geschickt worden
seien. Wir erfahren von Frau Polat, dass die Mutter von Herrn Polat vier
Schwestern und drei Brüder hat. Die Brüder sind Ringer. Anscheinend haben sie
keinen anderen Beruf und dies ist ihre einzige Einkommensquelle. Weder von
Frau noch von Herrn Polat bekommen wir weitere Informationen über die
Vorfahren von Herrn Polat.

Herr Polat betont in seinen Erzählungen, dass er in die Zukunft schaut und
die Vergangenheit hinter sich lässt. Es ist davon auszugehen, dass ihm die Informationen, die für die Genogrammanalyse benötigt werden, fehlen, da er, wie
er selbst betont, sich seit seiner Kindheit auf die Zukunft konzentriert.

Im Hinblick auf die Vergangenheit gibt er auch nicht viele Informationen
preis. Der Vater seiner Mutter ist einer der Geschwister, die aufgrund begangener
Straftaten ins Exil geschickt werden. Auf der väterlichen Seite erscheint sein
Großvater für seine Zeit als sehr weitsichtiger Mensch, der gute finanzielle Erfolge erzielen kann. Jedoch stirbt er ziemlich früh und seine finanziellen Erfolge
reichen nicht aus, um der Familie dauerhaft einen wohlhabenden Status verleihen zu können. Sein Onkel und sein Vater sind Spieler.

Womit könnte der aus so einer Familie stammende Herr Polat sich beruflich
beschäftigen? Man könnte annehmen, dass es für Herrn Polat zwei Alternativen
für die Berufswahl geben kann: Entweder besucht er nach der Grundschule eine
Berufsschule, um einen gesicherten Beruf zu erlernen, oder er übernimmt die
Arbeiten in der Landwirtschaft oder andere Tätigkeiten im Dorf, wie sein Vater
vor ihm.

In der damaligen Türkei werden Kinder, in der Regel männliche, nach dem Grundschulabschluss auf den zukünftigen Beruf vorbereitet. Wenn das Kind eine Lehre absolvieren soll, wird es auf eine Schule oder eine Berufsschule geschickt. Gibt es in der unmittelbaren Nähe keine Schule, so wird das Kind üblicherweise zu einem Verwandten oder Bekannten geschickt, um dort in der Nähe eine Schule zu besuchen. Diese Möglichkeit ist jedoch nur Familien mit gesichertem Einkommen vorbehalten. Für Kinder aus armen Verhältnissen besteht die Möglichkeit, nach der Grund- oder Mittelschule ein Internat zu besuchen. Nach dem Bestehen einer zentralen Prüfung können die Kinder von diesen Schulen direkt aufgenommen werden, in denen meistens Lehrer oder nichtärztliches Gesundheitspersonal ausgebildet werden. Diese Internate sind regional und die Kosten für die Unterkunft, die Verpflegung und die Ausbildung werden vom Staat übernommen. Es ist gesetzlich geregelt, dass Absolventen automatisch ihrem erlernten Beruf entsprechend eingestellt und verbeamtet werden. Somit haben sie eine sichere Arbeitsstelle.

Viele Familien in abgelegenen Gebieten der Türkei sind über weitere Bildungswege nach dem Grundschulabschluss damals nicht informiert oder die Informationen sind für sie nicht zugänglich. In der Regel sind die Schulen zwar dazu angehalten, die Familien über diese Bildungsmöglichkeiten zu informieren. Ein einigermaßen geregeltes Familienleben ist jedoch eine weitere wichtige Voraussetzung dafür, um diesen Bildungsweg einschlagen zu können. Soweit wir von Herrn Polat erfahren, haben seine Eltern nie die Schule besucht. Außerdem ist sein Vater gewalttätig und spielsüchtig. Die Annahme, dass ihn sein Vater in Bildungsfragen unterstützt hätte, wäre demnach nicht realistisch. Es ist auch nicht anzunehmen, dass er diese Unterstützung von seiner Mutter hätte bekommen können. Es besteht ein großer Altersunterschied von 17 Jahren zwischen ihr und ihrem Mann, somit ist es für die Mutter wahrscheinlich nicht möglich, ihre Meinung gegenüber dem Ehemann durchzusetzen, geschweige denn ihrem Sohn eine Zukunftsperspektive zu eröffnen.

Die erste Möglichkeit, nach der Grundschule eine Berufsschule zu besuchen, um danach einen gesicherten Beruf auszuüben, schien für Herrn Polat daher ausgeschlossen zu sein. Somit bleibt die zweite erdenkliche Möglichkeit für ihn. Nämlich, genau wie sein Vater und andere Dorfbewohner auch, entweder in der Landwirtschaft zu arbeiten oder andere Tätigkeiten im Dorf auszuüben.

Herr Polat hat jedoch kein Interesse an den Berufen, die sein Vater ausgeübt hat. Tätigkeiten in der Landwirtschaft und als Schumacher bezeichnet er als schmutzige Arbeiten. Zwar hilft er in seiner Kindheit seinem Vater aus, aber der Geruch der bei dieser Arbeit benutzten speziellen Kleber und das klebrige Gefühl an den Händen, das man nach der Arbeit hat, verabscheut er. Er will sich sauber kleiden und wünscht sich ein geordnetes Leben. Die Tätigkeiten seines Vaters gehören für ihn der Vergangenheit an. Diese will er nicht in seine Zukunft transportieren, da sie nicht seiner Zukunftsperspektive entsprechen. Deshalb schlägt er einen ganz anderen Weg ein.

Als Kind nimmt er sich den Schwager seines Onkels zum Vorbild, den er ebenfalls mit »Onkel« anredet. Er ist Schneider und lebt in einer naheliegenden Kleinstadt C. Als er gerade die Grundschule abschließt, kommt »sein Onkel« anlässlich einer Hochzeit ins Dorf. Er bettelt ihn an, mit ihm in die Großstadt mitgehen zu dürfen. Diese Nacht, in der er seine Familie verlässt, bezeichnet Herr Polat als den Anfang seines Lebens. Ab diesem Zeitpunkt beginnt ein Leben für ihn, das er bis zu seiner Rückkehr zu seiner Familie im Alter von 18 Jahren für sich alleine führt.

Bei diesem Verwandten bleibt er zwei Jahre und beginnt dort den Schneiderberuf zu erlernen. Seinen Erzählungen ist jedoch zu entnehmen, dass Herr Polat in dieser Stadt bei seinem Verwandten nicht das findet, was er sucht. Während dieser Zeit lebt er in der Schneiderei. Nachts schläft er auf dem Tisch, auf dem sie tagsüber schneidern. Als Decke benutzt er Stofffetzen, aus denen er mit Sicherheitsnadeln eine Decke zusammenflickt. Diese Decke bezeichnet er als schmutzig, was wahrscheinlich auch die Enttäuschung hinsichtlich seiner Erwartung in Bezug auf die Flucht aus dem Elternhaus symbolisiert. Diese »schmutzige Decke«, wie er sie bezeichnet, nimmt er bis zu seinem Wehrdienst überall hin mit. Raki und Zigaretten kostet er erstmals in der Zeit, als er bei seinem Onkel lebt. Er lernt das Kino und das Stadtleben kennen, welche ihm die moderne und westliche Lebensweise eröffnen.

Während dieser Zeit wandert sein Vater, alleine und zunächst ohne seine Familie mitzunehmen, in ein der Großstadt B naheliegendes Dorf aus. Dort betreibt er einen Kiosk. Nachdem Herr Polat zwei Jahre bei seinem Onkel gelebt hat, geht er zurück zu seinem Vater. Inzwischen lässt sich auch der Rest der Familie in diesem Dorf nieder.

Herr Polat bleibt jedoch nicht lange bei seiner Familie. Dies begründet er damit, dass er dort keine Möglichkeit hat, den Schneiderberuf weiter zu erlernen und auszuüben. Er geht von einer naheliegenden Kleinstadt zur nächsten, um seinen Beruf weiter zu erlernen. Wie zuvor bei seinem Onkel schläft er auch hier auf dem Arbeitstisch in der Schneiderei und deckt sich mit seiner »schmutzigen Decke« zu.

In dieser Zeit macht Herr Polat einen Schritt, um zu seinen Eltern zurückzukehren. Es ist seine Absicht, seinem Vater während der heißen Monate des Ramadans bei der Arbeit zu helfen. Doch sein Vater schlägt ihn schon am ersten Tag. In derselben Nacht kehrt Herr Polat zurück.

Als er 16 Jahre alt wird, wandert er in die Großstadt B aus. Er hat nun den Schneiderberuf ausgelernt und kann in der Großstadt bei einem Meister eine Arbeit als Schneider aufnehmen.

Zwei Jahre später besucht ihn diesmal sein Vater. Er erfährt, dass in der Großstadt B eine Textilfabrik eröffnet wurde. Er gibt seinem Sohn den Namen eines Meisters aus dieser Fabrik, der ihnen dabei behilflich sein soll, eine Stelle in dieser Fabrik zu bekommen. Durch die Hilfe dieses Meisters werden Herr Polat und sein Vater in der Fabrik eingestellt.

In seinem 18. Lebensjahr kann Herr Polat zum ersten Mal in seinem Leben eine versöhnliche Beziehung zu seinem Vater gestalten, auch wenn diese Beziehung nicht wie eine übliche Vater-Sohn-Beziehung aussieht, sondern vielmehr eine finanziell ausgerichtete Einheit bildet. Das heißt, dass bei der Familie Polat der Zusammenschluss zu einem finanziellen Zweck erfolgt. Die Zusammenkunft der Familie erfolgt an dem Ort, an dem Herr Polat auch seine Zukunft sieht, also nicht im Herkunftsdorf der Familie, sondern in der Großstadt.

Durch den in den 50er Jahren beginnenden Modernisierungsprozess und der damit verbundenen Technisierung in der Landwirtschaft haben viele Landwirte und Kleinbauern ihre Tätigkeit und ihr sicheres Einkommen verloren. Dies führte zu einer Binnenmigration aus den Dörfern in die Großstädte. Zwischen den 50er und 60er Jahren steigt die Zahl der Bevölkerung in den vier bedeutendsten Großstädten der Türkei um 75 % (vgl. Keyder 2005, S. 190ff.). Es kann daher davon ausgegangen werden, dass diese gesellschaftlichen Veränderungen auch auf die Auswanderung des Vaters von Herrn Polat Auswirkungen gehabt haben. Zunächst wandert er ohne seine Familie in ein Dorf in der Nähe der Großstadt aus. Da wahrscheinlich auch in diesem Dorf sein Versuch, einer beruflichen Tätigkeit nachzukommen, keinen Erfolg bringt und das in Aussicht gestellte Einkommen nicht ausreichen würde, um seine achtköpfige Familie zu versorgen, wandert er schließlich in die Großstadt aus, in der er als Fabrikarbeiter über ein gesichertes Einkommen verfügt. Anscheinend traut er sich jedoch nicht zu, in der Großstadt alleine zurechtzukommen. Vielleicht geht er deshalb zunächst zu seinem Sohn, der alleine lebt und sich mit dem Leben in der Großstadt bereits vertraut gemacht hat. Dies bedeutet Anerkennung für Herrn Polat von seinem Vater und ist wahrscheinlich auch eine Bedingung für ihn, sich mit ihm zu versöhnen.

Bis zum Wehrdienst arbeitet er zusammen mit seinem Vater in der Fabrik und gleichzeitig übt er weiterhin seinen Beruf als Schneider aus. Nach seiner Aussage habe er immer doppelt gearbeitet, er kenne keine Achtstundenschicht. Das Großstadtleben nimmt bereits in den ersten Monaten Einfluss auf die Familie Polat. Neben dem Vater und Herrn Polat beginnt auch die junge Schwester in derselben Fabrik zu arbeiten.

Bis zu seinem Wehrdienst 1968 arbeitet Herr Polat mit seinem Vater und seiner jüngeren Schwester ungefähr zwei Jahre lang in dieser Textilfabrik. Als er seinen Wehrdienst leistet, heiratet seine Schwester. Dies erfährt Herr Polat erst, nachdem er aus dem Wehrdienst zurückkehrt. In durchschnittlichen traditionellen Familien ist es üblich, dass die Kinder dem Alter nach heiraten. Die vorgezogene Heirat von jüngeren Geschwistern ist nur nach Absprache möglich. Bei Familie Polat wäre also auch aufgrund der dörflichen Herkunft zu erwarten, dass Herr Polat zuerst heiratet. Aus welchem Grund seine Schwester auch hat heiraten müssen, es hätte gewartet werden können, bis der älteste Sohn aus dem Wehrdienst zurückgekehrt ist oder zumindest sollte dies mit ihm abgesprochen werden. Herr Polat wird jedoch nicht über diese Hochzeit informiert. Dies könnte auch auf die zerrüttete Beziehung zwischen Herrn Polat und seiner Familie hindeuten.

Nach dem Wehrdienst 1969 kehrt Herr Polat nach Hause zurück.

Herr Polat:»Esas macera ondan sonra başladı. Esas hayat ondan sonra başladı daha doğrusu.« (Familiengeschichtliches Gespräch)

Herr Polat: <Das wahre Abenteuer hat danach angefangen. Besser gesagt, das wahre Leben hat danach angefangen.> (Familiengeschichtliches Gespräch)

Wir erfahren, dass er in seiner Kindheit viele Schwierigkeiten erlebt und mit vielen Belastungen zu kämpfen hat. Die obige Aussage deutet an, dass die bisherigen Erfahrungen im Vergleich zu den späteren keine besonderen Erlebnisse darstellen. Aber was passiert nach seinem Wehrdienst, das die Erlebnisse seiner Kindheit soweit in den Hintergrund rücken lässt?

Nach dem Wehrdienst nimmt er seine Tätigkeit in der Fabrik in der Großstadt B nicht noch einmal auf. Stattdessen eröffnet er mit einem Geschäftspartner eine eigene Schneiderei. Kurz nach seiner Rückkehr aus dem Wehrdienst stirbt der Vater von Herrn Polat im Alter von 55 Jahren an einem Herzinfarkt. Zum wiederholten Mal sagt Herr Polat, dass das wahre Leben für ihn genau ab diesem Datum angefangen hat. Seine Mutter wird mit 38 Jahren und sieben Kindern Witwe.

Herr Polat:»Ondan sonra kaldık yedi tane çocukla öksüz. En büyükleri benim.« (Familiengeschichtliches Gespräch)

Herr Polat: <Danach wurden wir mit sieben Kindern zu Waisen. Ich war der Älteste.> (Familiengeschichtliches Gespräch)

Nach der herrschenden Tradition gehört es sich, dass Herr Polat nach dem Tod des Vaters als der älteste Sohn die Aufgaben des Vaters übernimmt. Das heißt, er muss die Familie zusammenhalten, die finanzielle Versorgung sicherstellen, wenn möglich, den jüngeren Geschwistern Zukunftsperspektiven bieten und sie bei Lebensschwierigkeiten unterstützen. Seine Aussage verdeutlicht seine Bedenken, ob und wie er die auf ihn zukommenden Aufgaben zukünftig wird bewältigen können.

Seine Mutter ist eine 38-jährige Frau, die keine Schule besucht hat, erst vor zwei Jahren das Dorf, in dem sie aufgewachsen ist, verlassen hat und nun in den

Slums einer Großstadt wohnt. Wenn man den großen Altersunterschied zwischen ihr und ihrem verstorbenen Ehemann betrachtet, vor allem vor dem Hintergrund, dass dieser zu Gewalt neigte, so könnte davon ausgegangen werden, dass sie in der Ehe keine Möglichkeit finden konnte, sich frei zu entfalten und in der Familie eine bestimmende Rolle zu übernehmen. Daher ist sie wahrscheinlich auch nach seinem Tod nicht in der Lage, die Familie zusammenzuhalten. Herr Polat ist 22 Jahre alt, als er aus dem Wehrdienst zurückkehrt und das außerfamiliäre Sozialleben ist ihm vertraut. Da er aber schon im jungen Alter von elf Jahren die Familie verlassen hat und erst mit 18 Jahren aus finanziellen Gründen zu der Familie zurückkehrt, wird ihm wahrscheinlich nun nicht die Position des ältesten Sohnes zugeschrieben. Diese Annahme wird dadurch bestätigt, dass seine jüngere Schwester während seiner Abwesenheit ohne sein Einverständnis und sogar ohne seine Kenntnis heiratet.

Trotz dieser ungünstigen Situation muss er nun die Aufgabe des Familienoberhauptes übernehmen. Wie soll er dies bewerkstelligen? Ihm wird von der Familie keine Autorität als ältester Sohn zugesprochen. Auch die Mutter hat nicht die übergreifende Position, welche für den Zusammenhalt der Familie nötig wäre. Auch ein Zusammenschluss von Mutter und Sohn scheint nicht möglich zu sein. Das heißt, Herr Polat ist auf jemanden angewiesen, mit dem er ein Bündnis eingehen kann, aus dem heraus eine entsprechende Autorität entstehen kann, um die Geschwister zusammenzuhalten. Unter den genannten Umständen könnte dieser Bündnispartner am besten seine Ehefrau werden. In der traditionellen türkischen Kultur ist es jedoch nicht üblich, dass das älteste Kind nach dem Tod eines Elternteils heiratet. Es wird erwartet, dass das älteste Kind sich um seine jüngeren Geschwister kümmert und für ein gesichertes Einkommen und ein geregeltes Familienleben sorgt.

Herr Polat betont, dass ihn seine Mutter nach dem Tod seines Vaters dazu drängt zu heiraten. Es ist davon auszugehen, dass Herr Polat dies als Legitimierung für seine voreilige Entscheidung zu heiraten nutzt. Durch dieses Handeln verletzt er nämlich die damals gängige Tradition. Doch in einer Gesellschaft, in der die Gehorsamkeit den Eltern gegenüber geheiligt wird, dient der angegebene Wunsch der Mutter durchaus als Legitimation dafür, die er zu der Rechtfertigung seiner Handlung benötigt.

In der folgenden Sequenz beschreibt Herr Polat, wie er Frau Polat in der Stadt gesehen hat, als sie von einem Kurs kommt:

> Herr Polat: »Aha! dedim tamam valla dedim ben aradığımı buldum dedim.« (Familiengeschichtliches Gespräch)

> Herr Polat: <Da! habe ich gesagt. Ich habe genau das gefunden, was ich gesucht habe.> (Familiengeschichtliches Gespräch)

Er findet das, was er sucht. Was ist es, was er sucht? Dazu schauen wir uns die Eigenschaften von Frau Polat an. Herr Polat beschreibt sie als eine kräftige, fleißige und ordentliche junge Frau. Sie ist ein junges hübsches Mädchen mit blonden Haaren. An dem Tag trägt sie einen weißen Mantel, jedoch kein Kopftuch. Das heißt, sie ist eine moderne, selbstbewusste junge Frau. Herr Polat sieht sie zum ersten Mal an einem Frühlingsnachmittag. In der Region ist das Klima in dieser Jahreszeit so warm wie der Sommer in nördlichen Ländern. Daher braucht man grundsätzlich keinen Mantel. Aber Mädchen, die als anständig gelten wollen, und junge Frauen von damals gehen nicht ohne Mantel oder Jacke nach draußen; sie tragen zumindest einen Überwurf oder Schal.

Da Herr Polat erzählt, dass er sie an einem warmen Frühlingsnachmittag sieht, ist zu vermuten, dass Frau Polat den genannten weißen Mantel zu diesem Zweck trägt. Außerdem symbolisiert die Farbe des Mantels Reinheit und zeigt, dass sie eine ordentliche und selbstbewusste junge Frau ist. Sie gibt auf ihr Aussehen und ihre Keuschheit gleichermaßen Acht.

In seiner Aussage steht der weiße Mantel von Frau Polat auch im Gegensatz zu seiner »schmutzigen Decke«, die er bei seinem Onkel in der Schneiderei aus Stofffetzen mit Sicherheitsnadeln selbst gemacht hat. Im metaphorischen Sinne symbolisieren diese beiden Gewänder das Umfeld und die unterschiedlichen Situationen, in der die beiden Personen sich befinden. In der Bezeichnung seiner selbstgemachten »schmutzigen Decke« spiegeln sich seine unzureichenden Möglichkeiten, Enttäuschungen und sein unordentliches Leben wider. Dies impliziert auch, dass er mit seinen eigenen Möglichkeiten zurechtkommen muss, was ihm aber nicht unbedingt gelingt. Im Gegensatz dazu symbolisiert der weiße Mantel von Frau Polat die Ordnung in ihrem Leben, die Sorgfalt und die Zuwendung, die sie von ihrer Familie bekommt, ihre Möglichkeiten sowie ihr reines und gut geregeltes Leben. Daher ist anzunehmen, dass Herr Polat die Ehe mit Frau Polat als Ausweg aus seiner, wie er es selber nennt, »chaotischen Lebensweise« in ein geregeltes Leben ansieht.

An diesem Tag kommt Frau Polat von einem Kurs. Dies deutet darauf hin, dass sie selbst und ihre Familie, die ihr dies ermöglicht, zukunftsoffene Personen sind. Außerdem kennt Herr Polat sie noch aus ihrer Kindheit. Als Herr Polat und sein Vater in der Textilfabrik arbeiten, ist der Vater von Frau Polat in der gleichen Fabrik als Meister tätig und die Familien wohnen zunächst in der gleichen Nachbarschaft.

Herr Polat empfindet ebenfalls eine große Sympathie gegenüber seinen zukünftigen Schwiegereltern. Auch ihre Familie ist aus einem Dorf in die Großstadt migriert. Der Vater von Frau Polat ist in seiner Umgebung als ein gutmütiger, bescheidener, anständiger und religiöser Mann bekannt. Seine Frömmigkeit zeichnet sich durch den Sufismus aus. Ihre Mutter ist in der Nachbarschaft durch

ihre Entschlossenheit, ihre Geschicklichkeit und ihr Selbstbewusstsein anerkannt und sie gilt als Oberhaupt der Familie.

Frau Polat wird von diesen beiden Personen erzogen. Sie ist gelassen wie ihr
Vater und hat die Kraft und Geschicklichkeit von ihrer Mutter. Die Familie von
Frau Polat blickt auch auf eine Migrationsgeschichte zurück, aber sie scheint
wohlhabender und strukturierter zu sein als die Familie von Herrn Polat. Herr
Polat berichtet, dass die Familie von Frau Polat groß ist. Ihre Mutter ist das
drittälteste Kind von sechs Geschwistern. Ihre vier Schwestern und ein Bruder
leben in unterschiedlichen Großstädten im Süden der Türkei. Die Tanten von
Frau Polat sind Hausfrauen. Ihr Onkel ist im Freihandel tätig und gilt für damalige Verhältnisse als wohlhabend. Ihre Großeltern mütterlicherseits sind religiöse Menschen. Ihr Großvater, der neun Jahre lang in Russland Kriegsge-
fangener ist, lässt sogar eine Moschee bauen. Frau Polat kann dazu keine Zeit-
angabe machen, aber dies dürfte während des ersten Weltkrieges gewesen sein.
Nach der Gefangenschaft heiratet er ihre Großmutter.

Der Vater von Frau Polat stammt auch aus einer wohlhabenden Familie aus
dem gleichen Dorf wie ihre Mutter. Die Familie verliert ihren Besitz und
Reichtum und siedelt in die Großstadt um. Aufgrund der großen Unruhen
während der Vertreibung von Armeniern kehrt die Familie in das Dorf zurück.

Der Vater von Frau Polat hat vier Brüder und eine Schwester. Seine Schwester
ist Hausfrau und die Brüder sind freie Händler. Seine Frömmigkeit, die Got-
tesfurcht und die Sorge darum, einem Menschen Unrecht zu tun, halten ihren
Vater davon ab, in der freien Wirtschaft tätig zu sein. Zunächst arbeitet er bei der
Stadt, später in der Textilfabrik als Meister. Er stirbt 1996. Ihre Mutter ist zu dem
Zeitpunkt der Interviews 80 Jahre alt und lebt in der Großstadt. Sie ist pflegebedürftig und wird von ihrer jüngsten Tochter gepflegt. Diese ist ledig und lebt
bei ihrer Mutter.

Herr Polat findet das, was er sucht: Die aus einer solchen Familie stammende
Frau Polat sollte anpassungsfähig, geschickt im Umgang mit den Geschwistern
und der Mutter von Herrn Polat sein und wenn nötig, in der Lage die Mutterrolle
in der Familie anzunehmen. Nach der Grundschule besucht sie Näh- und Teppichweberei-Kurse und bildet sich weiter. Für die damalige Türkei der 60er Jahre
gilt sie als eine moderne und anständige junge Frau.

Nachdem er Frau Polat sieht, bittet er den Vater seines Geschäftspartners
darum, der Familie von Frau Polat seine Absicht zu übermitteln, dass er ihre
Tochter heiraten will. Die Antwort auf seine Bitte ist sehr interessant:

> Herr Polat: »Senin gibi bir serseriye A gibi bir adamın kızını mı isteyeceğim?« (Fa-
> miliengeschichtliches Gespräch)

> Herr Polat: <Für einen Dahergelaufenen wie dich soll ich einen Mann wie Herrn A um
> die Hand der Tochter bitten?> (Familiengeschichtliches Gespräch)

Herr Polat hat also den Ruf, ein Mensch zu sein, der keine Ziele und keine Perspektive hat sowie kein geregeltes Leben führt. Diese Beurteilung zeigt seine ausweglose und auch für Außenstehende sichtbare Situation. Diese hat sich wahrscheinlich durch den Tod seines Vaters noch verschlimmert. Es ist offensichtlich, dass er die Rolle eines Familienoberhauptes nicht übernehmen und die Familie alleine nicht zusammenhalten kann. Er braucht eine stabile Stütze oder, wie er es später formulieren wird, einen sicheren Hafen, in dem er in jeder Situation Zuflucht suchen kann.

Nachdem die beiden nur drei Monate verlobt sind, heiraten sie. Herr Polat besteht darauf, dass die Hochzeit schnell vollzogen wird, weil er fürchtet, dass Frau Polat in der Zwischenzeit jemand anderen heiraten könnte. Dies widerspricht seiner vorherigen Behauptung, dass er auf Wunsch seiner Mutter geheiratet habe. Herr Polat heiratet aus eigenem Wunsch und zwar so schnell wie möglich.

Nach der Hochzeit zieht Frau Polat zu ihrer Schwiegermutter. Es scheint, dass das Vorhaben von Herrn Polat aufgeht und funktioniert. Frau Polat übernimmt die Rolle einer zweiten Mutter. Sie ist für die Geschwister von Herrn Polat keine Schwägerin, sondern eine Mutter, sie sprechen sie sogar mit »Mama« an.

Bereits seit der Verlobung wandelt sich das Leben von Herrn Polat: Er hört auf zu trinken, gibt besonders Acht darauf, das tägliche Pflichtgebet regelmäßig zu verrichten und den Koran zu rezitieren. Herr Polat scheint sein Leben neu zu strukturieren. Und zwar ausgerichtet an der Familie seiner Frau, besser gesagt ausgerichtet an seinem Schwiegervater. Bis zu der Verlobung ist Herr Polat ein Junggeselle, der das Nachtleben liebt und dessen Freundeskreis aus Nachtclubbetreibern besteht. Nach der Verlobung verrichtet er nicht nur wie ein gewöhnlicher Gläubiger seine Gebete, er tritt zudem einer Art religiösem Orden der »Nur Cemaati« <Nur (heiliges Licht) Gemeinde> bei und nimmt an deren Veranstaltungen aktiv teil.

Das Ehepaar bekommt 1970 Zwillinge, ein Mädchen und einen Jungen. Wie in einer traditionellen Familie üblich, werden den Kindern die Namen der Eltern von Herrn Polat gegeben, Hikmet und Ayşenur. Sie fügen dem Namen der Tochter zusätzlich die Endung »nur« hinzu, womit er wahrscheinlich seine Loyalität zu der Nur-Gemeinde ausdrücken möchte.

Als die Zwillinge 18 Monate alt sind, erkrankt Ayşenur an Kinderlähmung. Dies verunsichert die Familie. Wie die Analyse des familiengeschichtlichen Gespräches zeigt, trifft die Krankheit von Ayşenur Herrn Polat so massiv, dass er, Frau Polats Aussage zur Folge, gezwungen ist, nach Deutschland auszuwandern. Die Angaben des Ehepaares in dem familiengeschichtlichen Gespräch unterscheiden sich jedoch voneinander: Während Herr Polat den materiellen Existenzerhalt als Migrationsmotiv nennt, stellt Frau Polat die Behandlung von

Ayşenur in den Vordergrund. Hier stellt sich die Frage, ob Herr Polat wirklich bloß für die Behandlung seiner Tochter migriert.

Wir schauen uns die damaligen Bedingungen der Familie Polat an: Mit der Heirat hört Herr Polat mit seinem chaotischen Leben auf und beginnt mit seiner Ehefrau, seiner Mutter und seinen Geschwistern ein für die damaligen Verhältnisse ordentliches Leben zu führen. Auch wenn ihre Lebensweise auf eine durch den Ehemann geprägte traditionelle Familie hinweist, zum Beispiel dadurch, dass das Ehepaar in das elterliche Haus des Ehemannes einzieht und den Kindern die Namen der Eltern des Ehemannes gegeben werden, ist davon auszugehen, dass die Eltern von Frau Polat die Lebensweise des Ehepaares beeinflussen. Dies wird besonders durch die zunehmende Frömmigkeit von Herrn Polat deutlich, die bereits nach der Verlobung zu beobachten ist. Anscheinend versucht er dadurch, den Erwartungen seiner Schwiegereltern gerecht zu werden. Für das Wohlergehen ihrer Tochter, aber auch um die Ehre der Familie zu wahren, fordern seine Schwiegereltern wahrscheinlich, dass Herr Polat seine Familie nach den geltenden traditionellen Regeln als Oberhaupt führt.

Die Ausführungen von Frau Polat in dem familiengeschichtlichen Gespräch könnten als Verteidigung des Ehepaares bezüglich der Versorgung ihrer Tochter Ayşenur interpretiert werden. Sie berichtet, dass sie alle ihre Impfungen bekommen hatte und sie nach der Erkrankung von zwölf Ärzten an nur einem Tag untersucht wurde. Dies lässt die Vermutung zu, dass ihnen vorgeworfen wurde oder sie sich selbst vorwerfen, ihre Tochter nicht genügend versorgt zu haben. Es ist davon auszugehen, dass Frau Polat durch die Unterstreichung dieses Aspektes versucht, sich und ihren Ehemann vor diesen Vorwürfen zu schützen. Zudem könnte dies auch dazu dienen, ihr Gewissen zu beruhigen.

Wenn die damalige, an die Tradition orientierte Lebensweise des Ehepaares Polat betrachtet wird, so könnte angenommen werden, dass Herr Polat als Familienoberhaupt für die Erkrankung der Tochter verantwortlich gemacht wurde. Es wird erwartet, dass der Ehemann für ein ordentliches Familienleben sorgt, wozu auch die Gesundheit der Familienmitglieder gehört. Die Erkrankung der Tochter an Kinderlähmung könnte darauf hindeuten, dass er diese Aufgabe nicht erfüllt hat. Daraufhin kehrt sich Herr Polat wieder von Gott und seiner neu begonnenen frommen Lebensweise ab.

In dem familiengeschichtlichen Gespräch berichtet Frau Polat, dass Herr Polat nach der Erkrankung der Tochter Ayşenur gezwungen gewesen ist nach Deutschland auszuwandern. Frau Polat kommt mit ihren zwei Kindern nach und diese Aussage lässt vermuten, dass Herr Polat tatsächlich aufgrund der Behandlung seiner Tochter nach Deutschland kommt.

Im Laufe des Gespräches erzählt Herr Polat, dass er eigentlich vorhatte, nach Amerika auszuwandern. Er wird als Schneider angeworben und alle bürokratischen Angelegenheiten sind bereits geregelt. Ihm fehlt nur noch die Fahrkarte.

Kurz vor seiner Abreise unterhält er sich mit einem Bekannten, der sich in Amerika auskennt. Es geht um sein Vorhaben und die Krankheit seiner Tochter. Dieser sagt, dass das Gesundheitswesen in Amerika schlimmer sei als das in der Türkei und wenn er für die Behandlung seiner Tochter auswandern wolle, solle er ein europäisches Land bevorzugen. Daraufhin entscheidet er sich für die Auswanderung nach Deutschland. Es stellt sich die Frage, ob der angegebene Grund für die Auswanderung von Herrn Polat der Wirklichkeit entspricht.

Um diese Frage zu beantworten, betrachten wir die damalige Situation und die Angaben des Ehepaares zu dieser Zeit an verschiedenen Stellen des Datenmaterials genauer:

In dem Gespräch erfahren wir, dass Herr Polat nicht die erste Person in der Familie ist, die ausgewandert ist. Seine Schwester ist bereits vor ihm durch die Heirat in die Niederlande migriert und lebt dort. Es könnte angenommen werden, dass sich Herr Polat bei seiner Schwester über die dortige Situation erkundigen würde.

An einer anderen Stelle des Interviews erzählt Herr Polat, dass er während seines Aufenthaltes in Deutschland seiner Frau in der Türkei geschrieben habe. In diesen Briefen erzählt er, dass er unter starkem Heimweh leidet und in die Türkei zurückkehren möchte.

Es kann davon ausgegangen werden, dass er seine Familie nach Deutschland nachholen würde, wenn der tatsächliche Grund für die Auswanderung die Behandlung seiner Tochter ist. Es ist auch nicht neu für ihn, fern von seiner Familie zu leben. Das heißt, es wäre für ihn eigentlich denkbar, eine gewisse Zeit allein zu leben und seine Familie nachzuholen, wie andere Migranten dieser Generation es auch gemacht haben.

Ähnliches gilt auch für die Aussage von Frau Polat. Ihre Schwiegermutter sagt nach der Auswanderung von Herrn Polat, dass er seine Frau sehr lieben würde und die Trennung nicht lange aushalten wird. Deshalb vermutet sie, dass ihr Sohn bald in die Türkei zurückkehren wird. Für eine Familie, für die die Behandlung ihrer Tochter, die nur in diesem Land möglich ist, im Vordergrund steht sollten Heimweh oder Sehnsucht jedoch keine große Rolle spielen.

Es ist auch auffällig, dass die Behandlung von Ayşenur erst 1974 beginnt, als sie vier Jahre alt wird. Herr Polat wandert 1972 nach Deutschland aus. Ein Jahr später kommen seine Frau und die Kinder nach. Es wäre zu erwarten, dass er sich bereits zu Beginn seines Aufenthaltes mit den Behandlungsmöglichkeiten beschäftigt und die Behandlungmit dem Eintreffen der Kinder und der Ehefrau beginnt. Und nicht erst zwei Jahre später.

Diese Überlegungen lassen die Vermutung zu, dass die Krankheit der Tochter Ayşenur zwar ein Grund seiner Auswanderung sein könnte, aber ihre Behandlung nicht der einzige oder eigentliche Grund für seine Migration ist.

In einer Interviewpassage sagt Herr Polat:

Herr Polat: »Ben hep kaçtım, hep kaçtım hiç kovalamaya fırsatım olmadı.« (Familiengeschichtliches Gespräch)

Herr Polat: <Ich bin immer geflüchtet, immer geflüchtet. Ich hatte nie die Gelegenheit hinterherzulaufen.> (Familiengeschichtliches Gespräch)

Es ist davon auszugehen, dass seine Auswanderung nach Deutschland eine Art Flucht ist, die bereits im Alter von elf Jahren beginnt, als er zum ersten Mal sein Elternhaus verlässt.

Der angegebene Grund für die Migration der Familie, die Erkrankung der Tochter Ayşenur und ihre Behandlung, dient möglicherweise dazu,

1. das schlechte Gewissen zu lindern, das aufgrund der möglichen Vernachlässigung der Tochter entstanden ist,
2. der Auswanderung eine moralische Bedeutung beizumessen und diesen Akt aufzuwerten und dazu,
3. dass sich die Familie durch das angegebene Migrationsmotiv und die Betonung der guten sozioökonomischen Bedingungen vor der Auswanderung von anderen Migranten ihrer Generation distanzieren will.

Herr Polat lässt sich in Deutschland in einer Stadt an der Grenze zur Schweiz nieder. In den ersten Monaten seines Aufenthaltes wohnt er in einem Heim und arbeitet in einer Textilfabrik. In der Zwischenzeit lernt er in Diskotheken und Kneipen auch ein wenig Deutsch, so dass er sich mit Einheimischen, wenn auch nur in gebrochenem Deutsch, verständigen kann. Durch eine deutsche Frau, die er in einer Kneipe kennenlernt, bekommt er die Möglichkeit, eine Wohnung mit Heizung und Balkon in der Nähe des Stadtzentrums an der Hauptstraße anzumieten.

Knapp ein Jahr später holt er seine Familie nach Deutschland. Nachdem er mit seiner Familie in die Wohnung eingezogen ist, kauft er sich eine Nähmaschine und fängt an, neben seiner Tätigkeit in der Textilfabrik, auch zu Hause zu schneidern. Er übt gleichzeitig drei unterschiedliche Tätigkeiten aus: Tagsüber arbeitet er in der Fabrik, nachts schneidert er und an den Wochenenden ist er als Metzger tätig. In den ersten Stunden der Migration war es türkischen Gastarbeitern nicht möglich, »helal« geschächtetes Fleisch zu kaufen. Diese Nische nutzt er als zusätzliche Verdienstmöglichkeit aus. Er befreundet sich mit einem in der Nähe befindlichen Bauern, den er mit »Opa« anspricht. Dieser ermöglicht es ihm, auf seinem Hof Tiere zu schlachten. Herr Polat verkauft das Fleisch dieser Tiere an die muslimischen Gastarbeiter, die in Heimen wohnen.

Wir sehen Herrn Polat in Deutschland als eine fleißige, offene und kontaktfreudige Persönlichkeit. Er führt in Deutschland ein ähnliches Leben wie vor der Heirat in der Türkei. Bereits im Kindesalter verlässt er sein Elternhaus und lebt bei fremden Menschen. In diesen Jahren geht er gerne in Nachtclubs und freundet sich mit ihren Betreibern an. Es ist davon auszugehen, dass er die in diesen Jahren erworbene Fähigkeit, mit fremden Menschen schnell ins Gespräch zu kommen, in Deutschland erfolgreich einsetzt und mit Einheimischen, sowohl mit Männern als auch mit Frauen, in Kontakt tritt und Freundschaften schließt.

Nachdem Frau Polat mit ihren Zwillingen nach Deutschland kommt, nimmt sie auch eine Tätigkeit in einer Fabrik auf. In dieser Zeit arbeitet Herr Polat nicht nur in der Fabrik, er beginnt mehrere Tätigkeiten gleichzeitig auszuüben. Dies ist nicht nur ein Hinweis für seinen Fleiß, es deutet auch auf andere Eigenschaften hin, die ihn wiederum von anderen Gastarbeitern unterschieden. Er ist nämlich ein Mensch, der sich mit dem Stadtleben auskennt. Er ist aufgeweckt und passt sich neuen Situationen schnell an. Zudem ist er immer auf der Suche nach neuen Möglichkeiten und darauf bedacht, sich daraus Vorteile zu verschaffen.

Die bisherigen Interpretationen zu Herrn Polats ersten Erlebnissen in Deutschland lassen die Vermutung zu, dass er und seine Familie sich durch die angegebene Wohnsituation und Lebensweise von anderen Gastarbeiterfamilien unterscheiden. Er hat auch ein anderes Migrationsmotiv und fühlt sich dieser Gruppe nicht zugehörig. Er versucht, sich von der (Gast-)Arbeiterklasse abzuheben.

Als Ayşenur vier Jahre alt wird, beginnt ihre Therapie in einem orthopädischen Fachkrankenhaus in einer weit entfernten Stadt. Sie wird in diesem Krankenhaus 18 Monate lang stationär behandelt. Die Familie besucht sie an den Wochenenden. Im Jahre 1974 werden Meral und 1975 Ahmet geboren. Aufgrund des Risikos, dass die Fabrik geschlossen werden könnte und Herr Polat mit seinen vier Kindern arbeitslos werden würde, zieht die Familie nach vier Jahren in die Stadt um, in der sie zu dem Zeitpunkt der Interviews noch lebt.

Neben seiner Tätigkeit in der Fabrik schneidert Herr Polat nachts weiterhin zu Hause. Nachdem die Fabrik 1985 geschlossen und Frau Polat arbeitslos wird, eröffnen sie eine Schneiderei auf ihren Namen. Hier arbeitet das Ehepaar zusammen mit ein paar Angestellten. Dies führen sie fort, bis Herr Polat einen Schlaganfall erleidet.

Zur Kinderzahl

Vier Kinder zu haben deutet auch in der damaligen Zeit bei einer türkeistämmigen Familie auf eine traditionelle Ausrichtung hin, was durch die Namen der Kinder bestätigt wird. Den Zwillingskindern werden die Namen ihrer Großeltern väterlicherseits gegeben. Wie es in einer patriarchal geprägten Familie üblich ist, hat die väterliche Seite Vorrang bei der Namensgebung der Kinder. Nachdem den ersten Kindern die Namen der Eltern des Ehemannes oder einen von diesen gewünschten Namen gegeben werden, steht es der Ehefrau zu, den nächsten Kindern einen von ihr gewünschten Namen oder den ihrer Eltern zu geben. Es ist davon auszugehen, dass Frau Polat dieser Tradition zufolge den Namen der zweiten Tochter selbst ausgesucht hat. Sie gibt ihrer zweiten Tochter den Vornamen einer prominenten Schriftstellerin, Meral, die in dieser Zeit durch ihre Schriften und Reden viele Personen für ein religiöses Leben inspiriert. Als Frau Polat noch in der Türkei lebt, nimmt auch sie an ihren Vorträgen teil. Dies betrifft gerade die Zeit kurz nach ihrer Hochzeit, in der Herr Polat sich bemüht, ein an die Religion orientiertes Familienleben zu führen.

Das jüngste Kind trägt den Namen des Vaters von Frau Polat, Ahmet, was wahrscheinlich ebenfalls auf die obengenannte Tradition zurückzuführen ist.

Die bisherigen Überlegungen hinsichtlich der Zahl und der Namen der Kinder lassen vermuten, dass die Familie anfangs eher traditionell orientiert ist. Wird jedoch das recht junge Alter des Ehepaares betrachtet, vor allem jenes von Frau Polat – sie ist erst 25 Jahre alt, als sie ihr jüngstes Kind auf die Welt bringt, ist anzunehmen, dass sich das Ehepaar im Laufe der Zeit für eine moderne Lebensweise entscheidet, wozu beispielsweise auch die Berufstätigkeit der Ehefrau gehört. In dieser Lebensform wird der Kinderbetreuung nicht viel Zeit eingeräumt und es muss für die Betreuung der bereits geborenen Kinder eine Lösung gefunden werden.

Nachdem Frau Polat 1976 ebenfalls anfängt in einer Fabrik zu arbeiten, werden zunächst Meral und später auch Ahmet für jeweils ein Jahr in die Türkei geschickt, um dort von der Mutter von Frau Polat betreut zu werden. Diese Art der Lösung für die Kinderbetreuung ist bei nicht wenigen Gastarbeiterfamilien türkischer Herkunft zu beobachten. Die Kinder werden bei den Verwandten im Herkunftsland betreut, um die Belastungen der eigentlichen Familie zu minimieren. Dies spricht zwar gegen die angedeutete Leugnung der Familie, eine Gastarbeiterfamilie zu sein, gleichzeitig bestätigt dies jedoch die Annahme, dass die Behandlung der erkrankten Tochter nicht das einzige Motiv für ihre Migration gewesen ist.

7.3.4 Stellung der einzelnen Familienmitglieder in der Familie

Frau Polat
Frau Polat ist eine geschickte und fleißige Frau, die versucht, die Ordnung ihrer Familie auf die beste Weise aufrechtzuerhalten. Ihre Erzählungen über sich selbst und die der anderen Familienmitglieder über sie lassen vermuten, dass sie es sich als Lebensziel setzt, »nach den gegebenen Situationen zu handeln und sich diesen anzupassen«. So sind bei ihren Handlungen, auch in der Interviewsituation, konkrete Anpassungsversuche zu beobachten.

Sie besucht Näh-, Stick- und Knüpfkurse. Vor ihrer Hochzeit will sie arbeiten, aber ihr religiös-konservativ eingestellter Vater lässt dies nicht zu. Sie akzeptiert seine Entscheidung und besteht nicht auf ihren Wunsch.

Die Familie von Herrn Polat lebt in ärmeren Verhältnissen und hat eine schlechtere soziale Lage als ihre Familie. Es ist davon auszugehen, dass sich die aus dem Dorf in die Großstadt migrierte Familie nach dem Tod von Herrn Polats Vater in einer Übergangsphase befindet und ihre Struktur noch nicht gefestigt ist. Die Erzählungen lassen die Vermutung zu, dass sich Frau Polat die Rolle als Eingeheiratete zügig aneignet und die Versorgung der Familie übernimmt. Auch nach der Hochzeit ist sie weiterhin Hausfrau. Nach der Migration nach Deutschland ändert sich die Situation jedoch auch für Frau Polat.

Hier wird ebenfalls ihr Versuch deutlich, sich an die neue Situation anzupassen. Obwohl sie aus einer traditionellen Familie stammt, in der die Berufstätigkeit der Frau unerwünscht ist, kann sie die Rolle einer Gastarbeiterin annehmen. Dafür nimmt sie sogar die Trennung von ihren Kindern in Kauf. Sie schickt zunächst Meral und später auch Ahmet für jeweils ein Jahr zu ihrer Mutter in die Türkei. Während ihrer Tätigkeit als Fabrikarbeiterin trägt sie ein Kopftuch, wie die anderen Mitarbeiterinnen auch. Merals Aussage zufolge tut sie dies lediglich, um sich anzupassen, obwohl sie keine praktizierende Muslima ist.

1987 eröffnet das Ehepaar seine eigene Schneiderei. In erster Linie ist Frau Polat für die Führung des Betriebes zuständig. Aber auch während Frau Polat arbeitet, vernachlässigt sie ihre Aufgaben als Ehefrau und Mutter nicht. Sie empfangen viel Besuch, der auch über Nacht bleibt und der mit der berühmten türkischen Gastfreundlichkeit von Frau Polat großzügig versorgt wird.

Wie durch die Analyse des familiengeschichtlichen Gespräches und die Familienbiografie deutlich wird, ist Frau Polat die Person, die sowohl die Interaktion der Familienmitglieder untereinander als auch deren Beziehung nach Außen regelt. Das heißt, sie stellt sich als eine bestimmende, organisierende und sogar dominierende Frau dar.

In Bezug auf die Zeit nach der Hochzeit kann davon ausgegangen werden, dass sie nicht nur aufgrund ihrer Talente und ihres Fleißes diese Stellung bekommen hat, sondern auch in diese Rolle gedrängt wird. Sie soll sich nämlich nicht nur auf die Rolle der Ehefrau an der Seite ihres Mannes beschränken, sondern als Eingeheiratete auch zur (Neu-) Strukturierung der Familie beitragen und ihre Schwäger versorgen. Somit erhält sie wahrscheinlich gezwungenermaßen den dafür notwendigen Spielraum und eine gewisse Autonomie.

Es ist davon auszugehen, dass diese Rolle von Frau Polat auch von ihrem Mann erwünscht ist und nach der Einreise nach Deutschland von ihm weiterhin gefördert wird. Frau Polat erzählt, dass Herr Polat sie am Tag nach ihrer Einreise zum Kiosk schickt, um Tabak zu kaufen. Ein paar Tage später fährt das Ehepaar zusammen in die Stadt. Herr Polat lässt seine Frau jedoch dort zurück, damit sie ihren Weg allein nach Hause findet. Anscheinend möchte Herr Polat, dass seine Frau sich in dem neuen Land möglichst schnell einlebt und sich dort allein zurechtfindet. Dies zeigt, dass er die Gleichstellung der Geschlechter befürwortet. Diese Einstellung ist vor allem bei Menschen in urbanen Lebensräumen zu beobachten. Darüber hinaus zeigen sein Verhalten aber auch den Wunsch und die an seine Frau gerichteten Erwartungen, dass sie weiterhin die Versorgung der Familie und die Verantwortung für deren Struktur übernehmen soll. Frau Polat spielt auch nach der Migration in der Familie die Rolle einer fleißigen, geschickten und fürsorglichen Ehefrau. Sie organisiert das Leben innerhalb der Familie und hat Verständnis für Unannehmlichkeiten oder Enttäuschungen. Sie scheint eine unendliche Toleranz zu haben.

Ayşenur

Ayşenur wird 1970 als eines der Zwillingskinder des Ehepaares geboren. Bereits im Säuglingsalter beginnt Ayşenur das Familienleben zu prägen. Mit 18 Monaten erkrankt sie an Kinderlähmung, in dessen Folge sie an der Lähmung eines Beines leidet. Dies führt innerhalb der Familie zu einem Zusammenbruch, wodurch zunächst das Leben von Herrn Polat und dann das der ganzen Familie von Grund auf erschüttert wird und sich ändert. Nach der Erkrankung seiner Tochter kehrt Herr Polat dem religiösen Leben den Rücken, welches er seit seiner Hochzeit führt. Die Krankheit veranlasst Herrn Polat und die Familie ihre Heimat zu verlassen, wobei sie sich aufgrund der Krankheit und ihrer persönlichen Meinung für Deutschland als Ziel ihrer Auswanderung entscheiden. Aufgrund ihrer Behinderung verbringt sie die meiste Zeit ihres Lebens in Krankenhäusern. Die erste stationäre Behandlung erfolgt als sie vier Jahre alt ist und dauert eineinhalb Jahre. Ihre nächste lange Krankenhausbehandlung findet mit neun Jahren statt. Nachdem sie ihren Realschulabschluss gemacht hat, unterzieht sie sich einer dritten und längeren Behandlung in einer entfernten Großstadt. Durch diese Behandlung wird ihr gelähmtes Bein verlängert und sie kann mit nur einer Gehstütze laufen.

Auch nach den längeren Behandlungen ist ihr Bein weiterhin gelähmt und schränkt sie im Alltag in ihrer Mobilität ein. Ihre Behinderung ist aber für sie kein Hindernis, um am sozialen Leben teilzunehmen. In der Schule ist sie erfolgreich und nimmt an vielen Aktivitäten teil. Nach ihrem Realschulabschluss übt sie in unterschiedlichen Institutionen Bürotätigkeiten aus. Insgesamt wird Ayşenur in der Familie als eine ehrgeizige und selbstbewusste Person beschrieben, die durch ihr offenes und direktes Auftreten auffällt. Sie hat in der Familie eine fast legendäre Position. Sie selbst und ihre Taten symbolisieren für die Familie das Perfekte.

Ayşenur heiratet einen Mann aus der Türkei, der in Deutschland aufgewachsen ist, so wie sie selbst. Er ist zwei Jahre jünger als sie und arbeitet selbstständig in seinem eigenen Friseurladen. Die Ehe dauert jedoch nicht lange. Bereits fünf Jahre nach der Hochzeit lässt sich das Ehepaar scheiden. Für die Scheidung nennt die Familie keinen bestimmten Grund. Frau Polat vermutet, dass die Lebenseinstellungen des Ehepaares nicht miteinander übereinstimmten, wie etwa die Großzügigkeit ihrer Tochter gegenüber dem Geiz ihres Schwiegersohnes. Meral berichtet über ein Problem des Ehepaares, nämlich die Kinderlosigkeit. Zur Klärung der Frage der Kinderlosigkeit muss sich das Ehepaar untersuchen lassen. Nachdem die Untersuchung von Ayşenur ergibt, dass der Grund nicht bei ihr liegt, weigert sich ihr Mann sich untersuchen zu lassen. Dies nimmt er wahrscheinlich als Angriff auf seine Männlichkeit wahr. Kurz darauf lassen sie sich scheiden. Sie bleiben jedoch gute Freunde. Ihr Ex-Mann habe auch nach der Scheidung Kontakt zu der Familie.

Nach der Scheidung kehrt Ayşenur nicht zurück in ihr Elternhaus. Stattdessen kauft sie sich eine kleine Wohnung und zieht in diese ein. Auffällig ist auch, dass sie nach der Scheidung weiterhin den Familiennamen ihres Ex-Mannes trägt. Diese Indizien deuten auf eine gewisse Distanz zu dem Elternhaus und zu ihren Eltern hin und könnten auch als ein Zeichen der Stärke von Ayşenur gedeutet werden. Es gelingt ihr, das Leben ganz alleine weiterzuführen. Sie braucht weder Unterstützung von ihrem Mann noch von ihren Eltern.

Ihre Erkrankung an Krebs und ihr Tod stellen für die Familie, insbesondere für Herrn Polat, einen zweiten großen Zusammenbruch dar. Bereits nach der Diagnose zieht sich Ayşenur von ihren Eltern zurück. Insbesondere nach den Chemotherapien meidet sie den Kontakt, damit ihre Eltern ihre Erschöpfung nicht bemerken. Während dieser Zeit begleitet Meral ihre Schwester. Die Brustkrebsdiagnose vertraut sie nur ihrer Schwester Meral an und sie bittet ihre Schwester, dass sie ihren Eltern die Prognose ihrer Krankheit verheimlicht. Meral hält sich an dieses Versprechen – bis Ayşenur drei Tage vor ihrem Tod im Alter von 39 Jahren in ein Hospiz gebracht wird.

Als Sterbeort wählt Ayşenur ein Hospiz aus. Eine Freundin von Meral ist in einem Hospiz ehrenamtlich tätig. Nachdem bekannt wird, dass Ayşenur bald sterben wird, empfiehlt sie ihr, im Endstadium ihrer Krankheit nicht in irgendein Krankenhaus zu gehen, sondern in ein Hospiz. Ayşenur folgt dieser Empfehlung. Drei Tage vor ihrem Tod wird sie in dieses Hospiz verlegt, genauso wie sie es in ihrer Patientenverfügung äußert.

Die Eltern wissen jedoch nicht, was ein Hospiz ist und dass sich ihre Tochter diese Einrichtung als Ort zum Sterben ausgesucht hat. Sie denken, dass es sich um eine spezielle Klinik für Krebsbehandlungen handelt und Ayşenur dort aufgrund der Verschlechterung ihres Gesundheitszustandes zur Behandlung eingewiesen würde. Sie erfahren während des Krankheitsverlaufes zwar, dass Ayşenur an Brustkrebs erkrankt ist, aber die tödliche Prognose der Krankheit wird ihnen weiterhin verheimlicht. Sie halten die Erkrankung ihrer Tochter nicht für lebensbedrohlich, vor allem aufgrund der medizinischen Fortschritte und der angenommenen vielversprechenden Behandlungsmöglichkeiten. Erst als sich Ayşenur im Hospiz, kurz bevor sie bewusstlos wird, von ihrem Vater verabschieden will, wird Herrn Polat bewusst, dass seine Tochter sterben wird.

Die Art und Weise wie Ayşenur mit der Krebserkrankung umgeht und diese bewältigt ist durch Rationalität gekennzeichnet. Dabei hilft ihr wahrscheinlich ihre langjährige Erfahrung mit dem Gesundheits- und Versorgungswesen aufgrund ihrer Behinderung. Auch die tödliche Krankheitsprognose wirft sie nicht aus der Bahn. So bewahrt sie sich auch im weiteren Krankheitsverlauf ihre Ausgeglichenheit. Einerseits bereitet sie sich auf den Tod vor, andererseits gibt sie nicht auf und kämpft weiter um ihr Leben.

Sie geht mit dieser Krankheit, so wie bereits mit ihrer Behinderung, souverän um. Sie versucht zu ihren Eltern, insbesondere in der Anfangsphase, eine gewisse Distanz zu halten. In den Erzählungen, besonders in jenen von Frau Polat, fällt auf, dass Ayşenur auch in ihrer Kindheit während ihrer stationären Behandlungen oft alleine ist. So erzählt sie zum Beispiel, dass Ayşenur während ihrer ersten stationären Behandlung die türkische Sprache scheinbar verlernt hat. Dies zeigt, dass sich die Familie aufgrund der Entfernung und der Berufstätigkeit, vielleicht aber auch aufgrund der Sprachbarriere in den ersten Jahren nach der Auswanderung und der Unwissenheit im Hinblick auf die institutionellen Strukturen im deutschen Gesundheitswesen, zurückzieht und ihr nicht zur Seite stehen kann. Auch der letzten orthopädischen Behandlung unterzieht sie sich in einer weit entfernten Großstadt. Die Familie erwähnt keinen Besuch während dieser Zeit.

Es ist daher davon auszugehen, dass die Familie Ayşenur während ihrer Behandlung nicht intensiv begleitet und sie im deutschen Gesundheitswesen alleine zurechtkommen muss. Sie kennt sich mit den Regeln und Abläufen in dem Versorgungswesen sehr gut aus und weiß sich institutionellen Bedingungen anzupassen. Sie kennt aber auch ihre Eltern sehr gut. Da sie wahrscheinlich annimmt, dass ihre Eltern zu naiv wären, um ihre Krankheit und ihren nahenden Tod zu akzeptieren, bevorzugt sie es, ihnen dies bis zum letzten Moment zu verheimlichen. Dennoch braucht sie Unterstützung, die sie in ihrer Schwester findet, da diese nämlich, nach eigener Aussage von Meral, »die Normalste« in der Familie sei.

Ayşenur organisiert auch die Angelegenheiten für die Zeit nach ihrem Tod. Dies ist ein weiteres Anzeichen dafür, dass ihr die Schwäche ihrer Eltern bewusst ist und dass sie keine klare gemeinsame Entscheidung darüber zu treffen vermögen, ob die Familienmitglieder in der Türkei oder in Deutschland beerdigt werden sollten. Meral erzählt darüber im familiengeschichtlichen Gespräch Folgendes:

Meral: »Öyle bir durum olursa ›Türkiye'de mi Almanya'da mı gömülmek istersiniz?‹ diye bir soru sordum ben bunlara [anne babama]. [...] Bunlar da dedi ki ›ya işte siz nerdeyseniz biz de orda olmak isteriz‹. Babam dedi ›yok ben Türkiye'de memleketimde gömülmek istiyorum‹. Öyle bir açık bir soru kaldı ortada. Şimdi ablam hastalandığında ve öleceğini biliyordu. Biz de bunu açık açık konuştuk. Ablama bir gün sordum, dedim ›abla [...] sen neyi tercih ediyorsun?‹ [...] O da dedi ki, ›annem babam Türkiye'de gömülmek istiyorlar. Ben burda gömülürsem onlar da burda kalırlar. O yüzden ben Türkiye' de defnedilmek istiyorum ki bunların da karar vermeleri daha kolay olsun. Bir aile mezarımız olsun‹ dedi. Hepimiz Türkiye'de gömülcez. Aile mezarımız var. Hepimiz yanyana yatcaz oraya. [...] Son şeyi o oldu. ›Altı kişilik bir mezar alın‹ dedi. ›Aile mezarı olsun‹, dedi.« (Familiengeschichtliches Gespräch)

Meral: <Ich habe [meine Eltern] gefragt, ob sie, wenn es soweit kommen sollte, in der Türkei oder in Deutschland beerdigt werden möchten. [...] Und sie haben gesagt, ›wir wollen dort sein, wo ihr auch seid‹. Mein Vater hat gesagt, ›nein, ich möchte in der Türkei, in meiner Heimat beerdigt werden‹. Die Frage blieb also offen. Als meine ältere Schwester erkrankte, wusste sie, dass sie sterben wird. Wir haben dies auch offen besprochen. Eines Tages habe ich sie gefragt: was bevorzugst du? [...] Sie sagte, dass unsere Eltern in der Türkei beerdigt werden wollen. Wenn ich hier beerdigt werde, würden sie auch hier bleiben. Deshalb möchte ich in der Türkei beigesetzt werden, damit ihnen ihre Entscheidung leichter fällt. Sie sagte, dass wir ein Familiengrab haben sollten. Wir werden alle in der Türkei beerdigt. Wir haben ein Familiengrab, wir werden dort alle nebeneinander liegen. [...] Dies war ihr letzter [Wunsch]. Sie sagte, ›kauft ein Grab für sechs Personen. Dies soll ein Familiengrab sein‹.> (Familiengeschichtliches Gespräch)

Ayşenur spielt vor ihrem Tod bei der zweiten großen Entscheidung in der Familie eine große Rolle. Dadurch, dass sie diese Entscheidung selbst trifft, lenkt sie die zukünftige Orientierung der Familie wieder in Richtung der Türkei. Die Rückkehr in die Türkei ist gesichert, auch wenn selbige erst nach dem Tod geschehen soll.

Hikmet
Hikmet ist der Zwillingsbruder von Ayşenur. In allen Gesprächen, die in der Familie geführt werden, werden ihm Liebe und große Zuneigung zugesprochen.

Hikmet schließt die Hauptschule ab. Herr Polat erzählt, dass seine Söhne in der Schule keinen Erfolg gehabt haben. Er habe sich viel Mühe gegeben, damit Hikmet einen guten Schulabschluss erlangt. Nachdem er jedoch auch auf einem Internat keinen Erfolg verbuchen kann, beginnt er mit seinem Vater in einer Fabrik zu arbeiten. Hier ist er aber nicht lange beschäftigt. Nachdem auch ihm, im Rahmen der Entlassung vieler anderer Arbeiter, gekündigt wird, ist er für jeweils drei bis fünf Monate bei unterschiedlichen Arbeitgebern beschäftigt. Zuletzt ist er als Lagerarbeiter tätig.

Es ist davon auszugehen, dass Hikmet im Schatten von Ayşenur steht. Dies ist, neben seiner eigenen Schwäche, wahrscheinlich auch darauf zurückzuführen, dass Ayşenur zunächst mit ihrer Behinderung sowie deren Folgen und später auch mit der Krebserkrankung so souverän umgehen und in ihrem kurzen Leben dennoch persönliche Erfolge erzielen kann. In der Familie wird Hikmet die Stellung des ältesten Sohnes nicht zugesprochen. Wenn über ihn gesprochen wird, werden nicht seine Stärke und seine Erfolge erwähnt, sondern seine Gutherzigkeit wird in den Vordergrund gestellt.

Mit Anfang 20 heiratet Hikmet ein deutsches Mädchen. Die Ehe hält fünf Jahre. Als Grund für die Scheidung gibt er die Eifersucht seiner heutigen Ex-Frau an. Im Unterschied zu Ayşenur kehrt Hikmet nach der Scheidung in sein Elternhaus zurück. Er heiratet nicht noch einmal, hat aber mehrere Beziehungen, die ein paar Wochen oder Monate halten. Nach den Trennungen von seinen Freundinnen kommt er immer wieder in sein Elternhaus zurück, wo stets ein Zimmer für ihn freigehalten wird.

Bei der pflegerischen Versorgung von Herrn Polat übernimmt er keine bedeutsame Rolle. Die Erzählungen erwecken aber auch den Eindruck, dass dies von ihm nicht unbedingt erwartet wird. Im Einzelinterview erzählt Meral, dass sie bei der Unterstützung ihrer Eltern allein gelassen wird. Sie betont, dass sie zwar einen älteren Bruder habe, aber dieser so schwach sei, dass sie sich auf ihn nicht verlassen könne. Ihre Aussage beschränkt sich jedoch nicht nur auf seine körperliche Schwäche, sondern impliziert darüber hinaus auch seine eingeschränkte psychische Belastbarkeit.

Dies wird auch im Umgang mit ihm deutlich. Beispielsweise erzählt Meral, dass sie während des Umzuges ihrer Eltern sehr viel Arbeit allein erledigen muss und dadurch überfordert sei. Sie klagt gegenüber ihrem jüngeren Bruder in der Türkei, dass er die Familie nicht unterstütze, als sie Hilfe braucht. Obwohl Hikmet in derselben Stadt lebt, hilft er nicht bei dem Umzug. Sie hingegen erwartet von ihrem älteren Bruder auch gar keine Unterstützung.

Die Erzählungen von Hikmet erwecken den Eindruck, dass er in der Familie für sich einen Platz beansprucht, der in der Regel einer netten, liebenswürdigen und sensiblen Person zustehen würde. Gleichzeitig wird dieser Platz jedoch auch mit einer gewissen Schwäche und Naivität in Verbindung gebracht. Er erzählt, dass Ayşenur, seine Zwillingsschwester, ihm ohne sein Wissen ihre Wohnung und ihr Auto vermacht habe. Das Auto habe er behalten, aber die Wohnung seiner jüngeren Schwester überlassen. Nach der Scheidung habe Meral gefragt, ob sie die Wohnung übernehmen dürfe. Als älterer Bruder sei es seine Verantwortung, für seine jüngeren Geschwister zu sorgen. Deshalb habe er ihr ohne Bedenken zugesagt. Im Gegensatz zu der Aussage von Hikmet erzählt Meral über Ayşenurs Erbe im Einzelinterview, dass Ayşenur das Darlehen für ihre Wohnung nicht zurückzahlen konnte und keiner aus der Familie das Erbe annehmen wollte. Da sie nicht wusste, dass ein Erbe auch abgelehnt werden könne, habe sie die Wohnung samt dem Schulden übernommen, was sie jedoch rückblickend als Fehler betrachtet.

Welche Geschichte kommt der Wahrheit am nächsten?

Die detaillierte Ausführung von Meral beinhaltet sachliche Informationen und konkrete Angaben über die Schulden. Ihre Erklärung ist in sich schlüssig und scheint auch nicht außerordentlich unwahrscheinlich zu sein. Die Ausführung von Hikmet zu diesem Thema weist hingegen Lücken und Logikfehler auf. Hikmet erzählt, dass die Wohnung zwar mit Schulden belastet war, er diese aber hätte bezahlen können, ohne bei dieser Aussage zu berücksichtigen, dass er keinen festen Beruf und daher auch kein gesichertes Einkommen hat.

In seiner Geschichte wertet er sich auf zweierlei Weise auf: Das beliebteste, stärkste und erfolgreichste Mitglied der Familie, Ayşenur, hat ihn für würdig gehalten, ihm ihre zwei wertvollsten Dinge, nämlich die Wohnung und das Auto, zu vermachen. Durch diese angenommene Aufmerksamkeit Ayşenurs fühlt er sich geschmeichelt. Des Weiteren stellt er sich selbst als eine altruistische Person dar, indem er angibt, dass er als fürsorglicher älterer Bruder für seine hilfsbedürftige jüngere Schwester auf sein Recht verzichtet. Dadurch bringt er sich – zumindest in seiner Vorstellung – in die ihm bislang vorenthaltene Position in der Familie: nämlich jene, in der er Beachtung findet.

Meral

Meral wird 1974 als drittes Kind des Ehepaares in Deutschland geboren. Ihrer Aussage nach ist sie die einzige türkeistämmige Schülerin in ihrer Schulzeit, die aus ihrem Bezirk von einem Gymnasium aufgenommen wird. Während ihrer Schulzeit habe sie keinen Kontakt zu Türken gepflegt. Sie erinnert sich an keine türkischen Freunde aus ihrer Schulzeit – außer ihrer türkisch-christlichen Freundin Rosanna. Türkische Sitten und Bräuche habe sie von ihren Eltern und Besuchern erlernt. Die Familie hatte an den Wochenenden fast immer Besuch, der auch oftmals über Nacht blieb.

Während der Schulzeit kommt es zu Konflikten zwischen ihr und ihrem Vater. In den Schulferien will sie zusammen mit Rosanna nach Wien zu ihren Verwandten fahren. Obwohl Herr Polat ihr das nicht erlaubt, fährt sie dorthin. Dem folgen weitere Reisen. Trotz der Drohungen ihres Vaters, sie dürfe nicht zurückkommen, sofern sie abreist, kommt sie von diesen Reisen immer wieder zurück in ihr Elternhaus. Ihre Beziehung normalisiert sich jedes Mal nach einer gewissen Spannungszeit wieder, in der Vater und Tochter nicht miteinander reden.

Mit 17 Jahren fängt sie an für sich selbst zu sorgen, indem sie anfängt in einem Fastfood-Restaurant zu arbeiten. 1994 schließt sie die Schule mit dem Abitur ab und beginnt mit einer betriebswirtschaftlichen Ausbildung bei demselben Unternehmen. In dieser Zeit sind viele ihrer Freundinnen bereits aus ihren Elternhäusern ausgezogen. Dies reizt auch sie, da sie dann vollumfänglich selbstständig wäre. Es ist für ein in Deutschland lebendes türkisches Mädchen der damaligen Zeit jedoch ungewöhnlich alleine zu leben. Da ihr bewusst ist, dass ihre Eltern ihrem Wunsch nicht nachkommen würden, mietet sie während eines Türkei-Urlaubs ihrer Eltern eine Wohnung in ihrem Ausbildungsort, der 50 km von ihrem Elternhaus entfernt liegt.

Meral schließt ihre Ausbildung im Jahr 1997 ab und nimmt in dem Fastfood-Restaurant eine leitende Position an. Ihr Einkommen ist für sie zufriedenstellend und sie mag ihren Beruf. Ein paar Jahre später lernt sie einen deutschen Mann, Andreas, kennen, den sie 2004 heiratet. Er ist zehn Jahre älter als Meral und Einzelkind einer wohlhabenden Familie. Aus seiner ersten Ehe hat er bereits drei Kinder. Andreas ist selbstständig und häufig auf Geschäftsreisen im Ausland. Meral erzählt, dass sie bemüht waren, die Ehe aufrechtzuerhalten, ihnen dies aber nicht gelingt, sodass die Ehe nicht länger als zwei Jahre andauert.

In ihrem Interview betont sie, dass sie ein Mensch ist, der sich an jede Umgebung anpassen kann und daher kulturelle Unterschiede in ihrer Ehe kein Hindernis darstellen. Andreas versucht, auf ihre Werte Rücksicht zu nehmen. Er bekennt sich beispielsweise zu dem islamischen Glauben, lässt sich beschneiden und nimmt einen islamischen Namen an. Merals Aussage nach benutzt er seinen neuen Namen jedoch nicht und steht auch nicht öffentlich zu der islamischen Religion. Andreas' Bemühungen scheinen somit nur die Mindestvoraussetzungen zu erfüllen, die der geltenden Tradition nach für eine Eheschließung mit einer muslimischen Frau erforderlich sind. Auch die Lebensweise des Ehepaares orientiert sich nicht an der islamischen Religion, abgesehen davon, dass zu Hause kein Essen mit Schweinefleisch zubereitet wird. Auch Meral ist keine praktizierende Muslima im üblichen Sinne, aber sie legt Wert darauf, in den Monaten, die für Muslime als heilig gelten, keinen Alkohol zu konsumieren. Insbesondere in dem Fastenmonat Ramadan achtet sie darauf, dass kein Wein während des Essens getrunken wird.

Jedoch dauert die Rücksichtnahme nicht lange an, denn bereits ab dem ersten Jahr ihrer Ehe zeigt er kein Verständnis mehr für Merals Werte. Es ist für sie auch unerträglich, den Ausdruck »typisch türkisch!« von ihm zu hören. Das Ehepaar beginnt zunächst in demselben Haus getrennt zu leben. Während der Zeit ist Ayşenur schwer krank und Meral muss ihre Schwester intensiv betreuen, weshalb sie die Scheidung, ihrer Aussage nach, auf die Zeit nach dem Tod ihrer Schwester verschiebt. Nach der Scheidung brechen sie den Kontakt zueinander nicht ab. Er ist immer an der Seite der Familie, wann immer sie seine Hilfe braucht.

Ahmet

Ahmet wird 1975 als das jüngste Kind der Familie in Deutschland geboren. Er schließt die Hauptschule ab. Zu dem Zeitpunkt der Interviews lebt er in der Türkei in einer Stadt an der ägäischen Küste und ist in der Gastronomie tätig. Er ist ledig und lebt mit einer türkischen Frau zusammen, die in demselben Berufszweig arbeitet.

In dem Einzelinterview berichtet Herr Polat, dass Ahmet sich freiwillig dazu entscheidet in der Türkei zu leben, da er nicht in Deutschland leben möchte. Ahmet wird in Deutschland geboren und ist hier aufgewachsen. Das Argument für die Ausreise von Ahmet klingt jedoch wenig plausibel, wenn bedacht wird, dass Ahmet in Deutschland geboren wurde und hier aufgewachsen ist, vor allem, weil seine Familie auch weiterhin in Deutschland lebt.

In dem Einzelinterview erzählt Meral über ihn, dass er bereits als Kind sehr ungezogen ist und er in seiner Jugendzeit kaum zu kontrollieren war. Sein Freundeskreis besteht aus Jugendlichen, die bereits kriminell auffällig sind. Merals Aussage, er habe viel gestohlen, lässt vermuten, dass er mit dieser Gruppe weitere kriminelle Taten begeht, weshalb er gezwungen ist, in der Türkei zu leben.

Die Aussage von Herrn Polat bestätigt diese Annahme: Trotz der Erklärung, dass er mit der deutschen Polizei keinerlei Probleme gehabt hat, erzählt er, dass die Freunde von Ahmet Beziehungen zu einflussreichen Stellen besitzen und die Angelegenheiten bezüglich seiner Reise regeln, wenn er seine Eltern in Deutschland besucht. Da er jedoch nicht direkt nach Deutschland reist, sondern über Belgien, ist zu vermuten, dass es ungeklärte Fragen über seinen Aufenthalt in Deutschland gibt.

7.3.5　Entwicklung der Fallstrukturhypothese

7.3.5.1　Familiengrenzen

Beziehung zur ethnischen Community
Folgendes erzählt Meral in dem Einzelinterview über den Wohnort der Familie:

> Meral: »Hep böyle Alman komşularımız vardı. Hiç öyle Türk mahallesinde yaşamadık. Şimdi de öyle yani. Burlarda da hiç Türk yok. Bizim avantajımız oydu sanırım. Yani ailece büyük bir avantaj bu.« (Meral; Einzelinterview)

> Meral: <Wir hatten immer deutsche Nachbarn. Wir haben nie in einem türkischen Viertel gelebt. Jetzt ist es auch so. Hier gibt es auch gar keine Türken. Ich glaube, das war unser Vorteil. Für die ganze Familie ist das ein großer Vorteil.> (Meral; Einzelinterview)

Hier betont Meral, dass die Familie nie in demselben Stadtviertel wie viele andereMigranten türkischer Herkunft gelebt hat, was sie als einen großen Vorteil für die Familie ansieht. Sie betont nicht nur die räumliche Distanz, sondern auch die Unterschiede zwischen ihnen und anderen (türkeistämmigen) Migrantenfamilien. Auch Frau Polat deutet in dem familiengeschichtlichen Gespräch an, dass sie sich in vielerlei Hinsicht von anderen türkischen Migrantenfamilien unterscheiden. In ihrer Aussage beziehen sich diese Unterschiede vor allem auf ihre sozioökonomische Situation und ihr Migrationsmotiv. Durch den erlernten Schneider-Beruf unterscheidet sich Herr Polat von einfachen Arbeitern und Arbeitslosen. Außerdem weist die ausgeübte Tätigkeit auf eine städtische Orientierung hin. Das heißt, dass die Familie nicht dörflicher Abstammung ist, wie der Großteil der Arbeiterfamilien aus der Türkei. Auch das angegebene Migrationsmotiv, die Behandlung der an Kinderlähmung erkrankten Tochter, betont ihre Besonderheit im Vergleich zu einem Großteil der Migrantenfamilien.

In der Erzählung von Herrn Polat fällt die angegebene Wohnsituation als eine weitere Besonderheit auf, die Familie Polat von anderen Gastarbeiterfamilien unterscheidet. Im Gegensatz zu anderen Migrantenfamilien zieht die Familie in eine eigene Wohnung mit Heizung und Balkon in der Nähe des Stadtzentrums. Nach Angabe von Herrn Polat wohnt zu dieser Zeit die Mehrheit der türkischen Gastarbeiter, die ihre Familie nicht in Deutschland haben, in Heimen, in einer Form von Wohngemeinschaft oder sie teilen eine Wohnung mit mehreren Familien.

Auch der Freundeskreis der Kinder weist eine gewisse Abgrenzung zu anderen türkeistämmigen Migranten auf. Zum Beispiel hat Meral während ihrer Schulzeit nur eine türkeistämmige Freundin und diese sei eine christliche Türkin. Ahmet ist in seiner Jugendzeit zwar mit anderen Migrantenkindern befreundet, aber nicht mit türkeistämmigen. Hikmet hat mehrere Liebesbeziehungen, jedoch ist keine von diesen Frauen türkischer Herkunft. Er gibt an, dass er sich mit türkeistämmigen Frauen aufgrund unterschiedlicher Mentalitäten nicht verständigen könne.

Im Gegensatz zu den Kindern hat das Ehepaar mehr Kontakt zu anderen Migranten türkischer Herkunft. Diese Personen beschreibt Frau Polat folgendermaßen:

> Frau Polat: »Bizim gibi açık. [...] Çok moderndir, ileri görüşlüdür.« (Frau Polat; Einzelinterview)

> Frau Polat: <Sie sind offen wie wir. [...] Sehr modern und weitsichtig.> (Frau Polat; Einzelinterview)

Frau Polat hat drei verschiedene Freundesgruppen, mit denen sie sich wöchentlich trifft. In ihrer Aussage fallen die Kriterien auf, nach denen sie ihre

Freunde aussucht. Diese sollten nämlich ähnlich wie sie selbst sein, das heißt, offen, sehr modern und weitsichtig.

Obwohl Herr Polat kein praktizierender Muslim ist, verrichtet er regelmäßig das gemeinsame Freitagsgebet, das mit dem christlichen Sonntags-Gottesdienst zu vergleichen ist. Er kommt auch den Festgebeten nach, die zweimal jährlich zum Ramadan und dem Opferfest stattfinden. Das heißt, er geht mindestens einmal wöchentlich in die Moschee und hat somit Kontakt zu der Moscheegemeinde. Er geht auch in einen Verein, welchen er als »Café« bezeichnet, das er mit anderen türkischen Migranten, die eine ähnliche Lebenseinstellung haben wie er, gegründet hat. Die Kontakte der Eltern zu ihren Landsleuten sind zwar intensiver als die der Kinder, jedoch deuten die aufgeführten Beispiele darauf hin, dass die Familie zu türkeistämmigen Migranten eine eher distanzierte Beziehung pflegt.

Beziehungen zur Herkunftsfamilie und zur Verwandtschaft
Herr Polat erzählt, dass er sich von seiner Herkunftsfamilie nicht ablösen kann und weiterhin für sie sorgen muss. Das heißt, trotz der Entfernung und der neu gegründeten Kernfamilie gehören die in der Türkei lebende Mutter und die Geschwister weiterhin seiner Familie an. Eine seiner Schwestern lebt in der Schweiz und ein Bruder in Deutschland. Ein weiterer Bruder lebt in derselben Stadt wie das Ehepaar Polat. Zu den Geschwistern hat das Ehepaar eine gute Beziehung und sie besuchen sich gegenseitig. Wichtige Angelegenheiten werden im großen Familienkreis besprochen, wie zum Beispiel die Brustkrebserkrankung von Ayşenur. Diese Nachricht teilt Meral der ganzen Familie auf einer solchen Familienversammlung mit, ohne jedoch die tödliche Prognose der Krankheit zu erwähnen.

Auch die Beziehungen zu den Verwandten in der Türkei werden aufrechterhalten. Beispielsweise darf Hikmet zwar aufgrund seines nicht erbrachten Wehrdienstes seit ein paar Jahren nicht mehr in die Türkei einreisen, aber über soziale Medien und über das Telefon hält er den Kontakt zu seinen Verwandten aufrecht.

Als Meral Andreas heiratet, habe sie zwei Bedingungen vorausgesetzt: Erstens sollte er sich beschneiden lassen und zweitens sollte die Eheschließung auch nach den religiösen Vorschriften vollzogen werden und zwar bei ihrer Großmutter mütterlicherseits in der Türkei. Die letzte Bedingung zeigt, dass die Beziehung zu der Herkunftsfamilie auch für die zweite Generation von Bedeutung ist und sie bemüht sind, ihre Bindungen aufrechtzuerhalten.

Beziehung zu Einheimischen
Als Frau Polat über die Beziehungen in ihrem Umfeld spricht, bezeichnet sie die Stadt, in der sie leben, als »ihre Stadt«. Dies verdeutlicht, dass sie sich sehr gut

eingelebt hat und sich heimisch fühlt. Ihre Wahrnehmung bezüglich der Beziehung zu ihren Kunden geht über eine gewöhnliche Geschäftsbeziehung hinaus:

> Frau Polat: »Alman'ın cenazesine de giderim düğününe de. Çünkü benim onlar 25–26 yıllık müşterim. Aile gibi olduk onlarla biz. Her şeylerine çağırırlar.« (Frau Polat; Einzelinterview)

> Frau Polat: <Ich gehe sowohl auf die Beerdigung als auch auf die Hochzeit von Deutschen. Weil sie seit 25–26 Jahren meine Kunden sind. Wir sind wie eine Familie geworden. Sie laden zu allem ein.> (Frau Polat; Einzelinterview)

In der Aussage zeigt sich noch einmal ihr Familienverständnis als eine weit gefasste Einheit, deren Mitglieder alles, wie zum Beispiel Glück und Freude aber auch Leid und Trauer, miteinander teilen. Diese Einheit besteht nicht nur aus Verwandten und Freunden, sondern auch ihre Kunden aus der Schneiderei werden miteingeschlossen. Dementsprechend lässt die Familie auch Einheimische an ihrem Glück und Leid teilhaben. Nach dem Tod von Ayşenur wollen ihre Arbeitskollegen im Rahmen einer kirchlichen Trauerfeier von ihr Abschied nehmen. Die Familie stimmt diesem Wunsch nicht nur zu, sondern beteiligt sich auch an den Vorbereitungen. Somit wird in einer Kirche für Ayşenur eine religionsübergreifende Abschiedsfeier veranstaltet. Ein christlicher Geistlicher hält auf der Feier eine Rede und ein Imam rezitiert den Koran. Zu dieser Feier lädt die Familie niemanden aus dem türkischen Freundeskreis ein. Anscheinend hat die Familie Angst, als ungläubig etikettiert zu werden. Für die Moscheegemeinde werden am 40. und am 52. Tag nach ihrem Tod zwei Trauerfeiern[14] veranstaltet, wie es in einem religiös-traditionellen Kreis üblich ist.

Beziehung zu Institutionen
Im Hinblick auf die Offenheit der Familiengrenzen zu der ethnischen Community und zu den Einheimischen ist die Familie im Vergleich zu dem Umgang mit Institutionen eher zurückhaltend. Die folgende Aussage von Frau Polat spiegelt dies wider:

---

14 Türkeistämmige Muslime veranstalten am 7., am 40. und am 52. Tag nach dem Todestag ihrer verstorbenen Angehörigen Zeremonien, in denen für das Wohlergehen der Verstorbenen der Koran rezitiert und Kassiden vorgetragen werden. Auch wenn im Volksislam auf diese Zeremonien großen Wert gelegt wird und diese sogar als eine Art der Gebetsverrichtung angesehen werden, gibt es weder ein Gebot im Koran noch eine Überlieferung des Propheten, in der diese empfohlen werden. Islamwissenschaftler sind der Ansicht, dass solche Zeremonien in die türkisch-islamische Religionspraxis im Nachhinein aufgenommen wurden (vgl. Şener 1993, S. 357). Diese Zeremonien dienen der Trauerbewältigung und dem Abschiednehmen von Verstorbenen, weshalb sie als Bestandteil der Lebenspraxis von türkeistämmigen Muslimen angesehen werden.

Frau Polat: »Bizim devlete hiç bir zararımız yok.« (Frau Polat; Einzelinterview)

Frau Polat: <Wir kosten den Staat nichts.> (Frau Polat; Einzelinterview)

Diesen Satz äußert Frau Polat im Zusammenhang mit der Versorgung von Herrn Polat. Sie meint damit, dass sie alles in und mit ihrem familiären Umfeld organisieren und klären und somit die Leistungen des Gesundheits- und Versorgungswesens kaum beanspruchen. Ihre diesbezügliche Zurückhaltung lässt sich jedoch nicht gänzlich durch die auch in der Literatur zu findende und gängige Annahme von Informationsdefiziten, negativen oder gegebenenfalls diskriminierenden Erfahrungen und Fremdheitsgefühlen sowie daraus resultierenden Hemmungen erklären (vgl. Kap. 1.1; vgl. Kap. 2). Vielmehr könnte diese Haltung der Familie auf ein erhöhtes Selbstbewusstsein und der entsprechenden Überzeugung, die Schwierigkeiten als Herausforderung wahrzunehmen und diese durch ihre »familiären« Ressourcen bewältigen zu können, zurückgeführt werden. Der Charakter ihrer Beziehungen zu den Personen, mit denen sie im sogenannten formellen Bereich in Interaktion treten, also beispielsweise Kunden oder Mitarbeiter der Schneiderei, ist als informell zu verstehen. Sie werden als Teil der Familie angesehen. Demnach schöpft die Familie ihre Ressourcen durch die Öffnung ihrer Grenzen für Privatpersonen. Sie pflegen einen so engen Kontakt zu Dritten, dass diese zu ihrer Familie zählen und sie auch problemlos deren Hilfe beanspruchen können. Daher wendet sich die Familie erst an Institutionen, wenn die »familiären Ressourcen« ausgeschöpft sind.

Die Entscheidung von Ayşenur, als Sterbeort ein Hospiz zu wählen, bedeutet hingegen eine Zuwendung zu Institutionen. Bei ihrer Bewältigungsstrategie kann das in der Familie entwickelte Muster wiedererkannt werden: Angefangen von der Vordiagnosephase und dem Anfangsverdacht bis hin zu dem Todeszeitpunkt versucht sie ihre Eltern und ihren Zwillingsbruder zu schützen, indem sie sich von ihnen zurückzieht. Sie informiert nur ihre Schwester und nahe Freunde über die tödliche Prognose ihrer Krankheit. Um die erforderliche Unterstützung zu erhalten zieht sie ausschließlich diese Personen zu Rate. Später wendet sie sich auch an Institutionen, was sich durch die Wahl eines Hospizes zeigt, aber sie vermeidet dennoch weiterhin ihre Eltern und ihren Bruder einzubeziehen, die sie wahrscheinlich als zu »schwach« erlebt, um ihren nahenden Tod verkraften zu können. Auch Ayşenur wendet sich an eine Institution, nachdem für sie alle möglichen »familiären Ressourcen« ausgeschöpft sind.

7.3.5.2 Organisation der Familie

Wie die Analyse der Eingangssequenz verdeutlicht, hat die Ehefrau in dieser Familie eine bestimmende Rolle und die Beziehungen der Familie werden nach außen durch sie organisiert. Auch wenn Herr Polat manchmal versucht, bei seinen Kindern Autorität auszuüben, wird dies von ihnen nicht respektiert, wie dies bei Merals unerlaubten Auslandsreisen und ihrem Auszug aus dem Elternhaus deutlich wird.

Es ist davon auszugehen, dass die Erlebnisse der Vergangenheit Frau Polat in diese Rolle gedrängt haben. Erinnern wir uns an die Familienbiografie, so musste sie nach der Heirat, trotz der Anwesenheit ihrer Schwiegermutter, die Familie ihres Ehemannes versorgen und ihn dabei unterstützen, die Familie nach dem Tod seines Vaters zusammenzuhalten. Die dafür notwendige Autorität zu beanspruchen ist jedoch durch ihre Stellung als Eingeheiratete erschwert. Es sei denn, dass ihr diese von einem Familienangehörigen zugesprochen wird und ihre Schwiegermutter auf ihre Autoritätsansprüche verzichtet.

Es ist davon auszugehen, dass Herr Polat die Selbstständigkeit seiner Frau auch nach ihrer Migration fördert und die Kernfamilie ihre bisherige Organisation auch im Aufnahmeland weiterführt. Durch diese wird Herrn Polat vermutlich nicht die absolute Autorität als Familienoberhaupt zugesprochen – aber eben auch nicht die dazugehörende Verantwortung, weshalb er gerne bereit ist, seine Autoritätsrolle an seine Frau abzutreten.

7.3.5.3 Kommunikationsprozesse

In den Angaben der Familienmitglieder sind relativ häufig Unklarheiten oder Widersprüche zu erkennen, die wahrscheinlich dadurch entstehen, dass sie überaus bemüht sind, sich an jede Situation und jede Person anzupassen. Dies scheint das Hauptziel der Familie zu sein. Die Erzählungen der Interviewten und auch die Erfahrungen der Interviewerin bei den Hausbesuchen lassen die Vermutung zu, dass Gefühle, Wahrnehmungen oder Gedanken nach den von der Familie angenommenen Interessen und Erwartungen ausgedrückt werden. Diese Annahmen können manchmal auch zu inhaltlichen Änderungen in nicht unerheblichem Maße führen. Es entsteht der Eindruck, dass auch die Familienmitglieder selbst manchmal den Überblick verlieren. Den Überblick zwischen dem, was wahr ist und dem was eingeredet worden ist.

Frau Polat deutet an, dass die Familie nicht so sei, wie man sie von außen sehen würde. Das heißt, dass die Beziehungen zueinander und die Kommunikation miteinander unterschiedlich geformt und gestaltet werden, je nachdem, ob sie unter sich oder in Kontakt mit jemandem außerhalb der Kernfamilie stehen.

Dies wird auch in der Beziehung von Herrn Polat zu seinen Kindern deutlich. In einer durchschnittlichen traditionell geprägten türkischen Familie gilt der Konsum von Alkohol und Tabak vor älteren Familienangehörigen, insbesondere dem Vater, als Tabu. In dieser Familie hingegen trinken und rauchen auch die Kinder. Wenn aber Anwesende religiöse oder konservative Einstellungen vertreten, dürfen die Kinder vor ihrem Vater nicht rauchen. Den eigenen Handlungen werden die Wertvorstellungen anderer zugrunde gelegt. Somit spielt Herr Polat auch eine doppelte Vaterrolle. Obwohl er zu Hause ein liberaler und moderner Vater ist, stellt er sich gegenüber Außenstehenden als ein traditionell eingestellter Vater dar.

Das folgende Beispiel lässt vermuten, dass auch Frau Polat bemüht ist, ihren Part bezüglich der ordentlichen oder vernünftigen Darstellung der Familie nach außen zu erfüllen. Dabei stellt sie jedoch nicht sich selbst in den Vordergrund, sondern ihre Kinder. In ihrem Interview erzählt Frau Polat, dass Hikmet aufgrund einer Krankheit keine Kinder zeugen kann. Dies habe sie nicht von ihrem Sohn erfahren, sondern von einer Verwandten, da Hikmet dies seiner Mutter verheimlicht hätte, um sie damit nicht zu belasten. Im Einzelgespräch berichtet Hikmet allerdings, dass er seine Eltern darüber informiert habe. Anscheinend möchte Frau Polat ihren Sohn, der möglicherweise innerhalb der Familie keinen bedeutsamen Platz einnimmt, dadurch aufwerten, indem sie ihm gute und lobenswerte Eigenschaften zuspricht, die denen seiner Zwillingsschwester Ayşenur ähneln.

7.3.5.4 Überzeugungen der Familie

Als Hauptüberzeugung in der Familie lässt sich die »Anpassung« identifizieren. Demgemäß achten alle darauf, sich entsprechend den Anforderungen der jeweiligen Situation zu verhalten und zu äußern, um von Außenstehenden anerkannt zu werden und ihren guten Ruf zu wahren. Die Familienangehörigen benennen dieses Prinzip während des Interviews nicht nur explizit, sondern in den Erzählungen über die Familie lässt sich dieses Muster immer wieder deutlich erkennen. Auch ihr Verhalten während der Interviews bestätigt dieses Prinzip. Beispielsweise erzählt Herr Polat sehr stolz über die Zeit nach dem Tod seines Vaters, als sein Umfeld ihn für den Sohn eines Großgrundbesitzers hält, obwohl er und seine Familie in Armut und Elend leben.

In der Familie wird fast alles nach den Ansichten und Werten der jeweils Anwesenden ausgerichtet. Auch die Interviewerin hat als außenstehende Person mehrmals die Möglichkeit diese Erfahrung zu machen. Zum Beispiel kommt Meral zu dem familiengeschichtlichen Gespräch etwas später. Sie öffnet die Wohnungstür mit ihrem eigenen Schlüssel und kommt mit ihren Straßenschuhen bis ins Wohnzimmer. Daraufhin sagt Frau Polat, dass sie dies eigentlich nie machen würde. Meral geht, ohne etwas zu sagen, zurück und zieht ihre Schuhe aus. Bei dem zweiten Besuch der Interviewerin kommt Hikmet zu spät. Er hat keinen eigenen Wohnungsschlüssel und deshalb öffnet Frau Polat für ihn die Tür. Als sie die Tür öffnet, kann man sie sagen hören, dass er seine Schuhe ausziehen soll, bevor er die Wohnung betritt. Dies zeigt, dass die Familie sich bemüht, sich der angenommenen Einstellung der Interviewerin, nämlich einer religiös- konservativen, anzupassen.

Als Herr Polat erzählt, dass er in der Vergangenheit beim Glücksspiel viel Geld gewonnen habe, reagiert Frau Polat mit großem Erstaunen und sagt, dass er eigentlich nie spielen würde. Aber der Jargon von Herrn Polat lässt vermuten, dass er ein erfahrener Spieler ist.

Die Beispiele verdeutlichen auch die regulierende Rolle von Frau Polat. Sie ist auch selbst bemüht, sich ihrer Umgebung anzupassen. Beispielsweise trägt sie während ihrer Arbeit in der Fabrik, wie andere türkische Fabrikarbeiterinnen auch, ein Kopftuch, obwohl sie eigentlich keine praktizierende Muslima ist.

Die Versuche der Familie, sich auf die jeweiligen Gegebenheiten einzustellen, befähigt sie wahrscheinlich dazu, mit unterschiedlichen Menschen und Situationen flexibel umzugehen und akzeptiert zu werden. Andererseits könnte aber auch angenommen werden, dass die Familie gerade aufgrund dieser Einstellung keine eigenen Werte entwickeln oder zumindest diese nicht festigen kann.

In ihrer folgenden Aussage berichtet Meral über ihre Vermutung, wie sie und ihre Familie von Einheimischen wahrgenommen werden. Dabei zieht sie eine Bilanz, ob sich die Bemühungen der Familie im Hinblick auf die Anpassung gelohnt haben.

Meral: »Ya şimdi Almanlar bizi gördü mü yani beni, annemi, babamı, bizi Türk olarak görmüyorlar sanki ve ehh biz … bizi gördüklerinde hep böyle bazı soruları sorma ihtiyacı duyuyorlar. gereği duyuyorlar.«
Interviewerin: »Mesela?«
Meral: »Ben mesela … ›Ya, siz niye başörtü takmıyorsunuz?‹
Mesela örnek veriyorum size. Veyahut benim babam alkol içer yani. ›Sen niye içiyorsun‹ […] Ben bu cevap … Biz bu sorulara artık cevap vermekten yoruldum. Ich hab da keine Lust mehr dazu. Yoruldum ben artık. Eee neden benim farklı olmamı izah etmekten de yoruldum artık ben. ›Du bist anders‹. Ya ben kendimi farklı hissetmiyorum ama. Yani ben farklı değilim. Ich bin eine Europäerin. Ben ich ben hatte das Privileg, in zwei Kulturen groß werden zu dürfen. Bu bi … bu çok güzel bir şey. İki kültür arasında ve iki kültürün de iyi şeylerini adapte edebilmek çok güzel bir şey.
Bizim Türklerin bazı çok kötü huyları vardır. Hiç zamanında gelmezler, sözlerinde durmazlar, çok atmalardan giderler. O yoktur bende. Ben çok dakik bir insanım. Das ist typisch deutsch. Ben geliyorum dersem gelirim yani. Veyahut bir şeye söz versem dünya batsa bile ben onu yaparım yani. Dünya batsa bile ben sözümde dururum. Bizim Türklerde biraz böyle atmasyondan gitmeler vardır. Böyle yaparım da yıkarım da ederim de. O yok bende. Ama şey çok iyi niyetliyimdir, çok yardımseverimdir çok misafirperverimdir. O Türklerden kalan bir şey veyahut annemden gördüğüm, ailemden gördüğüm bir şeydir. Ya ne bileyim das ist privileg. İki kültür arasında büyüyebilmek. Çok güzel bir şey. Ama tabii ki bunu bu şekilde yaşama şansı olmayan Türkler de var. Görmek istemeyen insanlar da var. Ve maalesef Almanlar beni Türk olarak görmüyorlar ki zaten. Yani beni gördüklerinde yani Türküm demediğim an Türksünüz demiyorlar bana. Weil ich nicht typisch türkisch bin, değilim yani. Tarzım

öyle değil, yüz ifadem de belki değildir. Ben kendime baktığımda Türklüğümü görüyorum ama, onlar göremiyor, yani ben görüyorum. Artık yoruldum ben ya hep böyle sorulara cevap vermekten ve şunu da hissediyorum Havva hanım çok Alman ortamlarına giriyorum be benim iş ortamım yani işim de Alman.«

Interviewerin: »Hm«

Meral: »Ortamım da hep Alman. Yani en iyi Alman'ın içinde de bir düşmanlık var. Yani bir püf noktamızı arıyorlar, bir şeyi. Ben buna sürekli şahit oluyorum yani.« (Meral; Einzelinterview)

Meral: <Wenn Deutsche uns, das heißt meine Eltern und mich, sehen, dann betrachten sie uns nicht als Türken. Und äh wir ... Immer wenn sie uns sehen, müssen sie Fragen stellen.

Interviewerin: <Zum Beispiel?>

Meral: <Zum Beispiel bei mir ... ›Warum tragen Sie kein Kopftuch?‹ Oder bei meinem Vater. ›Warum trinkst du Alkohol?‹

[...] Ich habe da keine Lust mehr dazu. Ich bin inzwischen müde, diese Fragen zu beantworten. Ich bin auch müde, erklären zu müssen, weshalb ich anders bin. ›Du bist anders‹, sagen sie. Ich fühle mich aber nicht anders. Ich bin nicht anders. Ich bin eine Europäerin. Ich hatte das Privileg, in zwei Kulturen groß werden zu dürfen. Das ist sehr schön. Zwischen zwei Kulturen zu sein und die guten Seiten von beiden Kulturen zu adaptieren, ist etwas sehr Schönes. Unsere Türken haben manche sehr schlechte Eigenschaften. Sie kommen nie pünktlich, halten nie ihr Wort und sind sehr angeberisch. Das gibt es bei mir nicht. Ich bin ein sehr pünktlicher Mensch, das ist typisch Deutsch. Wenn ich sage, dass ich kommen werde, dann komme ich auch. Wenn ich etwas verspreche, dann halte ich mich daran, auch wenn die Welt untergeht. Bei unseren Türken gibt es viele Angebereien. Ich mach dies und das. Das gibt es bei mir nicht. Aber ich bin sehr gutmütig, hilfsbereit und gastfreundlich. Das ist etwas von den Türken geblieben oder was ich von meiner Mutter und meiner Familie gelernt habe. Deutsche sehen mich nicht als Türkin an, weil ich nicht typisch türkisch bin. Das ist nicht meine Art. Vielleicht ist mein Gesichtsausdruck auch nicht so. Wenn ich mich selbst anschaue, sehe ich meine türkische Seite, aber sie können es nicht. Ich bin inzwischen müde, solche Fragen zu beantworten. Ich spüre es auch, ich halte mich sehr oft an deutschen Orten auf. Auf der Arbeit bin ich auch mit Deutschen zusammen.>

Interviewerin: <Hm>

Meral: <Selbst bei den nettesten Deutschen gibt es eine gewisse Feindlichkeit. Sie suchen immer nach etwas, nach einer Schwachstelle. Ich werde immer wieder Zeuge davon.> (Meral; Einzelinterview)

In ihrer Aussage betont Meral, dass sie und ihre Familie von Deutschen auf ihre Andersartigkeit angesprochen werden, was sie als ermüdend empfindet und stets bestreitet. Da sie am Anfang ihrer Aussage anführt, dass sie gefragt wird, warum sie beispielsweise kein Kopftuch trage oder warum ihr Vater Alkohol trinkt, könnte angenommen werden, dass sich diese Fragen auf den Unterschied von ihr zu anderen türkischstämmigen Migranten beziehen würden und sie dies störe. Ihre weiteren Aussagen widersprechen sich diesbezüglich. Sie sagt, dass sie nicht anders ist, ohne dabei jedoch explizit zu benennen, von wem sie sich nicht unterscheidet.

Die Eigenschaften, die sie von anderen unterscheiden, wären zum Beispiel, dass sie pünktlich, bescheiden und zuverlässig wäre. Nach ihrer Auffassung sind dies typisch deutsche Eigenschaften. Sie habe jedoch auch andere Charakterzüge, wie zum Beispiel Gutmütigkeit, Großzügigkeit und Gastfreundlichkeit, die ihr von ihrer Familie, besonders von ihrer Mutter, beigebracht worden sind. In ihrer Aussage fällt auch auf, dass sie sich zwar nicht als Deutsche oder als Türkin bezeichnet, aber durch die Bezeichnung als Europäerin drückt sie ihre Zugehörigkeit zu Europa aus. Das heißt, dass sie sich selbst eher als Deutsche wahrnimmt. Trotzdem fühlt sie sich von Deutschen nicht als eine solche akzeptiert. Ihrer Meinung nach gibt es selbst bei dem nettesten Deutschen eine gewisse Feindlichkeit. Sie müsse immer wieder feststellen, dass nach einer Schwachstelle bei ihr gesucht würde. Ihre Aussage, sie sei eine Europäerin, verdeutlicht zwar, dass sie meint, sich von anderen Türken zu unterscheiden, dadurch grenzt sie sich jedoch auch von Deutschen ab, obwohl sie gleichzeitig aber auch eine Gemeinsamkeit betont, was als eine innere Zerrissenheit interpretiert werden könnte.

In dem folgenden Interviewauszug berichtet Meral über ihre Vermutung, was das Umfeld ihres deutschen Ex-Mannes über ihre Ehe gedacht haben könnte. Ihre Aussage veranschaulicht auch, was sie unter dem Begriff »typisch türkisch« versteht:

> Meral: »Yani, ›der Jung hat eine Türkin geheiratet‹. Yani … ben insanların beni merak etmeleri ondan sonra beni gördükleri an kafalarında çizdikleri o tablonun tamamen yanlış olması … Yani başörtülü, Almanca bilmeyen bir bayan bekliyorlardı. […] Ondan sonra benim ordan birden böyle ortaya çıkmam onları şaşırtıyordu« (Meral; Einzelinterview)

> Meral: <Also, ›der Jung hat eine Türkin geheiratet‹. Also … dass die Leute neugierig auf mich waren, und dann, als sie feststellten, dass das Bild in ihrem Kopf komplett falsch war … Also haben sie eine Frau mit Kopftuch erwartet, die kein Deutsch spricht. […] Sie waren erstaunt, als ich plötzlich so auftrat.> (Meral; Einzelinterview)

In den Gesprächen ist festzustellen, dass sie selbst und auch ihre Eltern versuchen, sich von anderen in Deutschland lebenden Türken, die in das oben beschriebene Bild passen, zu unterscheiden. Aber sie sind auch nicht wie Deutsche. Meral bemerkt bei sich selbst türkische Facetten, aber sie entspricht dennoch nicht dem von ihr angenommenen Bild der Deutschen von einer Türkin. Denn beispielsweise symbolisiert in diesem Bild das Kopftuch nicht die Frömmigkeit seiner Trägerin, sondern es wird oftmals damit in Verbindung gebracht, dass sie der deutschen Sprache nicht mächtig zu sein scheint. Somit wird in diesem Bild eine kopftuchtragende Frau mit Eigenschaften einer ungebildeten und rück-

ständigen Person assoziiert. Meral will nicht als typisch türkische Frau wahrgenommen werden. Deswegen versucht sie sich, sowohl durch ihr äußeres Er-
scheinungsbild als auch durch ihre korrekte Verhaltensweise, von diesem mit
Vorurteilen behafteten Bild abzuheben und sich den Einheimischen anzupassen.

Als Meral ein junges Mädchen ist, wird sie durch ihren Akzent in der Türkei
als »Almancı« <Deutschländer> bezeichnet, was sie als Beleidigung wahrnimmt. Dieser Erinnerung folgt die folgende Gesprächssequenz:

> Interviewerin: »Nasıl bir şey?«
> Meral: »Almancı Olmak mı?«
> Interviewerin: »Hm«
> Meral: »Bir yere ait olmamak kötü bir şey.« (Meral; Einzelinterview)

> Interviewerin: <Wie ist es?>
> Meral: <Deutschländer zu sein?>
> Interviewerin: <Hm>
> Meral: <Es ist schlimm, nirgendwo zugehörig zu sein.> (Meral; Einzelinterview)

Die Antwort auf die Frage, was »Deutschländer« zu sein für sie heißt, ist sehr
bedeutsam. Ihre Erzählung über ihre Wahrnehmung hinsichtlich der Reaktionen seitens deutscher und türkischer Einheimischer verdeutlicht, dass sie sich in
Wirklichkeit mit keiner der beiden Gruppen identifizieren kann. Meral wird von
Deutschen nicht als Deutsche wahrgenommen und von den in der Türkei lebenden Türken stigmatisiert, was die Bezeichnung »Almancı« <Deutschlän-
der> verdeutlicht. Sie ist weder Deutsche noch Türkin. Hinzu kommt, dass die
Familie versucht, sich selbst von anderen Migrantenfamilien zu unterscheiden.
Meral fühlt sich nirgendwo zugehörig, was auf eine Identitätskrise hindeutet. Sie
versucht diese Krise zu überwinden, indem sie sich als Europäerin bezeichnet,
die das Privileg hat, »in zwei Kulturen groß werden zu dürfen« (Meral; Einzelinterview).

In dem familiengeschichtlichen Gespräch fasst Meral die Eigenschaften der
Familie folgendermaßen zusammen:

> Meral: »Bizim o güzelim sofrayı kurduğumuzda … Hiçbir tabak birbirine uymuyor.
> Bizim … Yani, bildiğiniz kapıyı çalan oturur bizim soframıza.« (Familiengeschichtli-
> ches Gespräch)

> Meral: <Wenn wir unseren Tisch schön decken … Kein Teller passt zu dem anderen.
> Unser … Also, jeder, der an der Tür klingelt, kann sich an unseren Tisch setzen.>
> (Familiengeschichtliches Gespräch)

Simmel betrachtet das Essen und Trinken als die gemeinsamste, egoistischste,
am unbedingtesten und unmittelbarsten auf das Individuum beschränkte Angelegenheit (Simmel 1957, S. 243). Da das Essen allgemein etwas Menschliches
ist, wird es zum Inhalt gemeinsamer Aktionen und die Mahlzeit stellt sich somit

als soziologisches Gebilde dar (ebd., S. 244). Dieses Gebilde zeigt die Unterschiede je nach gesellschaftlicher Stellung der Personen, zum Beispiel dadurch, wie, wann, mit wem und was gegessen wird (ebd., S. 246) und somit entsteht eine Esskultur. Methfessel ist der Ansicht, dass Esskultur alles umfasst, »was mit Essen verbunden und von Menschen entwickelt und hergestellt wurde« (Methfessel 2004, S. 1). Demnach gilt die Esskultur als ein gutes und spannendes »Lehrbuch über Mensch und Welt« und ein zentraler Teil der Familienkultur (ebd.). Denn die Familienmahlzeit als Alltagsritual »drückt eine symbolische Einheit und Werte der Familie aus, die dann unantastbar und heilig sind« (Audehm 2011, S. 95). Das heißt, in der jeweiligen Familie verfolgt die Gestaltung der Mahlzeiten ein Muster, das als Teil der Familienkultur über deren Struktur und Organisation Hinweise gibt und weshalb die gemeinsame Mahlzeit als »Ort der ständigen Erzeugung von Sozialität« betrachtet wird (vgl. Hildenbrand et al. 1992, S. 165).

Die obige Aussage von Meral gibt Informationen über die Struktur ihrer Familie, indem sie über eine ganz einfache, primitive und für alle Menschen gemeinsam geltende Angelegenheit berichtet. Ihre Aussage bezieht sich zunächst auf die Struktur innerhalb der Familie und dann gibt sie auch Hinweise auf die Familiengrenzen.

> Meral: <Wenn wir unseren Tisch schön decken … Kein Teller passt zu dem anderen.> (Familiengeschichtliches Gespräch)

Auffällig ist, dass sie ihre Erzählung mit einem Widerspruch beginnt. Das Tischdecken zu den Mahlzeiten weist auf eine Ordnung hin. Das heißt, dass nicht jeder willkürlich bestimmen kann, was, wann und wo er essen will. Das ist an Regeln gebunden, was sich an der gemeinsamen Mahlzeit zeigt. Aber selbst der gedeckte Tisch, auch wenn dieser Merals Aussage nach schön ist, weist auf eine gewisse Unordnung hin: Kein Teller, der auf dem Tisch steht, passt zu dem anderen. Die Teller, die nicht zueinander passen, gehören den Familienmitgliedern und könnten ihre eigenen Personen und ihre Beziehungen untereinander symbolisieren. Dies könnte als eine ihnen eingeräumte Freiheit und Unabhängigkeit interpretiert werden, die auch eine bestimmte Form der Eigensinnigkeit beinhalten. Trotz aller Unterschiede bekommen sie einen Platz an diesem Tisch und schaffen so eine Basis für ihre Zusammenkunft, auch wenn diese nicht unbedingt ordentlich ist. Die Familie ist stets bemüht, diese Basis aufrechtzuerhalten. Dafür wird ständig versucht, die durch unterschiedliche Wünsche, Interessen und Wahrnehmungen entstandene Unordnung und die Widersprüchlichkeiten zu unterbinden. Gelingt dies nicht, ist die Familie bestrebt, diese zumindest zu verdecken.

In dem zweiten Teil ihrer Aussage macht Meral auf die Beziehungen zu der Außenwelt der Familie aufmerksam:

Meral: <Also, jeder, der an der Tür klingelt, kann sich an unseren
Tisch setzen.> (Familiengeschichtliches Gespräch)

An diesem Tisch haben aber nicht nur die Familienmitglieder einen Platz, die
aus vielerlei Hinsicht unterschiedlich sind, sondern auch fremde Personen. Zu
jeder Mahlzeit und ohne Ausnahme ist jeder, der vorbei kommt, an diesen schön
gedeckten, aber unordentlichen Tisch eingeladen. Das heißt, dass jeder, der
dieser Familie beitreten möchte, darin aufgenommen und von der Kernfamilie
als Mitglied akzeptiert wird. Wahrscheinlich würde auch für das neue Mitglied
ein Teller auf diesen Tisch gestellt werden, der, genauso wie die anderen, zu
keinem anderen passen würde. Somit wäre die Familie noch größer. Aber auch
die Grundstruktur der Familie, die durch Widersprüchlichkeit gekennzeichnet
ist, wäre noch komplexer. Sowohl bei den Beziehungen untereinander, aber auch
bei der Repräsentation nach außen.

7.3.5.5 Fallstrukturhypothese

An mehreren Stellen der Gespräche fällt auf, dass die Grenzen der Familie weit
gefasst werden, was sich in dem von der Familie selbst wahrgenommenen Familienbegriff widerspiegelt. Die Familienmitglieder nehmen sich selbst als eine
sehr große und interessante Familie wahr. Mit dem Familienbegriff ist eine
Einheit oder eine Zusammensetzung von allen Personen gemeint, die auf formelle oder informelle Weise Teil dieser Einheit geworden sind. Dieser gehören
sowohl die Herkunftsfamilien der Eltern, als auch die Personen an, mit denen sie
durch Freundschaften oder durch Eheschließungen verbunden sind. Das Erwachsenwerden für Blutsverwandte ist kein Grund, diese Einheit (komplett) zu
verlassen. Das heißt, sie haben weiterhin Anspruch auf die Geborgenheit und
Fürsorge der Familie. Dies gilt auch für »fremde« Personen, mit denen sich die
Familienmitglieder angefreundet haben, oder auch für Eingeheiratete. Werden
sie durch die Eheschließung in die Familie aufgenommen, bleiben sie selbst nach
einer Scheidung weiterhin Mitglied.

Die Bindung zu der Familie kann auch durch geschlossene Freundschaften
entstehen. Die Personen, die später in die Familie aufgenommenen werden,
werden von den übrigen Mitgliedern akzeptiert. Die Beziehungen werden so
gestaltet, wie man sie tatsächlich nur innerhalb einer Kernfamilie oder unter den
nächsten Verwandten, wie zum Beispiel Cousins, beobachten kann. Die Familie
bietet ihre großzügige Freundschaft und Zuwendung auch weiter entfernt stehenden Personen an und kann ihre Hilfestellung annehmen, was für »durchschnittliche Familien« ausschließlich bei nahestehenden Verwandten möglich
wäre. Vor dem Hintergrund der bisherigen Analysen kann die Struktur der
Familie als liberal und mit offenen Familiengrenzen beschrieben werden. Die

liberale Einstellung zeigt sich sowohl in den Beziehungen der Familienmitglieder untereinander als auch zu der Außenwelt. In der Organisation der Familie dominiert die Ehefrau, die sich als liberale, selbstbewusste und moderne Person auszeichnet und sowohl die Beziehungen der Familienmitglieder zueinander als auch die zu der Außenwelt regelt.

7.3.6   Bewältigung chronischer Krankheit in der Familie

7.3.6.1   Krankheitsverständnis

In dieser Familie wird einer Krankheit je nach Art der Krankheit eine unterschiedliche Bedeutung beigemessen. Wichtig ist auch, wer von der Krankheit betroffen ist. Der erste Berührungspunkt mit einer Krankheit erfolgt durch Ayşenurs Kinderlähmung. In dem familiengeschichtlichen Gespräch berichtet Frau Polat darüber Folgendes:

> Frau Polat: <Meine Tochter, die verstorbene ... äh erkrankte an der Kinderlähmung. [...] Obwohl sie ihre Impfungen hatte. Sie hatte alles. Und wir haben sie an einem Tag zu zwölf Ärzten gebracht. Wir haben es nicht geglaubt. Wir haben nicht geglaubt, dass sie eine Lähmung erlitten hat. Also Lähmung ... aber sie ist mit Fieber gekommen. Ob die Impfung abgelaufen war, können wir nicht wissen.> (Familiengeschichtliches Gespräch)

Frau Polat berichtet über die Erkrankung und die Behandlung ihrer Tochter Ayşenur, ohne danach gefragt zu werden. Daher könnte davon ausgegangen werden, dass sich Ayşenurs Kinderlähmung für die ganze Familie als ein sehr belastendes Ereignis darstellt, das möglicherweise Vorwürfe und Schuldgefühle nach sich gezogen hat. Wie der Aussage von Frau Polat zu entnehmen ist, ist ihr bewusst, dass der Kinderlähmung durch eine Impfung vorgebeugt werden kann. Um einem möglichen Vorwurf, ihr Kind nicht rechtzeitig impfen lassen zu haben, entgegenzuwirken, merkt sie wahrscheinlich an, dass ihre Tochter alle Impfungen bekommen hat. Die abgelaufene Impfung, auf die sie keinen Einfluss hätte nehmen können, führt sie als mögliche Ursache für die Krankheitsentstehung an. Selbige und die Vorbeugungsmaßnahme basieren auf einem rationalen Verständnis und stimmen mit dem modernen beziehungsweise medizinischen Krankheitsverständnis überein. Das rationale Krankheitsverständnis von Frau Polat gilt jedoch augenscheinlich ausschließlich für die Krankheitsentstehung ihrer Tochter. Denn als alleinige Ursache des Schlaganfalls ihres Mannes sieht sie die Krebserkrankung ihrer Tochter und deren Tod an. Demnach kann Herr Polat den Tod seiner Tochter nicht verkraften, in dessen Folge erleidet er einen Schlaganfall. Um ihre Annahme zu bestärken, führt sie an, dass er keine anderen Krankheiten oder Beschwerden hat, die einen Schlaganfall hätten hervorrufen können.

Meral und Hikmet erklären den Schlaganfall ihres Vaters damit, dass er viel geraucht, viel Alkohol getrunken und sich nicht gesund ernährt habe. Auch Herr Polat scheint von der ärztlichen Aufklärung über die Ursache seiner Krankheit überzeugt zu sein. Der Arzt habe ihm erklärt, dass eine Hauptschlagader aufgrund der erhöhten Blutfette verschlossen und die Durchblutung des Gehirns deshalb gestört worden wäre. Er bestätigt selbst, dass er sich nicht gesund ernährt hat.

In dem Beisein seiner Frau erklärt Herr Polat, dass seine Krankheit und der Tod seiner Tochter die Strafe für seine schlechten Taten gewesen seien. Vor dem Hintergrund kulturspezifischer Krankheitstheorien können unterschiedliche Ursachenerklärungen gefunden werden, darunter auch magisch-religiöse. Hierbei werden übernatürliche Wesen oder Kräfte vermutet, wie Gott, Dschinn oder der »Böse Blick« aber auch Eifersucht und Neid von anderen. Der Verdacht von Herrn Polat basiert auf einer solchen Krankheitstheorie, nach der er aufgrund seiner schlechten Tat von Gott mit Unheil bestraft wird. Auch wenn in der islamwissenschaftlichen Literatur darin keine Einigung besteht, sind manche Islamwissenschaftler der Ansicht, dass es im Koran Hinweise gibt, dass Gott Menschen durch Krankheit oder Unheil bestrafen kann (Rahman 1997, S. 52; vgl. Klanke / Mazı 2006).

Seiner Aussage nach ist Herr Polat, abgesehen von den ersten Jahren seiner Ehe, kein praktizierender Muslim und er habe Taten begangen, die als Sünde betrachtet werden könnten, wie zum Beispiel Ehebruch, Alkoholkonsum oder Glücksspiel sowie die Vernachlässigung der religiösen Pflichten. In seiner Vorstellung sieht er die Krankheitsursache zwar als eine Strafe für sein schlechtes Handeln an, aber nicht für eine der oben genannten Taten. Herr Polat erzählt, dass sich eine Frau in ihn verliebt habe, als er in der Textilfabrik in der Türkei gearbeitet hat. Er vermutet, dass er von dieser Frau verflucht worden sei, weil er ihrem Drängen nicht nachgegeben hat. Als »schlechte Tat« meint er demnach eher eine harmlose Gegebenheit, nach der er die Liebe einer Frau nicht erwidert habe.

Es stellt sich die Frage, warum Herr Polat auf seine Annahme zu der Ursachenerklärung für seine Krankheit gerade in Anwesenheit seiner Frau zurückkommt, obwohl dies bereits im Einzelgespräch besprochen worden ist. Hier scheint es sinnvoll zu sein, der Frage nachzugehen, welche Funktionen die Krankheitsvorstellungen haben und auf welche Lebensbereiche sich eine Krankheit auswirken könnte.

Herr Polat erzählt häufig, dass er keine Zuwendung und Geborgenheit von seinen Eltern erfahren und eine schwierige Kindheit verbracht habe. Frau Polat betont, wie beliebt er in seiner Umgebung gewesen sei und wie viele Mädchen in seiner Jugendzeit in ihn verliebt gewesen wären. Er wird ständig aufgewertet, dadurch, dass ihm Eigenschaften zugesprochen werden, wie zum Beispiel gutes Aussehen, feiner Geschmack und Gutherzigkeit.

Es ist anzunehmen, dass er fehlende Anerkennung in seiner Kindheit durch die Bewunderung seines Umfelds ausgleichen möchte. Es ist darüber hinaus davon auszugehen, dass Frau Polat die narzisstische Neigung ihres Mannes bewusst ist und sie versucht, sein Bedürfnis durch Komplimente zu befriedigen. Diese Krankheitserklärung kann als Ausdruck seines Bedürfnisses nach Aufmerksamkeit in der schwierigsten Phase seines Lebens interpretiert werden. Wahrscheinlich versucht er sich gerade seine Jugendzeit in Erinnerung zu rufen, um seinen aktuellen Zustand, der durch Schwäche und einen Verlust der Autonomie gekennzeichnet ist und den er aufgrund seiner Abhängigkeit von fremder Hilfe als besonders belastend erlebt, auszugleichen und die Aufmerksamkeit seiner Frau zu erfahren.

7.3.6.2 Krankheitserleben der Familienangehörigen

Die folgende Aussage von Meral verdeutlicht, wie die durch den Schlaganfall plötzlich auftretende chronische Krankheit von der Familie wahrgenommen wird:

> Meral: »Hani insan bir çocuk doğurdu mu, sorumluluk üstlenir ya, o çocuğu yanlız bırakamazsınız büyüyene kadar. Bu böyle bir sorumluluk. Fakat zaman ilerledikçe bu çocuk büyümüyor. Daha da kötüye gidiyor. [...] Bir anda böyle bir sorumluluk var hayatınızda. İnsan bir anda doğurmuyor. Onun planını yapıyorsunuz, yatak odasını hazırlıyorsunuz, seviniyorsunuz, mutlusunuz. Bu ... bu çok acı bir şey.« (Meral; Telefonat)

> Meral: <Es ist so, wie wenn jemand Verantwortung für das neugeborene Kind übernimmt. Man kann es nicht allein lassen, bis dieses groß wird. Das ist so eine Verantwortung. Aber mit der Zeit wird das Kind nicht groß, sondern es wird immer schlimmer. [...] Plötzlich gibt es so eine Verantwortung in Ihrem Leben. Man gebärt nicht plötzlich. Man plant es, man richtet das Schlafzimmer ein, man freut sich darauf und ist glücklich. Das ... Das ist etwas sehr Bitteres.> (Meral; Telefonat)

Für Meral bedeutet die Versorgung einer pflegebedürftigen und chronisch kranken Person die Übernahme von Verantwortung, die mit der elterlichen Verantwortung gegenüber einem Neugeborenen zu vergleichen ist. Sie betont, dass eine chronisch kranke und pflegebedürftige Person genauso viel Hilfe, Unterstützung und Zuwendung braucht wie ein Neugeborenes. In ihrer Aussage nimmt sie Bezug auf den Krankheitsverlauf und betont die Unheilbarkeit der Krankheit und deren Prognose, die durch ihre Abwärtsentwicklung gekennzeichnet ist. Durch den Schlaganfall verliert der Betroffene viele Fähigkeiten, die bis zu diesem Zeitpunkt für einen gesunden Erwachsenen als selbstverständlich angesehen werden. Der Betroffene ist nicht nur auf fremde Hilfe angewiesen, er muss auch lernen, mit seinen vorhandenen Ressourcen mit der neuen Situation umzugehen und die daraus erwachsenden Schwierigkeiten zu bewältigen. Dabei sind nicht nur somatische Beschwerden oder Krankheitsanzeichen von Bedeutung, sondern auch psychosoziale oder finanzielle Aspekte sind durch die Krankheit beeinflusst.

Die Auswirkungen der chronischen Krankheit in dieser Familie zeigen sich auch im finanziellen Bereich. Als Herr Polat den Schlaganfall erleidet, ist er noch erwerbstätig und arbeitet neben seiner Tätigkeit in der Fabrik auch noch in der Schneiderei. Die schwierigen und feinen Schneidertätigkeiten erledigt er bis zu dem Beginn seiner Krankheit stets selbst, da weder seine Frau noch die Mitarbeiterinnen diese beherrschen. Nach dem Ausbruch seiner Krankheit können sie deswegen keine neuen Aufträge annehmen und müssen sich auf das Ausführen von Änderungsarbeiten beschränken, was wiederum ihr Einkommen negativ beeinflusst. Die Vakanz, die durch den Ausfall von Herrn Polat entsteht, versucht Frau Polat durch den Einsatz externer Mitarbeiter zu kompensieren, was zu einem weiteren Anstieg der Ausgaben führt.

Die in diesen Bereichen entstehenden Probleme stellen sich für den Erkrankten und sein Umfeld als eine zu bewältigende Herausforderung dar. Sie sind als Familie gefordert, die mit der Behandlung der Krankheit verbundenen Anforderungen zu erfüllen und dem Erkrankten bei der Krankheitsbewältigung die erforderliche Unterstützung zu bieten. Darüber hinaus müssen sie lernen, mit Leid und Enttäuschungen umzugehen. Auch die pflegerische Versorgung muss – den Bedürfnissen des Kranken entsprechend – nachhaltig organisiert und durchgeführt werden. Denn, wie Meral betont, erleidet der Betroffene den Schlaganfall plötzlich und er beeinflusst den Gesundheitszustand sowie das ganze weitere Leben nicht nur vorübergehend, sondern dauerhaft.

7.3.6.3 Versorgungsgestaltung

Als einschneidende Ereignisse haben der Beginn und der Fortlauf der chronischen Krankheit sowie der Tod der Tochter Auswirkungen sowohl auf die Gestaltung der Beziehung innerhalb der Familie als auch nach außen.

> Frau Polat: »Sağ olsunlar. Hiç ne yanlız bıraktılar [...] bizi, ne yalnız bıraktılar. Bizimle ağladılar bizimle güldüler. İnan ki ... [Ağlar] Evladını kaybetmek çok zor, çok çok zor. [...] Acılar paylaştıkça azalıyor, sevinçler paylaştıkça çoğalıyor.« (Frau Polat; Einzelinterview)

> Frau Polat: <Ich danke allen. Sie haben uns nie allein gelassen [...]. Sie haben mit uns geweint und gelacht. Glaub mir. [weint] Es ist sehr schwierig, sehr sehr schwierig, sein

Kind zu verlieren. [...] Das Leid verringert sich und die Freude vervielfacht sich, indem man es mit anderen teilt. > (Frau Polat; Einzelinterview)

In ihrer Aussage betont Frau Polat, dass die Beziehungen innerhalb der Familie auf Liebe und Respekt basieren und dies auch nach dem Tod ihrer Tochter sowie nach Beginn der Krankheit ihres Mannes so geblieben sei. Sie stellt darüber hinaus fest, dass diese Ereignisse ihre Bindungen auch nach außen, nämlich zu ihren Freunden, gestärkt haben. Für Frau Polat ist es in traurigen Situationen sehr wichtig, nicht alleine zu sein.

In dieser Familie wird die pflegerische Versorgung ausschließlich von der »Familie«, allerdings in erster Linie von Frau Polat selbst, übernommen. Meral kümmert sich zwar um ihre Eltern, aber sie beschränkt sich auf die Organisation der Versorgung.

Die Grenzen dieser Familie werden von ihren Mitgliedern sehr weit gefasst und umfassen alle Personen, zu denen formelle oder informelle Bindungen gepflegt werden. Diese strukturelle Besonderheit der Familie spiegelt sich auch in der Versorgungsgestaltung von Herrn Polat wider. Die Erzählungen verdeutlichen, dass die Kernfamilie auf die Unterstützung all dieser Personen vertraut, die sie zu den der Familie nahestehenden Personen zählt.

Die alltägliche Versorgung von Herrn Polat sieht folgendermaßen aus:

Frau Polat geht zwischen 6 und 8 Uhr zur Arbeit in ihre Schneiderei, die fußläufig nur fünf Minuten von ihrer Wohnung entfernt liegt. Da Herr Polat erst um 5 Uhr morgens ins Bett geht, schläft er zu dieser Zeit noch. Er wacht zwischen 12 und 13 Uhr auf und ruft dann zuerst Frau Polat an. Wenn Frau Polat auf der Arbeit nicht zu beschäftigt ist, kommt sie nach Hause und hilft ihm bei der morgendlichen Pflege und bereitet sein Frühstück zu. Wenn sie keine Zeit hat, kommt sein Sohn Hikmet und übernimmt diese Aufgaben. Es kommt jedoch vor, dass Hikmet nicht verfügbar ist. In diesem Fall meldet sich Herr Polat bei seinen Freunden im Café und bittet um Hilfe oder Frau Polat schickt jemanden aus der Schneiderei bei ihm vorbei.

Das Mittagessen, welches in der Schneiderei gegessen wird, bereitet meistens Frau Polat zu. Manchmal, wenn sie zu beschäftigt ist, um das Essen zuzubereiten, bringen entweder die Frauen, die in der Schneiderei tätig sind, etwas mit oder sie lässt das Essen von außerhalb bringen. Frau Polat vermeidet die Bezeichnung »Mitarbeiterinnen« bewusst, da sie diese als ihre Freundinnen betrachtet, die, je nach Situation, auch als Teil der Familie wahrgenommen werden.

Für die medizinische Behandlung von Herrn Polat sind in erster Linie Meral und Hikmet zuständig. Er wird entweder von Meral oder von Hikmet zum Arzt begleitet. Auch die Medikamente werden wöchentlich von einem der beiden bereitgestellt. Wahrscheinlich liegt der Grund hierfür darin, dass die Sprachkenntnisse der Eltern für eine Verständigung mit dem Arzt nicht ausreichen, obwohl sie sich im Alltag ohne Probleme auf Deutsch verständigen können. Da Frau Polat berufstätig ist, hat sie weder genügend Zeit noch Kraft, um sich zusätzlich noch um den Haushalt zu kümmern. Deshalb stellt sie die Tochter ihrer Schwägerin als Haushaltshelferin ein.

In ihrem Interview berichtet Frau Polat, dass Meral sie zur Erholung in die Türkei geschickt hat, als sie aufgrund der psychischen Belastung nicht mehr arbeiten konnte. Während ihres Urlaubs wohnt die Tochter ihrer Freundin bei Herrn Polat und übernimmt seine komplette pflegerische Versorgung. Als also Frau Polat, die Hauptpflegeperson, verhindert ist und die Pflege zeitweise nicht weiterführen kann, springt nicht jemand aus der Kernfamilie ein. Es werden weder die Namen von Meral noch von Hikmet als Ersatzpflegeperson in Erwägung gezogen oder genannt. Es ist anzunehmen, dass der Grund für die Unterbrechung der pflegerischen Versorgung durch Frau Polat nicht nur auf ihre Überlastung zurückzuführen ist, sondern dies auch auf ein grundsätzliches familiäres Problem hindeutet, das möglicherweise auch die Kinder betrifft. Auffällig ist, dass die Familie in dieser Zeit für die Versorgung von Herrn Polat weder die Leistungen eines ambulanten Pflegedienstes noch einer Kurzzeitpflege in Anspruch nimmt. Stattdessen beauftragen sie für die Versorgung von Herrn Polat Personen, die sie wahrscheinlich zu »Familienangehörigen zweiten Grades« zählen. Die gewählte Form der pflegerischen Versorgung könnte gleichzeitig auf eine gewisse Distanzierung der Familie zu Institutionen des Gesundheitswesens hindeuten.

Herr Polat macht nach der Krankheit ebenfalls Urlaub in der Türkei, allerdings nicht zusammen mit seiner Frau oder seinen Kindern. Er reist alleine in die Türkei und verbringt seinen Urlaub in ihrem Ferienhaus, das in einer Stadt an der ägäischen Küste liegt, wo sein jüngster Sohn Ahmet mit seiner Lebensgefährtin lebt. Nach Merals Aussage übernehmen entweder die beiden die Versorgung von Herrn Polat oder jemand aus der Nachbarschaft.

Des Weiteren berichtet sie, dass die gegenwärtige Organisation der Versorgung ihres Vaters noch keine endgültige ist. Sie nimmt an, dass ihre Eltern nach der Berentung ihrer Mutter zusammen in die Türkei zurückkehren werden. In ihrer Vorstellung scheint dies aber keine endgültige Rückkehr zu sein, sondern ein Pendeln, was im Ruhestand bei vielen türkeistämmigen Migranten eine häufig anzutreffende Lebensform ist. Sie hat vor, für sich eine größere Wohnung zu kaufen und ihren Eltern ihre derzeitige Wohnung zur Verfügung zu stellen, solange diese noch in Deutschland sind. Nach ihrer Vorstellung wäre also Frau Polat weiterhin die Hauptpflegeperson ihres Vaters.

Wie aber soll die pflegerische Versorgung von Herrn Polat gewährleistet werden, wenn Frau Polat nicht mehr in der Lage sein sollte, diese Aufgabe zu übernehmen? Auch daran hat Meral gedacht und empfindet es als die beste Lösung, wenn ihr Vater in einem solchen Fall in der Türkei bleiben würde. Sie habe bereits mit ihrem Bruder und seiner Lebensgefährtin vereinbart, dass sie, solange er nicht bettlägerig ist, seine Versorgung übernehmen. Meral möchte nicht, dass ihr Vater in einem Pflegeheim untergebracht wird, solange er noch kein akuter Pflegefall ist. Umgekehrt bedeutet das aber auch, dass eine mögliche Heimunterbringung für die Familie durchaus eine Lösung darstellt, sofern Herr Polat stark pflegebedürftig werden sollte.

In ihren Überlegungen fällt auf, dass die Versorgungsmöglichkeiten in der Türkei für die Familie eine wichtige Option darstellen. Es ist davon auszugehen, dass die Familie die Bindung zu der Verwandtschaft in der Türkei auch aus diesem Grund aufrechterhält. Wie Beispiele aus der Familienbiografie zeigen, ist die Türkei für sie mehr als nur ein Geburtsort. Sie ist ihre Heimat und wird als Rettungsanker angesehen, auf den man in schwierigen Zeiten bei Bedarf zurückgreifen kann. So hat beispielsweise Frau Polat ihre Kinder, Meral und Ahmet für jeweils ein Jahr in die Türkei geschickt, als sie angefangen hat zu arbeiten. Auch Ahmet wurde in die Türkei geschickt, als er aufgrund seiner kriminellen Taten Probleme mit der Polizei bekam.

Motivation zur Pflege

Frau Polat erklärt als Grund für ihre Fürsorge im Hinblick auf ihren Ehemann die Liebe zwischen den Ehepartnern. In einem der Interviews berichtet sie, dass ihr Mann sie nie verletzt, geschlagen, beschimpft und auch nie betrogen habe.

In dem Einzelinterview erzählt Herr Polat, dass er, als er nach Deutschland kam, in Diskotheken und Kneipen viele Frauen kennengelernt und Liebesbeziehungen zu ihnen gehabt habe. Zwar habe er keine feste Geliebte gehabt, aber diese »One-Night-Stands« habe er auch nach der Einreise seiner Ehefrau nach Deutschland weitergeführt. In dem gemeinsamen Gespräch sagt Herr Polat eingestehend zu seiner Frau, dass er sie sehr verletzt habe. Er habe sie weder beschimpft noch geschlagen, aber dennoch habe er ihr starkes Leid angetan.

> Herr Polat: »Erkeklik işte oluyor, hayat bu.« (Gemeinsames Gespräch mit Frau und Herrn Polat).

> Herr Polat: <Mann-sein so ist das eben. Das passiert, so ist das Leben.> (Gemeinsames Gespräch mit Frau und Herrn Polat).

Wie erlebt Frau Polat die Ehebrüche ihres Mannes und wie geht sie damit um?

> Frau Polat: »Rabbim tahammül ediyor hoş görüyor da biz niye tahammül edemiyoruz? Bizim kitabımızda yazıyor bunlar. Bunları bir görebilsek ne kırgınlık olur, ne küslük olur. [...] Sana taş atana ekmek at inan ki kazanırsın. [...] Ben böyleyim, böyle güzel görmek istiyorum ben herşeyi. Kötü yönlerini görmem. Görmek de istemem. Hani gerçekçi değil miyim, gerçekçiyim. Ama her şeye güzel yönünden bakmak isterim.« (Frau Polat; Einzelinterview)

Frau Polat: <Obwohl Gott duldet und toleriert, warum können wir es nicht dulden? Diese sind in unserer Schrift geschrieben. Wenn wir es so sehen könnten, gäbe es weder Kränkungen noch Groll. [...] Wirf Brot demjenigen, der dich mit Steinen beworfen hat, glaub mir, du wirst gewinnen. [...] Ich bin so. Ich will alles schön sehen. Ich sehe nicht die schlechten Seiten. Ich will sie auch nicht sehen. Heißt das, dass ich nicht realistisch bin? Ich bin realistisch. Aber ich will alles von der schönen Seite aus betrachten.> (Frau Polat; Einzelinterview)

So beschreibt Frau Polat ihre allgemeine Einstellung zum Leben, an der sie sich in verschiedenen Lebenssituationen orientiert. Es ist davon auszugehen, dass Frau Polat von Herrn Polats Seitensprüngen weiß. Jedoch empfindet sie dies wahrscheinlich nicht als Betrug, sondern als eine Ungezogenheit ihres Mannes, der sie mit großer Toleranz begegnet. Denn sie will nur das Schöne sehen und nicht die schlechten Seiten.

Meral ist in den schwierigen Familienzeiten an der Seite ihrer Eltern und kümmert sich meist alleine um deren Angelegenheiten. Diese Tatsache drückt sie selbst folgendermaßen aus:

Meral:»Çok güçlü olduğumun bilincindeyim ben. Biliyorum. Yani ben üç numarayım. Ve ailede bir dört kardeş arasında en ... yani öyle demek istiyorum ben... Şimdi siz ne demek istediğimi çok iyi anlıyorsunuz [parmaklarıyla tırnak işareti yapar]»en normal« olanı bendim. Yani ablam rahatsızdı, çocuk felci geçirmişti. E abim hep böyle bünyesi zayıftı. [...] Ahmet cok yaramazdı. Ben ... çok küçükken yani böyle benim rolüm herhalde ben onu çok erken yaşta anladım veyahut ... karakterimin böyle olmasının nedenlerinden birisi belki budur.« (Meral; Einzelinterview)

Meral: <Es ist mir bewusst, dass ich sehr stark bin. Ich weiß es. Ich bin das dritte Kind. Und in der Familie unter den vier Geschwistern, am meisten ... ich möchte so sagen ... Sie verstehen sehr gut, was ich sagen möchte. [Sie macht mit den Fingern Anführungszeichen]. Ich war »die Normalste«. Das heißt, meine ältere Schwester war krank, sie litt an Kinderlähmung. Äh ... mein älterer Bruder war immer so körperlich schwach. [...] Ahmet war sehr ungezogen. Ich ... als ich noch sehr klein war, habe ich meine Rolle wahrscheinlich sehr früh erkannt. Oder ... vielleicht ist dies ein Grund, weshalb mein Charakter so ist.> (Meral; Einzelinterview)

Zwar wird die Versorgung von Herrn Polat grundsätzlich von seiner Frau übernommen, aber Meral kümmert sich um die Eltern und unterstützt sie bei allen, vor allem bei den bürokratischen Angelegenheiten, die sie nicht selbst bewältigen können. Der jüngste Bruder Ahmet lebt in der Türkei und seine Familie kann von ihm keine Unterstützung erwarten. Hikmet lebt zwar in derselben Stadt wie seine Eltern, aber aufgrund seiner Schwäche kann sich Meral nicht auf ihn verlassen. Daher scheint es für Meral – und wahrscheinlich auch für den Rest der Familie – selbstverständlich zu sein, dass sie als »die Normalste« die von ihren Eltern geforderte Unterstützung leisten muss.

7.3.6.4 Umgang mit dem Versorgungswesen

In dem familiengeschichtlichen Gespräch berichtet Frau Polat, dass sie Herrn Polat während seiner stationären Behandlung sehr oft besucht haben, um ihn emotional zu unterstützen. Meral selbst begründet die häufigen Besuche damit, dass sie niemandem aus dem Versorgungssystem vertrauen konnte. In ihren Ausführungen werden drei Gründe für den Vertrauensverlust deutlich:
1. Die Sprachbarriere und die damit verbundenen Hemmungen ihres Vaters,
2. die unzureichende Qualität der Versorgung und
3. die institutionellen Bedingungen und Defizite des Versorgungswesens.

Meral merkt an, dass die Sprachkenntnisse ihrer Eltern für eine optimale Verständigung bei dem Arztgespräch nicht ausreichen, obwohl sie im Alltag alle Angelegenheiten, auch bürokratische, immer selbst und auf Deutsch erledigt haben. Probleme in der deutschen Sprache seien vor allem bei der Medikamenteneinnahme deutlich geworden, da ihre Eltern ärztliche Anordnungen nicht verstanden haben. Hier vermutet sie auch eine gewisse, in der Krankheitssituation entstandene, Barriere.

Meral stellt fest, dass die Sprachbarriere und die damit verbundenen Hemmungen ihres Vaters nicht nur ein Hindernis für die medizinische Behandlung, sondern auch für eine optimale pflegerische Versorgung sind. Sie erzählt, dass das Pflegepersonal ihres Vaters ihm sein Frühstückstablett einfach hingestellt hat, ohne das Brötchen aufzuschneiden, obwohl er dies aufgrund der halbseitigen Lähmung nicht alleine konnte. Sie hat auch erlebt, dass ihr Vater zur Toilette wollte und deshalb die Klingel betätigt hat. Eine Krankenschwester sei gekommen und habe das Signallicht wieder ausgeschaltet. Dabei habe man nur ihre Hand gesehen und sie »Schichtwechsel!« sagen hören.

> Meral: »Şimdi babam orda Türkçe konuşmuş olsaydı hakkını arardı. [...] ›Warum haben sie das Brötchen nicht geschnitten?‹, demedi, yani. Ben de Türkiye'ye gittiğimde bunu bazan hissediyorum. Şimdi ben kendimi ifade etmeye çalışacağım ama gülünç bir duruma düşeceğim ben bunu söylerken. Çünkü içimdekileri ben dile getiremiyorum. Şimdi babam da sanırım öyle bir durumdaydı. Yani hakkını aramak istiyor ama biliyor ki o çat pat Almancasıyla bunu söylediğinde karşı taraf ya gülecek ya anlamayacak. Susmayı tercih etti.« (Meral; Telefonat)

> Meral: <Wenn mein Vater dort türkisch geredet hätte, hätte er nach seinem Recht fragen können. [...] ›Warum haben Sie das Brötchen nicht geschnitten?‹ hat er nicht gefragt. Ich bemerke das auch manchmal, wenn ich in der Türkei bin. Ich würde versuchen, mich auszudrücken, aber wenn ich dies mache, würde ich in eine lächerliche Situation geraten, weil ich mich nicht ausdrücken kann. Ich glaube, mein Vater war in einer solchen Situation. Also, er will sein Recht fordern. Aber er weiß, dass, wenn er mit seinem gebrochenen Deutsch redet, würde sein Gegenüber ihn entweder belächeln oder ihn nicht verstehen. Er entschied sich zu schweigen.> (Meral; Telefonat)

Aufgrund ihrer Erfahrungen mit Institutionen des Gesundheitswesens glaubt Meral, dass es für einen Erkrankten nicht immer ausreicht, pflegebedürftig zu sein, eine den Bedürfnissen entsprechende Versorgung und Betreuung zu bekommen. Denn der Kranke selbst müsse auch seine Bedürfnisse ausdrücken können und gegebenenfalls signalisieren, wenn etwas nicht zu seiner Zufriedenheit erfolgt.

Eine andere Erfahrung von Meral bezieht sich auf eine institutionelle Gegebenheit. Nach einer fünftägigen Behandlung im Krankenhaus erfährt sie von dem behandelnden Arzt, dass ihr Vater in eine Rehabilitationsklinik entlassen werden würde. Meral findet die Entscheidung des Arztes merkwürdig, da ihr Vater weder aufstehen noch schlucken konnte und er gerade erst angefangen habe, im Rollstuhl zu sitzen. Aufgrund ihrer Erfahrungen mit ihrer Schwester Ayşenur glaubt sie, dass für eine Rehabilitation eine gewisse Selbstständigkeit des Patienten erforderlich sei. Sie sei jedoch keine Expertin, weshalb sie sich bei einem deutschen Freund erkundigt habe, der selbst Mediziner ist. Dieser habe ihr gesagt, dass das Gesundheitssystem verändert wurde. Die Krankenhäuser bekamen früher für jeden Tag, den ein Patient im Krankenhaus verbrachte, Geld. Jetzt würden die Krankenhäuser am ersten Tag des Aufenthaltes und je nach Art der Krankheit bezahlt werden. Wenn keine neuen Krankheiten hinzukommen, sei jeder weitere Tag für das Krankenhaus ein finanzieller Verlust. Deshalb würden die Krankenhäuser versuchen, die Patienten möglichst schnell zu entlassen. Und zwar nach dem Prinzip »Ein leeres Bett bringt mehr Geld als ein belegtes Bett.« (Meral; Telefonat). Er empfiehlt ihr, den Versuch zu unternehmen, ihren Vater möglichst lange im Krankenhaus zu lassen. Sie habe weiter im Internet recherchiert und sei auf den sogenannten »Barthel Index« gestoßen. Mit diesen Informationen ging sie ins Krankenhaus und habe den Arzt aufgefordert, dass sie in den Barthel Index ihres Vaters Einsicht nehmen kann. Sie habe festgestellt, dass die Angaben des pflegerischen und medizinischen Personals von dem eigentlichen Zustand ihres Vaters deutlich abwichen.

> Meral: »Da stand, kann schon selbstständig auf Toilette gehen. [...] Kann schon alleine essen.« (Meral; Telefonat)

Ihre Erfahrung bezüglich der Entlassung ihres Vaters aus dem Krankenhaus führt zum Vertrauensverlust gegenüber dem behandelnden Arzt und dem Krankenhaus. Sie erlebt den Behandelnden nicht nur als Arzt, der in erster Linie für die medizinische Behandlung der Patienten zuständig ist, sondern als Mitarbeiter einer Institution oder als Geschäftsmann, der bemüht ist, finanzielle Vorteile zu erzielen. Aufgrund ihrer Erfahrungen glaubt sie, dass Patienten und ihre Angehörigen für ihre Rechte, nämlich für eine gute medizinische und pflegerische Behandlung, kämpfen müssen.

Frau Polat erzählt, dass Meral für Herrn Polat ein elektrisch verstellbares Bett gekauft habe. Ihrer Beschreibung nach sollte dies ein Pflegebett sein, das die häusliche Pflege durch die elektrische Bedienung erleichtern soll. Ein Pflegebett kann dem Pflegebedürftigen üblicherweise nach ärztlicher Anordnung und Prüfung auf Notwendigkeit durch die Pflegekasse – unter anderem das Vorliegen einer Pflegestufe – leihweise zur Verfügung gestellt werden. Herr Polat wird bereits als pflegebedürftig eingestuft. Das heißt, dass die Überlegung sinnvoll wäre, einen Antrag auf ein Pflegebett bei der für ihn zuständigen Pflegekasse zu stellen. Hier stellt sich die Frage, warum Meral keinen diesbezüglichen Antrag gestellt hat, obwohl sie fest davon überzeugt war, dass man als Angehörige und Erkrankter für seine Rechte kämpfen muss und sie selbst dazu in der Lage ist.

Sie erzählt selbst, dass sie so ein Bett in einem Möbelgeschäft gesehen habe, integriert in ein Schlafzimmer. Sie denkt, dass dieses Bett ihrem Vater aufgrund der automatischen Einstellbarkeit des Kopfendes das Aufstehen erleichtern würde. Daher hat sie es gekauft. Die Möglichkeit, ein Pflegebett als Pflegehilfsmittel nach ärztlicher Verordnung von der Pflegekasse zur Verfügung gestellt zu bekommen, sei ihr bekannt. Sie habe dies jedoch vermieden, da sie den Umgang mit Mitarbeitern der Versicherung bereits bei der Begutachtung ihres Vaters als unwürdig empfunden habe.

> Meral: »Ich finde, das … es ist halt unwürdig. […] Kırıcı gibi yani aşağılanmış gibi hissediyorum. […] sanki böyle dileniyormuşuz gibi. […] Listeyi alıyorlar, ›hmm istese giyinebilir. Hmm yürüyebiliyor. Hmm …‹ yani çok üzücü şeyler bunlar. Vermeyin o zaman paranızı. Ama neticede babam buna yıllarca ödemiş Pflegekasse ya para. Yani sosyal sistem bu.« (Meral; Einzelinterview)

> Meral: <Ich finde, das … es ist halt unwürdig. […] Das ist kränkend. Ich fühle mich, als sei ich erniedrigt. […] Als ob wir betteln würden. […] Man nimmt die Liste, ›hmm wenn er will, kann er sich anziehen. Hmm er kann laufen. Hmm …‹ Also es sind sehr traurige Sachen. Dann gebt doch nicht euer Geld. Aber im Endeffekt hat mein Vater jahrelang Beiträge an die Versicherung gezahlt. Also, so ist das Sozialsystem.> (Meral; Einzelinterview)

Meral empfindet die Durchführung der Begutachtung und den Umgang der Gutachter mit ihnen als erniedrigend. Sie betont, dass Bedürftige in ihrer schwierigen Zeit wie Bettler behandelt werden. Um diese Unannehmlichkeiten zu vermeiden, oder wie sie es selbst formuliert, um nicht unwürdig und erniedrigend behandelt zu werden, möchte sie von der Versicherung so wenig Leistungen wie möglich beanspruchen. Soweit es für sie finanziell möglich ist, versucht sie, die für die Versorgung ihres Vaters notwendigen oder nützlichen Hilfsmittel selbst zu kaufen, um somit ihre Würde zu bewahren.

7.3.6.5 Umgang des Erkrankten mit der Krankheit

Der Tod der Tochter Ayşenur bedeutet für die Familie, aber insbesondere für Herrn Polat, einen Zusammenbruch. Aus der Sicht seiner Frau verliert er seine Freude am Leben und kehrt Gott zum zweiten Mal den Rücken zu. Gerade als die Familie glaubt, ihn ein Stück aus der seelischen Krise zurückgeholt zu haben, erleidet er seinen Schlaganfall.

Er kann sich kaum bewegen und sich nicht mehr selbst versorgen. Er empfindet es als sehr schmerzhaft, dass er bei jedem Toilettengang auf fremde Hilfe angewiesen ist. Er gibt an, dass er lieber im Boden versinken würde, als seinen Dreck von anderen weg machen zu lassen. Das Waschen und Duschen stellt sich als weitere Schwierigkeit für ihn dar. Ob das Personal männlich oder weiblich ist, spielt dabei keine Rolle. Er kann es einfach nicht akzeptieren, dass ihm jemand anderes außer seiner Frau hilft, dies betrifft auch seine Kinder.

Der durch eine erhöhte Sensibilität, leichte Verwundbarkeit und seiner Tochter zufolge durch Melancholie gekennzeichnete emotionale Zustand von Herrn Polat verstärkt sich durch die Krankheit weiter. Er spricht nur über die Vergangenheit, seine schwierige Kindheit und vor allem darüber, dass er von seinem Vater keine Zuwendung bekommen hat. Er denkt über Kleinigkeiten nach und diese reichen aus, um emotional labil zu reagieren.

Herr Polat wird nach der Krankheit sehr passiv. Eigentlich wird er auch früher von seiner Frau und seiner Tochter bedient, obwohl er vieles auch selbst hätte machen können. Jetzt braucht er jedoch viel Hilfe im Alltag. Aber auch die Dinge, die er selbst erledigen könnte, überlässt er seiner Frau und seiner Tochter. Vor dem Schlaganfall erledigt er alle bürokratischen Angelegenheiten selbst. Nach der Krankheit hält er sich aus diesen völlig heraus und erwartet, dass seine Frau und seine Tochter diese für ihn erledigen. Seine passive Haltung deutet darauf hin, dass er im Umgang mit der Krankheit eine hilflose Krankenrolle annimmt und sich den Folgen der Krankheit ausgeliefert fühlt. Er denkt wahrscheinlich, dass er nicht wieder gesund werden würde beziehungsweise trotz der Krankheit kein »normales« Leben mehr führen kann.

Bereits in der Rehabilitationsklinik beginnt Herr Polat sein Leben aus einer anderen Perspektive zu betrachten. Er geht realistisch mit den Taten um, die er in seinem Leben begangen hat. Doch dieses Mal ist etwas anders. Dem Tod hat er sich noch nie so nah gefühlt. Er hatte bisher nicht einmal eine ernsthafte Erkrankung, abgesehen von dem Verschleiß seines Rückens, den er auf seine sitzende Tätigkeit zurückführt.

Herr Polat setzt sich zum Lebensziel viel zu arbeiten und viel Geld zu verdienen, um das Leben zu genießen. Sein Kampf um das Brot fängt schon mit elf Jahren an und dauert bis zu dem Tag, an dem er einen Schlaganfall erleidet. Die größte Bilanz seiner Vergangenheit zieht er nach seiner Krankheit. Er ist immer gerannt, sein Leben hat er mit Rennen verbracht. Als er in seinem Zimmer in der Rehabilitationsklinik aus dem Fenster schaut, stellt er sich die Frage, ob es sich gelohnt hat. Er sagt, dass er immer bemüht ist Geld zu verdienen. Er fragt sich, <was es nützt, wenn die ganze Stadt mit Gold und Silber bedeckt wäre und alles dir gehören würde? Wie viel kannst du essen? Das, was du essen kannst, ist nur Brei.> Herr Polat benutzt zwar das Wort »essen« für »verbrauchen«, meint dies aber auch wörtlich. Aufgrund der Lähmung der rechten Seite und der Schluckstörung kann er nur mühsam eine bestimmte Nahrung zu sich nehmen, nämlich nur noch Brei.

Seiner Aussage nach ist seine Frau sein größter und einziger Schatz. An einigen Stellen des Gespräches erzählt Herr Polat, dass er ein Leben voller Fehler geführt habe. Ihre eheliche Beziehung beschreibt er sinnbildlich damit, dass er sich mit einem Schiff und seine Frau mit einem Hafen vergleicht, an dem er bei Stürmen und der Sintflut Zuflucht finden kann.

Außerdem sieht er sich am Ende seiner Bilanz als gescheiterten Familienvater, der seine Kinder vernachlässigt hat. Er klagt besonders darüber, dass er keine Enkelkinder bekommen hat. Dies ist Ausdruck seiner Sorge darüber, dass seine Kinder keine Familie gründen konnten und dass er sich dafür verantwortlich macht.

Infolge seiner Krankheit hat Herr Polat viele Fähigkeiten verloren, die für eine erwachsene Person selbstverständlich sind. Dadurch wird er in die Situation eines Kindes versetzt, das auf den Schutz und die Liebe seiner Eltern angewiesen ist. Erinnern wir uns an seine schwierige Kindheit, die Beziehung zu seinem Vater war von Gewalt und Konflikten geprägt. Durch die Flucht konnte er sich zwar der Gewalt seines Vaters entziehen und sich neue Berufsmöglichkeiten eröffnen, aber er hatte niemanden, der ihn auf seinem Weg hätte unterstützen können. Er musste alleine um das Überleben kämpfen.

Die Zuwendung und Liebe, die ihm während seiner Kindheit entzogen wurden, will er wahrscheinlich nach seinem Schlaganfall, im Alter von 60 Jahren, kompensieren, indem er seine Krankheit und seine Hilflosigkeit in den Vordergrund stellt. Dieses Bedürfnis von Herrn Polat wird anscheinend auch von der Familie, insbesondere von seiner Frau, entsprechend wahrgenommen. Schließlich wird alles in dieser Familie auf Liebe gegründet und er wird nicht abgewiesen. Man geht darauf ein. Er wird geliebt, respektiert und bei jeder Gelegenheit mit Lob und Bewunderung überschüttet. Häufig wird auch betont, dass er in seinem Bekanntenkreis und bei den Verwandten sehr beliebt ist und von diesen sehr respektiert wird.

Durch die Krankheit erlangt er nicht nur Zuwendung und Respekt, sondern diese neue Situation verschafft ihm auch eine gewisse Erleichterung. Bis zu diesem Zeitpunkt spielt er als Vater zwei gegensätzliche Rollen: Einerseits die des liberalen Ehemannes und Vaters innerhalb der Familie. Andererseits stellt er sich nach außen als einen traditionellen Vater dar. Die letztgenannte Rolle muss er in seiner jetzigen Situation jedoch nicht länger spielen. Denn die Krankheit gibt ihm die Möglichkeit, sich dieser Rolle zu entziehen. Es verletzt ihn nicht mehr als Mann oder Familienvater, dass er Situationen nicht unter Kontrolle halten kann oder dass er Unannehmlichkeiten nicht verhindern oder diese nicht wiedergutmachen kann.

Nach seinem Schlaganfall geht Herr Polat nicht mehr in die Schneiderei. Durch den Verlust seiner Fähigkeit, die er für die Arbeit benötigt, verliert er auch die Führungsrolle in der Schneiderei. Er sieht sich selbst auch nicht mehr als würdig an, diese Rolle einzunehmen. Obwohl er ein Meister dieser Arbeit ist, ist er nicht mehr in der Position, anderen zu sagen, wie es gemacht werden soll. Aufgrund seiner Behinderung, der Lähmung seiner rechten Hand, hat er seinen Angestellten nichts mehr zu sagen, auch wenn er ihnen die Arbeit selbst beigebracht hat. Das heißt, dass seine Behinderung ihm die Autorität geraubt hat, die er zumindest in seinem Beruf für sich beansprucht hat. Außerdem würde es für ihn eine große Frustration bedeuten, wenn er erleben müsste, dass er die Arbeit, die er gerne und auf die beste Weise ausgeübt hat, nicht mehr machen kann.

Nach der Krankheit wird der Tag- und Nachtrhythmus von Herrn Polat auf den Kopf gestellt. Er stand vor dem Schlaganfall sehr früh morgens, bereits um 5 Uhr, auf und ging zur Arbeit in die Fabrik. Nach dem Feierabend arbeitete er in der Schneiderei. Nach dem Beginn seiner Krankheit schläft er nachts nicht mehr. Er geht erst um 5 Uhr morgens ins Bett, genau zu der Uhrzeit, zu der er früher aufstand, als er noch gesund war. Dann steht er mittags auf und verbringt somit jene Zeit schlafend, in der mit einer erhöhten Intensität gearbeitet wird.

Diese zeitliche Umstellung im Alltag könnte als sein Wunsch interpretiert werden, sich von dem Tageslicht und dem bisherigen Leben abzukehren. Denn nachts gibt es keine Hektik, es ist alles ruhig und verlangsamt, fast so wie Herr Polat selbst. Nachts verbringt er die Zeit alleine und versinkt mit Alkohol und Zigaretten in seinen Gedanken. Dies ist die dritte Flucht in seinem Leben. Diesmal flüchtet er vor den unangenehmen Folgen seiner Krankheit, indem er seinen Tagesrhythmus umkehrt. Vor dem dynamischen und lebendigen Tag sucht er Zuflucht in der Ruhe der Nacht.

7.4 Typ IV – Kollektiv-liberale Einstellung und offene Familiengrenzen: Familie Engin

Die Kontaktaufnahme zu der Familie erfolgt durch ein Telefonat mit Frau Engin. Als sie drei Jahre zuvor aus der Rehabilitation entlassen wird, leidet sie neben ihrer halbseitigen Lähmung auch an einer Erblindung auf einem Auge sowie einer ausgeprägten Sprachstörung, weshalb eine verbale Verständigung mit ihr kaum möglich ist. Bei dem Telefonat kann festgestellt werden, dass die Sprachstörung sich inzwischen deutlich gebessert hat und Frau Engin sich verständlich ausdrücken kann.

Frau Engin wird über das Forschungsvorhaben und die Vorgehensweise bei der Durchführung der Interviews unter anderem über die Tonbandaufnahme aufgeklärt und um die Teilnahme gebeten. Sie erklärt sich bereit, an dem Forschungsvorhaben teilzunehmen und sie gibt ihr Einverständnis für die Tonbandaufnahme. Da ihr Mann sich zu diesem Zeitpunkt zur psychosomatischen Behandlung in einer Rehabilitationseinrichtung befindet, wird vereinbart, dass die Termine für die Interviews auf die Zeit nach seiner Entlassung gelegt werden.

Wie geplant besucht die Interviewerin die Familie zum ersten Mal in der zweiten Septemberwoche 2012. Bei diesem Besuch werden das familiengeschichtliche Gespräch und das Einzelinterview mit Herrn Engin, dem Ehemann der Patientin, durchgeführt. Die Einzelinterviews mit Frau Engin und ihrer Tochter Elif finden zwei Wochen später bei der Familie zu Hause statt.

7.4.1 Interviewsituation

Frau Engin wohnt mit ihrem Ehemann, ihren zwei Kindern und ihrem Vater in einem dreistöckigen Mehrfamilienhaus im Vorort einer Großstadt in NRW. Selbiges haben ihr Mann und ihr Vater zusammengekauft. Bis zu dem Tod ihrer Mutter wohnten ihre Eltern mit der Tochter Elif im ersten Obergeschoss und Frau Engin mit ihrem Mann und ihrem Sohn Burak im zweiten Obergeschoss. Im Parterre wohnt eine alleinstehende deutsche Frau zur Miete.

Als die Interviewerin zu der Familie kommt, wird sie von Herrn Engin an der Gartentür empfangen. Im Garten stehen ein Tisch und sechs Stühle. Nachdem Herr Engin die Interviewerin mit einem Händeschütteln begrüßt hat, sagt er ihr, dass sie sich setzen kann, ohne auf einen bestimmten Stuhl zu deuten. Während die Interviewerin auf einem der Stühle mit dem Rücken zum Haus Platz nimmt, geht Herr Engin ins Haus. Ein paar Minuten später kommt Herr Engin mit seiner Frau in den Garten. Frau Engin kann aufgrund der halbseitigen Lähmung nur mit einem Handstock laufen. Aus dem Haus kommt sie ohne Handstock und Herr Engin führt sie an der Hand.

Nach der Begrüßung nimmt Frau Engin ihren Platz am Tisch gegenüber der Interviewerin ein und Herr Engin nimmt den Platz neben seiner Frau ein. Ein paar Augenblicke später kommt die Tochter und setzt sich neben die Interviewerin. Nach einer kurzen allgemeinen Unterhaltung deutet Frau Engin mit ihrer Mimik an, dass Elif anfangen soll, das Essen und die Getränke zu servieren.

Anscheinend plante die Familie, die Interviewerin im Garten zu empfangen und die Gespräche mit ihr dort zu führen.

Die Interviewerin erklärt noch einmal ihr Vorhaben und leitet das familiengeschichtliche Gespräch mit einem offenen Erzählstimulus ein. Etwa fünf Minuten später kommt ein älterer Herr aus dem Haus und wendet sich zunächst an die Interviewerin. Während er sie mit einem Händeschütteln begrüßt, stellt Frau Engin ihn als ihren Vater vor. Er nimmt seinen Platz am Tisch neben Elif und gegenüber von Herrn Engin ein und sitzt somit auf dem Stuhl, der bislang frei geblieben ist.

Auf den ersten Blick ist die Kleidung von Frau und Herrn Engin auffällig. Beide haben eine beigefarbene Hose und ein hellgrünes T-Shirt des gleichen Modells an. Als Schmuck tragen sie jeweils einen Ehering und ein Armband, das, genauso wie ihre Kleidung, identisch ist. Beide, insbesondere Frau Engin durch ihre Frisur und ihr dezentes Make-up, wirken sehr gepflegt. Bei ihrer Bekleidung fällt ihr Oberteil zunächst durch dasselbe Modell, aber vor allem durch seine hellgrüne Farbe auf. Die gleiche Farbe und dasselbe Modell der Bekleidung von Frau und Herrn Engin unterstreichen subtil ihre Verbundenheit und Zusammengehörigkeit.

Goethe verwendet in seinen Werken die Farbe Grün als Zeichen des Lebens, der Fruchtbarkeit, des Wachstums und der Hoffnung (vgl. Schmidt 1965, S. 199). Als Farbe der Vegetation wird dem Grün eine heilsame Wirkung beigemessen (vgl. ebd., S. 186). Auch der Smaragd habe neben der augenheilenden Wirkung die Besonderheit, Blut zu stillen und Wunden zu heilen (vgl. Beutler 1956, S. 422; zitiert nach Schmidt 1965, S. 186). Seine Wirkung kann sich aber erst dann entfalten, wenn Wunde und Schmerz da sind (Schmidt 1965, S. 186): »Wie beim Regenbogen erscheint die Farbenpracht erst nach der Katastrophe, erst nach einem Schmerz oder einer Wunde« (ebd.).

Der ausgewählten hellgrünen Farbe ihrer Oberteile könnten weitere Bedeutungen zugeschrieben werden, da das »Innere« sich in der Kleidung als »Äußeres« widerspiegelt (vgl. Schmidt 1965, S. 126). Die Interviews finden zu einem Zeitpunkt statt, an dem die Familie von einer Lebensphase der Krisen in eine Phase der Hoffnung übergeht. Es ist anzunehmen, dass die krisenhaften Ereignisse der jüngsten Vergangenheit die Familie massiv belastet und die Grenzen ihrer Kräfte aufgezeigt haben. Die Familie war gezwungen, diese Belastungen zu verarbeiten und das Familienleben in einer sehr schwierigen Situation aufrechtzuerhalten. Die hellen Farben der Bekleidung des Ehepaares, vor allem das Hellgrün, könnten als Symbol für die Heilung und Hoffnung interpretiert werden.

7.4.2 Analyse der Anfangssequenz des familiengeschichtlichen Gespräches

Die Tonbandaufnahme des familiengeschichtlichen Gespräches beginnt einleitend mit einem offenen Erzählstimulus seitens der Interviewerin:

> Interviewerin: »Dediğim gibi … Aileniz hakkında mümkün olduğunca çok şey bilmek istiyorum. Bana aileniz hakkında bir şeyler anlatır mısınız diye rica edeyim.« (Familiengeschichtliches Gespräch)

> Interviewerin: <Wie ich schon sagte … Ich möchte so viel wie möglich über Ihre Familie erfahren. Ich würde Sie bitten, mir etwas über Ihre Familie zu erzählen.> (Familiengeschichtliches Gespräch)

Die Eingangsworte der Interviewerin zeigen, dass sie die Familie vorher über den Interviewablauf informiert hat und dies nicht wiederholen möchte. Die Formulierungen <so viel wie möglich> und <über Ihre Familie> deuten darauf hin, dass die Interviewerin den Erzählstimulus möglichst offen halten und somit die Familie nicht einschränken möchte. Der Stimulus beinhaltet weder eine zeitliche noch eine thematische Eingrenzung. Die Familie sollte selbst entscheiden, worüber und wie viel sie erzählen wollen. Ihre Aussage macht aber auch deutlich, dass sie von der Familie möglichst viele Informationen bekommen möchte und somit auf die Familie beziehungsweise ihre Erzählungen angewiesen ist.

Wie bei jeder Familie ist es für die Analyse auch bei Familie Engin entscheidend, wer sich zuerst zu Wort meldet. Durch ihre äußerliche Erscheinung tritt Frau Engin als moderne Frau auf und dies lässt vermuten, dass sie als Erste die Gesprächsführung übernehmen könnte. Es wäre aber auch möglich, dass Frau Engin durch die Folgen des Schlaganfalls unter anderem auch noch sprachlich eingeschränkt ist und deshalb auf die Aufforderung der Interviewerin nicht sofort reagieren kann. Tatsächlich hatte Frau Engin während ihres Aufenthaltes in der Rehabilitationsklinik durch ihre Krankheit eine sehr ausgeprägte Sprachstörung und konnte sich nur durch Zeichensprache und kurze Worte äußern. Wie aber das Ersttelefonat mit ihr gezeigt hat, würden ihre sprachlichen Einschränkungen sie heute nicht mehr daran hindern, sich als Erste zu Wort zu melden. Zudem könnte auch angenommen werden, dass Herr Engin als moderner und städtisch orientierter Ehemann die Gesprächsführung seiner Frau überlässt. Dies wäre in einer solchen Situation ein Ausdruck dessen, dass seine Frau auch nach und trotz ihrer Krankheit in der Familie eine wichtige Stellung innehat. So geschieht es aber nicht. Herr Engin übernimmt die Gesprächsführung selbst. Dies lässt die Vermutung zu, dass der Mann in dieser Familie die Autorität besitzt.

> Herr Engin: »Neyle ilgili?« (Familiengeschichtliches Gespräch)

Herr Engin: <Worüber?> (Familiengeschichtliches Gespräch)

Herr Engin übernimmt zwar als Erster die Gesprächsführung, beantwortet aber zunächst nicht die Frage der Interviewerin. Durch seine vorsichtige Haltung während der Gesprächsführung wirkt er fast scheu, was ihn gegebenenfalls daran hindert, direkt in eine Interaktion zu treten. Dabei war aufgrund der sozialen Kompetenzen des Ehepaares eigentlich damit zu rechnen und zu erwarten, dass sie in der Interaktion keine Schwierigkeiten haben.

Es wäre auch möglich, dass Herr Engin durch seine Frage versucht, möglichst schnell herauszufinden, für welches Thema sich die Interviewerin konkret interessiert. Dies kann wiederum auf unterschiedliche Weise gedeutet werden: Er möchte vielleicht nicht zu viel Zeit mit nebensächlichen Themen verschwenden, die für die Interviewerin nicht interessant sein könnten. Dies könnte als Höflichkeit gegenüber der Interviewerin oder aber als Perfektionismus gedeutet werden. Eine andere Erklärung für seine vorsichtige Haltung könnte auch sein, dass Herr Engin sich nur auf das Kernthema beschränken möchte, um somit die privaten Themen nicht mehr als nötig preiszugeben.

Interviewerin: »Ailenizle ilgili, aileniz hakkında.« (Familiengeschichtliches Gespräch)

Interviewerin: <Über Ihre Familie.> (Familiengeschichtliches Gespräch)

Wie bei allen anderen interviewten Familien vermeidet es die Interviewerin auch bei Familie Engin, ein spezielles oder konkretes Gesprächsthema festzulegen. Dies sollte von der Familie selbst gewählt werden, denn durch ihre Wahl kristallisieren sich automatisch die wichtigsten Themen in der Familienbiografie heraus. Die von der Familie ausgewählten Themen und ihre Erzählweise sollen helfen, die Struktur der Familie zu erschließen.

Nach dieser Erklärung der Interviewerin stellt Herr Engin eine weitere Frage, die in die gleiche Richtung geht:

Herr Engin: »Hasta ... Hastalıktan sonra mı?« (Familiengeschichtliches Gespräch)

Herr Engin: <Krank ... Nach der Krankheit?> (Familiengeschichtliches Gespräch)

Die Erklärung der Interviewerin ist für Herrn Engin nicht ausreichend, um mit dem Gespräch beginnen zu können. Durch die Erklärung wird ihm zwar klar, dass die Interviewerin keine konkreten Vorgaben zu dem Gesprächsthema machen wird. Dennoch braucht er konkrete Hinweise, die das Gesprächsthema eingrenzen. Durch seine letzte Frage versucht er zumindest den Zeitraum zu erfahren, über den er berichten soll.

Was meint er aber mit der Aussage <Krank ... nach der Krankheit?> Zu diesem Zeitpunkt ist der Interviewerin bekannt, dass drei Personen in der Familie krank sind: Das jüngste Kind, Frau Engin und Herr Engin selbst. Welche Krankheit ist in diesem Fall gemeint? Die geistige Behinderung des jüngsten

Kindes? Der Schlaganfall seiner Frau? Oder seine psychische Krankheit, an der er seit eineinhalb Jahren leidet? Das jüngste Kind Burak hat eine angeborene geistige Behinderung. Obwohl »Behinderung« und »Krankheit« unterschiedliche Begriffe sind, ist aufgrund der Ähnlichkeit der Bewältigungsherausforderungen zwischen einer chronischen Krankheit und einer Behinderung (vgl. Büker 2010, S. 22) anzunehmen, dass Herr Engin mit <Krankheit> auch die geistige Behinderung seines Sohnes gemeint haben könnte. Wenn wir aber die Aussage von Herrn Engin wortwörtlich nehmen, würde die Annahme, dass er die Behinderung des jüngsten Kindes gemeint haben könnte, automatisch ausscheiden. Außerdem könnte angenommen werden, dass Herr Engin mit dem Wort <nach> etwas Zeitliches definiert und er möchte mit seiner Frage das Gesprächsthema durch eine zeitliche Eingrenzung präzisieren. Die Behinderung des Kindes besteht seit seiner Geburt und der Begriff »Behinderung« bezieht sich auf einen dauerhaften Zustand. Herr Engin betont jedoch die <Krankheit> und somit bezieht sich die <Krankheit> auf einen bestimmten Zeitraum.

Es wäre eher möglich, dass Herr Engin mit <Krankheit> seine psychische Krankheit oder den Schlaganfall seiner Frau meint. Es kann sein, dass die Krankheit von Herrn Engin sich in seinem eigenen sowie in dem Familienleben als ein wichtiges Ereignis darstellt. Seine psychische Krankheit tritt jedoch erst nach dem Schlaganfall von Frau Engin auf. Daher könnte auch angenommen werden, dass der Schlaganfall von Frau Engin deutliche Veränderungen ausgelöst hat, wozu auch die Krankheit von Herrn Engin zählt.

Die Frage von Herrn Engin deutet darauf hin, dass die <Krankheit> einen Einschnitt in ihrem Leben darstellt, der das Leben in eine Zeit vor und in eine Zeit nach der Krankheit aufteilt. Somit würde sie sich als das wichtigste Ereignis im Familienleben darstellen. Auffällig ist, dass sich innerhalb des Forschungsvorhabens bei keiner anderen Familie die Krankheit beziehungsweise der Schlaganfall als das wichtigste Thema herausgestellt hat. Auf die zweite Frage von Herrn Engin antwortet die Interviewerin auf die gleiche Weise:

Interviewerin: »Aileniz, aileniz hakkında.« (Familiengeschichtliches Gespräch)

Interviewerin: <Ihre Familie, über Ihre Familie.> (Familiengeschichtliches Gespräch)

Obwohl Herr Engin zum zweiten Mal nach dem gleichen Punkt fragt, gibt die Interviewerin nicht die von ihm gewünschte Antwort. Die Interviewerin besteht darauf, die Frage weder durch eine zeitliche Angabe noch durch ein Ereignis eingrenzen zu wollen. Als deutlich wird, dass die Interviewerin auch auf die zweite Nachfrage nicht eingeht, greift Frau Engin ein:

Frau Engin: »Eh ... ne ... anne, baba, çocuk nasıl.« (Familiengeschichtliches Gespräch)

Frau Engin: <Äh ... ne ... Wie ist es Mama, Papa und Kind.> (Familiengeschichtliches Gespräch)

Frau Engin hat seit ihrem Schlaganfall eine Sprachstörung, die trotz der vergangenen drei Jahre und der in der Zwischenzeit erfolgten Therapien weiter besteht. Sie kann sich zwar verbal ausdrücken, aber dafür benötigt sie mehr Zeit im Vergleich zu einer gesunden Person. Manchmal hat sie sogar Schwierigkeiten, passende Worte zu finden. In solchen Situationen bedient sie sich sowohl der türkischen als auch der deutschen Sprache, um ihre Defizite auszugleichen. Oder sie versucht sich durch Umschreibungen verständlich zu machen. Kann die bisherige Zurückhaltung von Frau Engin im Gespräch mit ihrer Sprachstörung erklärt werden? Zwar ist es schwierig, diese Frage eindeutig zu beantworten, aber der Zeitpunkt ihres Eingriffs in das Gespräch lässt vermuten, dass sie bisher nicht aufgrund ihrer Sprachdefizite im Hintergrund geblieben ist, sondern dass sie lediglich vermeidet, sich vor ihren Mann zu drängen. Sie greift erst ein, als klar wird, dass die Interviewerin Herrn Engin den von ihm gewünschten Hinweis nicht geben wird und er Schwierigkeiten hat, mit dem Gespräch anzufangen. Die Gestaltung des Gesprächsanfangs durch das Ehepaar bestätigt die vorherige Hypothese, dass der Mann in der Familie die Autorität besitzt und die Frau eher zurückhaltend ist und eine Rolle einnimmt, die die Schwächen ihres Ehemannes kompensiert. Dies lässt die Vermutung zu, dass diese Familie eher traditionell strukturiert ist.

Kurz nach Frau Engins Sprechbeitrag meldet sich die Interviewerin zu Wort:

Interviewerin: »Öncelikle ailenizi tanımak istiyorum.« (Familiengeschichtliches Gespräch)

Interviewerin: <Zunächst möchte ich Ihre Familie kennenlernen.> (Familiengeschichtliches Gespräch)

Das Wort »zunächst« in ihrer Aussage bezieht sich auf die zuletzt gestellte Frage von Herrn Engin und gibt den von ihm gewünschten Hinweis. Mit der Aussage signalisiert sie, dass noch nicht die von Herrn Engin angesprochene Krankheit thematisiert werden soll und für sie die Familie selbst im Vordergrund steht.

Herr Engin: »Eh ... Yani ... En başta şunu söyleyeyim, huzurlu bir yaşamımız var. Yani ... Herkes birbirinden memnun. Huzurlu bir yaşamımız var. Çocuğumuz işte engelli. Küçük ... doğumsal.« (Familiengeschichtliches Gespräch)

Herr Engin: <Äh ... Also ... Zuallererst sage ich das, dass wir ein friedliches Leben haben. Das heißt, dass jeder mit jedem zufrieden ist. Wir haben ein friedliches Leben. Unser Kind ist halt behindert. Das kleine ... von Geburt.> (Familiengeschichtliches Gespräch)

Auffällig ist, dass er mit dem Satz <Wir haben ein friedliches Leben> beginnt und diesen auch wiederholt. Im darauffolgenden Satz spricht er über die Behinderung des jüngsten Kindes; ihr Kind sei halt behindert. Hier wird zwar über ein Problem der Familie berichtet, aber durch die Anmerkung halt wird es so dargestellt, als ob die Behinderung des Kindes die einzige Belastung der Familie wäre und dies das friedliche Familienleben nicht stören würde.

Wir wissen aber, dass in dieser Familie nicht nur das jüngste Kind gesundheitliche Probleme hat, sondern dass auch Frau und Herr Engin an einer schwerwiegenden Krankheit leiden. Will Herr Engin also damit sagen, dass diese Krankheiten für das Familienleben keine belastenden Ereignisse darstellen? Oder beeinflusst die anfängliche Aufforderung der Interviewerin seine Darstellung? Sie betonte, dass sie <zunächst> mehr über die Familie erfahren will. Es könnte angenommen werden, dass Herr Engin diese Krankheiten gerade deshalb bewusst ausklammert und er sich auf das Familienleben konzentriert, und zwar in der Form, wie er sich und seine Familie nach außen gerne darstellen möchte.

Nach einer kurzen Gesprächspause erzählt Herr Engin weiter:

> Herr Engin: »Ya ilişkilerimiz iyi aile ilişkilerimiz iyi. Saklamayız birbirimizden pek bir şey. Ben sofrada konuşulmaz tezine karşıyım. Özellikle ben sofrada konuşurum. Çünkü fazla beraber olamıyoruz. Biliyorsunuz iş yerlerinde şu Almanya'nın robot bir sistemi.«
> Interviewerin: »Hm«
> Herr Engin: »Bir tek sofrada beraber olabiliyorsunuz. Onda da konuşmamak bence biraz mantıksız. Konuşarak, sohbet ederek ... yani bir şeyimiz yok, bir sıkıntımız yok Allah' a çok şükür hem manevi hem maddi çok şükür bir sıkıntımız yok. Hepimiz birbirimizden memnunuz. Ben öyle düşünüyoum en azından.«
> Frau Engin: »[Anlaşılmıyor] Geldi.«
> Herr Engin: »Gelsin [anlaşılmıyor] yani öyle bir ortamımız var. Hastalıktan önce. Eşimin hastalığından önce. Mesela biz ... şöyle bir toparlayayım. Mayıs, nisan sonu 2009 ve temmuz 20 si işte mayıs, haziran, temmuz yaklaşık üç ay içinde iki kere yıkıldık.« (Familiengeschichtliches Gespräch)

> Herr Engin: <Also, unsere Beziehungen sind gut, unsere Familienbeziehungen. Wir verheimlichen nicht viel voreinander. Ich bin gegen die Annahme, dass am Esstisch nicht gesprochen werden darf. Ich spreche insbesondere am Esstisch. Weil wir nicht oft zusammen sein können. Sie wissen schon, an Arbeitsplätzen in diesem deutschen Robotersystem.>
> Interviewerin: <Hm>
> Herr Engin: <Man kann nur am Esstisch zusammenkommen. Dort nicht zu reden, finde ich etwas unlogisch. Durch reden und sich unterhalten ... Also wir haben nichts, wir haben keine Probleme, weder seelisch noch materiell. Gott sei Dank haben wir keine Probleme. Wir alle sind zufrieden miteinander. So denke ich zumindest.
> Frau Engin: <[unverständlich] ist gekommen.>
> Herr Engin: <Soll kommen [unverständlich]. Also wir haben eine solche Situation. Vor der Krankheit, vor der Krankheit meiner Frau. Zum Beispiel wir ... So fasse ich zusammen Mai, Ende April 2009 und 20. Juli so Mai, Juni, Juli. Ungefähr innerhalb von drei Monaten sind wir zwei Mal zusammengebrochen.> (Familiengeschichtliches Gespräch)

In seinen weiteren Ausführungen betont Herr Engin nochmals die guten Beziehungen innerhalb der Familie. Anders als bei seinem bisherigen eindeutigen Sprachstil drückt er sich in dem folgenden Satz vorsichtig aus. In diesem macht er auf eine Besonderheit innerhalb der Familienkommunikation aufmerksam: <Wir verheimlichen *nicht viel* voreinander.> Mit anderen Worten bedeutet der Satz, dass sie *etwas* voreinander verheimlichen. Das heißt, dass in der Familie nicht über alles gesprochen wird. Der Grund dafür kann zum einen darin liegen, dass die Familienmitglieder einander etwas vorenthalten. Und zum anderen daran, dass sie sich gegenseitig nicht öffnen können. In beiden Fällen deutet dies auf eine gestörte Kommunikation innerhalb der Familie hin und zeigt, dass die Behinderung des jüngsten Kindes nicht die einzige Belastung des friedlichen Familienlebens darstellt.

Nach diesem Hinweis über die Kommunikation in der Familie spricht Herr Engin weiter über eine Angelegenheit, die ebenfalls mit der Kommunikation zusammenhängt. Er sei gegen die These, dass am Esstisch nicht gesprochen werden darf. Wieso äußert er einen solchen Satz, als ob er auf eine konkrete diesbezügliche Frage antworten würde? Oder als würde jemand seine Meinung dazu äußern und er dieser nicht zustimmen. Währenddessen sitzen das Ehepaar Engin und die Interviewerin in ihrem Garten an einem Tisch und die Tochter des Ehepaares serviert die Getränke und das Essen, das Frau Engin vorher zubereitet hat. In manchen Familien gilt auch heute noch die Benimmregel, dass am Esstisch nicht geredet werden darf. Es könnte angenommen werden, dass Herr Engin sich gerade auf die aktuelle Situation bezieht. Denkt Herr Engin in dem Moment also gegebenenfalls, dass die Interviewerin eine Person ist, die auf diese Regel Wert legt und dies als befremdlich empfinden würde? Oder vielleicht gab es eine Unstimmigkeit zwischen dem Ehepaar darüber, wie das Interview durchgeführt und wie die Interviewerin als Gast versorgt werden sollte? Als Elif das Essen serviert, ist die steigende Zufriedenheit von Frau Engin bemerkbar. Denn das servierte Essen zeigt, dass sie trotz ihrer halbseitigen Lähmung und der weiterhin bestehenden Konzentrationsstörung einen Beitrag zu der Bewirtung des Gastes geleistet hat. Daher ist anzunehmen, dass die Familie im Vorfeld gemeinsam geplant hat, das Interview während des Essens durchzuführen.

Es wäre nicht realistisch anzunehmen, dass Elif, die zu diesem Zeitpunkt erst 20 Jahre alt ist, von sich aus die Tradition des Nicht-Sprechens am Tisch einfordern würde. Auffällig ist in seiner Aussage auch, dass Herr Engin über diese Regel als eine These spricht. Dies zeigt, dass die Durchführung der Regel zwar von jemandem gefordert wird, dies zurzeit aber nicht eingehalten wird.

Durch die folgende Aussage von Herrn Engin <Ich spreche insbesondere am Esstisch.> wird auch deutlich, dass er sich nicht ausschließlich auf die aktuelle Situation bezieht, sondern er immer insbesondere am Esstisch spricht. Die Betonung des Wortes *insbesondere* beinhaltet eine Art von Protest. Dies lässt vermuten, dass er dadurch Widerstand gegen die Durchführung und den Befürworter dieser Regel ausübt. Es stellt sich die Frage, wer der Befürworter dieser Regel ist. Im Folgenden erklärt Herr Engin, warum er *insbesondere* am Esstisch spricht:

> <Weil wir nicht oft zusammen sein können. Sie wissen schon, an Arbeitsplätzen in diesem deutschen Robotersystem. [...] Man kann nur am Esstisch zusammenkommen. Dort nicht zu reden, finde ich etwas unlogisch. Durch reden, und sich unterhalten...> (Familiengeschichtliches Gespräch)

Herr Engin betont die strenge Struktur in der Arbeitswelt in Deutschland und beklagt sich über das mechanische und roboterhafte System, das auch das Familienleben beeinflussen würde. Seiner Aussage nach können die Menschen ihre Zeit nicht frei genug gestalten. Daher müssen sie die nach der Arbeit verbleibende Zeit so nutzen, dass sie diese mit ihrer Familie verbringen können. Er betrachtet die gemeinsame Mahlzeit als wichtige Gelegenheit für ihre Zusammenkunft. Die Erklärung verdeutlicht, dass gemeinsame Mahlzeiten, wie bei allen durchschnittlichen traditionellen Familien, wichtige Rituale im Familienleben sind, bei denen die Familienmitglieder zusammenkommen (vgl. Audehm 2011, S. 95).

In seiner Erklärung macht Herr Engin auf das Thema Kommunikation noch einmal aufmerksam, indem er sagt <Durch reden und sich unterhalten>. Die mehrfache Betonung des *Redens*, *Unterhaltens* und *Sprechens* zusammen mit der Tatsache, dass sie voreinander etwas verheimlichen, lässt die Vermutung zu, dass es in dieser Familie, unabhängig von dem roboterhaften System der Arbeitswelt in Deutschland, auch noch andere Faktoren gibt, die die Kommunikation behindern.

Der Inhalt der Aussage ist aber auch erklärungsbedürftig. Der Erzählung von Herrn Engin ist zu entnehmen, dass Familienmitglieder aufgrund ihrer beruflichen Tätigkeit zeitlich eingeschränkt sind, weshalb sie miteinander nicht viel Zeit verbringen können. Wir wissen aber, dass zum Zeitpunkt der Interviews keines der Familienmitglieder berufstätig ist. Frau Engin war auch vor der Krankheit Hausfrau und Herr Engin leidet seit eineinhalb Jahren an einer psychischen Krankheit und deshalb arbeitet er ebenfalls nicht. Herr Engin spricht aber über die Gegenwart. Dieser inhaltliche Widerspruch lässt sich mit den bisherigen Informationen nicht erklären. Darauf soll später eingegangen werden.

In seiner weiteren Aussage unterstreicht Herr Engin das bereits von ihm angegebene friedliche Familienleben:

> Herr Engin: <Also wir haben nichts, wir haben keine Probleme, weder seelisch noch materiell. Gott sei Dank haben wir keine Probleme. Wir alle sind zufrieden miteinander. So denke ich zumindest.> (Familiengeschichtliches Gespräch)

Er betont noch einmal, dass sie als Familie weder emotionale noch materielle Probleme haben und alle miteinander zufrieden sind. Betrachten wir die Informationen über die Familie, die wir bisher bekommen haben: Frau Engin erleidet vor drei Jahren einen Schlaganfall, in dessen Folge sie eine halbseitige Lähmung, eine noch spürbare Sprachstörung und eine gewisse Konzentrationsschwäche hat. Darüber hinaus ist sie auf einem Auge erblindet. Herr Engin erleidet nach dem Schlaganfall seiner Frau eine psychische Krankheit. In deren Folge ist er seit eineinhalb Jahren nicht mehr arbeitsfähig. Das jüngste Kind des Ehepaares hat eine angeborene geistige Behinderung und ist pflegebedürftig. Die Beziehung der Familienmitglieder zeichnet sich durch eine gewisse Verschlossenheit aus, sodass sie einiges voreinander verheimlichen. Sie können aufgrund der deutschen Arbeitsverhältnisse sowieso nur zu den Mahlzeiten zusammenkommen. Die gemeinsamen Mahlzeiten stellen sich somit als einzige Möglichkeit für sie dar, bei der sie sich unterhalten können. Es scheint jedoch so zu sein, dass die Familie diese Möglichkeit nicht genügend nutzen kann. Vermutlich vertritt jemand in der Familie die Umsetzung der Benimmregel »man dürfe am Esstisch nicht reden«, was aber besonders von Herrn Engin abgelehnt wird. Er versucht sich dieser Regel zu widersetzen, indem er insbesondere am Esstisch spricht. Trotz der augenscheinlichen Belastungen und gestörten Beziehungen innerhalb der Familie besteht Herr Engin darauf, dass sie als Familie weder emotionale noch materielle Probleme haben und alle miteinander zufrieden sind.

Durch die Aussage <So denke ich zumindest.> grenzt Herr Engin seine Beurteilung von anderen möglichen diesbezüglichen Meinungen ab. Dies lässt vermuten, dass einige Familienmitglieder entweder der Meinung sind, dass innerhalb der Familie Unzufriedenheit herrscht oder sie selbst unzufrieden sind. Mit dem folgenden Satz

<Also wir haben eine solche Situation ... Vor der Krankheit, vor der Krankheit meiner Frau.> zieht Herr Engin einen Schlussstrich. Seine bisherigen Erzählungen scheinen sich auf einen Lebensabschnitt zu beziehen, der mit der Krankheit seiner Frau endet. Somit stellt sich die Krankheit von Frau Engin als ein Bruch in dem Familienleben dar.

> Herr Engin: <Zum Beispiel wir ... So fasse ich zusammen ... Mai, Ende April 2009 und 20. Juli so ... Mai, Juni, Juli ... Ungefähr innerhalb von drei Monaten sind wir zwei Mal zusammengebrochen.>
> Interviewerin: <In 2009?>
> Herr Engin: <In 2009. Im selben Jahr, also haben wir ihre Mutter verloren.> (Familiengeschichtliches Gespräch)

Der Aussage von Herrn Engin ist zu entnehmen, dass der Tod seiner Schwiegermutter, genauso wie die Krankheit seiner Frau, ein trauriges Ereignis gewesen

ist: Die Familie ist nämlich innerhalb von drei Monaten gleich zwei Mal zusammengebrochen.

Herr Engin erzählt weiter, dass seine Schwiegermutter seit elf Jahren an einer
Krebserkrankung litt. Drei Monate vor ihrem Tod starb die Frau des Onkels von
Herrn Engin mütterlicherseits, deren Tochter im Juli 2009 heiraten sollte. In der
Familie wird entschieden, dass die Hochzeit trotz der Todesfälle nicht ver-
schoben werden soll. Familie Engin sowie der Vater und die Schwester von Frau
Engin fahren mit dem Auto in die Türkei. Ihr Ziel ist es, das Grab für Frau Engins
Mutter bauen zu lassen und an der Hochzeit teilzunehmen. In der Erzählung
wird deutlich, dass der Tod der Schwiegermutter zwar ein einschneidendes
Ereignis für die Familie ist und sogar einen Zusammenbruch herbeiführt, aber
dass er zu keinen großen und dauerhaften Veränderungen im Familienleben
führt. Dies kann daran erkannt werden, dass die Familie trotz des Todesfalls die
geplante Hochzeit vollzieht. Hingegen bedeutet Frau Engins Krankheit für die
Familie weitaus mehr als nur ein trauriges Ereignis. Denn der Schlaganfall stellt
sich als Zeitenwende in der Biografie der Familie dar, mit dem ein Lebensabschnitt endet und ein neuer eröffnet wird.

7.4.3 Familienbiografie

Frau Engin wird 1965 als das älteste Kind von zwei Töchtern in Istanbul geboren.
Die Familien ihrer beiden Elternteile haben, wenn auch unterschiedliche, Mi-
grationsgeschichten hinter sich. Die Migrationsgeschichte in der Familie ihres
Vaters beginnt bereits mit der Auswanderung ihres Großvaters. Im familiengeschichtlichen Gespräch erzählt Frau Engins Vater, dass sein Vater nach dem
Tod des Großvaters im Alter von 18 Jahren mit seiner Mutter und seinen drei
Geschwistern aus dem Osten der Türkei nach Istanbul migriert ist. Er gibt keine
genaue Jahreszahl für die Migration an, aber aus einer groben Rechnung auf
Basis seines jetzigen Alters schließt er die Tatsache, dass die Migration ungefähr
vor 100 Jahren stattgefunden haben sollte. Dies würde bedeuten, dass sie zwischen 1913 und 1915 migriert sind, also in der Zeit des ersten Weltkrieges. Ihr
ursprünglicher Heimatort war eine Region, in der damals viele Armenier lebten.
Der Vater von Frau Engin erklärt den Grund der Migration nicht, aber es ist
anzunehmen, dass die Großmutter nach dem Tod ihres Mannes mit ihren
Kindern vor dem Krieg in den Westen der Türkei geflohen ist. Wir erfahren
nichts über die Beschäftigung der Vorfahren. Frau Engins Vater erzählt jedoch,
dass sein Großvater ein sehr großzügiger und wohlhabender Mensch gewesen
sei und sein ganzes Vermögen unter den Armen und Bedürftigen verteilt habe.
Die Geschichte klingt aber nicht glaubwürdig, wenn man bedenkt, dass das Volk
während des Krieges verpflichtet war, Spenden an das Militär zu liefern und es

darüber hinaus kaum jemanden gab, der reich und wohlhabend war. Es ist zu vermuten, dass die Kriegszeit für die Familie ein Tabuthema ist und Frau Engins Vater durch diese Geschichte das für die Familie unangenehme Thema kaschieren möchte. Seine Äußerung auf die Frage nach der Beschäftigung seiner Vorfahren bestärkt diese Annahme. Er weicht der Frage aus, indem er angibt, dass die Nachkommen den Großvater danach nicht gefragt hätten. Durch die Äußerung von Frau Engins Vater entsteht der Eindruck, dass in der Familie über die Zeit vor der Migration nach Istanbul nicht gesprochen wird und dies auch nicht erwünscht ist. Dies lässt vermuten, dass die Zeit vor der Migration in der Familienbiografie als eine dunkle Zeit angesehen wird.

In Istanbul arbeiten Frau Engins Großvater und sein Bruder als Obst- und Gemüsehändler. Seine Schwester ist, genau wie seine Mutter, Hausfrau. Frau Engins Vater wird als das drittälteste Kind von fünf Geschwistern in Istanbul geboren. Er hat zwei ältere Brüder, eine jüngere Schwester und einen jüngeren Bruder. Die vier Brüder arbeiten, zusammen mit den männlichen Familienmitgliedern, bereits im Kindesalter, als sie noch die Grundschule besuchen, auf dem Markt. Auch die Kinder von ihren Onkeln sind dabei. Wie sein ältester Bruder, so fängt auch Frau Engins Vater nach der Grundschule in einem Schneideratelier an zu arbeiten, in dem er auch den Schneiderberuf erlernt. Der zweitälteste und der jüngste Bruder arbeiten weiterhin als Obst- und Gemüsehändler, nachdem sie die Grundschule abgeschlossen haben. Seine Schwester erlernt ebenfalls den Schneiderberuf. Nach seinem Militärdienst heiratet er seine Frau, die Mutter von Frau Engin. Sie wird als das vierte Kind von fünf Geschwistern in Mittelanatolien geboren. Im Alter von ungefähr einem Jahr wird sie zu ihrem Onkel zur Adoption gegeben. Dieser lebt in Istanbul und hat keine Kinder.

Die Mutter von Frau Engin wächst in Istanbul auf, ohne jedoch von den Vorteilen dieser Großstadt etwas mitzubekommen. Vielmehr ist ihre Position als Adoptivkind mit der eines Dienstmädchens zu vergleichen. Sie muss den ganzen Haushalt erledigen und darf wahrscheinlich deshalb auch keine Schule besuchen. Ihr Versuch, zu ihrer leiblichen Familie zurückzukehren, scheitert. Sie wird von ihrem leiblichen Vater nach Istanbul zu ihren Adoptiveltern zurückgebracht. Inzwischen verstirbt ihre leibliche Mutter und ihr Vater heiratet eine andere Frau.

Nach Aussage von Frau Engins Vater war die Heirat für seine Frau ein Ausweg aus ihrer misslichen Situation, weshalb sie dem Heiratsantrag sofort zustimmt. Somit heiratet er 1964 mit 24 Jahren seine Frau, die zu diesem Zeitpunkt 21 Jahre alt ist. Das relativ hohe Heiratsalter für ihre Zeit könnte als Anzeichen für die städtische Orientierung der Herkunftsfamilien des Ehepaares interpretiert werden. Dies würde verdeutlichen, dass sie die Werte übernommen und bereits in der zweiten Generation ihre Lebensweise angepasst haben.

Nach der Heirat arbeitet Frau Engins Vater weiterhin als Schneider und ihre Mutter ist Hausfrau. Das Ehepaar bekommt zwei Kinder. Das älteste ist Frau Engin, geboren im Jahre 1965. Ihre jüngere Schwester kommt 1967 auf die Welt. Die Namen beider Kinder bestimmt Frau Engins Mutter. Sie gibt Frau Engin den Namen einer arabischen Prinzessin, die aufgrund ihrer Schönheit und ihrer luxuriösen Lebensweise berühmt war. Der Name, den sie für ihre älteste Tochter aussucht, könnte als Ausdruck des Leides, das sie in ihrer Jugend erfahren musste, sowie ihrer Sehnsucht nach einer anderen Lebensweise interpretiert werden. Ihre zweite Tochter trägt den Namen ihrer leiblichen sowie auch ihrer Adoptivmutter, der identisch ist. Nach der Aussage des Vaters von Frau Engin habe seine Frau dadurch ihrer leiblichen und ihrer Adoptivmutter gedenken wollen. Interessant ist jedoch, dass sie weder verärgert über ihre leibliche Mutter zu sein scheint, die sie zur Adoption frei gab, noch über ihre Adoptivmutter, die sie der Aussage ihres Mannes nach wie ein Dienstmädchen behandelt habe. Im Gegenteil – sie scheint den beiden Frauen sogar dankbar zu sein.

Nach der Hochzeit arbeitet Frau Engins Vater für einen sehr niedrigen Lohn weiterhin in einem Schneideratelier und ihre Mutter ist Hausfrau. In diesen Jahren erfährt die Anwerbung, als Gastarbeiter nach Deutschland zu kommen, eine große Popularität. Für Arbeitslose und für Menschen mit geringem Einkommen bietet die Arbeitsmigration nach Deutschland eine vielversprechende Perspektive, um die Existenz in relativ kurzer Zeit sicherzustellen. Außerdem sind auch Personen aus dem näheren Umfeld der Eltern migriert und daher reizt es nun auch Familie Engin. Im Jahr 1968 bewirbt sich das Ehepaar gemeinsam als Gastarbeiter. Kurz darauf bekommt Frau Engins Mutter auch eine Zusage. Ihr Schwiegervater lässt jedoch nicht zu, dass sie alleine nach Deutschland auswandert. Deshalb bleibt das Ehepaar zunächst in Istanbul. Ein Jahr später bewirbt sich das Ehepaar noch einmal und genau wie im Vorjahr bekommt zunächst nur die Mutter eine Zusage. Dieses Mal reist sie jedoch alleine und gegen den Willen des Großvaters nach Deutschland.

In Deutschland arbeitet sie in einer Metallfabrik. Sieben Monate nach ihrer Einreise holt sie ihren Mann nach Deutschland nach. Zunächst arbeitet ihr Mann als Bauarbeiter. Er ist jedoch als gelernter Schneider unfähig, körperlich schwere Arbeit zu leisten. Da er als ungelernter Gastarbeiter angeworben wurde, ist für ihn auf dem damaligen Arbeitsmarkt die Möglichkeit ausgeschlossen, einen besser bezahlten Job zu erhalten. Er übt mehrere Tätigkeiten aus, in der Hoffnung, in kurzer Zeit viel Geld zu verdienen, um möglichst schnell wieder in die Türkei zurückkehren zu können. In dieser Zeit lebt auch eine Schwester von Frau Engins Mutter mit ihrem Mann in Deutschland. Diese wollen ihm nun eine besser bezahlte Arbeit vermitteln. Deshalb ziehen die Eltern von Frau Engin in die Stadt, in der auch deren Schwester zu dem Zeitpunkt der Interviews lebt.

Als ihre Eltern nach Deutschland auswandern, ist Frau Engin erst fünf Jahre alt und bleibt zunächst mit ihrer dreijährigen Schwester bei ihrer Großmutter väterlicherseits in Istanbul. Zwei Jahre später wird die jüngere Tochter bei einem Verkehrsunfall schwer verletzt. Nach der ersten Behandlung in Istanbul werden die beiden Schwestern nach Deutschland geholt. Als ältere Schwester soll Frau Engin ihre jüngere Schwester versorgen, während ihre Eltern arbeiten. Obwohl Frau Engin bereits in der Türkei die erste Klasse der Grundschule besucht hat, wiederholt sie diese in Deutschland und schließt die Grundschule ab. Danach werden beide Schwestern wieder in die Türkei geschickt. In der Türkei wiederholt Frau Engin die vierte Klasse und besucht anschließend die fünfte Klasse. Nachdem sie somit auch einen Grundschulabschluss in der Türkei erlangt hat, werden die Kinder wieder nach Deutschland geholt. Hier muss Frau Engin die fünfte Klasse erneut besuchen.

Wie geplant, kümmert sich Frau Engin, während ihre Eltern arbeiten, bereits ab der ersten Einreise nach Deutschland um ihre jüngere Schwester. Da die Schwester von Frau Engin nicht aufstehen kann, versorgt Frau Engin sie die ganze Zeit über im Bett. Wenn sie zur Schule geht, bleibt die jüngere Schwester alleine zu Hause. Obwohl die leibliche Schwester von Frau Engins Mutter zu dieser Zeit auch in der gleichen Stadt lebt, wird sie auffälligerweise nicht als helfende Person erwähnt. Frau Engin erinnert sich nur an eine deutsche Nachbarin, die ihnen hilft. Diese kommt tagsüber vorbei, um nach den Kindern zu schauen.

Nachdem Frau Engin in Deutschland die fünfte Klasse wiederholt hat, besucht sie weiterhin die weiterführende Schule und macht ihren Realschulabschluss. Interessant ist, dass Frau Engin anschließend weder einer Berufsausbildung noch einem Studium nachgeht. Ist der Grund dafür, dass die Familie konservativ eingestellt ist und die Eltern deshalb ihrer Tochter eine Hochschulbildung und eine qualifizierte Beschäftigung untersagen? Der Vater von Frau Engin erzählt in dem familiengeschichtlichen Gespräch, dass die Adoptiveltern seiner Frau sie nicht zur Schule geschickt haben und es für sie ein Wunsch geblieben ist, den sie sich nie erfüllen konnte. Er selbst findet das ärgerlich und ist sogar gekränkt, dass sie seiner Frau diese Möglichkeit verwehrt haben. Er ist auch über seine eigene Situation traurig, nämlich konkret darüber, dass er bereits in der Grundschule auf dem Markt arbeiten musste und deshalb keine Möglichkeit hatte, einen schulischen Bildungsweg einzuschlagen. Daher wäre die mögliche Annahme, dass die Eltern von Frau Engin, vor allem ihr Vater, konservativ eingestellt sind und sie daran gehindert haben, ihren Bildungsweg weiterzuführen, nicht zielführend. Eher liegt die Vermutung nahe, dass die Eltern von Frau Engin ihr als städtisch orientierte Personen die Entscheidungsfreiheit, unter anderem über ihren Bildungsweg, gewähren würden. Daher ist anzunehmen, dass Frau Engin sich selbst entscheidet, ihre Bildung nicht fortzuführen. Was kann aber der Grund dafür sein, dass Frau Engin sich gegen die Fortsetzung ihres Bildungsweges entscheidet? Sie ist eine Frau, die trotz mehrmaligen Abbrüchen und Wiederholungen in ihrer Schulzeit in einem für sie fremden Land einen Realschulabschluss erlangt. Dies schafft sie sogar, obwohl sie zusätzliche Aufgaben und Verantwortungen zu Hause erfüllen muss, wie zum Beispiel die Versorgung ihrer Schwester sowie die Haushaltsführung.

Auf die Frage, die die Interviewerin Frau Engin im familiengeschichtlichen Gespräch stellt, was sie nach ihrem Schulabschluss gemacht habe, antwortet sie, dass sie gewartet habe und zeigt dabei auf ihren Ehemann. Dies lässt vermuten, dass der Ehemann von Frau Engin auf ihre Entscheidung über die Zukunft, unter anderem auch die berufliche, Einfluss genommen haben könnte. Hier stellt sich die Frage, wer Herr Engin ist und wie er die berufliche Entscheidung seiner Frau beeinflusst haben könnte.

Wen heiratet Frau Engin?
Herr Engin wird als der älteste von vier Söhnen in Istanbul geboren. Seine Mutter ist die Schwester von Frau Engins Vater. Das heißt, er ist ihr Cousin väterlicherseits. Wir erfahren im familiengeschichtlichen Gespräch, dass seine Mutter, so wie auch ihre beiden Brüder, den Schneiderberuf erlernt hat. Über ihre Beschäftigung wird nichts weitererzählt. Sie heiratet den Sohn ihrer Tante väterlicherseits. Diese ist die Schwester des Großvaters von Frau Engin, die mit ihren Brüdern und ihrer Mutter aus dem Süd-Osten der Türkei nach Istanbul migriert ist. Sein Vater arbeitet zunächst als Obst- und Gemüsehändler, danach ist er in einer städtischen Obst- und Gemüsemarkthalle als Beamter tätig.

Herr Engin besucht eine der hochangesehenen weiterführenden Schulen von Istanbul und erwirbt die Berechtigung für die Teilnahme an der Hochschulzugangsprüfung[15]. Er studiert jedoch nicht weiter. Den Grund dafür erklärt er selbst durch die schlechte finanzielle Lage seiner Eltern. In der damaligen Türkei war die Bildungsbenachteiligung von Menschen aus ärmeren Verhältnissen noch größer als heute. Eine Schullaufbahn konnten sich nur wohlhabende Familien für ihre Kinder leisten. Es ist davon auszugehen, dass Herrn Engins Vater als Beamter einer unteren Ebene einen geringen Lohn erhält und seine Mutter als Schneiderin zu dem Lebensunterhalt wenig beitragen kann. In einer Großstadt wie Istanbul würde das geringe Einkommen einer Familie mit drei Kindern nicht ausreichen, um dem ältesten Sohn, Herrn Engin, eine Hochschulausbildung zu ermöglichen. Diese Annahme wird dadurch bestärkt, dass Herr Engin bereits

---

15 Anders als in Deutschland bekommen die Absolventen einer weiterführenden Schule in der Türkei keine Hochschulzugangsberechtigung, sondern die Teilnahmeberechtigung für eine zweistufige zentrale Aufnahmeprüfung für die Hochschule, die vor jeder Immatrikulation beziehungsweise bei jedem Wechsel des Studiengangs wiederholt werden muss.

während seiner Schulzeit auf dem Markt arbeiten muss, genauso wie die anderen männlichen Familienmitglieder.

Außerdem fällt seine Jugend in den Zeitraum kurz vor dem Militärputsch am 12. September 1980, der durch gesellschaftliche und politische Unruhen als ein historischer Abschnitt in der Geschichte der Türkei kennzeichnet. In dieser Zeit waren in Universitäten und auf weiterführenden Schulen viele Studierende und Schüler selbst Mitglied von politischen Bewegungen und daher direkt beteiligt an bewaffneten Auseinandersetzungen, die oft mit schweren Verletzungen oder Todesfällen endeten. Eltern hatten Angst um ihre Kinder, da sie befürchteten, dass sie Mitglied einer illegalen Organisation werden oder von diesen umgebracht werden könnten. Daher untersagten es viele Eltern ihren Kindern zu studieren. Herr Engin berichtet im Einzelinterview, dass es auch in seiner Schule zu solchen Auseinandersetzungen gekommen sei und einer der führenden Mitglieder einer der beteiligten Parteien dabei getötet wurde. Dies habe ihn dazu gebracht, sich von diesen Bewegungen fernzuhalten. Betrachtet man seine unzureichenden finanziellen Möglichkeiten und die damalige politische Lage in der Türkei, kann davon ausgegangen werden, dass ein universitärer Bildungsweg für ihn als eher ungünstig angesehen wurde.

Nach dem Abitur arbeitet Herr Engin bis zu seinem Wehrdienst in einem Laden als Verkäufer. Nach dem Wehrdienst will Herr Engin sich selbstständig machen, dafür braucht er aber Kapital. Als er gerade überlegt, ob er sich das dafür notwendige Kapital von seinem Onkel mütterlicherseits, nämlich dem Vater von Frau Engin, leihen kann, macht Frau Engin ihm einen Heiratsantrag.

In dem familiengeschichtlichen Gespräch bezieht er sich auf die Tatsache, dass er das älteste Kind und der erste Enkel in der Großfamilie ist. Er berichtet in diesem Kontext, dass er gerne in jedem Bereich die »Nummer eins« sein möchte. Es ist davon auszugehen, dass er damit nicht nur die Geburtenreihenfolge meint, sondern seine überlegene Rolle als der Älteste seiner Generation in seinem unmittelbaren Umfeld. Die Position der »Nummer eins« möchte er auch auf andere Lebensbereiche, beispielsweise auf den Arbeitsplatz, übertragen. In seinen Erzählungen über seine Berufskarriere wird sein Ehrgeiz deutlich. So habe er es als Ausländer und Spätmigrant geschafft, in der Fabrik die Position des Vorarbeiters zu erlangen und somit auch in diesem Bereich die »Nummer eins« zu sein.

Auf das Familienleben übertragen bedeutet das, dass Herr Engin innerhalb der Kernfamilie gegenüber seiner Ehefrau absolute Autorität besitzen will. Herr Engin erzählt im familiengeschichtlichen Gespräch, dass er und seine Frau die zwei ältesten Enkelkinder in der Familie seien und deshalb ihre Ehe von den Älteren, insbesondere von der Großmutter, für optimal gehalten und stark befürwortet worden sei. Die Ehe zwischen Verwandten ist in dieser Familie nicht ungewöhnlich. Bereits zwischen den Eltern von Herrn Engin besteht eine verwandtschaftliche Beziehung, die dem Grad zwischen Frau und Herrn Engin gleicht. Außerdem kann angenommen werden, dass der Gedanke auch von Frau Engins Familie, insbesondere von ihrem Vater, unterstützt wurde. Trotz der städtischen Abstammung und Orientierung kann in der Familienstruktur von Frau Engin eine konservative Neigung erkannt werden. Das heißt, dass der Zusammenhalt der Familie, der Schutz der schwächeren Familienmitglieder und die Verwaltung des Vermögens Aufgaben wären, die von den Männern in der Familie übernommen werden sollten. Der Vater von Frau Engin hat keinen Sohn, der ihn bei diesen Aufgaben unterstützen könnte. Es kann angenommen werden, dass von Herrn Engin, der in die Familie eingeheiratet hat, erwartet wird, die Rolle und die Aufgaben des ältesten Sohnes zu übernehmen. Aufgrund der näheren verwandtschaftlichen Beziehung zwischen dem Ehepaar wäre dies einfach zu bewerkstelligen.

Es ist davon auszugehen, dass Frau und Herr Engin seit ihrer Kindheit in der Familie als Paar angesehen werden. Ebenso wie die Vermutung nahe liegt, dass ihnen der Heiratsgedanke seitdem vermittelt und von ihnen auch angenommen wurde. Vermutlich hat also bereits zum damaligen Zeitpunkt eine unausgesprochene Verlobung stattgefunden.

Vor der Heirat lebt Frau Engin in Deutschland, weshalb sie und Herr Engin sich nur im Urlaub sehen, wenn sie mit ihrer Familie in die Türkei reist. Die geographische Entfernung und die möglichen kulturellen Unterschiede könnten zu einer Entfremdung zwischen ihnen führen. Hinzu kommt, dass Frau Engin in einem weiterentwickelten Land aufgewachsen ist und ihre Eltern sich in einer besseren finanziellen Lage befinden als die Familie von Herrn Engin. Bereits ihre vorteilhaften Lebensbedingungen könnten das Familienideal, die Ehe zwischen Frau und Herrn Engin, stören. Die Antwort von Frau Engin auf die Frage, was sie nach ihrem Realschulabschluss gemacht hat, ist, dass sie gewartet habe, und zwar auf ihren Mann. Sie hätte sich theoretisch nach ihrem Abschluss weiterbilden können, indem sie einem Studium oder einer Berufsausbildung nachgegangen wäre. Oder sie hätte arbeiten und ihr eigenes Einkommen anstreben können. Würde sie einen dieser Wege einschlagen, würde dies zu weiteren Vorteilen von Frau Engin gegenüber Herrn Engin führen, was die Position ihres zukünftigen Mannes innerhalb der Ehe, die »Nummer eins« zu sein, weiter gefährden würde. Dies hätte unter Umständen dazu führen können, dass die vorgesehene Ehe nicht hätte stattfinden können.

Es ist davon auszugehen, dass sie aus diesem Grund keinen der genannten Wege einschlägt, weder eine Weiterbildung noch eine Berufskarriere, sondern sie sich dafür entscheidet, zu Hause zu bleiben und zu »warten«. Somit bewahrt sie ihre Position als die »Nummer zwei« und verleiht ihrem (zukünftigen) Mann die Möglichkeit, weiterhin die »Nummer eins« zu sein.

Auch wenn in der Familie die Ehe zwischen Frau und Herrn Engin bereits seit ihrer Kindheit vorgesehen ist, deutet die Äußerung des Vaters von Frau Engin darauf hin, dass die Älteren in der Großfamilie keine aktive Rolle bei der Planung der Eheschließung einnehmen. Er berichtet im familiengeschichtlichen Gespräch, dass er bis zu der Verlobung nichts von der Absicht seiner Tochter, ihren Cousin heiraten zu wollen, gewusst habe. Frau Engin habe dies nur mit ihrer Mutter besprochen und als sie zusammen mit ihr in die Türkei ging, habe sie den Heiratsantrag selbst gemacht.

Herr Engin stellt für die Heirat die Bedingung, dass das Ehepaar zukünftig in der Türkei leben soll. Frau Engin kommt seiner Forderung nach und kehrt in die Türkei zurück. Sie besucht ihre Familie in Deutschland zwei Mal im Jahr und verbringt dort ein bis zwei Monate. Nach der Hochzeit zieht das Ehepaar in eine Wohnung eines Mehrfamilienhauses, welches dem Vater von Frau Engin gehört. Somit müssen sie keine Miete bezahlen. Herr Engin setzt seine bisherige Tätigkeit als Verkäufer bei dem gleichen Arbeitgeber fort.

Vier Jahre nach der Heirat kommt das Ehepaar Engin nach Deutschland. Frau Engin reist als Erste ein, genau wie ihre Mutter damals. Sie beginnt in Deutschland zu arbeiten und sechs Monate später holt sie ihren Mann nach.

Warum wandert Ehepaar Engin nach Deutschland aus?
Aufgrund der Aussagen des Ehepaares über ihre Auswanderung nach Deutschland können verschiedene Annahmen aufgestellt werden. Im Einzelinterview erzählt Frau Engin darüber Folgendes: Während ihres Aufenthaltes in Istanbul ist Frau Engin innerhalb von vier Jahren drei Mal schwanger. Alle Schwangerschaften enden aufgrund einer Infektionskrankheit mit einer Fehlgeburt. Sie erzählt die folgende Szene aus dieser Zeit und beschreibt ihre Situation mit dem Wort »erbärmlich«: Sie habe mehrmals zum Gynäkologen gehen müssen und sei anscheinend dabei von ihrer Schwiegermutter begleitet worden. Bei einem der Arztbesuche habe sie dem Arzt erzählt, dass sie die Pille genommen habe. Sie habe ihn darum gebeten, ihrer Schwiegermutter dies zu verschweigen. Die beschriebene Szene lässt vermuten, dass ihre Schwiegermutter sich in die vertraulichen Angelegenheiten des Ehepaares eingemischt hat. Es ist davon auszugehen, dass die Situation nicht nur aufgrund der Krankheit und der daraus folgenden Kinderlosigkeit für Frau Engin als »erbärmlich« empfunden wird, sondern auch aufgrund des fehlenden Schutzes ihrer Privatsphäre. Frau Engin erzählt, dass sie für die Therapie ihrer Krankheit nach Deutschland gekommen sei. Aber die Krankheit konnte zu diesem Zeitpunkt auch in der Türkei behandelt werden. Außerdem berichtet Frau Engin nichts über eine weitere Behandlung der Krankheit in Deutschland. Daher könnte angenommen werden, dass Frau Engin nach Deutschland gekommen ist, um der, wie sie es bezeichnet, »erbärmlichen« Situation zu entkommen.

Zu dem gleichen Thema erzählt Herr Engin im Einzelinterview, dass sie in den ersten Jahren ihrer Ehe zu viel Geld ausgegeben hätten. Dadurch hätten sich viele Schulden angehäuft, die sie mit ihrem beschränkten Einkommen nicht begleichen konnten. Seiner Aussage nach sei Frau Engin für ihn nach Deutschland gekommen. Die weiteren Erzählungen von Frau Engin im Einzelinterview gehen in die gleiche Richtung. Obwohl sie als Grund ihrer Auswanderung die Kinderlosigkeit und eine diesbezügliche Therapie angibt, erzählt sie nichts von ihrer Therapie, sondern wie sie in den ersten Monaten in Deutschland eine Arbeit gesucht hat, um ihren Mann nachholen zu können. Es ist davon auszugehen, dass sich die Auswanderung für das Ehepaar als ein Ausweg aus ihrer belastenden Situation darstellt.

Während Frau Engin ihre Situation vor der Migration nach Deutschland als »erbärmlich« bezeichnet, beschreibt Herr Engin seine eigene Situation so, dass er unter dem Druck zu ersticken drohte. Auffällig ist, dass beide die Situation nur aus ihrer Sicht bewerten und Themen, die für den Partner unangenehm sein könnten, nicht ansprechen. Beispielsweise stellt Herr Engin die Kinderlosigkeit, die in der traditionellen türkischen Gesellschaft für die Frau als Defizit angesehen wird, nicht in den Vordergrund. Auch Frau Engin spricht die finanziellen Schwierigkeiten des Ehepaares nicht an, welche bedeuten würden, dass Herr Engin als Ehemann nicht in der Lage wäre, seine Familie zu versorgen. Das könnte ihm als Schwäche ausgelegt werden können. Es ist davon auszugehen, dass beide, ohne voneinander zu wissen, bemüht sind, die Würde des Partners zu wahren.

Das Ehepaar bekommt 1992 eine Tochter und 1997 einen Sohn. Die Namen der Kinder haben eine religiöse Bedeutung und aufgrund dessen würde man vermuten, dass das Ehepaar Engin praktizierende Muslime wäre.

Trotz der ihm gewährten Position in der Ehe, die »Nummer eins« zu sein, hat Herr Engin bei der Namensgebung der Kinder keinen Einfluss. Ebenso war es bei seinem Schwiegervater und seinen Kindern. Bei der Namensgebung der Kinder fallen drei Besonderheiten auf: Erstens werden die Namen in der Familie von den Frauen bestimmt. Zweitens nimmt das Ehepaar Vorschläge der älteren Frauen an, so wie es in einer konservativ eingestellten Familie üblich ist. Drittens steht Frau Engin im Mittelpunkt und entscheidet sich für einen der Vorschläge. Dabei beachtet sie die Vorschläge ihrer Schwiegermutter und ihrer Mutter gleichermaßen. Die genannten Besonderheiten lassen vermuten, dass die Kernfamilie eher eine konservative Struktur aufweist, in der die Frauen eine »verdeckte Macht« besitzen (vgl. Gün 2011, S. 5).

Zur Kinderzahl

Die Zahl der Kinder lässt vermuten, dass die Familie eher modern orientiert ist. Bereits in den Herkunftsfamilien ist eine geringe Kinderzahl zu beobachten.

Herr Engin hat drei Geschwister und Frau Engin nur eine Schwester, was auf eine städtische und moderne Orientierung bereits in dieser Generation hindeutet.

Herr Engin berichtet im Einzelinterview, dass er nach der Geburt des zweiten Kindes Burak nicht gewollt habe, dass seine Frau weiterarbeitet. Wie in einer konservativ eingestellten Familie sollte Frau Engin zu Hause bleiben und die Kinder versorgen. Wir wissen, dass das Ehepaar trotz großer Mühen in den ersten Jahren der Ehe keine Kinder bekommt. Man würde annehmen, dass sie nach Burak weitere Kinder zeugen würden. Der Grund, sich gegen weitere Kinder zu entscheiden, könnte zum einen darin liegen, dass Frau Engin sich für eine Schwangerschaft in einem fortgeschrittenen Alter befindet. Zum anderen könnte die Behinderung von Burak sie abgeschreckt haben, weitere Kinder zu bekommen.

7.4.4 Stellung der einzelnen Familienmitglieder in der Familie

Herr Engin
Aufgrund der verwandtschaftlichen Beziehung zwischen Herrn Engin und seiner Frau und der Wohnverhältnisse nimmt er in der Familie, wie auch alle anderen Familienmitglieder, neben seiner Rolle als Ehemann und Vater weitere Rollen ein. So ist er der Cousin seiner Frau, der Neffe und Schwiegersohn seines Onkels mütterlicherseits und der Cousin zweiten Grades seiner Kinder. Durch seine vielfältigen Rollen in der Familie ist von einer komplizierten Beziehung zu den anderen Familienmitgliedern auszugehen. Außerdem ist anzunehmen, dass Herr Engin durch die finanzielle Abhängigkeit von der Familie seiner Frau eine Stellung in der Familie einnimmt, die es ihm erschwert, seine Autorität als Familienoberhaupt durchsetzen zu können. Diese Situation verstärkt sich wahrscheinlich nach der Einreise nach Deutschland, da er in den ersten Monaten nach seiner Migration nicht berufstätig ist. Ein paar Jahre später zieht das Ehepaar in eine Wohnung, die sich im selben Haus befindet, in dem auch die Familie von Frau Engin wohnt. Es ist davon auszugehen, dass ihm die finanzielle Abhängigkeit von seiner Frau, die Wohnverhältnisse und die Situation als »Heiratsmigrant« die Autoritätsausübung in der Familie erschweren.

In der ersten Zeit nach seiner Einreise nach Deutschland hat Herr Engin aufgrund der Sprachbarriere große Schwierigkeiten. Während dieser Zeit besucht er einen Sprachkurs, um Deutsch zu lernen. Nach einem neunmonatigen Sprachkurs beginnt er in einer Fabrik zu arbeiten und kann bis zum Vorarbeiter aufsteigen. Hier arbeitet er, bis er nach dem Schlaganfall seiner Frau an einer psychischen Krankheit leidet.

Neben seiner Beschäftigung in der Fabrik ist er auch außerhalb der Familie sehr aktiv. Zunächst arbeitet er im Fußballverein, den sein Schwiegervater 1979 gegründet hat und in dem er viele Jahre als Trainer tätig war. Wahrscheinlich kann der Vater von Frau Engin dort innerhalb der eigenen ethnischen Community Beachtung finden. Und zwar durch seine ersten Migrationserfahrungen seiner Familie im Herkunftsland und sein Vorwissen über das Stadtleben, was er seinem Leben in einer Metropole verdankt. Durch die Übernahme der Position seines Schwiegervaters im Fußballverein erlangt Herr Engin die gleiche Stellung innerhalb der ethnischen Community wie sein Schwiegervater vor ihm.

Er setzt sich auch für Angelegenheiten von muslimischen Religionsgemeinschaften in Deutschland ein, obwohl er selbst kein praktizierender Muslim ist. Er ist gleichzeitig Mitglied einer deutschen politischen Partei und nimmt an deren Versammlungen teil. Es ist davon auszugehen, dass diese Aktivitäten im sozialen Bereich Herrn Engin dazu befähigen, selbst eine Organisation zu gründen. Beispielsweise gründet er einen Behindertenverein, nachdem bei seinem Sohn Burak eine geistige Behinderung festgestellt wird. Somit setzt er diese Fähigkeit als Bewältigungsstrategie ein.

Zum Zeitpunkt der Interviews ist er seit 17 Monaten arbeitsunfähig. Er vergleicht seinen psychischen Zustand nach der Krankheit seiner Frau mit dem Zeitpunkt, als er aus der Türkei nach Deutschland eingereist ist. Diesen Zustand beschreibt er durch das Wort <erstickend>. Auch jetzt nach der Behandlung fühle er sich so, als ob er ins Leere fallen und ersticken würde. Er erzählt, dass er damals mit der Migration nach Deutschland vor dieser Situation geflüchtet sei. Er möchte heute durch Remigration wieder fliehen. Und zwar vor der jetzigen Situation. Er sei gerade dabei, die dafür erforderlichen Maßnahmen zu treffen.

Elif

Elif wird 1992 als das älteste Kind des Ehepaares Engin in Deutschland geboren. Nach ihrer Geburt ziehen ihre Eltern in ein Mehrfamilienhaus, in dem bereits ihre Großeltern wohnen. Während ihre Mutter arbeitet, wird sie von ihrer Großmutter betreut. 1999 zieht Familie Engin zusammen mit den Eltern von Frau Engin in ein Dreifamilienhaus, das Herr Engin mit seinem Schwiegervater kauft. Im Erdgeschoss wohnt ein Mieter; im mittleren Geschoss wohnt Elif mit ihren Großeltern und im oberen Geschoss wohnen ihre Eltern und ihr jüngerer Bruder Burak, der 1997 geboren wird.

Vor dem Umzug ist Elif bereits eingeschult. Im neuen Wohnort wird sie auf einer anderen Schule angemeldet, die wie die vorherige städtisch ist. Auf dieser Schule werden ihre Eltern aufgrund ihres auffälligen Verhaltens von dem Klassenlehrer sehr häufig angesprochen, sodass sie mehrmals in der Woche in die Schule bestellt werden. Die Eltern finden die Lösung darin, sie auf einer Privatschule anzumelden. Außerdem lässt Herr Engin sie eine Reihe von Intelligenztests machen, sowohl in staatlichen als auch in privaten Einrichtungen. Die Ergebnisse der Tests zeigen keine kognitiven Defizite bei Elif. Dies fällt genau in den Zeitraum, in dem bei Burak eine geistige Behinderung diagnostiziert wird. Es ist davon auszugehen, dass die Familie, nachdem bei ihrem Sohn eine geistige Behinderung festgestellt wird, auch bei ihrer Tochter ein ähnliches Handicap befürchtet.

Zu diesem Zeitpunkt finden mehrere krisenhafte Ereignisse in der Familie statt. Der Vater von Herrn Engin stirbt Ende 1998 und bei der Mutter von Frau Engin wird eine Krebserkrankung diagnostiziert, woraufhin sie berentet wird. Die Krankheit der Mutter von Frau Engin verläuft ziemlich kompliziert. Sie muss für die Behandlung mindestens zwei Mal im Jahr im Krankenhaus liegen und zeitweise zu Hause pflegerisch versorgt werden. Man könnte annehmen, dass diese krisenhaften Ereignisse innerhalb einer kurzen Zeitspanne Elif, die damals erst sieben Jahre alt ist, psychisch massiv beeinflusst haben. So könnte ihr auffälliges Verhalten ausgelöst worden sein.

Neben dem Schulwechsel organisiert Herr Engin eine alternative Therapie für die Konzentrationsstörungen seiner Tochter. Durch eine Recherche findet er eine Einrichtung in Holland, die eine Musiktherapie anbietet. Die Therapie von Elif dauert insgesamt zwei Jahre. In dieser Zeit fährt die Familie alle drei Monate für jede Therapieeinheit nach Holland, mietet sich dort ein Apartment und verbringt dort zwei bis drei Tage.

In ihrer Schulzeit besucht sie gleichzeitig eine Musikschule und einen Kampfsportkurs. Nachdem Elif auf die Privatschule gewechselt ist, hat die Familie keine Probleme mehr mit der Schule. Jedoch fühlt sich Elif in dieser Schule nicht sehr wohl. Im Einzelgespräch stellt sie fest, dass sie das einzige türkeistämmige Kind in dieser Schule gewesen sei und deshalb niemanden gehabt habe, mit dem sie sich in ihrer Muttersprache austauschen konnte. Sie berichtet, dass es für sie ein starkes Bedürfnis sei türkisch zu sprechen. Vor ihrer Einschulung besucht Elif drei Jahre den Kindergarten und sie verfügt über sehr gute Deutschkenntnisse, als sie eingeschult wird. Daher trifft die Annahme, dass Elif zu Hause ausschließlich türkisch spricht und sie deshalb in der Schule aufgrund der Sprachbarriere Schwierigkeiten hat, nicht zu.

Elif erzählt, dass sie in ihrer Schulzeit keine Freunde außerhalb der Schule habe. Man könnte annehmen, dass »türkisch sprechen« für sie eine besondere Bedeutung hat, da es ihre Muttersprache ist. Hier kann sie sich frei und ohne Bedenken artikulieren und sich dabei wohlfühlen. Diese Annahme wird dadurch verstärkt, dass die Kommunikation sich zu Hause als ein grundsätzliches Problem darstellt, wie bereits in der Anfangssequenz des familiengeschichtlichen Gesprächs an der Aussage von Herrn Engin erkennbar ist. Elif erzählt, dass sie sich ihrer Mutter nicht öffnen könne und ihre Beziehung zu ihrem Vater eher distanziert sei, da sie Angst vor ihm habe. Die einzige Vertrauensperson in der Familie sei ihre Großmutter gewesen. Diese habe zwischen ihr und ihrer Mutter vermittelt. Der Tod ihrer Großmutter bedeutet für sie nicht nur einen Verlust ihrer einzigen Vertrauensperson, sondern auch einen Verlust der Verbindung zu ihrer Mutter, weshalb sie wahrscheinlich ihren Tod auch als ihr eigenes Lebensende empfindet.

Die Beziehung zu ihrer Großmutter war aber dennoch nicht ganz unproblematisch, sie steht ihr mit gemischten Gefühlen gegenüber. Sie erzählt, dass sie ihre Großmutter zusammen mit ihrer Mutter aufgrund einer Krebserkrankung zu Hause pflegen musste und sie selbst dabei Schwierigkeiten hatte.

> Interviewerin: »Nerde zorlanıyordun?«
> Elif: »Ya ne bileyim, bazı şeyler istiyordu benden. […] Onu yap şunu yap diyerekten. Severek de yapıyordum, ona bir şey demiyorum. Çünkü anneannem hasta, onu biliyorum. […] Ama bazen de artık yeter diyordum kendi kendime. […] Benim de bir hayatım var« (Elif; Einzelinterview)

> Interviewerin: <Wobei hattest du Schwierigkeiten?>
> Elif: <Was weiß ich, sie wollte manche Sachen von mir. […] Mach dies, mach das, sagte sie. Ich habe das auch gern gemacht, dazu sage ich nichts. Weil ich weiß, dass meine Großmutter krank ist. Aber manchmal sagte ich zu mir, jetzt reicht es. […] Ich habe auch ein Leben.> (Elif; Einzelinterview)

Die oben beschriebene familiäre Situation lässt vermuten, dass sie mit der Aussage »in der Schule die einzige Türkin zu sein« nicht nur meint, sich in ihrer Muttersprache nicht austauschen zu können. Vielmehr könnte dies als Klage über eine fehlende Bezugsperson interpretiert werden, der sie sich öffnen und mit der sie über ihre Belastungen in der Familie sprechen kann.

Elif hat bis auf zwei türkeistämmige Mädchen keine Freunde außerhalb der Schule, zu denen sie engen Kontakt hat. Diese Freundinnen habe ihr Vater ihr vorgestellt. Eines der Mädchen ist die Tochter eines Freundes von Herrn Engin, den er durch den Fußballverein kennt. Das andere Mädchen stammt aus einer Flüchtlingsfamilie. Auch sie lernt Elif durch ihren Vater kennen. Elif soll der Familie bei einer bürokratischen Angelegenheit helfen, weshalb Herr Engin sie mit dieser Familie bekannt macht und möchte, dass Elif sich mit der Tochter der Familie anfreundet.

Aufgrund der Tatsache, dass Elif das älteste Kind und die einzige Tochter der Familie ist, wird von ihr erwartet, vielfältige Rollen und Aufgaben zu übernehmen. Mit Blick auf die Organisation der Familie entsteht der Eindruck, dass ihre Hauptaufgabe darin besteht, die Rolle der aufgrund einer Krankheit oder Behinderung ausgefallenen Personen zu übernehmen und sie zu ersetzen.

Es ist anzunehmen, dass die Wohnsituation der Familie nicht nur aufgrund der räumlichen Gegebenheiten entstanden ist, sondern auch die Neuorganisation der Familie dazu geführt hat. Da Frau Engin die Versorgung ihres geistig behinderten Sohnes hat übernehmen müssen, hat die Wohnsituation auf den ersten Blick den Vorteil mit sich gebracht, dass die Betreuung von Elif von den

Großeltern übernommen werden konnte. Aus dieser Sichtweise betrachtet hätte die Konstellation nämlich den Vorteil, dass Frau Engin eine doppelte Belastung genommen würde. Gleichzeitig hätte Elif trotz des starken Eingespanntseins ihrer Mutter in ihren Großeltern, vor allem aber in ihre Großmutter, eine feste Bezugsperson. Für die Großeltern könnte Elif den Platz der eigenen Tochter einnehmen. Im familiengeschichtlichen Gespräch wird erwähnt, dass die jüngere Schwester von Frau Engin in einer anderen Stadt arbeitet und dort alleine lebt. Wir erfahren zwar nichts darüber, wann und aus welchem Grund sie aus ihrem Elternhaus ausgezogen ist. Es ist aber davon auszugehen, dass sie bereits zu dem Zeitpunkt, als das Ehepaar Engin mit den Eltern von Frau Engin zusammengezogen ist, nicht mehr in dem Elternhaus wohnt. Realistisch betrachtet stellt diese Konstellation jedoch keine nachhaltige Lösung dar, zumal die Beziehung zwischen Elif und ihren Eltern unter der aktuellen Betreuungssituation leiden dürfte.

Zudem ist Elif trotz dieser Wohn- und Lebenssituation das leibliche und älteste Kind ihrer Eltern, was bestimmte Erwartungen mit sich bringt. Erwartungen, die demnach an Elif gerichtet werden können, sind zum Beispiel Gehorsamkeit gegenüber den Eltern, Hilfe im Haushalt, bei der Versorgung des jüngeren Kindes und der erkrankten Familienmitglieder. Wie folgendes Beispiel zeigt, kann angenommen werden, dass Herr Engin darüber hinaus von Elif erwartet, dass sie auch noch weitere Rollen übernimmt: Herr Engin ist ein großer Fußballliebhaber. Seine Leidenschaft beschränkt sich nicht nur darauf, Fußballspiele zu schauen oder zu spielen. Er ist sogar Vorsitzender eines Fußballvereins, den sein Schwiegervater gegründet hat. Fußball stellt sich als eine Aktivität dar, die Vater und Sohn in der Regel gemeinsam unternehmen. Da aber sein Sohn geistig zurückgeblieben ist, kann Herr Engin diese Aktivität nicht mit ihm teilen. Daher nimmt Herr Engin Elif zu Fußballspielen mit. Dieses Beispiel verdeutlicht, dass vor allem Herr Engin von Elif erwartet, auch die Rolle des Sohnes einzunehmen.

Außerdem erwartet Herr Engin von Elif nach der Erkrankung seiner Frau, dass sie teilweise die Aufgaben ihrer Mutter übernimmt. Beispielsweise soll Elif ihren Vater zu den Behörden begleiten und bürokratische Angelegenheiten erledigen, was früher die Aufgabe ihrer Mutter war. Ein anderes Beispiel ist, dass Herr Engin sie unmittelbar nach der Erkrankung seiner Frau in einer Fahrschule anmeldet, obwohl sie gerade erst 17 Jahre alt wird und sich aufgrund der plötzlichen Krankheit ihrer Mutter wahrscheinlich ohnehin in einer Stresssituation befindet. Es ist davon auszugehen, dass sein Gedanke dabei ist, die Last auf mehrere Schultern verteilen zu wollen. Durch den Erwerb des Führerscheins soll die Mobilität von Elif erhöht werden, damit sie nicht nur ihren Vater zu den Behörden begleiten, sondern viele weitere Aufgaben selbstständig erledigen kann. Sie könnte auch andere alltägliche Arbeiten übernehmen, wie zum Beispiel das Einkaufen, die Begleitung ihres behinderten Bruders auf dem Schulweg und gegebenenfalls Arzt- und Therapiebesuche ihrer Mutter. Elif besteht die Führerscheinprüfung nicht und ärgert sich in ihrer Erfolgslosigkeit über ihren Vater, der sie so früh dazu gedrängt habe.

Nach ihrem Schulabschluss an der Privatschule macht Elif zunächst eine Ausbildung zur Masseurin und sucht anschließend eine feste Arbeitsstelle. In ihrer Kindheit war es ihr Berufswunsch, Kinderärztin zu werden. Es ist davon auszugehen, dass die Behinderung ihres Bruders Einfluss darauf gehabt hat. Nach dem Schlaganfall ihrer Mutter, genau zu dem Zeitpunkt, zu dem nach ihrem behinderten Bruder und der krebserkrankten Großmutter nun auch ihre Mutter pflegebedürftig wird, trifft sie jedoch die Entscheidung, Krankenpflegerin werden zu wollen.

> Elif: »Bu şeyler olduktan sonra olmayacak bunlar dedim ben hastanede Krankenpflegerin olarak çalışmak istiyorum dedim.« (Elif; Einzelinterview)

> Elif: <Nach alldem, was geschehen ist, habe ich gesagt, dass das nicht so weiter geht. Ich habe gesagt, ich möchte im Krankenhaus als Krankenpflegerin arbeiten.> (Elif; Einzelinterview)

Es ist davon auszugehen, dass ihr die pflegerische Tätigkeit in einer Institution die Möglichkeit geben soll, sich durch den professionellen Umgang von einer belastenden Situation in ihrer eigenen Familie emotional zu distanzieren. Somit würde sie sich von ihrer Familie entfernen und sich Freiraum für »ihr eigenes Leben« schaffen, den sie in ihrer eigenen Familie nicht beanspruchen kann.

Burak

Burak kommt als zweites Kind des Ehepaares im Jahr 1997 zur Welt. Seine Geburt führt zu vielen Veränderungen in der Familie. Beispielsweise hört Frau Engin mit ihrer beruflichen Tätigkeit auf. Als er sechs Monate alt ist, werden die Eltern auf seinen körperlichen Entwicklungsrückstand aufmerksam und lassen ihn eine Reihe von Untersuchungen durchlaufen. Zunächst wird er von einem Kinderarzt untersucht. Dieser überweist ihn zu einem Hals-Nasen-Ohren-Spezialisten. Die Untersuchungen führen zu keiner klaren Diagnose. Frau Engin gibt sich damit nicht zufrieden und bringt ihren Sohn für weitere Untersuchungen in eine Universitätsklinik. In dieser Klinik wird bei ihm eine Chromosomenstörung festgestellt. Inzwischen wird er bereits zwei Jahre alt und es werden bei ihm nicht nur körperliche, sondern auch geistige Einschränkungen beobachtet.

Zu dem Zeitpunkt der Interviews ist Burak 15 Jahre alt und besucht die Sonderschule. Er kann bereits alleine essen und sich durch einfache Worte und Gesten für seine Familie verständlich machen. Er ist jedoch stuhl- und urininkontinent und kann sich nicht alleine an- und ausziehen. Außerdem ist er sehr unruhig und, wie in der Interviewsituation deutlich wird, hat die Familie

Schwierigkeiten, ihn längere Zeit zu beschäftigen. Bei ihm wird die Pflegebedürftigkeit in die Pflegestufe II eingestuft und der Grad der Behinderung liegt bei 100 %.

Seine Stellung in der Familie lässt sich dadurch erkennen, wie die anderen Familienmitglieder ihn wahrnehmen. Es ist davon auszugehen, dass die Behinderung von Burak sowohl von seinen Eltern als auch von seiner Schwester immer noch nicht ganz akzeptiert wird, was durch Elifs Äußerung zu diesem Thema klar wird:

> Elif: »Burak işte ne bileyim … Ben ilk önceden istemiyordum. Böyle kardeşim olamaz diyordum.«
> Interviewerin: »Hm«
> Elif: »Annem babam dedi işte ›bu senin kardeşin, kabullenmen lazım‹ filan deyince, benim de artık başka şansım yoktu zaten. Dedim napıcan artık, gerçi ben de küçüktüm. [...] Yani … ondan sonra … işte ne bileyim kabullenmedim önce ilk önce. Dediğim gibi sonradan sen de küçüksün o da küçük belki sonradan düzelebilir dedim kendi kendime, ondan sonra ne bileyim kaldı öyle. Aileden alıştım artık sonradan artık.« (Elif; Einzelinterview)

> Elif: <Burak halt, was weiß ich … Ich wollte ihn zuerst nicht. Ich sagte, dass ich einen solchen Bruder nicht haben kann.>
> Interviewerin: <Hm>
> Elif: <Meine Eltern haben gesagt, ›er ist dein Bruder, du musst das akzeptieren‹ und so. Ich hatte sowieso keine andere Chance. Dann habe ich zu mir selbst gesagt, was willst du machen. Zwar war ich auch noch klein. [...] Also … und dann … was weiß ich, wie ich sagte, ich habe ihn zuallererst nicht akzeptiert. Im Nachhinein. Du bist klein und er ist auch klein. Ich sagte zu mir selbst, dass er später vielleicht gesund werden kann. Und dann was weiß ich, er ist so geblieben. Danach habe ich mich durch meine Familie daran gewöhnt.> (Elif; Einzelinterview)

Obwohl ihre Eltern ihr vermitteln, ihren Bruder mit seiner Behinderung zu akzeptieren, ist davon auszugehen, dass sie selbst Schwierigkeiten damit haben. Auf die Frage, ob die Geburt von Burak normal verlaufen ist, antwortet Frau Engin, dass sein Herz bei der Geburt stehen geblieben ist und ein Notfalleingriff erforderlich war. Unmittelbar nach der Geburt will Frau Engin ihr neugeborenes Kind sehen. Der Arzt gestattet ihr dies nicht und sie wird ruhiggestellt. Nachdem sie aufgewacht ist, sieht sie ihr Kind zum ersten Mal. Sie beschreibt diesen Moment folgendermaßen:

> Frau Engin: »Aber er ist so blond und bisschen … weiß ich nicht.«
> Interviewerin: »War er blass oder was meinen Sie?«
> Frau Engin: »Ich weiß es nicht, er war nicht gut. Ich habe erst mal geschlafen. Ich weiß es nicht, und dann sagte ich, ›was ist das?‹ ›Baby‹, sagte er. ›Nein, das ist nicht mein Baby‹, sagte ich. Der ist so was von scheußlich. [lacht] Ach … Ich weiß es nicht. Aber im Nachhinein wieder gut geworden.« (Frau Engin; Einzelinterview)

Frau Engin erzählt zwar über die Zeit unmittelbar nach der Geburt, aber es ist davon auszugehen, dass ihre Aussage ihre bis heute bestehende Wahrnehmung im Hinblick auf Buraks Behinderung reflektiert. Sie betont, dass es ihr kurz nach der Geburt verwehrt wurde, ihr Kind zu sehen. Danach erzählt sie von dem Moment, in dem sie ihr neugeborenes Kind zum ersten Mal sieht. In ihrer Beschreibung fallen zwei Besonderheiten auf: Die blonde Haarfarbe des Neugeborenen und ihre Aussage gegenüber dem Gesundheitspersonal, das Baby gehöre nicht ihr. Sie findet ihn auch »scheußlich« aber im Nachhinein sei es »gut geworden«. Es ist davon auszugehen, dass mit »Gut-werden« nicht die Besserung der Eigenschaften des Kindes gemeint ist, sondern dass die Gefühle von Frau Engin gegenüber dem Kind sich in positiver Hinsicht verändert haben. Betrachtet man dies im Zusammenhang mit der Behinderung des Kindes, könnte angenommen werden, dass Frau Engin ihr Kind mit seiner Behinderung akzeptiert hat. Man habe ihr gesagt, dass er »normal« werde, aber noch ein bisschen Zeit bräuchte. Dies erweckt in ihr die Hoffnung, dass ihr Sohn wieder gesund werden könnte, gleichzeitig erlebt sie jedoch die Behinderung ihres Sohnes täglich:

> Frau Engin: »Aber weiß ich nicht, ob das normal ist.«
> Interviewerin: »Was normal ist? »
> Frau Engin: »Ja, von Burak, ich glaube nicht.«
> Interviewerin: »Dass er nicht normal wird?«
> Frau Engin: »Ich glaube nicht, aber erst mal warten.« (Frau Engin; Einzelinterview)

Frau Engin erwartet zwar nicht, dass ihr behinderter Sohn wieder gesund wird, aber sie gibt die Hoffnung nicht auf. Die obige Gesprächssequenz verdeutlicht, dass die Verarbeitung der Behinderung trotz der vergangenen Zeit noch nicht abgeschlossen ist und Frau Engin weiterhin versucht, ihr behindertes Kind zu akzeptieren.

Herr Engin hingegen glaubt, dass Burak, wie auch alle anderen an dieser Behinderung leidenden Menschen, in einer ganz anderen und eigenen Welt lebt als »Gesunde«. Seine Erzählungen über seinen Sohn lassen vermuten, dass er die Krankheitserscheinungen nicht als Makel, sondern eher als übernatürliche Eigenschaft ansieht.

> Herr Engin: »Başka bir dünyada yaşıyor yani onun dünyası çok farklı. Ve o bize acıyarak bakıyor, ›bunlar nasıl yaşıyor‹, diye. […] İşten gelmiştim, konuşuyordu odasında çocuk. […] Bayağı bir konuşuyor ve bize acıyor, insanlara.«
> […]
> Interviewerin: »Ne diyordu? […] »
> Herr Engin: »İşte bizi çok sevdiğini, ailesini çok sevdiğini fakat onlara acıdığını, insanlara acıdığını, bize acıdığını. Basit yaşadığımızı düşünüyorlar herhalde.« (Herr Engin; Einzelinterview)

Herr Engin: <Er lebt also in einer anderen Welt. Seine Welt ist ganz anders. Und er sieht uns mitleidig an, ›wie können sie so leben?‹ [...] Ich bin von der Arbeit gekommen. Das Kind hat in seinem Zimmer geredet. [...] Er hat richtig geredet und hatte Mitleid mit uns Menschen.>
[...]
Interviewerin: <Was sagte er denn? [...]>
Herr Engin: <Also, dass er uns sehr liebt, seine Familie sehr liebt, dass er Mitleid mit uns, den Menschen, hat. Wahrscheinlich denken sie, wir führen ein einfaches Leben.>
(Herr Engin; Einzelinterview)

Auch seine folgende Erfahrung bestätigt, dass Herr Engin seinem Sohn übernatürliche Eigenschaften zuschreibt: Herr Engin berichtet, dass sich Burak während des Besuches bei einem Verwandten in Istanbul vor eine Wand im Wohnzimmer gestellt und sich so bewegt habe, als würde er beten. Ihre Verwandten haben Herrn Engin gesagt, dass sich hinter der Wand das Grabmal einer großen religiösen Persönlichkeit befindet. Das heißt, dass Burak durch seine übernatürlichen Eigenschaften in der Lage war, das Grabmal draußen zu erkennen. Die Beispiele verdeutlichen, dass Herr Engin die Besonderheiten seines Sohnes nicht als Krankheitserscheinungen ansieht, sondern er weist diesen eine besondere Bedeutung zu und deutet sie sogar als tiefe Spiritualität.

Im Unterschied zu seiner Frau ist Herr Engin bezüglich der Prognose hinsichtlich Buraks Behinderung optimistisch. Er denkt, dass Burak irgendwann wieder gesund werden wird. Ein Spezialist für diese Krankheit habe gesagt, dass Burak ab dem 18. Lebensjahr genauso wie seine Altersgenossen werde. Da auch andere Prognosen von diesem Spezialisten genauso eingetroffen sind, nimmt er an, dass auch diese Voraussage zutreffen wird. Beispielsweise habe er gesagt, dass Burak im Alter von sechs Jahren laufen wird, was ebenfalls zutraf.

Obwohl das Ehepaar Engin plant, nach dem Schulabschluss von Burak mit ihm in die Türkei zurückzukehren, lässt Herr Engin ihn in Deutschland einbürgern. Dies lässt vermuten, dass Herr Engin sich über die zukünftige Versorgung von Burak Sorgen macht und aufgrund besserer Möglichkeiten in Deutschland die Einbürgerung als Maßnahme für seine nachhaltige Versorgung vornimmt. Dies verdeutlicht auch, dass Herr Engin weder seinem Schwiegervater noch seiner Tochter zutraut, Burak zu versorgen. Burak besitzt, wie auch andere Jugendliche in seinem Alter, zunächst die doppelte Staatsbürgerschaft. Im Alter von 23 Jahren wird er sich für eine der beiden Staatsbürgerschaften entscheiden müssen. Gleichzeitig hofft Herr Engin, dass Burak, wie seine Altersgenossen auch, später selbst wird entscheiden können, welche Staatsbürgerschaft er annehmen möchte.

Es ist zu schlussfolgern, dass er einerseits damit rechnet, dass sein Sohn auch in Zukunft aufgrund seiner Behinderung auf die pflegerische Hilfe angewiesen sein wird, er sich aber andererseits auch die Hoffnung bewahrt, dass er eines

Tages gesund werden könnte. Betrachtet man die Aussagen der jeweiligen Familienmitglieder in den Einzelinterviews, kann festgehalten werden, dass keiner von ihnen Buraks Behinderung gänzlich akzeptieren kann und der dahingehende Verarbeitungsprozess in der Familie noch nicht abgeschlossen ist.

7.4.5 Entwicklung der Fallstrukturhypothese

7.4.5.1 Familiengrenzen

Beziehungen zur Herkunftsfamilie und zur Verwandtschaft
Bereits bei den Eltern des Ehepaares Engin beobachten wir eine starke Bindung zu der Herkunftsfamilie. Der Großvater von Frau Engin wandert zusammen mit seiner Mutter, seiner Schwester und drei Brüdern aus dem Südosten der Türkei nach Istanbul aus. Hier arbeiten er und seine Brüder auf demselben Obst- und Gemüsemarkt. Die Brüder führen die gleiche Arbeit weiter aus und alle Geschwister wohnen nach der Heirat nur einen kurzen Fußweg voneinander entfernt.

Bei den Eltern von Herrn Engin ist bereits eine Verwandtschaftsehe zu beobachten, sie haben denselben verwandtschaftlichen Grad wie er selbst zu seiner Frau. Durch die Eheschließungen mit näheren Verwandten werden die Verbundenheit innerhalb der Kernfamilie sowie die Bindungen zu und zwischen den Herkunftsfamilien gestärkt. Aber auch die Eingeheirateten werden in die Familie aufgenommen und respektiert, wie es beispielsweise bei dem Schwager von Frau Engins Vaters der Fall ist. Den Erzählungen ist zu entnehmen, dass er sich für die Angelegenheiten anderer Familienmitglieder einsetzt und deshalb in der Familie ein hohes Ansehen genießt.

Auch die Beziehungen, sowohl zu der leiblichen also auch zu der Adoptivfamilie von Frau Engins Mutter, bestehen weiterhin. Ihre Adoptivfamilie wohnt immer noch in Istanbul in derselben Nachbarschaft wie die Familien des Ehepaares Engin. Der Vater von Frau Engin redet die Adoptivmutter seiner verstorbenen Frau weiterhin mit »Mama« an. Herr Engin erzählt in dem familiengeschichtlichen Gespräch, dass er mit seiner Frau die leibliche Familie ihrer Schwiegermutter, die in Mittelanatolien lebt, nach dem Schlaganfall besucht hat.

Es ist davon auszugehen, dass die Verbundenheit für diese Familie mehr als eine emotionale Bindung bedeutet. Möglicherweise hat die erste Migrationserfahrung im Herkunftsland die Familie herausgefordert und die familiäre Verbundenheit wurde als Überlebensstrategie in einer Metropole als notwendig angesehen und vorhandene Bindungen somit weiter gestärkt. Die Erzählungen lassen die Vermutung zu, dass sich die Familie aufgrund der starken Bindungen zu ihren Verwandten in schwierigen Situationen auf sie verlassen kann. Beispielsweise bleiben Frau Engin und ihre Schwester bei ihrer Großmutter väterlicherseits, als ihre Eltern zum Arbeiten nach Deutschland kommen. Während eines ihrer späteren Aufenthalte in der Türkei werden sie von ihrem Onkel väterlicherseits in Istanbul betreut. Der Erzählung von Frau Engins Vater ist zu entnehmen, dass die Kinder eine Zeit lang auch bei der leiblichen Familie der Mutter von Frau Engin in einer Stadt in Mittelanatolien leben.

Es ist davon auszugehen, dass die Beziehung zu der leiblichen Familie von Frau Engins Mutter auch in Deutschland aufrechterhalten wird. Zu dem Zeitpunkt, als selbige nach Deutschland kommt, lebt eine Schwester von ihr – zusammen mit ihrem Mann – ebenfalls in Deutschland. Die Mutter von Frau Engin wohnt zunächst alleine in einer anderen Stadt. Nachdem sie ihren Ehemann jedoch nach Deutschland nachgeholt hat, zieht das Ehepaar aufgrund der besseren Arbeitsmöglichkeiten in die Stadt, in der auch ihre Schwester lebt und in der sie auch bis zu ihrem Tod bleiben wird. Anfang der 80er Jahre kehren ihre Schwester und ihr Mann in die Türkei zurück. Ihr Sohn wohnt mit seiner Familie in derselben Nachbarschaft wie das Ehepaar Engin.

Die starke Bindung des Ehepaares Engin zu ihren Herkunftsfamilien ist auch an den Wohnsituationen der Familien – sowohl in der Türkei als auch in Deutschland – zu erkennen. Nach der Hochzeit zieht das Ehepaar in eine Wohnung in einem Mehrfamilienhaus, das dem Vater von Frau Engin gehört. In der oberen Etage wohnen die Eltern von Herrn Engin. Das heißt, dass seine Eltern nicht nur die Schwiegereltern seiner Frau, sondern auch nahestehende Verwandte und gleichzeitig ihre nächsten Nachbarn sind. Hier wohnt das Ehepaar Engin für vier Jahre. Während ihres Aufenthaltes in der Türkei versucht Frau Engin, trotz der Entfernung, die intensive Beziehung zu ihren Eltern aufrechtzuerhalten und besucht sie mindestens zwei Mal in Deutschland – für jeweils ein bis zwei Monate.

Die Wohnsituation nach der Auswanderung des Ehepaares nach Deutschland verdeutlicht die Weiterführung der engen Beziehungen zu den Herkunftsfamilien. Betrachtet man diese Tatsache – zusammen mit den krisenhaften Ereignissen in der Familie, die in den gleichen Zeitraum fallen wie beispielsweise den Tod von Herrn Engins Vaters, die Krebsdiagnose bei Frau Engins Mutter und die Diagnose der Behinderung des Sohnes – so wird der Eindruck erweckt, dass die Familie versucht, belastende Ereignisse gemeinsam zu bewältigen. Reichen die vorhandenen Ressourcen aber nicht dafür aus, um die aktuelle Belastung zu reduzieren, so kann die Familie auch die Hilfe der Angehörigen im Herkunftsland beanspruchen, wie beispielsweise bei der Versorgung von Frau Engins Mutter deutlich wird: Als Frau Engin ihre krebskranke Mutter im weit entfernten Krankenhaus versorgt, hat sie Schwierigkeiten, täglich mit ihren zwei kleinen Kindern in das Krankenhaus zu fahren. Daher wird die Mutter von Herrn Engin zur Unterstützung aus der Türkei geholt.

Beziehung zur ethnischen Community

Die Beziehung von Familie Engin zu anderen türkeistämmigen Migranten in Deutschland beschränkt sich auf Kontakte zu Mitgliedern des Fußball- und Behindertenvereins, welche der Vater und der Ehemann von Frau Engin gründen. Herr Engin pflegt auch gute Beziehungen zu unterschiedlichen Moscheegemeinden und Religionsgemeinschaften – unter anderem auch Aleviten. Er nimmt an deren Versammlungen teil und unterstützt diese Gemeinschaften bei ihren Vorhaben. Herr Engin vermittelt zwischen der Moscheegemeinde und der Stadtverwaltung, zum Beispiel bei Fragen zum Moscheebau oder zu der Erlaubnis öffentlicher Gebetsrufe. Durch Kontakte zu diesen Institutionen werden Bekanntschaften geschlossen und die Familie, insbesondere Herr Engin, hat intensive Kontakte zu diesen Personen. Diese bleiben jedoch eher oberflächlich und gehen nicht über eine gegenseitige Unterstützung bei bürokratischen Angelegenheiten hinaus.

Elif gibt selbst an, dass sie nur zwei Freundinnen habe, die türkischstämmig seien. Sie lernt beide durch ihren Vater kennen. Er habe sie dazu motiviert, sich mit ihnen anzufreunden. Die Familien der Mädchen lernt Herr Engin über den Fußballverein und durch die Erledigung bürokratischer Angelegenheiten kennen. Es scheint, dass Herr Engin seiner Tochter seine Art der Gestaltung zwischenmenschlicher Beziehungen gerne vermitteln möchte.

Die Kontakte, die Frau Engin in ihrem Umfeld hat, scheinen, genauso wie die ihres Mannes, eher oberflächlich zu sein. In der folgenden Textpassage drückt sie ihre Einsamkeit aus, die sie nach ihrer Krankheit besonders stark empfindet:

> Frau Engin: »Ja ... Also draußen die Menschen äh ... grüßen mich aber hier [her kommen sie] nicht.« (Frau Engin; Einzelinterview)

Frau Engin habe vor ihrer Krankheit ein paar türkeistämmige Freundinnen gehabt. Nach der Krankheit haben sich viele von ihr distanziert und zurzeit hat sie nur noch zwei Freundinnen, zu denen sie einen engen Kontakt pflegt. Der Cousin von Frau Engin wohnt nur wenige Minuten zu Fuß entfernt von der Familie. Zu ihm und seiner Frau hat Familie Engin vor dem Schlaganfall relativ intensive Kontakte gepflegt. Nach der Krankheit entfernen auch sie sich von Familie Engin. Herr Engin vermutet, dass der Cousin seiner Frau sich, wie auch ihre anderen näheren Freundinnen, deshalb von der Familie entfernt habe, damit sie bei recht komplizierten Versorgungsfragen nicht um Hilfe gebeten werden.

Beziehung zu Einheimischen

Familie Engin hat relativ intensive Kontakte zu Einheimischen, die sie über bürokratische Angelegenheiten in Institutionen kennen lernen. Sie werden sogar als Freunde bezeichnet. Beispielsweise erzählt Herr Engin stolz davon, dass er auch komplizierte Angelegenheiten mit Hilfe seiner »Freunde«, die in unterschiedlichen Institutionen tätig sind, problemlos erledigen kann. Ähnliches gilt auch für den Vater von Frau Engin. Als er neu nach Deutschland kommt, lernt er eine deutsche Frau kennen, zu der die Familie noch heute Kontakt pflegt. Sie wird von den Familienangehörigen mit ihrem Nachnamen und dem Zusatz »Tante« angesprochen. Der Vater lernt sie durch die Erledigung einer bürokratischen Angelegenheit in einer Institution kennen. Während die Bezeichnung »Tante« auf eine nahe Beziehung hindeutet, wird zugleich durch die Verwendung des Nachnamens eine für formelle Beziehungen übliche Distanz erzeugt.

7.4.5.2 Organisation der Familie

Aufgrund der verwandtschaftlichen Beziehung des Ehepaares Engin, ihrer Wohnverhältnisse und der Besonderheiten bei den finanziellen Angelegenheiten, scheint es hilfreich zu sein, die Organisation der Familie aus zwei Perspektiven zu betrachten. Zunächst soll die Organisation der Kernfamilie, das heißt des Ehepaares Engin und der Kinder und danach die Organisation der Großfamilie untersucht werden.

Bei der Kernfamilie kann ein konservatives Organisationsmuster erkannt werden. Dieses charakterisiert sich durch klare Rollen- und Aufgabenverteilungen des Ehepaares. Die Ehefrau ist für die Haushaltsführung und die Kinderbetreuung zuständig. Der Ehemann hat die Aufgabe, den Lebensunterhalt zu sichern und die Angelegenheiten außerhalb der Familie zu erledigen. Frau Engin nimmt in der Familie die Rolle einer traditionellen Ehefrau und Mutter ein und erfüllt die damit verbundenen Aufgaben. Herr Engin beansprucht zwar die Rolle eines traditionellen Ehemannes und Vaters. Aber aufgrund seiner Situation als Spätmigrant und der Stellung als Eingeheirateter in der Großfamilie kann er sie nicht vollständig erfüllen. Vor allem aufgrund seiner sprachlichen Schwierigkeiten ist er auf die Unterstützung seiner Frau angewiesen, was die Autoritätsverhältnisse in der Kernfamilie stören könnte. Neben der Haushaltsführung und der Betreuung der Kinder kümmert sich Frau Engin auch um alle weiteren Angelegenheiten der Familie, wie die medizinisch-therapeutische Behandlung von Burak, die Schulangelegenheiten der beiden Kinder, sowie die Regelung ihrer Kursbesuche und Freizeitaktivitäten.

Herr Engin ist sozial sehr aktiv. Nach seiner Einreise nach Deutschland setzt er sich für einen Fußballverein ein und ab 2007 übernimmt er die Position des Vorsitzenden im Verein, den sein Schwiegervater 1979 gründet. Außerdem initiiert er später die Gründung eines Behindertenvereins. Durch seine Aktivitäten im sozialen Bereich erhöht sich die Intensität der Kontakte zu Institutionen, was wiederum zu einer vermehrten Anhäufung der bürokratischen Angelegenheiten führt, die Herr Engin wahrscheinlich nicht eigenständig bewältigen kann. Diese erledigt Frau Engin von zu Hause aus, während Herr Engin im Vordergrund steht und den Schein wahrt, die ganze Arbeit selbst zu erledigen.

Aufgrund der Wohnsituation und der verwandtschaftlichen Beziehung zwischen dem Ehepaar kann von einer Großfamilie ausgegangen werden, die komplexer organisiert ist als die Kernfamilie. Um dies zu erschließen, betrachten wir zunächst das Alltagsleben der Familie und die Nutzung der Räumlichkeiten.

Familie Engin und die Eltern von Frau Engin wohnen im gleichen Haus. Die Eltern von Frau Engin wohnen in der unteren Etage des Hauses und das Ehepaar Engin in der oberen Etage. Sowohl die untere als auch die obere Etage haben die gleiche Wohnfläche und sind komplett möbliert. In jeder Wohnung gibt es jeweils ein Wohnzimmer, zwei Schlafzimmer, ein Bad und eine Küche, die auch vollständig ausgestattet sind. Tochter Elif und ihre Großeltern wohnen in der unteren Etage und in der oberen das Ehepaar Engin mit ihrem Sohn Burak.

Herr Engin berichtet über die Zeit vor dem Tod seiner Schwiegermutter, dass die Familie hauptsächlich die obere Etage genutzt hat und Elif und die Großeltern nur für die Übernachtung nach unten gingen. Die Mutter von Frau Engin ist in den letzten elf Jahren aufgrund einer Krebserkrankung zeitweise pflegebedürftig und auch tagsüber verbringt sie die meiste Zeit im Bett. Im Wohnzimmer in der oberen Etage wird für sie ein Pflegebett eingerichtet.

> Herr Engin: »Yukarda, yani ocağın [yandığı], tencerenin kaynadığı yer orası.« (Herr Engin; Einzelinterview)

> Herr Engin: <Oben, also dort, wo der Herd [brennt] und wo das Essen gekocht wird.> (Herr Engin; Einzelinterview)

Hier bezieht sich Herr Engin auf eine türkische Redewendung, »ocağın yanması«, was wörtlich übersetzt so viel heißt wie das »Brennen des Herdes« und die Lebensführung im Allgemeinen meint. Betrachtet man dies zusammen mit seiner folgenden Aussage, dass das Essen oben gekocht wird, betont Herr Engin, dass der Mittelpunkt des Familienlebens in der oberen Etage stattfindet.

Obwohl Elif, ebenso wie ihr Bruder Burak, ihr Enkelkind ist, ist davon auszugehen, dass sie den Platz ihrer Tante eingenommen hat, die schon längst aus ihrem Elternhaus ausgezogen ist. Die Nutzung der Räumlichkeiten verdeutlicht, dass Elif mit ihren Großeltern und Burak mit seinen Eltern eine Einheit bilden. Diese beiden Einheiten verbinden sich zu einer Großfamilie.

Es ist davon auszugehen, dass Elif in der Großfamilie eine Position einnimmt, die sich auf der gleichen Ebene befindet wie die ihrer Eltern. Die folgende Aussage von Herrn Engin bestärkt diese Annahme:

> Herr Engin: »Baba olmayı denemedim hiç Elif'e yani baba olayım demedim. Bir arkadaş ilişkisi içinde olduk hep. Bir arkadaş, ama çok samimi bir arkadaş.« (Herr Engin; Einzelinterview)

Herr Engin: <Ich habe nie versucht, für Elif ein Vater zu sein. Wir hatten immer eine freundschaftliche Beziehung zueinander, aber eine enge freundschaftliche Beziehung.> (Herr Engin; Einzelinterview)

Die Aussage könnte so gedeutet werden, dass Herr Engin in der Vater-Kind-Beziehung keine direktive Haltung einnehmen will. In seiner folgenden Aussage beschwert er sich über das Verhalten von Elif nach dem Schlaganfall ihrer Mutter. Er merkt an, dass sie sich gegen ihn aufgelehnt habe und sich die Beziehung zwischen den beiden dadurch angespannt habe. Als Grund dafür vermutet er, dass sie »ihrer Familie« zu sehr vertraut habe. Man könnte annehmen, dass Elif zu viel Verantwortung und Aufgaben zugemutet werden, mit denen sie vor der Krankheit ihrer Mutter gar nicht rechnen konnte. Sie ging wahrscheinlich davon aus, dass sie durch die Hilfe ihrer Familie bei allen anstehenden Arbeiten entlastet werden würde. Herr Engin wiederholt diese Aussage und verwendet »ihre Familie« zwei Mal und ein Mal das Wort »Eltern«, ohne diese Bezeichnungen auf sich selbst zu beziehen. Dies lässt vermuten, dass die Aussage auch eine zweite Bedeutung impliziert.

Zwischen Elif und ihren Eltern besteht nicht nur eine Eltern-Kind-Beziehung, sie stehen auch in einer verwandtschaftlichen Beziehung zweiten Grades zueinander. Diese Tatsache und die Aussage von Herrn Engin über seine (freundschaftliche) Beziehung zu seiner Tochter lassen vermuten, dass die elterliche Rolle in dieser Großfamilie von den Großeltern übernommen und Elif genauso wie ihre Eltern als Angehörige der zweiten Generation betrachtet wird. Die obige Aussage von Herrn Engin verdeutlicht auch, dass die Beziehung zwischen ihm und Elif problembehaftet ist.

Außerdem erwähnen sowohl Elif als auch Frau Engin in ihren Interviews, dass sich die Kommunikation zwischen den beiden schwierig gestaltet. Die Beziehung zwischen Herrn Engin und seinem Schwiegervater scheint ebenfalls angespannt zu sein, was sich durch eine indirekte Art der Kommunikation bemerkbar macht. Man könnte annehmen, dass die beiden Familien aufgrund finanzieller und sozialer Bedürfnisse Interesse an einem Zusammenleben haben.

Hier wirft sich die Frage auf, wie der familiäre Zusammenhalt trotz dieser angespannten Verhältnisse zwischen den Mitgliedern jahrelang aufrechterhalten werden konnte. Die bisherigen Ausführungen beschreiben die angespannten Verhältnisse zwischen vier Personen in der Familie. Dabei wird die Mutter von Frau Engin ausgeklammert. Die Erzählungen über ihre Person und ihr Leben lassen vermuten, dass es sich bei ihr um eine selbstbewusste und starke Frau handelt. Sie kommt als Gastarbeiterin nach Deutschland und holt ihren Mann etwa ein halbes Jahr später nach. Obwohl es für diese Generation typisch wäre, dass der Name der Kinder von dem Ehemann oder von seinen Eltern ausgesucht wird, bestimmt sie die Namen ihrer beiden Kinder selbst. Ein weiteres Anzeichen für ihre Stärke ist die Heirat ihrer Tochter. Der Vater von Frau Engin berichtet in dem familiengeschichtlichen Gespräch, dass er bis zu der Verlobung nichts von der Absicht seiner Tochter, ihren Cousin heiraten zu wollen, gewusst habe.

Im familiengeschichtlichen Gespräch betont Herr Engin, dass die Familie 2009 zwei Mal zusammengebrochen sei. Mit dem ersten Zusammenbruch meint er den Tod seiner Schwiegermutter und mit dem zweiten den Schlaganfall seiner Frau. Obwohl es in der Familie mehrere Todes- und Krankheitsfälle gibt, unter anderem seine eigene psychische Krankheit, werden diese nicht als Zusammenbruch erlebt. Es ist davon auszugehen, dass Frau Engin und ihre Mutter bei der Organisation der Familie eine Schlüsselrolle spielten. Während die beiden Männer für die Bereiche außerhalb der Familie zuständig und sozial sehr aktiv waren, blieben die zwei Frauen im Hintergrund und sorgten für ein geregeltes Familienleben, wozu auch die Regulierung der angespannten Verhältnisse in der Familie zählt.

7.4.5.3 Kommunikationsprozesse

Die Erzählungen der Familienmitglieder und die Beobachtungen während der Interviewsituation lassen vermuten, dass die Kommunikation in der Familie eher indirekt verläuft. Bereits in der Anfangssequenz des familiengeschichtlichen Gesprächs spricht Herr Engin das Thema an:

> Herr Engin: »Ya ilişkilerimiz iyi aile ilişkilerimiz iyi. Saklamayız birbirimizden pek bir şey. Ben sofrada konuşulmaz tezine karşıyım. Özellikle ben sofrada konuşurum. Çünkü fazla beraber olamıyoruz. Biliyorsunuz iş yerlerinde şu Almanya'nın robot bir sistemi.«
> (Familiengeschichtliches Gespräch)

> Herr Engin: <Also, unsere Beziehungen sind gut, unsere Familienbeziehungen. Wir verheimlichen nicht viel voreinander. Ich bin gegen die Annahme, dass am Esstisch nicht gesprochen werden darf. Ich spreche insbesondere am Esstisch. Weil wir nicht oft zusammen sein können. Sie wissen schon, an Arbeitsplätzen in diesem deutschen Robotersystem.> (Familiengeschichtliches Gespräch)

Die obige Aussage von Herrn Engin lässt vermuten, dass die Kommunikationsabläufe in der Familie als problematisch betrachtet werden. Es wird durch unterschiedliche Maßnahmen bewusst versucht dagegen anzugehen. Zum Beispiel indem während der Mahlzeiten geredet wird. Gegen diese Maßnahmen gibt es jedoch scheinbar Einwände, weshalb sie nicht durchgesetzt werden können.

Es ist davon auszugehen, dass sich die Kommunikation in der gesamten Familie zwischen allen Mitgliedern als ein bedeutendes Problem darstellt. Zunächst betrachten wir deswegen die Kommunikationsabläufe in der Kernfamilie näher. Die Erzählungen von Elif verdeutlichen, dass ihre Beziehung zu ihren

Eltern unter der gestörten Kommunikation leidet. Im Einzelinterview gibt sie an, dass sie mit ihrem Vater nicht offen sprechen könne, da sie vor ihm Angst habe. Sie führt weiter aus, dass sie sich ihrer Mutter nicht öffnen kann und ihre Großmutter zwischen ihnen vermittelt habe. Sie erzählt, dass das Leben für sie zu dem Zeitpunkt des Todes ihrer Großmutter endete. Anscheinend ist diese Problematik auch Frau Engin bewusst. Sie bestätigt in ihrem Einzelinterview, dass Elif ihre Meinung ihr gegenüber nicht offen äußert.

In dem familiengeschichtlichen Gespräch fällt auf, dass Herr Engin und sein Schwiegervater miteinander nicht offen kommunizieren, sondern dass ihr Gesprächsstil durch Anspielungen geprägt ist. In diesem Gespräch berichtet Herr Engin auch, dass der Zeitpunkt des Todes seiner Schwiegermutter für ihn sein Lebensende bedeutet hat. Sie war für ihn nicht wie eine Schwiegermutter, sondern wie eine sehr gute Freundin. Das heißt, er konnte mit ihr viele Dinge teilen und sich in schwierigen Zeiten auf sie verlassen. Hingegen scheint die Beziehung zu seinem Schwiegervater belastet zu sein.

Dies könnte an der Konkurrenz in der Autoritätsfrage zwischen den Männern liegen. Die Versuche der Autoritätsausübung seitens des Vaters stoßen auf eine ablehnende Reaktion seitens Herrn Engin, wie die Auseinandersetzung um die Benimmregel »am Esstisch dürfe man nicht reden« verdeutlicht. Vermutlich geht die Forderung von dem Vater aus und Herr Engin lehnt sich gegen diese auf.

Die bisherigen Beispiele verdeutlichen, dass eine offene Kommunikation unter den Familienmitgliedern vermieden wird, was vor allem in konservativ eingestellten Familien anzutreffen ist. Obwohl manche Familienmitglieder selbst diese Art der Kommunikation als unbefriedigend empfinden und sogar als ein ernsthaftes Problem betrachten, kann festgestellt werden, dass sie diese in manchen Situationen dennoch gezielt einsetzen. So erzählt Frau Engin in dem familiengeschichtlichen Gespräch, dass bei ihrer Mutter nach der ersten Behandlung weiterhin der Verdacht auf Krebs bestand. Dies habe der behandelnde Arzt nur mit Frau Engin besprochen. Elf Jahre lang, bis kurz vor dem Tod ihrer Mutter, verschweigt sie allen Familienmitgliedern, dass ihre Mutter immer noch an Krebs leidet. Währenddessen versorgt sie ihre Mutter zu Hause selbst und lässt sie zeitweise im Krankenhaus behandeln.

In dem familiengeschichtlichen Gespräch erzählt Herr Engin, dass vor der letzten Operation der Mutter auch der Vater von Frau Engin aufgrund einer Bypass-Operation im gleichen Krankenhaus gelegen habe.

Herr Engin: »Üst katta yatıyor dayım, yengem alt katta Chemo alıyor, ameliyat olacak ameliyata hazırlanıyor yani ama birbirlerinden haberleri yok. [...] Yani şimdi ikisi de hasta ikisinin de durumları ağır. En azından haberleri olmasın.« (Familiengeschichtliches Gespräch)

Herr Engin: <Mein Onkel liegt [im Krankenhaus] in der oberen Etage und meine Tante in der unteren. Sie bekommt eine Chemotherapie. Sie wird operiert und darauf wird sie vorbereitet. Sie wissen aber nichts voneinander. [...] Also nun beide sind schwer krank. Zumindest erfahren sie nichts voneinander.> (Familiengeschichtliches Gespräch)

An der oben beschriebenen Situation kann erkannt werden, dass diese Art der Kommunikation als Schutzmaßnahme eingesetzt wird. Um die Eltern in ihrem Zustand nicht noch mehr zu belasten, verschweigen sie dem einen, dass der jeweils andere auch im gleichen Krankenhaus liegt. Somit wissen der Vater und die Mutter nichts voneinander, während sie zur gleichen Zeit im Krankenhaus liegen.

7.4.5.4 Überzeugungen der Familie

Es ist festzustellen, dass das Ehepaar Engin der bereits im Herkunftsland entwickelten Tradition der Familie auch in Deutschland weiterhin folgt. Diese zeichnet sich durch eine intensive Beziehung zu den Herkunftsfamilien und zwischen den Verwandten sowie durch eine starke Verbundenheit aus, was durch die räumliche Nähe sowie durch die Eheschließungen zwischen Verwandten deutlich wird.

Bei den Erzählungen fällt jedoch auf, dass es auch Zeiten gibt, in denen das Ehepaar versucht, sich von seinen Herkunftsfamilien zu distanzieren. Dies zeigt sich durch die räumliche Entfernung von ihnen und geschieht vor allem durch die Neuorganisation der Familie aufgrund des Krankheitsfalles sowie die Neuregelung der Versorgungssituation. Es ist davon auszugehen, dass die Familie Krisensituationen mit einer Neuorganisation begegnet, wozu auch der veränderte Charakter bestehender Beziehungen gehört. Beispielsweise sind nach dem Schlaganfall von Frau Engin eine Reihe von Handlungen festzustellen, durch die das Ehepaar wahrscheinlich versucht, sich von den Herkunftsfamilien zu distanzieren und auf diese Weise ihre Privatsphäre zu schützen. Diese Veränderungen hängen mit der Neuorganisation der Familie nach der Krankheit eng zusammen und verdeutlichen gleichzeitig die Bewältigungsstrategie der Familie in diesem Krankheitsfall.

Die Familie, besonders Herr Engin, freundet sich mit Personen an, die er durch die Erledigung bürokratischer Angelegenheiten in Institutionen oder gemeinsame Aktivitäten in den gegründeten Vereinen oder Zivilorganisationen, wie zum Beispiel dem Moscheeverein, kennengelernt hat. Auffällig ist, dass die Familie, trotz dieser recht intensiven Kontakte, zu keiner Person und zu keiner anderen Familie enge Beziehungen pflegt. Der folgende Interviewauszug ist in diesem Kontext aussagekräftig:

Herr Engin: »Almanya'da dostluklar asker arkadaşlıklarına benzer. [...] 19 ay askerlik yaptım. Altlı üstlü ranzalarda yattık. Söyleyemem. Artık can ciğer ana babadan daha yakınsın o insana ... Askerlik bittikten sonra bir iki ay en fazla üç ay birbirinize telefon edersiniz, ondan sonra unutursunuz isminizi bile. Eminim onlar da beni unutmuştur yani.«
Interviewerin: »Hm hm«
Herr Engin: »Onlarda da aynı. Çünkü belli bir yaştan sonra Almanya'ya geliyor aynı askerlik gibi. 50 sene önce gelmiş olsa bile.«
Interviewerin: »Hm«
Herr Engin: »Belli bir yaşta geliniyor, o yaştan sonra edinilecek dostluklar geçicidir bana göre. Ve yok.« (Herr Engin; Einzelinterview)

Herr Engin: <Die Freundschaften in Deutschland ähneln den Freundschaften beim Wehrdienst. [...] Ich habe 19 Monate Wehrdienst geleistet. Wir haben in Etagenbetten geschlafen. Mir fehlen Worte dafür, dass wir näher als zu den Eltern waren. Nach dem Wehrdienst telefoniert man ein paar Monate, höchstens drei Monate, miteinander. Danach vergisst man sogar den Namen.
Interviewerin: <Hm hm>
Herr Engin: <Bei denen ist dasselbe. Weil man in einem bestimmten Lebensalter nach Deutschland kommt, genauso wie beim Wehrdienst, auch wenn man vor 50 Jahren gekommen ist.>
Interviewerin: <Hm hm>
Herr Engin: <Ab einem bestimmten Alter kommt man [nach Deutschland] und Freundschaften, die nach diesem Alter geschlossen werden, sind meiner Meinung nach vorübergehend. Und wir haben keine.> (Herr Engin; Einzelinterview)

Herr Engin vergleicht die Freundschaften in Deutschland mit denen beim Militär. Hier gelten sehr strikte Regeln, denen die Soldaten in allen Lebensbereichen Folge leisten müssen. Alles läuft nach einem bestimmten Plan, der die Zeit und den Ort aller Aktivitäten und sogar die Freizeit für diese Menschen vorgibt. Erinnern wir uns an die Aussagen von Herrn Engin in dem familiengeschichtlichen Gespräch, in dem er das Arbeitsleben in Deutschland als ein roboterhaftes System bezeichnet, so erkennen wir, dass er bei seinem Vergleich Deutschland als Aufnahmeland mit dem strengen Militärsystem und die (türkeistämmigen) »Gastarbeiter« mit den wehrpflichtigen Soldaten gleichsetzt. Die wehrpflichtigen Soldaten und die türkeistämmigen »Gastarbeiter« in Deutschland ähneln sich auch durch die Zweckgebundenheit ihrer Aufenthalte am jeweiligen Ort. Genauso wie die Soldaten zum Militär gehen, um ihre Wehrpflicht innerhalb einer befristeten Zeit zu erfüllen, migrieren die »Gastarbeiter« nach Deutschland, wie die Bezeichnung für diese Migrantengruppe bereits andeutet, um für eine bestimmte Zeit hier zu arbeiten und dann in ihre Heimat zurückzukehren. So sind auch die Freundschaften der Familie, insbesondere die von Herrn Engin, zweckgebunden und ähneln denen beim Militär.

7.4.5.5 Fallstrukturhypothese

Bei Familie Engin kann aufgrund der Offenheit und des flexiblen Umgangs mit Veränderungen von einer städtischen und modernen Orientierung ausgegangen werden. Andererseits fällt ihre Familienorganisation durch eine eher konservative Gestaltung auf. Das durch die in der Familienbiografie entwickelten Bewältigungsstrategien gebildete Muster zeichnet sich durch den Zusammenhalt und die gemeinsame Begegnung der Herausforderungen als Kollektiv aus. Dies wird insbesondere durch die Eheschließung zwischen den Verwandten und die möglicherweise damit zusammenhängende Fokussierung der Familienmitglieder auf das Innenleben der Familie sowie ihre gemeinschaftliche Lebensweise deutlich.

Die Familiengrenzen sind ziemlich weit gefasst und insbesondere für Institutionen geöffnet. Die Öffnung der Grenzen geschieht nicht nur durch die Kontaktaufnahme aufgrund der Erledigung bürokratischer Angelegenheiten in Institutionen. In der Familie ist zudem eine Institutionalisierung ihrer familiären Angelegenheiten festzustellen, die ergänzend zu der konservativ gestalteten Familienorganisation eingesetzt wird. Betrachtet man die Frauendominanz in der Organisation der Familie und demgegenüber die Stellung der beiden Männer, insbesondere Herrn Engins als Eingeheirateter, so kann angenommen werden, dass die Institutionalisierung es beiden Männern ermöglicht sich zu verwirklichen und sich eine Position außerhalb der Familie zu sichern, die sie innerhalb der Familie nicht beanspruchen können.

Nimmt man die Institutionalisierung als Bewältigungsmuster an, so ist davon auszugehen, dass sie durch die Institutionalisierung belastende Angelegenheiten aus der Familie hinaustragen wollen. Dies wird insbesondere dadurch deutlich, dass Herr Engin nach der Feststellung von Buraks Behinderung einen Behindertenverein gründet. Als bedeutsamen Erfolg des Vereins gibt Herr Engin an, dass die Behinderten durch die Hilfe des Vereins aus ihrem Zuhause geholt werden. Seine Aussage impliziert, dass Probleme, die mit der Behinderung zusammenhängen, in den öffentlichen Raum getragen werden und somit nicht mehr nur familiäre Angelegenheiten sind.

Das beschriebene Bewältigungsmuster verdeutlicht auch die scheinbare Paradoxie in der Struktur der Familie, dass sie sich nämlich durch eine eher konservative Organisation und gleichzeitig durch weit gefasste und offene Grenzen auszeichnet. Die Beleuchtung des Charakters offener Familiengrenzen zeigt, dass diese in den bestimmten Lebensphasen und vor allem im Rahmen von krisenhaften Ereignissen zum Tragen kommen. Wie bei jeder durchschnittlichen konservativ eingestellten Familie gelten auch bei Familie Engin der Schutz der Privatsphäre, das friedliche Familienleben und die Sicherstellung der familiären Verbundenheit als Prioritäten. Die Art und Weise der Grenzöffnung bei

Familie Engin zielt darauf ab, die Privatsphäre zu schützen und ein friedliches Familienleben zu gewährleisten.

7.4.6 Bewältigung chronischer Krankheit in der Familie

7.4.6.1 Krankheitsverständnis

Es ist festzustellen, dass in dieser Familie religiöse Ursachen zur Krankheitserklärung herangezogen werden, obwohl die Religion im Alltag des Ehepaares keine bedeutende Rolle einnimmt. Dies zeigt sich deutlich bei der Erklärung der Ursache für Buraks Behinderung. Auch wenn die Erklärungen von Frau und Herrn Engin voneinander abweichen, ist davon auszugehen, dass ihnen die schulmedizinische Ursachenerklärung bekannt ist. Herr Engin gibt als Ursache der Behinderung an, dass das Gehirn des Kindes durch eine Komplikation bei der Geburt nicht mit genügend Sauerstoff versorgt werden konnte. Frau Engin nennt die medizinische Bezeichnung der Krankheit ihres Sohnes. Da sie berichtet, dass für die Krankheit ihres Sohnes die verwandtschaftliche Ehe nicht verantwortlich sei, könnte angenommen werden, dass ihr bekannt ist, dass die Ursache der Behinderung eine Chromosomenstörung ist. Aus den unterschiedlichen Angaben des Ehepaares lassen sich zwei Annahmen ableiten:

1. Herr Engin ist aufgrund der Sprachbarriere über die Krankheitsursache nicht ausreichend informiert worden.
2. Er möchte sich von den Schuldgefühlen befreien, seinem Kind durch die verwandtschaftliche Ehe eine Behinderung zugefügt zu haben.

Den Erzählungen ist zu entnehmen, dass Frau und Herr Engin bei der Aufklärung des Arztes über die Diagnose gemeinsam anwesend gewesen sind. Es ist zwar anzunehmen, dass Herr Engin aufgrund seiner eingeschränkten Sprachkenntnisse dem Arztgespräch wahrscheinlich nicht selbst folgen kann, aber Frau Engin ihm die Erklärungen übersetzt. Die Annahme seines Informiertseins wird auch dadurch noch verstärkt, dass er zusammen mit seiner Frau an den Veranstaltungen der Selbsthilfegruppe für Eltern der von dieser Behinderung betroffenen Kinder teilnimmt. Seine Annahme über die Ursache der Behinderung des Kindes könnte also als eine Bewältigungsstrategie gedeutet werden. Er erwähnt die festgestellte Chromosomenstörung gar nicht, die auf die verwandtschaftliche Ehe zurückgeführt werden könnte. Stattdessen stellt er eine Komplikation bei der Geburt in den Vordergrund, worauf sie als Eltern keinen Einfluss gehabt haben. Es ist davon auszugehen, dass er dadurch versucht, seine Schuldgefühle zu beseitigen.

In der Familie werden auch magische Vorstellungen als Krankheitsursache genannt. Herr Engin lehnt eine solche Annahme strikt ab, aber Frau Engin erzählt im Einzelinterview, dass sie ihren Sohn nach der Diagnose auch einem »Hoca« vorgestellt hat. Dieser stellt fest, dass schwarze Magie bei dem Kind diese Krankheit hervorgerufen habe. Er fertigt für ihn ein »Muska« an, welches Frau Engin entsprechend der Anweisung des »Hocas« ein paar Tage unter dem Kopfkissen des Kindes platziert hat. Ihr Sohn sei nach dieser Behandlung ruhiger geworden. Der »Hoca« habe zudem gesagt, dass die gleiche schwarze Magie auch ihre Beschwerden an einem Bein verursacht habe. Da ihre rechte Körperhälfte von dem Schlaganfall betroffen ist, vermutet sie, dass der »Hoca« damals ihr rechtes Bein gemeint hat. Neben der medikamentösen und therapeutischen Behandlung trägt sie deswegen seit dem Schlaganfall auch ein Muska. Auch wenn sich die Vorstellungen der Ehepartner hinsichtlich der Ursachenerklärung voneinander unterscheiden, sind sie sich in einem Punkt einig: Beide führen die »endgültige« Ursache auf Gott beziehungsweise auf Gotteswillen zurück.

Im Einzelinterview berichtet Frau Engin darüber folgendermaßen:

> Frau Engin: »Gott hat uns [das] gegeben. […] Gott verdi canı, Gott alır canı.« (Frau Engin; Einzelinterview)

> Frau Engin: <Gott hat uns [das] gegeben. […] Gott gab Leben und Gott nimmt Leben.> (Frau Engin; Einzelinterview)

Unabhängig davon, ob die Behinderung durch eine Chromosomenstörung, eine Komplikation bei der Geburt oder schwarze Magie ausgelöst wurde, wird die Krankheit, wie alles andere im Leben auch, als gottgegeben wahrgenommen.

Es ist davon auszugehen, dass sowohl die Frage nach dem Ursprung der Behinderung seines Sohnes als auch jene nach dem Ursprung der Krankheit seiner Frau Herrn Engin weiter beschäftigen. In seiner folgenden Aussage äußert er seine Vermutung darüber:

> Herr Engin: »Yani, insan insandır. Ama ›engelli bana ne‹, der geçerdim, Allah bana engelli derneği kurmayı nasip etti. Hep bunlar ordan geliyor diyorum. ›Bak sen engelliye neyin yok saygı diyeyim işte saygın yok, ben sana engelli derneği kurduracağım, onlara hizmet ettireceğim‹. Ve ben kurdum onlara hizmet ediyorum, ettim, hala da ediyorum.« (Herr Engin; Einzelinterview)

> Herr Engin: <Also, der Mensch ist Mensch. Aber ich sagte früher, ›Behinderte sind mir egal‹, und hatte mich nicht weiter damit beschäftigt. Gott hat mir die Möglichkeit gegeben, einen Behindertenverein zu gründen. Ich denke, alles kommt davon. ›Guck, du nimmst keine Rücksicht auf Behinderte, ich werde dich einen Behindertenverein gründen lassen.‹ Und ich habe einen gegründet und diente ihnen und diene ihnen immer noch.> (Herr Engin; Einzelinterview)

Herr Engin vertieft die Vorstellung nach dem göttlichen Ursprung der Krankheit, indem er sich fragt, warum Gott diese Krankheiten seinen Familienangehörigen auferlegt haben könnte. Er nimmt an, dass dies eine Prüfung Gottes sei, die er in seinem Leben durchlaufen müsse. Nach seiner Vorstellung wird er durch die Krankheiten von Gott auf die Probe gestellt (vgl. Koran 2:155–157).

Diese Vorstellung entlastet ihn einerseits. Durch diese Ansicht der Krankheitsentstehung entzieht er sich der Verantwortung. Zudem ermöglicht sie der Krankheit und der gesamten Bewältigungsarbeit einen Sinn zu geben. Seine Mühen und Anstrengungen für eine gute Versorgung seiner Frau und seines Kindes, die sich im Alltag durch den Verzicht auf eigene Interessen und Einschränkungen in seinem Sozialleben ausdrücken, gewinnen somit eine spirituelle Bedeutung.

7.4.6.2 Krankheitserleben der Familienangehörigen

Wie eine Krankheit von einem Angehörigen wahrgenommen wird, hängt im Wesentlichen von seiner Rolle und Funktion in der Familie ab. Die Wahrnehmung und die Verarbeitung der Krankheit sind mit Emotionen verbunden, die in hohem Maße durch die Qualität der Beziehung zu dem Erkrankten und den Erwartungen an ihn bestimmt sind. Ausgehend von vielfältigen Rollen, den weitreichenden Aufgaben von Frau Engin und ihrer Beziehung zu dem jeweiligen Familienmitglied kann angenommen werden, dass ihre Krankheit von dem jeweiligen Familienangehörigen unterschiedlich wahrgenommen wird und auch ihre Beziehungen untereinander durch ihre Krankheit unterschiedlich beeinflusst werden.

Folgendes berichtet Herr Engin über die Zeit kurz vor dem Schlaganfall seiner Frau: Die Hochzeit einer Cousine des Ehepaares Engin war für Juli 2009 geplant. Obwohl in der Familie zwei Personen kurz hintereinander verstorben sind, nämlich die Mutter der Braut und die Mutter von Frau Engin, wird entschieden, dass die Hochzeit nicht verschoben werden soll. Es wird zunächst überlegt, ob die Familie auf der Hochzeit durch Herrn Engin oder den Vater von Frau Engin vertreten werden soll. Frau Engin will aber unbedingt zu der Hochzeit in die Türkei fahren, da sie ihrer Mutter versprochen habe, ihr Geschenk der Braut persönlich zu übergeben. Außerdem will Frau Engin das Grab ihrer Mutter bauen lassen, die zwei Monate zuvor verstorben ist. In der Zwischenzeit hat Frau Engin selbst gesundheitliche Beschwerden. Obwohl der Arzt ihr eine stationäre Behandlung empfiehlt, lehnt sie diese ab und lässt sich in der Ambulanz der Klinik täglich mit Spritzen behandeln. All dies verheimlicht sie ihrer Familie. Nachdem Herr Engin dies durch einen Zufall erfährt, sucht das Ehepaar gemeinsam den Arzt auf. Sie sprechen mit ihm über die geplante Reise in die Türkei. Der Arzt wiederholt seine Empfehlung der stationären Behandlung. Da

Frau Engin aber darauf besteht in die Türkei zu fahren, gestattet der Arzt die Reise aus ärztlicher Sicht – jedoch nur unter der Bedingung, dass sie sich in der Türkei noch einmal untersuchen lässt. Frau Engin überredet ihren Mann mit zu reisen. Wie sie dem Arzt in Deutschland versprochen haben, lässt sie sich in Istanbul erneut untersuchen. Auch dieser empfiehlt ihr dringend eine stationäre Behandlung. Frau Engin entscheidet sich jedoch auch gegen diesen ärztlichen Rat, um zu der Hochzeit ihrer Cousine gehen zu können. Nachdem der Arzt ihr weitere Medikamente verordnet hat, verlässt sie das Krankenhaus. Herr Engin berichtet, dass er es bereut, nicht eingegriffen zu haben, als seine Frau sich gegen den ärztlichen Rat entscheidet und eine stationäre Behandlung sowohl in Deutschland als auch in Istanbul ablehnt.

Frau Engin lehnt die ärztlichen Empfehlungen, sich stationär behandeln zu lassen, ab, um den Plänen der Familie nicht im Wege zu stehen. Wie geplant findet die Hochzeit statt und anschließend fährt die Familie für ein paar Tage in das Ferienhaus des Vaters von Frau Engin in einer kleinen Stadt am Mittelmeer. Ein Tag nach der Anreise erleidet Frau Engin einen Schlaganfall. Zunächst wird sie in einem Krankenhaus vor Ort behandelt. Danach wird sie in die Spezialklinik in Istanbul verlegt, in der sie ein paar Tage zuvor untersucht worden ist. Nachdem sich ihr Zustand stabilisiert, wird sie in eine Klinik in Deutschland verlegt.

Im Einzelinterview vergleicht Herr Engin die Behinderung seines Sohnes mit der Krankheit seiner Frau. Zunächst berichtet er über die Ursache der Behinderung von Burak, nämlich dass sein Gehirn durch eine Komplikation bei der Geburt nicht mit genügend Sauerstoff versorgt werden konnte. Er stellt fest, dass dies von Gott so gewollt sei und sie als Menschen nichts daran ändern könnten, weshalb man es dabei belassen habe. Aber der Krankheit seiner Frau steht er mit Schuldgefühlen gegenüber, wie seine folgende Aussage verdeutlicht:

> Herr Engin: »Bazan düşünüyorum, ya ölseydi o anda hani.« (Herr Engin; Einzelinterview)

> Herr Engin: <Ich denke manchmal nach, was, wenn sie in dem Moment gestorben wäre.> (Herr Engin; Einzelinterview)

Obwohl das Ehepaar sich nie gegenseitig zu etwas gezwungen habe, habe er seiner Frau spätestens in Istanbul befehlen müssen, sich stationär behandeln zu lassen. Sein schlechtes Gewissen drückt er dadurch aus, dass man die Krankheit vielleicht hätte verhindern können. Nach dem Ausbruch der Krankheit kümmert sich Herr Engin sehr intensiv um die Versorgung seiner Frau. Zusätzlich muss Herr Engin auch auf emotionaler Ebene eine Menge Arbeit leisten, die als Teil der Krankheitsbewältigung nicht zu unterschätzen ist. Er muss seine eigenen Schuldgefühle verarbeiten. Auch seine Frau plagt sich mit Schuldgefühlen herum. Frau Engin denkt nämlich, dass sie sich nicht genug um ihre Gesundheit gekümmert und deshalb ihre Familie in eine schwierige Situation gebracht habe. Nach der Entlassung aus der Rehabilitation seiner Frau organisiert Herr Engin aus eigener Initiative alle zwei Jahre einen stationären Krankenhausaufenthalt, damit seine Frau untersucht werden kann, und zwar in dem Krankenhaus, das ihr vor der Reise in die Türkei eine Krankenhausbehandlung dringend empfohlen hat. Interessant ist vor allem die Tatsache, dass Frau Engin für diese Untersuchung auf seinen Wunsch stationär aufgenommen wird, obwohl aus ärztlicher Sicht dafür ein stationärer Aufenthalt offenbar nicht unbedingt notwendig ist. Dieses Beispiel verdeutlicht seine Reue, weil er das Gefühl hat, er habe seine Pflicht vernachlässigt, für die Gesundheit seiner Frau zu sorgen. Dies ist nun sein Versuch, das wiedergutzumachen.

Außerdem leidet Frau Engin nach dem Schlaganfall an einer negativen Körperwahrnehmung. Dieser begegnet Herr Engin mit einer spielerischen Art. Einerseits versucht er, seine Frau zu ermutigen, sich mit ihren Einschränkungen auseinanderzusetzen. Andererseits solle sie diese Einschränkungen nicht ernst nehmen. So brauche Frau Engin ihr erblindetes Auge sowieso nicht, da sie auch mit einem Auge genauso gut sehen könne wie mit Zweien. Zudem habe sie gelernt, ihre linke Hand genauso gut wie die rechte einzusetzen. Außerdem versucht er seiner Frau zu vermitteln, dass sie auch nach ihrem Schlaganfall zusammengehören, indem sie häufig Hand in Hand spazieren gehen. Auch der gemeinsame Auftritt des Ehepaares in der Interviewsituation kann als Ausdruck dessen gedeutet werden, dass er seine Zugehörigkeit zu ihr auch Fremden gegenüber und ohne Hemmungen zum Ausdruck bringen möchte.

Als Frau Engin den Schlaganfall erleidet, ist die Tochter Elif erst 17 Jahre alt. Der Ausbruch einer lebensbedrohlichen Krankheit bei Frau Engin löst bei ihrer Tochter unterschiedliche Gefühle aus, wie zum Beispiel Angst und Sorge. Elif erzählt Folgendes über diesen Moment:

> Elif: »Ben apar topar aşağı inmemle annemi orda yatarken görmem aynı anda oldu. Annemi orda öyle gördükten sonra kardeşim, … ilk aklıma gelen kardeşim zaten hemen. ›Anneme bir şey olursa ben bu kardeşimle napıcam?‹« (Elif; Einzelinterview)

> Elif: <Ich ging in Eile runter und sobald ich unten war, sah ich als erstes meine Mutter da liegen. Nachdem ich meine Mutter dort gesehen habe, mein Bruder … Das erste, woran ich gedacht habe, war mein Bruder. ›Wenn meiner Mutter etwas passiert, was mache ich mit meinem Bruder?‹> (Elif; Einzelinterview)

Als ihre Mutter den Schlaganfall erleidet, ist das erste, was Elif in den Sinn kommt, ihr Bruder. Ihre Großmutter ist erst kürzlich verstorben und die Familie hat diesen Schock noch nicht verarbeitet. Zu Hause sind nur ihr Großvater, bei dem erst vor drei Monaten eine Bypass-Operation durchgeführt wurde, und ihr Vater, der außerhalb des Familienkreises sozial engagiert und berufstätig ist. Ihre Frage verdeutlicht ihre Annahme und ihre Angst davor, dass sie die Ver-

sorgung ihres Bruders selbst und allein übernehmen müsse. Es ist davon auszugehen, dass Elif nicht nur aufgrund der gegebenen Situation zu dieser Annahme gelangt, sondern dass sie sich das bisherige Versorgungsmuster vor
Augen führt, das über Jahre in der Familie entwickelt wurde. Ihre Mutter ist erst
sieben Jahre alt, als ihre jüngere Schwester bei einem Verkehrsunfall schwer
verletzt wird. Obwohl sie noch ein minderjähriges Kind ist, muss sie ihre
Schwester zu Hause versorgen, während ihre Eltern arbeiten. Auch während der
elf Jahre andauernden Krebserkrankung ihrer Mutter versorgt Frau Engin sie.
Bis zu ihrem Schlaganfall pflegt sie auch ihr geistig behindertes Kind.

Das dargestellte Versorgungsmuster verdeutlicht, dass die Krankenversorgung stets von Frau Engin als das älteste Kind und als Tochter übernommen
wurde. Wenn man dieses Muster weiterverfolgt, müsste Elif nun als das älteste
Kind und die einzige Tochter ebenfalls die Krankenversorgung in der Familie
übernehmen.

Tatsächlich ruft Herr Engin seine Tochter an, als Frau Engin ins Krankenhaus
gebracht wird und stellt ihr die erste Aufgabe. Elif berichtet darüber Folgendes:

> Elif: »Babam bu sefer bana telefon açıyor. ›Bütün eşyaları […]. Bütün eşyalarımızı
> senin eşyalarını, Burak'ın – kardeşimin yani – ee teyzenin, annenin, dedenin, benim
> ›bavulun içine koy‹ dedi. ›Dört-beş tane bavul yap‹ dedi, ›İstanbul'a geliyorsunuz‹
> diyerekten.« (Elif; Einzelinterview)

> Elif: <Mein Vater ruft mich an. Er sagte, dass die ganzen Sachen […]. Er sagte, ich soll
> alle unsere Sachen einpacken. Meine, Buraks, also meines Bruders, meiner Tante,
> meiner Mutter, meines Großvaters und seine. Er sagte, dass ich vier- fünf Koffer vor-
> bereiten soll. Er sagte, dass wir nach Istanbul kommen.> (Elif; Einzelinterview)

Obwohl der Großvater auch zu Hause ist, ruft Herr Engin seine Tochter an.
Bereits durch die erste Aufgabe wird deutlich, von wem was erwartet wird. Elif
betont die Anzahl der Koffer und zählt die Namen der einzelnen Personen auf,
deren Koffer eingepackt werden müssen: Ihrer, der ihres Vaters, der ihres Bruders, der ihres Großvaters, der ihrer Tante und der ihrer Mutter. Es ist davon
auszugehen, dass Elif in diesem Moment die Erwartungen bewusst werden, die
an sie gerichtet sind und sie belasten. Trotz ihres jungen Alters wird von ihr
erwartet, nicht nur sich selbst, sondern die ganze Familie zu versorgen. Denn sie
ist die einzige Tochter der Familie und das Versorgungsmuster sieht vor, dass
diese Aufgabe von der ältesten Tochter übernommen wird.

Nach dem Tod seiner Frau, die eine lange Zeit krank war, löst der Schlaganfall
von Frau Engin bei ihrem Vater massive Ängste aus, er könne auch seine Tochter
verlieren. Gleichzeitig ist er besorgt darüber, dass der Zusammenhalt in der
Familie gestört werden könnte. Frau Engin berichtet über die Zeit nach der
Rehabilitation, dass ihr Vater ihr nicht erlaubt hat, aufzustehen. Er will, dass sie
sich ausruht. Er zeigt eine übertriebene Fürsorge gegenüber seiner Tochter und

kritisiert gleichzeitig seinen Schwiegersohn, dass er seiner Tochter nicht genügend Aufmerksamkeit schenkt.

Bereits am Anfang des familiengeschichtlichen Gespräches wird sein Ärger bemerkbar, wie die folgende Szene verdeutlicht: Das Gespräch findet im Garten von Familie Engin an einem Nachmittag im September statt. Frau Engin kann nur mit einem Handstock laufen, deshalb führt Herr Engin sie an der Hand nach draußen in den Garten. Der Vater von Frau Engin kommt erst fünf Minuten nach Beginn des Gespräches aus dem Haus. Nachdem er die Interviewerin mit einem Händeschütteln kurz begrüßt hat, wendet er sich seiner Tochter zu und legt eine Strickjacke über ihre Schultern. Damit zeigt er seine Fürsorge gegenüber seiner Tochter. Führt man sich die vorherige Situation vor Augen, kann davon ausgegangen werden, dass er damit gleichzeitig seinem Schwiegersohn signalisiert, seine Aufgabe, als Ehemann für seine Frau zu sorgen, vernachlässigt zu haben.

Seine Äußerungen in dem familiengeschichtlichen Gespräch über den Transport von Frau Engin unmittelbar nach dem Schlaganfall sind in dieser Hinsicht bemerkenswert:

> Vater:»Aslında yapılan bir yanlışlık vardı. [...] İstanbul'a kadar ambulansla götürülmesi yanlıştı. Çünkü acil durum var ortada. Yani en azından bir helikopter kullanılabilirdi.« (Familiengeschichtliches Gespräch)

> Vater: <Eigentlich wurde ein Fehler gemacht. [...] Dass sie nach Istanbul mit einem Krankenwagen gebracht wurde, war falsch. Weil es ein Notfall war. Also, man hätte zumindest einen Hubschrauber nutzen können.> (Familiengeschichtliches Gespräch)

Mit dieser Aussage drückt er seinen Unmut gegenüber seinem Schwiegersohn aus, dass er die nötigen Maßnahmen in dieser Situation nicht ergriffen und sich für seine Tochter nicht ausreichend eingesetzt habe. Außerdem ist er besorgt darüber, dass sein Schwiegersohn seine Tochter verlassen könnte, wie in der folgenden Gesprächssequenz deutlich wird:

> Vater: »[Eşimi] sandıkla gönderdim ya, hayatta evliliği düşünmüyorum. Yani onun üzerine evlenmek istemiyorum. Katiyetle yapamam. Yani onun sevgisini... başkasına yapamam. [...] Sandıkda gidenin sandıkla gelenin yani evliliği olmaz diyorum olmaması lazım. Eğer ki ilk ailense ilk eşinse sevgiyi üzerinde taşıman lazım, nasıl ki ben bu alyansı taşıyorsam. Onun sevgisi var. Biri onun, biri benimdir.« (Familiengeschichtliches Gespräch)

> Vater: <Ich habe sie [meine Frau] ja in der Truhe geschickt. Ich kann mir im Leben nicht eine Heirat vorstellen. Also ich möchte nicht nach ihr noch einmal heiraten. Ich kann das nicht. Also die Liebe zu ihr kann ich nicht jemand anderes geben. [...] Also der, der mit einer Truhe kommt und in der Truhe geht, kann nicht heiraten. So was darf nicht sein. Wenn es deine erste Familie ist, deine erste Frau, dann musst du die Liebe immer bei dir tragen, genauso wie ich diesen Ehering trage. Er hat ihre Liebe. Der eine gehört ihr und der andere mir.> (Familiengeschichtliches Gespräch)

Mit seiner Aussage <wer mit der Truhe kommt, geht in der Truhe> meint der
Vater von Frau Engin möglicherweise Folgendes: Mit der erstgenannten Truhe
diejenige, mit der die Braut ihre Aussteuer in das Haus ihres Ehemannes bringt
und mit der zweiten den Sarg. In seiner Aussage spiegelt sich der Wert der Treue
in der Ehe als Garant für den Zusammenhalt der Familie wider. Obwohl es aus
religiöser Sicht nicht verboten ist, ist eine Scheidung in der türkischen Tradition
ungern gesehen. Durch seine Aussage drückt er seinen Stolz darüber aus, dass er
und seine Frau sich treu geblieben sind und sie die Ehe bis zum Tod aufrechterhalten konnten. Neben seinem eigenen Ehering trägt er auch den seiner Frau,
um zu zeigen, dass er sie immer noch liebt und ihr auch nach ihrem Tod treu
bleibt. Somit vermittelt er seinem Schwiegersohn die Botschaft, dass die Liebe,
die mit dem Tod nicht endet, auch nicht durch eine Krankheit enden sollte.
Gleichzeitig fordert er von seinem Schwiegersohn, seiner Tochter weiterhin treu
zu bleiben.

7.4.6.3 Versorgungsgestaltung

Für diese Familie bedeutet die Versorgungsgestaltung nicht nur die Neugestaltung des Familienlebens, sondern sie löst grundlegende Veränderungen im
Familienleben aus, da Frau Engin vor ihrer Krankheit in der Familie als Ehefrau,
Mutter, Tochter und auch als ältere Schwester bedeutende Rollen und Aufgaben
übernommen und das Familienleben geregelt hat. Wie Herr Engin in dem familiengeschichtlichen Gespräch betont, löst ihre Krankheit im Familienleben,
aber vor allem bei ihm selbst, einen Zusammenbruch aus. Seine folgende Aussage verdeutlicht seine Hilflosigkeit in dieser Situation:

> Herr Engin: »Dönerken geliyorum. Dedim ›çok zor bir sürece giriyorsun‹. […] Dedim
> ›sen bundan sonra çok içki içeceksin.‹ Kendimi rahatlatmak için. […] Yunanistan'dan
> çıkarken on şişe rakı aldım. […] Hem de en iyisini aldım. Geldim buraya ben bunun bir
> şieşesini içtim iki üç haftada. […] Dedim […] ›sen napıyorsun?‹ hepsini Geschenk
> verdim birilerine. O günden beri de içmiyorum.« (Herr Engin; Einzelinterview)

> Herr Engin: <Auf der Rückreise habe ich gesagt, ›du kommst in einen sehr schwierigen
> Prozess. […] Ab jetzt wirst du sehr viel trinken.‹ Um mich zu beruhigen … […] Als wir
> Griechenland verlassen haben, habe ich mir zehn Flaschen Raki gekauft, […] sogar die
> besten. Nachdem ich hierherkam, habe ich davon eine Flasche innerhalb von zwei, drei
> Wochen ausgetrunken. […] Ich sagte […], ›was machst du da?‹ Ich habe sie jemandem
> geschenkt. Seit diesem Tag trinke ich nicht mehr.> (Herr Engin; Einzelinterview)

Zunächst trifft ihn die Krankheit seiner Frau so stark, dass er nicht mehr weiß,
wie er das Familienleben weiterführen soll. Ein paar Wochen später kommt er
wieder zu Sinnen und versucht, für die Neuorganisation des Familienlebens
Strategien zu entwickeln. Er versucht die vorhandenen Möglichkeiten zur Be-

wältigung des Alltags einzusetzen, indem er auf Hilfe aus der näheren Umgebung zurückgreift. Als Frau Engin im Krankenhaus liegt, kommt ihre Schwester zu der Familie, um die Kinder zu versorgen. Sie bekommt jedoch Probleme mit Elif und Herrn Engin. Elif erzählt, dass sie in dieser Zeit bis in die späte Nacht draußen bleibt. Da ihre Tante dagegen ist, kommt es zu einer Auseinandersetzung zwischen den beiden. Es ist davon auszugehen, dass dies zu einem ernsthaften Streit zwischen ihr und Herrn Engin führt, in dessen Folge er sie aus dem Haus treibt. Kurz danach versöhnen sie sich und sie kommt nach der Entlassung von Frau Engin aus der Rehabilitation wieder zurück, um Frau Engin und die Kinder zu versorgen.

Fünf Monate nach der Entlassung aus der Rehabilitation geht Frau Engin zusammen mit ihrer Schwester und ihrem Vater in die Türkei, um das Grab ihrer Mutter bauen zu lassen. Der Vater von Frau Engin bleibt in der Türkei. Auf der Rückreise kommt die Mutter von Herrn Engin mit nach Deutschland. Während die Mutter von Herrn Engin in Deutschland ist, schickt Herr Engin seine Frau und die Kinder über Ostern für zwei Wochen in die Türkei. Sie machen zusammen mit ihrem Vater Urlaub in seinem Ferienhaus. Ein paar Monate später schickt Herr Engin seine Frau und die Kinder erneut in den Urlaub in die Türkei. Er bleibt auch diesmal mit seiner Mutter in Deutschland. Sie bleibt sechs Monate lang bei der Familie. Die beiden Reisen von Frau Engin und der Kinder während ihres Aufenthaltes lassen vermuten, dass es in dieser Zeit zu Spannungen zwischen Frau Engin und ihrer Schwiegermutter gekommen ist. Auch die Erzählungen von Frau Engin deuten auf eine distanzierte Beziehung zu ihrer Schwiegermutter hin. Beispielsweise lässt sie ihre Schwiegermutter ihr Schlafzimmer nicht aufräumen. Obwohl sie gleichzeitig ihre Tante väterlicherseits ist, und Frau Engin sie nach der Heirat mit »Mama« anredet, benutzt sie ab diesem Zeitpunkt eine formelle Anrede, nämlich ihren Vornamen mit Zusatz »Hanım«, was in der deutschen Sprache der Anrede »Frau Engin« entsprechen würde. Nachdem seine Mutter auch in die Türkei zurückkehrt, muss Herr Engin die alltägliche Arbeit allein übernehmen.

> Herr Engin: »Ben çalışıyorum. E adamcağız sürekli burda yardım ediyor. E tabi yaşlı, kalp hastası, e ben işten geliyorum mesela 3'de evde oluyorum, sabahleyin öğlenleyin, 3' de napabilirim? Akşam bir yemek hazırlayabilirim, eğer yapmadıysa. Alış veriş varsa onu yaparım, veya kağıt işi varsa devlet dairesinde onu hallederim. İşte ne bileyim hafta sonları temizlik yaparım. Merdivenleri, camları, ev temizliği, halı yıkamasıdır, ne bileyim, aklınıza ne geliyorsa. Çamaşırdır, ütüdür onları yaparım. Baktım ki, adam sürekli bizim yanımızda. Benim burda olmasından hiçbir şikayetim yok. [...] Niye bu adam bu yaşında niye bize bağlı kalsın? İstiyorsa gitsin, istiyorsa kalsın.« (Herr Engin; Einzelinterview)

> Herr Engin: <Ich arbeite. Der arme Mann hilft mir hier immer. Natürlich ist er alt und herzkrank. Äh ... Ich komme von der Arbeit zurück, um drei Uhr nachmittags bin ich

zu Hause. Was kann ich um drei Uhr machen? Ich kann das Abendessen kochen, falls er das nicht schon gemacht hat. Wenn eingekauft werden muss, dann mache ich das. Oder wenn es Papierkram zu erledigen gibt, dann kümmere ich mich darum. Also, was weiß ich ... An Wochenenden putze ich das Haus, die Treppen, die Fenster, halt Hausreinigung, sei es die Teppiche zu reinigen oder was weiß ich, was ihnen halt so einfällt. Wäsche waschen und bügeln, das mache ich. Da gucke ich, der Mann ist immer bei uns. Ich habe nichts dagegen, dass er hier ist. [...] Wieso soll der Mann in diesem Alter von uns abhängig sein. Wenn er möchte, soll er gehen, wenn nicht, bleiben.> (Herr Engin; Einzelinterview)

Die Textpassage verdeutlicht die Lage von Herrn Engin. Auch wenn er erwähnt, dass sein Schwiegervater ihm hilft, ist davon auszugehen, dass seine Hilfe nicht ausreichend ist und Herr Engin fast alles alleine bewältigen muss. Aufgrund der altersbedingten Einschränkungen und der Herzkrankheit seines Schwiegervaters kann Herr Engin nicht nach zusätzlicher Unterstützung fragen. Bedenkt man die schwere Belastung von Herrn Engin und die angespannten Verhältnisse zwischen den beiden, könnte angenommen werden, dass es für Herrn Engin sogar besser wäre, wenn sein Schwiegervater nicht mehr mit der Familie zusammenwohnen würde. In dem familiengeschichtlichen Gespräch wird deutlich, dass der Schwiegervater Herrn Engin vorwirft, sich unmittelbar nach dem Schlaganfall nicht genügend für seine Tochter eingesetzt und die erforderlichen Maßnahmen ergriffen zu haben. Außerdem kritisiert er ihn auch aufgrund seines jetzigen Verhaltens. Er deutet an, dass er sich auch jetzt nicht genügend um seine Tochter kümmern würde. Obwohl sein Schwiegervater gleichzeitig sein Onkel mütterlicherseits ist, vermeidet Herr Engin es, seine Unterstützung zu beanspruchen. Er begründet dies mit dem hohen Alter seines Schwiegervaters, der daher nicht verpflichtet sei ihm zu helfen. Doch es ist anzunehmen, dass er keine weitere Hilfe fordert, weil das Verhältnis zwischen den beiden angespannt ist.

In dieser Situation versucht Herr Engin, die von ihm benötigte Unterstützung von seiner damals 17-jährigen Tochter Elif zu bekommen. Beispielsweise meldet er sie in einer Fahrschule an. Sein Gedanke dabei ist wahrscheinlich der, dass Elif mit einem Führerschein die Aufgaben ihrer Mutter zumindest teilweise übernehmen könnte, indem sie bei der Versorgung ihres Bruders, beim Haushalt und beim Einkauf mithilft. Außerdem erwartet Herr Engin von ihr Unterstützung bei bürokratischen Angelegenheiten, die bis zu dem Schlaganfall immer von seiner Frau übernommen wurden. Deshalb nimmt er sie zu den Behörden mit und lässt sie dort die Gespräche führen.

Offensichtlich ist Herr Engin nach der Krankheit seiner Frau durch die vielfältigen Aufgaben überfordert und strebt mit dem Einsatz von Elif an, eine neue Routine zu entwickeln (vgl. Hildenbrand 2009, S. 141), um die »auf das Alltagsleben bezogene Arbeit« (Corbin / Strauss 2004, S. 110) zu bewältigen. Die

Bemühungen haben jedoch keinen Erfolg und beeinträchtigen sogar die Beziehung zwischen Vater und Tochter. Die Erzählungen von Elif und Herrn Engin in den Einzelgesprächen lassen vermuten, dass die neue Situation und die Erwartungen an Elif in der Vater-Kind-Beziehung zu massiven Beeinträchtigungen des bisherigen Familienlebens führen und wahrscheinlich die bereits bestehenden Anspannungen verstärken.

Die Bemühungen von Herrn Engin, die Versorgung seiner Frau und die Neuorganisation des Alltags durch die Hilfe der näheren Verwandten zu regeln, haben also keinen Erfolg. Die folgende Aussage von Herrn Engin verdeutlicht seine Überforderung in dieser Situation:

> Herr Engin: »Ama bir yerde geldi tıkandı. Her şey çok gelmeye başladı bana bir anda. Ev işi bende, alış veriş bende e dışarda devlet dairesinde kağıt kürek bir şey olsa bende. E Burak zaten bende, yıkamasından tut altına varana kadar hepsi bende, e bir de eşimin o durumu olmuş ilk zamanlar, kafama takıyordum moral bozuk falan hepsi bende. [...] İş yerinde konsantre olamıyordum. 20 senedir yaptığım işi yapamıyordum.« (Herr Engin; Einzelinterview)

> Herr Engin: <Aber irgendwann ging es nicht mehr. Es kam mir auf einmal alles zu viel vor. Der Haushalt, Einkaufen, Papierkram, bürokratische Angelegenheiten und Burak sowieso, vom Baden bis Windelwechseln, alles musste ich allein übernehmen. Hinzu kommt die Situation meiner Frau, in der ersten Zeit habe ich viel darüber gegrübelt, meine Stimmung war am Ende. Alles musste ich selbst erledigen. [...] Ich konnte mich auf der Arbeit nicht konzentrieren. Die Arbeit, die ich seit 20 Jahren mache, konnte ich nicht mehr machen.> (Herr Engin; Einzelinterview)

Da er eine Unterbringung in einem Heim für die Versorgung seines behinderten Sohnes oder die Unterstützung durch einen ambulanten Pflegedienst grundsätzlich ablehnt, muss er in dieser Situation die Versorgung alleine übernehmen. Dies bedeutet, dass er neben seiner beruflichen Tätigkeit auch die Versorgung seiner Frau und seines Kindes selbst übernehmen und den Haushalt alleine führen muss. Zusätzlich will er seine Aktivitäten außerhalb der Familie weiterführen. Am Ende ist er durch diese Aufgaben überfordert und leidet an einer psychischen Krankheit.

Seine Krankheit zeigt sich zunächst durch Konzentrationsstörungen. Er ist nicht mehr in der Lage, alltägliche Aufgaben, wie zum Beispiel das Kochen oder die Tätigkeit am Arbeitsplatz, auszuführen. Eines Nachts ist er nicht mehr ansprechbar und wird in die Notaufnahme eines Krankenhauses gebracht. Er wird zunächst in dem geschlossenen Bereich der Psychiatrie behandelt. Danach wird er in eine andere Einrichtung verlegt, in der er durch muttersprachliche Therapeuten und Ärzte behandelt wird. Seiner achtwöchigen stationären Behandlung in dieser Klinik schließt sich eine Rehabilitationsmaßnahme in einer psychosomatischen Einrichtung an. Zu dem Zeitpunkt der Interviews ist er seit insgesamt 17 Monaten krankgeschrieben und wird weiterhin medikamentös behandelt.

Es ist davon auszugehen, dass sich Familie Engin zum Zeitpunkt der Interviews in einem Übergang zu einer Phase befindet, in der sich die Familie neu strukturiert. Selbige wurde durch die Krankheit von Frau Engin eingeleitet. Betrachtet man die Bemühungen hinsichtlich der Gestaltung von Frau Engins Versorgung und ihres Alltags, so entsteht der Eindruck, dass diese die bereits vorhandenen angespannten Verhältnisse zwischen Herrn Engin und Elif, Frau Engin und ihrer Schwiegermutter sowie Herrn Engin und seinem Schwiegervater aufdecken und sogar noch verstärken. Die Hilfestellung der näheren Verwandten, der Schwester, der Schwiegermutter und des Vaters von Frau Engin, erzeugt gleichzeitig noch weitere Probleme im Familienleben oder es wird zumindest als Einengung ihrer Privatsphäre empfunden. Somit wird deutlich, dass die Kernfamilie für die Versorgung selbst eine Lösung finden muss.

In der neuen Situation spielt Herr Engin eine Schlüsselrolle. Nach seiner Behandlung trifft er eine Reihe von Entscheidungen und somit beginnt eine neue Lebensphase für ihn und auch für die Familie. Er reduziert seine außerfamiliären Aktivitäten auf ein Minimum. Die Aufgaben als Vorsitzender des Fußballvereins und seinen Sitz im Vorstand des Behindertenvereins gibt er auf und versucht, mehr Zeit mit seiner Familie zu verbringen. Als verantwortungsbewusster Vater und Ehemann, der ein geistig behindertes Kind und eine chronisch erkrankte Frau hat, achtet er mehr auf seine Gesundheit. Beispielsweise hört er auf Alkohol zu trinken, er beginnt Sport zu treiben und seine Leidenschaft, schnell Auto zu fahren, gibt er ebenfalls auf.

Bis zu diesem Zeitpunkt war die Kernfamilie von mehreren sozialen Beziehungen verschiedenster Art geprägt. Der Fußball- und Behindertenverein, die möglicherweise zur Bewältigung migrationsbedingter Belastungen und zu einem besseren Umgang mit der chronischen Krankheit und der Behinderung beitragen, stellen sich gleichzeitig als eine zusätzliche Belastung für das Familienleben dar. Zum einen sollten bürokratische Angelegenheiten dieser Vereine mit Hilfe von Frau Engin zu Hause erledigt werden, zum anderen sollten durch diese Vereine auch entstehende Kontakte zu unterschiedlichen Personen gepflegt werden. Trotz der Intensität bleiben diese Kontakte jedoch oberflächlich, sodass in einer schwierigen Situation auf dahingehende Unterstützung kein Verlass ist. Die dauerhafte Aufrechterhaltung dieser Beziehungen könnte von den Beteiligten als ermüdend empfunden werden.

Die Gestaltung der Versorgung bedeutet gleichzeitig die Neugestaltung des Familienlebens und beschränkt sich nicht nur auf das Alltagsleben, ihre Zukunftsperspektive ist ebenfalls davon betroffen. Die Beziehungen in der Familie tangieren sowohl die emotionale als auch die materielle Ebene, wie beispielsweise der gemeinsame Kauf des Hauses zeigt. Betrachtet man die Veränderungen in der Organisation der Familie, kann davon ausgegangen werden, dass Frau Engins Krankheit die Voraussetzungen dafür schafft, durch die vielleicht zum ersten Mal eine wirkliche Ablösung des Ehepaares von ihren Familien ermöglicht wird. Dies wird bei Frau Engin durch ihre distanzierte Beziehung zu ihrer Schwiegermutter deutlich und bei Herrn Engin in seinem distanzierten Verhältnis zu seinem Schwiegervater.

Es ist anzunehmen, dass das Ehepaar die Annahme der Hilfestellung der Herkunftsfamilie als Einengung ihrer Privatsphäre erlebt. Um dieser entgegenzuwirken, versuchen sie, die Grenzen ihrer Kernfamilie neu zu definieren und eine neue Balance zwischen Nähe und Ferne zu finden. Dies geschieht durch die Neugestaltung der Beziehungen aber auch durch die Wahl des neuen Wohnortes. Nach dem Schlaganfall von Frau Engin gibt die Familie ihr Haus in Deutschland zum Verkauf frei und entscheidet sich, in die Türkei zurückzukehren. Auffällig ist, dass das Ehepaar sich nicht in Istanbul, sondern in einer Kleinstadt am Mittelmeer niederlassen möchte, obwohl beide in Istanbul geboren wurden und eine Zeit lang dort lebten. Sowohl der Verkauf des gemeinsam gekauften Hauses als auch die Entscheidung für den neuen Wohnort könnten als Wunsch der Entfernung von der Herkunftsfamilie gedeutet werden.

Motivation zur Pflege

In der Familie wird die Krankenversorgung grundsätzlich von Herrn Engin und seiner Tochter übernommen. Elif hat bereits seit ihrer Kindheit Erfahrung mit der Krankenversorgung, da sie ihrer Mutter bei der Pflege ihrer Großmutter und ihres Bruders geholfen hat. Sie erzählt, dass sie diesbezügliche Aufgaben gern übernommen habe. Gleichzeitig klagt sie über die Schwierigkeiten bei der Versorgung ihrer Großmutter und vor allem darüber, dass ihr dadurch kein Freiraum für ihr eigenes Leben bleibt. In dieser Familie treten viele schwere Krankheiten auf und sie wird mehrmals herausgefordert, die dadurch entstehenden Belastungen zu bewältigen. Diesen Herausforderungen begegnet die Familie durch die Stärkung des Zusammenhaltes, der bereits durch die Wohnsituation deutlich wird. Dies könnte das Familienleben so stark beeinflussen, dass im Alltag die Privatsphäre und persönliche Interessen von einzelnen Familienmitgliedern nicht oder nur unzureichend berücksichtigt werden. Hier stellt sich die Frage, wie Elif zur zukünftigen Versorgung der erkrankten Familienangehörigen steht. Ausgehend von ihrer Klage wäre in einer solchen Situation anzunehmen, dass Elif sich von der Familie entfernen möchte. Im Einzelinterview stellt sie fest, dass sie in der Familie die einzige gesunde Person und einzige Tochter sei. Auf die Frage nach ihrer Vorstellung von ihrer zukünftigen Wohnsituation antwortet sie folgendermaßen:

Elif: »[Ayrı eve] çıkmam. Annemi bu halde, kardeşimi bu halde babamı, hele dedem bu haldeyken bırakmam. Ya evlensem bile gene de bırakmam. [...] Altlı üstlü böyle otururum.« (Elif; Einzelinterview)

Elif: <Ich würde nicht ausziehen. Ich würde meine Mutter nicht in dieser Verfassung zurücklassen, meinen Bruder auch nicht und meinen Vater, meinen Großvater sowieso nicht. Selbst wenn ich heiraten sollte, würde ich sie nicht allein lassen. [...] Wir würden oben und unten wohnen, wie jetzt.> (Elif; Einzelinterview)

Obwohl Elif sich in ihrer Privatsphäre eingeschränkt fühlt und sogar darüber klagt und ihre Beziehung zu ihren Eltern eher problembehaftet ist, berücksichtigt sie die erkrankten Familienmitglieder und ihre Versorgungsprobleme bei ihren Zukunftsplänen. In ihrer Vorstellung werden die in der Familie entwickelten Muster der Krankenversorgung und der Wohnsituation weitergeführt. Allerdings ist dies für sie nur möglich, solange ihre Eltern in Deutschland leben. Sie betont, dass sie sich Deutschland zugehörig fühlt und auch die Tatsache, dass ein Leben in der Türkei für sie unvorstellbar ist. Dadurch wird der Unterschied zwischen ihr und ihrer Mutter deutlich. Für Frau Engin haben die familiären Angelegenheiten und die Bedürfnisse ihrer Familienangehörigen Vorrang vor ihren eigenen. Elif ist zwar auch bereit, ihre Familie zu unterstützen und die Versorgungsaufgaben zu übernehmen, aber im Gegensatz zu ihrer Mutter setzt sie bestimmte Grenzen und ist nicht bereit, sich für die anderen bedingungslos aufzuopfern. In ihrer Vorstellung über die Zukunft ist ihr Versuch oder der Wunsch zu erkennen, als einzige Tochter zwar einerseits den ihr gestellten Anforderungen gerecht zu werden, andererseits aber auch ihre Wünsche zur eigenen Lebensführung zu verwirklichen.

Herr Engin gerät nach der Krankheit seiner Frau in eine Art Schockzustand und als einzigen Ausweg sieht er zunächst den Alkohol. Er hat große Schwierigkeiten das Familienleben zu regeln und sogar die alltäglichen Aufgaben zu bewältigen. Als Folge dessen leidet er an einer psychischen Krankheit. Trotz aller Schwierigkeiten versucht er das Familienleben der neuen Situation anzupassen, um den Alltag zu bewältigen. Dafür entwickelt er Strategien und sobald deutlich wird, dass diese nicht erfolgversprechend sind und greifen, entwickelt er wieder neue.

Herr Engin erzählt, dass er nach seiner stationären Behandlung aufgrund einer psychischen Krankheit in der Rehabilitation war und an einer Gruppentherapie teilnahm, in der die Teilnehmer über ihre Belastung offen sprachen und gegenseitig Ratschläge gaben. Nachdem er über seine Situation berichtet habe, habe ihm ein deutscher Mitpatient vorgeschlagen, seinen behinderten Sohn in ein Heim zu geben. Daraufhin betont er zunächst, dass er ein türkeistämmiger Muslim sei, und fährt folgendermaßen fort:

Herr Engin: »Vermem kimseye. Evde bakarım, günde iki tane tablet alıyorsam on tane alırım ama bakarım evde.« (Herr Engin; Einzelinterview)

Herr Engin: <Ich gebe ihn niemandem. Ich pflege ihn zu Hause. Wenn ich jetzt täglich zwei Tabletten nehme, dann nehme ich zehn Tabletten, aber pflege ihn zu Hause.> (Herr Engin; Einzelinterview)

Was ist sein ihn scheinbar so stark antreibender Beweggrund dafür, dass er für seine Familie sogar seine eigene Gesundheit gefährdet? Woher schöpft er auch nach seiner Krankheit die Kraft, die Versorgungsaufgaben zu übernehmen, was auch eine stetige Anpassung an die sich immer wieder neu gestaltende Familiensituationen bedeutet? Die darüber hinaus auch erfordern, dass immer wieder neue und dazu passende Strategien entwickelt werden.

Herr Engin: »Dedik ki takdir ilahi bu. Budur yani, benim yapacağım bir imtihanmış. Çekeceğim bir imtihanmış hayatta. İmtihan ediliyorum diye düşünüyorum.«
Interviewerin: »Hm«
Herr Engin: »Yani Allah tarafından imtihan ediliyorum şu anda. Mesela benim görüştüğüm insanların çoğu, hatta bir tanesi kurda. ›Ben‹ dedi, ›çoktan bırakmıştım o karıyı gitmiştim‹ dedi, ›çoluk çocuğu bırakıp‹ dedi, ›çekilir mi o kahır?‹, dedi.«
Interviewerin: »Siz nasıl görüyorsunuz?«
Herr Engin: »Ben dedim işte imtihan diyorum herhalde, yapmak zorundayım. Yapmak için de kendime iyi bakacağım, fitnessse fitness yemeğime dikkat edeceğim. E iyi uyuyacağım, ki ayakta kalayım, bakayım diye. Başka yolu yok. Yani o ayrılma olayı falan öyle bir şey yok yani, terketme yani.« (Herr Engin; Einzelinterview)

Herr Engin: <Wir haben gesagt, das ist Gottes Wille. Das ist also die Prüfung, die ich machen muss. Eine Prüfung, die ich im Leben durchlaufen muss. Ich denke, dass ich geprüft werde.>
Interviewerin: <Hm>
Herr Engin: <Also ich werde jetzt von Gott geprüft. Zum Beispiel die meisten Leute, mit denen ich rede, sogar jemand von meiner Kur, sagte, ›ich hätte die Frau längst verlassen und auch die Kinder. Wie kann man so einen großen Kummer ertragen?‹>
Interviewerin: <Wie sehen Sie das?>
Herr Engin: <Ich sagte ja, dass ich wahrscheinlich geprüft werde. Ich muss da durch und um das zu schaffen, muss ich auf mich aufpassen. Wenn ich dafür zum Fitness muss, dann mache ich das. Ich muss auf meine Ernährung und meinen Schlaf achten, damit ich auf den Beinen bleiben kann und sie versorgen kann. Es gibt keinen anderen Weg. Das heißt, es gibt keine Trennung oder so etwas, also Verlassen.> (Herr Engin; Einzelinterview)

Wie seine Aussage verdeutlicht, ist seine Vorstellung der Krankheitsursache gleichzeitig seine Motivation für die Versorgung seiner Frau und seines Kindes. Er sieht den Krankheitsfall vor einem religiösen Hintergrund, nämlich Gottes Willen. Diese Vorstellung mag von vielen Menschen, insbesondere von Nichtmuslimen, als Fatalismus angesehen werden. Dementsprechend können Per-

sonen, die diese Vorstellung haben, negative Eigenschaften zugeschrieben
werden, wie zum Beispiel eine pessimistische Einstellung oder die Unfähigkeit,
das eigene Leben selbst zu gestalten. Wie dieser Fall jedoch verdeutlicht, kann
die Vorstellung religiöser Ursachen für Betroffene sogar auf zweierlei Weise
nützlich sein. Denn sie dient einerseits der Stressbewältigung, da durch die
Annahme, dass die Krankheit gottgegeben ist, der Mensch von der Verantwortung für die Krankheitsentstehung befreit wird. Andererseits wird dadurch der
Krankheit selbst und der Krankenversorgung eine spirituelle Bedeutung beigemessen und somit wird die Bewältigungsarbeit aufgewertet. Im Fall von Herrn
Engin kommt der Nutzen dieser Vorstellung sehr deutlich zum Vorschein, da sie
ihn auf einen Weg der gesunden Lebensführung führt.

In der Familie sind aber nicht nur seine Frau und sein Kind erkrankt, sondern
auch sein Schwiegervater ist herzkrank und hat gewisse altersbedingte Einschränkungen. Auf die Frage nach einer eventuellen Pflegebedürftigkeit seines
Schwiegervaters berichtet Herr Engin Folgendes:

> Herr Engin: »Kayınpederime eşimin babası olduğu için bakarım. O bu kişi olmasaydı
> yine bakardım, yine bakardım. İşte elhamdülillah müslümanım. ›Şartlarını biliyor
> musun?‹ ›Biliyorum.‹ ›Yapıyor musun?‹ ›Yok yapmıyorum.‹ ›Allah korkun var mı?‹
> ›Var.‹ ›Onun için mi yaparsın?‹ ›Onun için yaparım yani.‹« (Herr Engin; Einzelinter-
> view)

> Herr Engin: <Meinen Schwiegervater würde ich pflegen, weil er der Vater meiner Frau
> ist. Auch wenn er nicht diese Person wäre, würde ich ihn pflegen. Gott sei Dank bin ich
> Muslim. ›Kennst du die religiösen Pflichten?‹ ›Ja, kenne ich.‹ ›Praktizierst du sie?‹
> ›Nein, tue ich nicht.‹ ›Bist du gottesfürchtig?‹ ›Ja, bin ich.‹ ›Würdest du es deshalb tun?‹
> ›Ja, ich würde es deshalb tun.‹> (Herr Engin; Einzelinterview)

Die Frage beantwortet er durch einen Monolog, dem zu entnehmen ist, dass er
selbst kein praktizierender Muslim ist. Die Versorgung der erkrankten Familienmitglieder ist für Herrn Engin jedoch gleichbedeutend mit einem Gottesdienst und dies beschränkt sich nicht nur auf seine Frau und sein Kind. Auch
sein Schwiegervater gehört der Familie an und Herr Engin wäre im Fall einer
Pflegebedürftigkeit bereit, ihn zu versorgen. Er betont, dass seine Bereitschaft
nicht mit der verwandtschaftlichen Beziehung zusammenhängt. Er würde ihn
auch versorgen, wenn er nicht sein Onkel wäre. Trotz der Differenzen und der
gestörten Kommunikation zwischen ihnen gehören sie derselben Familie an.
Dies allein genügt als Voraussetzung dafür, dass die Schwächeren Anspruch
darauf haben, von den anderen beschützt und versorgt zu werden.

7.4.6.4 Umgang mit dem Versorgungswesen

Sowohl Frau als auch Herr Engin zeigen sich in ihrer Interaktion mit dem Versorgungswesen als anpassungsfähig. Außerdem verhalten sie sich im Kontext möglicher Unannehmlichkeiten äußerst tolerant und führen diese nicht auf ihre Abstammung und ihren Status, Ausländer zu sein, zurück. Zwar schließt Frau Engin dies als Wahrscheinlichkeit nicht aus, aber sie legt keinen Wert auf dieses Argument, solange sie die gewünschte medizinische Behandlung und Versorgung erhält. Auch Herr Engin ist in dieser Hinsicht sehr tolerant. Für ihn ist das Gesundheitspersonal nicht anders als die Mitarbeiter anderer Berufsgruppen. Daher, so seine Meinung, könnten auch dem Gesundheitspersonal Fehler unterlaufen, wie dem Personal in anderen Branchen auch. Entsprechend dieser Einstellung erklären sie negative Erfahrungen im Versorgungswesen auch nicht mit Kritik an der Struktur des Versorgungswesens oder der Inkompetenz des Personals in diesen Institutionen.

Beispielsweise erfährt Herr Engin in einem Café nur durch Zufall über die Parkmöglichkeit für Behinderte. Obwohl die Möglichkeit aufgrund der Gehbehinderung des Sohnes für sie nützlich wäre, wird die Familie von den Institutionen des Versorgungswesens darüber nicht informiert. Im Einzelinterview führt er das Versäumnis auf die Fehlannahme des Personals im Versorgungswesen zurück, dass die Familie bereits darüber Kenntnis habe. Dieses Beispiel verdeutlicht, dass die Familie dem Versorgungswesen eher unvoreingenommen begegnet.

Die Analyse der Familienstruktur zeigt, dass Familie Engin für eine durchschnittliche Migrantenfamilie, selbst mit städtischer Abstammung, eine ungewöhnlich weite Öffnung der Familiengrenzen gegenüber Institutionen zulässt. Diese Besonderheit spiegelt sich auch in der Auseinandersetzung der Familie mit Institutionen des Versorgungswesens wider. Aufgrund der erkrankten Familienmitglieder wendet sich die Familie an verschiedene Institutionen des Versorgungswesens. In der Interaktion mit diesen Institutionen ist Familie Engin meist selbst aktiv und kann dem Personal sogar die Richtung weisen. So bringt zum Beispiel Frau Engin ihren behinderten Sohn für weitere Untersuchungen in eine Universitätsklinik, nachdem die Ärzte bei den ersten Untersuchungen keine Diagnose seiner Behinderung stellen können. Auch ihre an Krebs erkrankte Mutter bringt sie auf eigene Initiative in dieselbe Universitätsklinik, obwohl diese aufgrund der Entfernung schwierig zu erreichen ist.

Aufgrund einer anhaltenden Konzentrationsstörung, unter der Elif leidet, bringt die Familie sie zur Untersuchung in sowohl staatliche städtische als auch in private Einrichtungen, um eine Fehldiagnose möglichst auszuschließen. Nachdem bei ihr keine Krankheit festgestellt und keine Therapie empfohlen wird, recherchiert die Familie im Internet nach Behandlungsmöglichkeiten für diese Störung. Auf diese Weise erfahren sie von einer alternativen Musiktherapie, die in einer Kleinstadt in Holland angeboten wird. Für die Therapie der Tochter fährt die Familie zwei Jahre lang alle drei Monate in diese Stadt und verbringt ein Wochenende dort.

Die Familie ist auch bei Buraks Behinderung aktiv: Sie organisiert für seine Behandlung nicht nur Therapien, wie zum Beispiel Logopädie und Ergotherapie, sondern sie schließt sich beispielsweise auch einer Selbsthilfegruppe für Eltern mit an dieser Behinderung leidenden Kindern an. In dieser Gruppe sprechen die Familien über ihre Erfahrungen mit ihren Kindern und nehmen an Seminaren teil, in denen sie über diese Krankheit informiert werden. An Wochenenden veranstalten die Familien gemeinsame Treffen und versuchen sich auf diese Weise gegenseitig bei der Bewältigung zu unterstützen.

Darüber hinaus gründet Herr Engin mit anderen Familien, die ebenfalls behinderte Angehörige haben, einen Verein für Behinderte. Zu den Aktivitäten des Vereins zählen beispielsweise die Aufklärung und Unterstützung von Behinderten und ihrer Angehörigen bei sozialrechtlichen Fragen sowie die Veranstaltung von Informationsabenden für Angehörige rund um Themen zu Behinderung und Krankheit.

Im Unterschied zu ihrem sonstigen Umgang mit dem Versorgungswesen ist die Familie bei sozialrechtlichen Fragen eher zurückhaltend. Es stellt sich heraus, dass bei Frau Engin die Pflegestufe etwa ein Jahr nach der Entlassung aus der Rehabilitation aufgehoben wird, obwohl sie sich noch immer nicht selbstständig versorgen kann. Unabhängig davon, ob die damalige Pflegebedürftigkeit bei ihr für die Einstufung in eine Pflegestufe ausreichen würde, ist auffällig, dass Herr Engin, als gesetzlicher Betreuer seiner Frau, keinen Widerspruch einlegt, obwohl er sich im Fall seines Kindes und anderer Behinderter mit dem Verein stark dafür einsetzt. Die stillschweigende Hinnahme des Bescheides hinsichtlich der Pflegebedürftigkeit seiner Frau kann als eine andere Form seiner Bewältigungsstrategie, unangenehme Angelegenheiten aus der Familie hinauszutragen, betrachtet werden. Die weitere Einstufung in eine Pflegestufe würde nicht nur eine finanzielle Unterstützung ermöglichen, sondern sie würde auch bestätigen, dass Frau Engin pflegebedürftig ist. Betrachtet man die vielfältigen Rollen und die Aufgaben von Frau Engin, so kann angenommen werden, dass sich die Familie hinsichtlich der Aufhebung der Pflegestufe einig ist. Es ist davon auszugehen, dass die weitere Pflegebedürftigkeit von Frau Engin als Mutter, als Tochter und als Ehefrau aus der Perspektive der jeweiligen Personen eine emotionale Erschütterung auslösen würde und deshalb nicht erwünscht ist. Auch wenn es der Familie dadurch nicht gelingt, die Krankheit und die damit verbundenen Belastungen aus dem Familienleben zu beseitigen, schafft sie es auf diese Weise zumindest, diese nicht als solche wahrzunehmen.

7.4.6.5 Umgang des Erkrankten mit der Krankheit

Nach der Entlassung aus der Rehabilitation kann Frau Engin sich aufgrund der halbseitigen Lähmung ohne fremde Hilfe kaum bewegen. Zudem ist sie auf einem Auge erblindet und leidet an einer ausgeprägten Sprachstörung, sodass sie sich anfangs gar nicht artikulieren kann. Als sie im Rollstuhl nach Hause kommt, ist ihr Gefühlszustand durch die Krankheit so massiv beeinträchtigt, dass sie sich zunächst wünscht, nicht zurückgekehrt zu sein. Vor ihrer Krankheit hat sie durch ihre Rollen und Aufgaben als Ehefrau, Mutter und Tochter eine unerlässliche Stellung im Familienleben eingenommen. Ihr Wunsch, der wahrscheinlich durch das Gefühl der Nutz- und Wertlosigkeit entstanden ist, verdeutlicht ihre Angst, ihre unerlässliche Stellung in der Familie zu verlieren und somit die Ordnung des Familienlebens zu gefährden.

Bis zu ihrer Krankheit haben für Frau Engin Familienangelegenheiten und Bedürfnisse anderer Familienmitglieder Vorrang vor ihren eigenen. Diese Einstellung reicht sogar so weit, dass sie ihre eigene Gesundheit gefährdet. Erinnern wir uns an die Zeit kurz vor dem Schlaganfall, als sie den ärztlichen Rat zurückweist und sich sozusagen für die Familie aufopfert. Als sie nach Hause kommt, wird ihr wahrscheinlich bewusst, welche Last auf die Familie aufgrund ihrer Krankheit zukommt. Das Familienleben ist zusammengebrochen und sie brauchen fremde Hilfe, um selbiges aufrechtzuerhalten beziehungsweise neu zu organisieren. Hinzu kommt, dass sich die neue Situation auf die Beziehung zwischen den einzelnen Familienmitgliedern negativ auswirkt und auch ihr Privatleben beeinträchtigt. So verliert ihre Schwester ihre Arbeitsstelle, da sie lange Zeit von der Arbeit ferngeblieben ist, um die Familie zu unterstützen. Auch die psychische Krankheit ihres Mannes führt sie selbst auf die neue Situation und seine damit verbundenen Belastungen zurück.

Die Krankheit löst bei Frau Engin nicht nur körperliche und psychische Veränderungen aus, auch ihre Beziehungen zu anderen Menschen sind dadurch beeinflusst. Bereits vor ihrer Krankheit war ihr Sozialleben begrenzt. Nach dem Schlaganfall ist zu beobachten, dass sie sich noch weiter zurückzieht. Beispielsweise besucht sie aus Sorge, dass andere Menschen sie bemitleiden könnten, nicht mehr den von ihrem Mann gegründeten Behindertenverein, an dessen Treffen sie früher teilgenommen hat.

Im Unterschied zu der Zeit vor dem Schlaganfall ist bei ihr heute ein gewissenhafter Umgang mit ihrer Gesundheit zu beobachten. Dies beschränkt sich nicht nur auf die Befolgung der ärztlichen Empfehlungen, wie zum Beispiel die regelmäßige Einnahme von Medikamenten und die Durchführung der Therapien. Sie lässt sich auch vorsorglich in einem Krankenhaus untersuchen, um ein mögliches Risiko für einen erneuten Schlaganfall rechtzeitig zu erkennen.

Aber auch wenn Frau Engin nach dem Schlaganfall mehr auf ihre Bedürfnisse achtzugeben scheint, folgen ihre Handlungen dennoch demselben Muster wie zuvor. Vor der Krankheit war sie darauf bedacht, die Versorgung der Familienmitglieder zu gewährleisten und sie so weit wie möglich zu entlasten. Es ist anzunehmen, dass sie in der neuen Situation das Gefühl hat, mit ihrer Krankheit selbst zu einer Last für die Familie zu werden. Deshalb versucht sie diese zu unterstützen, indem sie besonders auf ihre Gesundheit achtet.

Sie gibt sich große Mühe, ihre früheren Aufgaben wieder zu übernehmen, damit erneut Normalität in das Familienleben einkehren kann. Beispielsweise bereitet sie, auch wenn nicht so perfekt wie früher, aufwendige Gerichte selbst vor. Die Zeit nach der Krankheit sieht sie als Lernprozess an. Aufgrund ihrer halbseitigen Lähmung und der Erblindung auf einem Auge sind ihre Wahrnehmung und ihre Bewegungsfähigkeit sehr eingeschränkt. Daher muss sie sich vieles neu aneignen, was für sie früher als selbstverständlich galt. Tätigkeiten, die sie mit der rechten Hand verrichtete, muss sie nun mit der linken erledigen. Sie muss lernen, andere Aktivitäten, die sie mit beiden Händen ausgeführt hat, wie zum Beispiel das Kochen, in Zukunft nur mit einer Hand und gegebenenfalls mit fremder Hilfe zu bewerkstelligen. Sie bemerkt neben den körperlichen jedoch auch mentale Einschränkungen bei sich. So arbeitet sie im Vergleich zu früher langsamer und kann vieles nicht im Gedächtnis behalten. Auch an diese Beeinträchtigungen muss sie sich gewöhnen. Dieser mühsamen Eingewöhnungszeit steht sie optimistisch gegenüber, denn »das Leben geht weiter« und »Lernen macht Spaß« (Frau Engin; Einzelinterview).

Sie versucht auch nach der Krankheit familiäre Gewohnheiten weiterzuführen, was besonders durch die regelmäßigen Türkeireisen mit den Kindern erkennbar wird. Das Schwimmen im Meer und die Aussicht aus der obersten Etage des Ferienhauses zu genießen, gehörten vor der Krankheit zu ihren Lieblingsbeschäftigungen. Die erste Reise nach der Krankheit unternimmt sie, als sie noch auf den Rollstuhl angewiesen ist. Deshalb muss sie zu diesem Zeitpunkt auf das Genießen der Aussicht und auf das Schwimmen verzichten. Sie begnügt sich damit, mit nur einer Hand das Meerwasser zu spüren. Im darauffolgenden Jahr kann sie bereits mit einem Gehstock laufen und auch Treppen steigen. Daher gelingt es ihr diesmal aus der obersten Etage des Ferienhauses die Aussicht zu betrachten und das Meer kann sie nun auch mit ihren Füßen spüren, worüber sie sich sehr freut. Im letzten Urlaub kann sie bereits bis zur Brusthöhe ins Meer gehen, was für sie einen großen Fortschritt bedeutet. Dieses Beispiel verdeutlicht, dass sie trotz ihrer Einschränkungen wieder möglichst schnell Normalität in ihrem Leben schaffen will. Dafür arbeitet sie einerseits ehrgeizig daran, ihre Einschränkungen zu beseitigen, andererseits passt sie ihre Einstellungen und Ansprüche diesen an.

8 Kontrastierung der Typologien

Nach der Annahme der objektiven Hermeneutik ruft jede Krise einen Entscheidungszwang hervor, bei dem für Betroffene mindestens zwei von der jeweiligen Gesellschaft vorgegebene Möglichkeiten der Problembearbeitung zur Auswahl stehen. Diese reichen von universellen Strukturen sprachlicher, moralischer und kognitiver Kompetenzen bis hin zu historisch geltenden Normen, Regeln und Wertemustern. Auch wenn diese Entscheidungen scheinbar unbewusst getroffen werden, sind diese regelgeleitet und implizieren eine bestimmte Logik zur Selektion der zur Verfügung stehenden Möglichkeiten. Dabei spielen frühere Krisenerfahrungen, die subjektiv angeeigneten oder durch die subjektive Aneignung modulierten Regeln, Normen und Wertemuster sowie Motive, Wünsche, Bedürfnisse, Einstellungen und Persönlichkeitsmerkmale eine bestimmende Rolle (vgl. Raven 2016, S. 115f.).

Die oben beschriebene Sichtweise ermöglicht entgegen der pauschalen Betrachtung, die die türkische Familie mit einem speziellen Muster assoziiert, die den Bewältigungsstrategien zugrundeliegenden latenten Sinnstrukturen in der jeweiligen Familie aufzudecken und diese differenziert zu analysieren. Es ist anzunehmen, dass allen Teilnehmern dieser Studie ähnliche Ressourcen aufgrund ihrer Herkunft und der kulturellen und religiösen Zugehörigkeit zur Verfügung stehen müssten. Hildenbrand (vgl. 1999, S. 33) zu Folge handeln Familien nicht zufällig und Transformationen in der Biografie der Familie folgen einer Struktur und sind nicht beliebig. Dies gilt auch für die Entwicklung der Bewältigungsstrategien und dabei eingesetzte Ressourcen. Nun gilt es die der Ressourcenauswahl zu Grunde liegende Logik in den untersuchten Familien aufzudecken und diese in Bezug auf ihre Biografie zu verstehen.

Im Folgenden werden die im Ergebnis der Globalanalyse gebildeten vier Typologien anhand der Fallrekonstruktionen von vier Familien (Aydemir, Polat, Tuna und Engin) als Repräsentanten für die jeweilige Typologie verglichen. Hierzu werden zunächst die Biografien der analysierten Fälle komprimiert dargestellt und somit die Merkmale, die ihre Struktur prägen, herausgearbeitet.

   Anders als bei der Globalanalyse zur Typenbildung, bei der die Merkmale
Organisation, Überzeugungen, Kommunikationsprozesse in der Familie sowie
die Öffnung und Schließung der Familiengrenzen für Herkunftsfamilien und
Verwandte, Einheimische, die ethnische Community und Institutionen herangezogen wurden, werden an dieser Stelle nun ihre Bewältigungsstrategien mit
Bezug auf ihre Biografien verglichen. Hierzu wird auf die Fragestellungen der
Arbeit Bezug genommen und die Ansätze der untersuchten Familien werden
anhand der durch die Fallrekonstruktionen gewonnenen Befunde gegenübergestellt.
   Zunächst wird das Schlaganfallereignis als Krise betrachtet und Reaktionen
der Familien in dieser Krisensituation werden herausgestellt und miteinander
verglichen. Durch das zweite Merkmal, das Krankheitserleben, werden die
Auswirkungen einer chronischen Krankheit in der jeweiligen Familie auf ihre
Organisation verglichen. Das dritte Kontrastierungsmerkmal, die Versorgungsgestaltung und das Nutzungsverhalten des Versorgungssystems, zielen
darauf ab aufzuzeigen, wie unterschiedlich die Familien mit dem identischen
Leistungsangebot eines ambulanten Pflegedienstes umgehen. Dabei werden
auch unterschiedliche Motive der jeweiligen Typologie für das scheinbar gleiche
Inanspruchnahmeverhalten der Leistungen eines ambulanten Pflegedienstes
herausgestellt.

8.1   Zusammenfassende Darstellung der rekonstruierten Fälle

Typ I – Religiös-konservative Einstellung und geschlossene Familiengrenzen:
Familie Aydemir
Familie Aydemir stammt aus einer Kleinstadt in Westanatolien. In der Region
lebt überwiegend ein bestimmter Volksstamm der Türken, dessen religiöse
Ausrichtung der sunnitische Islam ist. Daher ist von einer monokulturellen
Gesellschaft an diesem Ort auszugehen. Die Gesellschaft ist stark traditionell
und konservativ geprägt, sodass die Gesellschaftsstruktur einer osmanischen
Kleinstadt in ihr wiederzuerkennen ist. Diese Besonderheit könnte auf ihren
historischen Hintergrund zurückgeführt werden, denn die Stadt liegt, geogra-
fisch gesehen, in der Nähe des Entstehungsortes des osmanischen Reiches. Es ist
anzunehmen, dass Einwohner dieser Kleinstadt, genauso wie Einwohner anderer Städte in der Region, Sitten und Gebräuche aus der Vergangenheit als his-
torisches Erbe besonders stark wahren und ihnen treu bleiben.
   Bei Familie Aydemir kann in dem Jahr ihrer Migration nach Deutschland der
Prototyp einer durchschnittlichen konservativen Familie dieser Kleinstadt erkannt werden. Während die Menschen aus dieser Region mittlerweile mit
manchen Traditionen lockerer umgehen und einige Sitten und Gebräuche nicht

mehr so stark ausleben wie früher, hält Familie Aydemir strikt an diesen fest, die zum Zeitpunkt ihrer Migration dort gelebt wurden. Wahrscheinlich dient diese Traditionstreue der Familie als Anker in der Fremde, um ihre Identität zu definieren. In der Ungewissheit hält sich die Familie an das Vertraute und schafft sich damit Sicherheit. Dies bedeutet aber gleichzeitig, dass sich die Familie vor Veränderungen verschließt, da diese wahrscheinlich als Bedrohung der Sicherheit empfunden werden. Dabei nimmt die Familie eine Abgrenzung von der Aufnahmegesellschaft in Kauf, was sich im Laufe der Zeit auch zu einer Ausgrenzung aus der Gesellschaft entwickeln kann.

Die Heimatverbundenheit der Familie beschränkt sich allerdings nicht nur auf Werte und Traditionen, sondern sie spiegelt sich auch in der Wahl des Lebensortes wider. Zwar reichen die Informationen über die Familiengeschichte nur bis zu der Großelterngeneration, aber sowohl in der Familie von Frau als auch in der von Herrn Aydemir war keine vorangegangene Migration auszumachen. Auch ein Umzug in eine andere Stadt innerhalb der Türkei wird in den Erzählungen nicht erwähnt. Somit stellt sich die Migration von Familie Aydemir nach Deutschland als der erste und größte Ortswechsel in der Familiengeschichte dar.

Die Wahl des Wohnortes und die Arbeitsverhältnisse der Familie zeigen, dass die Familientradition der Heimatverbundenheit im Aufnahmeland fortgeführt wird. Nach seiner Auswanderung bleibt Herr Aydemir dauerhaft in der Stadt, in die er als erstes eingereist ist. Seit ihrer Auswanderung zieht die Familie innerhalb von 34 Jahren zwar drei Mal um, ihr Wohnort bleibt aber unverändert die gleiche Stadt. In der jetzigen Wohnung lebt das Ehepaar mit den unverheirateten vier Kindern zusammen in einer Sozialsiedlung, in der mehrere Migrantenfamilien, vor allem türkeistämmige, wohnen. Die drei verheirateten Töchter wohnen mit ihren Familien im gleichen Ort, alle vier Wohnungen sind fußläufig nur ein paar Minuten voneinander entfernt. Die zwei verheirateten Söhne wohnen mit ihren Familien in einem naheliegenden Stadtbezirk, der mit dem Auto in nur wenigen Minuten zu erreichen ist.

Die Einstellung der einzelnen Familienmitglieder zu den Themen Arbeit und Arbeitsverhältnis steht im Einklang mit jenen in der Familiengeschichte, auch wenn sich die ausgeübten Tätigkeiten heute von den damaligen unterscheiden. Die Familien beider Ehepartner und die Ehepartner selbst waren über Jahre hinweg bis zu ihrer Migration nur in der Landwirtschaft tätig. Die Arbeit auf dem Feld bindet die Menschen zusätzlich an den jeweiligen Ort, vor allem wenn das Feld ihr Eigentum ist, wie im Fall von Familie Aydemir. Durch die Migration nach Deutschland entscheidet sich Herr Aydemir für eine andere Beschäftigung als diese über Generationen hinweg tradierte Tätigkeit. Somit stellt sich die Migration von Herrn Aydemir nicht nur durch einen Ortswechsel, sondern auch hinsichtlich der Berufswahl als ein Umbruch in der Familiengeschichte dar.

Dieser Änderung folgen jedoch keine weiteren und sie bleiben die einzigen. Seine berufliche Laufbahn zeigt, dass er es wagt, mit der Auswanderung eine große Veränderung in seinem Leben auf sich zu nehmen. Dies eröffnet ihm jedoch keine weiteren Transformationsmöglichkeiten, stattdessen fällt er wieder in das aus der Familiengeschichte bekannte Muster zurück.

Es ist davon auszugehen, dass die Kinder durch die Auswanderung bessere Bildungsmöglichkeiten erhalten als ihre Eltern. Acht von neun Kindern haben zu dem Zeitpunkt der Interviews einen Hauptschulabschluss und das jüngste Kind absolviert selbigen zurzeit. Bis auf den ältesten Sohn, der seine Ausbildung aufgrund eines Konfliktes mit seinem Arbeitgeber abgebrochen hat, sind alle Kinder bei ihrem Arbeitgeber tätig, bei dem sie auch ihre Ausbildung absolviert haben. Es ist also anzunehmen, dass das aus der Familiengeschichte bekannte Muster im Hinblick auf die Einstellung zu einem Arbeitsverhältnis auch von den Kindern weitergeführt wird.

Eine weitere Besonderheit stellt die Wahl der Ehepartner seitens der Kinder dar. In der Familie sind drei der Töchter und zwei der Söhne verheiratet. Alle Kinder haben türkeistämmige Ehepartner und, bis auf eine Schwiegertochter und einen Schwiegersohn, kommen sie auch aus der Heimatstadt der Eltern in der Türkei. Aufgrund der konservativen Einstellung der Familie wäre anzunehmen, dass die Familie eine verwandtschaftliche Ehe bevorzugt. Diese Annahme lässt sich jedoch nicht bestätigen, da keiner der Ehepartner zu der Verwandtschaft gehört. Dies dürfte daran liegen, dass im Westen der Türkei von verwandtschaftlicher Ehe Abstand genommen wird. Ein weiterer Grund könnten die distanzierten und zum Teil angespannten Beziehungen zu den Herkunftsfamilien und der Verwandtschaft sein.

Die Familienmitglieder sind eher innenzentriert und haben nur wenig Kontakt zu ihrem Umfeld. Dies gilt sowohl für ihre Beziehungen zu anderen türkeistämmigen Migranten, die sich auf ihre Nachbarschaft begrenzen, als auch für ihre Beziehung zu Einheimischen. Die Beziehung zu letzteren existiert grundsätzlich in Form der notwendigen Kontakte zu Institutionen.

Die Organisation der Familie zeichnet sich durch die für eine konservativ-traditionelle Familie typischen geschlechtsspezifischen Rollen- und Aufgabenverteilungen aus. Frau Aydemir ist vor ihrer Migration in der Landwirtschaft tätig, genauso wie ihr Mann. In Deutschland nimmt sie keine Beschäftigung auf und ist nur für die Aufgaben innerhalb der Familie zuständig. Vor dem Hintergrund der hohen Anzahl der Kinder ist anzunehmen, dass Frau Aydemir aufgrund der Kinderbetreuung an das Haus gebunden ist und deshalb keiner Beschäftigung nachgeht. Die Tatsache, dass sie erst 25 Jahre nach ihrer Migration mit der Außenwelt in Kontakt tritt, lässt die Vermutung zu, dass sie sich in der Fremde auf die Familienebene beschränkt beziehungsweise sich auf selbige zurückzieht. Die Kinder dienen als Rechtfertigung für ihre Isolierung von der

Außenwelt. Herr Aydemir besitzt als Vater die höchste Autorität in der Familie. Er ist nicht nur Alleinverdiener und zuständig für alle Angelegenheiten im Familienumfeld, sondern auch für den Zusammenhalt, der in der Fremde für die Familie besonders wichtig zu sein scheint. Die in der türkisch-islamischen Kultur begründeten Werte, der Respekt vor Älteren, insbesondere vor den Eltern, und die Solidarität innerhalb der Familie, sind die wichtigen Bestandteile ihrer Struktur und im Umgang der Familienmitglieder untereinander. Die Werte werden in der Aufnahmegesellschaft stärker ausgelebt und somit wird das Vertraute als Schutz vor der Unsicherheit in der Fremde geschaffen.

Typ II – Religiös-konservative Einstellung und offene Familiengrenzen: Familie Tuna
Aufgrund des Alters der Eltern handelt es sich bei Familie Tuna um die sogenannte zweite Generation der türkeistämmigen Migranten in Deutschland. Beide Elternteile sind selbst nach Deutschland migriert, jedoch in unterschiedlichem Alter und mit unterschiedlicher Motivation. Der Vater von Frau Tuna wandert bereits in den 60er Jahren aus einem Dorf in der Schwarzmeerregion nach Deutschland aus. Bis zu seiner Migration arbeiten er und seine Frau in der Landwirtschaft. In Deutschland ist er als Fabrikarbeiter tätig. 1970 holt er seine Familie, abgesehen von seiner ältesten Tochter, nach Deutschland. In Deutschland nehmen auch die Mutter und die ältere Schwester von Frau Tuna eine Tätigkeit in einer Fabrik auf.

Aufgrund der Berufstätigkeit der Frauen ist in der Familie auf eine aufgeschlossene Haltung gegenüber Neuem zu schließen. Die Heirat von Frau Tuna stellt jedoch diese Annahme in Frage. Im Gegensatz zu ihren älteren Schwestern wird sie von ihrem Vater gegen ihren Willen mit einem Mann aus der Verwandtschaft aus dem Heimatdorf in der Türkei verheiratet. Die Berufstätigkeit der Frauen in Deutschland ist somit kein Hinweis für die Aufgeschlossenheit der Familie, vielmehr deutet sie auf das Festhalten an dem alten Berufswahlmuster hin. Die Tätigkeit der Mutter und der Schwester als Fabrikarbeiterinnen zeigt, dass das gelernte Muster, gemeinsam dieselbe Tätigkeit auszuüben, auch im Aufnahmeland weitergeführt wird. Genauso wie früher, als alle Familienmitglieder auf dem Feld zusammengearbeitet haben, wird nun, entsprechend der Familientradition, auch im Aufnahmeland eine gemeinsame Tätigkeit als Fabrikarbeiterinnen ausgeübt. Somit wird die Bauernfamilie in der Türkei zu einer Arbeiterfamilie in Deutschland.

Wie alle Familienmitglieder in ihrer Herkunftsfamilie, so nimmt auch Frau Tuna eine Berufstätigkeit auf, um ihren Mann nach Deutschland zu holen. Aufgrund der bürokratischen Hürden muss das Ehepaar jedoch in den ersten Jahren der Ehe getrennt leben. In dieser Zeit zieht Frau Tuna aus ihrem Elternhaus aus und lebt mit ihrem Kind zusammen. Somit entwickelt sie sich zu einer autonomen und selbstbewussten alleinstehenden Mutter. Auch ihre Tätigkeiten bei unterschiedlichen Arbeitgebern und in unterschiedlichen Branchen machen ihre Aufgeschlossenheit für Veränderungen und ihre Bereitschaft, sich den Herausforderungen zu stellen deutlich. Diese Eigenschaften würden eher einer modernen und liberal eingestellten Frau zugeschrieben werden. Wie die Arbeitsverhältnisse der Familie und ihre Zwangsverheiratung zeigen, stammt Frau Tuna aus einer traditionell-konservativen Familie. Die konservative Seite wird vor allem durch ihre Fügsamkeit ihrem Vater gegenüber deutlich, der in der Familie die höchste Autorität besitzt.

Aufgrund der Zwangsverheiratung von Frau Tuna ist bei der neu gegründeten Familie von einer patriarchalen Familienstruktur auszugehen, in der der Frau keine Autonomie zusteht und ihr absoluter Gehorsam gegenüber dem Ehemann selbstverständlich ist. Als Herr Tuna nach Deutschland kommt, wird er mit einer für ihn fremden Kultur und einer neuen Sprache konfrontiert. Seine soziale und zu Beginn auch finanzielle Abhängigkeit von seiner Frau in der Aufnahmegesellschaft und ihre selbstbewusste Haltung verhindern es, dass er als Familienoberhaupt in der Familie anerkannt wird. Andererseits erwartet er von seiner Frau absoluten Gehorsam. Die Bestrebungen zur Autoritätsausübung von Herrn Tuna bleiben jedoch erfolglos, zumal Frau Tuna durch ihre Sozialisation in der Aufnahmegesellschaft und ihre höhere Schulbildung eine überlegene Position besitzt, durch die sie ihn als Autoritätsperson nicht anerkennt. Bereits die bei der Eheschließung erlebte Trennung des Ehepaares wird zu einem festen Bestandteil der Familienstruktur. Es gelingt dem Ehepaar nie eine Einheit zu bilden und die Familie zerfällt nach insgesamt fünf Trennungen und dem zweiten Schlaganfall von Frau Tuna endgültig.

Die Beziehungen der Familie zu Institutionen und Einheimischen werden durch Frau Tuna gestaltet. Sie kennt sich im Aufnahmeland sehr gut aus, beherrscht die Sprache, daher kann sie sich ohne Hemmungen an ihr Umfeld wenden. Sie hat sowohl türkisch- als auch deutschstämmige Freunde. Das gilt auch für ihre Kinder. Herr Tuna habe ausschließlich türkeistämmige Freunde, die er am Arbeitsplatz kennengelernt habe. Die Familie ist auch für andere Religionsgemeinschaften offen. Die Anerkennung der deutsch-türkischstämmigen Frau des Sohnes als Schwiegertochter, die aus einer alevitisch-christlichen Familie stammt, zeigt diese Offenheit der Familie.

Aufgrund der Tatsache, dass Frau Tuna und ihr Mann praktizierende Muslime sind sowie der Art und Weise der Eheschließungen unter Verwandten, die sogar noch in der dritten Generation zu beobachten sind, kann bei der Familie von einer religiös-konservativen Orientierung ausgegangen werden. Die Religionsausübung nimmt auch im Leben der Kinder einen großen Stellenwert ein. Bis auf den ältesten Sohn versuchen alle Kinder den religiösen Pflichten nachzukommen.

Typ III – Liberale Einstellung und offene Familiengrenzen: Familie Polat
Familie Polat kommt aus einer Großstadt im Süd-Osten der Türkei, in der Nähe der Grenze zu Syrien. In der Region leben viele unterschiedliche Ethnien und Religionsgemeinschaften zusammen, unter anderem auch Christen. Dementsprechend sind viele Bewohner mehrsprachig und bringen ihre jeweiligen Sitten und Gebräuche ein, wodurch eine kulturelle Vielfalt das gesellschaftliche Leben prägt.

In der Familiengeschichte sind in beiden Herkunftsfamilien mehrere Migrationserfahrungen zu beobachten. So erlebt beispielsweise Herr Polat bereits im Kindesalter eine Migration. Aufgrund der Besonderheiten des Herkunftsortes und dieser früheren Migrationserfahrungen kann bei der Familie von einem flexiblen und toleranten Umgang mit einer solchen unvertrauten Situation und einer generellen Aufgeschlossenheit für Veränderungen ausgegangen werden.

Die aufgeschlossene und flexible Haltung wird auch bei der Berufswahl deutlich. Die Entscheidung, den Schneiderberuf zu erlernen, trifft Herr Polat bereits mit elf Jahren und verlässt dafür sogar das Elternhaus. Im Alter von 18 Jahren kehrt er zu der Familie zurück. Seine Rückkehr in die Familie nach sieben Jahren und seine Wiederaufnahme in selbige zeigen die Aufgeschlossenheit für Veränderungen und den toleranten Umgang der Familienmitglieder untereinander.

Auch nach ihrer Migration nach Deutschland ist das in der Türkei entwickelte Muster »die Aufgeschlossenheit für Veränderungen und der tolerante Umgang der Familienmitglieder untereinander« zu beobachten. Dies zeigt sich insbesondere in ihrer Wahl des Lebensortes, des Berufes und der Ehe- und Lebenspartner der Kinder.

In Deutschland ist Herr Polat zunächst als Fabrikarbeiter tätig. Bereits in den ersten Monaten nach seiner Migration fängt er an, neben seiner Beschäftigung in der Fabrik, auch als Metzger zu arbeiten. Nach der Einreise seiner Familie übt er, parallel zu seinen beiden Beschäftigungen, auch noch den Schneiderberuf aus.

In Deutschland fängt auch Frau Polat an in einer Fabrik zu arbeiten. Nach der Schließung der Fabrik eröffnet das Ehepaar eine Schneiderei im Namen von Frau Polat. Als Frau einen eigenen Betrieb zu eröffnen unterstreicht ihr Selbstbewusstsein, ihr Geschick und ihr Durchsetzungsvermögen. Herr Polat sieht seine Autorität als Familienoberhaupt durch die Dominanz seiner Frau jedoch nicht bedroht. Im Gegenteil, er fördert ihre Autonomiebestrebungen. Gleichzeitig sei die Familie nach eigener Aussage bemüht, Herrn Polat als Ehemann und Vater nach außen hin als alleinige Autoritätsperson darzustellen. Die Tatsache, dass seine Beschäftigung in der Schneiderei jedoch auch für Außenstehende die Dominanz von Frau Polat deutlich macht, führt zu einer gewissen Diskrepanz.

Nach ihrem ersten Umzug in eine andere Stadt in Deutschland zieht die Familie innerhalb derselben noch mehrmals um. Alle Wohnungen liegen an einem zentral gelegenen Ort und sind, nach eigener Aussage, weit entfernt von Bezirken, in denen andere türkeistämmige Migranten leben, was von der Familie als ein großer Vorteil empfunden wird. Das Ehepaar habe türkeistämmige Freunde, die so modern und offen seien wie sie selbst. Der Freundeskreis ihrer Kinder ist überwiegend deutschstämmig. Sie haben aber auch türkeistämmige Freunde oder solche, die einer ganz anderen Nationalität angehören.

Die Berufswahl der Kinder oder deren ausgeübte Tätigkeiten sind so vielfältig wie die ihrer Eltern. Besonders deutlich wird das durch Aufgeschlossenheit und Offenheit gekennzeichnete Familienmuster jedoch in der Wahl der Ehe- und Lebenspartner der Kinder. Die älteste Tochter heiratet einen türkeistämmigen Mann, der in Deutschland aufgewachsen ist. Die Ehepartner des älteren Sohnes und der jüngeren Tochter sind deutschstämmig. Alle drei Ehen scheitern jedoch, alle drei Kinder sind geschieden. Der ältere Sohn habe nach der Scheidung mehrere kurzfristige Liebesbeziehungen gehabt. Der jüngere Sohn ist ledig und lebt zusammen mit seiner Freundin in der Türkei.

Die Struktur der Familie Polat ergibt sich aus ihrer Familiengeschichte heraus und zeichnet sich durch Offenheit für Neues, die Aufgeschlossenheit für Veränderungen und einen flexiblen Umgang der Mitglieder untereinander und mit ihrem sozialen Umfeld aus. Durch ihre multikulturell geprägte Herkunftsregion kennt die Familie bereits vor der Migration nach Deutschland ein Leben mit Angehörigen anderer Religionen und Menschen, die eine andere Sprache sprechen. Dank ihres Lebens in einer Großstadt ist ihnen ein westliches Stadtleben nicht unbekannt. Durch die frühere Migrationserfahrung in der Familiengeschichte und die Selbsterfahrung von Herrn Polat wird die Migration nach Deutschland nicht als bedrohlich empfunden, sondern der Neuanfang in der Fremde wird als Herausforderung wahrgenommen. Diese Eigenschaften befähigen die Familie dazu, sich der jeweiligen Situation und Umgebung anzupassen. Die Teilhabe der Familienmitglieder an der Aufnahmegesellschaft gestaltet sich somit ohne große Hindernisse, was besonders durch die aktive Rolle von Frau Polat als selbstständige Unternehmerin zum Ausdruck kommt.

Abhängig von der Situation versucht die Familie sowohl türkisch-islamische als auch westliche Werte auszuleben, die beide Bestandteil der Familienstruktur sind. Die genannten Eigenschaften setzen weit gefasste Familiengrenzen voraus, sodass der Eindruck entsteht, dass die Offenheit ohne Ausnahme für alles Neue und die Aufgeschlossenheit für alle möglichen Veränderungen gelten. Oftmals benötigen Menschen Grenzen für ihre eigene Identitätsbildung und um ein Zugehörigkeitsgefühl zu entwickeln. Fehlen diese Grenzen oder sind sie so weit gefasst, dass sie kaum noch zu erkennen sind und somit keine Orientierungshilfe darstellen, so können durch Widersprüchlichkeiten Identitätskrisen entstehen.

Bei Familie Polat ist vor allem bei den Kindern eine Zerrissenheit bezüglich ihrer Zugehörigkeit zu einem bestimmten Kollektiv zu beobachten. Sie versuchen ihre Situation zu rechtfertigen und einen Ausweg aus dieser Verwirrung zu finden.

Typ IV – Kollektiv-liberale Einstellung und offene Familiengrenzen: Familie Engin
Bei Familie Engin geht die Migrationserfahrung auf die Generation der Großeltern zurück. Nach dem Tod ihres Mannes wandert die Großmutter des Vaters von Frau Engin mit ihren drei Kindern während des ersten Weltkriegs aus dem Süd-Osten der Türkei nach Istanbul aus. Es ist anzunehmen, dass die Familie aus dem Kriegsgebiet in die als sicher empfundene damalige Hauptstadt Istanbul geflüchtet ist.

Wie bereits erwähnt, ist die Gesellschaft im Süd-Osten der Türkei aufgrund des Zusammenlebens mehrerer Ethnien und Religionsgemeinschaften multikulturell geprägt. Daher ist zu vermuten, dass für Familie Engin unterschiedliche Lebensweisen nicht ungewöhnlich und sie offen für Veränderungen und Neues sind.

Die Berufswahl der Familienmitglieder in der zweiten und dritten Generation zeigt, dass die durch den Ortswechsel erlebte Veränderung zu einem gewissen Strukturwandel innerhalb der Familie führt. Vor der Auswanderung nach Istanbul war die Familie in der Landwirtschaft tätig. In Istanbul arbeiten alle männlichen Familienmitglieder auf dem Wochenmarkt, während die Frauen für den Haushalt zuständig sind. Von der zweiten Generation wird die Berufstätigkeit weitergeführt. Jedoch arbeiten sie nicht mehr auf den Wochenmärkten, sondern auf einem von der Stadt betriebenen Markt. Einer von den Familienmitgliedern schafft es sogar hier fest angestellt zu werden. Dies bedeutet für die Familie nicht nur, dass sie ihre Tätigkeit an einem festen Standort ausüben kann, sondern auch, dass sie sich zum ersten Mal Institutionen gegenüber öffnet. Eine bedeutsame Transformation ist aber erst bei der dritten Generation zu beobachten, nämlich bei der des Vaters von Frau Engin. Zwar arbeitet auch der Vater von Frau Engin während der Schulzeit mit den Älteren auf dem Markt, aber nach dem Abschluss der Grundschule machen er und seine Schwester eine Lehre bei einem Schneider.

Die Wohnsituation in Istanbul deutet auf eine enge Beziehung zwischen den Verwandten hin. So wie die Familienmitglieder immer an demselben Standort arbeiten, erst auf den Wochenmärkten und später auf dem städtischen Markt, so leben sie auch in derselben Nachbarschaft, nur ein paar Minuten Fußweg voneinander entfernt. Außerdem wird durch die Eheschließung der Schwester des Vaters von Frau Engin mit dem Sohn ihrer Tante väterlicherseits eine zusätzliche Bindung geschaffen. Es ist davon auszugehen, dass der Zusammenhalt und die gemeinschaftliche Lebensweise für die Familie als Schutz in der Fremde eine hohe Priorität haben. Die Familie begegnet den Herausforderungen in der

Fremde gemeinsam, indem sie ihre ökonomischen, sozialen und emotionalen Ressourcen innerhalb der Familie bündeln. Diese drücken sich in der gemeinsam ausgeübten beruflichen Tätigkeit und in der Wohnsituation aus. Hierbei sollte die Rolle der verwandtschaftlichen Eheschließung nicht unterschätzt werden. Die Eheschließung als formaler Akt in Form einer Art Vertrag verbindet die Personen nicht nur miteinander, sondern er verpflichtet sie auch zu einer gegenseitigen Verantwortungsübernahme. Somit wird die Solidarität in schwierigen Zeiten garantiert.

Die beschriebene Struktur der Familie und ihre Ressourcenbündelung, die sie nach der Binnenwanderung zur Bewältigung der damit zusammenhängenden Herausforderungen entwickelt haben, deuten darauf hin, dass die Transformation in der Familie nicht individuell, sondern kollektiv stattfindet. Die einzelnen Mitglieder teilen ähnliche Eigenschaften, die sich vor allem in der Offenheit für Veränderungen und der Risikobereitschaft ausdrücken. Darüber hinaus haben sie eine städtisch orientierte und moderne Einstellung zum Leben, bei der gemeinsame Interessen der Familie für sie jedoch im Vordergrund stehen. Daher ist anzunehmen, dass auch die Mitglieder der Großfamilie eher nach innen gewandt sind.

In der Struktur von Familie Engin spiegelt sich das bereits nach der Binnenmigration entwickelte Muster wider. Im Rahmen ihrer Auswanderung nach Deutschland bilden die Eltern bei dem Strukturtransfer eine Art Brücke. In den wichtigsten Entscheidungsbereichen im Aufnahmeland, wie den Arbeits- und Wohnverhältnissen sowie den Eheschließungen, kann eine Übertragung der Strategie zu einer ökonomischen, sozialen und emotionalen Ressourcenbündelung auf die neue Situation wiedererkannt werden.

Die Aufgeschlossenheit der Familie für Veränderungen zeigt sich darin, dass die Mutter von Frau Engin als Gastarbeiterin alleine nach Deutschland kommt. Dies ist auch ein Indiz für ihr Selbstbewusstsein, zumal sie keine Schule besucht hat und vor ihrer Auswanderung nicht berufstätig ist. Ein halbes Jahr nach ihrer Einreise holt sie ihren Mann nach. Das Ehepaar schreckt in Deutschland für bessere Verdienstmöglichkeiten nicht vor einem Umzug zurück. Zunächst konzentriert sich das Ehepaar auf den Existenzerhalt in dem Aufnahmeland und hat wahrscheinlich nicht vor, sich in Deutschland langfristig niederzulassen, was sich durch das Zurücklassen ihrer beiden minderjährigen Kinder bei den Eltern in der Türkei verdeutlicht. Erst nachdem das jüngere Kind bei einem Verkehrsunfall schwer verletzt wird, werden die Kinder nach Deutschland geholt. Es ist davon auszugehen, dass sich die Familie erst nach diesem Ereignis für eine Niederlassung oder zumindest einen längeren Aufenthalt in Deutschland entscheidet. Die Gründung eines Fußballvereins durch den Vater von Frau Engin ist ein wichtiges Anzeichen für die Bindung an das Aufnahmeland. Zugleich bedeutet dies die Öffnung der Familie für Institutionen und lässt die Übertragung der in der Türkei entwickelten Strategie zur Schaffung von Ressourcen, vor allem sozialer Art, auf das Leben im Aufnahmeland erkennen.

Frau Engin heiratet den Sohn ihrer Tante väterlicherseits und folgt somit dem Muster, das für diese Familie als eine weitere Quelle für den Ressourcenerhalt anzunehmen ist. Auch die Wohnverhältnisse der Familie spiegeln das frühere Muster wider, in dem sich die Lebensweise der Familie als Gemeinschaft charakterisiert, auch wenn sie durch die Heirat von Frau Engin zunächst transnational strukturiert ist. Die Ge- und Verbundenheit an die Herkunftsfamilien werden auch nach der Einreise des Ehepaares nach Deutschland fortgeführt. Hier wird die in der Vergangenheit entwickelte Strategie der Familie zur Bewältigung von Herausforderungen deutlich, nämlich dass die vorhandenen Ressourcen zusammengeschlossen und die familiären Bindungen weiter gestärkt werden.

Des Weiteren spielt die Frauendominanz in der Familienstruktur eine bedeutsame Rolle. Die Frauen in der Familie sind selbstbewusst und stark. Das ist am deutlichsten an ihrem Migrationsverhalten zu erkennen. Sowohl Frau Engin als auch ihre Mutter reisen ohne ihre Ehepartner in das Aufnahmeland ein. Dieses Muster findet sich in der Familiengeschichte wieder. Die Großmutter des Vaters von Frau Engin wandert als verwitwete Frau mit ihren Kindern aus dem Süd-Osten der Türkei in die damalige Hauptstadt aus. Auch bei Eheschließungen wird die Dominanz der Frauen in der Familie sichtbar. Im Vergleich zu den Männern haben die Frauen mehr Mitspracherecht und können die Ehepartner der Familienmitglieder mitbestimmen. Auch in Deutschland dominieren zwei Frauen in der Familienorganisation: Frau Engin und ihre Mutter. Insbesondere durch ihre regulierende Rolle im Kontext der Kommunikationsprozesse in der Großfamilie schaffen sie eine fundierte Basis für das Aufrechterhalten einer gemeinschaftlichen Lebensweise, die für die Familie aufgrund ihrer sozialen und finanziellen Interessen von besonderer Bedeutung zu sein scheint.

8.2 Kontrastierung der Typologien anhand der rekonstruierten Fälle

8.2.1 Schlaganfallereignis als Krise und Reaktionen der Familien

Alle Befragten betonen in ihren Interviews den plötzlichen Auftritt des Schlaganfalls. In ihren Erzählungen wird deutlich, dass der Schlaganfall stets eine Krisensituation hervorruft. Die beschriebenen Szenen verdeutlichen, dass die Entscheidungen der Familien und ihr spontaner Umgang mit der neuen Situation aus den in der Familienbiografie gemachten Erfahrungen hervorgehen. Diese Entscheidungen geben sowohl Hinweise auf die verfügbaren Ressourcen als auch auf die zukünftige Gestaltung der weiteren Versorgung. Deshalb wird zunächst die Reaktion der Angehörigen gegenübergestellt, indem der Moment des Schlaganfalls und zum Teil auch die Akutphase beschrieben werden.

Als *Herr Aydemir* zusammen mit seiner Tochter Neriman und seinen zwei Enkelkindern in die Türkei reist, erleidet er einen Schlaganfall. Neriman bringt ihren Vater mit Hilfe ihrer Bekannten in ein Krankenhaus. Nachdem die ersten Maßnahmen getroffen wurden, ruft sie ihre Schwester Halime in Deutschland an. Nachdem Halime den ersten Schrecken überwunden hat, ruft sie alle Geschwister zusammen und sie treffen sich bei ihr zu Hause, um das weitere Vorgehen zu besprechen. Dies entspricht dem solidarischen Umgang in schwierigen Lebensereignissen innerhalb der Familienbiografie. Genauso aber tritt auch die gelernte Kommunikationsform der Verschlossenheit gegenüber den Eltern in Erscheinung: Um sie nicht mit unangenehmen Themen zu belasten, wird der Mutter nichts von Herrn Aydemirs Krankheit gesagt. Halime versucht die Behandlung ihres Vaters sowohl in der Türkei als auch in Deutschland zu organisieren und plant jeden Schritt. Beispielsweise sucht sie, sowohl in der Türkei als auch in Deutschland, ein Krankenhaus, in dem ihr Vater behandelt werden kann. Um den zeitlichen Verlust für bürokratische Angelegenheiten möglichst gering zu halten, lässt sie von dem Hausarzt für ihren Vater eine Einweisung in das Krankenhaus erstellen. Halime denkt, dass ihr Vater pflegebedürftig sein wird und stellt daher direkt einen Pflegeantrag bei der zuständigen Pflegekasse. Sie sucht auch nach Transportmöglichkeiten, um ihren Vater wieder nach Deutschland zu bringen. Inzwischen fliegt Salih, der älteste Sohn, auch in die Türkei.

Herr Polat erleidet einen Schlaganfall, als er mit seiner Frau zu Hause ist. An seinem Gang bemerkt Frau Polat, dass bei ihm etwas nicht in Ordnung ist. Nachdem sie seinen Mundwinkel herabhängen sieht, erkennt sie, dass ihr Mann einen Schlaganfall erlitten hat. Sie gerät in eine Schocksituation, sodass sie nicht weiß, wie sie reagieren soll. Sie ruft ihre Tochter Meral an und informiert sie darüber. Dann meldet sich Meral bei ihrem Hausarzt und schildert die Situation. Er empfiehlt ihr, ihren Vater sofort in ein Krankenhaus zu bringen. Daraufhin fährt Meral mit einem Freund zu ihrem Elternhaus. Mit Hilfe ihres Freundes und ihrer Mutter setzt sie ihren Vater ins Auto und fährt ihn in ein naheliegendes Krankenhaus.

Frau Tuna erleidet den Schlaganfall als sie die rituelle Waschung für das Morgengebet vornimmt. Die älteste Tochter Hülya sorgt dafür, dass die Kinder ihre Mutter nicht in diesem Zustand sehen. Sie ruft den Notdienst und einen Krankenwagen. Nach kurzer Zeit trifft der Krankenwagen ein und Frau Tuna wird in ein Krankenhaus eingeliefert. Hülya begleitet ihre Mutter hierbei. Unterwegs ruft sie zunächst ihren älteren Bruder an, damit er zum Elternhaus kommt, um auf die Kinder aufzupassen. Dann informiert sie ihren Vater, der zu diesem Zeitpunkt getrennt von ihrer Mutter lebt, sowie ihre beiden Tanten. Bereits auf der Intensivstation klärt der Arzt Hülya nach der ersten Untersuchung darüber auf, dass ihre Mutter schwerstbetroffen sei und sie auf ihren Tod vorbereitet sein sollte. Hülya kann diese Erklärung nicht akzeptieren und diskutiert mit dem Arzt. Unmittelbar danach wendet sie sich an den Imam (Vorbeter) der Moschee und schildert ihm die Situation. Der Imam rät ihr religiöse Rituale durchzuführen und bietet ihr an, diese für sie zu organisieren. Hülya erklärt sich damit einverstanden.

Frau Engin erleidet den Schlaganfall in der Türkei, als sie mit ihrer Familie in dem Ferienhaus ihres Vaters ist. Einige Wochen vor ihrer Reise sucht sie aufgrund ihrer gesundheitlichen Störungen einen Arzt in Deutschland auf. Sie lehnt die dringende Empfehlung des Arztes ab, sich stationär behandeln zu lassen, um mit ihrer Familie wie geplant in die Türkei reisen zu können. Sie lässt sich ambulant behandeln. Der Arzt gestattet ihr eine Reise in die Türkei, jedoch nur unter der Bedingung der regelmäßigen Einnahme der verordneten Medikamente und einer Nachkontrolle in der Türkei. Auch bei der Kontrolluntersuchung in der Türkei wird ihr eine stationäre Behandlung empfohlen. Sie lehnt diese erneute Behandlungsempfehlung ab, um an der Hochzeit ihrer Cousine teilzunehmen, wie sie ihrer verstorbenen Mutter vor zwei Monaten versprochen hatte.

Als Frau Engin an dem Tag nach der Hochzeit einen Schlaganfall erleidet, befindet sich die ganze Familie mit ihr in dem Ferienhaus. Frau Engin wird ohnmächtig und ihre Angehörigen geraten in einen Schockzustand. Eine Nachbarin wird durch die Geräusche in dem Haus aufmerksam und kommt zur Hilfe. Da Frau Engin erbrochen hat, wechselt die Nachbarin ihre Kleidung. Frau Engin wird zunächst mit einem Krankenwagen in ein in der Stadt gelegenes Krankenhaus gebracht, danach wird sie in ein Krankenhaus in Istanbul verlegt. Nachdem sich ihr gesundheitlicher Zustand stabilisiert hat, wird sie mit dem Flugzeug nach Deutschland gebracht.

In den oben beschriebenen Handlungen lassen sich Muster im Hinblick auf die Organisation der Versorgung, die Mobilisierung von Ressourcen und insgesamt die Bewältigungsstrategien der einzelnen Familien erkennen. Auch wenn sich die ersten Entscheidungen und spontanen Handlungen in der familiären Krisensituation auf den ersten Blick der jeweiligen Familienstruktur zu widersprechen scheinen, wird bei näherer Betrachtung deren Einklang deutlich.

Obwohl die Grenzen bei *Familie Polat* im Vergleich zu den anderen Familien am weitesten gefasst sind, kontaktiert die Familie das Versorgungswesen in der Krisensituation erstaunlicherweise am wenigsten. Frau Polat besitzt gute Sprachkenntnisse und kann selbstständig und ohne Hemmungen in der deutschen Sprache mit anderen kommunizieren. Auch die Struktur des Versorgungswesens ist ihr aufgrund der jahrelangen Behandlung ihrer behinderten Tochter Ayşenur bekannt. Dennoch findet der erste Kontakt zum Versorgungswesen erst durch die Tochter Meral statt – und dann auch ausschließlich zum Hausarzt.

Des Weiteren ist auffällig, dass weder Frau Polat noch ihre Tochter in diesem Notfall das Rufen eines Krankenwagens als Möglichkeit in Betracht ziehen und auch nicht als Notwendigkeit wahrnehmen. Der Verzicht auf diese Dienstleistung kann mit der in ihrer Biografie hervortretenden selbstbewussten und autonomen Haltung in Verbindung gebracht werden. Genauso wie die Familie in der Vergangenheit ihre Lebensschwierigkeiten selbstständig oder lediglich durch ihre persönlichen Beziehungen bewältigt hat, versucht sie nun auch in dieser Krisensituation die neue Herausforderung zunächst innerhalb der Familie zu lösen: Frau Polat informiert zunächst ihre Tochter Meral und diese anschließend das informelle Umfeld der Familie, nämlich ihren Freund. Die Einschaltung des Versorgungswesens beginnt mit der Kontaktierung des Hausarztes, zu dem die Familie wahrscheinlich innerhalb der formellen Struktur des Versorgungswesens über einen gewissen Zeitraum eine persönliche Beziehung aufbauen konnte.

Im Gegensatz zu Familie Polat beobachten wir bei *Familie Aydemir* in der Krisensituation eine maximale Öffnung der Familiengrenzen und eine intensivere Auseinandersetzung mit dem Versorgungswesen. Nachdem Neriman ihre Schwester Halime über den Schlaganfall von Herrn Aydemir informiert hat, treffen sich alle Geschwister bei Halime und besprechen die Situation. Danach kontaktiert Halime umgehend viele Instanzen des Versorgungswesens, wie zum Beispiel Krankenhäuser, sowohl in der Türkei als auch in Deutschland, den Hausarzt und die Pflegekasse.

Die intensive und unmittelbare Kontaktaufnahme zum Versorgungswesen kann mit den Beziehungen der Familie zu ihrem Umfeld und ihren vorherigen Erfahrungen mit Krankheits- und Versorgungssituationen erklärt werden. Wie in der Familienbiografie deutlich wird, hat die Familie niemanden, der ihr in schwierigen Situationen beistehen kann und sie muss alle Schwierigkeiten alleine bewältigen. Die Grenzen der Familie sind eher geschlossen, sodass sich die ohnehin eingeschränkten Beziehungen zu ihrem Umfeld als oberflächlich gestalten. Dies gilt auch für die Herkunftsfamilien und die Verwandtschaft in der Türkei, wie sich in den Bemühungen von Halime, die Behandlung ihres Vaters von Deutschland aus zu organisieren, um ihre Schwester dort zu unterstützen, zeigt. Auch die sofortige Reise von Salih in die Türkei nach dem Schlaganfall seines Vaters unterstützt diese Annahme.

Die eingeschränkte Öffnung der familiären Grenzen betrifft zwar grundsätzlich auch den Kontakt zu Institutionen, sodass diese nur bei Bedarf und nur so wenig wie möglich hinzugezogen werden, aber in dieser Krisen- und Notsituation ist die Familie gezwungen, ihre Grenzen für das Versorgungswesen maximal zu öffnen. Zudem bleiben ihr auch keine anderen Möglichkeiten, wie zum Beispiel informelle Hilfsangebote, auf die sie ausweichen könnte. Daher ist die Familie in dieser Situation stark auf die Leistungen des Versorgungswesens angewiesen. Da der Tochter aufgrund ihrer Erfahrungen bei der Versorgung ihrer Mutter bekannt ist, dass die Bearbeitung bürokratischer Angelegenheiten, so etwa die Antragstellung und die Genehmigung verschiedener Leistungen, lange dauert, schaltet sie alle für sie relevanten Institutionen des Versorgungswesens parallel ein.

Familie Aydemir und *Familie Polat* stehen aufgrund ihrer Organisation und der Familiengrenzen in einem maximalen Kontrast zueinander. Bei Familie Polat beobachten wir eine verzögerte Kontaktaufnahme zu dem Versorgungswesen und, im Verhältnis zu ihren ansonsten geöffneten Familiengrenzen, die sich in ihrer Biografie deutlich machen, eine minimale Öffnung in der Krisensituation. Erinnern wir uns an die eher geschlossenen Grenzen der Familie Aydemir und ihre grundlegende Abgrenzung von der Aufnahmegesellschaft, so scheint ihre Reaktion in der Krisensituation paradox zu sein. Jedoch stimmt ihre Reaktion in der Krisensituation mit der in ihrer Biografie identifizierten Struktur überein.

Die scheinbar widersprüchlichen Reaktionen beider Familien lassen sich durch den gewohnten Umgang mit ihrem Umfeld in den bisherigen Krisensituationen erklären. Der Umgang von Familie Polat mit ihrem Umfeld zeichnet sich durch Aufgeschlossenheit und durch intensive Beziehungen aus. Aufgrund ihrer intensiven und guten Beziehungen können sie in schwierigen Zeiten auf andere zählen. Hingegen kann Familie Aydemir nicht auf eine solche Möglichkeit zurückgreifen. Denn die Beziehungen in ihrem informellen Sozial-Bereich bedürfen der regelmäßigen Kontaktpflege, um Hilfe bei Bedarf tatsächlich in Anspruch nehmen zu können. Das Versorgungswesen mit seinen Institutionen stellt die Hilfsangebote jedoch auf formeller Ebene jederzeit zur Verfügung. Da die Inanspruchnahme dieser Leistungen keine vorherigen Beziehungen voraussetzt, bieten sich diese Familie Aydemir nahezu an: Aufgrund fehlender informeller sozialer Beziehungen und dem bestehenden Angebot formeller Hilfeleistungen werden diese vermutlich von der Familie bevorzugt.

Nachdem die im maximalen Kontrast stehenden Familien, Familie Aydemir und Familie Polat, gegenübergestellt wurden, soll nun *Familie Tuna*, die in ihrer Struktur einen minimalen Kontrast zu der von Familie Aydemir aufweist, in den Blick genommen werden.

In der Krisensituation übernimmt die älteste Tochter Hülya die Verantwortung. Sie ruft den Krankenwagen für ihre Mutter und wendet sich somit als erste an das Versorgungswesen. Durch die anschließende Kontaktierung ihres ältesten Bruders und ihres Vaters wendet sie sich dann wieder der Kernfamilie zu.

Betrachtet man die Reihenfolge der von Hülya kontaktierten Personen unmittelbar nach dem Schlaganfall ihrer Mutter, so kann eine bestimmte Logik festgestellt werden. Jede Kontaktaufnahme ist mit einer Erwartung verbunden und jeder kontaktierten Person kommt eine bestimmte Funktion zu. Dies verdeutlicht ihre Bemühung, in der Notsituation möglichst viele Ressourcen zu mobilisieren. Beispielsweise kontaktiert sie ihren ältesten Bruder, um die Betreuung ihrer jüngeren Geschwister in ihrer Abwesenheit zu gewährleisten. Auch der Vater wird trotz der Trennung des Ehepaares in die Situation mit einbezogen, damit er der Familie in der schwierigen Zeit beisteht. Sie informiert auch ihre Tanten und erweitert den Personenkreis der Beteiligten somit um die Verwandtschaft. Den Imam kontaktiert sie erst, als das Versorgungswesen die Grenzen der dahingehenden Möglichkeiten erreicht zu haben scheint. Nach dem für sie unbefriedigenden Aufklärungsgespräch mit dem Arzt auf der Intensivstation meldet sie sich bei dem Imam der Moscheegemeinde und fragt nach seinem Rat.

Wie bei Familie Aydemir wendet sich auch Familie Tuna durch das Rufen des Krankenwagens als erstes an das Versorgungswesen. Anders als Familie Aydemir weitet Familie Tuna jedoch den Kreis der kontaktierten Personen über die Kernfamilie hinaus aus, indem Hülya ihre beiden Tanten informiert. Im Unterschied zu Familie Aydemir öffnet Familie Tuna in ihrer Not ihre Grenzen auch für eine informelle Institution, was durch die Kontaktaufnahme zu dem Imam der Moscheegemeinde deutlich wird. Dies unterstreicht die unterschiedliche Gestaltung von Beziehungen zweier Familien zu ihrem Umfeld: Während Familie Tuna ihre Beziehungen nicht nur zu der Verwandtschaft, sondern durch regelmäßige Kontaktpflege auch zu dem Gemeinwesen aufrechterhält, so dass sie in einer Notsituation ihre Hilfe beanspruchen kann, bleiben die Beziehungen bei Familie Aydemir auf die Kernfamilie begrenzt. Obwohl Frau und Herr Aydemir und einige ihrer Kinder praktizierende Muslime sind, werden keine Beziehungen zu Religionsgemeinschaften erwähnt.

In der Struktur von *Familie Engin* dominiert trotz der städtischen und eher modernen Orientierung und der besonders für Institutionen offenen Familiengrenzen vor allem die kollektive Einstellung ihrer Mitglieder. Auch wenn die weite Öffnung der Grenzen bei Familie Engin eine Besonderheit darstellt beziehungsweise einen deutlichen Unterschied aufzeigt, steht sie durch eine städtische und eher moderne Orientierung und die offenen Familiengrenzen im minimalen Kontrast zu Familie Polat. Durch die kollektive Einstellung ihrer Mitglieder steht sie wiederum in einem minimalen Kontrast zu Familie Aydemir.

Die kollektive Einstellung der Familienmitglieder wird besonders in den Handlungen von Frau Engin in der Krisensituation deutlich: Beispielsweise kontaktiert sie das Versorgungswesen aufgrund ihrer Gesundheitsstörungen und verheimlicht dies vor ihrer Familie. Sie entscheidet sich gegen den ärztlichen Rat, sich stationär behandeln zu lassen, damit die Pläne der Familie nicht behindert werden. Während sie durch die Kontaktaufnahme zu dem Versorgungswesen die familiären Grenzen für Institutionen öffnet, schont sie dabei ihre Familie – analog der in der Familie entwickelten Bewältigungsstrategie. Zwei Prinzipien, die die Familienstruktur prägen, kommen dabei zum Vorschein: Der Vorrang der Familieninteressen gegenüber persönlichen Interessen und die Öffnung der familiären Grenzen für Institutionen. Das alles mit dem Ziel, familiäre Belastungen umzuverteilen.

Als Frau Engin den Schlaganfall erleidet, sind alle Familienangehörigen anwesend. Später unterstützt auch eine Nachbarin die Familie. Auffällig in der Situation ist, dass diese Nachbarin die Kleidung von Frau Engin wechselt, obwohl alle anderen Anwesenden ihre Angehörigen ersten Grades sind. Die Szene verdeutlicht, wie schwer betroffen die Familie von dem Ereignis ist, sodass sie dadurch sogar handlungsunfähig wird. Es wird zwar nicht erwähnt, wie und von wem der Krankenwagen gerufen wird, aber dadurch wird das Versorgungswesen in der Notsituation erstmalig kontaktiert. Besonders auffällig ist die Ohnmacht der Familienangehörigen in der Krisensituation, obwohl sie in der Vergangenheit organisationsfähig und selbstbewusst in Erscheinung getreten sind.

In den oben dargestellten Krisensituationen und den Akutphasen jeder Familientypologie ist ein aus der Familienbiografie typisches Handlungsmuster zu erkennen, das sich wie ein roter Faden durch fast alle Bereiche und Ebenen der Bewältigung zieht.

8.2.2   Krankheitserleben in den Familien

Abhängig von der Rolle und Funktion der erkrankten Person löst das Schlaganfallereignis bei den Familienmitgliedern unterschiedliche Ängste und Sorgen aus.

Bei *Familie Aydemir* hat der Zusammenhalt für die Mitglieder die höchste Priorität in der Fremde. Der Vater als Familienoberhaupt übernimmt die Aufgabe, die Familie zusammenzuhalten. Die lebensbedrohliche Krankheit des Vaters, die viele gesundheitliche Beeinträchtigungen mit sich bringt, wird als Bedrohung für den familiären Zusammenhalt empfunden, der wahrscheinlich zum Überleben in der Fremde als besonders notwendig angesehen wird. Anscheinend besteht diese Sorge bei jedem Kind, weshalb alle mit großer Sensibilität darauf achten, die Autorität des Vaters auch nach seiner Krankheit zu wahren oder gar zu unterstreichen. Im Gegensatz zu der anfänglichen Befürchtung, dass die Familie durch die Krankheit des Vaters auseinanderbrechen würde, führt diese zu einem verstärkten Zusammenhalt. Aufgrund des in der Familie entwickelten Musters handelt die Familie auch in dieser Situation kollektivistisch. Es ist für jeden in der Familie selbstverständlich, in schwierigen Zeiten füreinander da zu sein, zumal jedem in der Familie bewusst ist, dass in dieser Situation auf niemanden außerhalb der Familie Verlass ist.

Im Vergleich zu den anderen Familien hat die Familie Aydemir den Vorteil, dass die mit der Krankenversorgung und Bewältigung des Alltags verbundenen Aufgaben auf mehrere erwachsene Kinder in der Familie verteilt werden können. Auch wenn hauptsächlich die zwei mittleren Töchter für die Versorgung verantwortlich sind, stehen die anderen Geschwister bereit, um die Aufgaben zu erledigen, die anfallen. Die in der Familie ausgelebten religiös-kulturell begründeten Werte, Respekt vor den Eltern und Solidarität zwischen den Familienmitgliedern, erfordern von allen Kindern, dass sie im Dienst der Eltern stehen und ihre mit der Pflege betrauten Schwestern unterstützen. Auch wenn die Aufgaben der Krankenversorgung und der Alltagsbewältigung, genauso wie bei den anderen Vergleichsfamilien, Belastungen für die pflegenden Personen mit sich bringen, können sie diese leichter in das Familienleben integrieren.

Anders als bei der Familie Aydemir ist die *Familie Polat* nicht von einer solchen Autoritätsperson abhängig. In dieser Familie haben die individuellen Ansprüche der Mitglieder Vorrang und dementsprechend haben die Eltern keine Autoritätsansprüche, die mit denen der Familie Aydemir vergleichbar wären. Die Krankheit von Herrn Polat macht sich vor allem im finanziellen Bereich der Familie deutlich, da er noch erwerbstätig war und durch seine Tätigkeit in der Schneiderei einen großen Beitrag zum Familieneinkommen beigetragen hat. Durch den Schlaganfall von Herrn Polat entsteht so eine belastende Situation für seine Frau, denn sie muss nun nicht nur ihn versorgen und den Alltag zu Hause bewältigen, sie muss auch der Arbeit in der Schneiderei weiter nachgehen. Die Krankheit von Herrn Polat führt zwar zu keinen großen Veränderungen in der Organisation der Familie, aber die sichtbare Belastung von Frau Polat ruft bei der Tochter Meral zu Beginn Bedenken aus, ob sie gegebenenfalls in ihr Elternhaus zurückkehren muss. Eine Rückkehr würde für sie die Bedrohung ihrer Individualität bedeuten, die sie seit ihrem Auszug im Alter von 18 Jahren anstrebt.

Familie Polat greift für die Organisation der Krankenversorgung auf die Ressourcen zurück, die sie kennzeichnen und sie von den anderen Vergleichsfamilien abheben. Genau wie Familie Aydemir organisiert auch Familie Polat die Krankenversorgung familiär, der Unterschied liegt allerdings in der Auffassung des Familienbegriffs. Während für die Aydemirs nur die Kinder und Eltern die Familie ausmachen und sogar die Eingeheirateten als Fremde empfunden werden, gelten für Familie Polat nicht nur die Angehörigen der Herkunftsfamilien und Verwandte zu den Familienangehörigen. Auch Freunde und Mitarbeiter ihres Betriebs werden dazu gezählt. Zwar unterstützten ihre Kinder Frau Polat, besonders die Tochter, aber aufgrund der Entfernung ihres Wohnortes und ihrer

Berufstätigkeit ist sie nicht immer verfügbar. Daher wendet sich Frau Polat als Verantwortliche mit ihren Versorgungsfragen auch oft an ihre Freunde und Mitarbeiter. Somit gelingt es der Familie die Krankenversorgung unter Rückgriff auf ihre Ressourcen zu gestalten, ohne dass die Familienangehörigen auf ihre eigenen Ansprüche verzichten müssen.

Bei *Familie Tuna* betont die Tochter Hülya den plötzlichen Auftritt der Krankheit und bringt dies mit den dadurch auf sie zukommenden Aufgaben in Verbindung. Die Krankheit macht eine Neuorganisation der Familie notwendig, wodurch sie plötzlich in die Rolle einer alleinerziehenden Mutter von drei Kindern gedrängt wird. Sie wird durch die Krankheit ihrer Mutter mit mehreren Aufgaben und Verantwortungen konfrontiert. Diese belasten sie stark, vor allem weil sie darauf nicht vorbereitet ist. Trotz der Trauer und der Belastungen, die nicht nur aus der aktuellen Situation herrühren, da es auch in der Vergangenheit bereits Schicksalsschläge zu verarbeiten gab, begegnet sie der neuen Situation optimistisch. Sie nimmt die auf sie zukommenden Aufgaben als Herausforderung wahr, deren Bewältigung für sie selbstverständlich ist. Dabei hilft ihr vor allem ihr Glaube und sie greift oft auf die Spiritualität zurück. Durch Bittgebete und religiöse Rituale, beispielsweise Almosengaben, Tieropferungen oder aber Traumdeutungen, erhofft sie sich eine Heilung für ihre Mutter und für sich die notwendige Kraft für die Bewältigungsarbeit.

Die nach dem Schlaganfall von Frau Tuna erfolgte Scheidung des Ehepaares wirkt zwar als eine moralisch verwerfliche Handlung seitens des Ehemannes, aber dadurch wird eine gewisse Klarheit für alle Beteiligten geschaffen. Das ist wiederum notwendig, um eine neue Familienstruktur zu konstruieren. Auch wenn die älteste Tochter als die Verantwortliche schweren Belastungen ausgesetzt ist, ist davon auszugehen, dass es ihr gelingt, sowohl die Versorgung ihrer Mutter als auch die Führungsrolle in der neu organisierten Familie zu erfüllen und ihre Familie zusammenzuhalten.

Die Struktur der *Familie Engin* ist durch die Dominanz von zwei Frauen gekennzeichnet, und zwar von Frau Engin und ihrer Mutter. In der Organisation und im Alltag der Familie übernimmt Frau Engin unerlässliche Aufgaben. Genauso wie bei Familie Tuna wird durch die Krankheit von Frau Engin eine Neuorganisation der Familie plötzlich notwendig, womit kein Familienmitglied gerechnet hat. Dadurch wird jeder mit Aufgaben und Verantwortungen konfrontiert, die Frau Engin bisher selbst übernommen hat.

Die plötzliche Krankheit von Frau Engin löst bei den anderen Familienmitgliedern große Ängste und Sorgen aus. Die neue Situation wird insgesamt als ein totaler Zusammenbruch empfunden. Bis die Familie für die neue Situation eine geeignete Routine entwickeln kann, versucht sie mit Hilfe unterschiedlicher Personen, wie zum Beispiel der Schwester von Frau Engin und der Mutter von Herrn Engin, mehrere Möglichkeiten für die Versorgung und die Alltagsbewältigung in Anspruch zu nehmen. Alle Bemühungen führen jedoch zu Konflikten zwischen den Familienmitgliedern und scheitern.

Die Reaktion der Familie auf die Aufhebung der Pflegestufe bei Frau Engin kann als Rückgriff auf die in der Familienbiografie verankerte Bewältigungsstrategie, Belastungen aus der Familie hinaus zu tragen, betrachtet werden. Diese Strategie hilft in dieser Situation jedoch nicht, da diesmal das Problem tief im Kern der Familie sitzt und es ohne ihre Auflösung nicht gelöst werden kann. Aber die Auflösung ist auch keine Alternative für die Familie, weshalb sie eine neue Strategie entwickeln muss.

Dazu muss ein Übergang von der alten zu der neuen Bewältigungsstrategie geschaffen werden, der es der Familie ermöglicht, Hilfe anzufordern. Dies fordert Geschicklichkeit, so dass sie trotz des Eingeständnisses, unfähig zu sein, die Schwierigkeiten selbstständig bewältigen zu können, keinen gefühlten Gesichtsverlust hinnehmen müssen. Wie die Fallrekonstruktion zeigt, wird dies durch den Ausbruch einer psychischen Krankheit bei Herrn Engin konkretisiert: Er begibt sich in eine psychiatrische Behandlung. Das drückt sein Bedürfnis nach professioneller Hilfe aus. Allerdings nicht durch die Inanspruchnahme einer professionellen pflegerischen Hilfe, wie sie etwa durch die Einschaltung eines ambulanten Pflegedienstes möglich wäre, sondern in Form einer Beratung, die besonders während seines Aufenthaltes in der Rehabilitationsklinik erfolgt.

Nach dieser Behandlung gibt er sowohl seine Aktivitäten im Sozialleben als auch seine berufliche Tätigkeit auf, die beide wesentliche Bestandteile seiner über die Jahre verfolgten Bewältigungsstrategie gewesen sind. Außerdem scheint der materielle Existenzerhalt für die Familie, insbesondere für den Schwiegervater, besonders wichtig zu sein. Da eine Frühberentung von dem behandelnden Arzt befürwortet wird, kann Herr Engin auf seine berufliche Tätigkeit verzichten, ohne seine Stellung innerhalb der Familie zu gefährden. Seine Krankheit rechtfertigt sowohl seinen Ausstieg aus dem Berufsleben als auch die Minderung seiner sozialen Aktivitäten.

8.2.3 Versorgungsgestaltung und Nutzung des Versorgungswesens

Die Versorgungsgestaltung gilt als ein wichtiger Teil der Krankheitsbewältigung und hängt mit der Inanspruchnahme der Leistungen des Gesundheits- und Versorgungswesens eng zusammen. Die bei der Kontrastierung angesprochenen Reaktionen der Familien in der Krisensituation bezüglich des Nutzungsverhaltens der Leistungen des Versorgungswesens sollen hier weitergeführt werden. Der Blick wird dabei auf die Versorgungsphase nach der Rehabilitationsbehandlung gerichtet. Das Inanspruchnahmeverhalten der ambulanten Pflege soll hier als Vergleichsmerkmal dienen. Alle in diese Untersuchung einbezogenen Familien wurden spätestens während der rehabilitativen Behandlung über die Leistungen und Voraussetzungen der Pflegeversicherung und andere Hilfsangebote des Versorgungswesens sowie über ihre Finanzierungsmöglichkeiten in der von den zu Beratenden bevorzugten Sprache unterrichtet. Daher ist davon auszugehen, dass alle Familien denselben Kenntnisstand zu den genannten Themen besitzen.

Wie in der Krisensituation beobachtet, öffnet *Familie Aydemir*, im Vergleich zu den anderen Familien, auch in der Versorgungsphase nach der Rehabilitation ihre Grenzen für das Versorgungswesen am weitesten. Die Familie schaltet bereits aufgrund der Versorgungsfragen der Mutter für die Behandlungspflege einen ambulanten Pflegedienst ein. Die Körperpflege kann die dafür zuständige Tochter ohne Probleme übernehmen. Aber durch die Aufgaben, die die Behandlungspflege betreffen, beispielsweise die Verabreichung von Medikamenten, die Blutzucker-Kontrolle, die Insulingabe sowie die Verbandswechsel, fühlt sie sich überfordert. Zu diesem Zeitpunkt übernimmt die andere Tochter die Aufgabe der Aufteilung der Blutverdünnungstabletten für Herrn Aydemir.

Der von den pflegenden Töchtern angegebene Zeitplan für die Versorgung ihrer Eltern weist eine lückenlose und exakte Strukturierung der Aufgaben auf, der mit einem Dienstplan von professionell Pflegenden vergleichbar wäre. Die von der jüngeren Tochter angegebene Überforderung dürfte daher eher auf das Risiko zurückzuführen sein, dass sie ihrer Mutter durch eine nicht korrekte Verabreichung der Medikamente Schäden zufügen könnte. Vor dem Hintergrund der von Herrn Aydemir angegebenen Ursache für seinen Schlaganfall, die falsche Aufteilung der Blutverdünnungstabletten, werden die Unsicherheit und die dadurch entstehende Überforderung der Tochter nachvollziehbar. Die Medikamentenvergabe für Herrn Aydemir wird nach seinem Schlaganfall an einen Pflegedienst delegiert, um somit diesbezügliche Beschuldigungen zu vermeiden und die pflegenden Familienmitglieder aus der Verantwortung zu ziehen. Dies könnte als eine Maßnahme für die Aufrechterhaltung des familiären Zusammenhaltes interpretiert werden. Aufgrund der Unsicherheit, der Schuldgefühle oder der Beschuldigungen könnte die Familienatmosphäre belastet werden, was wiederum den Zusammenhalt der Familie bedrohen würde.

Die Übernahme der Behandlung durch einen professionellen Pflegedienst soll dazu dienen, ein Risiko zu vermeiden und die Unsicherheiten bei den Familienmitgliedern zu mindern. Die Rolle des professionellen Pflegedienstes wird somit deutlich: Die Medikamente werden aufgrund ihrer unterschiedlichen Wirkungen als hochkompliziert und unkontrollierbar für die Familie wahrgenommen, da sie Laien auf dem Gebiet sind. Daher erhöht sich die Bedeutung der Medikamentenvergabe und auch die damit verbundene Unsicherheit. Der professionelle Pflegedienst wird aufgrund seines Wissens als Team von Experten wahrgenommen. Die Inanspruchnahme eines ambulanten Pflegedienstes ist nicht in erster Linie mit der Erwartung verbunden, der Familie die Arbeit abzunehmen, vielmehr soll der ambulante Pflegedienst den Familienmitgliedern durch sein Wissen Sicherheit vermitteln.

Die Übernahme der Körperpflege der Eltern durch den Pflegedienst ist hingegen nicht erwünscht. Die Familie möchte dadurch die Privatsphäre der Pflegebedürftigen schützen. Zudem haben die pflegebedürftigen Eltern spezielle Ansprüche an die Pflege, die von professionellen Pflegern nicht erfüllt werden können. Auch die pflegenden Kinder haben Ansprüche an die Pflegearbeit, die aus einer religiös-kulturell bestimmten Eltern-Kind-Beziehung resultieren. Die Versorgung der pflegebedürftigen Eltern wird als religiöse Pflicht wahrgenommen und in diesem Bewusstsein wie ein Gottesdienst vollzogen.

Wie bereits in der Krisensituation deutlich wurde, weist *Familie Polat* eine minimale Inanspruchnahme der Leistungen des Versorgungswesens auf. Obwohl alle Familienangehörigen aufgrund ihrer Berufstätigkeit zeitlich eingeschränkt sind, zieht es die Familie vor, sowohl die körperliche als auch die medikamentöse Behandlung von Herrn Polat selbst durchzuführen. Die Familie kann sich für viele Personen außerhalb der Kernfamilie öffnen und diese mit Versorgungsaufgaben beauftragen.

Die minimale Inanspruchnahme der Leistungen des Gesundheits- und Versorgungswesens seitens der Familie dürfte aufgrund ihrer Überzeugung entstehen, dass sie alles selbst bewältigen kann. Dies verdeutlicht sich in der Grundhaltung der Familie gegenüber den staatlichen und sozialen Leistungen: Sie seien für den deutschen Staat nie eine Last gewesen, so Frau Polat. Damit wird der Stolz ausgedrückt, dass sie von dem deutschen Staat nie etwas verlangt hätten und immer mit ihren eigenen Möglichkeiten zurechtgekommen seien. Ihre Vorgehensweise bei der Hilfsmittelversorgung könnte auch auf diese Haltung zurückgeführt werden.

Bei *Familie Engin* werden die Leistungen von pflegerischen (Sach-)Leistungen des Versorgungswesens strikt abgelehnt. Dies ist umso erstaunlicher, wenn die für Institutionen weit geöffneten Grenzen der Familie bedacht werden. Auch die Zurückhaltung von Herrn Engin bei der Aufhebung der Pflegestufe seiner Frau scheint widersprüchlich zu sein, da er selbst früher einen Verein gegründet hat, um behinderte Menschen in rechtlichen Fragen zu unterstützen. Seine Haltung folgt möglicherweise aus einer in der Vergangenheit entwickelten Bewältigungsstrategie. Dies kann als Versuch interpretiert werden, die Probleme in der Familie, die mit der Pflegebedürftigkeit seiner Frau zusammenhängen, durch die Aufhebung der Pflegestufe auszublenden oder nicht als solche wahrzunehmen.

Ähnlich wie bei Familie Polat könnte das Inanspruchnahmeverhalten auf die Autonomieansprüche, hier besonders die von Herrn Engin, und das hohe

Selbstbewusstsein der Familie zurückgeführt werden. Obwohl die Familie durch die Öffnung ihrer Grenzen für das Gemeinwesen, was sich durch die gegründeten Vereine und die hohen Aktivitäten im Sozialleben zeigt, ihre Beziehungen sowohl zu anderen türkeistämmigen Migranten als auch zu Einheimischen stets gepflegt haben, reicht dies für die Familie anscheinend nicht aus, um informelle Hilfsangebote zu beanspruchen. Im Unterschied zu Familie Polat wird der Familienbegriff bei Familie Engin nicht so weit gefasst. Daher können sie sich nicht an Freunde und Bekannte wenden, was für Familie Polat zur Kompensation der Versorgungsdefizite selbstverständlich wäre.

Die Vorstellungen von Familie Engin hinsichtlich der Versorgung der pflegebedürftigen Familienmitglieder ähneln denen der Familie Aydemir. Auch Herr Engin ist der Auffassung, dass die Pflege der Familienmitglieder mit einem Gottesdienst vergleichbar wäre, obwohl er selbst kein praktizierender Muslim ist. Auch bei der zugegebenen Überforderung wird keine Hilfe eines Pflegedienstes zugelassen, aus Sorge, dass diese den Zusammenhalt der Familie gefährden oder die Privatsphäre verletzen würde. Stattdessen wird eine Beratungshilfe beansprucht und die Hilfe erfolgt außerhalb der Familie im öffentlichen Raum, im Einklang mit der in der Vergangenheit entwickelten Bewältigungsstrategie.

Bei *Familie Tuna* lehnt es die pflegende Tochter trotz der starken Belastungssituation ab, einen ambulanten Pflegedienst heranzuziehen. Genau wie bei den Familien Aydemir und Engin hat der Schutz der Privatsphäre auch bei Familie Tuna eine besondere Bedeutung. Der Grund für die Ablehnung der professionellen Hilfe liegt vor allem im Misstrauen der pflegenden Tochter gegenüber den Mitarbeitern des Gesundheits- und Versorgungswesens. Ihrer Meinung nach würden sie für einen Erkrankten nicht alles tun, was in ihrer Macht steht. Somit stellt sie die Qualität der Leistungen in Frage.

Die Ablehnung der Hilfsangebote durch einen ambulanten Pflegedienst verdeutlicht das starke Selbstbewusstsein der Tochter. Sie kann von ihrer Umgebung nur eingeschränkt Hilfe bekommen. Dies erfordert eine genaue Abwägung, welche Person zu welchem Zeitpunkt und mit welcher Frage angesprochen werden kann.

Vor dem Hintergrund der kontrastierenden Betrachtung der Familientypologien lässt sich festhalten, dass die möglichen Unterschiede in der Inanspruchnahme der Angebote des Versorgungswesens mit der aktuellen Situation und der von der jeweiligen Familie entwickelten Bewältigungsstrategie zusammenhängen dürften. Das Verhalten der Familien steht oftmals im Einklang mit der Struktur der jeweiligen Familie. Ob und wie beziehungsweise unter welchen Bedingungen welche Leistungen beansprucht oder abgelehnt werden, hängt von der aktuellen Situation der Familie ab, zudem spielen auch frühere Erfahrungen mit den Institutionen in Versorgungssituationen eine Rolle.

9 Darstellung der Ergebnisse

Im Folgenden werden die durch die Globalanalyse und die Fallrekonstruktionen gewonnenen Befunde zusammengeführt und wesentliche Merkmale der Bewältigung einer chronischen Krankheit bei den untersuchten Familien dargestellt.

9.1 Bedeutung einer chronischen Krankheit für Erkrankte und ihr Umgang mit der Krankheit

Bilanzierung der Vergangenheit und veränderte Lebensziele
Der Ausbruch einer chronischen Krankheit hat zweifellos gravierende Folgen für erkrankte Personen: Unterschiedliche Lebensbereiche sind davon betroffen. Daraus ergeben sich Bewältigungsaufgaben für Betroffene, die im Trajektkonzept (vgl. Corbin / Strauss 2004) den drei Hauptarbeitslinien Krankheit, Alltag und Biografie zugeordnet werden. Die Ergebnisse der Globalanalyse und der Fallrekonstruktionen dieser Arbeit weisen darauf hin, dass die Belastungen durch eine chronische Krankheit für die Erkrankten überwiegend in den psychosozialen Bereich fallen. Die daraus erwachsenden Herausforderungen und Aufgaben für die Betroffenen sind im Sinne des Trajektkonzepts der Arbeitslinie der Biografie zuzuordnen.

Der unerwartete und schlagartige Auftritt der Krankheit versetzt die Erkrankten in einen Schockzustand und wird in den Familien als Bruch empfunden (vgl. Bury 2009, S. 86). Es fällt in den Interviews auf, dass viele Erkrankte die Frage nach ihrem Alltag oder nach ihren Zukunftsplänen mit einer Gegenfrage erwidern: »Vor oder nach der Krankheit?« Dies zeigt den Stellenwert der Krankheit im Familienleben und deren Einfluss auf ihre Zukunftsperspektive. Insbesondere ältere Befragte geben an, dass sie seit der Krankheit keine Pläne mehr für die Zukunft haben. Sie sind nicht nur aufgrund der Lebensbedrohlichkeit der Krankheit mit dem Tod konfrontiert, sondern auch aufgrund ihres relativ hohen Alters. Diese Erkrankten setzen sich mit dem Tod und der Bilanz ihrer Vergangenheit intensiver auseinander und fragen sich, ob ihr bisheriges Leben erfüllt war. Zudem stellt sich die Frage, was erreicht und was versäumt wurde. Dabei kommt der Zeit nach der Migration eine besondere Bedeutung zu, mit der sich ältere Migranten auch unabhängig von der Krankheit beschäftigen (vgl. Schimany et al. 2012, S. 223). Dieser Lebensabschnitt ist durch die harte Arbeit, die Sehnsucht nach der Heimat und dem damit ständig verbundenen Aufschub der Rückkehr in das Herkunftsland gekennzeichnet, die sich die Familien bereits seit ihrer Einreise in das Aufnahmeland als Lebensziel gesetzt haben, aber bislang nicht erfüllen konnten.

Verlust der Autorität und Neuaushandeln der bisherigen Rollen
Die Krankheit löst bei den Betroffenen viele gravierende Störungen aus, die ihr Leben vollumfassend betreffen und die behandelt werden müssen. Außerdem leiden viele Schlaganfallpatienten an mehreren Begleiterkrankungen, wodurch die Einhaltung einer Diät und eine regelmäßige Medikamenteneinnahme notwendig werden und der Blutspiegel häufig untersucht werden muss. Das bedeutet, dass eine Arztkontrolle, Therapiebesuche und Laboruntersuchungen Teil ihres Alltags sind und terminlich organisiert werden müssen. Aber auch bürokratische Angelegenheiten müssen erledigt werden, beispielsweise Antragstellungen bei Versicherungen oder anderen Institutionen, damit sie ihre Leistungen erhalten können. All dies setzt eine intensivere Auseinandersetzung mit dem Gesundheits- und Versorgungswesen voraus, die von den Erkrankten in ihrer Situation nicht erfüllt werden kann. Daher übernehmen die Angehörigen diese Aufgaben als Teil der Krankenversorgung, um die Erkrankten diesbezüglich zu entlasten. Belastungen bei den Erkrankten entstehen vielmehr durch den Verlust der Selbstständigkeit und der Abhängigkeit von den Angehörigen, was für sie gleichbedeutend mit dem Verlust ihrer Autorität sein kann. Ihre Befürchtung ist nicht nur die, für ihre Angehörigen eine Last zu sein, sondern auch ihre bisherigen Rollen und Funktionen nicht erfüllen zu können und somit ihre Stellung in der Familie zu verlieren.

Besonders bei den älteren Erkrankten ist der Verlust ihrer Autorität als eine bedeutsame Sorge zu identifizieren. Dies zeigt sich bei einem älteren erkrankten Vater einer Familie besonders stark, der der Typologie »religiös-konservative Einstellung und geschlossene Familiengrenzen« zugeordnet wird. Nach der Krankheit gibt er alle Lebensziele auf, bis auf eines: Er will seine Familie durch seine Autorität zusammenhalten, was er wahrscheinlich als konservativ eingestellter Familienvater als seinen Hauptauftrag wahrnimmt. Obwohl er nicht mehr fähig ist, seine bisherigen Aufgaben zu erfüllen, zieht er sich nicht zurück und ist bemüht, sich an dem Geschehen zu beteiligen, während seine bisherigen Aufgaben von seinen Kindern erledigt werden.

Der Autoritätsverlust infolge der Krankheit kann gegebenenfalls aber auch Klarheit über sich widersprechende Rollen von Betroffen in der Familie schaffen, wie im Fall des erkrankten Vaters in einer Familie mit »liberaler Einstellung und offenen Familiengrenzen« deutlich wird. Er zieht sich aus dem Familienleben komplett zurück und gibt seine bisherige Rolle des konservativen Familienvaters auf, mit der die Erwartung einherging, dass er das Familienleben stark kontrolliert. Seine verlorengegangenen Fähigkeiten durch die Krankheit rechtfertigen es, dass er die an ihn gestellten Erwartungen eines konservativen Familienvaters nicht länger erfüllen kann.

Gescheiterte Autonomiebestrebungen
Bei einigen Erkrankten tritt durch die Krankheit die Frustration über gescheiterte Autonomiebestrebungen in den Vordergrund. Dies wird besonders deutlich bei dem jüngsten Erkrankten unter den Teilnehmern, der im Alter von 28 Jahren einen Schlaganfall erleidet. Kurz vor der Krankheit zieht er aus dem Elternhaus aus, was seine Bestrebungen nach Autonomie verdeutlicht. Nach der Krankheit ist er nicht nur vollständig pflegebedürftig, er verliert zudem seine Geschäftsfähigkeit. Seine Mutter übernimmt daher seine gesetzliche Betreuung. Somit werden seine Unmündigkeit und seine dementsprechende Bevormundung gesetzlich bestätigt. Die Krankheitsfolgen führen nicht nur zum Scheitern seiner Autonomiebestrebungen, er wird dadurch sogar hinter seinen Ausgangspunkt zurückgeworfen. Er ist gezwungen, seine Lebensziele zu verändern und die Situation aus einer anderen Perspektive zu betrachten, um die dadurch entstandene Belastung zu minimieren. Daher deutet er die Situation so um, dass das Fürsorgerecht ohnehin seiner Mutter zustehe und sie alle Aufgaben auf die beste Weise erfülle.

Noch gravierender erlebt wird die Situation von Betroffenen, wenn die gesetzlich festgestellte Unmündigkeit durch die Krankheit zu einem Zeitpunkt geschieht, zu dem sie gerade erst angefangen haben, ihre Wünsche nach Unabhängigkeit zu realisieren. Dies zeigt sich besonders bei einem Patienten im mittleren Erwachsenenalter. Erst nach dem Tod seines Vaters kann der Erkrankte über sein eigenes Geld verfügen, da sein Vater ihm die Verwaltung der finanziellen Angelegenheiten verwehrt hat. Er baut sein eigenes Haus, was für ihn nicht nur Eigentum bedeutet, sondern auch seine Entscheidungs- und Willensfreiheit sowie seine Unabhängigkeit, vor allem im finanziellen Bereich, symbolisiert. Durch die Krankheit verliert er seine Erwerbsfähigkeit und deshalb kann er die Kreditschulden für das Haus nicht länger begleichen und muss es aufgeben. Zudem ist er nicht mehr geschäftsfähig. Seine Tochter wird zu seiner gesetzlichen Betreuerin ernannt. Seine Autonomiebestrebungen scheitern und er ist gezwungen, die Bevormundung durch seine Tochter zu akzeptieren, wie es in der Vergangenheit durch seinen Vater der Fall war.

Verändertes Selbstbild

Die Behinderungen rufen ästhetische Sorgen, besonders bei jüngeren Frauen, hervor. Bei einer Familie, in der die Ehefrau bereits in einem recht jungen Alter einen Schlaganfall erleidet, klingt ihre Sorge durch, dass ihr Eheleben aus diesem Grund beeinträchtigt und sie von ihrem Ehemann verlassen werden könnte. Gerade bei dieser Erkrankten ist eine überaus große Bemühung zu beobachten, ihre Defizite auszugleichen und ihre vorherige Stellung in der Familie wieder zu erlangen. Ihr Umgang mit der Krankheit ist durch Ehrgeiz und eine optimistische Haltung gekennzeichnet. Dabei befolgt sie nicht nur individuelle Ziele, wie die eigene Gesundheit, um ihr Selbstbewusstsein wiederzuerlangen. Sie möchte auch das Familienleben aufrechterhalten. Denn ihr ist bewusst, dass der Familie durch die Folgen ihrer Krankheit ein Zusammenbruch droht.

Drohende soziale Isolierung

Die Folgen der Krankheit können zu Sprech- und Sprachstörungen, zu Missempfindungen oder Lähmungen, aber auch zu kognitiven Einbußen, beispielsweise Gedächtnis-, Aufmerksamkeits- und Konzentrationsstörungen führen. Damit ist der Verlust vieler Fähigkeiten verbunden, was nicht selten zu einer depressiven Verstimmung führen kann. Diese körperlichen und seelisch-kognitiven Mängel haben direkte Auswirkungen auf das soziale Leben der Erkrankten (vgl. Remmers, 2016a, S. 35).

Gefördert wird die Zurückgezogenheit des Erkrankten, neben Lähmungen oder anderen körperlichen Beeinträchtigungen, aber auch durch eine negative Selbstwahrnehmung. Einige Hilfsmittel, insbesondere Gehhilfen, werden von ihnen nicht selten abgelehnt, da diese mit einer Behinderung oder dem Alter assoziiert werden. Durch eine Gehhilfe wird gleichzeitig die Behinderung betont und für Außenstehende sichtbar gemacht, weshalb sie deren Nutzung vermeiden wollen (vgl. Hellige 2002, S. 201). Ist die Fortbewegung des Erkrankten ohne die Nutzung einer Gehhilfe nicht möglich, so kann sogar erwartet werden, dass der Erkrankte deswegen darauf verzichtet das Haus zu verlassen (vgl. Pfeffer 2010, S. 134 f.). Des Weiteren haben sie Angst davor, von Mitmenschen bemitleidet oder aufgrund der bei ihnen angenommenen (volksmedizinischen) Ursachenerklärungen, die Krankheit sei eine Strafe für schlechte Taten des Erkrankten, als »Böse« stigmatisiert zu werden. All diese vorhandenen Defizite und die bei anderen angenommene Haltung ihnen gegenüber fördern die soziale Isolierung der Erkrankten.

9.2 Auswirkungen chronischer Krankheit auf das Familienleben

Die Analyse der Interviews verdeutlicht vor allem, wie unterschiedlich der Ausbruch einer chronischen Krankheit die Familien in ihrer Organisation und Funktionsweise beeinträchtigen kann. Diese Tatsache ist im prozesshaften Charakter der Krankheit und ihrer Bewältigung begründet, dies wird auch in den Interviews betont. Wie die vergleichende Betrachtung der Fallrekonstruktionen verdeutlicht, sind die Auswirkungen der Krankheit auf das Familienleben im hohen Maße von der Rolle und den Funktionen der erkrankten Person bestimmt.

Notwendigkeit einer Neuorganisation der Familie nach der Krankheit und veränderte Beziehungen der Angehörigen untereinander
Bei allen betroffenen Familien sind aufgrund der Pflegebedürftigkeit der erkrankten Person die Sicherstellung der Krankenversorgung und die Alltagsbewältigung wichtige Themen. Doch speziell die Alltagsbewältigung tritt bei der Typologie »kollektiv-liberale Einstellung und offene Familiengrenzen« und bei einer Familie mit »religiös-konservativer Einstellung und offene Familiengrenzen« als eine besonders schwer zu bewältigende Aufgabe in den Vordergrund. Bei der letzteren findet die Scheidung des Ehepaares nach mehreren und langandauernden Trennungen kurz nach dem Schlaganfall der Ehefrau statt. Bei der anderen Familie hat die Krankheit der Ehefrau so schwerwiegende Folgen, dass sie von den Angehörigen als Zusammenbruch erlebt wird. Bei den anderen Typologien hingegen ist die Struktur nicht so stark beeinträchtigt. Wahrscheinlich hängt dies mit den Rollen und Funktionen der Erkrankten und ihrer Bedeutung für die Organisation und die Alltagsbewältigung in der Familie zusammen, die sie bis zu ihrer Erkrankung übernommen haben. Dies gilt sowohl für die Typologie »religiös-konservative Einstellung und geschlossene Familiengrenzen« als auch für die Typologie »liberale Einstellung und offene Familiengrenzen«. Im Unterschied zu den anderen Typologien stellt die Krankheit keinen großen Bruch im Familienalltag dar. Eine Familie, die zu der Typologie »liberale Einstellung und offene Familiengrenzen« zuzuordnen ist, stellt die Ausnahme dar. Diese Familie droht zunächst durch den Auszug beider Söhne aus dem Elternhaus unmittelbar nach dem Schlaganfall ihres Vaters auseinanderzubrechen. Später gelingt es der Familie aber sich zu versöhnen und den familiären Zusammenhalt wiederherzustellen.

Aber nicht nur die Eltern-Kind-Beziehungen in den untersuchten Familien sind von den Auswirkungen der chronischen Krankheit betroffen. Auch die Beziehung zwischen den Ehepartnern ist dadurch erheblich beeinflusst. Die Versuche zur Bewältigung der Krankenversorgung und des Alltags beeinflussen die Beziehungen der Familienmitglieder untereinander. In der Krisensituation werden die Personen empfindlicher und die bisher geduldeten Konflikte können nicht mehr toleriert werden. Dies verdeutlicht, wie tiefgreifend die Folgen einer chronischen Krankheit in das Familienleben eindringen und die Verlässlichkeit und die Belastbarkeit der Beziehungen auf die Probe stellen (vgl. Remmers 2013, S. 41). Während sich durch den Ausbruch der chronischen Krankheit und den damit verbundenen Folgen bereits vor der Krankheit bestehende Probleme verstärken, können diese in manchen Familien sogar Anlass für eine Scheidung sein.

Selbst intakte Beziehungen zwischen den Ehepartnern bleiben von den Auswirkungen der chronischen Krankheit nicht unberührt. Die Herausforderung des gesunden Ehepartners ist nicht zu unterschätzen, besonders dann nicht, wenn ihm die Pflegearbeit zufällt, wie es in der vorliegenden Arbeit bei der Familie mit kollektiv-liberaler Einstellung der Fall ist. Wie die Fallrekonstruktion verdeutlicht, gehen die Bemühungen des Ehepartners über die Sicherstellung der Krankenversorgung und der Alltagsbewältigung mit all ihren Implikationen hinaus. Alle Bemühungen zielen darauf ab, im Familienleben eine »Normalität« zu schaffen, indem beispielsweise durch die Krankheit entstehende gesundheitliche Beeinträchtigungen ignoriert werden. Dies kann eine gewisse Entfernung von der Wirklichkeit bedeuten und zur Folge haben, dass Leistungen des Versorgungswesens nicht erhalten werden. Das Hauptanliegen aller Bemühungen ist ihre intakte Beziehung aufrechtzuerhalten. Dabei gelten Liebe und Treue als Garanten, die für den familiären Zusammenhalt als unverzichtbar betrachtet werden. In der Krankheitssituation scheint es besonders wichtig zu sein, dies immer wieder zu beweisen.

Trotz alldem sollte die heilende Wirkung der Krankheit auf kriselnden Beziehungen nicht unterschätzt werden. Besonders bei einer Familie, die zu der Typologie »liberale Einstellung und offene Familiengrenzen« zugeordnet wird, kommt dies deutlich zum Tragen, nämlich dann, wenn sich die Ehefrau für die Versorgung ihres pflegebedürftigen Mannes trotz der Verletzungen, die in der Vergangenheit von ihm ausgegangen sind, bereitwillig zur Verfügung stellt. Doch die Krankheit kann bei einer zu dieser Typologie zugeordneten Familie nicht nur die Beziehungen zwischen dem Erkrankten und dem Pflegenden fördern. Die Beziehungen und der Zusammenhalt der gesamten Familie können gefördert werden. Wie beispielsweise bei der Rückkehr der Tochter in das Elternhaus nach der Krankheit ihrer Mutter, obwohl die Tochter in der Vergangenheit heftige Konflikte mit ihrem Vater ausgetragen hat.

Die Krankenversorgung schließt auch eine persönliche Betreuung des Erkrankten mit ein, die die Beziehung der Pflegenden zu dem Erkrankten beeinflusst und manchmal geht dies auch mit der Notwendigkeit einher, diese neu zu gestalten. Die Angehörigen sind auch an der Bewältigungsarbeit des Erkrankten beteiligt und versuchen ihn emotional zu unterstützen. Sie bringen viel Kraft auf, um ihn aufzumuntern und zu stärken, während sie selbst um ihn trauern. Die Person ist nach der Krankheit nicht mehr die Person, die sie mal war. Besonders schwierig ist die Situation für die Kinder. Zum einen fehlt ihnen der vertraute Elternteil, der gesund, stark, selbstbewusst und fürsorglich ist, zum anderen empfinden sie den Erkrankten zunächst als Fremden, da die Krankheit gewisse Persönlichkeitsveränderungen mit sich bringt (vgl. Remmers 2016a, S. 35; vgl. Robinson et al. 2005, S. 565). Zudem müssen sie oft miterleben, wie ihr geschätzter Elternteil aufgrund seiner krankheitsbedingten Defizite, beispielsweise der beeinträchtigten Artikulationsfähigkeit oder Wahrnehmungs- und Konzentrationsstörungen, von seinem Umfeld nicht mehr die gewohnte Beachtung findet.

Eine weitere Schwierigkeit ergibt sich aus der erhöhten Sensibilität des Erkrankten und deren Einfluss auf die Eltern-Kind-Beziehung. Die Kinder, die für die Versorgung ihrer Eltern zuständig sind, können zunächst nicht einschätzen, wie sie mit den Pflegebedürftigen umgehen sollen. Sie haben oft Angst, dass sie ihre erkrankten Eltern durch ihre Fürsorglichkeit verletzen könnten. Daher ist es erforderlich für sie, im Umgang mit ihren erkrankten Eltern Fingerspitzengefühl zu entwickeln.

Belastungen im finanziellen Bereich
Bei einigen Familien zieht der Ausbruch einer chronischen Krankheit auch finanzielle Probleme nach sich und die damit verbundenen Belastungen treten in den Vordergrund. Diese Besonderheit kann insbesondere bei den zwei Familien beobachtet werden, die der Typologie der »liberalen Einstellung und offenen Familiengrenzen« angehören. Die beiden Erkrankten in diesen Familien waren zu dem Zeitpunkt des Krankheitsausbruchs noch erwerbstätig. Bei einer dieser Familien ist auch die Ehefrau berufstätig und deshalb kann die Familie den Verdienstausfall durch die Krankheit des Ehemannes besser ausgleichen. Hingegen ist bei der anderen Familie der Erkrankte der Alleinverdiener und die Familie auf sein Einkommen angewiesen. Wie weitreichend die finanziellen Folgen sein können, wird bei der letztgenannten Familie deutlich. Sie kann die Hypothek ihres Hauses nicht mehr länger bedienen und ist gezwungen, in eine Sozialwohnung einzuziehen. Dies bedeutet für die Familie nicht nur den Verlust ihres Hauses, sie muss auch ihr gewohntes Umfeld aufgeben.

9.3 Herausforderungen für die Angehörigen bei der Bewältigung einer chronischen Krankheit

In allen untersuchten Familien löst der plötzliche Ausbruch einer chronischen Krankheit einen Schock bei den Familienangehörigen aus. Er wird als ein bedeutsamer Einschnitt erlebt, der bei manchen Familien sogar einem Zusammenbruch gleichkommt. In erster Linie bedeutet die chronische Erkrankung eines Familienmitgliedes für die Angehörigen eine Übernahme von Verantwortung. Dies schließt sowohl die Verantwortung für die Versorgung des Erkrankten als auch die gemeinsame Alltagsbewältigung mit ein.

Pflegearrangements in den untersuchten Familien
In der Regel wird die Krankenversorgung in den untersuchten Familien von einer bestimmten Person übernommen. Auch wenn mehrere Personen an der Pflegearbeit beteiligt sind, beispielsweise durch die Übernahme der Körperpflege, wird als Pflegeperson nur der Name der für die Organisation der Krankenversorgung zuständigen Person angegeben. Dies verdeutlicht die Bedeutung der Krankenversorgung für die betroffenen Familien. Nur bei einer Familie werden zwei Personen, die Tochter und ihr Ehemann, als die für die Pflege verantwortlichen Personen genannt. Dies liegt wahrscheinlich daran, dass sich in diesem Fall zwei Personen die Pflegearbeit gleichmäßig aufteilen.

Bei drei Familien übernehmen die Ehepartner der Erkrankten die Krankenversorgung. Zwei davon sind Ehefrauen und gehören der Typologie der »liberalen Einstellung und offenen Familiengrenzen« an. In diesen Familien unterstützen die Kinder ihre Mutter bei der Pflege. Bei der dritten Familie handelt es sich um eine »kollektiv-liberale Familie mit offenen Familiengrenzen«. Hier übernimmt der Ehemann die Pflege und der Vater der Erkrankten unterstützt seinen Schwiegersohn. Einige wenige Aufgaben fallen auch der Tochter zu. Nur bei einer der untersuchten Familien ist die Mutter für die Versorgung des Erkrankten zuständig. Da sie aufgrund eigener gesundheitlicher Beeinträchtigungen die Pflege nicht alleine übernehmen kann, zieht sie einen ambulanten Pflegedienst zur Unterstützung heran. Diese Familie ist der Typologie mit »religiös-konservativer Einstellung und offenen Familiengrenzen« zuzuordnen.

Während nur bei einer Familie, die zu der Typologie »religiös-konservative Einstellung und geschlossene Familiengrenzen« gehört, der Sohn für die Pflege seiner Mutter zuständig ist, sind bei einer anderen Familie derselben Typologie die Tochter und ihr Ehemann gleichermaßen für die Pflege zuständig. Bei der ersten Familie wird aus Rücksicht auf das Schamgefühl der Pflegebedürftigen für die Körperpflege ein ambulanter Pflegedienst eingeschaltet, obwohl die Tochter zu diesem Zeitpunkt im gleichen Haushalt wohnt und für die Pflege zur Verfügung stünde. Stattdessen unterstützt sie zusammen mit ihrem Ehemann ihren Bruder, indem sie im Haushalt oder bei Einkäufen aushelfen.

Auffällig ist, dass von den zehn untersuchten Familien die Pflege in insgesamt sieben Familien von einer weiblichen Person übernommen wird. Bei zwei Familien übernehmen die Ehefrauen die Pflege ihrer Ehemänner. Bei einer Familie handelt es sich um eine alleinerziehende Mutter, die ihren Sohn pflegt. Bei den anderen vier Familien übernehmen die Töchter die Pflege ihrer Eltern.

Bei einer »religiös-konservativen Familie mit geschlossenen Grenzen« wird als Pflegeperson allein die Tochter genannt, obwohl die pflegerischen Aufgaben auch von den anderen Geschwistern übernommen werden; beispielsweise wird die Körperpflege ausschließlich von einem Sohn übernommen. Dies dürfte an der in der Familie herrschenden Auffassung liegen, dass die Pflegearbeit mit der Verantwortungsübernahme bei der Organisation der für die Krankenversorgung notwendigen Tätigkeiten gleichgesetzt wird. Bei einer der religiös-konservativen Familie mit offenen Grenzen ist die Erkrankte geschieden und ihre älteste Tochter übernimmt die Pflege als die einzige volljährige Person im gleichen Haushalt.

Bei einer der »religiös-konservativen« und bei einer der Familien »liberaler Einstellung und offener Familiengrenzen« übernehmen die Töchter die Pflege ihrer Mutter. Problembehaftete Ehen sind eine bedeutsame Gemeinsamkeit für diese beiden Familien. Während der Ehepartner der religiös-konservativen Familie berufstätig ist, ist dieser bei der anderen Familie im Rentenalter. Beide halten sich vollständig aus der Pflegearbeit raus, obwohl zumindest eine geringe Beteiligung prinzipiell möglich wäre. Die erstgenannte Familie hat nur Töchter, daher ist es offensichtlich, dass eine dieser die Pflege übernimmt, wenn der Ehemann sich aus dieser Verantwortung zurückzieht. Bei der anderen Familie ist die Tochter das einzige ledige Kind. Um die Pflege ihrer Mutter zu übernehmen, kehrt sie in das Elternhaus zurück. Anders sieht das Pflegearrangement bei den Familien aus, in denen die Ehe zwar ebenfalls problembehaftet ist, aber der Ehemann pflegebedürftig ist. Dies ist bei zwei Familien vorzufinden, die zu der Typologie der »liberalen Einstellung und offenen Familiengrenzen« zugeordnet werden. In diesen Familien übernehmen die Ehefrauen die Pflegearbeit als eine selbstverständliche Aufgabe – auch bei eigener Berufstätigkeit.

Wie die dargestellten Pflegesituationen zeigen, sind in den untersuchten Familien unterschiedliche Pflegearrangements bezüglich der Pflegeperson festzustellen. Die Ergebnisse der Globalanalyse und der Fallrekonstruktionen deuten darauf hin, dass die durch gemeinsame Erlebnisse entwickelten Beziehungen zwischen den Personen in der Familienbiografie die Pflegeperson festlegen. Bedeutend sind zudem die Erfahrungen, die die Familien mit dem Gesundheits- und Versorgungswesen gemacht haben. Dabei sind auch die kul-

turspezifischen Aspekte über die Geschlechterrollen von Bedeutung, wenn auch
nicht allein entscheidend.

Auseinandersetzung mit dem Gesundheits- und Versorgungswesen
Die Krankenversorgung beinhaltet so umfangreiche Aufgaben, dass sie über die
Körperpflege, die Essenszubereitung, die Hilfe bei der Nahrungsaufnahme oder
die Bereitstellung und Verabreichung der Medikamente hinausgeht. Für viele
Angehörige bedeutet die Pflege eines erkrankten Familienmitgliedes eine Or-
ganisationsarbeit, die mit der Zeit zu erlernen ist. Dies beinhaltet auch das
Vertreten von den Interessen der Pflegebedürftigen und den Umgang mit dem
Versorgungswesen. Dies wird von den Pflegenden als eine anspruchsvolle Herausforderung wahrgenommen. Dabei gilt die Verantwortung, eine gute Versorgung für die erkrankten Angehörigen sicherzustellen.

Die Verantwortung und die Auseinandersetzung mit dem Versorgungswesen
beginnen bereits in der Akutphase der Behandlung des Erkrankten. Die Angehörigen wollen den Erkrankten auch im Krankenhaus unterstützen, sei es
emotional oder sprachlich. So springen die Kinder oftmals für ihre Eltern mit
eingeschränkten Deutschkenntnissen als Übersetzer ein. Bei Strenggläubigen
sorgt die Familie für die Ernährung, da die angebotene Krankenhauskost oft
nicht den islamischen Vorschriften entspricht. Oder sie müssen aufgrund des
religiös begründeten Schamgefühls des Erkrankten die Körperpflege übernehmen, da die geschlechtsspezifischen Aspekte in der Pflege nicht in jeder Einrichtung im erforderlichen Maß berücksichtigt werden. Außerdem wird ein
selbstbewusster Auftritt von vielen Angehörigen als Voraussetzung für eine gute
Versorgung während ihres Aufenthaltes in einer stationären Einrichtung angesehen. Da die Angehörigen oft der Meinung sind, dass der Erkrankte dies aus
Krankheitsgründen oder einer Sprachbarriere nicht erfüllen könne, sehen sie
sich dazu verpflichtet, seine Interessen bereits während der Akutbehandlung
durch häufige Besuche oder eine ständige Begleitung zu vertreten.

Die Verantwortung der Angehörigen reicht über die Akutbehandlung hinaus
bis hin zu der Versorgung nach der Entlassung aus dem Krankenhaus. Anschließend müssen sie die Krankenversorgung im häuslichen Bereich organisieren. Hierfür müssen die Bedürfnisse des Pflegebedürftigen identifiziert und
entsprechende Leistungen bei den Institutionen beantragt werden. Außerdem
müssen Informationen über die Möglichkeiten und die Voraussetzungen, die
erfüllt werden müssen, um diese Leistungen zu erhalten, beschaffen werden. Wie
die Interviews zeigen, ist es nicht selbstverständlich, dass Hilfsbedürftige eine
ihren Problemlagen entsprechende Beratung oder Hinweise über die Bera-
tungsmöglichkeiten innerhalb des Gesundheits- und Versorgungswesens erhalten. Gegebenenfalls müssen sie für die Anerkennung der Bedürfnisse des
Erkrankten bei den entsprechenden Institutionen kämpfen. Als besonders un-

angenehm empfunden wird von den Pflegebedürftigen und ihren Angehörigen der Umgang mit Gutachtern des Medizinischen Dienstes der Krankenkassen oder anderer Institutionen. In den Interviews wird angegeben, dass sie sich in Begutachtungssituationen entwürdigend und herablassend behandelt fühlen. Manche führen dies auf ihren Status als Ausländer zurück und bringen die Haltung der Gutachter mit Fremdenfeindlichkeit in Verbindung. Diese Haltung könnte sogar manchen Hilfsbedürftigen abschrecken und zum Verzicht der Leistungen führen.

Im Umgang mit dem Versorgungswesen zeigen die Angehörigen chronisch Erkrankter Besonderheiten, die mit der Einstellung der Familien zusammenhängen. Diese bestimmen auch ihre Haltung gegenüber den Institutionen. Beispielsweise ist bei der Typologie der »religiös-konservativen Einstellung und geschlossenen Familiengrenzen« zu beobachten, dass negative Erfahrungen im Umgang mit dem Gesundheits- und Versorgungswesen mit ihrem eigenen Status als Fremde in Verbindung gebracht und als diskriminierend erlebt werden. Wahrscheinlich spielen dabei auch die früheren Erfahrungen mit deutschen Institutionen eine entscheidende Rolle.

Bei den Familien der Typologie der »liberalen Einstellung und offenen Familiengrenzen« ist dagegen eine unvoreingenommene Haltung im Umgang mit dem Gesundheits- und Versorgungswesen zu beobachten. Auch sie erleben Unannehmlichkeiten in ihrer Auseinandersetzung mit den Institutionen, die sie als entwürdigend empfinden. Jedoch betrachten sie diese als ein Defizit des Systems und empfinden sie nicht als Diskriminierung aufgrund ihres Ausländerstatus. Stattdessen gehen sie dem Problem auf den Grund, ohne es zu personalisieren.

Eine ähnliche Haltung zeigt sich auch bei der Typologie der »kollektiv-liberalen Einstellung und offenen Familiengrenzen«. Die negativen Erfahrungen in den Institutionen erlebt die dieser Typologie zugeordnete Familie auch nicht als Diskriminierung, aber im Gegensatz zu der »liberalen« Typologie ist bei den Familienangehörigen eine gewisse Personalisierung zu beobachten. Sie sehen den Grund der Unannehmlichkeiten nicht in der Struktur des Versorgungssystems, sondern in der fehlerhaften Ausführung der Tätigkeiten durch die einzelnen Beschäftigten. Diesen begegnen sie mit großer Toleranz.

Bewältigung der alltäglichen Arbeit
Als ein weiterer Verantwortungsbereich für die pflegenden Angehörigen gilt die Bewältigung des Alltags. Wie bereits aufgeführt, können die Organisation und die Funktionsweise einer Familie durch den Ausbruch einer chronischen Krankheit je nach der bisherigen Rolle und den Aufgaben des Erkrankten unterschiedlich beeinflusst sein.

Für das Aufrechterhalten des Familienlebens wird bei manchen Familien durch den Ausbruch einer chronischen Krankheit eine Neuorganisation der Familie notwendig. Damit sind eine Neuaufteilung der Aufgaben für die Alltagsbewältigung und die Sicherstellung der Krankenversorgung verbunden. Dies gestaltet sich besonders schwer, wenn die erkrankten Personen im Familienleben bis zu ihrer Krankheit alle Aufgaben und Verantwortungen selbst übernehmen und die anderen Familienmitglieder von diesen verschont bleiben. Nun müssen Pflegende nicht nur ihre pflegebedürftigen Familienangehörigen versorgen, sie müssen auch ihre Aufgaben erledigen, damit die Familie weiter funktioniert und das Leben der anderen Mitglieder durch die Situation möglichst wenig beeinträchtigt wird. Dies ist umso wichtiger, wenn auch andere Familienmitglieder aufgrund einer Behinderung oder altersbedingt auf einen besonderen Schutz angewiesen sind oder versorgt werden müssen. Diese Besonderheit betrifft gerade die zwei folgenden Typologien: jene mit einer »religiös-konservativen Einstellung und offenen Familiengrenzen« und die mit einer »kollektiv-liberalen Einstellung und offenen Familiengrenzen«.

Hinzu kommen die Dauerhaftigkeit der Krankheit und in der Regel nur eine geringe Verbesserung des Gesundheitszustandes des Erkrankten. Die Art der Krankheit lässt keine Hoffnung zu, dass die bisher aufgeführten Belastungen, die durch den Ausbruch der Krankheit in das Leben der Familie eindringen, durch eine Heilung der Krankheit aufgehoben werden könnten. Daher müssen die Familien lernen, mit den Folgen der Krankheit umzugehen und sie in ihr Leben zu integrieren.

Die Dauerhaftigkeit der Krankheit und die Bewältigung der sich daraus ergebenden Aufgaben werden schon für sich oftmals als äußerst ermüdend empfunden. Darüber hinaus verhält sich das Leben der Familienmitglieder aber auch dynamisch und ist gewissen Veränderungen unterworfen. Selbst wenn die Krankheitssituation stabil bleibt, müssen die Angehörigen aufgrund der Veränderungen im Familienleben ihre Bewältigungsstrategien immer wieder anpassen und gegebenenfalls neu entwickeln. Die für die Pflege verantwortlichen Angehörigen widmen sich ganz der Pflegearbeit und versuchen ihr Leben der Krankheitssituation anzupassen, was für sie einen Verzicht im Hinblick auf die eigenen Interessen bedeutet. Durch die Notwendigkeit, für den Erkrankten und seine Angelegenheiten ständig verfügbar zu sein, bleiben eigene Lebenspläne oder Wünsche oftmals unerfüllt, sei es die Verschiebung der Heiratspläne oder die Aufnahme einer beruflichen Tätigkeit.

9.4 Ressourcen der Familien bei der Bewältigung chronischer Krankheiten

Die bisherigen Ausführungen verdeutlichen, dass der Ausbruch einer chronischen Krankheit die betroffenen Familien vor vielschichtige und komplexe Herausforderungen stellt, die sowohl auf der emotionalen als auch auf der Handlungsebene bewältigt werden müssen. Im Folgenden sollen nun die identifizierten Ressourcen dieser Familien dargestellt werden, die es ihnen ermöglichen, diesen Herausforderungen zu begegnen und sie zu bewältigen. Dabei wird sowohl die Wahrnehmungs- als auch die Handlungsebene berücksichtigt.

Familienstruktur als Ressource
Selbst die Struktur der jeweiligen Familie ist für sie als eine Ressource zu betrachten. Die in der Gesellschaft vorgegebenen Werte und Normen sind für die Struktur der jeweiligen Familie grundlegend. Wie diese von der Familie übernommen, ausgelebt und gegebenenfalls modifiziert und angepasst werden, hängt von der jeweiligen individuellen Familienbiografie ab. Die Familienstruktur wird im Laufe ihrer Biografie, insbesondere durch Erfahrungen in Krisensituationen, konstruiert und ist einmalig wie ein Fingerabdruck, mit dem die Familie identifiziert werden kann. Sie beinhaltet die für die jeweilige Familie spezifischen Merkmale, die sie von den anderen unterscheiden.

Ob eine Situation als belastend, krisenhaft oder als Herausforderung empfunden wird, hängt im besonderen Maße von den früheren Erfahrungen der Familie ab. Frühere Erfahrungen in Krisensituationen bieten Orientierungshilfen. Insbesondere die ersten Reaktionen in einer Krisensituation erfolgen unter dem Rückgriff auf früher entwickelte Strategien. Sie bieten die Grundlage für die Entwicklung neuer Routinen, die den Anforderungen der Krankheit angemessen sind, »um das Leben insgesamt als Lebenswertes zu erhalten« (Hildenbrand 2009, S. 135). Daher sollte die Familienstruktur selbst als eine Ressource angesehen werden.

Die Fallrekonstruktionen zeigen, dass Familien ihre Struktur auch in dem Aufnahmeland beibehalten und versuchen, durch ihre gefestigten Werte in der Fremde zu überleben. Die Art der Familienstruktur, ob sie religiös-konservativ, liberal oder kollektiv-liberal eingestellt ist, spielt eine große Rolle bei der Entwicklung von Anpassungsstrategien. Die Intensität der Auseinandersetzung mit der Aufnahmegesellschaft entspricht der Öffnung und Schließung der Familiengrenzen, die auch für andere außerfamiliäre Lebensbereiche gilt. Sie folgt einem Muster, das über die Generationen in der Familientradition gebildet worden ist.

Dies wird besonders durch die Analyse der Familiengrenzen zweier Typologien veranschaulicht. Familien mit »religiös-konservativer Einstellung und
geschlossenen Familiengrenzen« und Familien mit »liberaler Einstellung und
offenen Familiengrenzen« stehen zueinander im maximalen Kontrast. Die Lebensweise und die Struktur dieser Familien bestimmen ihre Interaktion mit der
Außenwelt und ihre Anpassung an die jeweilige Gesellschaft. Die Familien mit
einer »liberalen Einstellung und offenen Familiengrenzen« zeigen diese Struktur
auch bereits im Herkunftsland und sind relativ offen für ihr Umfeld. Mit der
Migration in die Aufnahmegesellschaft verändert sich ihre Struktur nicht, sodass sich ihre Interaktion und damit die Anpassung an das Aufnahmeland
leichter gestaltet als bei den Familien, die der Typologie mit geschlossenen
Familiengrenzen zugeordnet werden. Diese Regel gilt auch für die letztgenannte
Typologie. Sie hat aufgrund ihrer geschlossenen Familiengrenzen die Interaktion zu ihrem Umfeld bereits im Herkunftsland eingeschränkt. Zu dieser Typologie zugeordnete Familien halten ihre Strukturen auch in der Aufnahmegesellschaft aufrecht, genauso wie alle anderen Familien. Im Herkunftsland gibt
es jedoch nur geringe bis keine kulturellen Unterschiede zwischen diesen Familien und der Herkunftsgesellschaft. Daher wird die Zurückgezogenheit der
Familien nur als eine ihrer Eigenschaften betrachtet, während sie aufgrund der
starken kulturellen Unterschiede (bezüglich ihrer Lebensweise) von der Aufnahmegesellschaft möglicherweise als integrationsunwillig verurteilt werden.
Dabei findet die eigentliche Gesamtstruktur der Familien kaum Beachtung und
sie werden lediglich durch ihre Zurückgezogenheit definiert. Diese Eigenschaft
wird fälschlicherweise nur mit kulturellen Unterschieden in Verbindung gebracht. Diese Wahrnehmung lässt außer Acht, dass auch bei einheimischen
Familien mit ähnlichen Strukturen eine vergleichbare Eigenschaft identifiziert
werden kann, obwohl sie keine kulturellen Unterschiede zu der Gesellschaft
aufweisen.

Auch die innerfamiliären Regeln, nach denen sich die Interaktion zwischen
den Familienmitgliedern und die Kommunikationsabläufe richten, sind für jede
Familie als Ressource zu betrachten. Diese wird im Laufe der Biografie als Teil
der Familienstruktur gebildet und hat dort eine Funktion zu erfüllen. Auch wenn
diese für Außenstehende ungünstig oder unbefriedigend erscheint, hat sie in der
jeweiligen Kultur und in dem Familienleben eine Bedeutung, damit auch im
Krankheitsfall das Familienleben aufrechterhalten werden kann.

Familiärer Zusammenhalt als Ressource
Die Ergebnisse der Globalanalyse und die Fallrekonstruktionen verdeutlichen,
dass auf den Zusammenhalt der Familie ohne Ausnahme in allen untersuchten
Familien großen Wert gelegt wird. Dabei kommt der Frage, wer als Familienangehöriger betrachtet wird, eine wichtige Bedeutung zu. Köhlen und Friede-

mann (2016, S. 56) zufolge gelten als Familienangehörige diejenigen, »mit denen sich eine Person verbunden fühlt und mit denen sie Kontakt pflegt – also Mitmenschen oder Haustiere, die die Person als Familie betrachtet. [...] Familienmitglieder müssen weder miteinander verwandt sein, noch im selben Haushalt leben«. Die Ergebnisse der vorliegenden Arbeit weisen darauf hin, dass die über die Jahre entwickelte Struktur der Familie auch den Familienbegriff für die Angehörigen der jeweiligen Familie bestimmt. Der Familienbegriff und die Familienzugehörigkeit können in der jeweiligen Familie entsprechend ihrer Struktur ganz unterschiedlich definiert werden. Wer als Familienmitglied wahrgenommen und wer ausgeschlossen wird, hängt von dieser Definition ab.

Während bei den Familien, die zu der Typologie mit »religiös-konservativer Einstellung und geschlossenen Familiengrenzen« zählen, der Familienbegriff eher auf die Kernfamilie beschränkt wird, werden bei den Familien der gleichen Einstellung mit offenen Familiengrenzen auch die Herkunftsfamilien der Eltern zu der Familie gezählt. Eine erweiterte Auffassung des Familienbegriffs ist bei der Typologie der »kollektiv-liberalen Einstellung und offenen Familiengrenzen« festzustellen. Hier bilden besonders die Eltern der Ehefrau und die Kernfamilie eine Einheit. Die Strukturabhängigkeit der Familienzugehörigkeit sticht insbesondere bei zwei untersuchten Familien hervor, die im maximalen Kontrast zueinander stehen: In einer Familie mit einer »liberalen Einstellung und offenen Familiengrenzen« werden die Herkunftsfamilien der Eltern, die Eingeheirateten auch nach der Scheidung und sogar die Mitarbeiter ihres Betriebes zu der Familie gezählt. Bei einer Familie mit einer »religiös-konservativen Einstellung und geschlossenen Familiengrenzen« wird der Familienbegriff so eng gefasst, dass sogar die Eingeheirateten nicht als Familienmitglieder betrachtet, sondern lediglich als »Anhang« der Kinder akzeptiert werden. Eine andere Familie dieser Typologie nimmt von allen eingeheirateten Personen lediglich einen Schwiegersohn als Familienmitglied an. Bei der Betrachtung der Biografie dieser Familie ist zu erkennen, dass die Familie mit diesem Schwiegersohn viele Erlebnisse geteilt und mit seiner Hilfe viele Krisensituationen überstanden hat. Dies verdeutlicht, dass der im Laufe der Biografie durch gemeinsame Erlebnisse definierte Familienbegriff bestimmt, wer als Familienmitglied wahrgenommen wird. Dabei handelt es sich jedoch nicht um einen abgeschlossenen Prozess. Der Familienbegriff unterliegt, wie alle anderen Strukturmerkmale einer Familie, einer Transformation und kann auch neu definiert werden. Wie bei einer Familie der Typologie mit einer »kollektiv-liberalen Einstellung und offenen Familiengrenzen« in dieser Arbeit beobachtet werden kann, ist es möglich, dass gerade in der aktuellen Krisensituation der Familienbegriff neu ausgehandelt wird.

Die Ergebnisse dieser Forschungsarbeit zeigen, dass die meisten Familien ihre Beziehungen in einer Krisensituation zu den Personen intensivieren, die sie zu ihrer Familie zählen. Dementsprechend zeichnen sich die Beziehungen der

Familien je nachdem, ob die Familiengrenzen eher offen oder eher geschlossen sind, durch eine gesteigerte Zuwendung nach außen oder nach innen aus. Die Familienmitglieder erleben dadurch ein gesteigertes Kohärenzgefühl und entwickeln eine optimistische Haltung gegenüber der zu bewältigenden Belastung. Durch das Zugehörigkeitsgefühl zu einer Gruppe, hier zu der Familie, gelingt es ihnen, »ihrem Leben auch in existenziell kritischen Lagen Sinn zu verleihen« (Remmers 2017, S. 389).

Spiritualität als Ressource
Die zwei Merkmale, die Auffassung von gottgegebenem Leid und der Glaube an Schicksal, deren Wurzel in der islamischen Religion liegt, drängen in allen untersuchten Familien ohne Ausnahme in den Vordergrund. Der Glaube an das Schicksal und das Gottesbild vom Islam bietet den Familien bei krisenhaften Ereignissen, wie dem Tod, einer schweren Krankheit oder einer Behinderung, die Möglichkeit, diesen einen Sinn zu geben und sie als zum Leben gehörend wahrzunehmen.

Des Weiteren dient der Glaube der Stressbewältigung. Die islamische Auffassung, dass Gott allmächtig und die alleinige Ursache allen Geschehens ist, nimmt den Menschen mögliche Schuldgefühle gegenüber der eigenen Person, aber auch Schuldzuweisungen gegenüber eventuell beteiligten Familienmitgliedern. Somit wird einer von möglichen Gründen, die den Zusammenhalt der Familie gefährden könnten, bereits vor ihrer Entstehung ausgeschlossen.

Die Ergebnisse dieser Untersuchung deuten darauf hin, dass jedem Befragten bewusst ist, dass ein Schlaganfall eine organische Krankheit ist, bei der die Blutversorgung des Gehirns gestört ist. Bei der Frage nach der Ursache dieser Störung werden unterschiedliche Erklärungen genannt. Sei es die falsche Dosierung der Medikamente durch den Arzt, die falsche Einteilung der Blutverdünnungsmittel durch Angehörige, eine ungesunde Ernährung in Verbindung mit einem Bewegungsmangel, Bluthochdruck oder Diabetes. Neben diesen Ursachenerklärungen, die mit einer medizinischen Erklärung weitgehend übereinstimmen könnten, sind auch laienmedizinische Vorstellungen anzutreffen. Diese reichen von Zugluft, körperlicher Überanstrengung, Trauer, langandauernden Lebensschwierigkeiten bis zum sogenannten »Bösen Blick«, Gottesstrafe oder einem Schadenszauber. Für andere Krankheiten oder Behinderungen werden auch Ursachenerklärungen angeführt, beispielsweise wird eine Kinderlähmung mit einem abgelaufenen Impfstoff begründet. Eine geistige Behinderung aufgrund einer Chromosomenstörung oder aufgrund einer Komplikation bei der Geburt oder eine angeborene orthopädische Behinderung sowie der Tod einer geliebten Person werden auf die Liebe Gottes zurückgeführt. Interessant ist, dass für jede Krankheit oder den Tod mindestens zwei Ursachen genannt werden. Während eine Erklärung als Hauptursache für alle Krankheiten und den Tod immer und von jedem genannt wird, nämlich Gotteswille, variieren die anderen je nach Lage und Vorstellung der Person und werden eher als Auslöser für das jeweilige Ereignis verstanden.

Damit setzen sich Betroffene mit dem Krankheitsgeschehen durch unterschiedliche Verarbeitungsansätzen auseinander. Beim ersten Ansatz wird als Hauptursache immer Gotteswille angesehen. In dieser Vorstellung wird betont, dass Gott als Schöpfer und alleiniger Ursache allen Geschehens auch Schöpfer des Leides ist. Mögliche Ursachen für die Krankheit, die durch volksmedizinische Krankheitstheorien oder schulmedizinische Erklärungen, beispielsweise von dem behandelnden Arzt durch Aufklärungsgespräche vermittelt werden, werden als Auslöser der Krankheit wahrgenommen. Nur für Wenige sind diese Ursachenerklärungen befriedigend. Viele Menschen beschäftigen sich mit weiteren Fragen, beispielsweise warum die Krankheit gerade diese Person und vielleicht auch zu diesem Zeitpunkt getroffen haben könnte, um eine für sie logische Verbindung zwischen der Hauptursache, nämlich Gotteswillen und dem Auslöser zu finden. Damit vertiefen sie die bereits angesetzte Spiritualität. Dies geschieht vor dem Hintergrund der Erlebnisse und der Erfahrungen, kurzum der Biographie der jeweiligen Person.

Die oben beschriebene Auseinandersetzung mit der Ursachenerklärung spielt eine bedeutende Rolle bei der Krankheitsbewältigung der jeweiligen Person oder der Familie. Sie verdeutlicht, wie stark Sinnzuschreibungen einer schweren Erkrankung auf die Art der Krankheitsverarbeitung Einfluss nehmen können (vgl. Remmers 2016b, S. 114). Diese Art der Krankheitsverarbeitung kann über den Trost hinausgehen und eine Aufwertung der Situation, sogar für sich selbst, bedeuten. Dies lässt sich insbesondere bei volksmedizinischen Krankheitstheorien erkennen: Während die Schulmedizin die Ursache für die Krankheit bei dem Erkrankten selbst und seiner ungesunden Lebensführung sieht, können volksmedizinische Krankheitstheorien Außenstehende dafür verantwortlich machen, indem angenommen wird, dass die Krankheit beispielsweise durch den »Bösen Blick« oder Schadenszauber verursacht wurde (vgl. Assion et al. 1999, S. 17). Somit wird der Erkrankte von einer unachtsamen, nachlässigen und unkooperativen Person auf ein unschuldiges Opfer mit beneidenswerten Eigenschaften aufgewertet. Selbst eine negative volksmedizinische Auffassung, die Krankheit sei eine Strafe Gottes, kann von den Betroffenen als positiv empfunden werden. Die Krankheit wäre in diesem Fall ein Anlass, sich von den schlechten Taten oder Angewohnheiten abzuwenden. Weiterhin könnte diese Auffassung den Betroffenen dadurch trösten, dass er seine Strafe für das Jenseits bereits im irdischen Leben abgeleistet hat. Somit kann eine Krankheit oder ein anderes Leid für die Betroffenen eine Art von innerer Reinigung bedeuten (vgl. Uludağ, 1992, S. 392; vgl. Rahman 1997, S. 54). Auch wenn die Ursachenerklärungen für Außenstehende nicht realistisch zu sein scheinen, helfen sie, das Leid anders zu deuten, es zu verinnerlichen und in das Vertraute einzugliedern (vgl. Koen 2009, S. 270), wodurch es nicht mehr als bedrohlich empfunden wird. Somit gelingt es den Menschen, der Krankheit oder dem Leid einen Sinn zu geben.

In einigen untersuchten Familien ist festzustellen, dass spirituelle Rituale als Hoffnung auf Heilung und als Quelle für die Stärkung der persönlichen oder familiären Standhaftigkeit durchgeführt werden. Bei einigen Ritualen handelt es sich um religiös begründete Rituale, die zu den Pflichtritualen hinzukommen, beispielsweise eine Almosengabe, Traumdeutungen, ein Gelübde abzulegen oder den Koran zu rezitieren. Einige Rituale können auf die Kultur zurückgeführt werden, wie zum Beispiel der Besuch der als heilig geltenden Orte, das Aufsuchen von traditionellen Heilern oder das Tragen von Amuletten, die von traditionellen Heilern angefertigt werden.

Unter den untersuchten Familien sind bei vier Familien spirituelle Rituale zu beobachten, die auf alle Typologien, bis auf die Typologie mit »liberaler Einstellung und offenen Familiengrenzen«, verteilt sind. Eine dieser Familien gehört zu der Typologie »religiös-konservative Einstellung und geschlossene Familiengrenzen«, zwei Familien zu der Typologie der »religiös-konservativen Einstellung und offenen Familiengrenzen« und die andere Familie ist der Typologie »kollektiv-liberale Einstellung und offenen Familiengrenzen« zuzuordnen.

Auch wenn sich diese Familien aufgrund ihrer Struktur voneinander unterscheiden, gibt es einige Gemeinsamkeiten, die das Einsetzen eines spirituellen Rituals als Bewältigungsmaßnahme erklären könnten. Zuerst stellt sich die Frage, ob das Einsetzen der Rituale mit der Ursachenerklärung, dem Bildungsniveau oder der Herkunftsregion in Zusammenhang steht oder ob geschlechtsspezifische Aspekte eine Rolle spielen könnten.

Wie bereits erläutert, ist jedem Befragten die medizinische Ursachenerklärung für die Krankheit bekannt, die von den Betroffenen als Auslöser für die Krankheit wahrgenommen wird. In diesen Familien sind magisch-religiöse Ursachenerklärungen als subjektive Krankheitstheorien festzustellen, beispielsweise der »Böse Blick« und Schadenszauber. Davon ausgehend, dass die Bewältigungsstrategie sich auf die Art der wahrgenommenen Ursache richtet, erscheinen diese Rituale konsequent. Eine weitere Gemeinsamkeit ist das Geschlecht der Personen. Auch wenn männliche Familienmitglieder daran beteiligt sind, sind es die Frauen, die diese Rituale organisieren und veranlassen. Wird das Alter und das Bildungsniveau dieser Personen in Betracht gezogen, so entsteht ein heterogenes Bild. Eine dieser Frauen gehört zu der sogenannten ersten Generation türkeistämmiger Migranten. Sie hat nie die Schule besucht und ist Analphabetin. Bei zwei Frauen handelt es sich um Angehörige der sogenannten zweiten Generation. Während eine dieser Frauen einen Realschulabschluss hat, besuchte die andere die Schule nur ein paar Jahre. Die vierte Frau gehört der sogenannten dritten Generation türkeistämmiger Migranten an und besuchte neun Jahre die Schule in Deutschland.

Eine weitere Gemeinsamkeit, die sich nur durch eine qualitative Betrachtungsweise erschließen lässt, ist das Gefühl der Hilflosigkeit. Aus den Familienbiografien geht hervor, dass alle Frauen selbstbewusst und stark sind. In der aktuellen Krisensituation sind sie jedoch so massiven Belastungen ausgesetzt, dass die ihnen zur Verfügung stehenden konkreten Ressourcen als unzureichend erscheinen. Dadurch fühlen sie sich gezwungen, durch spirituelle Rituale neue Ressourcen zu erschließen, um ihre Standhaftigkeit zu stärken oder diese wiederherzustellen.

Motiv für die Übernahme der pflegerischen Versorgung
Bei den untersuchten Familien können unterschiedliche Motive für die Übernahme der Pflege des erkrankten Familienmitgliedes festgestellt werden. Diese hängen von der Einstellung der Familie, der Sichtweise und der persönlichen Situation der befragten Pflegeperson ab sowie davon, in welcher Art von Beziehung die pflegende und die pflegebedürftige Person zueinander stehen.

In allen Familien, selbst bei den Familien der Typologie mit »liberaler Einstellung und offenen Familiengrenzen«, ist eine kollektive Sichtweise bezüglich der Übernahme der Versorgung eines Familienmitgliedes festzustellen. Demnach haben alle der Familie angehörenden Personen Anspruch auf die bedingungslose familiäre Hilfe. Daher wird die Versorgung eines erkrankten Familienmitgliedes neben dem Ausdruck der Liebe auch als selbstverständliche Verpflichtung angesehen. Diese Auffassung gilt sowohl für den Fall, dass Kinder ihre Eltern pflegen als auch für den Fall, dass ein Ehepartner die Pflege des anderen übernimmt, selbst wenn die Ehen ernsthaften Konflikten ausgesetzt waren oder immer noch sind. Für die Mutter, die ihren erkrankten Sohn pflegt, wird dies in Form elterlicher Fürsorge als selbstverständlich wahrgenommen.

Die Pflege des Erkrankten wird von den Pflegenden auch als eine Gegenleistung für seine bisherige Fürsorge betrachtet. Dies gilt insbesondere für die Kinder, die die Pflege ihrer Eltern übernehmen. Auch das Engagement und die aktive Pflegebeteiligung des Schwiegersohnes bei seinem Schwiegervater in einer religiös-konservativen Familie mit geschlossenen Grenzen kann als Gegenleistung für die Mühe seiner Ehefrau verstanden werden, die jahrelang bei der Pflege seiner Mutter mitgeholfen hat.

Bei zwei »religiös-konservativen Familien mit geschlossenen Grenzen« und bei der »kollektiv-liberalen Familie mit offenen Grenzen« wird die Pflegearbeit explizit auf die Religion bezogen. Bei diesen Familien wird die Pflege eines Familienmitgliedes als religiöse Pflicht und die Bewältigung der damit verbundenen Aufgaben als Prüfung Gottes wahrgenommen. Daher wird die Pfle-

gearbeit im Sinne eines Gottesdienstes durchgeführt, auch wenn die Pflegeperson selbst kein praktizierender Muslim ist. Außerdem wird diese kulturell-
religiös begründete Fürsorgepflicht von den Pflegenden als Garant für die eigene
zukünftige Versorgung angesehen. Beispielsweise ist bei den »religiös-konservativen Familien« zu beobachten, dass die pflegenden Angehörigen die Versorgungsaufgaben als in der Fremde besonders auszulebende kulturelle Werte
ansehen und diese in dem Bewusstsein vollziehen, dass sie selbst als Vorbild für
den Nachwuchs dienen.

Bei einer Familie tritt zusätzlich zu den bereits aufgeführten noch ein persönliches Motiv in den Vordergrund. Als einzige Familie wird in dieser die
Pflegearbeit unter anderem als eine Möglichkeit der Trauerbewältigung empfunden. Die für die Pflege zuständige Person stürzt sich in die Pflegearbeit, um
die Trauer über die Krankheit ihrer Mutter, aber auch den Tod ihres Ehemannes,
zu bewältigen.

Nutzung der Leistungen des Versorgungswesens
Die Ergebnisse der Forschung weisen die folgenden Besonderheiten hinsichtlich
der Inanspruchnahme professioneller pflegerischer Hilfe durch türkeistämmige
muslimische Familien auf: Auf der Basis der vorliegenden Daten ist festzuhalten,
dass für die Körperpflege ein ambulanter Pflegedienst erst dann herangezogen
wird, wenn die Versorgung von der verantwortlichen Person innerhalb der Familie aufgrund der geschlechtsspezifischen Aspekte oder eigener gesundheitlicher Störungen nicht gewährleistet werden kann. Hierbei sind sowohl die Einstellung der Familien, ob sie eher liberal oder religiös-konservativ strukturiert
sind, als auch die ihnen zur Verfügung stehenden persönlichen und familiären
Ressourcen für die Sicherstellung einer häuslichen Pflege von großer Bedeutung.
Obwohl es bei den Interviews in keiner Familie erwähnt wurde, ist aufgrund des
niedrigen Einkommens, sei es durch das Beziehen einer geringen Rente oder
durch den Verdienstausfall entweder des Erkrankten selbst oder der Pflegeperson, anzunehmen, dass bei einigen Familien bei der Entscheidung für die
(ausschließliche) Inanspruchnahme der Geldleistungen der Pflegeversicherung
finanzielle Gründe mitschwingen.

Bei den zehn befragten Familien haben insgesamt drei Familien einen ambulanten Pflegedienst herangezogen, um die Körperpflege des Erkrankten zu
gewährleisten. Auffällig ist, dass diese drei Familien den zwei Typologien mit
»religiös-konservativer Einstellung« zuzuordnen sind. Gleichzeitig können sich
diese Familien unter keinen Umständen eine Heimunterbringung für den Erkrankten vorstellen und stehen durch diese Einstellung in Kontrast zu der Typologie »liberale Einstellung und offene Familiengrenzen«. Aufgrund der konservativen Einstellung und eher geschlossener Grenzen ist bei diesen Familien
eine ablehnende Haltung gegenüber dem ambulanten Pflegedienst zu erwarten.

Diese scheinbar widersprüchliche Handlungsweise lässt sich mit der Prioritätensetzung der jeweiligen Familie erklären: In einer Krisensituation gerät die Familie in einen Entscheidungszwang und muss Prioritäten setzen – zwischen dem Schutz der Privatsphäre und dem Zusammenhalt der Familie. Hier steht die kollektive Einstellung bei »religiös-konservativen« Familien gegenüber den individuellen Ansprüchen bei »liberalen« Familien. Obwohl der Schutz der Privatsphäre für alle Familien, unabhängig von ihrer Einstellung, wichtig ist, wird dem Zusammenhalt aufgrund der kollektiven Einstellung bei »religiös-konservativen« Familien ein größerer Wert beigemessen. Daher nehmen diese Familien das Eindringen professioneller Pflegekräfte in die Privatsphäre in Kauf, um den Zusammenhalt der Familie zu sichern.

Es ist davon auszugehen, dass Familien der Typologie mit »liberaler Einstellung und offenen Familiengrenzen« aufgrund der individuellen Einstellung auf den Schutz der Privatsphäre mehr Wert legen als die »religiös-konservativ« eingestellten Familien. Keine von den drei Familien, die der Typologie mit »liberaler Einstellung und offenen Familiengrenzen« zugeordnet werden, ist bereit, für die Körperpflege einen ambulanten Pflegedienst einzuschalten. Bei diesen Familien charakterisiert sich die Vorgehensweise für die Versorgungsgestaltung dadurch, dass erst die innerfamiliären und dann außerfamiliär-informelle Ressourcen, beispielsweise Hilfe durch Freunde oder Nachbarn, ausgeschöpft werden. Die Erzählungen machen deutlich, dass auch diese Familien keine professionelle Hilfe beanspruchen, solange ihre Ressourcen für die häusliche Versorgung ihres erkrankten Angehörigen ausreichen. Die Inanspruchnahme professioneller Hilfe wird nur bei einer Familie dieser Typologie in Erwägung gezogen. Und selbige käme für diese auch erst dann in Frage, wenn eine häusliche Versorgung des Pflegebedürftigen aufgrund seines Gesundheitszustandes nicht mehr gewährleistet werden könnte. Geraten sie deshalb, wie die konservativen Familien, in den oben beschriebenen Entscheidungszwang, bevorzugen sie eine Heimunterbringung, auch wenn diese den familiären Zusammenhalt mindern würde. Interessant ist, dass für die Familie die Inanspruchnahme einer professionellen Hilfe in einem solchen Fall nicht in Form des Heranziehens eines ambulanten Pflegedienstes vorstellbar ist, sondern in Form einer stationären Pflege. Dies verdeutlicht, dass die Inanspruchnahme professioneller Hilfe im Rahmen der häuslichen Versorgung – speziell für die Körperpflege – als Eindringen in die familiäre Privatsphäre erlebt wird und selbst wenn die eigenen Ressourcen erschöpft sind, nicht erwünscht ist.

Auch bei der Inanspruchnahme einer Behandlungspflege durch einen ambulanten Pflegedienst rückt die Einstellung der Familien in den Vordergrund. Von den insgesamt zehn befragten Familien ziehen nur zwei einen ambulanten Pflegedienst für die Behandlungspflege heran. Eine dieser Familien gehört zu der Typologie mit »religiös- konservativer Einstellung und geschlossenen Familiengrenzen« und die andere zu der Typologie mit »liberaler Einstellung und offenen Familiengrenzen«. Somit stehen diese beiden Familien in maximalem Kontrast zueinander. Auch wenn beide Familien dasselbe Inanspruchnahmeverhalten zeigen, unterscheiden sie sich in ihren Motiven. Während die Inanspruchnahme der Behandlungspflege bei der Familie mit religiös- konservativer Einstellung darauf abzielt, den Zusammenhalt zu sichern (vgl. Kap. 8.2.3), soll diese bei der Familie mit liberaler Einstellung die Arbeitslast der in der Familie verantwortlichen Pflegeperson vermindern und für sie individuelle Freiräume schaffen.

Zu dem Zeitpunkt der Interviews nehmen von den zehn befragten Familien fünf weder für die Körper- noch für die Behandlungspflege die Leistungen eines ambulanten Pflegedienstes in Anspruch. Eine Familie zieht kurz nach der Entlassung des Erkrankten aus der Rehabilitation einen Pflegedienst für die Körperpflege heran, verzichtet aber später vollständig auf diese Leistung. Daher können insgesamt sechs Familien für die Identifizierung der Gründe im Hinblick auf die Nicht-Inanspruchnahme in Betracht gezogen werden. Diese sechs Familien sind in allen gebildeten Typologien vertreten. Zwei Familien gehören zu der Typologie mit »religiös-konservativer Einstellung und offene Familiengrenzen«, eine Familie gehört zu der Typologie mit »religiös-konservativer Einstellung und geschlossene Familiengrenzen«, zwei Familien gehören zu der Typologie mit »liberaler Einstellung und offenen Familiengrenzen« und eine Familie gehört zu der Typologie mit »kollektiv-liberaler Einstellung und offenen Familiengrenzen«.

Auf Basis der qualitativen Analyse lassen sich einige Gründe für ihr Inanspruchnahmeverhalten identifizieren, wobei ein bestimmtes Motiv mehrmals unabhängig von der Typologie auftaucht, nämlich der Schutz der familiären Privatsphäre. Ein weiteres Motiv ist die als ausreichend eingeschätzten familiären und informellen Ressourcen zu identifizieren. Diese Einschätzung ist bis auf die Typologie mit »kollektiv-liberaler Einstellung und offenen Familiengrenzen«, bei allen Typologien anzutreffen. Diese Typologie ist besonders auffällig, da bei dieser nur der Schutz der familiären Privatsphäre als Grund für die Ablehnung der Unterstützung durch einen ambulanten Pflegedienst identifiziert werden kann.

Bei der Betrachtung des Inanspruchnahmeverhaltens der Familien fällt auf, dass die Typologien mit »religiös-konservativer Einstellung und geschlossenen Familiengrenzen« und mit »liberaler Einstellung und offenen Familiengrenzen« die Unterstützung durch einen ambulanten Pflegedienst aus den gleichen Gründen ablehnen. Dabei stehen die beiden Typologien im maximalen Kontrast zueinander. Für die beiden Typologien sind der Schutz der Privatsphäre und die als ausreichend empfundenen Ressourcen ausschlaggebend bei der Entscheidung gegen einen ambulanten Pflegedienst. Die Familien beider Typologien lehnen die Unterstützung durch einen ambulanten Pflegedienst aus den gleichen

Gründen ab, diese lassen sich jedoch aus unterschiedlichen Ursachen herleiten. Für die Familien mit »religiös-konservativer Einstellung und geschlossenen Familiengrenzen« gelten Kollektivität, Zusammenhalt und islamische Werte als Prioritäten, die ihre Angehörigen zur Loyalität und der gegenseitigen Hilfe verpflichten. Daher schaffen es diese Familien, innerfamiliäre Ressourcen größtmöglich zu erschließen und erachten diese als ausreichend, um belastende Ereignisse oder Situationen zu bewältigen. Der Familienbegriff ist entsprechend der Prioritäten dieser Familien, der Kollektivität und des Zusammenhaltes, so eng gefasst, dass dem Schutz der Privatsphäre eine besondere Bedeutung beigemessen wird. In einigen Familien zählen nicht nur professionell Pflegende, sondern auch Eingeheiratete zu den Fremden. Im Krankheitsfall stellen die Mitglieder der Kernfamilie daher ihre individuellen Ansprüche zurück und widmen sich ganz der Versorgung des Erkrankten, um die familiäre Privatsphäre vor dem Eindringen durch Fremde zu schützen.

Die Familien mit liberaler Einstellung und offenen Familiengrenzen haben dank ihrer offenen Grenzen die Möglichkeit auf informelle Hilfe zurückzugreifen. Daher sind sie nicht nur auf die innerfamiliären Ressourcen angewiesen, sie können bei Bedarf auch außerfamiliäre Ressourcen mobilisieren, ohne aber die professionelle Hilfe durch einen ambulanten Pflegedienst zu beanspruchen. Da der Familienbegriff bei diesen Familien im Vergleich zu den Familien mit religiös-konservativen Einstellungen und eher geschlossenen Familiengrenzen weiter gefasst wird, und auch Bekannte und Freunde als Familienangehörige angesehen werden, wird die Annahme der Hilfestellung durch diese Personen nicht als Verletzung der Privatsphäre empfunden. Hingegen gelten die Mitarbeiter und Mitarbeiterinnen professioneller Pflegedienste auch für diese Familien als Fremde und ihre Hilfe wird abgelehnt, um ihr Eindringen in die familiäre Privatsphäre zu verhindern.

Des Weiteren lassen sich die als unzureichend empfundene Qualität der Leistungen der ambulanten Pflege und das mangelnde Vertrauen in die Pflegedienste als Gründe identifizieren, die für die Typologie mit »religiös-konservativer Einstellung und offenen Familiengrenzen« charakteristisch sind. Aus den genannten Gründen nehmen zwei Familien diese Leistungen der ambulanten Pflege nicht an, wobei eine Familie diese zuerst heranzieht, dann aber im Nachhinein aufgrund der nichterfüllten Qualitätsansprüche wieder darauf verzichtet. Die zweite Familie nimmt diese Leistungen gar nicht erst an. Die dritte Familie wechselt zu einem anderen ambulanten Pflegedienst, dies aufgrund der nicht erfüllten Qualitätsansprüche. Bei dieser Familie ist die gleiche Haltung gegenüber der Qualität von Leistungen auch für den therapeutischen Bereich zu beobachten. Weil die Therapiezeiten und die Therapiedauer nicht eingehalten wurden, wechseln sie den Therapeuten.

In den Interviews ist kein Hinweis auf einen Zusammenhang zwischen dem Inanspruchnahmeverhalten der Familien und der Sprache der Mitarbeiter der Pflegedienste festzustellen. Vielmehr sind die Qualität der Leistungen und die Haltung der Pflegenden gegenüber den Familien für sie ausschlaggebend bei der Auswahl eines ambulanten Pflegedienstes. Dabei spielen auch ihre bisherigen Erfahrungen mit dem türkischsprachigen Personal im stationären Versorgungsbereich eine Rolle.

Im Zusammenhang mit der Qualitätsfrage ist anzumerken, dass die Pflegebedürftigen bei den oben genannten Familien aufgrund des Schlaganfalls zunächst eine ausgeprägte Sprachstörung hatten und sich weder in der türkischen noch der deutschen Sprache verständigen konnten. Erst später, nachdem sie ihr Sprachvermögen wiedererlangt und sich beschwert haben, dass Hygieneregeln bei der Grundpflege nicht eingehalten werden beziehungsweise kein geeignetes Mittel für die Körperpflege benutzt wurde, werden die Angehörigen auf die Qualitätsdefizite dieser Pflegedienste aufmerksam. Es stellt sich die Frage, wie die Versorgung bei Pflegebedürftigen verläuft, die aus unterschiedlichen Gründen nicht fähig sind, sich zu diesen Dienstleistungen äußern zu können.

Es ist auffällig, dass die Frage nach der Qualität der Leistungen der ambulanten Pflege und mangelndes Vertrauen in ihre Mitarbeiter nur bei der Typologie mit »religiös-konservativer Einstellung und offenen Familiengrenzen« anzutreffen sind. Die Eltern der dieser Typologie zugeordneten Familien gehören der sogenannten zweiten Generation türkeistämmiger Migranten in Deutschland an. Daher kann diese Besonderheit als spezifisch für diese Generation betrachtet werden. Sie steht durch die offenen Familiengrenzen im minimalen Kontrast zu der Typologie mit »religiös-konservativer Einstellung und geschlossenen Familiengrenzen«, deren Eltern der sogenannten ersten Generation türkischstämmiger Migranten in Deutschland angehören. Die Ergebnisse einer qualitativen Untersuchung über die Barrieren in der gesundheitlichen Versorgung von türkeistämmigen muslimischen Migranten in Deutschland (vgl. Klanke / Mazı 2006, S. 99) weisen auf eine Besonderheit über die Selbstwahrnehmung dieser Generation hin. Die Selbstwahrnehmung von vielen Angehörigen der sogenannten ersten Generation türkeistämmiger muslimischer Migranten charakterisiert sich dadurch, dass sie ihre Lage in der Aufnahmegesellschaft aufgrund der Bildungs- und Berufsverhältnisse sowie des Einkommens und ihrer Zugehörigkeit zu einer Minorität in der untersten Schicht der sozialen Hierarchie sehen. Nicht selten werden die früher in einer bäuerlichen Gesellschaft im Herkunftsland herrschenden Normen, die feudalistische Verhältnisse vom einfachen Bauern zum Großgrundbesitzer bestimmt hatten, auf ihre Beziehung zu Institutionen im Aufnahmeland übertragen. Dementsprechend wird die Behandlung sowie die Versorgung in einer deutschen Institution nicht als Recht, das ihnen wie allen anderen Versicherten gewährleistet wird, sondern als eine Gnade angesehen, »die vom adligen Großgrundbesitzer dem einfachen Bauern angeboten würde, wofür er dem Anbieter zu Dank verpflichtet sei« (ebd., S. 100).

Es ist davon auszugehen, dass diese Art der Selbstwahrnehmung nicht auf die Personen beschränkt bleibt, sondern in der ganzen Familie herrscht, in der sie als Autoritätsperson eine führende Rolle haben. Dies dürfte insbesondere für die Familien gelten, die aufgrund ihrer geschlossenen Familiengrenzen der ersten Typologie mit religiös- konservativer Einstellung zuzuordnen sind. Die oben beschriebene Selbstwahrnehmung beeinflusst ihr Inanspruchnahmeverhalten der Gesundheitsleistungen. Die Familien haben daher wahrscheinlich keine oder nur niedrige Ansprüche an die Qualität der Leistungen. Hingegen haben die Familien mit »religiös-konservativer Einstellung und offenen Familiengrenzen« höhere Qualitätsansprüche. Die Eltern oder zumindest ein Elternteil dieser Familien erlebten bereits ihre Sozialisation im Aufnahmeland, beherrschen dementsprechend die Sprache, die Normen und die Umgangsformen der Gesellschaft und fühlen sich als ein Teil dieser. Dadurch sind sie selbstbewusst und nehmen diese Leistungen nicht als Hilfe für (Pflege-)Bedürftige wahr, sondern als Recht, das ihnen als Versicherte und gleichberechtigte Mitbürger zusteht.

10 Diskussion der Ergebnisse

Nachdem die Ergebnisse der Arbeit dargestellt worden sind, sollen diese im Folgenden vor dem Hintergrund der bisherigen Forschungsergebnisse zur Bewältigung chronischer Krankheiten diskutiert werden. Als zentrale Themen stellen sich dabei die Auswirkungen der Krankheit auf die Erkrankten sowie auf das Familienleben, die Belastungen für pflegende Angehörige, die Nutzung des Versorgungswesens und subjektive Krankheitstheorien, die bei der Krankheitsbewältigung und -verarbeitung eine bedeutsame Rolle spielen, heraus. Anschließend sollen die kulturspezifischen Aspekte der Forschungsergebnisse vor dem Hintergrund der in Kapitel 3 dargestellten Ansätze der transkulturellen Pflege zur Diskussion gestellt werden.

Bury (2009) und Corbin / Strauss (2004) bemerken, dass der Ausbruch einer chronischen Krankheit einen Schockzustand bei dem Erkrankten auslöst. Er teilt das Leben des Erkrankten in ein »Vor« und »Nach« der Krankheit auf. Die Ergebnisse der vorliegenden Arbeit verdeutlichen, dass dies nicht nur die erkrankten Personen selbst betrifft, sondern auch die Familie, in der ein Mitglied an einer chronischen Krankheit, in unserem Fall den Folgen eines Schlaganfalles, leidet.

Der Eintritt eines Schlaganfalles ruft eine Krise hervor, in der die betroffenen Familien zunächst versuchen, auf frühere Erfahrungen zurückzugreifen, um die Situation zu bewältigen. Ihre Bemühungen in dieser Krisensituation sind durch die Verhaltensregeln charakterisiert, die sich im Laufe ihrer Biografie herausbilden und auch ihre Familienstruktur ausmachen. Bei manchen Familien reichen die in der Vergangenheit erworbenen Fähigkeiten jedoch nicht aus. Daher sind sie herausgefordert, entsprechend der Anforderungen der neuen Situation, neue Routinen zu entwickeln (vgl. Hildenbrand 2009, S. 136). Die Bemühungen für die Entwicklung dieser Routinen können weitere Krisen erzeugen und die innerfamiliären Beziehungen können dabei Veränderungen unterliegen. Als besonders erschütternd wird der Lebensabschnitt nach der Krankheit erlebt, wenn der Erkrankte bisher in der Familie für das Funktionieren des Familienlebens unerlässliche Aufgaben übernommen hat und durch den Ausbruch der Krankheit eine Neuorganisation erforderlich wird.

Die Ergebnisse der vorliegenden Arbeit verdeutlichen, dass die Versorgung eines chronisch erkrankten Familienmitgliedes ein hohes Maß an Anstrengung und Kraft erfordert, die nicht nur individuelle, sondern auch für die gesamte Familie bedeutsame Folgen mit sich bringen. Dies stimmt mit den Ergebnissen einer von Küçük (2013, S. 103) durchgeführten Studie über die Belastungen und Bewältigungsstrategien pflegender Familienangehöriger von an Demenz erkrankten türkischstämmigen Migranten überein. Unabhängig von der Art der zugrunde liegenden Krankheit ist festzustellen, dass sich die Pflegearbeit nicht nur auf die Körperpflege und auf die mit der Krankenversorgung in erster Linie assoziierten Verrichtungen beschränkt, sondern dass sie sich vor allem auch auf die Alltagsbewältigung, die Zuwendung, die Beaufsichtigung und auch die Organisation der Versorgung ausweitet (vgl. ebd.). Dabei setzt letztere eine intensive Auseinandersetzung mit dem Gesundheits- und Versorgungswesen voraus und wird, wie die Ergebnisse der vorliegenden Arbeit zeigen, von den Pflegenden als eine sehr anspruchsvolle Herausforderung wahrgenommen. Hinzu kommen die Aufgaben zur Sicherstellung der medizinischen und therapeutischen Versorgung des Erkrankten und seine persönliche Betreuung bei der Krankheitsbewältigung. Daher wird die Versorgung eines erkrankten Mitgliedes in der Familie häufig als Organisationsarbeit verstanden und entspricht dem Konzept, das von Corbin und Strauss (2004) entwickelt wurde. In diesem Konzept werden »Krankheit, Biografie und Alltagsleben« als Hauptarbeitslinien bei der Bewältigung identifiziert, die in Subtypen aufgeteilt werden können (vgl. Corbin / Strauss 2004, S. 145). Da für die Bewältigung chronischer Krankheiten eine Vielzahl von Arbeiten von unterschiedlichen Akteuren (Angehörige, Gesundheitspersonal, der Kranke selbst) erledigt werden müssen, ist es erforderlich, diese Arbeiten zu koordinieren. Die daraus resultierende Organisationsarbeit meint die notwendige Koordination und die Organisation jedes durchzuführenden Handlungsplans (vgl. ebd., S. 27).

Die im Rahmen dieses Forschungsvorhabens Interviewten geben an, dass sie die Pflegearbeit auf eigenen Wunsch übernommen haben. Dabei können unterschiedliche Motive eine Rolle spielen. Ebenso wie die durch die Familienbiografie entstandene Positionierung der Personen innerhalb der Familie, die mit an sie gerichteten Erwartungen zusammenhängt. Die Einstellung der jeweiligen Familie, deren Sichtweise und die persönliche Situation der Pflegeperson sowie ihre Beziehung zu dem Pflegebedürftigen sind demnach maßgeblich. Bis auf die Informationsdefizite bezüglich der vorhandenen Versorgungsalternativen bestätigen die Ergebnisse der vorliegenden Arbeit die Ergebnisse der oben genannten von Küçük (2013) durchgeführten Forschung, nach denen sich das Motiv zur Pflege aus Pflichtgefühlen, Wiedergutmachungsimpulsen und normativen Rollenerwartungen zusammensetzen kann. Dabei wird die Entscheidung für die Übernahme der Pflege eines Familienmitgliedes auch durch situative und individuelle Gegebenheiten beeinflusst (Küçük 2013, S. 103). Der in der genannten Forschung festgestellte Grund für die (Selbst-)Übernahme der Pflege eines erkrankten Familienmitgliedes, nämlich Informationsdefizite über die vorhandenen Versorgungsalternativen beziehungsweise -angebote, werden häufig auch als ein wichtiger Grund für die Nicht-Inanspruchnahme der Leistungen von ambulanter Pflege angeführt (z. B. Zielke-Nadkarni 1999, S. 288). Das Informationsdefizit hinsichtlich der Leistungen des Versorgungswesens ist bei den untersuchten Familien in der vorliegenden Arbeit als Grund für die Übernahme der Pflege sowie für die Nicht-Inanspruchnahme eines ambulanten Pflegedienstes in der aktuellen Pflegeorganisation auszuschließen, da alle befragten Personen bereits während der Rehabilitationsbehandlung des Erkrankten über Versorgungsmöglichkeiten und ihre Finanzierung in der von der jeweiligen Familie bevorzugten Sprache beraten wurden und es kann angenommen werden, dass sie über denselben Kenntnisstand verfügten. Diese Annahme wird dadurch bestätigt, dass kein Teilnehmer an dieser Forschungsarbeit diesen Aspekt als Grund für die Nicht-Inanspruchnahme eines ambulanten Pflegedienstes erwähnte.

In den Interviews ist jedoch festzustellen, dass eine Familie in der Vergangenheit bei der Organisation der Pflege anderer chronisch erkrankter Mitglieder keine Beratung zu den vorhandenen Versorgungs- und Unterstützungsmöglichkeiten erhielt. Es ist umso erstaunlicher, dass sich gerade bei dieser Familie die Erkrankte aufgrund häufiger Krankenhausaufenthalte und Arztbesuche im Blickfeld des Gesundheitspersonals befand und trotz der ersichtlichen Überforderung der Familie bei der Krankenversorgung von diesem nicht die erforderliche Aufmerksamkeit erfuhr. Die oft angegebene Sprachbarriere dürfte dabei nur das geringste Hindernis dargestellt haben, da alle Kinder in der Familie über sehr gute Deutschkenntnisse verfügen und als Ansprechpartner für die Mitarbeiter des Gesundheitswesens stets zur Verfügung gestanden haben. Daher wäre es unzulässig anzunehmen, dass für diese missliche Lage nur die Sprachbarriere verantwortlich sei. Vielmehr dürfte der Grund in der fehlenden Sensibilität und dem unzureichenden Problem- und Verantwortungsbewusstsein der Mitarbeiter des Gesundheits- und Versorgungswesens liegen. Dies kann für den für die Versorgung verantwortlichen Angehörigen schwere Belastungen bedeuten, wie die Forschungsergebnisse von Küçük (2013) bestätigen.

Wie auch Kruse (1986) in seiner Arbeit über »Strukturen des Erlebens und Verhaltens bei chronischer Erkrankung im Alter« feststellt, sind Personen nach einem Schlaganfall je nach Schweregrad der gesundheitlichen Beeinträchtigung auf die Angehörigen angewiesen. Daher sind Erkrankte in einem hohen Maße von ihren für die Krankenversorgung verantwortlichen Angehörigen abhängig. Wie die Ergebnisse einer von Holtgräwe et al. (2008) über die Belastungen von

Brustkrebspatientinnen durchgeführten Studie zeigen, löst dies bei Erkrankten das Gefühl aus, »selbst zur Belastung für die Angehörigen zu werden« (Holtgräwe et al. 2008, S. 276). Die Ergebnisse der vorliegenden Arbeit stimmen mit diesen überein und zeigen, dass Auswirkungen einer chronischen Krankheit für Betroffene, unabhängig von der Art der Krankheit, dem Geschlecht und den kulturspezifischen Unterschieden, identisch sein können.

Des Weiteren stellt Kruse (1986) in seiner oben genannten Arbeit fest, dass die Krankenversorgung von den Angehörigen ständige Anwesenheit und ein Höchstmaß an Einsatz erfordert, der in einem Erschöpfungssyndrom münden kann. Dabei kommt der Zurückstellung der eigenen Bedürfnisse eine zentrale Stellung zu, was verdeutlicht, »daß dieses Höchstmaß an Einsatz mit einem starken Verzicht [Hervorhebung im Original] verbunden ist« (Kruse 1986, S. 506). Die Alltagsbewältigung, die Krankenversorgung und der Beruf sind schwer miteinander zu vereinbaren, besonders dann, wenn neben der erkrankten Person auch andere Familienmitglieder zu Hause Schutz und Versorgung bedürfen. Dies kann zur Überforderung bei der verantwortlichen Person führen, wie besonders in der vorliegenden Arbeit bei der Typologie »kollektivliberale Einstellung und offene Familiengrenzen« deutlich zu beobachten ist. Während die Krankheits- und Bewältigungsverläufe bei der Patientin eine Aufwärtsentwicklung zeigen, verzeichnet die Verlaufskurve der Bewältigung nach einiger Zeit bei ihrem Ehemann eine Abwärtsentwicklung, was durch den Ausbruch einer psychischen Krankheit ihren Tiefpunkt erreicht. Unter anderem verdeutlicht auch dieser Fall die unterschiedlich verlaufenden Bewältigungskurven einer chronischen Krankheit bei Patienten und ihren pflegenden Angehörigen. Dies stimmt mit den von Hildenbrand (2009, S. 149) aufgeführten unterschiedlich verlaufenden Krankheits- und Bewältigungskurven überein.

Weiterhin führt Kruse an, »daß die ständige Anwesenheit zur ›Allgegenwärtigkeit‹ des Patienten im Erleben des Angehörigen führt und damit dessen Blick mehr und mehr auf die innerfamiliär- innerhäusliche Situation einengt – bei gleichzeitiger Isolation von der Außenwelt« (Kruse 1986, S. 505). In vielen untersuchten Familien ist festzustellen, dass die Pflegenden sich der Versorgung ihrer erkrankten Angehörigen widmen und ihre individuellen Pläne gänzlich aufgeben oder diese auf unbestimmte Zeit zurückstellen. Selbst bei den Familien mit liberaler Orientierung, in denen den Mitgliedern ein größerer individueller Freiraum zur Gestaltung ihres eigenen Lebens gegeben und ihnen ein Nachgehen ihrer eigenen Interessen eingeräumt wird, schränken die Pflegenden ihre Aktivitäten selbst ein oder fühlen sich in ihrer Individualität bedroht. Zwangsläufig richtet sich das Alltagsleben der pflegenden Angehörigen immer mehr auf innerfamiliäre Angelegenheiten, vor allem auf den Gesundheitszustand des Erkrankten. Ob diese Situation von den Angehörigen als eine Isolation von der Außenwelt empfunden wird, hängt von der Struktur der jeweiligen Familie und der bisherigen Gestaltung ihrer Beziehungen zu ihrem Umfeld ab. Wie Büker (2010) in ihrer Arbeit durch die Konzeptualisierung des Kompetenzerwerbs als Schlüsselprozess der Bewältigung pflegender Mütter zeigen konnte, kann eine Pflegearbeit für Betroffene aber auch eine Bereicherung bedeuten. So zeigen die Ergebnisse der vorliegenden Arbeit, dass zum Beispiel die Übernahme der Pflege, die für Außenstehende als Belastung für die Pflegenden angesehen wird, trotz aller Schwierigkeiten für diese Person als eine Bewältigungsstrategie einer anderen Belastung dienen kann. Bei vielen Familien fühlen sich die Mitglieder durch den Bewältigungsprozess einer chronischen Krankheit in ihrem Zusammenhalt gestärkt, was für sie in der Fremde besonders wichtig zu sein scheint und sie ermutigt, neue Herausforderungen in ihrem Leben anzunehmen. In manchen Familien verläuft die Bewältigungsarbeit hingegen beschwerlich. Selbst in diesen Familien kann durch die Bewältigungsarbeit ein wichtiger Verdienst erzielt werden. Nehmen wir die oben genannte Familie der Typologie »kollektiv-liberale Einstellung« als Beispiel, so ist zu erkennen, dass es dem Ehepaar trotz der anfänglichen Abwärtsentwicklung oder der scheiternden Bewältigungsstrategien gelingt, sich mit ihren eigenen Schwächen zu konfrontieren und neue Prioritäten zu setzen. Während des Bewältigungsprozesses unternimmt das Ehepaar zum ersten Mal einen ernsthaften Versuch, sich von ihren Herkunftsfamilien zu lösen. Dies gilt auch für ihr Sozialleben, das sie neugestalten möchten, indem sie sich von Beziehungen distanzieren, die sie als Last empfinden.

Des Weiteren stellt Küçük (2013, S. 110) fest, dass pflegende Angehörige wenig Unterstützung aus ihrem Umfeld erhalten, was auch in der vorliegenden Arbeit bei manchen Familien zutrifft. Die Analyse der Interviews zeigt, dass dies zum einen in der kulturspezifischen Art der Kommunikation liegt, in der die Bedürfnisse nicht geäußert werden. Es wird erwartet und vorausgesetzt, dass diese von den anderen Familienmitgliedern erkannt und die entsprechende Hilfe angeboten wird. Zum anderen können aber auch der soziale Status der Person und die geschlechtsspezifischen Aspekte den Anspruch auf informelle Hilfestellung aus dem Umfeld beeinflussen. Beispielsweise hat die Stellung einer verwitweten oder geschiedenen Frau in der traditionellen türkischen Gesellschaft auch in der eigenen ethnischen Gruppe im Aufnahmeland weiterhin Bestand. Somit wird ihr ein lockerer Umgang mit männlichen Bekannten und Verwandten nicht gebilligt.

Bei einigen Familien liegt der Grund dafür allein in der Vorstellung von dem Familienbegriff und der Pflegearbeit. Wie auch mehrere Autoren (zum Beispiel Zielke- Nadkarni 2001, S. 129; vgl. Tezcan-Güntekin et al. 2015, S. 14) betonen, wird die Versorgung in allen untersuchten Familien eines erkrankten Familienmitgliedes als familiäre Angelegenheit wahrgenommen und dementsprechend wird versucht, dies ausschließlich familiär zu organisieren. Bei manchen Familien werden beispielsweise Eingeheiratete nicht als Familienmitglied wahrgenommen und sie werden daher nicht in die Pflegearbeit einbezogen. Hingegen gibt es auch Familien, die durchaus bereit sind, entsprechend ihrer Auffassung des Familienbegriffs, die in der vorliegenden Arbeit zur Typologie »liberale Einstellung und offene Familiengrenzen« zugeordnet werden, die Hilfestellung aller der Familie angehörenden Personen anzunehmen. Das Ziel ihrer Bemühungen unterscheidet sich nicht von dem der Familien, die der Typologie »religiös-konservativ und geschlossene Familiengrenzen« zugeordnet sind, obwohl sie aufgrund ihrer Struktur im maximalen Kontrast stehen. Ihre Bemühungen zielen auf den Schutz der Privatsphäre ab. Daher versuchen sie, die mit der Krankenversorgung verbundenen Aufgaben ausschließlich familiär zu bewältigen. Somit versuchen sie das Eindringen von Fremden, seien es professionell Pflegende oder Personen aus ihrem Umfeld, die nicht als Familienmitglied wahrgenommen werden, in die Familie zu verhindern oder dies zumindest möglichst hinauszuzögern.

Kenntnisse über pflegerische Dienstleistungen und die Nutzung der Angebote des Versorgungswesens stellen sich bei der Bewältigung einer chronischen Krankheit als eine wichtige Ressourcenquelle dar (vgl. Piechotta-Henze 2015; vgl. Schaeffer 2004). In der vorliegenden Arbeit konkretisiert sich die Nutzung des Versorgungswesens, insbesondere die sogenannten Sachleistungen der Pflegeversicherung im häuslichen Pflegearrangement, oft durch das Heranziehen eines ambulanten Pflegedienstes. In mehreren Studien wurden unter anderem die Bedingungen für die Inanspruchnahme der Leistungen der Pflegeversicherung untersucht. Beispielsweise stellt Tüsün (2002, S. 111) fest, dass türkeistämmige Migranten professionelle Hilfsangebote erst dann annehmen, wenn diese ihren Bedürfnissen entsprechen. Ähnliche Ergebnisse liefert eine von Zielke-Nadkarni (1999) durchgeführte Studie. Sie fordert, in der Angebotsstruktur der Dienste religiöse, kulturelle und sprachliche Unterschiede zu berücksichtigen. Kulturelle und sprachliche Unterschiede bei dem Angebot der ambulanten Pflege wurden als Grund für die Ablehnung dieser Leistungen in den Interviews der vorliegenden Arbeit nicht offen ausgesprochen. Allerdings konnten Klanke und Mazı (2006) feststellen, dass die Nichtberücksichtigung der religiösen, kulturellen und sprachlichen Besonderheiten in der stationären gesundheitlichen Versorgung von türkeistämmigen muslimischen Patienten eine Barriere darstellt. In der vorliegenden Arbeit geben die befragten Angehörigen häufig an, die Körperpflege ihrer Angehörigen bereits während der Akutversorgung oder in der Rehabilitation selbst übernommen zu haben. Der Grund dafür könnte darin liegen, dass individuelle Bedürfnisse des Pflegebedürftigen von professionell Pflegenden nicht genügend berücksichtigt werden, wozu vor allem die Beachtung des Schamgefühls gehört.

Als einen weiteren Grund für die zurückhaltende Nutzung der professionellen Hilfsangebote stellt Zielke-Nadkarni (1999, S. 288) diskriminierende Erfahrungen mit Institutionen, sowohl im Herkunftsland als auch in Deutschland, fest. Piechotta-Henze (2015) berichtet darüber, dass einige türkeistämmige Pflegende, die einen an Demenz erkrankten Familienangehörigen versorgen, eine abweisende Haltung durch die Mitarbeiter des Versorgungswesens erleben und dies mit einer latenten Ausländerfeindlichkeit in Verbindung bringen. Die Ergebnisse der vorliegenden Arbeit bestätigen, dass viele Angehörige eines chronisch Erkrankten sich im Umgang mit den deutschen Institutionen benachteiligt fühlen. Dies gilt insbesondere für die Begutachtungssituationen, in denen die Haltung von den Gutachtern als entwürdigend und herablassend empfunden wird. Je nach der Einstellung der Familie wird dies unterschiedlich bewertet. Während die Angehörigen einer »religiös-konservativen Familie mit geschlossenen Grenzen« sich in einer solchen Situation diskriminiert fühlen und dies mit ihrem Ausländerstatus in Verbindung bringen, erleben die Familien der Typologie »liberale« und »kollektiv-liberale Einstellung« ihre negativen Erfahrungen mit den Institutionen nicht als Diskriminierung. Während die Familie der letztgenannten Typologie die Unannehmlichkeiten auf die fehlerhafte Ausführung der einzelnen Beschäftigten zurückführt, wird dies von den Familien der Typologie »liberale Einstellung und offene Familiengrenzen« als Defizit des Systems angesehen. Auffällig ist, dass gerade die Familie, die starke Diskriminierungserlebnisse angibt, einen ambulanten Pflegedienst heranzieht. Dies könnte durch die religiös-konservative Struktur der Familie und die damit verbundenen Werte, insbesondere den Zusammenhalt der Familie, sowie ihre geschlossenen Grenzen und die somit begrenzten informellen außerfamiliären Ressourcen erklärt werden. Diese Erklärung stimmt mit einem weiteren Ergebnis von Zielke-Nadkarni (1999, S. 288) überein, nämlich dass professionelle Hilfe erst dann herangezogen wird, wenn die eigenen Ressourcen nicht mehr ausreichen. Sie bezieht sich hier zwar auf die individuelle Leistungsfähigkeit, aber dies könnte auch auf die Familie übertragen werden, wenn diese, wie in der vorliegenden Arbeit, als Einheit und ihre Ressourcen als ihr zugehörend betrachtet werden.

Vor allem sind bei den Familien der Typologie »religiös-konservative Einstellung und offene Familiengrenzen« die als unzureichend empfundene Qualität der Pflegeleistungen und das mangelnde Vertrauen in Mitarbeiter der Pflegedienste als Gründe für die Ablehnung der Unterstützung durch einen ambulanten Pflegedienst festzustellen. In diesem Zusammenhang lässt sich die Frage, »ob das darauf zurückzuführen ist, dass die von der Pflegeversicherung vergüteten Tätigkeiten einer Pflegekraft sich nicht mit den Vorstellungen decken, die die Pflegebedürftigen und ihre Familien von den Aufgaben einer ambulanten Pflegekraft haben« (Tezcan-Güntekin et al. 2015, S. 26), durch die

Ergebnisse der vorliegenden Arbeit nicht bejahen. Denn es geht den Familien um die Ansprüche der grundlegenden Hygiene bei der Körperpflege.

Des Weiteren wird in der Literatur als Grund für die Nicht-Inanspruchnahme über mögliche negative soziale Folgen für die Angehörigen berichtet, wenn für die Pflege des Erkrankten professionelle Hilfe beansprucht wird (vgl. Tezcan-Güntekin et al. 2015, S. 26). Angst vor gesellschaftlichen Sanktionen und die damit verbundene Scham (vgl. Thiel 2013, S. 50; vgl. Dibelius 2015, S. 129) waren in der vorliegenden Arbeit als Grund für die Ablehnung professioneller Hilfe nicht festzustellen.

Ausgehend von den Ergebnissen der vorliegenden Arbeit kann zusammenfassend festgestellt werden, dass ein ambulanter Pflegedienst erst dann herangezogen wird, wenn die eigenen Ressourcen für die Sicherstellung der Krankenversorgung im häuslichen Bereich als nicht ausreichend und die individuellen oder familiären Prioritäten als gefährdet empfunden werden. Ressourcen werden als ausreichend betrachtet, wenn die Pflegeperson aus gesundheitlichen Gründen in der Lage ist die Pflege zu übernehmen und geschlechtsspezifische Aspekte bei der Pflege kein Hindernis darstellen sowie individuelle Ansprüche, auch der Pflegenden, weitgehend Beachtung finden und schließlich der familiäre Zusammenhalt gesichert ist. Diese und ähnliche Bedingungen werden in jeder Familie, abhängig von ihrer Struktur, unterschiedlich gewichtet. Welche Ressource für welche Familie als ausreichend empfunden wird, hängt ebenfalls stark mit der Struktur der jeweiligen Familie und ihrer Prioritätensetzung zusammen. Beispielsweise kann dem Zusammenhalt der Familie ein so besonderer Stellenwert zukommen, dass dieser sogar den Schutz der Privatsphäre, worauf in allen untersuchten Familien ein besonderer Wert gelegt wird, übersteigen kann. Wenn der Zusammenhalt der Familie durch die Pflege des Erkrankten als gefährdet empfunden wird, kann die Familie eine professionelle Hilfe heranziehen, selbst wenn dies für Betroffene die Verletzung der Privatsphäre bedeuten würde.

Die Ergebnisse der vorliegenden Arbeit weisen darauf hin, dass subjektive Krankheitstheorien sowohl für türkeistämmige muslimische Schlaganfallpatienten selbst als auch für ihre Angehörigen bei der Krankheitsbewältigung eine bedeutsame Rolle einnehmen. Yilmaz-Aslan (2013, S. 17) weist darauf hin, dass bei Menschen mit türkischem Migrationshintergrund subjektive Krankheitsvorstellungen zu beobachten sind, »die für eine optimale Krankheitsbewältigung ungünstig sind«. Gleichzeitig berichtet sie, dass bei diesen Personen auch subjektive Krankheitsvorstellungen anzutreffen sind, die in der Versorgung als Ressource dienen können (vgl. ebd.). Des Weiteren macht sie auf ein Missverständnis hinsichtlich der Ursachenerklärung einer Krankheit durch göttlichen Einfluss aufmerksam. Die bisherige Annahme, dass türkischstämmige Migranten die Krankheitsentstehung mit einer Strafe Gottes erklären würden, wird widerlegt. Entgegen der bisherigen Behauptung, dass türkischstämmige Migranten eine fatalistische Haltung gegenüber ihren Krankheiten hätten, stellt sie fest, dass die Vorstellung, die Krankheit sei eine Prüfung Gottes, die Menschen zu einer aktiven Bewältigungsstrategie motivieren kann (ebd., S. 15). Die Ergebnisse der vorliegenden Arbeit weisen jedoch darauf hin, dass belastende Ereignisse, neben der Strafe und der Prüfung Gottes, auch mit Gottes Liebe assoziiert werden. Außerdem ist festzustellen, dass erkrankte Personen in der eigenen Ethnie aufgrund der Vorstellung, die Krankheit sei eine Strafe Gottes, stigmatisiert werden können, was zu einer sozialen Isolierung führen kann.

Des Weiteren wird nicht nur der Krankheit, sondern auch der Pflege der erkrankten Familienmitglieder eine spirituelle Bedeutung beigemessen. Die Bewältigung wird als prozesshaftes Geschehen aufgefasst, das zu einer inneren Reifung beiträgt. Übereinstimmend mit den Forschungsergebnissen von Yilmaz-Aslan (2013) kann festgestellt werden, dass kulturspezifische Ursachenerklärungen für erkrankte Person und ihre Angehörigen nützlich und motivierend für die Bewältigung der auf sie zukommenden Anforderungen sein können. Das heißt, eine solche Art der Ursachenerklärung für belastende Ereignisse, beispielsweise für eine Krankheit, ermöglicht es den Betroffenen, dem Geschehen einen Sinn zu geben und sich für die Erfüllung ihres Lebensauftrags intensiver einzusetzen (vgl. Käppeli 1998, S. 138).

Assion (2004; zitiert nach Assion 2005) stellt fest, dass bei schweren oder längeren Krankheitsverläufen von in Deutschland lebenden türkeistämmigen Migranten häufig traditionelle Erklärungsmuster und Heilmethoden angewendet werden. Die Ergebnisse der vorliegenden Arbeit geben Hinweise darauf, dass in vier Familien spirituelle Rituale zur Heilung der Krankheit oder zur Stärkung der Standhaftigkeit eingesetzt werden. In einer Familie werden Rituale, zusätzlich zu den religiös vorgeschriebenen Gebeten, als eine Art Gottesdienst durchgeführt, zum Beispiel in Form einer Almosengabe, indem sie den Koran rezitieren und Tieropferungen vollziehen oder aber indem sie Ritualen nachkommen, zum Beispiel Traumdeutungen, deren Wurzel in der Tradition des islamischen Propheten liegen. Die in den anderen drei Familien durchgeführten Rituale haben nicht religiöse, sondern volksmedizinische Wurzeln, wie zum Beispiel der Besuch der als heilig geltenden Orte, das Aufsuchen eines traditionellen Heilers, dem sogenannten Hoca, und dem Tragen von Amuletten, die dieser angefertigt hat. Die genannten Rituale werden parallel zu der schulmedizinischen Behandlung eingesetzt und die Betroffenen berichten über positive Effekte dieser Maßnahmen.

Es wurden, vor allem in der Psychiatrie, mehrere Forschungen über volksmedizinische Praktiken bei türkeistämmigen Patienten vorgenommen, deren Ergebnisse sich zum Teil widersprechen. Auf Basis der Ergebnisse einer von Steinmann und Wagner (1986) durchgeführten Studie stellt Röder fest, »daß je traditioneller, je religiöser, je niedriger bezüglich der Sozialschicht und je älter die Ratsuchenden seien, desto größer sei die Neigung, auf derartige Heilverfahren zurückzugreifen« (Röder 1988, S. 139). Die Ergebnisse einer von Assion et al. (1999) durchgeführten Studie bestätigen den von Röder aufgeführten altersspezifischen Aspekt bei der Inanspruchnahme volksmedizinischer Praktiken. Sie stellen fest, dass meist ältere Personen gegenüber traditionellen Heilern, sogenannten Hocas, eine positive Einstellung haben. Daher gehen sie von einem Wandel bezüglich traditioneller Vorstellungen aus, indem sie annehmen, dass »bei der jüngeren Generation die Einflüsse der Volksmedizin durch die westliche Kultur zurückgedrängt werden« (Assion et al. 1999, S. 17). Im Gegensatz dazu stellt Yavuz (2007) in seiner Forschung über »die Inanspruchnahme mystisch-traditioneller Heiler durch türkische Patienten in Deutschland und in der Türkei« fest, dass türkeistämmige Migranten der sogenannten zweiten Generation häufiger einen traditionellen Heiler aufsuchen als die älteren. Der Autor kommt zu dem Schluss, dass ältere Migranten der westlichen Medizin ein großes Vertrauen entgegenbringen, während jüngere eine Rückkehr zu altbewährten Methoden präferieren (vgl. Yavuz 2007, S. 62).

Die Erkenntnis aus der vorliegenden Arbeit, dass in keiner Familie, die der Typologie »liberale Einstellung und offene Familiengrenzen« zugeordnet wird, volksmedizinische Praktiken zu beobachten sind, unterstützt die von Röder (1988) angeführte Annahme bezüglich der Religiosität der Ratsuchenden. Die Altersstruktur der Betroffenen, die volksmedizinische Praktiken anwenden, ist in der vorliegenden Arbeit sehr heterogen. Sie bilden eine Gruppe, in der sowohl Angehörige der ersten und zweiten als auch der dritten Generation von türkeistämmigen Migranten vertreten sind. Der Bildungsstand der Befragten, die diese Praktiken anwenden, ist ebenso heterogen wie ihre Altersstruktur und reicht von Analphabeten bis hin zur Person, die ihren Realschulabschuss gemacht hat. Auch wenn männliche Familienmitglieder daran beteiligt sind, sind es stets die Frauen, die diese Praktiken entweder für sich selbst anwenden oder für ihren erkrankten Angehörigen veranlassen. Aus ihrer Biografie geht hervor, dass sie selbstbewusste und starke Frauen sind. In der aktuellen Situation ist bei ihnen jedoch als eine bedeutsame Gemeinsamkeit das Gefühl der Hoffnungs- und Hilflosigkeit festzustellen, welches sowohl durch das Bewusstwerden hinsichtlich der Unheilbarkeit der Krankheit als auch durch das Verhältnis der empfundenen Belastungen und der als unzureichend bewerteten Ressourcen entsteht.

Für die vorliegende qualitative Arbeit gilt, dass ein Zusammenhang zwischen der Ursachenerklärung und der eingesetzten Maßnahmen festgestellt werden kann. Es ist davon auszugehen, dass alle Teilnehmer der vorliegenden Studie aufgrund ihrer Herkunft über gewisse Kenntnisse volksmedizinischer Praktiken verfügen. Diese Praktiken werden jedoch nur von den Betroffenen angewendet, bei denen eine magisch-religiöse Ursachenerklärung herangezogen wird. Eine weitere Gemeinsamkeit ist, dass auf volksmedizinische Praktiken sowie auf religiöse Rituale in der Regel entweder parallel zu der Schulmedizin zurückgegriffen oder aber dass selbige als letzte Hoffnung verstanden wird, wenn die Schulmedizin an ihre Grenzen gelangt zu sein scheint.

Die für die Diskussion der Ergebnisse der vorliegenden Arbeit beispielhaft herangezogenen Forschungen stammen teils aus dem Ausland und teils aus Deutschland. Die den Untersuchungen zugrundeliegenden Krankheiten sind ebenfalls unterschiedlich, beispielsweise untersuchen Holtgräwe et al. (2008) Brustkrebspatienten, bei Bury (2009) wird rheumatoide Arthritis behandelt, Yavuz (2007) bezieht sich, wie Assion (1999) und Röder (1988), auf psychische Krankheiten und Yilmaz-Aslan (2013) legt das Augenmerk auf an Diabetes erkrankte türkischstämmige Migranten, während bei den Arbeiten von Küçük (2013), Zielke-Nadkarni (1999; 2001) und Piechotta-Henze (2015) türkischstämmige pflegende Angehörige im Fokus stehen. Es ist festzustellen, dass der Ausbruch einer chronischen Krankheit, unabhängig von Nationalität, Religion und Art der Krankheit, vergleichbare Belastungen bei betroffenen Personen hervorruft und ihnen ähnliche Bewältigungsaufgaben auferlegt. Die Betroffenen verfolgen in der Regel das gleiche Ziel bei der Bewältigung, nämlich die Krankheit mit ihren Folgen in ihr Leben zu integrieren. Sie unterscheiden sich jedoch durch die zur Bewältigung eingesetzten Strategien. Selbige sind abhängig von der Situation, in der sich die betroffenen Personen befinden, und ihren zur Verfügung stehenden Ressourcen, die wiederum stark von sozialen, psychischen, kulturellen sowie allgemeinen Persönlichkeitsmerkmalen und insbesondere auch durch die Struktur der jeweiligen Familie bestimmt werden.

Welche Schlüsse lassen sich nun aus dieser Erkenntnis über kulturspezifische Aspekte der Krankheitsbewältigung ziehen?

Aufgrund der im Vorfeld festgelegten Auswahlkriterien weisen die Teilnehmer der vorliegenden Forschung gewisse Ähnlichkeiten auf: Bei ihnen handelt es sich um Migranten, die im Rahmen des Anwerbeprozesses der Arbeitsmigranten aus der Türkei entweder selbst zugewandert oder ihrer Familie nachgezogen sind. Darüber hinaus fühlen sie sich derselben Religion zugehörig. Obwohl sich die vorliegende Arbeit in erster Linie nicht mit Identitätsfragen der türkeistämmigen Migranten beschäftigt, ist in einigen Gesprächssequenzen die diesbezügliche Wahrnehmung der Interviewten zu erkennen. Sie identifizieren sich ebenso wenig mit Einheimischen in dem Aufnahmeland wie mit Menschen aus ihrem Herkunftsland. Selbst die Befragten, die durch regelmäßige Besuche des Herkunftslandes rege Kontakte zu Verwandten und Bekannten pflegen oder die, die im Aufnahmeland bemüht sind, sich anzupassen, fühlen sich von Einheimischen in beiden Ländern nicht als eben solche wahrgenommen. Besonders deutlich wird dies durch das Phänomen des »Deutschländerseins«. Die im Herkunftsland der türkeistämmigen Migranten für sie verwendete Bezeichnung »Deutschländer« beinhaltet eine gewisse Herablassung und gleichzeitig betont sie ihre Nicht-Zugehörigkeit zu der dortigen Gesellschaft. Trotz ihrer Anpassungsbemühungen fühlen sie sich im Aufnahmeland selbst in der dritten Generation nicht als Deutsche anerkannt. Die Beschreibung einer Befragten hinsichtlich ihrer Identität lautet »karman çorman«, was so viel wie <durcheinander> bedeutet. Dies verdeutlicht den chaotischen Zustand »bir yere ait olmamak« <nirgendwo zugehörig zu sein>.

Die Ausführungen zeigen, dass viele türkeistämmige Migranten infolge der Migrationserfahrungen zwar Elemente mindestens zweier Kulturen in sich tragen, ihnen es jedoch nicht gelingt, an einer – geschweige denn zwei – Kultur(en) als gleichwertiges Mitglied vollkommen teilzuhaben. Dieser Befund bestätigt nicht die Annahme von Welsch (1995), dass durch das Vordringen der Kulturen auf der Mikroebene in die Individuen transkulturelle Identitäten, sogenannte »kulturelle Mischlinge«, entstehen würden. Übereinstimmend mit Göhlich (2006, S. 6) ist festzustellen, dass Migranten sich vielmehr in einem Zwischenraum der Kulturen befinden, in dem sich selbst abgrenzende neue Lebensformen entstehen, was von Betroffenen selbst als Mangel interpretiert werden kann. Aufgrund der Vielfalt der Lebensformen und Strukturen in diesem Zwischenraum sollte jedoch keineswegs von einer homogenen sogenannten Migrantenkultur ausgegangen werden (vgl. ebd.). Wie die Ergebnisse der vorliegenden Arbeit verdeutlichen, weisen Migranten trotz der Gemeinsamkeiten im Herkunftsland, einem vergleichbaren Migrationsmotiv und einer ähnlichen Schichtzugehörigkeit, eine gewisse Heterogenität in ihrer Familienstruktur und ihrem Handeln auf, was sich in den Bewältigungssituationen deutlich zeigt.

Welche Bedeutung hat die in dieser Arbeit gewonnene Erkenntnis über die Identität der türkeistämmigen muslimischen Migranten, die sich einerseits in einem Zwischenraum der Kulturen befinden und andererseits aber auch sehr heterogene Lebensformen aufweisen, für ihre Versorgung? Wie könnte Pflege ihrem Anspruch gerecht werden

> »als eine Dienstleistung professioneller Hilfe, für Menschen, die bedingt durch Erkrankungen, Behinderungen, Leiden oder Gebrechen Einschränkungen bis hin zum Verlust ihrer bio-psycho-sozialen Integrität erleben [...] beim Erwerb, bei der Aufrechterhaltung oder Wiederherstellung körperlich-seelischer Integrität« (Remmers et al. 2004, S. 27)

zu unterstützen; vor allem Menschen aus der Migrantenbevölkerung, bei denen noch andere Faktoren berücksichtigt werden müssen? Dies scheint umso wichtiger zu sein, da, entgegen der zu erwartenden transkulturellen Orientierung bei älteren Migranten (vgl. Zeman 2012, S. 463), selbst bei Angehörigen der sogenannten dritten Generation türkeistämmiger Migranten kulturspezifische Besonderheiten in ihren Bewältigungsstrategien festzustellen sind und Fragen zu Gesundheit und Krankheit für die professionell Pflegenden auch in Zukunft eine Herausforderung darstellen werden. Da für solche Fragen kein einheitlicher objektiver Maßstab existiert und ihre Wahrnehmung von kulturellen Werten abhängig ist (vgl. Remmers 2000, S. 191), »setzt die Fürsorgeverantwortung eine Interpretation derjenigen Werte voraus, die für einen angestrebten Zustand als maßgebend gelten sollen« (ebd.).

Die im dritten Kapitel »Theorien der transkulturellen Pflege« beispielhaft dargestellten Ansätze zu der pflegerischen Versorgung von Menschen aus anderen Kulturen stammen teils aus den USA und teils aus dem deutschsprachigen Raum. Die dargestellten US-amerikanischen Ansätze, die Modelle von Giger und Davidhizar, von Purnell und von Campinha-Bacote sowie das 3D Puzzle-Modell, sind von Leiningers Theorie »Culture Care Diversity and Universality Theory« beeinflusst und ergänzen sie um weitere Aspekte. Während bei den sogenannten theoretischen Modellen kulturelle Kompetenzentwicklung im Vordergrund steht, fokussieren sich die sogenannten methodologischen Modelle auf kulturelle, soziale oder biologische Besonderheiten der zu Pflegenden (vgl. Shen 2015). Alle haben gemeinsam, dass sie Pflegenden durch Anleitungen Orientierungsrahmen bereitstellen, die für eine optimale Versorgung von Migranten als bedeutsam erachtete Aspekte beinhalten, was sich auf den von US- amerikanischen Pflegetheorien bekannten Pragmatismus (vgl. Remmers 1997b, S. 68 f.; vgl. Remmers 2000, S. 129) zurückführen lässt.

Zu beachten ist, dass diese Konzepte und Modelle nach amerikanischen Verhältnissen entwickelt worden sind und ihre Umsetzung in Deutschland nur unter bestimmten Bedingungen möglich ist (vgl. Domenig 2001, S. 145). Es ist auch bedenklich, dass diese Konzepte sich an Leiningers Theorie zur Transkulturellen Pflege anlehnen, die sich zum Teilbereich der Pflegeforschung und Ausbildung entwickelt hat (vgl. Leininger 1979, S. 25). Die nicht hinterfragte Anwendung dieser Modelle und Konzepte überträgt die in der Wissenschaft und Bildung existierende Spaltung auf die Versorgungspraxis. Dadurch wird die transkulturelle Pflege, neben der Intensivpflege, der Kinderpflege, der Altenpflege und weiteren Pflegebereichen, einer von vielen Teilbereichen. Hier besteht die Gefahr der Abschottung und Ausgrenzung von Migranten bei der pflegerischen Versorgung aus der Allgemeinbevölkerung. Genauso wie von transkulturell kompetentem Pflegepersonal die Rede ist, könnte es dazu kommen, dass sogenannte transkulturelle Stationen oder gar Kliniken entstehen. So existieren bereits Teilbereiche im Gesundheitswesen, wie zum Beispiel eine transkulturelle Psychiatrie, eine transkulturelle Pädiatrie, eine transkulturelle Altenpflege und so weiter, wobei auch »kultursensibel« oder »interkulturell« als Synonym zu »transkulturell« verwendet werden. Durch die unkontrollierte Verbreitung derartiger Konzepte könnte es sogar zu weiteren Spezialisierungen, aber auch gleichzeitig zur Verschärfung der »für das deutsche Gesundheitssystem charakteristische[n] Fragmentierung von Versorgungsstrukturen« (Remmers 2001,

S. 373) kommen, die die Versorgung von Menschen aus der Migrantenbevölkerung in Zukunft eher erschweren könnte, statt sie zu verbessern. Denn außerhalb dieser Teilbereiche würden sich professionelle Pflegedienste nicht für
die Versorgung von Menschen aus der Migrantenbevölkerung verantwortlich
fühlen und es für sich auch nicht als notwendig erachten, eine transkulturelle
Kompetenz zu entwickeln.

Angesichts der Tatsache, dass die Versorgung einer chronischen Krankheit
mehrere Bereiche des Versorgungswesens berührt und Migranten in der Gesamtbevölkerung immer öfter vertreten sind, sollten Pflegende bereits in der
Ausbildung befähigt werden, den Anforderungen der Pflege von Menschen aus
anderen Kulturen gerecht zu werden. Übereinstimmend mit Zielke-Nadkarni
(2003), Domenig (2001; 2007) und Uzarewicz (2016) ist festzustellen, dass es für
die Gestaltung einer optimalen Versorgung von Menschen aus der Migrantenbevölkerung keines speziellen Versorgungsmodells bedarf. Dafür ist eine professionelle Vorgehensweise erforderlich, die die Kompetenz verlangt, »dem
Einzelfall in der Verknüpfung eines allgemeingültigen Regelwissens mit den je
spezifischen situativ-individuellen Deutungszuschreibungen eines Erkrankten
gerecht zu werden« (Hülsken-Giesler 2008, S. 405). Dies setzt eine gelungene
Beziehung zwischen den Pflegekräften und den zu pflegenden Personen voraus,
»in der es um die sorgende Verantwortung für den Anderen in existentiellen
Problemlagen geht« (Friesacher 2008, S. 338). Diese Problemlagen sind abhängig von individuellen Einschätzungen und verändern sich je nach der subjektiven Sichtweise und der Situation, weshalb sich die Lösungen mit Normie-
rungsvorgaben nicht vereinbaren und standardisieren lassen (vgl. Remmers
2000, S. 191). Daher gilt die Fähigkeit, eine an den Grundbedürfnissen der
Hilfesuchenden anzusetzende Beziehung gestalten zu können, als ein elementares Strukturmerkmal der pflegerischen Arbeit (vgl. Remmers et al. 2004, S. 27;
vgl. Pinkert 2015, S. 129) und es ist ein international gültiger essentieller Bestandteil beruflicher Kompetenz der Pflegenden (vgl. Dütthorn 2014, S. 249).

Trotz alldem sollten durch sogenannte transkulturelle Ansätze und Modelle
gewonnene Erkenntnisse nicht gänzlich verworfen werden. Diese können bei
dem Erwerb und bei der Erweiterung der Kompetenz bei Pflegenden als theoretische Grundlage dienen, um ihren Professionalitätsanspruch auch bei der
Pflege von Menschen aus anderen Kulturen zu erfüllen. Dies erfordert eine
tiefgreifende Auseinandersetzung mit den zum Teil umfangreichen und komplizierten theoretischen Ansätzen, was den Auszubildenden des Pflegeberufes
nicht zugemutet werden kann. Diese Aufgabe stellt sich daher den Lehrenden des
Pflegeberufes und dem Personal, das eine leitende Position in der Pflege besitzt.
Deshalb ist es wichtig, diese Themen als festen Bestandteil der professionellen
Pflege in das Curriculum der Lehramts- und Managementstudiengänge zu integrieren.

11 Schlussfolgerungen

Kürsat-Ahlers (2000) stellt fest, dass kein anderes Thema in der Migrationsforschung so viel Aufmerksamkeit erfährt, wie das der kulturellen Unterschiede. Trotz der mehrfachen Betonung des heterogenen Charakters der Migrantenbevölkerung klingt in den Ausführungen vieler Arbeiten in der Migrationsforschung durch, dass Migranten als ein Kollektiv betrachtet werden, das anhand der jeweiligen Herkunftskultur identifiziert und dessen Handlungsursprung lediglich auf kulturelle Unterschiede zurückgeführt wird. Diese Betrachtungsweise beinhaltet eine gewisse Objektivierung, die auch als eine Art der Entmenschlichung interpretiert werden kann (vgl. Kürsat-Ahlers 2000, S. 45).

In späteren Arbeiten werden die Erklärungsmuster zu der gesundheitlichen Lage von Migranten um migrationsspezifische Besonderheiten erweitert. Probleme der Migranten im Umgang mit einheimischen Institutionen des Gesundheitswesens werden mit Sprach- und Kommunikationsbarrieren, kulturspezifischen Krankheits-, Gesundheits- und Pflegevorstellungen, religiösen Besonderheiten und Ritualen sowie mit unzureichendem Wissen über Versorgungsangebote erklärt. Mittlerweile findet die Benachteiligung der Migranten, vor allem aufgrund der sozioökonomischen Lage und Bildungssituation sowie der schlechten Vorbereitung der Einrichtungen des deutschen Gesundheits- und Versorgungswesens auf kulturelle Unterschiede, ebenfalls Berücksichtigung (vgl. Kapitel 1 und 2). Gegen diese Erklärungen kann kein Einwand erhoben werden. Jedoch sind sie für ein umfassendes Verständnis in Bezug auf das Verhalten der Menschen mit Blick auf die Gesundheit und Krankheit, die Gestaltung der pflegerischen Versorgung sowie das Inanspruchnahmeverhalten der Leistungen des Gesundheits- und Versorgungswesens nicht ausreichend.

Das Ziel der vorliegenden Arbeit ist, entgegen der oben beschriebenen herkömmlichen Sichtweise, das Bewältigungsgeschehen bei türkeistämmigen muslimischen Migrantenfamilien aus der Binnenperspektive unter Berücksichtigung der kulturellen, religiösen und migrationsspezifischen Gesichtspunkte zu analysieren und diese zu verstehen. Es wurde davon ausgegangen, dass sich auch Migranten bei der Krankheitsbewältigung das Hauptziel setzen, »das durch die

Krankheit irritierte und beschädigte Leben ›zu reparieren‹, es trotz Krankheit unter Kontrolle zu halten und ihm Kontinuität und Sinn zu verleihen« (Schaeffer 2004, S. 246).

Alle an der vorliegenden Forschung teilnehmenden erkrankten Personen leiden an derselben Krankheit und haben dieselbe Art der Versorgung durchlaufen, inklusive einer Rehabilitationsbehandlung. Alle untersuchten Familien wurden spätestens während ihrer Behandlung in der Rehabilitationsklinik auf die gleiche Weise über die Versorgungsmöglichkeiten in der von ihnen bevorzugten Sprache beraten und zu dem Zeitpunkt der Interviews häuslich gepflegt.

Die Ergebnisse der Globalanalyse und die ausführlichen Fallrekonstruktionen deuten darauf hin, dass bei ihnen trotz der aufgezählten Ähnlichkeiten unterschiedliche Bewältigungsstrategien festzustellen sind. Diese Bewältigungsstrategien, zu denen auch die Organisation der pflegerischen Versorgung und das Nutzungsverhalten der Angebote des Gesundheits- und Versorgungswesens zu zählen sind, verfolgen ein bestimmtes Muster im Einklang mit der Struktur der jeweiligen Familie. Auch wenn die pflegerische Versorgung in den untersuchten Familien Ähnlichkeiten aufweist und die Familien dasselbe Nutzungsverhalten zeigen, so beispielsweise durch die (Nicht-)Inanspruchnahme eines ambulanten Pflegedienstes, lassen sich bei genauerer Betrachtung unterschiedliche Motive für ihre Handlungen erkennen, die nicht nur aus kulturellen, religiösen und migrationsspezifischen Faktoren resultieren und sich auch nicht durch den Informationsstand seitens der Familien erklären lassen.

Vielmehr verfolgt die Gestaltung der pflegerischen Versorgung ein bestimmtes Muster, das mit der in der jeweiligen Familie entwickelten Bewältigungsstrategie zusammenhängt. Die Analyse der untersuchten Familienbiografien weist darauf hin, dass sich diese Strategie nicht auf die aktuelle Krankheitssituation beschränkt. Sie wurde im Laufe der Familienbiografie über mehrere Generationen hinweg entwickelt und gilt auch für andere Lebensbereiche. Somit prägt das Bewältigungsmuster, als Teil der Familientradition, Handlungen der einzelnen Familienmitglieder. Auch wenn Krankheitsverläufe eine eigene Dynamik mit ihrer sequenziellen Ordnung aufweisen, sind diese durch die Interventionen der professionell Pflegenden beeinflusst, »aber auch durch emotionale Steuerungsversuche aller Beteiligten sowie konfliktreiche Interpretations- und Interaktionsprozesse durchdrungen« (Remmers 2006, S. 188). Daher ist es für die Pflegedienste wichtig, das handlungsleitende Muster der Betroffenen zur Bewältigung der aktuellen Situation in ihrem Entstehungskontext sowie die Ressourcen mit Möglichkeiten und Bedingungen ihrer Mobilisierung zu verstehen, um Konfliktsituationen zu vermeiden (vgl. ebd.).

Die Ergebnisse dieser Arbeit liefern eine für die Theoriediskussion bedeutsame Erkenntnis, die auch bei einer bedarfs- und bedürfnisorientierten Versorgungsgestaltung von Menschen aus der Migrantenbevölkerung zu beachten ist: Familien, auch innerhalb einer bestimmten Migrantengruppe, weisen sehr unterschiedliche Strukturen auf und dementsprechend sind bei ihnen unterschiedliche Bewältigungsstrategien festzustellen. Ähnlich wie bei einheimischen Familien dringen die Auswirkungen einer chronischen Krankheit auch bei Migrantenfamilien in alle Ebenen und Bereiche des Lebens ein. Sie sind bemüht, diesen Auswirkungen mit den ihnen zur Verfügung stehenden Ressourcen und Möglichkeiten zu begegnen. Sie verfügen über ein breites Repertoire an Ressourcen, die von Familienwerten und Solidarität über die Nutzung der Angebote des Gesundheits- und Versorgungswesens bis hin zur Spiritualität reichen. Wann, welche und inwieweit diese Ressourcen eingesetzt werden, hängt mit dem über die Zeit in der Familie tradierten Bewältigungsmuster und mit der aktuellen Situation zusammen.

Beispielsweise gilt die Spiritualität in allen untersuchten Familien als eine aus der Kultur und Religion stammende und auch für die Angehörigen der zweiten und dritten Generation bedeutsame Ressource, die bei der Bewältigung von schwierigen Lebensereignissen, wie Krankheiten oder dem Tod einer geliebten Person, zum Einsatz kommt. Bei den religiös-konservativen Familien wird die Spiritualität parallel zu anderen Ressourcen eingesetzt. Sie tritt beispielsweise in Form des Besuches eines traditionellen Heilers, der Verrichtung von Gebeten, der Traumdeutung, der Almosengabe und der Koranrezitation oder aber als Ursachenerklärung für belastende Ereignisse auf. Selbst bei den Familien mit liberaler Einstellung zeigt sich die Spiritualität als eine bedeutsame Ressource. Jedoch wird sie bei diesen Familien erst dann herangezogen, wenn alle anderen zur Verfügung stehenden Maßnahmen ausgeschöpft sind, um dann die für die Bewältigungsarbeit notwendige Kraft aufzubringen oder sich zu trösten.

Die Ergebnisse der vorliegenden Arbeit weisen darauf hin, dass auch im Krankheitsfall der Schutz der Privatsphäre und der Zusammenhalt für alle in die Untersuchung einbezogenen Familien die höchste Priorität hat. Welcher dieser beiden Aspekte Vorrang hat, stellt sich für die jeweilige Familie insbesondere dann heraus, wenn sie einem Entscheidungszwang bezüglich der Versorgungsgestaltung unterworfen ist. In einem solchen Fall überragt bei den Familien mit einer religiös-konservativen Einstellung die Gewährleistung des Zusammenhaltes den Schutz der familiären Privatsphäre, während bei den Familien mit einer liberalen Einstellung der Schutz der Privatsphäre Vorrang hat.

So wie das Bewältigungsmuster in der Familie gemeinsam entwickelt wurde, sind alle Familienmitglieder auf irgendeine Weise an der aktuellen Situation beteiligt und ihr Privatleben bleibt von den Auswirkungen einer chronischen Krankheit nicht unberührt. Ihre Zukunftserwartungen, Pläne und Ziele stehen unter dem Einfluss der Bewältigungserfordernisse der chronischen Krankheit und müssen oft verändert oder neu ausgerichtet werden. Abhängig von der

Stellung und der Funktion des erkrankten Familienmitgliedes können eine Neuorganisation der Familie und eine neue Rollenaufteilung notwendig sein.

Die in der aktuellen Krankheitssituation eingeschlagene Strategie zur Bewältigung ist auch für die Fragen hinsichtlich der Organisation der pflegerischen Versorgung entscheidend. Beispielsweise muss geklärt werden, wer die Pflege übernehmen und ob und für welche Aufgaben ein ambulanter Pflegedienst herangezogen werden soll. Sowohl die Neuorganisation der Familie als auch die Gestaltung der pflegerischen Versorgung führen zu Veränderungen im Familienleben, die stets dem individuell in der Familie herausgebildeten Bewältigungsmuster folgen. Auch bei dem Nutzungsverhalten der Angebote des Gesundheits- und Versorgungswesens ist in hohem Maß das Muster entscheidend, bei dessen Herausbildung, neben den Erfahrungen im Laufe der Zeit, auch die Präferenzen, Bedürfnisse und Werte der Familienmitglieder eine Rolle spielen und sie umgekehrt auch von diesem Muster beeinflusst werden.

Übereinstimmend mit den Ergebnissen anderer Forschungen (zum Beispiel Zielke-Nadkarni 2003; Küçük 2013) ist auch in dieser Arbeit festzustellen, dass sich die Nutzung der Angebote des Gesundheits- und Versorgungswesens für alle untersuchten Familien als eine wichtige Ressource darstellt. Dies setzt eine intensive Auseinandersetzung mit dem Gesundheits- und Versorgungswesen voraus, was für die Familien jedoch eine anspruchsvolle und schwer zu bewältigende Herausforderung bedeutet. Anspruchsvoll ist diese Herausforderung, da sie den Angehörigen die Verantwortungsübernahme für eine gute Versorgung abverlangt, die auch das Vertreten der Interessen der erkrankten Person umfasst. Schwer zu bewältigen ist diese Herausforderung, da den für die Pflege zuständigen Angehörigen abverlangt wird, als Laien die Bedürfnisse des Pflegebedürftigen festzustellen, Informationen über die Möglichkeiten und Voraussetzungen der Leistungen zu beschaffen und entsprechende Angebote bei zuständigen Institutionen zu beantragen.

Bei allen in diese Forschung einbezogenen Familien übernehmen die Angehörigen die Bewältigungsaufgaben, die durch den Ausbruch einer chronischen Krankheit hervorgerufen wurden und im Sinne des Trajektkonzeptes (Corbin / Strauss 2004) den krankheits- und alltagsbezogenen Arbeitslinien zugeordnet werden. Dadurch fühlen sich die Erkrankten noch abhängiger und hilfloser, was für sie eine zusätzliche Belastung bedeutet. Die Aufgaben zur Bewältigung dieser neuen Situation fallen in die auf diesem Konzept beruhende Hauptarbeitslinie der Biografie. Wie diese Bewältigungsaufgaben gestaltet und erfüllt werden, hängt von den Persönlichkeitsmerkmalen und der Stellung der Betroffenen innerhalb der Familie sowie der Struktur der Familie und der in ihrer Biografie entwickelten Bewältigungsstrategie im Umgang mit krisenhaften Ereignissen ab.

Die Ausführungen verdeutlichen, dass auch innerhalb einer bestimmten Migrantengruppe unterschiedliche Familienstrukturen anzutreffen sind. Daraus ergibt sich in der Versorgungspraxis und Beratung die Notwendigkeit, eine Arbeitsweise zu entwickeln, die der genannten Vielfalt und Einzigartigkeit jedes Individuums aus der Migrantenbevölkerung gerecht werden kann. Eine jede Krankheitsbewältigung weist als ein prozesshaftes Geschehen Verläufe auf, die von subjektiven Faktoren beeinflusst sind, »die sich ihrerseits verständlich machen lassen im Bezugsrahmen lebensgeschichtlich-sinnhafter Perspektiven, zusammengesetzt aus erinnerten Vergangenheitsereignissen und Zukunftser-wartungen« (Remmers 2006, S. 186). Entsprechend der prozesshaften Heraus-bildung eines Bewältigungsmusters in der jeweiligen Familie kann dies nur unter Berücksichtigung des gesamten Entstehungsprozesses durch eine detaillierte Biografiearbeit erschlossen werden. Dabei sollte sich die Analyse nicht auf die erkrankte Person beschränken, sondern die ganze Familie sollte als Einheit inbegriffen sein. Biografiearbeit ist nicht mit der Durchführung eines Assess-ments gleichzusetzen, etwa mit einer medizinischen Anamneseerhebung, die zur Feststellung von Beschwerden und Störungen dient. Vielmehr ermöglicht die Biografiearbeit den professionell Pflegenden einen Zugang zu der Lebenswelt der Betroffenen und ihre aktive Beteiligung an der fallspezifischen Problem-analyse, die »der Aufdeckung persönlicher Kompetenzen und Ressourcen, Ziele und Motive« (Remmers 2006, S. 189) dient.

Eine solche Vorgehensweise erweist sich bei der Versorgung von Menschen aus der Migrantenbevölkerung als umso wichtiger, wenn man ihre bereits er-wähnte Objektivierung bedenkt, die sich auch in der Praxis der Gesundheits-versorgung wiederfindet. Die Beziehung zwischen den Erkrankten und den Mitarbeitern des Gesundheitswesens ist durch eine Machtasymmetrie geprägt, die sich aus der benachteiligten Situation des Erkrankten im Falle einer Krankheit, der Pflegebedürftigkeit und der Sterbesituation ergibt (vgl. Frie-sacher 2010, S. 65; vgl. Friesacher 2011, S. 359). Somit besitzen die Mitarbeiter der Pflegedienste gegenüber den Migranten eine mächtigere Stellung. Erstens, weil sie Einheimische sind, das heißt, sie sind Angehörige der Mehrheitsge-sellschaft. Zweitens durch ihren institutionellen Status als Personal des Ge-sundheitswesens. Somit als Anbieter der Leistungen, auf die die erkrankten Migranten zur Wiedererlangung ihrer Gesundheit angewiesen sind. Und schließlich als Muttersprachler, wodurch sie sich gegenüber den Migranten mit unzureichenden Deutschkenntnissen in der Interaktion leichter durchsetzen können (vgl. Auernheimer 2010, S. 47f.).

In dieser asymmetrischen Situation werden die individuellen Erfahrungen und Biografien von Migranten oft nicht im Einzelnen betrachtet, vielmehr werden ihnen als Kollektiv gewisse Eigenschaften zugeschrieben und diese werden dann auch von den Mitarbeitern der Pflegedienste so vermutet und erwartet, ohne sich mit ihrer individuellen Binnenperspektive ausreichend auseinandergesetzt zu haben (vgl. Kürsat-Ahlers 2000, S. 45). Die Kultur wird dann als Natur des Menschen verstanden, die sein Handeln allein bestimmt (vgl. Kalpaka 2004, S. 32). Dies gilt insbesondere für Türken als die größte Migrantengruppe in Deutschland. Wie Caglar bereits 1990 feststellt, wird dem Handeln und Glauben auf der türkischen Seite nur durch ihre angenommene Kultur Bedeutung zugeschrieben, während diese bei Deutschen nicht mit ihrer Kultur in Verbindung gebracht werden. »*Es ist, als hätten die Türken* Kultur und die Deutschen Psyche.*«* (Hervorhebungen im Original, Caglar 1990, S. 100; zitiert nach Kürsat-Ahlers 2000, S. 45).

Diese – wenn auch mühsame – Biografiearbeit signalisiert die »Bereitschaft, den Anderen als gleichwertig und gleichberechtigt anzuerkennen« (Rommelspacher 2005, S. 187). Diese Bereitschaft soll die herrschende Machtasymmetrie in der Interaktion abmildern. Somit kann man dem »moralisch selbstverständlichen Anspruch« von Menschen gerecht werden, dass sie auch in einer Krankheitssituation »als *Autoren* [Hervorhebung im Original] ihrer Lebensgeschichte betrachtet und behandelt [...] werden« (Remmers 2006, S. 189). Professionell Pflegende wechseln dadurch von einer objektivierenden zu einer Sichtweise, die es ihnen ermöglicht, ihre Patienten aus der Migrantenbevölkerung als handelnde Subjekte zu betrachten. Die Bemühung, ein neutrales Verständnis für Menschen aus der Migrantenbevölkerung aufzubringen, indem ihre Biografie mit in die Betrachtung einfließt, ist lohnenswert. Denn eine solche Vorgehensweise ermöglicht es den professionell Pflegenden sich für die Lebenslage der zu Pflegenden zu sensibilisieren, Pauschalisierungen zu vermeiden und sich von Stereotypisierungen zu befreien. Dies erhöht die Chance für den Vertrauensaufbau in der Interaktion zwischen professionell Pflegenden und chronisch Kranken und ihren Familien aus der Migrantenbevölkerung, der die Grundlage für die Gestaltung einer bedarfs- und bedürfnisorientierten Versorgung bildet.

Obwohl sich die Migration für Betroffene und ihr Umfeld als ein einschneidendes Lebensereignis darstellt, wäre es fehlerhaft, mit der Biografieanalyse einer Familie erst mit dem Zeitpunkt der Migration zu beginnen oder die Migration und ihr Motiv als alleinigen und entscheidenden Faktor für die Familienstruktur anzunehmen. Die Ergebnisse der vorliegenden Arbeit verdeutlichen, dass diese Betrachtungsweise der Vielfalt sogar innerhalb einer bestimmten Migrantengruppe nicht gerecht werden kann. Eine solche Vorgehensweise würde sie lediglich durch ihren Migrantenstatus definieren und sie darauf reduzieren. Zudem kann dies dem Entstehungsprozess eines Bewältigungsmusters in der Familie nicht gerecht werden, denn nur eine tiefgründige Analyse der Biografie wäre aufschlussreich für das Sinnverstehen des in der Familientradition über die Jahre hinweg entwickelten Musters. Wie Westphal (2004, S. 2) feststellt, unterliegen auch Migrantenfamilien prozesshaften Veränderungen. Unter anderem bei den Geschlechterverhältnissen, die nicht erst mit der Einreise, sondern bereits im Herkunftsland beginnen und die für die Organisation der Familie in hohem Maß entscheidend sind. Daher sollte nicht nur die Migration mit ihrem Motiv berücksichtigt, sondern auch auf die berufliche und sozioökonomische Lage, die sozialen Beziehungen, die Öffnung und Schließung der Familiengrenzen sowie die bisherigen Entscheidungen in Krisensituationen ein besonderes Augenmerk gelegt werden. All diese Faktoren haben Einfluss auf die Bewältigung in der jeweiligen aktuellen Situation und nur ihre umfassende Betrachtung lässt den Sinn der Bewältigungsstrategien deutlich werden.

Es besteht die Notwendigkeit, trotz der angesprochenen Gefahr einer weiteren Fragmentierung des Gesundheitswesens bezüglich der Versorgung von Menschen aus der Migrantenbevölkerung, diesen Menschen durch gezielte Versorgungskonzepte den Zugang zu der Regelversorgung zu erleichtern und ihre Versorgung zu verbessern, solange eine der Bevölkerungsstruktur entsprechende grundsätzliche Kultursensibilität in allen Bereichen der gesundheitlichen und pflegerischen Versorgung in den Regeldiensten für die gesamte Bevölkerung als durchgängige Eigenschaft nicht etabliert ist (vgl. Zeman 2012, S. 463). In einigen Kliniken der Regelversorgung ist festzustellen, dass sie sich durch spezielle Konzepte auf die Versorgung und die Behandlung von Menschen aus der Migrantenbevölkerung einstellen. Sie beanspruchen eine transkulturelle beziehungsweise eine kultursensible Versorgung für sich. Diese Versorgungskonzepte sind oft auf eine bestimmte Zielgruppe ausgerichtet, beispielsweise auf türkeistämmige muslimische Migranten. Auch wenn die entsprechende Bezeichnung für solche Konzepte keine Verwendung findet, ähneln ihre Eigenschaften den modernen »Strategien in der Gesundheitsversorgung, die bessere Versorgungskonzepte mit dem Ziel einer qualitativ hochwertigen aber kostengünstigen Versorgung favorisieren« (Friesacher 2008, S. 338). Bei genauer Betrachtung handelt es sich bei diesen Konzepten um eine Prozessoptimierung, genauso wie bei Clinical Pathways, beziehungsweise um sogenannte klinische Behandlungspfade, die sich durch Patientenorientierung und eine kostengünstige Versorgung auszeichnen (vgl. Friesacher 2011, S. 356). Solche Versorgungskonzepte zielen neben den kulturspezifischen Angeboten für die Zielgruppe durch bestimmte Maßnahmen, beispielsweise durch die Einrichtung eines muttersprachlichen Beratungs- und Betreuungsdienstes, auf ihre Integration in den Klinikalltag und somit auf einen reibungslosen Versorgungsablauf ab (vgl. Mazı 2013, S. 279).

Dem Anspruch einer Patientenorientierung wird bei sogenannten transkulturellen Konzepten versucht durch kulturspezifische Angebote zu entsprechen – beispielsweise durch die Berücksichtigung der religiös und kulturell begründeten Ess- und Waschgewohnheiten bei muslimischen Patienten. Eine kostengünstige Versorgung wird oft durch das Einsetzen eines muttersprachlichen Beratungs- und Betreuungsdienstes angestrebt, der mit der Sprach- und Kul-

turvermittlung und der Begleitung von integrationsbedürftigen Patienten aus
der Zielgruppe im Klinikalltag beauftragt wird. Kulturspezifische Angebote oder
Übersetzungsleistungen für die jeweilige Migrantengruppe bedeuten jedoch
nicht, dass es sich bei solchen Konzepten zwangsläufig um eine Kultursensibilität oder Transkulturalität handelt. Auch diese Konzepte lassen genau »wie das
Disease- Management und Clinical Pathways wesentliche Grundbedingungen
einer Partizipation unberücksichtigt: die individuellen Lebenslagen und die
persönliche Lebensplanung sowie die Bedeutung der zu leistenden Arbeit der
Betroffenen, vor allem die biografische Arbeit zur Wiederherstellung und
Neuausrichtung der Selbstkonzeption« (Friesacher 2008, S. 338). Vor allem
deshalb, weil ihre Bedürfnisse auf religiös-kulturell begründete oder migrationsspezifische Besonderheiten reduziert werden, denen durch kulturspezifische
Angebote entsprochen werden möchte. Außerdem wird bei solchen Konzepten
oft nicht die gesamte Organisation einer Einrichtung mit ihren Mitarbeitern in
die transkulturelle Arbeit einbezogen. Die Beratung, die Betreuung und sogar
die Versorgung und die Behandlung von Patienten aus der Migrantenbevölkerung werden weitgehend dem Personal überlassen, von dem angenommen wird,
dass es über gute Sprachkenntnisse und kulturelles Hintergrundwissen verfügt.
Dabei wird kaum berücksichtigt, ob das für diese Aufgaben betraute Personal
über eine entsprechende Berufsausbildung, die soziale Kompetenz und die für
eine solche Aufgabe erforderlichen bilingualen Sprachkenntnisse verfügt (vgl.
Mazı 2013, S. 279). In einigen Krankenhäusern werden sogenannte ethnomedizinische Stationen eingerichtet, auf denen Migranten mit mangelnden
Kenntnissen der deutschen Sprache und Gepflogenheiten untergebracht werden
(vgl. Wunn 2006, S. 176). Diese Art der Versorgungskonzepte lässt den Zweifel
aufkommen, ob das primäre Interesse tatsächlich in der besseren Versorgung
von Migranten liegt. Vielmehr lässt die Umsetzung dieser Konzepte die Vermutung zu, dass sie mit einer wirtschaftlich lukrativen Ausrichtung der Einrichtungen im Zusammenhang stehen (vgl. ebd., vgl. Klanke / Mazı 2006,
S. 212). Es ist wichtig, die Kultursensibilität beziehungsweise die Transkulturalität nur als Mittel für eine bedarfs- und bedürfnisorientierte Versorgung zu
sehen und nicht als Zweck.

Genauso wie sich spezielle Modelle für Pflege und Versorgung für Menschen
mit Migrationshintergrund bei einer professionellen Pflegearbeit erübrigen, ist
kein spezielles Beratungsmodell für Menschen mit Migrationshintergrund
notwendig (vgl. Piechotta 2006, S. 215). Dies setzt eine unvoreingenommene,
wertschätzende und ressourcenorientierte Herangehensweise sowie eine ganzheitliche Betrachtung der Bewältigungsarbeit und der Familie mit ihrer Struktur
voraus, wobei der von den jeweiligen Betroffenen definierte Familienbegriff
allen Überlegungen und Interventionen zugrunde gelegt werden muss. Die
Beratung sollte darauf abzielen, Ratsuchende dazu zu befähigen, in einer durch

den Ausbruch einer chronischen Krankheit ausgelösten Krisensituation für sich eine individuelle Normalität zu erreichen (vgl. Hildenbrand 2010, S. 225). Alle Interventionen müssen daher mit der Familie gemeinsam überlegt und bei Ratschlägen stets ihre Bedürfnisse, Präferenzen und Wünsche berücksichtigt werden.

In manchen Situationen können Ratschläge der Professionellen von der Familie nicht angenommen werden, da diese für sie als nicht umsetzbar erscheinen. Dies liegt nicht unbedingt immer an den aus kulturellen und religiösen Werten resultierenden Barrieren, die aufgegeben werden müssen, wenn die Hilfe der Pflegedienste angenommen wird. Vielmehr liegt es an unterschiedlichen Perspektiven der Mitarbeiter der Pflegedienste und der zu Beratenden sowie den daraus resultierenden Differenzen in ihrer Prioritätensetzung. Während für die Mitarbeiter der Pflegedienste in einer Beratungssituation, beispielsweise nach einem Krankenhaus- oder Rehabilitationsaufenthalt, die Sicherstellung der pflegerischen Versorgung des Erkrankten als Hauptziel im Vordergrund steht, stellt sich diese für Betroffene als ein Teil der Bewältigungsarbeit dar. Je nach Verantwortungsbereich der Mitarbeiter des Gesundheits- und Versorgungswesens steht häufig entweder der Pflegebedürftige oder der pflegende Angehörige im Mittelpunkt, die es von einer belastenden Situation zu befreien gilt. Demgegenüber würde es eine ganzheitliche Betrachtungsweise ermöglichen, die Fähigkeiten und Ressourcen einer Familie, die bei der Bewältigung ihrer Lebensschwierigkeiten dienlich sind, aber auch die Bedürfnisse, Problemlagen und familienspezifischen Besonderheiten, die für die Ermittlung der Auswirkungen einer chronischen Krankheit auf die Familie aufschlussreich sind, zu identifizieren und entsprechende Unterstützung anzubieten. Auch in einer Beratungssituation gilt der Grundsatz, dass sich der Sinn der Handlungen und Werte nur durch die Betrachtung des gesamten Kontextes erschließen lässt.

12 Reflexion des Forschungsprozesses und Limitationen der Arbeit

Im Rahmen der vorliegenden Arbeit wurden insgesamt zehn türkeistämmige muslimische Familien in die Untersuchung einbezogen und einer an der fallrekonstruktiven Familienforschung (Hildenbrand 1999) orientierten Analyse unterzogen.

Die am Anfang der Studie festgelegten Ein- und Ausschlusskriterien (vgl. Kapitel 5) haben eine relative Homogenität der Untersuchungsgruppe geschaffen und dabei geholfen, entgegen der pauschalen Betrachtung, die die türkische Familie mit einem speziellen Muster assoziiert, die den Bewältigungsstrategien zugrundeliegenden latenten Sinnstrukturen in der jeweiligen Familie aufzudecken und diese differenziert zu analysieren. Es wurde angenommen, dass allen Teilnehmern ähnliche Ressourcen aufgrund ihrer Herkunft und der kulturellen und religiösen Zugehörigkeit zur Verfügung stehen müssten, deren Wahrnehmung, welche von diesen Ressourcen wann und wie zum Einsatz kommen, aber abhängig von der jeweiligen Familienstruktur variieren würde. Das Anliegen der Arbeit war, die Ressourcenauswahl leitende Logik aufzudecken und deren Sinn in Bezug auf die Familienstruktur zu verstehen. Der ausgewählte Forschungsansatz erwies sich für dieses Vorhaben als besonders geeignet, da er voraussetzt, die Familie als gesamte Einheit zu betrachten. Er ermöglicht es, die gegenwärtigen Bewältigungsstrategien vor dem Hintergrund der in der Vergangenheit entwickelten Struktur und ihrer Entstehung zu verstehen. Somit beschränkt sich die Analyse nicht darauf, Handlungen zur Bewältigung zu identifizieren, sondern es wurde angestrebt, die Logik, die diese Handlungen leitet, zu erschließen.

Es war zum einen der Anspruch, die Familie als Ganzes zu betrachten und demzufolge die Phänomene aus der Perspektive unterschiedlicher Personen zu untersuchen. Zum anderen sollten nicht nur die Erzählungen und die Texte, sondern auch die in diesen Texten abgebildeten Handlungen analysiert werden. Deshalb ließ sich die am Anfang beabsichtigte Vorgehensweise, die Einzelinterviews getrennt von den anderen Daten nach der Technik der strukturierenden qualitativen Inhaltsanalyse (Mayring 2010, S. 92 ff.) auszuwerten, nicht realisieren. Die für den jeweiligen Fall erhobenen Daten durch das familiengeschichtliche Gespräch und die persönlich oder telefonisch geführten Interviews sowie die Beobachtungsprotokolle wurden entsprechend der Interpretationstechnik der objektiven Hermeneutik sequenziell und nach abduktiver Vorgehensweise analysiert.

Des Weiteren erwies sich der Zugang zu der Untersuchungsgruppe aus vielerlei Hinsicht als geeignet, entgegen der anfänglichen Bedenken, dass die Bekanntschaft mit den Befragten die Analyse verzerren könnte. So konnten Vorteile gegenüber anderen Forschungsarbeiten erzielt werden, da der Zugang ohne institutionelle Bindungen, insbesondere mit Leistungsbringern oder -trägern, erfolgen konnte. In diesem Zusammenhang berichten Yilmaz et al. (2009, S. 16 f.), dass der Zugang durch den Medizinischen Dienst der Krankenkassen zu Vorbehalten und Misstrauen bei den Befragten geführt habe, da sie sich durch den miteinbezogenen Gutachter kontrolliert fühlten und unter anderem leistungsbezogene Benachteiligungen fürchteten. Selbst die Schlüsselpersonen, die den Forschenden den Zugang zu dem Feld verschafft haben, hätten Angst um ihr Vertrauensverhältnis zu der türkischen Community, sollten den rekrutierten Personen durch ihre Teilnahme an der Studie Benachteiligungen entstehen. Über ähnliche Schwierigkeiten zu der Rekrutierung von Projektteilnehmern berichten auch Engel und Altınışık (2014, S. 19 f.). Demgegenüber hatten die Befragten der vorliegenden Arbeit keine Ängste sich der Forscherin zu öffnen, da sie aufgrund ihrer Aussagen keine Konsequenzen in ihren Beziehungen zu den Institutionen fürchten mussten.

Die Bereitschaft der Untersuchungsgruppe sich zu öffnen wurde zudem durch die Haltung der Forscherin verstärkt. Sie machte gleich zu Beginn deutlich, dass sie die Bewältigungsarbeit der Befragten als wertvoll einschätze und sie als Experten zu diesem Thema interviewe. Aufgrund der früheren Begegnung im institutionellen Rahmen war bereits eine gewisse Vertrauensbasis vorhanden. Nun begegneten sie sich bei der jeweiligen Familie zu Hause in ihrem vertrauten Umfeld, wo die Forscherin die Rolle eines hilfesuchenden Besuchers einnimmt und die Familien ihr als Gast- und Ratgeber entgegenkommen. Dementsprechend herrschte in den Gesprächssituationen stets eine entspannte Atmosphäre. Die Vertiefung des Vertrauens während der Hausbesuche zeigt sich unter anderem darin, dass die Befragten in ihren Interviews auch intimste Geheimnisse preisgaben, von denen selbst die anderen Familienmitglieder nichts wussten.

Entsprechend der Anforderungen des ausgewählten Forschungsansatzes wurde eine maximale und minimale kontrastierende Vorgehensweise für die Auswahl der Fälle festgelegt. Durch die vorherigen Kontakte war aufgrund der vorhandenen Informationen über die Struktur der jeweiligen Familie eine gezielte Fallauswahl möglich. Somit konnten bei der Fallauswahl nicht nur die externen Kriterien, sondern auch die internen Kriterien berücksichtigt werden. Durch die gezielte Fallauswahl konnte bereits mit einer relativ geringen Anzahl von Fällen eine Sättigung erreicht werden und somit wurde dem Anspruch des Forschungsansatzes, mit möglichst wenigen Daten auszukommen (vgl. Hildenbrand 1999), entsprochen.

Auch wenn die vorherige Begegnung mit den Befragten den Zugang zu dem Untersuchungsfeld erleichtert und das notwendige Vertrauen geschaffen hat, stellte sich bei der Analyse der Daten die Herausforderung, sich davon zu distanzieren. Das vorher festgelegte Einschlusskriterium für die Teilnahme an der Forschung, dass die Entlassung aus der Rehabilitationsklinik mindestens sechs Monate zurückliegen muss, ermöglichte eine zeitliche Distanz von dem bereits abgeschlossenen Beratungsprozess und von den speziellen Anliegen der Befragten. Zusätzlich wurde bei der Analyse der Daten die Regel der künstlichen Naivität stärker eingehalten. Außerdem wurden die Personennamen bereits bei der Transkription der aufgezeichneten Gespräche durch Pseudonyme ersetzt. Gleichzeitig wurde die eigene Person zur Distanzierung von der Interviewsituation und der eigenen Rolle stets als Interviewerin bezeichnet, um soweit wie möglich eine künstliche Entfremdung von sich selbst zu schaffen. Dies erwies sich als besonders hilfreich bei der Analyse der eigenen Sprechbeiträge.

Trotz der aufgeführten Maßnahmen zur Distanzierung stellte sich unter anderem auch die religiös-kulturelle Zugehörigkeit zu der Untersuchungsgruppe als eine weitere Herausforderung bei der Analyse der erhobenen Daten dar. Diese und andere mögliche Einflussfaktoren auf die Interviewsituation, beispielsweise die durch das Geschlecht und die Erscheinung der Interviewerin vermittelte Einstellung oder die vorherige Begegnung im institutionellen Rahmen mit den Befragten, wurden bei der Interpretation der Daten stets berücksichtigt.

Des Weiteren ließ sich die empfohlene Durchführung der Analyse in einer Forschungsgruppe (vgl. Hildenbrand / Peter 2002, S. 266) nicht realisieren. Um dennoch eine intersubjektive Nachvollziehbarkeit der Analyse zu schaffen, wurden entweder die Interpretationen einem türkeistämmigen Soziologen vorgelegt oder der Soziologe wurde in den Interpretationsprozess mit einbezogen, indem er gebeten wurde, bei besonders komplexen Textstellen selbst Lesarten zu bilden. Bei Bedarf wurde für die Interpretation zusätzlich die Meinung einer deutschstämmigen promovierten Psychologin eingeholt, die in der Praxis über langjährige Erfahrungen bei der Behandlung von türkeistämmigen muslimischen Patienten verfügt. Aufgrund der Zugehörigkeit dieser Fachleute zu unterschiedlichen Fachdisziplinen und ihrer verschiedenen religiösen und kulturellen Hintergründe konnte der Untersuchungsgegenstand aus differenzierten Perspektiven betrachtet werden. Trotz der genannten Besonderheiten liefert die Arbeit viele neue Erkenntnisse. Insbesondere die differenzierte Betrachtungsweise und die abduktive Vorgehensweise bei der Interpretation der Daten ermöglichten eine nähere Betrachtung und ein tieferes Verstehen des

Untersuchungsgegenstandes. Somit war es möglich, die Phänomene aus der Binnenperspektive heraus zu betrachten und ihre Hintergründe zu verstehen, was durch eine quantitative Untersuchung oder durch Expertenbefragungen nicht möglich wäre.

Neben den dargestellten Besonderheiten und diesen entgegengesetzten Maßnahmen sollen im Folgenden die Limitationen der Arbeit angeführt werden.

Der Schlaganfall charakterisiert sich durch seinen plötzlichen Auftritt. Auf den krisenhaften Ausbruch der Krankheit folgt in der Regel eine stabile Phase (vgl. Corbin / Strauss 2004, S. 60). Entsprechend der Schwere der Betroffenheit, dem Alter, der psychosozialen Befindlichkeit und dem allgemeinen Gesundheitszustand des Erkrankten kann sogar von einer gewissen Besserung der Störungen und von dem allgemeinen Zustand ausgegangen werden, »wobei die menschlichen Funktionen auf einer niedrigen Ebene angesiedelt wären als vor dem Schlaganfall« (ebd.). Aufgrund dieser Besonderheiten wurde angenommen, dass sich die gesundheitliche Lage des Schlaganfallpatienten nach der Rehabilitation stabilisiert und seine Krankheitsverlaufskurve nur geringe Schwankungen zeigt, vorausgesetzt, dass der Patient keinen weiteren Schlaganfall oder eine andere schwerwiegende Krankheit erleidet.

Aufgrund des angenommenen, eher stabilen Krankheitsverlaufes bei einem Schlaganfall wurde auf das Zurückgreifen auf ein Phasenmodell verzichtet. Auch wenn der Krankheitsverlauf bei den untersuchten Erkrankten keine deutlichen Phasierungen zeigte, wurde im Laufe der Forschung festgestellt, dass sich die Bewältigungsstrategien der Familien, unabhängig von dem Krankheitsverlauf, aufgrund der unterschiedlich verlaufenden Bewältigungsarbeit bei Erkrankten und ihren Angehörigen im Laufe der Zeit wandeln können. Die Analyse hat sich auf die im Rahmenkonzept angeführten Bereiche konzentriert, in denen die Bewältigungsstrategien besonders zum Vorschein kommen. Die Änderungen in den Bewältigungsstrategien der Familien konnten daher nicht ausreichend analysiert werden. Diese sollten in zukünftigen Forschungsarbeiten durch die Anwendung eines dazu geeigneten Rahmenkonzeptes, etwa eines Phasenmodels, entsprechend der Entwicklung von Bewältigungsstrategien im Zeitverlauf, wenn möglich durch eine prospektiv angelegte Langzeitstudie, begleitend untersucht werden.

Die Fragestellung der vorliegenden Arbeit bezüglich der generations- und geschlechtsspezifischen Unterschiede bei der Krankheitsbewältigung von Schlaganfallpatienten ist aufgrund mangelnder medizinischer Befunde und der geringen Anzahl der Befragten in diesem Rahmen schwierig zu beantworten. Auch wenn alle Patienten an der gleichen Krankheit leiden, sollte berücksichtigt werden, dass ein Schlaganfall, je nach der Größe und der Stelle der betroffenen Hirnregion, sehr komplexe Beeinträchtigungen auslösen kann, die nicht nur körperlicher, sondern auch kognitiver und psychischer Art sein können. Daher sollte immer berücksichtigt werden, ob die beobachtete Haltung auf eine organische Ursache zurückgeführt werden kann oder eine infolge der Krankheitsbelastungen entwickelte Umgangsform ist. Dies gilt besonders bei Depressionen, da diese nicht nur als Reaktion auf die krankheitsbedingten Beeinträchtigungen ausgelöst werden können, sondern auch durch den Schlaganfall selbst und seine organische Wirkung (vgl. Wipprecht / Grötzbach 2013, S. 310). Zudem standen die Familien in der vorliegenden Arbeit als ganze Einheit im Vordergrund. Auch wenn der Umgang des Erkrankten mit der Krankheit analysiert wurde, waren die Befunde aus den genannten Gründen für eine befriedigende Kontrastierung nicht ausreichend. Es ist bei den Erkrankten jedoch anzunehmen, dass die Bewältigung der aktuellen Situation durch in ihrer Biografie entwickelte Strategien zum Umgang mit schwierigen Ereignissen und ihre Persönlichkeitsmerkmale geprägt ist.

13   Literatur

Allaoui, R. (2005): Dolmetschen im Krankenhaus. Rollenerwartungen und Rollenverständnisse. Interdisziplinäre Reihe, Migration – Gesundheit – Kommunikation (Band 1). Göttingen: Cuvillier Verlag.

Angehrn, E. (2014): Kultur als Grundlage und Grenze des Sinns. In: Jammal, E. (Hrsg.): Kultur und Interkulturalität. Interdisziplinäre Zugänge. Wiesbaden: VS Verlag für Sozialwissenschaften Springer Fachmedien Wiesbaden GmbH, S. 15–29.

Antonovsky, A. (1997): Salutogenese: Zur Entmystifizierung von Gesundheit. Tübingen: DGVT-Verlag.

Arbeitskreis Charta für eine kultursensible Altenpflege / Kuratorium Deutsche Altershilfe (2002): Für eine kultursensible Altenpflege. Eine Handreichung. URL: http://www.bagso.de/fileadmin/Aktuell/Themen/Pflege/handreichung.pdf (Letzter Zugriff: 08. 10. 2017).

Assion, H.-J. (2005): Migration und seelische Gesundheit. Heidelberg: Springer Medizin Verlag.

Assion, H.-J. / Dana, I. / Heinemann, F. (1999): Volksmedizinische Praktiken bei psychiatrischen Patienten türkischer Herkunft in Deutschland. In: Fortschr. Neurol. Psychiat. 67 (1999), S. 12–20.

Audehm, K. (2011): Erziehung und familiale Autorität bei Tisch. In: Schönberger, G. / Methfessel, B. (Hrsg.): Mahlzeiten. Alte Last oder neue Lust? Wiesbaden: VS Verlag für Sozialwissenschaften / Springer Fachmedien Wiesbaden GmbH, S. 95–103.

Auernheimer, G. (2010): Interkulturelle Kommunikation, mehrdimensional betrachtet, mit Konsequenzen für das Verständnis von interkultureller Kompetenz. In: Auernheimer, G. (Hrsg.): Interkulturelle Kompetenz und pädagogische Professionalität. 3. Auflage, Wiesbaden: VS Verlag für Sozialwissenschaften Springer Fachmedien Wiesbaden GmbH, S. 35–65.

Aydoğan, E. / Çoban, E. (2016): Türkiye'de Nüfus Sayımları ve Uygulanan Nüfus Politikaları. In: Batman Üniversitesi Yaşam Bilgileri Dergisi; Cilt 6, Sayı 2/1, S. 113–126. URL: http://www.yasambilimleridergisi.com/makale/pdf/1466057307.pdf (Letzter Zugriff: 30. 09. 2018).

Badura, B. (1981): Soziale Unterstützung und chronische Krankheit. Zum Stand sozialepidemiologischer Forschung. Frankfurt am Main: Suhrkamp Verlag.

Baric-Büdel, D. (2001): Spezifika des Pflegebedarfs und der Versorgung älterer Migranten. Konzeptentwicklung zur interkulturellen Öffnung des Pflegeversorgungssystems am Beispiel der Stadt Dortmund. Köln: Kuratorium Deutsche Altershilfe.

Bauer, U. / Rosenbrock, R. / Schaeffer, D. (2005): Stärkung der Nutzerposition im Gesundheitswesen – gesundheitspolitische Herausforderung und Notwendigkeit. In: Badura, B. / Iseringhausen, O. (Hrsg.): Wege aus der Krise der Versorgungsorganisation Beitrage aus der Versorgungsforschung. Bern: Verlag Hans Huber, S. 187–201.

Baune, B. Th. (2004): Psychische Gesundheit unter transkulturellen Gesichtspunkten. Besonderheiten der psychotherapeutischen und psychiatrischen Versorgungssituation von Migranten. In: Krämer, A. / Prüfer-Krämer, L. (Hrsg.): Gesundheit von Migranten. Internationale Bestandsaufnahme und Perspektiven. Weinheim und München: Juventa Verlag, S. 123–141.

Baykara-Krumme, H. / Motel-Klingebiel, A. / Schimany, P. (2012): Viele Welten des Alterns? Ältere Migrantinnen und Migranten in der Alter(n)s und Migrationsforschung. Eine Einführung. In: Baykara-Krumme, H. / Motel-Klingebiel, A. / Schimany, P. (Hrsg.): Viele Welten des Alterns Ältere Migranten im alternden Deutschland. Wiesbaden: VS Verlag für Sozialwissenschaften Springer Fachmedien Wiesbaden, S. 11–42.

Beauftragte der Bundesregierung für Migration, Flüchtlinge und Integration (BBMFI) (2016): 11. Bericht der Beauftragten der Bundesregierung für Migration, Flüchtlinge und Integration – Teilhabe, Chancengleichheit und Rechtsentwicklung in der Einwanderungsgesellschaft Deutschland (Dezember 2016) URL: https://m.bundesregie rung.de/Content/Infomaterial/BPA/IB/11-Lagebericht_09-12-2016.pdf?blob=publica tionFile&v=6 (Letzter Zugriff: 08.10.2017).

Bengel, J. / Lyssenko, L. (2012): Forschung und Praxis der Gesundheitsförderung. Resilienz und psychologische Schutzfaktoren im Erwachsenen Alter. Stand der Forschung zu psychologischen Schutzfaktoren im Erwachsenen Alter (Band 43). Köln: Bundeszentrale für gesundheitliche Aufklärung.

Bengel, J. / Lücking-Meinders, F. / Rottmann, N. (2009): Schutzfaktoren bei Kindern und Jugendlichen – Stand der Forschung zu psychosozialen Schutzfaktoren der Gesundheit, Forschung und Praxis der Gesundheitsförderung (Band 35). Köln: Bundeszentrale für gesundheitliche Aufklärung.

Bengel, J. / Strittmatter, R. / Willmann, H. (2001): Was erhält Menschen gesund? Antonovskys Modell der Salutogenese – Diskussionsstand und Stellenwert. Forschung und Praxis der Gesundheitsförderung (Band 6). (Erweiterte neu Auflage), Köln: Bundeszentrale für gesundheitliche Aufklärung.

Beutel, M. (1990): Psychosoziale Aspekte chronischer Krankheit. In: Broda, M. / Muthny, F. A. (Hrsg.): Umgang mit chronisch Kranken. Ein Lehr- und Handbuch der psychosozialen Fortbildung, Stuttgart und New York: Georg Thieme Verlag, S. 30–51.

Bodenmann, G. (1997): Streß und Coping als Prozeß. In: Tesch-Römer, C. / Salewski, Ch. / Schwarz, G. (Hrsg.): Psychologie der Bewältigung, Weinheim: Psychologie Verlag Union, S. 74–92.

Bölük, R. / Bräutigam, C. / Cirkel, M. (2017): Gemeinsam Zuhause? Birlikte evde? Wohnalternativen für Pflegebedürftige türkischer Migrantinnen und Migranten. Endbericht. Institut Arbeit und Technik (IAT) der Westfälischen Hochschule Gelsenkirchen Bocholt Recklinghausen und Zentrum für Türkeistudien und Integrationsforschung (ZfTI). URL: https://www.gkvspitzenverband.de/media/dokumente/pflege

versicherung/forschung/projekte_wohnen45f/projekttyp_c/2017_01_IAT-Endbericht_
tuerkische_Migranten.pdf (Letzter Zugriff: 03.10.2018).

Borde, T. (2009): Interkulturelle Öffnung in der Gesundheitsversorgung – was heißt das?
In: Impulse – Newsletter zur Gesundheitsförderung, Nr. 62, S. 2–3.

Borde, T. / David, M. / Kentenich, H. (2000): Patientenorientierung im Kontext der kulturellen Vielfalt im Krankenhaus. In: David, M. / Borde, T. / Kentenich, H. (Hrsg.):
Migration – Frauen – Gesundheit: Perspektiven im europäischen Kontext. Frankfurt
am Main: Mabuse Verlag GmbH, S. 121–154.

Brand, T. / D. Kleer, D. / F. Samkange-Zeeb, F. / Zeeb, H. (2015): Prävention bei Menschen
mit Migrationshintergrund. Teilnahme, migrationssensible Strategien und Angebots-
charakteristika Bundesgesundheitsblatt – Gesundheitsforschung – Gesundheitsschutz,
DOI 10.1007/s00103-015-2149-y, Berlin und Heidelberg: Springer-Verlag. URL:
https://www.researchgate.net/profile/Tilman_Brand/publication/274721876Preventi
on_among_migrants_Participation_migrant_sensitive_strategies_and_programme_
characteristics/links/552d19360cf21acb09212f3f/Prevention-among-migrants-Partici
pation-migrant-sensitive-strategies-and-programme-characteristics.pdf (Letzter Zugriff: 03.10.2018).

Broda, M. (1987): Wahrnehmung und Bewältigung chronischer Krankheiten: eine Ver-
gleichsstudie unterschiedlicher Krankheitsbilder. Weinheim: Deutscher Studienverlag.

Brucks, U. / Salisch, v. E. / Wahl, W.-B. (1987): Soziale Lage und ärztliche Sprechstunde.
Deutsche und ausländische Patienten in der ambulanten Versorgung. Beiträge zur
sozialen Entwicklung des Gesundheitswesens (Band 1). Hamburg: EB – Verl. Rissen.

Brzoska, P. / Yilmaz-Aslan, Y. / Probst, S. (2017): Umgang mit Diversität in der Pflege und
Palliativversorgung am Beispiel von Menschen mit Migrationshintergrund Z Gerontol
Geriat (2017). https://doi.org/10.1007/s00391-017-1265-8 (Letzter Zugriff: 03.10.
2018).

Brzoska, P. / Sauzet, O. / Yilmaz-Aslan, Y. / Widera, T. / Razum, O. (2016): Self-rated
treatment outcomes in medical rehabilitation among German and non-German na-
tionals residing Germany: an exploratory cross-sectional study. BMC Health Services
Research 16: 105 doi: 10.1186/s12913-016-1348-z.pdf (Letzter Zugriff: 03.10.2018).

Brzoska, P. / Razum, O. (2011): Migration und Pflege. In: Schaeffer, D. / Wingenfeld, K.
(Hrsg.): Handbuch Pflegewissenschaft. Weinheim [u.a.]: Juventa Verlag, S. 429–445.

Bury, M. (2009): Chronische Krankheit als biografischer Bruch. In: Schaeffer, D. (Hrsg.):
Bewältigung chronischer Krankheit im Lebenslauf. Bern: Verlag Hans Huber, S. 75–90.

Büker, Ch. (2010): Leben mit einem behinderten Kind. Bewältigungshandeln pflegender
Mütter im Zeitverlauf. Bern: Verlag Hans Huber.

Calvillo, E. / Clark, L. / Ballantyne, J. E. / Pacquiao, D. / Purnell, L. D. / Villarruel, A. M.
(2009): Cultural Competency in Baccalaureate Nursing Education. In: Journal of
Transcultural Nursing. Vol. 20, No. 2, April 2009, pp. 137–145, SAGE Publications.
DOI: 10.1177/1043659608330354 (Letzter Zugriff: 03.10.2018).

Campinha-Bacote, J., (2003): »Many Faces: Addressing Diversity in Health Care«. Online
Journal of Issues in Nursing. Volume 8, Number 1, Manuscript 2. URL: www.nursing
world.org/MainMenuCategories/ANAMarketplace/ANAPeriodicals/OJIN/TableofCon
tents/Volume82003/No1Jan2003/AddressingDiversityinHealthCare.aspx (Letzter Zugriff: 09.04.2017).

Campinha-Bacote, J. (2002): The Process of Cultural Competence in the Delivery of Healthcare Services: A Model of Care. In: Journal of Transcultural Nursing. Vol. 13, No. 3, pp. 181–184. URL: http://journals.sagepub.com/doi/pdf/10.1177/10459602013 003003 (Letzter Zugriff: 03.10.2018).

Carnein, M. / Baykara-Krumme, H. (2013): Einstellungen zur familialen Solidarität im Alter: Eine vergleichende Analyse mit türkischen Migranten und Deutschen. In: Zeitschrift für Familienforschung, 25. Jahrg., 2013, Heft 1 – Journal of Family Research, S. 29–52. URL: https://budrich-journals.de/index.php/zff/article/viewFile/12413/107 97 (Letzter Zugriff: 03.10.2018).

Corbin, J. M. (2002): Die Methode der Grounded Theorie im Überblick. In: Schaeffer, D. / Müller-Mundt, G. (Hrsg.): Qualitative Gesundheits- und Pflegeforschung. Göttingen [u.a.]: Verlag Hans Huber, S. 59–70.

Corbin, J. M. / Hildenbrand, B. / Schaeffer, D. (2009): Das Trajektkonzept. In: Schaeffer, D. (Hrsg.): Bewältigung chronischer Krankheit im Lebenslauf. Bern: Verlag Hans Huber. S. 55–74.

Corbin, J. M. / Strauss, Anselm L. (2004): Weiterleben Lernen. Verlauf und Bewältigung chronischer Krankheit. Aus dem Englischen von Astrid Hildenbrand. 2. vollständig überarbeitete und erweiterte Ausgabe. Göttingen [u.a.]: Verl. Hans Huber.

Corbin, J. M. / Strauss, A. L. (1998): Ein Pflegemodell zur Bewältigung chronischer Krankheiten. In: Woog, P. (Hrsg.): Chronisch Kranke Pflegen: das Corbin- und Strauss-Pflegemodell. Dt. Ausg. Hrsg. Von Regina Lorenz-Krause. [Übers.: Alexandra Höppler], – Wiesbaden: Ulstein Medical, S. 1–30.

David, M. / Borde, T. / Kentenich, H. (2000): Kenntnisse deutscher und türkischer Frauen über spezifisch weibliche Körperfunktionen, Verhütung, Vorsorgeuntersuchungen und die Wechseljahre. In: David, M. / Borde, T. / Kentenich, H. (Hrsg.): Migration – Frauen – Gesundheit. Perspektiven im europäischen Kontext. Frankfurt am Main: Mabuse Verlag, S. 79–97.

Deiniger, S. (2007): Zur sprachlichen Verständigung in Krankenhäusern Berlins- die Perspektive der Klinikleitungen. In: Borde, T. / Albrecht, N.-J. (Hrsg.): Innovative Konzepte für Integration und Partizipation. Bedarfsanalyse zur Interkulturellen Kommunikation in Institutionen und für Modelle neuer Arbeitsfelder. Interdisziplinäre Reihe, Migration – Gesundheit – Kommunikation (Band 3). Frankfurt am Main: IKO-Verlag für Interkulturelle Kommunikation. S. 22–38.

DeMarco, R. / Ford-Gilboe, M. / Friedemann, M.-L. / McCubbin, H. I. / McCubbin, M. A. (2005): Stress, Bewältigung und Gesundheit. In: Rice, V. H. (Hrsg.): Stress und Coping: Lehrbuch für Pflegepraxis und -wissenschaft. Bern: Hans Huber, S. 340–382.

Der Koran, aus dem Arabischen von Henning, M., Istanbul: Çağrı Yayınları, 2002.

Dibelius, O. (2015): Expertinnen über die Lebenswelten demenziell erkrankter Migrantinnen und Migranten. In: Dibelius, O. / Feldhaus-Plumin, E. / Henze- Piechotta, G. (Hrsg.): Lebenswelten von Menschen mit Migrationserfahrung und Demenz, 1. Auflage, Bern: Hogrefe Verlag, S. 115–133.

Dibelius, O. / Feldhaus-Plumin, E. / Henze-Piechotta, G. / Weidlich, Y. (2015): Überblick über das Forschungsvorgehen. In: Dibelius, O. / Feldhaus-Plumin, E. / Henze-Piechotta, G. (Hrsg.): Lebenswelten von Menschen mit Migrationserfahrung und Demenz, 1. Auflage, Bern: Hogrefe Verlag, S. 89–102.

Dietzel-Papakyriakou, M. (2012): Ein Blick zurück nach vorn: Zwei Jahrzehnte Forschung zu älteren Migrantinnen und Migranten. In: Baykara-Krumme, H. / Motel-lingebiel, A. / Schimany, P. (Hrsg.): Viele Welten des Alterns Ältere Migranten im alternden Deutschland. Wiesbaden: VS Verlag für Sozialwissenschaften Springer Fachmedien, S. 437–447.

Dietzel-Papakyriakou, M. / Olbermann, E. (2005): Gesundheitliche Lage und Versorgung alter Arbeitsmigranten in Deutschland. In: Marschalck, P. / Wiedl, K. H. (Hrsg.): Migration und Krankheit. 2. unveränd. Auflage, Osnabrück: Universitätsverlag Rasch, S. 283–311.

Doğan, M. (2011): Türkiye'de uygulanan Nüfus Politikalarına Genel Bakış. In: Marmara Cografya Dergisi. Sayı: 23, Ocak – 2011, S. 293–307. URL: http://dergipark.gov.tr/down load/article-file/3244 (Letzter Zugriff: 30.09.2018).

Domenig, D. (2007): Das Konzept der transkulturellen Kompetenz. In: Domenig, D. (Hrsg.): Transkulturelle Kompetenz. Lehrbuch für Pflege-, Gesundheits- und Sozialberufe. 2., vollständig überarbeitete und erweiterte Auflage. Verlag Hans Huber, S. 165–189.

Domenig, D. (2001): Einführung in die transkulturelle Pflege. Domenig, D. (Hrsg.): Professionelle Transkulturelle Pflege. Handbuch für Lehre und Praxis in Pflege und Geburtshilfe. Bern [u.a.]: Verlag Hans Huber, S. 139–158.

Domenig, D. (1999): Die Vermittlung der transkulturellen Pflege im klinischen Kontext: eine Gratwanderung. In: Pflege, 12, S. 362–366.

Domenig, D. / Stauffer, Y. (2001): Transkulturelle Pflegeanamnese. In: Domenig, D. (Hrsg.): Professionelle Transkulturelle Pflege. Handbuch für Lehre und Praxis in Pflege und Geburtshilfe. Bern [u.a.]: Verlag Hans Huber, S. 227–235.

Dornheim, J. (2007): Kultur als Begriff und als Ideologie – historisch und aktuell. In: Domenig, D. (Hrsg.): Transkulturelle Kompetenz. Lehrbuch für Pflege- Gesundheits- und Sozialberufe. 2. vollständig überarbeitete und erweiterte Auflage. Verlag Hans Huber. S. 29–48.

Dornheim, J. (1997): Unterschiedliche Kulturbegriffe und ihre Bedeutung für Theorien der transkulturellen Pflege – Ein Beitrag zu den Grundlagen der Pflegewissenschaft. In: Uzarewicz, C. / Piechotta, G. (Hrsg.): Transkulturelle Pflege. Berlin: VWB, Verl. Für Wissenschaft und Bildung, Curare: Sonderband; 10. S. 11–32.

Dömling, G. (2012): Kennzeichen kultursensibler Pflege. Wissenschaftliche Forschungsarbeit im Rahmen des ESF-Projektes ›Existenzielle Kommunikation, Spiritualität und Selbstsorge im Pflegeberuf‹. Diakonie Deutschland – Evangelischer Bundesverband, 32 Seiten. URL: http://www.fhdiakonie.de/obj/Bilder_und_Dokumente/DiakonieCare/ FHDDiakonieCare_Doemling-G_Kennzeichen-kultursensibler-Pflege_lang.pdf (Letzter Zugriff: 08.10.2017).

Dörner, U. / Muhny, A. F. (2002): »Krankheitsverarbeitung und Prädiktoren für Inanspruchnahme und Wirksamkeit von zielorientierten Rehabilitationsmaßnahmen bei kardiologischen Patienten« im Rahmen des NRW-Forschungsverbundes Rehabilitationswissenschaften, Förderphase I, Abschlussbericht PW4 (Dezember 2002) URL: http://forschung.deutscherentenversicherung.de/ForschPortalWeb/rehaDoc.pdf?re haid=47769F38781399A8C1256EA0003384D0 (Letzter Zugriff: 31.01.2017).

Dörschug, D. (2011): Pflege Sterbender und der Umgang mit Verstorbenen unterschiedlicher Religionen. In: Z Paliativmed 2011; 12, S. 62–65.

Dowd, S. B. / Giger, J. N. / Davidhizar, R. (1998): Use of Giger and Davidhizar's Transcultural Assessment Model by Health Professions. In: Int. Nurs. Rev. 45, 4, 1998.

Dudenredaktion (o. J.): »Zivilisation« auf Duden online. URL: https://www.duden.de/node/664244/revisions/1842374/view (Letzter Zugriff: 30.07.219).

Dütthorn, N. (2014): Pflegespezifische Kompetenzen im europäischen Bildungsraum. Eine empirische Studie in den Ländern Schottland, Schweiz und Deutschland 1. Auflage, Göttingen: V&R unipress.

Engel, S. / Altınışık, S. (2014): Abschlussbericht des Projekts Kommunikationsschulung für Angehörige von türkischen Migranten mit Demenz – EduKationTÜRKISCH. URL: n_TUERKISCH_Abschlussbericht.pdf (Letzter Zugriff: 08.10.2017).

Erim, Y. / Atay, H. / Sander, D. / Senf, W. (2009): Psychische Gesundheit von Migranten: eine Einführung mit typischen Kasuistiken aus einer muttersprachlichen Speziellambulanz für türkischstämmige Migranten. In: Muthny, F. A. / Bermejo, I. (Hrsg.): Interkulturelle Medizin. Laientheorien, Psychosomatik und Migrationsfolgen. Köln: Deutscher Ärzte-Verlag, S. 57–70.

Eryılmaz, A. / Kocatürk – Schuster, B. / Schade, W. (2000): Materialsammlung zur Geschichte der Arbeitsmigration aus der Türkei: Anwerbung, Reise nach Deutschland, Fremdheiten; DOMIT – Dokumentationszentrum und Museum über die Migration aus der Türkei (Hrsg.), Köln.

Ete, E. (1995): Ethnomedizinische Aspekte der Interaktion mit türkischen Patienten. In: Koch et al. (Hrsg.): Psychologie und Pathologie der Migration. Deutsch – türkische Perspektiven. Freiburg im Breisgau: Lambertus, S. 209–216.

Ete, E. (2000): Ethnomedizinische und transkulturelle Aspekte bei türkischstämmigen Patienten in einer Schwerpunktpraxis. In: Heise, T. (Hrsg.): Transkulturelle Beratung, Psychotherapie und Psychiatrie in Deutschland. (Das transkulturelle Psychoforum. Bd. 5). Berlin: VWB, S. 101–113.

Fadlallah, M. H. (2008): Abtreibung und Empfängnisverhütung. In: Ghadban, R. / Troll SJ, Chr. W. / Wielandt, R. (Hrsg.): Moderne Medizin und Islamische Ethik. Biowissenschaften in der muslimischen Rechtstradition. Ausgewählt, übersetzt und kommentiert von Thomas Eich. Freiburg im Breisgau: Verlag Herder GmbH, S. 40–44.

Faltermaier, T. (2017): Gesundheitspsychologie. 2. Aufl. Stuttgart: Kohlhammer GmbH.

Faltermaier, T. (2012): Salutogenese – Resilienz Theoretische Grundlagen einer psychosozialen Gesundheitsförderung. In: Forum für Soziale Psychiatrie Kerbe 4/2012 30. Jahrgang, S. 4–7.

Falvo, D. (2005): Medical and Psychosocial Aspects of Chronic Illness and Disability. Boston, Toronto, London, Singapore by Jones and Bartlett Publishers.

Freud, A. (1964): Das Ich und die Abwehrmechanismen. Geist und Psyche. Bd. 2001, 5. Auflage. München: Kindler Verlag GmbH.

Friesacher, H. (2011): Macht durch Steuerung – zur Kybernetisierung von Pflege und Gesundheit. In: Remmers, H. (Hrsg.): Pflegewissenschaft im interdisziplinären Dialog. Eine Forschungsbilanz. Göttingen: V&R unipress, S. 343–367.

Friesacher, H. (2010): Nutzerorientierung – zur normativen Umcodierung des Patienten. In: Paul, B. / Schmidt-Semisch, H. (Hrsg.): Risiko Gesundheit. Über Risiken und Nebenwirkungen der Gesundheitsgesellschaft. Wiesbaden: VS-Verlag, S. 55–72.

Friesacher, H. (2008): Theorie und Praxis pflegerischen Handelns. Begründung und Entwurf einer kritischen Theorie der Pflegewissenschaft, 1. Auflage. Göttingen: V&R unipress.

Ganahl, K. / Dahlvik, J. / Pelikan, J. M. (2017): Was determiniert Gesundheitskompetenz bei Menschen mit Migrationshintergrund aus der Türkei und Ex-Jugoslawien? In: Schaeffer, D. / Pelikan, J. M. (Hrsg.): Health Literacy Forschungsstand und Perspektiven. Bern: Hogrefe Verlag, S. 205–220.

Gerlinger, Th. (2009): Nutzerorientierung im Gesundheitswesen – Probleme und Perspektiven. In: Mozygemba, K. / Mümken, S. / Krause, U. / Zündel, M. / Rehm, M. / Höfling-Engels, N. / Lüdecke, D. / Qurban, B. (Hrsg.): Nutzerorientierung – ein Fremdwort in der Gesundheitssicherung? Bern: Verlag Hans Huber, S. 17–29.

Giesecke, J. / Kroh, M. / Tucci, I. / Baumann, A.-L. / El-Kayed, N. (2017): Armutsgefährdung bei Personen mit Migrationshintergrund Vertiefende Analysen auf Basis von SOEP und Mikrozensus. Endbericht. URL: https://www.diw.de/documents/publikationen/73/diw_01.c.557426.de/diw_sp0907.pdf (Letzter Zugriff: 03.10.2018).

Gesundheitsamt Stadt Düsseldorf (2004): Schlaganfall – Symptome zu wenig bekannt. URL: http://www.loegd.de/gesundheitberichterstattung/kommunale_gesundheitsbe richterstattung/kommunale_gesundheitsberichte/cati/infografik/duesseldorf_infogra fik_schlaganfall_2004.pdf (Letzter Zugriff: 10.05.2008).

Giger, J. N. / Davidhizar, R. (2002a): The Giger and Davidhizar Transcultural Assessment Model Journal of Transcultural Nursing, Vol. 13, No. 3, July 2002, 185–188 URL: http://journals.sagepub.com/doi/pdf/10.1177/10459602013003004 (Letzter Zugriff: 03.10.2018).

Giger, J. N. / Davidhizar, R. (2002b): Culturally competent care: emphasis on understanding the people of Afghanistan, Afghanistan Americans, and Islamic culture and religion. In: International Council of Nurses, International Nursing Review, 49, pp. 79–86.

Gildhoff-Fröhlich, K. / Böse-Rönnau, M. (2009): Resilienz. München und Basel: Ernst Reinhardt Verlag.

Grottian, G. (1991): Gesundheit und Kranksein in der Migration: Sozialisations- und Lebensbedingungen bei Frauen aus der Türkei. Frankfurt (Main): Verl. für Interkulturelle Kommunikation.

Glodny, S. / Razum, O. (2008): Verbesserung der häuslichen Pflege der türkischen Migranten in Deutschland. In: Schaeffer, D. et al. (Hrsg.): Optimierung und Evidenzbasierung pflegerischen Handelns. Ergebnisse und Herausforderungen der Pflegeforschung. Weinheim: Juventa, S. 132–152.

Glodny, S. / Yilmaz-Aslan, Y. (2014): Epidemiologische Aspekte zur Pflegesituation von Migrantinnen und Migranten. In: Gaertner, Th.; Gansweid, B.; Gerber, H.; Schwegler, F. / Heine, U. (Hrsg.): Die Pflegeversicherung, Handbuch zur Begutachtung, Qualitätsprüfung, Beratung und Fortbildung. 3. Auflage. Berlin und Boston: Walter de Gruyter GmbH, S. 248–253.

Göhlich, M. (2006): Transkulturalität als pädagogische Herausforderung. In: Zeitschrift für internationale Bildungsforschung und Entwicklungspädagogik 29 (2006) 4, S. 2–7. URL: https://www.pedocs.de/volltexte/2013/6106/pdf/OCR_ZEP_4_2006_Goehlich_Transkulturalitaet_Herausforderung.pdf (Letzter Zugriff: 03.10.2018).

Görres, S. / Hasseler, M. (2008): Gesundheit und Krankheit vulnerabler älterer Bevölkerungsgruppen. In: Kuhlmey, A. / Schaeffer, D. (Hrsg.): Alter, Gesundheit und Krankheit. 1. Auflage, Handbuch Gesundheitswissenschaften, Bern: Huber, S. 175–189.

Grypdonck, M. (2005): Ein Modell der Pflege chronisch Kranker. In: Seidl, E. / Walter, I. (Hrsg.): Chronisch kranke Menschen in ihrem Alltag. Das Model von Mieke Grypdonck, bezogen auf PatientInnen nach Nierentransplantation. Wien [u. a.]: Verlag Wilhelm Maudrich, S. 15–60.

Gün, A. K. (2011): Berücksichtigung von Familienstrukturen bei der präventiven und therapeutischen Arbeit am Beispiel von türkisch-islamischer Familien. In: Bundeszentrale für gesundheitliche Aufklärung (Hrsg.): Förderung der gesunden psychischen Entwicklung von Kindern du Jugendlichen mit Migrationshintergrund. Ergebnisse einer Tagung mit Expertinnen und Experten am 08. November in Köln, S. 4–21. URL: http://www.gtp-aktpt.de/wp-content/uploads/2015/12/BZgA_Dokumentation-Migration.pdf (Letzter Zugriff: 07.10.2018).

Gün, A. K. (2007): Sprachliche und kulturelle Missverständnisse in der Psychotherapie. In: Borde, Th. / David, M. (Hrsg.): Migration und psychische Gesundheit. Belastungen und Potentiale. Frankfurt am Main: Mabuse- Verlag, S. 133–146.

Haab, K. / Bolzman, C. / Kugler, A. / Yılmaz, Ö. (2010): Diaspora und Migranten – Gemeinschaften aus der Türkei in der Schweiz. Bundesamt für Migration (Hrsg.). URL: https://www.yumpu.com/de/document/view/2431332/diaspora-und-migranten-gemeinschaften-aus-der-turkei-in-der-/51 (Letzter Zugriff: 03.10.2018).

Habermann, M. (1997): Vom Umgang mit dem Fremden – Der Beitrag der Ethnologie zur Pflege. In: Uzarewicz, C. / Piechotta, G. (Hrsg.): Transkulturelle Pflege. Berlin: VWB, Verl. für Wissenschaft und Bildung, Curare: Sonderband; 10. S. 53–62.

Hamzaoğlu, O. / Özcan, U. (2006): Türkiye Sağlık İstatistikleri. Ankara: Türk Tabipler Birliği Yayınları.

Hartmann, F. (1993): Chronisch krank oder bedingt gesund? In: Hammer, C. / Schubert, V. (Hrsg.): Chronische Erkrankungen und ihre Bewältigung, Starnberg: Schulz, S. 35–68.

Haslbeck, J. / Klein, M. / Bischofberger, I. / Sotas, B. (2015): Leben mit chronischer Krankheit. Die Perspektive von Patientinnen, Patienten und Angehörigen (Obsan Dossier 46). Neuchâtel: Schweizerisches Gesundheitsobservatorium.

Hauck, G. (2006): Kultur. Zur Karriere eines sozialwissenschaftlichen Begriffs. Münster: Verlag Westfälisches Dampfboot, 1. Auflage.

Heim, E. (1986): Krankheitsauslösung-Krankheitsverarbeitung. In: Willi, J. (Hrsg.) Psychosoziale Medizin: Gesundheit und Krankheit in bio-psycho sozialer Sicht – Berlin [u. a.]: Springer, S. 343–390.

Heine, P. / Stipek, R. (1984): Ethnizität und Islam: Differenzierung und Integration muslimsicher Bevölkerungsgruppen. Gelsenkirchen: Müller (Reihe Islam & Ethnologie; Bd. 1).

Heinze, Th. (2001): Qualitative Sozialforschung: Einführung, Methodologie und Forschungspraxis. München und Wien: Oldenbourg Wissenschaftsverlag GmbH.

Heinze-Prause, R. (2001): Das Konzept der objektiven (strukturalen) Hermeneutik. In: Heinze, Th. (Hrsg.): Qualitative Sozialforschung Einführung, Methodologie und Forschungspraxis. München und Wien: Oldenbourg Wissenschaftsverlag GmbH. S. 213–269.

Hellige, B. (2002): Balanceakt Multiple Sklerose: Leben und Pflege bei chronischer Krankheit. Stuttgart [u.a.]: Kohlhammer.

Hermanns, H. (2007): Interviewen als Tätigkeit. In: Flick, U. / von Kardorff, E. / Steinke, I. (Hrsg.): Qualitative Forschung. Ein Handbuch, 5. Auflage, Reinbek bei Hamburg: Rowohlt Taschenbuch Verlag, S. 360–368.

Hildenbrand, B. (2010): Resilienz, Krise und Krisenbewältigung. In: Welter-Enderlin, R./ Hildenbrand, B. (Hrsg.): Resilienz – Gedeihen trotz widriger Umstände. 3. Auflage, Heidelberg: Carl-Auer Systeme Verlag, S. 205–229.

Hildenbrand, B. (2009): Die »Bewältigung« chronischer Krankheit in der Familie – Resilienz und professionelles Handeln. In: Schaeffer, D. (Hrsg.): Bewältigung chronischer Krankheit im Lebenslauf. Bern: Verlag Hans Huber, S. 133–155.

Hildenbrand, B. (2007): Einführung in die Genogrammarbeit. Heidelberg: Carl-Auer Systeme Verlag.

Hildenbrand, B. (2000): Generationenbeziehungen in struktural-hermeneutischer Perspektive. Sozialer Sinn I, S. 51–66.

Hildenbrand, B. (1999): Fallrekonstruktive Familienforschung. Anleitungen für die Praxis. Opladen: Leske u. Budrich.

Hildenbrand, B. / Peter, C. (2002): Familiengeschichtliche Gespräche zur Rekonstruktion der Entwicklungsdynamik von Krankheiten. In: Schaeffer, D. / Müller- Mundt, G. (Hrsg.): Qualitative Gesundheits- und Pflegeforschung. Bern [u.a.]: Verlag Hans Huber, S. 247–267.

Hildenbrand, B. / Bohler, K. F. / Jahn, W. / Schmitt, R. (1992): Bauernfamilien im Modernisierungsprozeß. Frankfurt am Main und New York: Campus Verlag.

Hintzpeter, B. / List, S. M. / Lampert, TH. / Ziese, Th. (2011): Entwicklung chronischer Krankheiten. In: Günster, C. / Klose, J. / Schmacke, N. (Hrsg.): Versorgungsreport 2011. Schwerpunkt: Chronische Erkrankungen. Stuttgart: Schattauer, S. 3–28.

Holtgräwe, M. (2011): Posttraumatisches Wachstum, Krankheitsverarbeitung und Lebensqualität von Frauen mit Brustkrebs im perioperativen Verlauf. Hamburg: Verlag Dr. Kovac.

Holtgräwe, M. / Pinkert, Ch. (2011): Belastungen, Bewältigungsformen und pflegerische Bedürfnisse von Frauen mit Brustkrebs während der chirurgischen Primärtherapie. In: Remmers, H. (Hrsg.): Pflegewissenschaft im interdiziplinären Dialog. Eine Forschungsbilanz. Göttingen: V&R unipress, S. 135–162.

Holtgräwe, M. / Pinkert, Ch. / Remmers, H. (2008): Qualitative Untersuchung zu Belastungen von Brustkrebspatientinnen in stationärer Ersttherapie. In: Pflegezeitschrift. 5/ 2008, S. 274–277.

Holtgräwe, M. / Pinkert, Ch. / Remmers, H. (2007): Belastungen und Bewältigungsstrategien von Frauen mit Brustkrebs in der Phase der chirurgischen Primärtherapie – die Sicht der Pflegenden. In: Pflege 2007; 20: 72–81, Bern: Verlag Hans Huber, Hogrefe AG.

Hurrelmann, K. (2001): Wie lässt sich die Rolle der Patienten stärken? In: v. Reibnitz, Christine / Schnabel, P.-E. / Hurrelmann, K. (Hrsg.): Der mündige Patient. Konzepte zur Patientenberatung und Konsumentensouveränität im Gesundheitswesen. Weinheim und München: Juventa Verlag, S. 35–47.

Hurrelmann, K. (2000): Gesundheitssoziologie. Eine Einführung in sozialwissenschaftliche Theorien von Krankheitsprävention und Gesundheitsförderung. 4., völlig überarbeitete Auflage von »Sozialisation und Gesundheit«. Weinheim und München: Juventa Verlag.

Hülsken-Giesler, M. (2016): Körper und Leib als Ausgangspunkt eines mimetisch begründeten Pflegehandelns. In: Uschok, A. (Hrsg,): Körperbild und Körperbildstörungen. Handbuch für Pflege- und Gesundheitsberufe. Bern: Hogrefe, S. 55–68.

Hülsken-Giesler, M. (2008): Der Zugang zum Anderen. Zur theoretischen Rekonstruktion von Professionalisierungsstrategien pflegerischen Handelns im Spannungsfeld von Mimesis und Maschinenlogik. Göttingen: V&R unipress Universitätsverlag Osnabrück.

Hülsken-Giesler, M. / Kreutzer, S. / Dütthorn, N. (2016): Einsichten und Aussichten. In: Hülsken-Giesler, M. / Kreutzer, S. / Dütthorn, N. (Hrsg.): Rekonstruktive Fallarbeit in der Pflege. Methodologische Reflexionen für Pflegewissenschaft, Pflegebildung und die direkte Pflege. Göttingen: V&R unipress Universitätsverlag Osnabrück, S. 265–267.

Ilkilic, I. (2005): Gesundheits- und Krankheitsverständnis der Muslime als Herausforderung für das deutsche Rechtswesen. In: Arbeitsgemeinschaft Rechtsanwälte im Medizinrecht e. V. (Hrsg.): Globalisierung in der Medizin. Der Einbruch der Kulturen in das deutsche Gesundheitswesen. Berlin und Heidelberg: Springer-Verlag, S. 39–54.

Ilkilic, I. (2002): Der muslimische Patient. Medizinethische Aspekte des muslimischen Krankheitsverständnisses in einer wertpluralen Gesellschaft. Münster: LIT.

Ilkilic, I. / Spielberger, J. / Weber, M. (2010): Palliativmedizin im interkulturellen Kontext-Fallkommentar, in Ethik in der Medizin, 2010 Heft 1, (22): 49–53.

Jansky, M. / Owusu-Boakye, S. / Nauck, F. (2017): Palliative Versorgung von Menschen mit türkischem oder arabischem Migrationshintergrund in Niedersachsen. Eine Befragung spezialisierter Palliativversorger. In: Bundesgesundheitsbl 2017. 60:45–54 Berlin und Heidelberg: Springer-Verlag. DOI10.1007/s00103-016-2473-x URL: https://link.springer.com/content/pdf/10.1007%2Fs00103-016-2473-x.pdf (Letzter Zugriff: 03.10.2018)

Joseph, S. (2015): Was uns nicht umbringt. Wie es Menschen gelingt, aus Schicksalsschlägen und traumatischen Erfahrungen gestärkt hervorzugehen. Berlin und Heidelberg: Springer-Verlag. Aus dem Englischen übersetzt von Gabriele Herbst.

Kalpaka, A. (2004): Über den Umgang mit >Kultur< in der Beratung. I: Radice v. Wogau, J. / Eimmermacher, H. / Lanfranchi, A. (Hrsg.): Therapie und Beratung von Migranten. Systemisch – interkulturell denken und handeln. Weinheim: Beltz, S. 31–44.

Käppeli, S. (1998): Religiosität als Untersuchungsgegenstand der Pflegewissenschaft. In: Pflege, 3 (11), S. 134–141.

Kara Düzgün, Ü. (2009): Giresun adak yerlerinde tespit edilen çeşitli uygulama inanış ve efsaneler. Various practises, beliefs and legends vow places in Giresun. In: Uluslararası Sosyal Araştırmalar Dergisi. The Journal of International Social Research, Volume 2/7 Spring 2009, pp. 133–153. URL: http://ktp.isam.org.tr/pdfdrg/D03416/2009_2_7/2009_2_7_DUZGUNUK.pdf (Letzter Zugriff: 21.08.2017).

Kayhan, C. / Daffertshofer, M. / Mielke, O./ Hennerici, M./ Schwarz, S. (2007): Vergleich deutscher und türkischer Patienten mit ischämischem Schlaganfall. Risikofaktoren, Befunde bei Aufnahme, poststationäre Therapie und soziale Konsequenzen. In: Nervenarzt, Band 78. Heft 2. Februar 2007, S. 188–192.

Kelle, U. / Kluge, S. (2010): Vom Einzelfall zum Typus. Fallvergleich und Fallkontrastierung in der qualitativen Sozialforschung. 2., überarbeitete Auflage. Wiesbaden: VS Verlag für Sozialwissenschaften.

Kelle, U. / Kluge, S. / Prein, G. (1993): Strategien der Geltungssicherung in der qualitativen Sozialforschung. Zur Validitätsproblematik im interpretativen Paradigma. Arbeitspapier Nr. 24 Der Vorstand des Sfb 186 (Hrsg.). 83 Seiten.

Keyder, Ç. (2005): Türkiye'de Devlet ve Sınıflar. 77. Araştırma-İnceleme Dizisi 14, İstanbul: İletişim Yaynları.

Khan-Zvorničanin, M. (2015): Das Fremde verstehen? – Eine theoretische Rahmung. In: Dibelius, O. / Feldhaus-Plumin, E. / Piechotte-Henze, G. (Hrsg.): Lebenswelten von Menschen mit Migrationserfahrung und Demenz, 1. Auflage 2015, Bern: Hogrefe Verlag, S. 19–33.

Khoury, A. Th. (1976): Der Islam als religiöses Phänomen. Versuch einer Strukturanalyse des Islams. In: Fitzgerald, M. / Khoury, A. Th. / Wanzura, W. (Hrsg.): Islam und westliche Welt. Moslems und Christen Partner? Band 1. Graz [u. a.]: Verlag Styra, S. 17–42.

Kırbaşoğlu, M. H. (2002): Alternatif Hadis Metodolojisi. Ankara: AVRASYA Yay. Rek. Mat. Eğt. Ve Tur. Tic. Ltd.Şti.

Kielhorn, R. (1996): Krank in der Fremde. In: Psychosozial 19. Jg. Heft 1 (Nr. 63) S. 15–27.

Kimmich, D. / Schahadat, S. (2012); Einleitung. In: Kimmich, D. / Schahadat, S. (Hrsg.): Kulturen in Bewegung. Beiträge zur Theorie und Praxis der Transkulturalität. Bielefeld: Transcript Verlag, S. 7–21.

Klanke, Ch. / Mazı, H. (2006): Barrieren in der Gesundheitsversorgung türkisch- muslimischer Patienten – Kultursensible Versorgung als Möglichkeit. – Unveröffentlichte Masterarbeit, Fakultät für Gesundheitswissenschaften, Universität Bielefeld, 230 S.

Klinkhammer, G. (2000): Transplantation: Deutsch als Herzenssache. In: Deutsches Ärzteblatt Jg. 97 Heft 36 8. September 2000 A 2265. URL: https://www.aerzteblatt.de/pdf.asp?id=24079 (Letzter Zugriff: 17.04.2017).

Knoll, N. / Scholz, U. / Rieckmann, N. (2005): Einführung in die Gesundheitspsychologie. München [u. a.]: Reinhardt.

Koen, E. (2009): Krankheitskonzepte und Krankheitsverhalten in der Türkei und bei Migrantinnen in Deutschland: ein Vergleich. In: Curare 32 2009 3+4: 265–273 URL: http://www.agem-ethnomedizin.de/download/Cu32_3-_2009_S_265273_Koen_Repr.pdf (Letzter Zugriff: 21.08.2017).

Kohls, M. (2012): Leben ältere Migranten länger? Eine Analyse von Sterberisiken älterer Migrantinnen und Migranten in Deutschland. In: Baykara-Krumme, H. / Motel-Klingebiel, A. / Schimany, P. (Hrsg.): Viele Welten des Alterns Ältere Migranten im alternden Deutschland. Wiesbaden: VS Verlag für Sozialwissenschaften Springer Fachmedien, S. 201–222.

Kolip, P. / Wydler, H. / Abel, Th. (2000): Gesundheit: Salutogenese und Kohärenzgefühl. Einleitung und Überblick. In: Wydler, H. / Kolip, P. / Abel, Th. (Hrsg.): Salutogenese und Kohärenzgefühl. Grundlagen, Empirie und Praxis eines gesundheitswissenschaftlichen Konzepts. Weinheim und München: Juventa Verlag, S. 11–19.

Konersmann, R. (2001): Das kulturkritische Paradox. In: Konersmann, R. (Hrsg.): Kulturkritik. Reflexionen in der veränderten Welt. Leipzig: Reclam Verlag, S. 9–37.

Koptagel-Ilal, G. (1988): Besonderheiten der Adoleszenz bei Türken in der Heimat und in der Bundesrepublik. In: Morten, A. (Hrsg.): Vom heimatlosen Seelenleben. Entwurzelung – Entfremdung – Identität. Der psychische Seilakt in der Fremde. Bonn: Psychiatrie Verlag, S. 161–170.

Köhlen, Ch. / Friedemann, M.-L. (2016): Pflege von Familien. Die familien- und umweltbezogene Pflege in der Praxis. Haan-Gruiten: Verlag Europa-Lehrmittel. Nourney, Vollmer GmbH / Co. KG.

Kranich, C. (2001): Patientenrechte und Patientenunterstützung in Theorie und Praxis. In: Brinkmann-Göbel, R. (Hrsg.): Handbuch für Gesundheitsberater. 1. Aufl. Bern [u.a.]: Verlag Hans Huber, S. 33–37.

Kruse, A. H. U. (1986): Strukturen des Erlebens und Verhaltens bei chronischer Erkrankung im Alter. Eine empirische Analyse von Schlaganfallpatienten und ihren Angehörigen. Bonn: Rheinische Friedrich-Wilhelms-Universität.

Kuckert, A. (2003): Interkulturelle Altenpflege – ein Einblick in die Literatur. Deutsches Institut für Erwachsenen Bildung. Februar 2003 URL: https://www.die-bonn.de/esp rid/dokumente/doc-2003/kuckert03_01.pdf (Letzter Zugriff: 13.11.2018).

Küçük, F. (2013): Die Situation pflegender Familienangehöriger von an Demenz erkrankten Türkischen MigrantInnen in Berlin. Eine qualitative Studie zur Versorgung im Häuslichen Umfeld. In: Matter, Ch. / Piechotta-Henze, G. (Hrsg.): Doppelt Verlassen? Menschen mit Migrationshintergrund und Demenz. Berliner Beiträge zu Bildung, Gesundheit und Sozialer Arbeit (Band XII). Berlin [u.a.]: Schibri-Verlag, S. 99–115.

Kühnlein, I./ Mutz, G. (1996): Psychotherapie als Transformationsprozeß. Expertenwissen im Alltagshandeln ehemaliger Klienten. Opladen: Westdeutscher Verlag GmbH.

Kürsat-Ahlers, E. (2000): Migration als psychischer Prozeß. In: David, M. / Borde, T. / Kentenich, H. (Hrsg.): Migration – Frauen – Gesundheit. Frankfurt am Main: Mabuse Verlag GmbH, S. 45–56.

Lamnek, S. (1989): Qualitative Sozialforschung. Band 2. Methoden und Techniken. München: Psychologie Verlags Union.

Lampert, Th. / Kuntz, B. / Hoebel, J. / Müters, S. / Kroll, L. E. (2016): Gesundheitliche Ungleichheit. In: Statistisches Bundesamt Deutschland (Destatis) / Wissenschaftszentrum Berlin für Sozialforschung in Zusammenarbeit mit Das Sozio-oekonomische Panel (SOEP) am Deutschen Institut für Wirtschaftsforschung (DIW Berlin) (Hrsg.): Datenreport 2016. Ein Sozialbericht für die Bundesrepublik Deutschland. S. 302–313 URL: https://www.destatis.de/DE/Publikationen/Datenreport/Downloads/Datenreport-2016.pdf?blob=publicationFile (Letzter Zugriff: 08.10.2017).

Lanfranchi, A. (2004): Migration und Integration – Gestaltung von Übergängen. In: v. Wogau, J. R. / Eimermacher, H. / Lanfranchi, A. (Hrsg.): Therapie und Beratung von Migranten: systemisch-interkulturell denken und handeln. Weinheim und Basel: Beltz Verlag, S. 13–30.

Lanfranchi, A. (1995): Immigranten und Schule. Transformationsprozesse in traditionalen Familienwelten als Voraussetzung für schulisches Überleben von Immigrantenkindern. 2. Aufl. Opladen: Leske + Budrich Verlag.

Larsen, P. D. / Hardin, S. R. (2013): Culture and Cultural Competence. In: Lubkin, I. M./ Larsen, P. D. (Eds.): Chronic Illness Impact and Intervention, by Jones & Bartlett Learning, LLC, an Ascend Learning Company. Pp. 343–367.

Lazarus, R. S. (2005): Stress, Bewältigung und Emotionen: Entwicklung eines Modells. In: Rice, V. H. (Hrsg.): Stress und Coping: Lehrbuch für Pflegepraxis und – wissenschaft. Bern: Hans Huber, S. 231–263.

Lazarus, R. S. / Lazarus, B. N. (1994): Passion and Reason Making Sense of Our Emotions, New York, Oxford: Oxford University Press.

Lazarus, R. / Folkman, S. (1984): Stress, appraisal and coping. New York: Springer Publishing Company, Inc.

Lazarus, R. S. / Launier, R. (1981): Stressbezogene Transaktionen zwischen Person und Umwelt. In: Nitsch, J. R. (Hrsg.): Stress. Theorien, Untersuchungen, Maßnahmen. Bern [u. a.]: Verlag Hans Huber, S. 213–259.

Leininger, M. M. (2000): Transcultural Nursing grows Worldwide. In: Antroplogy News April 2000, p. 26.

Leininger, M. M. (1999): Angenommene Prämissen der Theorie. In: Alban, Susanna; Leininger, Madelein, M. / Reynolds, C. L. (Hrsg.): Multikulturelle Pflege. München und Jena: Urban / Fischer, S. 287–300.

Leininger, M. M. (1998): Kulturelle Dimensionen menschlicher Pflege. Freiburg am Breisgau: Lambertus –Verlag.

Leininger, M. M. (1979): Transcultural Nursing and a Proposed Conceptual Framework. In: Leininger, M. M. (Ed.): Transcultural Nursing. Proceedings of the national Nursing conferences. Masson Publishing USA, pp. 9–26.

Lenthe, U. (2014): Transkulturelle Pflege. Kulturspezifische Faktoren erkennen – verstehen – integrieren. 2., überarbeitete und aktualisierte Auflage. Wien: Facultas.

Leppin, A. (1997): Streßeinschätzungen, Copingverhalten und Copingerfolg: Welche Rolle spielen Ressourcen? In: Tesch-Römer, C. / Salewski, C. / Schwarz, G. (Hrsg.): Psychologie der Bewältigung. Weinheim: Psychologie Verlag Union, S. 196–208.

Lewicki, A. (2017): Christliche Wohlfahrtsverbände. Vielfalt und Diskriminierung in der Seniorenpflege. URL: https://mediendienst-integration.de/fileadmin/Dateien/Experti se_Vielfalt_und_Diskriminierung_in_der_Seniorenpflege.pdf (Letzter Zugriff: 30. 09. 2018).

Leyer, E. (1988): Die Grenzen unserer Sprache sind nicht die Grenzen unserer Welt. Erfahrungen aus einem Modellprojekt zur psychosomatischen Behandlung türksicher Familien. In: Morten, A. (Hrsg.): Vom heimatlosen Seelenleben; Entwurzelung – Entfremdung – Identität; der psychische Seilakt in der Fremde. Bonn: Psychiatrie Verlag. S. 98–108.

Lubkin, I. M. (2002): Chronisch Kranksein. Implikationen und Interventionen für Pflege- und Gesundheitsberufe. Bern [u. a.]: Verlag Hans Huber.

Lux, Th. (1999): Semantische Netzwerke. In: Lux, Th. (Hrsg.): Krankheit als semantisches Netzwerk: ein Modell zur Analyse der Kulturabhängigkeit von Krankheit. Berlin: VWB. S. 10–22.

Makowsky, K. (2013): Qualitative und quantitative Forschung. Zwei unterschiedliche Herangehensweisen zur Erfassung zur Erfassung sozialer Wirklichkeit. In: Makowsky, K. / Schücking, B. (Hrsg.): Was sagen die Mütter? Qualitative und quantitative Forschung rund um Schwangerschaft, Geburt und Wochenbett. Weinheim und Basel: Beltz Juventa, S. 14–29.

McCubbin, H. I. / Patterson, J. M. (1983): The Family Stress Process: The Double ABCX Model of Adjustment and Adaptation. In: McCubbin, H. I. / Sussmann, Marwin B. / Patterson, J. M. (Eds.): Social Stress and Family: Advances and Development in Family Stress Theory and Research, New York: Haworth, pp. 7–37.

Maier, C. / Razum, O. / Schott, Th. (2009): Medizinische Rehabilitation und Behandlungserfolg bei Patienten mit türkischem Migrationshintergrund. In: Muthny, F. A. /

496 Literatur

Bermejo, I. (Hrsg.): Interkulturelle Medizin. Laientheorien, Psychosomatik und Migrationsfolgen. Köln: Deutscher Ärzte -Verlag, S. 85-103.

Matthäi, I. (2005): Die »vergessenen« Frauen aus der Zuwanderergeneration. Zur Lebenssituation von alleinstehenden Migrantinnen im Alter. Wiesbaden: VS Verlag für Sozialwissenschaften/GWV Fachverlage GmbH.

Mayring, P. (2010): Qualitative Inhaltsanalyse. Grundlagen und Techniken. 11., aktualisierte und überarbeitete Auflage. Weinheim und Basel: Beltz Verlag.

Mazı, H. (2013): Zielgruppenorientierte Gesundheitsberatung von muslimischen Migranten im Krankenhaus. In: Körner, W. / Irdem, G. / Bauer, U. (Hrsg.): Psycho-soziale Beratung von Migranten. Stuttgart: Kohlhammer GmbH, S. 269-282.

Methfessel, B. (2004): Esskultur und familiale Alltagskultur. URL: http://melbee.bplaced. net/wb/media/downloads/esskultur_methfessel.pdf (Letzter Zugriff: 03.10.2018).

Moebius, S. (2009): Kultur. Bielefeld: Transcript Verlag.

Mogar, M. / von Kutzleben, M. (2015): Demenz in Familien mit türkischem Migrationshintergrund Organisation und Merkmale häuslicher Versorgungsarrangements. In: Z Gerontol Geriat 2015, 48:465-472, DOI 10.1007/s00391-014-0802-y Berlin und Heidelberg: Springer-Verlag.

Morgenroth, S. (2015): Lehrerkooperation unter Innovationsstress. Sozialer Stressbewältigung als wertvoller Wegweiser. Wiesbaden: Springer Fachmedien.

Muthny, F. / Bermejo, (2009): Zur Bedeutung interkultureller Aspekte in der Medizin – Eine Einführung. In: Muthny, F. A. / Bermejo, I. (Hrsg.): Interkulturelle Medizin. Laientheorien, Psychosomatik und Migrationsfolgen. Köln: Deutscher Ärzte-Verlag, S. 1-14.

Muthny, F. / Bengel, J. (2009): Krankheitsverarbeitung. In: Bengel, J. / Jerusalem, M. (Hrsg.): Handbuch der Gesundheitspsychologie und Medizinischen Psychologie. Göttingen [u. a.]: Hogrefe Verlag GmbH, S. 357-367.

Muthny, F. A. (1994): Forschung zur Krankheitsverarbeitung und psychosomatische Anwendungsmöglichkeiten. In: Deutsches Ärzteblatt 91 (1994) [Heft 45] A -3090-3107.

Muthny, F. A. (1990): Zur Spezifität der Krankheitsverarbeitung. In: Muthny, F. A. (Hrsg.): Krankheitsverarbeitung: Hintergrundtheorien, klinische Erfassung und empirische Ergebnisse. Berlin [u. a.]: Springer Verlag, S. 143-166.

Müller-Mundt, G. (2005): Chronischer Schmerz: Herausforderungen für die Versorgungsgestaltung und Patientenedukation. 1. Aufl. Bern: Huber.

Nünning, A. (2005): Grundbegriffe der Kulturtheorie und Kulturwissenschaften. Stuttgart und Weimar: Verlag J.B. Metzler.

Nitsch, J. R. (1981): Zur Problematik von Streßuntersuchungen. In: Nitsch, J. R. (Hrsg.): Stress Theorien, Untersuchungen, Maßnahmen. Bern [u. a.]: Verlag Hans Huber, S. 142-160.

Oevermann, U. (2002): Klinische Soziologie auf der Basis der Methodologie der objektiven Hermeneutik – Manifest der objektiv hermeneutischen Sozialforschung. 33 Seiten. Quelle: Homepage des Instituts für hermeneutische Sozial- und Kulturforschung e.V. (IHSK), URL: www.ihsk.de (Letzter Zugriff: 05.03.2010).

Oevermann, U. (2000): Die Methode der Fallrekonstruktion in der Grundlagenforschung sowie der klinischen und pädagogischen Praxis. In: Kraimer, K. (Hrsg.): Die Fallrekonstruktion. Sinnverstehen in der sozialwissenschaftlichen Forschung. Frankfurt am Main: Verlag Suhrkamp, S. 58–156.

Öğüt, S. (2001): Istihare. In: Islam Ansiklopedisi. Cilt: 23, S. 333–334. URL: http://www.is lamansiklopedisi.info/dia/pdf/c23/c230141.pdf (Letzter Zugriff: 08.01.2017).

Okken, P.-K. / Spallek, J. / Razum, O. (2008): Pflege türkischer Migranten. In: Bauer, U. / Büscher, A. (Hrsg.): Soziale Ungleichheit und Pflege. Beiträge sozialwissenschaftlich orientierter Pflegeforschung. Wiesbaden: VS Verlag für Sozialwissenschaften. S. 396–422.

Olbermann, E. (2015): Verbesserung der Prävention bei älteren Menschen mit Migrationshintergrund durch lebensweltorientierte Gestaltung von Zugangswegen In: Das Gesundheitswesen, 77 (S 01), 39–40. URL: https://www.thieme-connect.com/products/ejournals/abstract/10.1055/s-0033-1334942 (Letzter Zugriff: 03.10.2018).

Özel, A. (1988): Adak. In: Islam Ansiklopedisi. Cilt 1, S. 337–340. URL: http://www.isla mansiklopedisi.info/dia/pdf/c01/c010415.pdf (Letzter Zugriff: 08.01.2017).

Patterson, J. M. (2002): Integrating Family Resilience and Family Stress Theory Journal of Marriage and Family 64 (May 2002): 349–360.

Peirce, C. S. (1994): The electronic edition of The Collected Papers of Charles Sanders Peirce. Reproducing Vol. I–VI ed. Charles Hartshorne and Paul Weiss (Cambridge, MA: Harvard University Press, 1931–1935), Vols. VII–VIII ed. Arthur W. Burks (same publisher, 1958).

Peter, C. (2006): Dicke Kinder. Fallrekonstruktionen zum sozialen Sinn der juvenilen Dickleibigkeit. Bern: Verlag Hans Huber, Hogrefe AG.

Pfeffer, S. (2010): Krankheit und Biographie Bewältigung von chronischer Krankheit und Lebensorientierung. Wiesbaden: VS Verlag für Sozialwissenschaften, GWV Fachverlage GmbH.

Piechotta-Henze, G. (2015): »Kontoauszüge im Kühlschrank«. Belastungen und Ressourcen von Angehörigen. In: Dibelius, O. / Feldhaus-Plumin, E. / Piechotta- Henze, G. (Hrsg.): Lebenswelten von Menschen mit Migrationserfahrung und Demenz. Bern: Hogrefe Verlag, S. 135–164.

Piechotta, G. (2006): Pflegerische Beratung im multikulturellen Kontext: Im Mittelpunkt steht der Mensch. In: Pflegezeitschrift 4/2006, S. 215–218.

Pinkert, Ch. (2015): Die Pflege von Frauen mit Brustkrebs. Balancieren zwischen Bedürfnisorientierung und professionellem Selbstverständnis. Göttingen: V&R unipress Universitätsverlag Osnabrück.

Pinkert, Ch. / Holtgräwe, M. / Remmers, H. (2013): Needs of relatives of breast cancer patients – The perspectives of families and nurses. In: European Journal of Oncology Nursing 17 (2013), S. 81–87.

Porsché, Y. (2008): Kulturelle Identitäten in Zwischenräumen: Migration als Chance für Fremdverstehen und kritische Identitätsaushandlung? Bielefeld: COMCAD, 2008 (Working Papers – Centre on Migration, Citizenship and Development; 52).

Poyraz Tacoğlu, T. (2011): Türkiye'de gerçekleştirilen geleneksel evlilik çeşitlerinin nedenleri ve evlilikler üzerinde törenin etkisi. »The reasons for traditional marriages in Turkey and the effects of custom on marriages« In: ODÜ Sosyal Bilimler Enstitüsü Sosyal Bilimler Araştırmaları Dergisi. Cilt: 2 Sayı: 4 Aralık 2011, S. 114–143. URL: http://sobiad.odu.edu.tr/files/cilt2/cilt2sayi4pdf/poyraz_tacoglu_tugca.pdf (Letzter Zugriff: 03.10.2018).

Purnell, L. D. / Paulanka, B. J. (2003): Transcultural Diversity and Health Care. In: Purnell, Larry D. / Paulanka, B. J. (Eds.) Transcultural Health Care. A Cuturally Competent Approach. Second Edition. Philadelphia: F.A. Davis Company, pp. 1–7.

Purnell, L. (2000): A Description of the Purnell Model for Cultural Competence. In: Journal of Transcultural Nursing, Vol. 11 No. 1, January 2000, pp. 40–46.

Quenzel, G. / Schaeffer, D. / Messer, M. / Vogt, D. (2017): Health Literacy und Gesundheitsverhalten vulnerabler Bevölkerungsgruppen. In: Schaeffer, D. / Pelikan, J. M. (Hrsg.): Health Literacy Forschungsstand und Perspektiven. Bern: Hogrefe Verlag, S. 157–174.

Rahman, F. (1997): İslam geleneğinde sağlık ve tıp. Değişim ve kimlik. Ankara: Ankara Okulu Yayınları.

Raven, U. (2016): Objektive Hermeneutik. Ein Paradigma für Pflegeforschung und Praxis? In: Hülsken-Giesler, M. / Kreutzer, S. / Dütthorn, N. (Hrsg.): Rekonstruktive Fallarbeit in der Pflege. Methodologische Reflexionen für Pflegewissenschaft, Pflegebildung und die direkte Pflege. Göttingen: V&R unipress Universitätsverlag Osnabrück. S. 247–264.

Raven, U. / Huismann, A. (2000): Lage der demenzkranken Migranten und deren pflegenden Angehörigen in ausgewählten EU-Ländern. Deutschland. In: Huismann, A. / Raven, U. / Geiger, A. (Hrsg.): Demenzerkrankungen bei Migranten in der EU. Verbreitung, Versorgungssituation und Empfehlungen. Lage: Verlag Hans Jacobs, S. 110–139.

Razum, O. (2007): Migration und Gesundheit. In: Public Health Forum 15 Heft 56.

Razum, O. / Geiger, I. / Zeeb, H. / Ronellenfitsch, U. (2004): Gesundheitsversorgung von Migranten. In: Deutsches Ärzteblatt Jg. 101 Heft 43. A2882-A2887.

Razum, O. / Spallek, J. (2012): Erklärungsmodelle zum Zusammenhang zwischen Migration und Gesundheit im Alter. In: Baykara-Krumme, H. / Motel-Klingebiel, A. / Schimany, P. (Hrsg.): Viele Welten des Alterns Ältere Migranten im alternden Deutschland. Wiesbaden: VS Verlag für Sozialwissenschaften Springer Fachmedien, S. 161–180.

Razum, O. / Saß, A.-Ch. (2015): Migration und Gesundheit: Interkulturelle Öffnung bleibt eine Herausforderung. In: Bundegesundheitsblatt 2015. 58:513–514. DOI: 10.107/ s00103-015-2154-1 URL: https://link.springer.com/content/pdf/10.1007%2Fs00103-015-2154-1.pdf (Letzter Zugriff: 03.10.208).

Razum, O. / Giger, I. / Zeeb, H. / Ronellenfitsch, U. (2004): Gesundheitsversorgung von Migranten. In: Deutsches Ärzteblatt Jg. 101/ 43/2004, S. A2882-A2887.

Razum, O. / Twardelle, D. (2004): Niedrige Sterblichkeit unter Migranten – wirklich ein Paradox? Ein Gedankenexperiment. In: Krämer, A. / Prüfer- Krämer, L. (Hrsg.): Gesundheit von Migranten. Internationale Bestandsaufnahme und Perspektiven. Weinheim und München: Juventa Verlag, S. 61–74.

Razum, O. / Zeeb, H. / Meesmann, U. / Schenk, L. / Bredehorst, M. / Brzoska, P. / Dercks, T. / Glodny, S. / Menkhaus, B. / Salman, R. / Saß, A.-Ch. / Ralf U. (2008a): Migration und Gesundheit. Schwerpunkt Bericht der Gesundheitsberichterstattung des Bundes. Robert Koch-Institut, Berlin.

Razum, O. / Zeeb, H. / Schenk, L. (2008b): Migration und Gesundheit: Ähnliche Krankheiten, unterschiedliche Risiken. In: Deutsches Ärzteblatt Jg. 105 Heft 47 A2520-A2522.

Razum, O. / Brzoska, P. (2009): Chronische Erkrankungen und Migration. In: Schaeffer, D. (Hrsg.): Bewältigung chronischer Krankheit im Lebenslauf. Bern: Verlag Hans Huber. S. 341–355.

Reeg, Peter (1984): Vor 20 Jahren. Bundesdeutsche Anwerbepraxis ausländischer Arbeitskräfte. In: Kentenich, H. / Reeg, Peter / Wehkamp, K.-H. (Hrsg.): Zwischen zwei Kulturen: Was macht Ausländer krank? Frankfurt / M.: Mabuse Verlag, S. 155–163.

Reichertz, J. (2007): Abduktion, Deduktion und Induktion in der qualitativen Forschung. In: Flick, U. / von Kardorff, E. / Steinke, I. (Hrsg.): Qualitative Forschung. Ein Handbuch. 5. Auflage, Rowohlt Taschenbuch Verlag, Reinbek bei Hamburg, S. 276–285.

Remmers, H. (2017): Alter – Entwicklungspotentiale – Transzendenz: Gesellschaftlich gewandelte Sinnkonstruktion des Alters als Grundlage einer neuen Spiritualität? In: Spiritual Care. Zeitschrift für Spiritualität in den Gesundheitsberufen. 6 (4), S. 1–15.

Remmers, H. (2016a): Zur Relevanz des Körpers im Kontext pflegerischen Handelns. In: Uschok, A. (Hrsg.): Körperbild und Körperbildstörungen. Handbuch für Pflege- und Gesundheitsberufe. Bern: Hogrefe, S. 25–43.

Remmers, H. (2016b): Methoden ethischer Abwägung im Praxistest. Elemente und Perspektiven einer Care-Ethik – eine Falldiskussion. In: Rauprich, O. / Jox, R. J. / Marckmann, G. (Hrsg.): Vom Konflikt zur Lösung: ethische Entscheidungswege in der Biomedizin. Münster: Mentis Verlag, S. 101–116. Remmers, H. (2013): Das Coping-Konzept als Grundlage rehabilitativer Pflege. In: AOK Baden-Württemberg (Hrsg.): Gesund alt werden. Rehabilitation maßgeschneidert. Heidelberg: Akademische Verlagsgesellschaft AKA GmbH, S. 31–48.

Remmers, H. (2011): Pflegewissenschaft als transdiziplinäres Konstrukt. Wissenschaftssystematische Überlegungen – Eine Einleitung. In: Remmers, H. (Hrsg.): Pflegewissenschaft im interdisziplinären Dialog. Eine Forschungsbilanz. Göttingen: V&R unipress, Universitätsverlag Osnabrück. S. 7–47.

Remmers, H. (2008): Pflege in der Psychosomatik. Aktuelle Trends in der Pflegewissenschaft. In: Der Stellenwert des Pflegeberufs in der Psychosomatik. Schriftenreihe der Psychosomatischen Klinik Bad Neustadt, Bd. XII, S. 22–41. URL: https://campus-nes. de/fileadmin/user_upload/schriftenreihe_12.pdf (Letzter Zugriff: 03.10.2018).

Remmers, H. (2006): Zur Bedeutung biografischer Ansätze in der Pflegewissenschaft. In: Zeitschrift für Gerontologie und Geriatrie, Jg. 39, Heft 3, S. 183–191.

Remmers, H. (2001): Belastungs- und Verarbeitungsprobleme bei Patientinnen mit Brustkrebs – Anforderungen an pflegerische Betreuungs- und Unterstützungskonzepte. In: Pflege, 14. Jg. Heft 6, S. 367–376.

Remmers, H. (2000): Pflegerisches Handeln. Wissenschafts- und Ethikdiskurse zur Konturierung der Pflegewissenschaft. Bern [u.a.]: Verlag Hans Huber.

Remmers, H. (1997a): Normative Dimensionen pflegerischen Handelns – Zur ethischen Relevanz des Körpers. In: Pflege, 10. Jg., Heft 5, S. 279–284.

Remmers, H. (1997b): Kulturelle Determinanten angloamerikanischer Pflegetheorien und ihre wissenschaftlichen Kontexte. In: Uzarewicz, C. / Piechotta, G. (Hrsg.): Transkulturelle Pflege. Berlin: VWB, Verl. für Wissenschaft und Bildung, Curare: Sonderband; 10. S. 63–97.

Remmers, H. / Hardinghaus, W. (2016): Der Fall Gunda. Eine Geschichte über das Verstehen einer Patientin am Lebensende. In: Hülsken-Giesler, M. / Kreutzer, S. / Dütthorn, N. (Hrsg.): Rekonstruktive Fallarbeit in der Pflege. Methodologische Reflexionen für Pflegewissenschaft, Pflegebildung und die direkte Pflege. Göttingen: V&R unipress Universitätsverlag Osnabrück, S. 247–264.

Remmers, H. / Renneke, S. (2012): Möglichkeiten der Gesundheitsförderung und Prävention in der Pflege älterer Menschen und Ausschöpfung von Gesundheitspotenzialen. In: Berner, F., Rossow, J. / Schwitzer, K.-P. (Hrsg.): Altersbilder in der Wirtschaft, im Gesundheitswesen und in der pflegerischen Versorgung. Expertisen zum Sechsten Altenbericht der Bundesregierung. Wiesbaden: VS Verlag für Sozialwissenschaften. S. 289–338.

Remmers, H. / Busch, J. / Hülsken-Giesler, M. (2004): Berufliche Belastungen in der onkologischen Pflege. Analyse der Berichte Die Aufgaben einer Krankenschwester ... und Börnie und ich. Oder: Verheizte Menschen wärmen nicht. In: Henze, K.-H. / Piechotta, G. (Hrsg.): Brennpunkt Pflege. Beschreibung und Analyse von Belastungen des pflegerischen Alltags. Frankfurt am Main: Mabuse-Verlag, S. 27–58.

Retzlaff, R. (2010): Familien-Stärken. Behinderung, Resilienz und systemische Therapie. Stuttgart: Klett-Cotta.

Reynolds, C. L. (1999): Zum Ursprung von Leiningers Theorie der kulturellen Fürsorgevielfalt und -gemeinsamkeiten. In: Alban, S. / Leininger, M. M. / Reynolds, Cheryl L. (Hrsg.): Multikulturelle Pflege. München und Jena: Urban / Fischer. S. 276–286.

Robert Koch Institut (2015): Gesundheitsberichterstattung des Bundes. Gemeinsam getragen von RKI und DESTATIS in Deutschland. URL: http://edoc.rki.de/documents/rki_fv/refNzCggQ8fNw/PDF/29PIbXnI56Jfc.pdf (Letzter Zugriff: 08.10.2017).

Robinson, L. / Francis, J. / James, P. / Tindle, N. / Rodgers, H. (2005): Caring for carers of people with stroke: developing a complex intervention following the Medical Research Council framework. In: Clinical Rehabilitation 2005; 19: 560–571.

Rommelspacher, B. (2005): Transkulturelle Beratung in der Pflege. In: Pflege / Gesellschaft. 10. Jg. 4/2005, S. 182–189.

Rosenthal, G. (2008): Interpretative Sozialforschung. Eine Einführung. 2., korrigierte Auflage, Weinheim u. München: Juventa Verlag.

Rosenthal, G. (1995): Erlebte und erzählte Lebensgeschichte: Gestalt und Struktur biographischer Selbstbeschreibungen. Frankfurt [u.a.]: Campus-Verlag.

Royer, A. (1998): Life with Chronic Illness Social and Psychological Dimensions. Praeger: Westport, Connecticut London.

Röder, F. (1988): Die Bedeutung türkischer Heiler (Hodschas) für die allgemein-ärztliche Praxis. In: Deutsches Ärzteblatt – Ärztliche Mitteilungen. 85. Jahrgang/ Heft 4, S. 139–140. Köln: Deutscher Ärzteverlag GmbH.

Rüschoff, S. I. (1992): Zur Bedeutung des Islamischen Religionsverständnisses für die psychiatrische Praxis. In: Psychiatrie Praxis 19. S. 39–42.

Sagar, P. (2012): Transcultural Nursing Theory and Models Application in Nursing Education, Practice, and Administration. New York: Springer Publishing Company.

Salewski, C. (2009): Chronische Krankheit – der Beitrag der Stresstheorien. In: Schaeffer, D. (Hrsg.): Bewältigung chronischer Krankheit im Lebenslauf. Bern: Verlag Hans Huber. S. 159–177.

Schaeffer, D. (2009): Bewältigung chronischer Erkrankung – Status Quo der Theoriediskussion. In: Schaeffer, D. (Hrsg.): Bewältigung chronischer Krankheit im Lebenslauf. Bern: Verlag Hans Huber. S. 15–51.

Schaeffer, D. (2004): Der Patient als Nutzer. Krankheitsbewältigung und Versorgungsnutzung im Verlauf chronischer Krankheit. Bern [u. a.]: Verl. Hans Huber.

Schaeffer, D. / Vogt, D. / Berens, E.-M. / Messer, M. / Quenzel, G. / Hurrelmann, K. (2017): Health Literacy in Deutschland. In: Schaeffer, D. / Pelikan, J. M. (Hrsg.): Health Literacy Forschungsstand und Perspektiven. Bern: Hogrefe Verlag, S. 129–143.

Schaeffer, D. / Moers, M. (2008): Überlebensstrategien – ein Phasenmodell zum Charakter des Bewältigungshandelns chronisch Erkrankter. In: Pflege & Gesellschaft 13, Nr. 1, S. 6–31.

Schenk, L. (2015): Ambulante Pflegerische Versorgung älterer Türkeistämmiger Migranten in Berlin – Eine Online-Befragung von Pflegediensten. Abschlussbericht für das ZQP Charité – Universitätsmedizin Berlin, Institut für Medizinische Soziologie und Rehabilitationswissenschaft. URL: https://www.zqp.de/wpcontent/uploads/Abschluss bericht_Ambulante_Pflegerische_Versorgung_Alterer_Tuerkeistaemmiger_Migranten_ Berlin.pdf (Letzter Zugriff: 08. 10. 2017).

Schenk, L. (2011): Rekonstruktion der Vorstellungen vom Altern und von Einstellungen zur (stationären) Pflege bei Personen mit Migrationshintergrund. Kurzbericht. Zentrum für Qualität in der Pflege. URL: https://www.zqp.de/wpcontent/uploads/Kurzbe richt_Vorstellungen_Stationaeren_Pflege_Migrationshintergund.pdf (Letzter Zugriff: 08. 10. 2017).

Schenk, L. (2007): Migration und Gesundheit – Entwicklung eines Erklärungs- und Analysemodells für epidemiologische Studien Int J Public Health 52 (2007) 87–96 1661 8556/07/020087-10 DOI 10.1007/s00038-007-6002-4, Basel: Birkhäuser Verlag.

Schenk, L. / Ellert, U. / Neuhauser, H. (2008): Migration und gesundheitliche Ungleichheit. In: Public Health Forum 16 Heft 59 (2008) DOI: 10.10.16/j.phf.2008.04.010.

Schilder, M. (1998): Türkische Patienten Pflegen. Erfahrungen Pflegender mit Pflegebedürftigen und ihren Familien im ambulanten Bereich. Stuttgart: Kohlhammer.

Schim, S. M. / Doorenbos, A. (2010): A Three-Dimensional Model of Cultural Congruence: Framework for Intervention, Journal of Social Work in End-Of-Life/ Palliative Care, 6:3–4, 256–270, DOI: 10.1080/15524256.2010.529023.

Schim, S. M. / Doorenbos, A. / Benkert, R. / Miller, J. (2007): Culturally Congruent Care: Putting the Puzzle Together. In: Journal of Transcultural Nursing, Vol. 18 No. 2, April 2007, 103–110, DOI: 10.1177/1043659606298613.

Schimany, P. / Rühl, S. / Kohls, M. (2012): Ältere Migrantinnen und Migranten. Entwicklungen, Lebenslagen, Perspektiven. Forschungsbericht 18. Bundesamt für Migration und Flüchtlinge.

Schlippe, A. v. (2005): Chronische Krankheit im Kontext sozialer Systeme. In: Schlippe, A. v. / Theiling, S. (Hrsg.): Niemand ist allein krank. Osnabrücker Lesebuch zu chronischen Krankheiten im Kindes- und Jugendalter. Lengerich [u. a.]: Pabst Science Publ. S. 14–35.

Schmidt, P. (1965): Goethes Farbensymbolik: Untersuchungen zur Verwendung und Bedeutung der Farben in den Dichtungen und Schriften Goethes. Philologische Studien und Quellen. Heft 26. Hrsg. von Binder, W. / Moser, H. / Stackmann, K. / Stammler, W. Berlin: Erich Schmidt Verlag.

Schultz, D. (2007): Sprachmittlung und interkulturelle Kompetenz in Berliner psychiatrischen Einrichtungen – Ansichten und Erfahrungen von MitarbeiterInnen. In: Borde, T. / Albrecht, N.-J. (Hrsg.): Innovative Konzepte für Integration und Partizipation.

Bedarfsanalyse zur Interkulturellen Kommunikation in Institutionen und für Modelle neuer Arbeitsfelder. Migration – Gesundheit – Kommunikation. Interdisziplinäre Reihe (Band 3). Frankfurt am Main [u. a.]: IKO – Verlag für Interkulturelle Kommunikation. S. 120–156.

Schüßler, G. (1993): Bewältigung chronischer Krankheiten. Konzepte und Ergebnisse. Göttingen: Vandenhoeck & Ruprecht.

Schwarz, G. / Salewski, C. / Tesch-Römer, C. (1997): Psychologie der Bewältigung – Variation über ein altbekanntes Thema? In: Tesch-Römer, C. / Salewski, C. / Schwarz, G. (Hrsg.): Psychologie der Bewältigung. Weinheim: Beltz Psychologie Verlags Union, S. 1–6.

Schwarz, R. (1993): Streß, Angst und Handlungsregulation. 3., überarb. und erw. Aufl., Stuttgart [u. a.]: Kohlhammer.

Seidl, E. / Ilsemarie, W. / Rappold, E. (2005): Untersuchung zum Erleben und zu den Erfahrungen nierentransplantierten Menschen. In: Seidl, E. / Walter, I. (Hrsg.): Chronisch Kranke Menschen in ihrem Alltag. Das Modell von Mieke Grypdonck, bezogen auf PatientInnen nach Nierentransplantation. Wien [u. a.]: Verlag Wilhelm Maudrich, S. 61–200.

Selye, H. (1981): Geschichte und Grundzüge des Streßkonzepts. In: Nitsch, J. R. (Hrsg.): Stress. Theorien, Untersuchungen, Maßnahmen. Bern [u. a.]: Verlag Hans Huber, S. 163–187.

Şener, M. (1993): İslamda cenaze. In: Türkiye Diyanet Vakfı İslam Ansiklopedisi. yıl: 1993, cilt: 7, S. 354–357. URL: http://www.islamansiklopedisi.info/dia/ayrmetin.php?idno= 070355 (Letzter Zugriff: 05. 10. 2018).

Seven, Ü. S. / Braun, I. V. / Kalbe, E. / Kessler, J. (2015): Demenzdiagnostik bei Menschen türkischer Herkunft – TRAKULA. In: Dibelius, O. / Feldhaus-Plumin, E. / Piechotta-Henze, G. (Hrsg.): Lebenswelten von Menschen mit Migrationshintergrund und Demenz. Bern: Hogrefe Verlag, S. 51–87.

Shen, Z. (2015): Cultural Competence Models and Cultural Competence Assessment Instruments in Nursing: A Literature Review. In: Journal of Transcultural Nursing 2015, Vol. 26 (3) 308–321 DOI: 10.1177/1043659614524790.

Sich, D. (1994): Überlegungen zu Aufgaben einer Kulturvergleichenden Medizinischen Anthropologie. In: Illhardt, F. G. / Effelsberg, W. (Hrsg.): Medizin in multikultureller Herausforderung. Stuttgart; Jena; New York. G. Fischer. S. 119–139.

Simmel, G. (1957): Soziologie der Mahlzeit. In: Landmann, M. / Susman, M. (Hrsg.): Brücke und Tür. Essays des Philosophen zur Geschichte, Religion, Kunst und Gesellschaft, K. F. Koehler Verlag Stuttgart, S. 243–250.

Sökefeld, M. (2008): Einleitung: Aleviten in Deutschland – von takiye zur alevitischen Bewegung. In: Sökefeld, M. (Hrsg.): Aleviten in Deutschland. Identitätsprozesse einer Religionsgemeinschaft in der Diaspora. Bielefeld: Transcript Verlag, S. 7–36.

Spallek, J. / Razum, O. (2008): Erklärungsmodelle für die gesundheitliche Situation von Migrantinnen und Migranten. In: Bauer, U. / Bittlingmayer, U. H. / Richter, M. (Hrsg.): Health Inequalities. Determinanten und Mechanismen gesundheitlicher Ungleichheit. Wiesbaden: VS Verlag für Sozialwissenschaften. S. 271–288.

Spuler – Stegemann, U. (1998): Muslime in Deutschland. Nebeneinander oder Miteinander. Freiburg im Breisgau: Herder Verlag.

Statistisches Bundesamt (2017): Destatis. Bevölkerung und Erwerbstätigkeit Bevölkerung mit Migrationshintergrund – Ergebnisse des Mikrozensus 2015 – Fachserie 1 Reihe 2.2 URL: https://www.destatis.de/GPStatistik/servlets/MCRFileNodeServlet/DEHeft_deri vate_00037315/2010220157004_korr21032017.pdf (Letzter Zugriff: 20. 06. 2019).

Statistisches Bundesamt (2013): Statistisches Jahresbuch. Deutschland und Internationales. Wiesbaden. URL: https://www.destatis.de/DE/Publikationen/StatistischesJahr buch/StatistischesJahrbuch2013.pdf?blob=publicationFile (Letzter Zugriff: 05. 10. 2018).

Steinhäuser, T. / Lily, M. / v. Lersner, U. / Auckenthaler, A. (2014): Konzeptionen von »transkultureller Kompetenz« und ihre Relevanz für die psychiatrisch- psychotherapeutische Versorgung. Ergebnisse eines disziplinübergreifenden Literaturreviews. DOI 10.1055/s-0034-1371805 Psychother Psych Med 2014; 64: 345–353.

Steinke, I. (2007): Güte Kriterien qualitativer Forschung. In: Flick, U. / v. Kardorff, E. / Steinke, I. (Hrsg.): Qualitative Forschung. Ein Handbuch. 5. Auflage, Reinbek bei Hamburg: Rowohlt Taschenbuch Verlag, S. 319–331.

Stichs, A. (2016): Wie viele Muslime leben in Deutschland? Eine Hochrechnung über die Anzahl der Muslime in Deutschland zum Stand 31. Dezember 2015 Im Auftrag der Deutschen Islam Konferenz. Bundesamt für Migration und Flüchtlinge 2016 URL: https://www.bamf.de/SharedDocs/Anlagen/DE/Publikationen/WorkingPapers/wp71-zahl-muslime-deutschland.pdf?blob=publicationFile (Letzter Zugriff: 21. 08. 2017).

Stuker, R. (2007): Professionelles Übersetzen. In: Domenig, D. (Hrsg.): Transkulturelle Kompetenz. Lehrbuch für Pflege- Gesundheits- und Sozialberufe. Bern: Verlag Hans Huber. S. 221–235.

Türkiye Büyük Millet Meclisi Başkanlığı (1962): Uzun Vadeli Kalkınma Planı. Birinci Beş Yıllık Kalkınma Planının Onaylandığına dair Karar. Kabul Tarihi: 21. 11. 1962. URL: https://www.tbmm.gov.tr/tutanaklar/kanunlar_kararlar/kanuntbmmc046/karartbmm c04600001plan01.pdf (Letzter Zugriff: 30. 09. 2018).

Tezcan-Güntekin, H. / Breckenkamp, J. / Razum, O. (2015): Pflege und Pflegeerwartungen in der Einwanderungsgesellschaft. Expertise im Auftrag der Beauftragten der Bundesregierung für Migration, Flüchtlinge und Integration. URL: https://www.integrati onsbeauftragte.de/resource/blob/72490/392732/4b9f196e32ba930064ba84c94f11e80f/ gesundheit-svr-studie-data.pdf?download=1 (Letzter Zugriff: 03. 10. 2018).

Theilen, I. (1985): Überwindung der Sprachlosigkeit türkischer Patienten in der Bundesrepublik Deutschland. Versuch einer ganzheitlichen Medizin als Beitrag zur transkulturellen Therapie. In: Collatz, J. et al. (Hrsg.): Gesundheit für alle. Die medizinische Versorgung türkischer Familien in der Bundesrepublik. Hamburg: EB- Verlag Rissen, S. 292–322.

Thum, M. / Delkic, E. / Kemnitz, A. /Kluge, J. / Marquardt, G. / Motzek, T. / Nagl, W. / Zwerschke, P. (2015): Auswirkungen des demografischen Wandels im Einwanderungsland Deutschland Studie im Auftrag der Abteilung Wirtschafts- und Sozialpolitik der Friedrich-Ebert-Stiftung, Gesprächskreis Migration und Integration. URL: library.fes.de/pdf-files/wiso/11612.pdf (Letzter Zugriff: 08. 10. 2017).

Thiel, A. (2013): Türkische Migranten und Migrantinnen und Demenz – Zugangsmöglichkeiten. In: Matter, C. / Piechotta-Henze, G (Hrsg.): Doppelt verlassen? Menschen mit Migrationserfahrung und Demenz. Berlin [u. a.]: Schibri-Verlag, S. 48–55.

Tucci, I. 2016: Lebenssituation von Migranten und deren Nachkommen. In: Statistisches Bundesamt Deutschland (Destatis) / Wissenschaftszentrum Berlin für Sozialforschung in Zusammenarbeit mit Das Sozio-oekonomische Panel (SOEP) am Deutschen Institut für Wirtschaftsforschung (DIW Berlin) (Hrsg.): Datenreport 2016. Ein Sozialbericht für die Bundesrepublik Deutschland. S. 236–243.

Tüsün, S. (2002): Wenn türkische Frauen pflegen. In: Schnepp, W. (Hrsg.): Angehörige pflegen. Bern [u. a.]: Huber. S. 90–111.

Urban, E. (2011): Transkulturelle Pflege am Lebensende: Umgang mit Sterbenden und Verstorbenen unterschiedlicher Religionen und Kulturen. Stuttgart: Kohlhammer.

Uludağ, S. (1992): Bela. In: Islam Ansiklopedisi, yıl 1992, cilt: 5, S. 380. URL: http://www.is lamansiklopedisi.info/dia/pdf/c05/c050290.pdf (Letzter Zugriff: 08. 01. 2017).

Uslucan, H. H. (2011): Resilienzpotenziale bei Jugendlichen mit Migrationshintergrund. In: Zander, M. (Hrsg.): Handbuch Resilienzförderung. Wiesbaden: VS Verlag für Sozialwissenschaften, S. 555–574.

Uzarewicz, Ch. (2016): Die Bedeutung der leiblichen Kommunikation im Kontext transkultureller Pflege. In: Andreas Uschok (Hrsg.): Körperbild und Körperbildstörungen. Handbuch für Pflege und Gesundheitsberufe. Bern: Hogrefe, S. 137–152.

Uzarewicz, Ch. (2013): Transkulturalität und transkulturelle Kompetenz. In: Ludwigshafener Ethische Rundschau, Nr. 3/2013, S. 9–12.

Uzarewicz, Ch. (2008): Fremdheit und Transkulturelle Kompetenz. Abstract. Fachtagung: Kultursensible Altenpflege konkret am 9. 10. 2008 in Nürnberg Bayerisches Staatsministerium für Arbeit und Sozialordnung, Familie und Frauen, 15 Seiten.

Uzarewicz, Ch. (2003): Überlegungen zur Entwicklung transkultureller Kommpetenz in der Altenpflege. In: Friebe, J. / Zalucki, M. (Hrsg.): Interkulturelle Bildung in der Pflege. Deutsches Institut für Erwachsenen Bildung, S. 29–46. URL: https://www.die-bonn.de/ esprid/dokumente/doc-2003/friebe03_01.pdf (Letzter Zugriff: 07. 10. 2018).

Uzarewicz, Ch. (2002): Sensibilisierung für die Bedeutung von Kultur und Migration in der Altenpflege Kurzbeschreibung. Deutsches Institut für Erwachsenenbildung, Dezember 2002. URL: https://www.die-bonn.de/esprid/dokumente/doc-2002/uzarewicz02_01. pdf (Letzter Zugriff: 07. 10. 2018).

Uzarewicz, Ch. / Uzarewicz, M. (2001): Transkulturalität und Leiblichkeit in der Pflege. In: Intensiv. Fachzeitschrift für Intensivpflege und Anesthäsie. Heft 4, S. 168–175.

Uzarewicz. Ch. / Piechotta, G. (1997): Editorial. In: Uzarewicz, Ch. / Piechotta, G. (Hrsg.): Transkulturelle Pflege. Berlin: VWB, Verl. für Wissenschaft und Bildung, Curare: Sonderband; 10. S. 7–10.

Volkert, M. / Risch, R. (2017): Altenpflege für Muslime – Informationsverhalten und Akzeptanz von Pflegearrangements. Im Auftrag der deutschen Islamkonferenz. Workingpaper 75 des Forschungszentrums des Bundesamtes, Nürnberg: Bundesamt für Migration und Flüchtlinge.

Walsh, F. (2010): Ein Modell familialer Resilienz und seine klinische Bedeutung. In: Welter-Enderlin, R. / Hildenbrand, B. (Hrsg.): Resilienz – Gedeihen trotz widriger Umstände. 3. Auflage, 2010. Heidelberg: Carl-Auer Systeme Verlag und Verlagsbuchhandlung GmbH, S. 43–79.

Welsch, W. (2012): Was ist eigentlich Transkulturalität? In: Kimmich, D. / Schahada, S. (Hrsg.): Kulturen in Bewegung. Beiträge zur Theorie und Praxis der Transkulturalität. Bielefeld: Transcript Verlag, S. 25–40.

Welsch, W. (1995): Transkulturalität. URL: https://www.kultur-vermittlung.ch/zeit-fuer-vermittlung/download/materialpool/MFV0104.pdf (Letzter Zugriff: 30.09.2018).

Welsch, W. (1994): Transkulturalität – die veränderte Verfassung heutiger Kulturen. Ein Diskurs mit Johann Gottfried Herder. URL: http://via-regia.org/bibliothek/pdf/heft20/welsch_transkulti.pdf (Letzter Zugriff: 08.10.2017).

Welter – Enderlin, R. (2010): Resilienz und Krisenkompetenz. Kommentierte Fallgeschichten. Heidelberg: Carl-Auer Systeme Verlag.

Werner, E. (2011): Risiko und Resilienz im Leben von Kindern aus multiethnischen Familien. In: Zander, M. (Hrsg.): Handbuch Resilienzförderung. Wiesbaden: VS Verlag für Sozialwissenschaften Springer Fachmedien GmbH, S. 32–46.

Werner, E. (2010): Wenn Menschen trotz widriger Umstände gedeihen – und was man daraus lernen kann. In: Welter-Enderlin, R. / Hildenbrand, B. (Hrsg.): Resilienz – Gedeihen trotz widriger Umstände. Dritte Auflage, 2010. Heidelberg: Carl-Auer Systeme Verlag und Verlagsbuchhandlung GmbH, S. 28–42.

Wernet, A. (2006): Einführung in die Interpretationstechnik der Objektiven Hermeneutik. 2. Auflage. Wiesbaden: VS Verlag für Sozialwissenschaften.

Westphal, M. (2004): Migration und Genderaspekte, in: Gender Bibliothek, hg.v.d. Bundeszentrale für politische Bildung, Bonn 2004. URL: http://www.gesunde-maenner.ch/data/data_172.pdf (Letzter Zugriff: 29.08.2017).

Wirsing, R. (1992): Gesundheits- und Krankheitsverhalten und seine kulturelle Einbettung in einer Kleinstadt im Südosten der Türkei. Köln u.a.: Böhlau Verlag.

Wingenfeld, K. / Büscher, A. (2017): Strukturierung und Beschreibung pflegerischer Aufgaben auf der Grundlage des neuen Pflegebedürftigkeitsbegriffs. Institut für Pflegewissenschaft an der Universität Bielefeld, IPW. URL: https://www.bundesgesundheitsministerium.de/fileadmin/Dateien/5_Publikationen/Pflege/Berichte/Fachbericht_Pflege.pdf (Letzter Zugriff: 05.10.2018).

Wingenfeld, K. / Büscher, A. / Gansweid, B. (2008): Das neue Begutachtungsassessment zur Feststellung von Pflegebedürftigkeit. Abschlussbericht zur Entwicklung eines neuen Begutachtungsinstruments. Studie im Rahmen des Modellprogramms nach § 8 Abs. 3 SGB XI im Auftrag der Spitzenverbände der Pflegekassen. Bielefeld/Münster: IPW/MDK WL.

Wipprecht, M. / Grötzbach, H. (2013): Poststroke Depression bei Aphasie: Diagnose- und Behandlungsmöglichkeiten In: Neurologie & Rehabilitation 2013; (5): S. 310–320.

Wunn, I. (2006): Muslimische Patienten: Chancen und Grenzen religionsspezifischer Pflege. Stuttgart: Kohlhammer.

Wustmann, C. (2009): Resilienz. Widerstandsfähigkeit von Kindern in Tageseinrichtungen fördern. Beiträge zur Bildungsqualität. 2. Auflage. Berlin und Düsseldorf: Cornelsen Verlag Scriptor GmbH / Co. KG.

Yalçınkaya F. (2019). Modern Çağın Kumaları: Metresler ve Türkiye'de Yayınlanan Diziler. Co-Wives of Modern Times: Mistresses and TV Series Broadcasted in Turkey. Uluslararası Folklor Akademi Dergisi. Cilt:2, Sayı: 1, 33–52. URL: https://dergipark.org.tr/download/article-file/702569 (Letzter Zugriff: 25.07.2019).

Yavuz, A. (2007): Die Inanspruchnahme mystisch-traditioneller Heiler durch türkische Patienten in Deutschland und in der Türkei Inaugural-Dissertation zur Erlangung des Doktorgrades der Medizin einer Hohen Medizinischen Fakultät der Ruhr-Universität Bochum.

Yavuz, Y. Ş. (1993): Çocuk (Kelam). In: Islam Ansiklopedisi. Cilt 8, S. 359–360. URL: http:// www.islamansiklopedisi.info/dia/pdf/c08/c080253.pdf (Letzter Zugriff: 08.01.2017).

Yilmaz, Y. / Glodny, S. / Razum, O. (2009): Soziale Netzwerkarbeit als alternatives Konzept für die Rekrutierung türkischer Migranten zu wissenschaftlichen Studien am Beispiel des Projektes saba. Hallesche Beiträge zu den Gesundheits- und Pflegewissenschaften. »Pflegebedürftig« in der »Gesundheitsgesellschaft« Tagung vom 26.–28. März 2009 in Halle (Saale).

Yilmaz-Aslan, Y. (2013): Subjektive Krankheitsvorstellungen bei chronisch kranken Menschen mit türkischem Migrationshintergrund: Empfehlungen für die Berücksichtigung in der Gesundheitsversorgung. Dissertation, Bielefeld; 2013.

Zaidan, A. M. A. (1999): al-Akida: Einführung in die Iman- Inhalte. Offenbach: ADIB-Verl.

Zeman, P. (2012): Ältere Migrantinnen und Migranten in der Altenhilfe und kommunalen Alternspolitik. In: Baykara-Krumme, H. / Motel-Klingebiel, A. / Schimany, P. (Hrsg.): Viele Welten des Alterns Ältere Migranten im alternden Deutschland. Wiesbaden: VS Verlag für Sozialwissenschaften Springer Fachmedien, S. 449–465.

Zielke-Nadkarni, A. (2013): Forschungsbericht zu den »Empfehlungen zur Hospiz- und Palliativbetreuung von Menschen mit Migrationshintergrund«. DRK- Landesverband Westfalen-Lippe e.V., Münster.

Zielke-Nadkarni, A. (2003): Individualpflege als Herausforderung in multikulturellen Pflegesituationen. Eine ethnografische Studie mit türkischen und deutschen Frauen. Bern: Verlag Hans Huber.

Zielke-Nadkarni, A. (2001): Gesundheits- und Krankheitskonzepte. In: Domenig, Dagmar (Hrsg.): Professionelle Transkulturelle Pflege. Bern [u.a.]: Verlag Hans Huber, S. 123–136.

Zielke-Nadkarni, A. (1999): Krankheits-, Gesundheits- und Pflegeverständnis türkischer Migrantinnen. Eine empirische Studie. In: Pflege; 12:283–288, Bern: Verlag Hans Huber.

Zielke-Nadkarni, A. (1997): Theoretische Grundlagen der Interkulturellen Pflege. In: Uzarewicz, Ch. / Piechotta, G. (Hrsg.): Transkulturelle Pflege. Berlin: VWB, Verl. für Wissenschaft und Bildung, Curare: Sonderband; 10. S. 99–114.

Zimmermann, E. (2000): Kulturelle Mißverständnisse in der Medizin. Ausländische Patienten besser versorgen. Bern [u.a.]: Huber.

Zöllner, T. / Calhoun, G. L. / Tedeschi, G. R. (2006): Trauma und persönliches Wachstum. In: Maercker, R. (Hrsg.): Psychotherapie der posttraumatischen Belastungsstörungen. Stuttgart: Georg Thieme Verlag, S. 36–45.